R. Kreienberg

V. Möbus

W. Jonat

T. Kühn

Mammakarzinom Interdisziplinär

R. Kreienberg

V. Möbus

W. Jonat

T. Kühn

Mammakarzinom Interdisziplinär

Mit 166 Abbildungen und 103 Tabellen

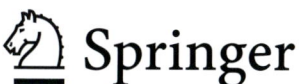
Springer

Prof. Dr. med. Rolf Kreienberg
Frauenheilkunde und Geburtshilfe
Universitätsklinikum Ulm
Prittwitzstraße 43
89075 Ulm

Prof. Dr. med. Walter Jonat
Klinik für Gynäkologie und Geburtshilfe
Universitätsklinikum Schleswig-Holstein
Arnold-Heller-Straße 3
24105 Kiel

Prof. Dr. med. Volker Möbus
Klinik für Gynäkologie und Geburtshilfe
Klinikum Frankfurt Hoechst GmbH
Gotenstraße 6–8
65929 Frankfurt/Höchst

Prof. Dr. med. Thorsten Kühn
Klinik für Frauenheilkunde und Geburtshilfe
Klinikum Esslingen
Hirschlandstraße 97
73730 Esslingen

Ihre Meinung interessiert uns: www.springer.com/978-3-642-12680-2

ISBN 978-3-642-12680-2 Springer-Verlag Berlin Heidelberg New York

Bibliografische Information der Deutschen Nationalbibliothek
Die Deutsche Nationalbibliothek verzeichnet diese Publikation in der Deutschen Nationalbibliografie;
detaillierte bibliografische Daten sind im Internet über http://dnb.d-nb.de abrufbar.

Springer Medizin
Springer-Verlag GmbH
Ein Unternehmen von Springer Science+Business Media
springer.de
© Springer-Verlag Berlin Heidelberg 2010

Planung: Dr. Sabine Höschele, Heidelberg
Projektmanagement: Cécile Schütze-Gaukel, Heidelberg
Lektorat: Ursula Illig, Stockdorf
Einbandgestaltung: deblik Berlin
Satz: TypoStudio Tobias Schaedla, Heidelberg

SPIN 12807086
Gedruckt auf säurefreiem Papier   2111 – 5 4 3 2 1 0

Vorwort zur vierten Auflage

Das Buch ist unter dem Titel »Management des Mammakarzinoms« 1998 zum ersten Mal erschienen. Wegen der großen Nachfrage wurden in den Jahren 2002 eine zweite Auflage und 2006 eine dritte Auflage erforderlich.

Seither haben sich in der Diagnostik und Therapie des Mammakarzinoms wesentliche Änderungen ergeben. Grundlagen hierfür sind die Neuerscheinungen der S3-Leitlinie für die Brustkrebsfrüherkennung sowie der S3-Leitlinie für die Diagnostik und Therapie des Mammakarzinoms der Frau (Albert et al. 2008, Kreienberg et al. 2008).

Die Diagnostik und die therapeutischen Möglichkeiten in der Behandlung des Brustkrebses wurden auch durch die Kongresse in San Antonio, durch die Konsensustagung in St. Gallen und das ASCO-Meeting entscheidend verändert. Erfreulicherweise hat sich das grundlegende Verständnis der Öffentlichkeit und der Politik gegenüber dem Brustkrebs geändert. Selbsthilfegruppen sowie nicht betroffene Interessierte haben an »Stimme« gewonnen und finden in den zertifizierten Brustzentren, den Qualitätssicherungssystemen wie den Disease- Management-Programmen und bei der Bundesgeschäftsstelle für Qualitätssicherung bzw. beim Aqua Institut jetzt auch sektorübergreifend als aktive Teilnehmer Gehör.

Im Bereich der Brustkrebsfrüherkennung ist durch die aktuelle Gesetzeslage deutschlandweit die Voraussetzung geschaffen worden, ein Mammographie-Screening – wenn auch nur für die Altersgruppe von 50–70 Jahren – qualitätsgesichert flächendeckend einzuführen.

Das durch die Deutsche Krebshilfe seit vielen Jahren in 12 Kliniken in Deutschland geförderte Konzept zur Diagnostik und zur Betreuung von Patientinnen mit familiärem Mammakarzinom wurde 2005 erstmalig in die Regelversorgung übernommen und hat klinisch und wissenschaftlich Erstaunliches bewirkt.

Die operative Therapie hat durch die Etablierung der präoperativen, histologischen Diagnose mittels Stanzbiopsie und der rasanten Einführung der Sentinel Biopsie zur Axilladiagnostik wesentliche Veränderungen erfahren.

Gleiches gilt für die Systemtherapie. Hier haben die Renaissance der endokrinen Therapie beim hormonrezeptorpositiven Mammakarzinom, die hervorragenden Ergebnisse der Aromatasehemmer und der Einsatz von Trastuzumab (Herceptin) und anderen Antikörpern bzw. Small molecules in der adjuvanten Therapie zu hoffnungsvollen neuen Therapiekonzepten geführt.

Aufgrund dieser rasanten Entwicklung in den verschiedensten Gebieten der Diagnostik und Therapie des Mammakarzinoms wurde deshalb eine vierte Auflage erforderlich, in der gerade diese Themengebiete mit erfasst und detailliert ausgearbeitet werden. Die Qualität der Therapie des Mammakarzinoms ist nicht die Leistung einer einzelnen Fachdisziplin, sondern erfordert die professionelle und fachlich kompetente, gemeinsame Behandlung durch Spezialisten im Rahmen einer Behandlungskette. Nur die effektive Kommunikation und qualitätsgesicherte Zusammenarbeit aller beteiligten Fachdisziplinen führt zu optimalen Ergebnissen. Besonders wichtig in diesem Prozess ist die aktive Einbeziehung der aufgeklärten Patientin in jeden einzelnen Schritt der Diagnostik und Behandlung.

Die Neuauflage des Buches mit dem neuen Titel „Mammakarzinom Interdisziplinär" will den aktuellen Wissensstand im Zusammenhang mit dieser Erkrankung darstellen. Das Buch wurde gründlich überarbeitet und zum Teil neu konzipiert, um den Lesern das Wichtigste anschaulich darzustellen und die Suche nach neuen Informationen noch weiter zu erleichtern.

Für die Herausgeber
Im Juni 2010

Rolf Kreienberg

Inhaltsverzeichnis

Teil II Diagnose, Pathologie, TNM-Stadieneinteilung, Prognostische Faktoren

Teil III   Management der In-situ-Karzinome

Teil IV   Therapie des primären Mammakarzinoms

Teil V Therapie des fortgeschrittenen Mammakarzinoms

Teil VIII   Therapiebegleitung

Autorenverzeichnis

Prof. Dr. med. Ute-Susann Albert
Klinik für Gynäkologie, gynäkologische
Endokrinologie und Onkologie
Brustzentrum Regio
Universitätsklinikum Gießen und
Marburg GmbH
Baldingerstraße
35043 Marburg

Prof. Dr. rer. nat. Norbert Arnold
Klinik für Gynäkologie und
Geburtshilfe
Universitätsklinikum Campus Kiel
Arnold-Heller-Straße 3
24105 Kiel

Dr. med. Ziad Atassi
Frauenheilkunde und Geburtshilfe
Universitätsklinikum Ulm
Prittwitzstraße 43
89075 Ulm

Dr. Ingo Bauerfeind
Frauenklinik
Klinikum Landshut
Robert-Koch-Straße 1
84034 Landshut

Rolf Bäumer
Deutsche Krebsgesellschaft e.V.
Straße des 17. Juni 106–108
10623 Berlin

**Prof. Dr. med. Matthias
W. Beckmann**
Frauenklinik
Universitätsklinikum Erlangen
Universitätsstraße 21–23
91054 Erlangen

Prof. Dr. med. Joseph Beuth
Institut zur wissenschaftlichen
Evaluation naturheilkundlicher
Verfahren
Universität Köln
Joseph-Stelzmann-Straße 9
50931 Köln-Lindenthal

Dr. med. Servet Bölükbas
Klinik für Thoraxchirurgie
Dr. Horst Schmidt Klinik
Ludwig-Erhard-Straße 100
65199 Wiesbaden

Dr. med. Rudolf Bongartz
Klinik und Poliklinik für
Strahlentherapie
Universität Köln
Kerpener Straße 62
50937 Köln

Prof. Dr. med. Hans-Jürgen Brambs
Klinik für Diagnostische und
Interventionelle Radiologie
Universitätsklinikum Ulm
Steinhövelstraße 9
89075 Ulm

Prof. Dr. med. Cosima Brucker
Klinik für Frauenheilkunde
Klinikum Nürnberg Nord
Prof.-Ernst-Nathan-Straße 1
90419 Nürnberg

Dr. med. Corinna Crohns
Klinik für Gynäkologie und
Geburtshilfe
Universitätsklinikum Schleswig-
Holstein
Arnold-Heller-Straße 3
24105 Kiel

Prof. Dr. med. Günter Emons
Gynäkologie und Geburtshilfe
Georg-August-Universität
Robert-Koch-Straße 40
37075 Göttingen

Prof. Dr. med. Jutta Engel
Tumorregister München
Klinikum Großhadern
Marchioninistraße 15
81377 München

Prof. Dr. med. Andree Faridi
Gynäkologie, Gynäkologische
Onkologie und
Brustgesundheitszentrum Hamburg
Asklepios Klinik Barmbek
Rübenkamp 220
22291 Hamburg

Prof. Dr. med. Peter Fasching
Frauenklinik
Universitätsklinikum Erlangen
Universitätsstraße 21–23
91054 Erlangen

Prof. Dr. med. Axel-Mario Feller
Plastische Chirurgie
Maximilianstraße 38/40
80539 München

Prof. Dr. med. Etelka Földi
Földiklinik Földiklinik GmbH
& Co. KG
Fachklinik für Lymphologie
Rößlehofweg 2–6
79856 Hinterzarten

Andrea Gaisser
Deutsches Krebsforschungszentrum
Krebsinformationsdienst KID
Im Neuenheimer Feld 280
69120 Heidelberg

Dr. med. Stephanie Gossmann
Hauptstraße 20
89160 Dornstadt

Mechthild Hahn
Elsa-Brandström-Straße 81
55124 Mainz

Prof. Dr. med. Volker Hanf
Frauenklinik Nathanstift
Klinikum Fürth
Jakob-Henle-Straße 1
90766 Fürth

Prof. Dr. med. Nadja Harbeck
Klinik und Poliklinik für
Frauenheilkunde und Geburtshilfe
Universitätsklinikum Köln
Kerpener Straße 34
50931 Köln

Dr. phil. Ulrike Heckl
Klinik für Tumorbiologie
Universitätsklinikum Freiburg
Breisacherstraße 117
79106 Freiburg

Dr. med. Gerhard Hege-Scheuing
Klinik für Anästhesiologie und
operative Intensivmedizin
Diakonie- Klinikum Schwäbisch
Hall gGmbH
Diakoniestraße 10
74523 Schwäbisch Hall

Prof. Dr. med. Christian Jackisch
Klinik für Gynäkologie und
Geburtshilfe
Klinikum Offenbach GmbH
Starkenburgring 66
63069 Offenbach

Prof. Dr. med. Fritz Jänicke
Klinik und Poliklinik für Gynäkologie
Universitätsklinikum Hamburg-
Eppendorf
Martinistraße 52
20246 Hamburg

Prof. Dr. med. Wolfgang Janni
Frauenklinik
Universitätsklinikum Düsseldorf
Moorenstraße 5
40225 Düsseldorf

Prof. Dr. med. Walter Jonat
Klinik für Gynäkologie und
Geburtshilfe
Universitätsklinikum Schleswig-
Holstein
Arnold-Heller-Straße 3
24105 Kiel

Dr. med. Karin Kast
Klinik und Poliklinik für
Frauenheilkunde und Geburtshilfe
Universitätsklinikum Carl Gustav Carus
Technische Universität Dresden
Fetscherstraße 74
01307 Dresden

Prof. Dr. med. Karl Köhle
Wilhelm-Backhaus-Straße 6c
50931 Köln

Prof. Dr. med. Rolf Kreienberg
Frauenheilkunde und Geburtshilfe
Universitätsklinikum Ulm
Prittwitzstraße 43
89075 Ulm

Prof. Dr. med Hans H. Kreipe
Zentrum für Pathologie, Forensik und
Genetik
Medizinische Hochschule Hannover
Carl-Neuberg-Straße 1
30625 Hannover

Prof. Dr. med. Thorsten Kühn
Klinik für Frauenheilkunde und
Geburtshilfe
Klinikum Esslingen
Hirschlandstraße 97
73730 Esslingen

Priv.-Doz. Dr. med. Annette Lebeau
Klinik und Poliklinik für Gynäkologie
Universitätsklinikum Hamburg-
Eppendorf
Martinistraße 52
20246 Hamburg

Priv.-Doz. Dr. med. Sibylle Loibl
German Breast Group
GBG-Forschungs GmbH
Martin-Behaim-Straße12
63263 Neu-Isenburg

Prof. Dr. med. Hans-Joachim Lück
Pelikanplatz 23
30177 Hannover

Prof. Dr. med. Nicolai Maass
Frauenklinik für Gynäkologie u.
Geburtsmedizin
Universitätsklinikum Aachen
Pauwelsstraße 30
52074 Aachen

**Prof. Dr. med. Dr. h.c.
Frank Melchert**
Frauenklinik
Universitätsklinikum Mannheim
Theodor-Kutzer-Ufer 1–3
68167 Mannheim

Prof. Dr. med. Volker Möbus
Klinik für Gynäkologie und
Geburtshilfe
Klinikum Frankfurt Hoechst GmbH
Gotenstraße 6–8
65929 Frankfurt/Höchst

Prof. Dr. med. Rolf-Peter Müller
Klinik und Poliklinik für
Strahlentherapie
Universität Köln
Kerpener Straße 62
50937 Köln

Priv.-Doz. Dr. med. Volkmar Müller
Klinik und Poliklinik für Gynäkologie
Universitätsklinikum Hamburg-
Eppendorf
Martinistraße 52
20246 Hamburg

**Prof. Dr. med.
Christoph Mundhenke**
Klinik für Gynäkologie und
Geburtshilfe
Universitätsklinikum Schleswig-
Holstein
Michaelisstraße 16
24105 Kiel

Dr. med. Carolin Nestlé-Krämling
Frauenklinik
Universitätsklinikum Düsseldorf
Moorenstraße 5
40225 Düsseldorf

Prof. Dr. phil. Rainer Obliers
Klinik für Psychosomatik und
Psychotherapie
Universitätsklinikum Köln
Kerpener Straße 62
50937 Köln

Prof. Dr. med. Karl-Heinz Orend
Klinik für Thoraxchirurgie
Dr. Horst-Schmid-Kliniken GmbH
Ludwig-Erhard-Straße 100
65199 Wiesbaden

Prof. Dr. med. Andrea Rieber-Brambs
Institut für Diagnostische und
Interventionelle Radiologie und
Nuklearmedizin
Klinikum Neuperlach
Oskar-Maria-Graf-Ring 51
81737 München

Prof. Dr. med. Georg Sauer
Frauenheilkunde und Geburtshilfe
Universitätsklinikum Ulm
Prittwitzstraße 43
89075 Ulm

Prof. Dr. med. Joachim Schirren
Klinik für Thoraxchirurgie
Dr. Horst-Schmid-Kliniken GmbH
Ludwig-Erhard-Straße 100
65199 Wiesbaden

Prof. Dr. med. Rita Schmutzler
Klinik und Poliklinik für
Frauenheilkunde und Geburtshilfe
Universitätsklinikum Köln
Kerpener Straße 34
50931 Köln

Prof. Dr. med. Ingrid Schreer
Klinik für Gynäkologie und
Geburtshilfe
Universitätsklinikum Schleswig-
Holstein
Arnold-Heller-Straße 3
24105 Kiel

Simone Schrodi
Tumorregister München
Klinikum Großhadern
Marchioninistraße 15
81377 München

Dr. Gabriele Schubert-Fritschle
Tumorregister München
Klinikum Großhadern
Marchioninistraße 15
81377 München

Hilde Schulte
Frauenselbsthilfe nach Krebs
Trieschweg 16
34626 Neukirchen

Prof. Dr. med. Michael Schulte
II. Chirurgische Klinik
Diakoniekrankenhaus gGmbH
Elise-Averdieck-Straße 17
27356 Rotenburg (Wümme)

Prof. Dr. med. Rüdiger Schulz-Wendtland
Radiologisches Institut
Universität Erlangen-Nürnberg
Universitätsstraße 21–23
91054 Erlangen

Dipl.-Soz.-Päd. Michael Specht
Sozialer Beratungsdienst
Am Pulverturm 13
55101 Mainz

Prof. Dr. med. Ludger Staib
Klinik für Allgemein- und
Viszeralchirurgie
Klinikum Esslingen
Hirschlandstraße 97
73730 Esslingen

Prof. Dr. med. Michael Untch
Klinik für Gynäkologie und Geburts-
hilfe
HELIOS Klinikum
Schwanebecker Chaussee 50
13125 Berlin

Prof. Dr. phil. Joachim Weis
Klinik für Tumorbiologie
Universitätsklinikum Freiburg
Breisacher Straße 117
79106 Freiburg

Prof. Dr. med. Frederik Wenz
Universitätsklinik für Strahlentherapie
und Radioonkologie
Universitätsklinikum Mannheim
Theodor-Kutzer-Ufer 1–3
68167 Mannheim

Dipl.-Psych. Dipl.-Biol. Stefan Zettl
Universitätsklinik Heidelberg
Im Neuenheimer Feld 162
69120 Heidelberg

Teil I   Pathogenese, Epidemiologie, Molekularbiologie

1

Epidemiologie

Jutta Engel, Simone Schrodi, Gabriele Schubert-Fritschle, Ingo Bauerfeind

1.1 Epidemiologische Kenngrößen: nationale und internationale Daten

Das Mammakarzinom ist mit über einer Million Neuerkrankungen pro Jahr weltweit der häufigste bösartige Tumor der Frau. Laut WHO (2009) sterben weltweit jährlich etwa eine halbe Million Frauen daran. In ◘ Tab. 1.1 sind einige aktuelle Angaben zu Inzidenz und Mortalität verschiedener Länder angegeben. Anhand der altersstandardisierten Raten (ASR), die einen direkten Vergleich zwischen den einzelnen Ländern ermöglichen, sind deutliche Unterschiede erkennbar, die wohl vor allem auf unterschiedliche Früherkennungsaktivitäten (z. B. Mammographie-Screening) zurückzuführen sind.

Da in Deutschland gegenwärtig noch keine vollständige und flächendeckende Krebsregistrierung existiert, können Krebsinzidenzen auf nationaler Ebene bislang nur geschätzt werden. Im Vergleich zu den vorhergehenden Jahren ergab die Schätzung für das Jahr 2006 eine leichte Zunahme von Brustkrebserkrankungen. Die Ursache für diesen Anstieg ist allerdings nicht in einer realen Zunahme der Erkrankungshäufigkeit zu sehen, sondern liegt unter anderem daran, dass zunehmend mehr bevölkerungsbezogene Krebsregister mit ihren Daten in die Schätzung eingingen.

Das Robert-Koch-Institut (2010) gibt 57.970 Neuerkrankungsfälle an invasivem Brustkrebs für das Jahr 2006 an, das sind 29,3% aller weiblichen Krebserkrankungen. Nach Daten des Tumorregisters München (TRM) (2009) dürfte die Anzahl der invasiven Mammakarzinome in Deutschland bereits seit 1998 bei über 60.000 Neuerkrankungen/Jahr liegen.

Auch bezüglich der **Mortalität** ist Brustkrebs in Deutschland die häufigste Krebstodesursache (vor Darmkrebs, Bronchialkarzinom, Pankreaskarzinom, Eierstockkrebs und Magenkarzinom) (Robert-Koch-Institut und die Gesellschaft der epidemiologischen Krebsregister in Deutschland 2010). Laut der amtlichen Todesursachenstatistik starben im Jahr 2007 insgesamt 16.780 Frauen aufgrund eines Mammakarzinoms. Der Anteil an der tumorbedingten Mortalität beträgt 16,6% (Statistisches Bundesamt 2007).

◘ **Tab. 1.1** Absolute und altersstandardisierte Inzidenz und Mortalität (C50) im internationalen Vergleich (Auswahl)

Land	Kollektiv	Inzidenz (I) (absolut)	Inzidenz (ASR)*	Mortalität (M) (absolut)	Mortalität (ASR)*
USA[a]	2002–2006 (gemittelt)	k.a.	89,5	k.a.	16,0
Australien[b]	2006	12.614	89,7	2618	16,1
Norwegen[c]	2006	2701	73,7	674	14,3
Dänemark[c]	2006	4102	86,6	1246	21,0
Schweden[c]	2006	6320	80,2	1506	14,5
Finnland[c]	2006	3900	84,5	812	14,3
Niederlande[d]	2006	12.416	93,6	3335	20,6
Irland[e]	2006 (I)/2005 (M)	2278	79,9	696	k.a.
Österreich[f]	2006	4841	71,6	1563	18,6
Deutschland[g]	2006	57.970	75,3	17.286	17,5

* ASR steht für »Age Standardised Rate«, hier Weltstandard

Absolute und relative Häufigkeiten von Inzidenz und Mortalität sind bei unterschiedlicher Bevölkerungszahl und Bevölkerungsaufbau der einzelnen Länder bzw. Kontinente nicht vergleichbar. Die altersspezifischen Raten werden daher in altersstandardisierte Raten umgerechnet, um Vergleichbarkeit zu erreichen. Diese standardisierten Raten beziehen sich auf 100.000 Personen einer fiktiven, entsprechend der Besetzung der einzelnen Altersklassen standardisierten Bevölkerung (z. B. standardisierte Weltbevölkerung für den sog. Weltstandard, standardisierte Europabevölkerung für den Europastandard, Bevölkerungsaufbau von 1987 für den BRD-Standard).

[a] SEER Cancer Statistics Review 1975–2006 (www.seer.cancer.gov) (National Cancer Institute 2010)

[b] Australian Cancer Incidence and Mortality (ACIM) books 2010 (www.aihw.gov.au)

[c] NORDCAN Database 2010 (www-dep.iarc.fr/NORDCAN/english/frame.asp)

[d] The Netherlands Cancer Registry 2009 (www.ikcnet.nl)

[e] The National Cancer Registry Ireland 2010 (www.ncri.ie)

[f] Statistik Austria 2010 (www.statistik.at)

[g] Robert-Koch-Institut und die Gesellschaft der epidemiologischen Krebsregister in Deutschland e.V. (2010): Krebs in Deutschland 2005–2006

Einige aktuell verfügbare epidemiologische Parameter für Deutschland sind aus Tab. 1.2 zu entnehmen. Die Ergebnisse und Schätzungen beziehen sich ausschließlich auf Frauen und wurden aus verschiedenen Quellen zusammengetragen (Robert-Koch-Institut und die Gesellschaft der epidemiologischen Krebsregister in Deutschland 2010; Tumorregister München 2009; Statistisches Bundesamt 2007).

1.2 Inzidenz und Mortalität im zeitlichen Verlauf

Die Brustkrebsinzidenz steigt in Deutschland seit 1970 stetig an (Robert-Koch-Institut und die Gesellschaft der epidemiologischen Krebsregister in Deutschland 2010). Diese Entwicklung ist mit Vorsicht zu interpretieren, da vollständigere Erfassungsraten und vermehrter Einsatz der Mammographie mit Diagnose in früheren Stadien Gründe dafür sein könnten. Für die Aussage, dass insbesondere mehr die jüngeren Frauen von dieser Zunahme betroffen seien, gibt es keine schlüssigen Daten.

Als Ursache für den in den USA beobachteten Rückgang der Brustkrebsinzidenz wird neben dem Einfluss des Mammographie-Screenings vor allem der Rückgang der Verschreibungen von Hormonersatztherapeutika diskutiert (Chlebowski et al. 2009). Auch in Deutschland mehren sich die Hinweise auf einen diesbezüglichen Zusammenhang, allerdings stehen flächendeckende Zahlen zum Beleg dieser Hypothese bislang noch aus (Katalinic et al. 2009).

❗ Cave

Die Brustkrebs-Mortalitätsrate ist in Deutschland seit Mitte der 1990er Jahre rückläufig.

In den USA wird seit Ende der 1980er Jahre ein Rückgang der Mortalität z. T. von über 20% beobachtet, der mit der

◻ Tab. 1.2 Epidemiologische Basiszahlen

	Kollektiv	Kennzahlen
Neuerkrankungen (C50)		
Jährliche Neuerkrankungen in Deutschland (absolut)[a]	2006	57.970
Anteil an allen Krebsneuerkrankungen (%)[a]	2006	29,3
Rohe Inzidenz (Deutschland)[a]	2006	137,9
Inzidenz (Deutschland) Weltstandard (ASR)*[a]	2006	75,3
Rohe Inzidenz (TRM)[b]	2000–2006	145,3
Inzidenz (TRM) Weltstandard (ASR*)[b]	2000–2006	83,5
Alter (C50+D05)		
Mittleres Erkrankungsalter (Jahre)[b]	2000–2006	61,8
Erkrankungsalter (10%/90%-Perzentil**) (Jahre)[b]	2000–2006	44,2/79,3
Überleben (C50+D05)		
Mittlere Überlebenszeit (tumorabhängiger Tod) für M0 (TRM) (Jahre)[b]	1978–2006	6,7
Mittlere Überlebenszeit (tumorabhängiger Tod) M0+M1 (TRM) (Jahre)[b]	1978–2006	5,8
5-Jahres-Überlebensrate (Gesamtüberleben/relatives Überleben)[b]	2000–2006	79,8/86,5
10-Jahres-Überlebensrate (Gesamtüberleben/relatives Überleben)[b]	1988–2006	62,6/73,9
15-Jahres-Überlebensrate (Gesamtüberleben/relatives Überleben)[b]	1988–2006	49,8/64,2
Sterbefälle		
Sterbefälle an Brustkrebs in Deutschland (absolut)[c]	2007	16.780
Anteil an krebsbedingten Sterbefällen in Deutschland (%)[c]	2007	16,6

* ASR steht für »Age Standardised Rate«, hier Weltstandard

** Perzentile teilen die Verteilung in %-Segmente auf. 10% der Patientinnen mit einem invasiven Mammakarzinom sind jünger als 44,2 Jahre, 10% sind älter als 79,3 Jahre

[a] Robert-Koch-Institut und die Gesellschaft der epidemiologischen Krebsregister in Deutschland e.V. 2010

[b] Tumorregister München (TRM) (2009)

[c] Statistisches Bundesamt 2007: Todesursachen in Deutschland 2007

Die rohe Inzidenz gibt die Anzahl von Neuerkrankungen an, die in einem Jahr pro 100.000 Frauen auftreten. Angegeben sind hier die gemittelten Werte von 2000 bis zum Jahr 2006. Die Inzidenzen (roh, Weltstandard) sowie die verschiedenen Angaben zum Erkrankungsalter sind gemittelte Werte ebenfalls der Jahrgangskohorten 2000-2006 im Einzugsgebiet des TRM: München und angrenzende Landkreise, ab dem Jahr 2002 zusätzlich Landkreise aus fast ganz Oberbayern.

Im beobachteten bzw. Gesamtüberleben (»overall survival«) werden alle Sterbefälle berücksichtigt, das relative Überleben (»relative survival«) ist ein Schätzer für das tumorspezifische Überleben. Das relative Überleben berechnet sich aus dem Quotienten von beobachtetem (= Gesamtüberleben) und erwartetem Überleben als Schätzung für das tumorspezifische Überleben. Das erwartete Überleben beschreibt das Überleben in einer bzgl. Alter und Geschlecht identisch zusammengesetzten Kohorte der Normalbevölkerung.

Frühererkennung und der adjuvanten systemischen Therapie des Mammakarzinoms in Zusammenhang gebracht wird (National Cancer Institute 2008).

1.3 Klinische Daten aus dem Tumorregister München (TRM)

Die Abbildungen 1 und 2 zeigen – jeweils getrennt für invasive Karzinome und In-situ-Karzinome – die Altersverteilungen zum Zeitpunkt der Diagnose und die altersspezifischen Inzidenzen für die Jahrgangskohorten 2000–2006. Beide Graphiken enthalten die DCO-Fälle, die in allen anderen Auswertungen unberücksichtigt bleiben (DCO steht für »death certificate only«, also Information nur von der Todesbescheinigung).

Die prozentuale **Altersverteilung** beschreibt die Altersverteilung (hier in 5-Jahres-Abständen, ◘ Abb. 1.1), wie sie sich dem Kliniker im Versorgungsalltag darstellt. Sie ergibt für alle Patientinnen zusammen mit einem Mittelwert von 61,8 Jahren, einem Median von 62,1 Jahren und einer Standardabweichung von 13,1 Jahren eine annähernd symmetrische Verteilung.

Von der Altersverteilung zu unterscheiden ist die **altersspezifische Inzidenz**, die das Erkrankungsrisiko für die verschiedenen Altersgruppen – jeweils bezogen auf 100.000 Frauen – beschreibt (◘ Abb. 1.2).

◘ Tab. 1.3 gibt einen Überblick über Altersmittelwerte, Lymphknotenstatus, Grading, Rezeptorstatus, HER2/neu-Status und primäre Metastasierung in Abhängigkeit von der pT-Kategorie. Die pT-Verteilung ist mit einem Anteil von über 50% pT1-Tumoren und nur 8,5% der Gruppe pT3/4 relativ günstig. Auffällig ist die Gruppe der pT1a-Tumoren mit einem höheren Anteil G3, Rezeptor-

negativer und HER2/neu-dreifach-positiver Befunde im Vergleich zu pT1b-Tumoren. Die Zeitdauer für das Tumorwachstum von pT1 bis pT3 dürfte über die Differenz der Altersmittelwerte zum Ausdruck kommen.

Die folgenden Survivalanalysen beruhen auf den Erhebungen des TRM zu Patientinnen mit einem Mammakarzinom als Ersttumor in den Jahren 1988–2006 (◘ Abb. 1.3 bis ◘ Abb. 1.5) bzw. 2000–2006 (◘ Abb. 1.6 bis ◘ Abb. 1.10). In-situ-Karzinome wurden mit einbezogen.

In allen Abbildungen wird das sog. **relative Überleben** dargestellt. Es handelt sich dabei um einen Schätzer für das tumorspezifische Überleben. Er berechnet sich aus dem Quotienten von beobachtetem (= Gesamtüberleben) und erwartetem Überleben. Im beobachteten bzw. Gesamtüberleben (»overall survival«) werden hingegen alle Sterbefälle berücksichtigt. Das erwartete Überleben beschreibt das Überleben in einer bezüglich Alter und Geschlecht identisch zusammengesetzten Kohorte der Normalbevölkerung. Für alle dargestellten Überlebenskurven gilt, dass sie vorzeitig enden, wenn weniger als 10 Patientinnen unter Risiko stehen.

In ◘ Abb. 1.3 sind die Survivalkurven für **gesamtes** (beobachtetes), **relatives** (tumorspezifisches) und **erwartetes Überleben** für drei verschiedene Zeiträume dargestellt. Aus der Graphik geht deutlich hervor, dass in den letzten Jahren eine Steigerung der gesamten und relativen Überlebensraten erreicht werden konnte. Betrug die gesamte 5-Jahres-Überlebensrate im Zeitraum 1988-1995 noch 76,3% (relativ: 82,8%), so stieg diese bereits 1996-2000 auf 78,0% (relativ 84,9%) und ab 2001 sogar auf 80,0% (relativ 87,2%). Dies entspricht einer Steigerung des Gesamtüberlebens insgesamt um 3,7% und des relativen (tumorspezifischen) Überlebens um 4,4%.

◘**Tab. 1.3** Anteil klassischer Prognosefaktoren in Abhängigkeit von der pT-Kategorie für die Jahrgangskohorten 2000–2006

n=15.090	pT-Kategorie (%)	Alter (Mittelwert) (Jahre)	pN-positiv (%)	G3 (%)	Rezeptor-negativ (%)	HER2/neu-Score 3+ (%)	Primär M1 (%)
pTis	7,2	59,2	0	–	18,8	39,3	0
pT1	52,0	60,1	24,2	22,0	10,3	12,8	1,2
– pT1a	3,0	58,9	8,6	16,4	13,5	15,8	0,4
– pT1b	12,0	59,9	15,1	13,3	8,7	11,4	0,6
– pT1c	37,0	60,2	28,3	25,2	10,6	13,1	1,4
pT2	32,3	63,2	49,4	42,5	15,2	17,6	4,3
pT3	3,8	64,7	70,2	50,4	20,7	17,6	11,3
pT4	4,7	72,6	71,2	52,6	14,1	18,6	25,8
Gesamt	100,0	61,8	34,4	32,2	13,0	16,1	3,7

1

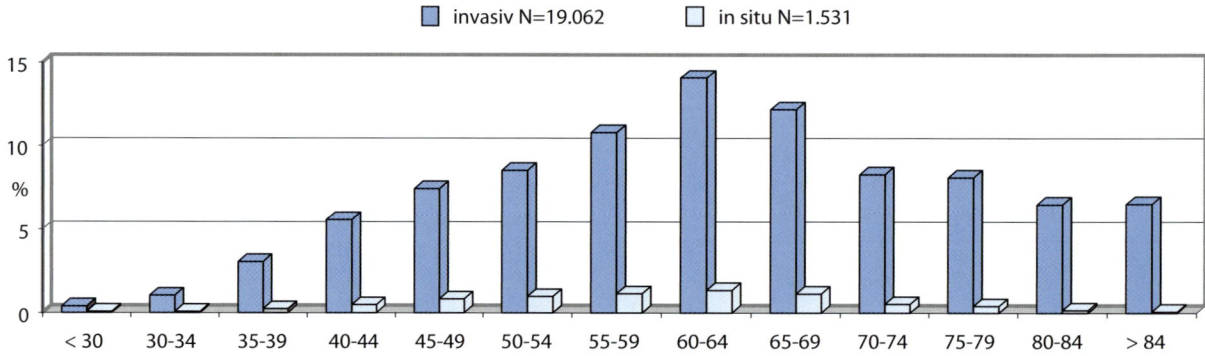

○ **Abb. 1.1** Altersverteilung bei Diagnosestellung (mit DCO-Fällen)

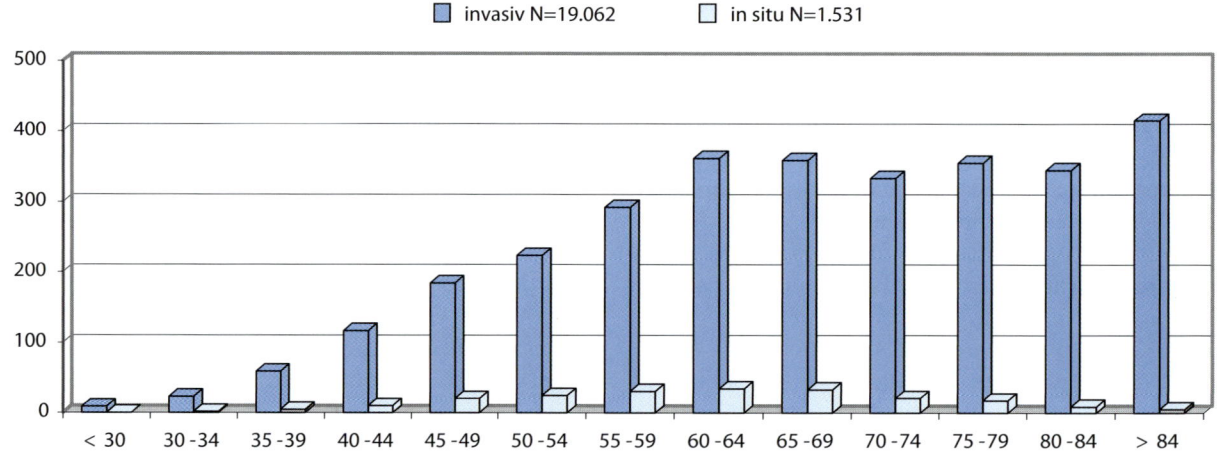

○ **Abb. 1.2** Altersspezifische Inzidenzen (mit DCO-Fällen)

○ Abb. 1.4 zeigt die relativen Überlebenszeiten entsprechend der **pT-Kategorie**. Auffällig ist der nahezu gleiche Kurvenverlauf für die pT1a- und pT1b-Tumoren. Die relativen 5- und 10-Jahres-Überlebensraten für die jeweiligen pT-Kategorien lauten wie folgt: pTis 100,5% und 97,4%, pT1a 99,8% und 94,6%, pT1b 100,1% und 96,0%, pT1c 94,6% und 86,4%, pT2 80,9% und 66,2%, pT3 64,4% und 43,7%, pT4 44,2% und 28,0%.

In ○ Abb. 1.5 sind die Kurven zusätzlich nach Zeitraum der Erstdiagnose stratifiziert dargestellt. Mit Ausnahme der In-situ-Karzinome, die zu jeder Zeit eine sehr gute Prognose haben, ist in jeder der anderen pT-Kategorien eine deutliche Verbesserung des relativen Überlebens erkennbar. Die 5-Jahres-Überlebensrate der pT1-Tumoren stieg von 93,3% in Zeitraum 1 (1988–1995) auf 96,3% in Zeitraum 2 (1996–2000) und schließlich auf 98,5% in Zeitraum 3 (2000–2006) stetig an, was insgesamt einer

5,25%-igen Steigerung entspricht. Bei pT2-Tumoren verbesserten sich die Raten insgesamt um 6,8% von 78,3% auf 85,1% (5-Jahres-Überleben) und bei pT3/4-Tumoren lässt sich sogar eine Verbesserung um 8,2% nachweisen (von 49,3% auf 57,5%).

Einer der wichtigsten Prognosefaktoren beim Mammakarzinom ist die Zahl der positiven Lymphknoten (○ Abb. 1.6).

Während bei negativem Lymphknotenstatus das relative 5- und 10-Jahres-Überleben 97,1% bzw. 92,2% beträgt, werden bei 10 und mehr befallenen Lymphknoten nur noch 50,8% bzw. 34,7% erreicht.

Auch wenn das histologische Grading mit anderen Prognosefaktoren korreliert ist, ergibt sich univariat eine gute Trennung für diese Klassifikation (○ Abb. 1.7). Das relative 5- bzw. 10-Jahres-Überleben beträgt bei G1-Tumoren 100,7% bzw. 96,6%, bei G2-Tumoren 90,7% bzw. 81,7% und bei G3/4-Tumoren 73,6% bzw. 63%.

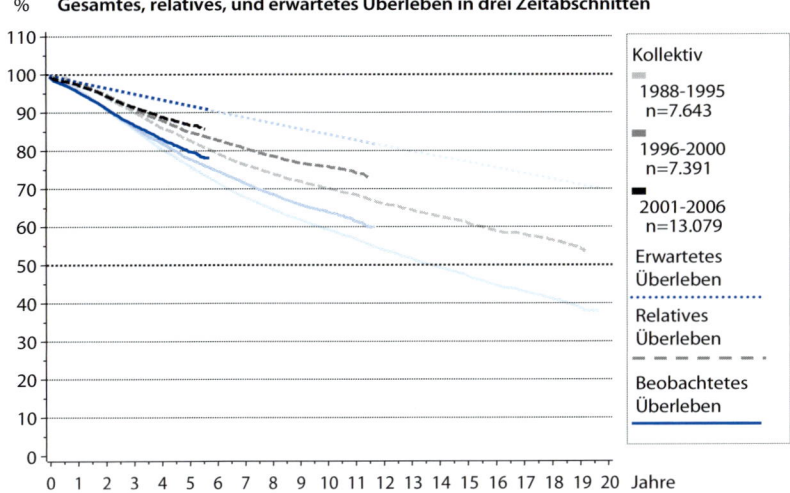

Abb. 1.3 Gesamtüberleben, relatives und erwartetes Überleben in drei Zeitabschnitten

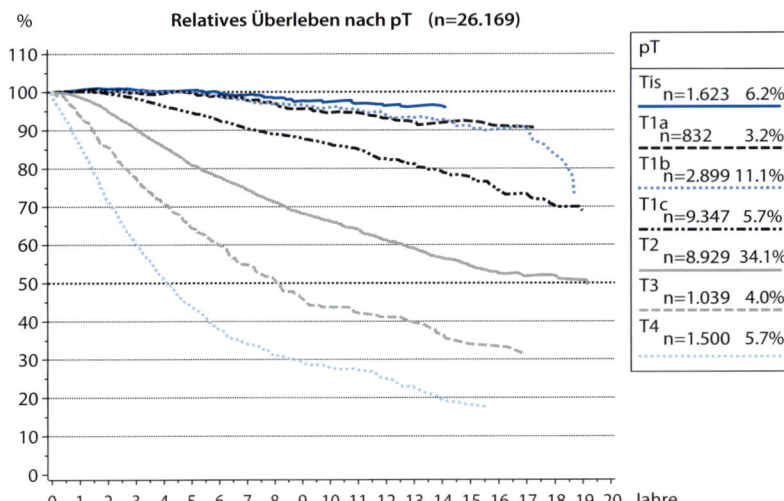

Abb. 1.4 Relatives Überleben in Abhängigkeit von der pT-Kategorie

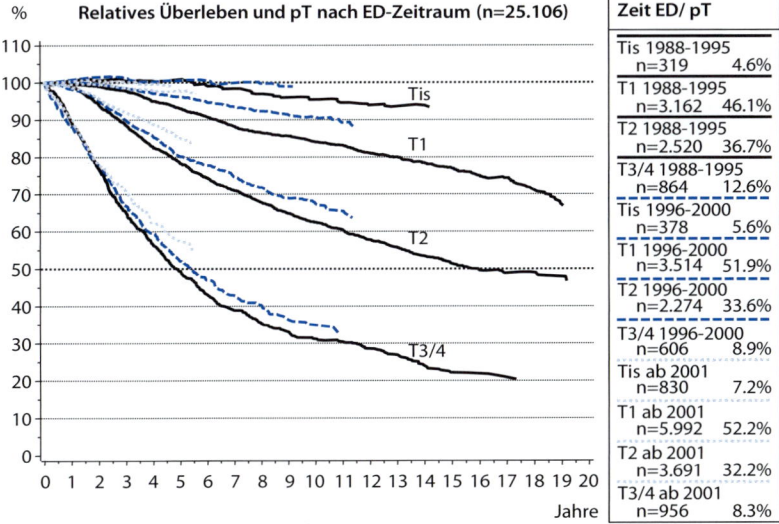

Abb. 1.5 Relatives Überleben in Abhängigkeit von der pT-Kategorie und von verschiedenen Zeiträumen der Erstdiagnose (ED)

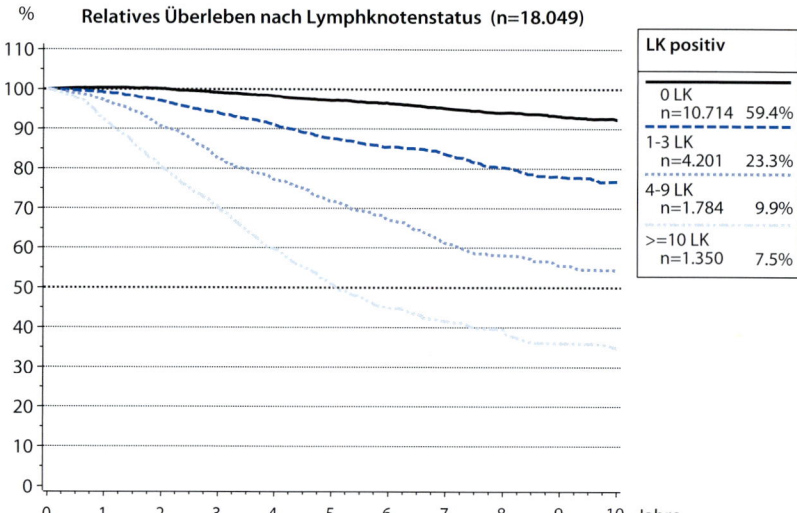

Abb. 1.6 Relatives Überleben in Abhängigkeit vom Lymphknotenstatus

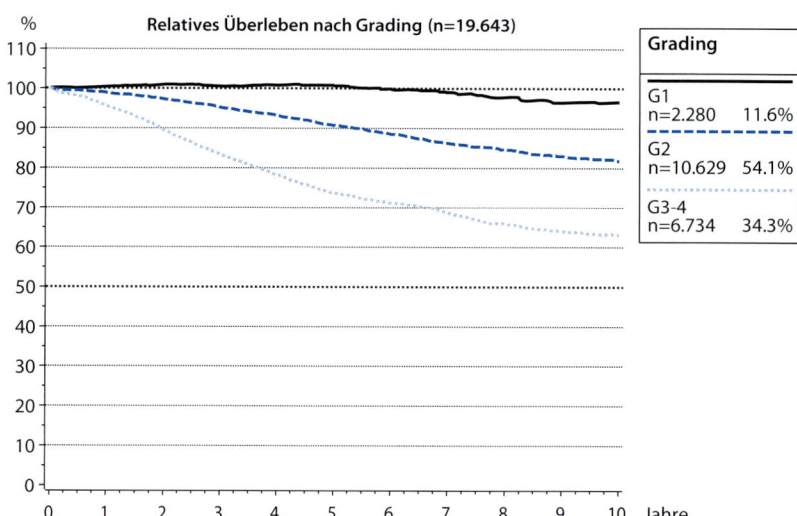

Abb. 1.7 Relatives Überleben in Abhängigkeit vom Grading

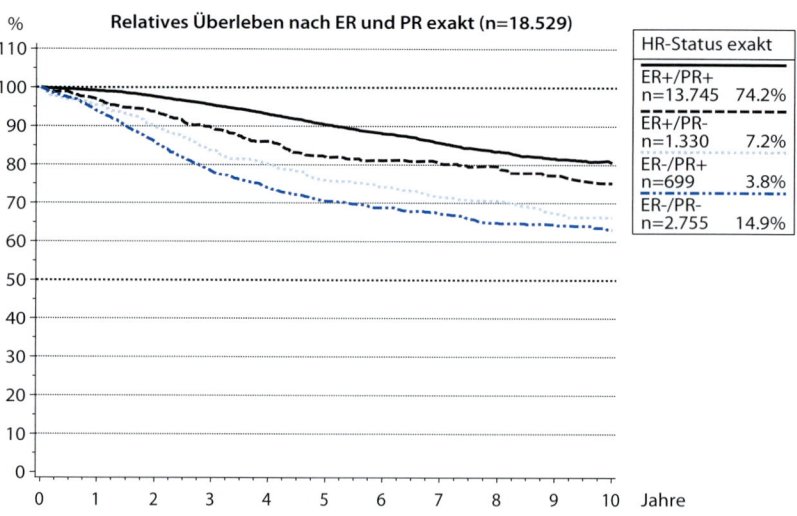

Abb. 1.8 Relatives Überleben in Abhängigkeit vom Hormonrezeptorstatus

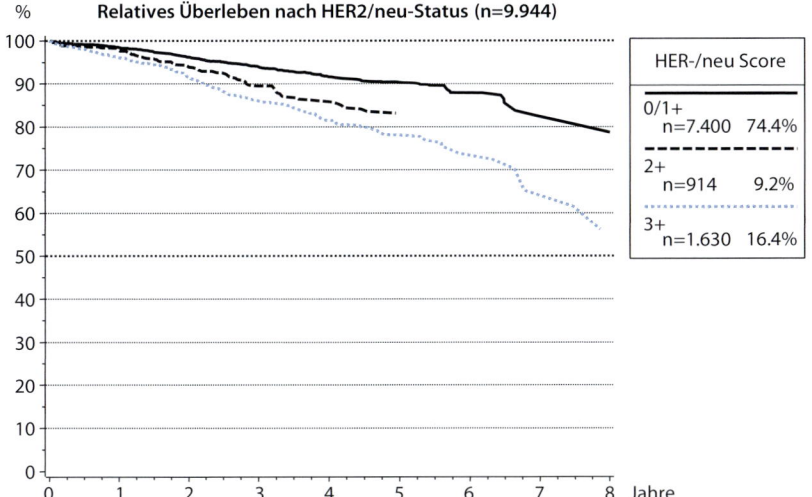

Relatives Überleben nach HER2/neu-Status (n=9.944)

HER-/neu Score

0/1+
n=7.400 74.4%

2+
n=914 9.2%

3+
n=1.630 16.4%

◻ **Abb. 1.9** Relatives Überleben in,
Abhängigkeit vom HER2/neu-Status

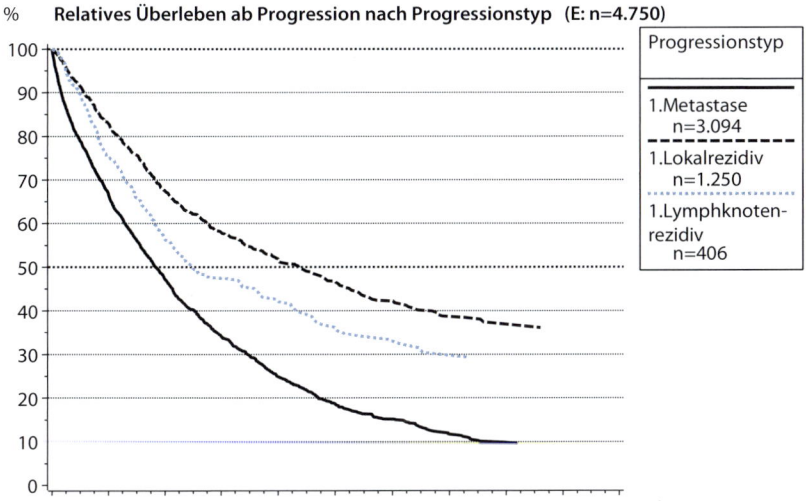

Relatives Überleben ab Progression nach Progressionstyp (E: n=4.750)

Progressionstyp

1.Metastase
n=3.094

1.Lokalrezidiv
n=1.250

1.Lymphknoten-
rezidiv
n=406

◻ **Abb. 1.10** Relatives Überleben ab
Progression nach Progressionstyp

◻ Abb. 1.8 zeigt die relativen Überlebensraten in Abhängigkeit vom exakten **Hormonrezeptorstatus**, also den Kombinationen aus ER- und PR-Befund. Erwartungsgemäß weisen Rezeptor-positive Patientinnen die höchsten Überlebensraten auf (90,3% nach 5 Jahren, 80,5% nach 10 Jahren), Rezeptor-negative Frauen hingegen die geringsten (70,4% bzw. 63,1%). Deutlich zeigt sich auch ein besseres Survival bei Östrogen-positiv/Progesteron-negativem Rezeptorstatus (82,1% bzw. 75,2%) im Vergleich zu Östrogen-negativ/Progesteron-positiven Patientinnen (75,9% bzw. 66,3%).

Wie aus ◻ Abb. 1.9 hervorgeht, stellt auch der **HER2/neu-Status** einen wichtigen Prognosefaktor dar. Bereits beim relativen 5-Jahres-Überleben zeigt sich ein großer Unterschied zwischen negativen (90,3%) und 3-fach po-

sitiven (78%) Patientinnen, der im weiteren Verlauf sogar noch zu nimmt. Patientinnen mit einem 2-fach positiven Score liegen zwischen den beiden anderen Kurven, das relative 5-Jahres-Überleben beträgt hier 82,9%.

Das Überleben ab Progression in Abhängigkeit vom **Progressionstyp** beschreibt ◻ Abb. 1.10. Unter dem jeweiligen Progressionstyp ist generell das erste Ereignis in einem progredienten Krankheitsverlauf subsumiert. Die relative 5-Jahres-Überlebensrate beträgt beim Lokalrezidiv 46,7%, beim Lymphknotenrezidiv 36% und bei einer Metastase als erster Progression 18,6%.

Der ausführliche Beitrag »Epidemiologie« findet sich in »Manual Mammakarzinome«, 12. überarbeitete Auflage 2009, Tumorzentrum München (Hrsg.), Zuckschwerdt-Verlag, München Wien New York.

Literatur

Australian Cancer Incidence and Mortality (ACIM) books (2009) http://www.aihw.gov.au/cancer/data/acim_books/index.cfm

Chlebowski R T, Kuller L H, Prentice R L et al. (2009) Breast cancer after use of estrogen plus progestin in postmenopausal women. N Engl J Med 360: 573-461

Katalinic A, Protzkuleit R, Lemmer A et al. (2009) Hormonnutzung und Brustkrebsinzidenz – Ergebnisse der GEKID. Abstract auf der 18. Informationstagung Tumordokumentation der klinischen und epidemiologischen Krebsregister. April 2009 in Jena

National Cancer Institute: Ries LAG, Melbert D, Krapcho M et al. (2008) SEER Cancer Statistics Review 1975-2005; based on November 2007 SEER data submission, posted to the SEER web site 2008. · http://seer.cancer.gov/ csr/1975_2005/

NORDCAN Database (2009) http://www-dep.iarc.fr/NORDCAN/english/frame.asp

Robert-Koch-Institut und die Gesellschaft der epidemiologischen Krebsregister in Deutschland, e.V. (Hrsg)(2010) Krebs in Deutschland 2005-2006. Häufigkeiten und Trends. 7. Ausgabe. Berlin

Statistisches Bundesamt (2007) Todesursachen in Deutschland, Fachserie 12 Reihe 4 – 2007. http://www.destatis.de/jetspeed/portal/cms/Sites/destatis/Internet/DE/Navigation/Statistiken/ Gesundheit/Todesursachen/Todesursachen.psml

Statistik Austria (2009) http://www.statistik.at/web_de/statistiken/gesundheit/krebserkrankungen/brust/index.html

The Netherlands Cancer Registry (2009) http://www.ikcnet.nl/page.php?id=237&nav_id=97

The National Cancer Registry Ireland (2009) http://www.ncri.ie/ncri/index.shtml

Tumorregister München (TRM) (2009) http://www.tumorregister-muenchen.de

Tumorzentrum München (Hrsg.) (2009) Manual Mammakarzinome, 12. überarbeitete Auflage. Zuckschwerdt, München Wien New York.

World Health Organisation (2009) http://www.who.int/mediacentre/factsheets/fs297/en/index.html

Mammakarzinom und Umweltfaktoren

Volker Hanf, Wolfgang Körner

2.1   Einleitung

In den westlichen Industrieländern ist das Mammakarzinom der häufigste bösartige Tumor der Frau. Von besonderer Bedeutung ist der seit vielen Jahren in den meisten westlichen Industrienationen verzeichnete Inzidenzanstieg, der in den USA seit den 1940er Jahren im Schnitt 1% pro Jahr betrug und in Deutschland Mitte der 1990er Jahre erstmalig rückläufig war. Über den weiteren Verlauf des langfristigen Trends wird erst die nächste Schätzung Klarheit bringen. Ein Teil der Inzidenzsteigerung ist sicherlich auf die Veränderung des Reproduktionsverhaltens und die damit verlängerte Östrogeneinwirkung auf das undifferenzierte Brustdrüsenparenchym zurückzuführen. Dennoch kann der Anstieg, wie auch die hohe Inzidenz selbst, nur zu etwa 25–30% mit den heute bekannten Risikofaktoren erklärt werden. Daher ist es von besonderer Bedeutung, sich mit den exogenen (Umwelt-) Faktoren auseinander zu setzen, die im Verdacht stehen, eine Rolle bei der Entstehung und Promotion des Brustkrebses zu spielen. Darüber hinaus sind Fragen nach der Ursache von Brusterkrankungen in der Praxis häufig. Die Befähigung, hier Rat geben zu können, wird von den Patientinnen als Kompetenzzuwachs erlebt.

> **Umweltfaktoren, die als Risikofaktoren für das Mammakarzinom gelten:**
> - Bestimmte Medikamente und Hormone (z. B. Östrogene)
> - Radioaktive Strahlung
> - Zugehörigkeit zu höheren sozioökonomischen Klassen (längere Ausbildungszeiten und konsekutiv spätere erste Schwangerschaft)
> - Westliche Lebensweise (wenig Bewegung, falsche Essgewohnheiten)
> - Hoher Konsum tierischer Fette
> - Frühe Menarche
> - Späte Menopause
> - Späte erste Schwangerschaft
> - Nulliparität

Aus der unüberschaubar großen Anzahl verschiedener Noxen sollen folgende Einflussfaktoren exemplarisch besprochen werden:
- Elektrische und magnetische Felder
- Genussgifte, z. B. Alkohol, Zigarettenrauch und seine Bestandteile
- Persistente Halogenorganika und andere Stoffe mit endokriner Wirkung (Xenoöstrogene, endokrine Disruptoren)
- Milch und Milchprodukte

Forschungsprogramme. Seit der Mitte der 1960er Jahre haben das National Cancer Institute (NCI) und das National Toxicology Program (NTP) der USA ein großes Krebsvermeidungsprogramm zur Erkennung und Bewertung von Chemikalien mit krebserregender Wirkung durchgeführt. In Deutschland ist u. a. die Deutsche Forschungsgemeinschaft (DFG) mit ähnlichen Aktivitäten befasst. Dabei ist die Identifikation von krebserregenden Substanzen im Tierversuch eine erste Spur, um die chemische Karzinogenese beim Menschen näher zu definieren. Seit das NCI-NTP-Bioassay-Programm zur Aufklärung chemischer Karzinogenese begann, wurden weit über 500 Chemikalien in Tierversuchen getestet, wobei 8% dieser Substanzen in Nagern eine Brustkrebsentwicklung förderten. Der hier vorliegende Beitrag zielt darauf ab, nach Möglichkeit Humandaten zu präsentieren und zu diskutieren, deshalb sei zunächst auf die Zusammenstellung von Wolff et al. (1996) verwiesen, in der die für das Mammakarzinom relevanten Tierversuchsergebnisse des NTP zusammengestellt sind.

In jüngster Zeit stellte das Silent Spring Institute in Massachusetts eine Liste von 216 Chemikalien zusammen, die im Tierversuch Mammakarzinome erzeugten (Rudel et al. 2007). Dabei handelte es sich um Industriechemikalien, chlorierte Lösungsmittel, Verbrennungsprodukte, Pestizide, Farbstoffe, Strahlung, Nebenprodukte der Trinkwasseraufbereitung, Medikamente und Hormone, natürliche Produkte und Forschungsreagenzien. 29 dieser Chemikalien werden mit einer Jahresproduktion in den USA mit jeweils mehr als 500 Tonnen hergestellt, 35 sind luftgetragene Verschmutzungen, 25 gehen mit einer beruflichen Exposition von mehr als 5000 Frauen in den USA einher und 73 wurden in Produkten des täglichen Lebens und in Lebensmitteln festgestellt. Fast alle Chemikalien sind mutagen wirksam und führen nicht nur zu Mamma-, sondern auch zu Tumoren in anderen Organen. Daher muss ihnen auch eine potenzielle Bedeutung für den Menschen zugerechnet werden. Die Liste ist unter www.silentspring.org/sciencereview im Internet abrufbar.

2.2   Elektrische und magnetische Felder

Dass ionisierende Strahlung aufgrund der transportierten Energie in der Lage ist, direkt an der DNA Mutationen zu induzieren, ist hinlänglich bekannt. Aber auch nicht ionisierende Strahlung (z. B. UV-Lichtstrahlung) kann auf diesem Wege kanzerogen wirken.

Über nieder- bis hochfrequente elektromagnetische Feldstrahlung (EMF) ist wenig bekannt und gerade deshalb finden sich in der Bevölkerung z. T. irrationale

Ängste. In diesem Zusammenhang sind folgende Bereiche zu diskutieren (Bernhard 1999):

- Elektrische Feldwirkung
- Magnetische Feldwirkung und deren Anwendungen in Form von Licht, insbesondere in der Nacht
- Radio- und Radarstrahlung

Die elektrische Feldstärke wird in Volt pro Meter (V/m), die magnetische Feldstärke in den Einheiten der magnetischen Flussdichte (Mikrotesla µT) angegeben. Der Mensch ist in seiner natürlichen Umgebung sowohl elektrischen als auch magnetischen Feldwirkungen ausgesetzt. Die statische elektrische Feldstärke der Erde beträgt je nach Situation, z. B. bei Gewittern ca. 0,1–20 kV/m; das elektrische Feld einer 380-kV-Starkstromfreileitung beträgt ca. 5 kV/m. Anthropogene elektrische und magnetische Felder treten u. a. überall dort auf, wo elektrische Leiter von Strom durchflossen werden. Dabei erzeugen Gleichströme statische Felder, Wechselströme hingegen Wechselfelder. Sehr hochfrequente elektromagnetische Wechselfelder können sich von ihren stromdurchflossenen Leitern (Antennen) lösen, und als Radio- oder Radarstrahlung den Raum durchqueren (□ Tab. 2.1).

Pathogene Effekte durch EMF-Exposition finden sich in vielen Zell- und Tierexperimenten, die zusammen mit Ergebnissen epidemiologischer Studien am Menschen insbesondere hinsichtlich hämatologischer Malignome und Hirntumoren, aber auch Brustkrebs ein Risiko nicht ausschließen lassen.

Die Anwendung elektrischen Stroms zur Erzeugung von Licht in der Nacht (»light at night«) führt zu Störungen der Chronobiologie und der Neurosekretion mit weitreichenden biologischen und pathogenetischen Konsequenzen. Deren Endergebnisse sind nur schwer oder gar nicht von den physikalischen Begleiterscheinungen der Stromanwendung (elektromagnetische Feldeinwirkung) zu unterscheiden.

2.2.1 Die Melatoninhypothese zur Mammakarzinogenese

Cave
Melatonin, als Hauptsekretionsprodukt der Zirbeldrüse und zentrale Regulatorsubstanz der Chronobiologie, gilt als natürlicher onkostatischer Mediator.

Eine Reduktion der mittleren Sekretionsmenge wird als Risikofaktor für das Auftreten eines Malignoms angesehen (Bartsch et al. 1981) und scheint mit einer erhöhten Empfänglichkeit für Brustkrebs verknüpft zu sein. Im Hinblick auf das Mammakarzinom scheint die Interaktion der Signaltransduktionswege zwischen **Melatoninrezeptor** (MR) und **Östrogenrezeptor** (ER) von besonderer Bedeutung zu sein. Augenscheinlich besteht ein »MR-ER-Crosstalk« mit der Folge einer ER-down-Regulation durch Melatonin. Als gesichert gilt, dass sich Melatonin nicht an den ER bindet und die beobachtete Antiöstrogenität von Melatonin damit nur indirekter Natur sein kann.

Stevens (1993) stellte die Hypothese auf, dass durch EMF-Einwirkung die Melatoninproduktion in der Zirbeldrüse beeinträchtigt wird. Eine weitere experimentell gut bestätigte Noxe, die zur Beeinträchtigung der Melatoninsekretion führt und indirekt mit der Einwirkung elektrischer Energie zusammenhängt, beruht auf der Exposition gegenüber Licht des Nachts. Bereits eine geringe Leuchtdichte von 200 Lux kann, in der Nacht appliziert, den zirkulierenden Melatoninspiegel reduzieren. Diese Suppression ist dosisabhängig bis zu einem Maximaleffekt bei ca. 3000 Lux (Reiter 1985; McIntyre et al. 1989). Dabei soll der Blauanteil des Lampenlichts besonders suppressiv wirken. Alpert et al. (2009) stellten die Hypothese auf, dass der Einsatz von Spektrum-optimierten Leuchtkörpern das Krebsrisiko verringern könnte.

□ **Tab. 2.1** Magnetische Flussdichten, die beim Betrieb elektrischer Geräte im häuslichen Umfeld auftreten (50 Hz Wechselstrom in µT). (Nach Bernhardt 1999)

Gerät	Flussdichte bei Abstand 3 cm	Flussdichte bei Abstand 30 cm
Tischlampe (60 W)	0,1–0,2	<0,01
Personalcomputer	0,3–3	0,01
Kaffeemaschine	1–2	0,1–0,2
Wasserkocher (1 KW)	5–7	0,08
Radio	16–56	1
Bügeleisen	8–30	0,12–0,3
Trockenrasierer	15–1500	0,08–9
Kleintransformator (Netzgerät)	135–150	06–1,1
Uhr	300	2,25
Bohrmaschine	300–800	2–3,5
Dosenöffner	1000–2000	3,5–30

Diverse experimentelle und einige humanbiologische bzw. epidemiologische Hinweise (Nacht- und Schichtarbeit) für die Melatoninhypothese liegen vor (Liburdy et al. 1993; Löscher et al. 1994; Stevens u. Davis 1996; Preston-Martin 1996; Schernhammer u. Schulmeister 2004; Srinivasan et al. 2008).

2.2.2 Kanzerogenese durch elektromagnetische Feldexposition

Die mögliche Induktion von Langzeit- und Spätfolgen durch niederfrequente EMF einer Stärke, unterhalb derer akute biologische Effekte ausgelöst werden, ist wissenschaftlich umstritten. Obwohl es epidemiologische Hinweise auf derartige z. B. kanzerogene bzw. leukämogene Effekte bei Kindern gibt, fehlt noch ein allgemein akzeptiertes pathophysiologisches Konzept.

Unsere Arbeitsgruppe befasst sich mit der Modulation der Melatonin- und Östrogenrezeptorsignaltransduktion in Brustkrebszellen durch die Einwirkung niederfrequenter EMF (Hanf 2002b). So konnten wir durch geeignete experimentelle EMF-Exposition die Wirksamkeit von Tamoxifen in kultivierten Mammakarzinomzellen herabsetzen (Girgert et al. 2005). Als Wirkmechanismus konnte die differenzielle Expression von Östrogenrezeptor-Kofaktoren ermittelt werden: Koaktivatoren wurden verstärkt, Korepressoren vermindert exprimiert. In Summa resultierte eine geringere Empfindlichkeit gegenüber Tamoxifen (Girgert et al. 2008).

Als neueste Erkenntnis mit direktem Bezug zur Melatoninhypothese konnten wir nachweisen, dass die 48-stündige Einwirkung eines Magnetwechselfeldes mit umweltrelevanter Flussdichte auf molekularer Ebene die antiöstrogene Wirkung von Melatonin in MCF-7-Zellen fast vollständig blockiert (Girgert et al. 2009a). Letztlich konnten wir eine Erhöhung der Genexpression von U-PA und PAI-1 (▶ Kap. 10.4.2) unter EMF-Einwirkung feststellen, dies wird als In-vitro-Hinweis dafür gewertet, dass die EMF-Exposition zu einer Förderung des metastatischen Potenzials von Mammakarzinomen führen kann (Girgert et al. 2009b).

Während ein Beweis für eine kanzerogene Langzeitwirkung niederfrequenter EMF-Exposition fehlt (Feychting u. Forssen 2006), haben doch verschiedene andere Studien die Befürchtung nahe gelegt, dass eine EMF-Exposition das (Brust-)Krebsrisiko erhöhen könnte. So fanden McElroy et al. (2007) in einer großen Fall-Kontroll-Studie mit 6200 erkrankten und beruflich mehr oder minder EMF-exponierten Frauen einen Trend zur

dosisabhängigen Erhöhung des Risikos, an einem Mammakarzinom zu erkranken. Beniashvili et al. (2005) konnten in einer retrospektiven Kohortenstudie ein signifikant erhöhtes Risiko für ältere Frauen mit einer erhöhten EMF-Exposition nachweisen. Dabei resultierte der größte Anteil der Exposition von einer intensiven Nutzung des PC über mehr als 3 h pro Tag.

2.2.3 Vorsorgemöglichkeiten

Wenn einerseits die Unbedenklichkeit elektromagnetischer Felder angezweifelt wird, andererseits aber durchgehend homogene Beweise für eine pathogene Wirkung beim Menschen fehlen, bleibt nur die Befolgung einiger Vorsorgeregeln, um die persönliche Feldexposition mit vertretbarem Aufwand zu minimieren. Während elektrische Felder relativ leicht abgeschirmt werden können, ist dies bei Magnetfeldern im häuslichen Umfeld praktisch nicht möglich. Es bleibt daher nur die Einhaltung von **Mindestabständen** zu stromdurchflossenen Leitern. Da an der Oberfläche von elektrischen Hausgeräten z. T. erhebliche Magnetfelder auftreten, gilt die Empfehlung, einen Abstand von mindestens ca. 30 cm einzuhalten, da in dieser Entfernung die Magnetfeldflussdichte bereits deutlich geringer ist.

> **Tipp**
>
> In der 26. Verordnung zur Durchführung des Bundes-Immissionsschutzgesetzes (Verordnung über elektromagnetische Felder, 26. BImSchV) sind Grenzwerte zum Schutz der Bevölkerung vor gesundheitlichen Gefahren durch elektrische, magnetische und elektromagnetische Felder von Niederfrequenz- und Hochfrequenzanlagen festgelegt. Diese Informationen sind im Internet abrufbar unter http://www.bfs.de/elektro/nff/recht.html.

2.3 Genussgifte

Genussgifte zählen nicht zu den Umweltfaktoren im engeren Sinne, jedoch entspricht es dem ganzheitlichen Ansatz der Umweltmedizin, diese Faktoren mit einzubeziehen. Alkohol- und Tabakkonsum besitzen in unserer Gesellschaft eine so lange bestehende Tradition, dass in Abhängigkeit vom sozialen Umfeld die Exposition gegenüber Alkohol und Nikotin praktisch unvermeidbar erscheint und damit einem klassischen Umweltfaktor gleichkommt. Dies trifft insbesondere für die Exposition gegenüber Tabakrauch durch passives Rauchen zu.

2.3.1 Alkohol

 Cave
Diverse epidemiologische Studien legen einen Zusammenhang zwischen Alkoholkonsum und einem moderat erhöhten Brustkrebsrisiko nahe. Untersuchungen dazu liegen aus den verschiedensten Regionen der Welt vor. Auffällig ist dabei, dass bereits geringe konsumierte Mengen (z. B. >4 g/Tag) einen Anstieg des relativen Risikos bewirken.

Im Zusammenhang zwischen Alkoholkonsum und Brustkrebsrisiko spielt der Östrogen- bzw. Progesteronrezeptorstatus eine besonders wichtige Rolle. So zeigt die Iowa Women's Health Study für ER/PR-negative Tumoren eine Erhöhung des relativen Risikos auf 2,6 bei einem Konsum von >4 g/Tag (Gapstur et al. 1995). Höhere Dosen (>3–4 Gläser) sind mit einem erhöhten Risiko (Odd-Ratio [OR] 3,01; Confidence Interval [CI] 1,14–7,95) belastet (Katsouyanni et al. 1994). Dabei scheint die Art des alkoholischen Getränks auch eine gewisse Rolle zu spielen: Biertrinkerinnen waren mit einem signifikanten Risiko behaftet, andere alkoholische Getränke wiesen in dieser Studie kein Risiko auf. Dabei ist zu beachten, dass Hopfenextrakte Phytoöstrogene enthalten. Aus Italien stammen Daten von 1989, die bei einer täglichen Aufnahme von 10–30 g reinen Alkohols ein relatives Risiko von 1,3–1,4 belegen (La Vecchia et al. 1989). Allerdings wird die Mengenangabe oft geschätzt bzw. von den Probanden angegeben, aber nicht gemessen oder anhand biologischer Parameter (z. B. Gamma-GT) validiert.

Es darf also als gesichert angesehen werden, dass ein regelmäßiger Alkoholkonsum in mittleren bis höheren Dosen zu einer Erhöhung des relativen Risikos führt. Bislang galt es aber als rein spekulativ, ob eine Übertragung der Daten aus der Primärprävention auf die Sekundärprävention nach Brustkrebsdiagnose zulässig sei. Knight et al. (2009) stellten in der Women's Environmental Cancer and Radiation Epidemilogy Study (1985–2001) fest, dass eine Anamnese eines regelmäßigen Alkoholkonsums ein erhöhtes Risiko (RR 1,3) für einen kontralateralen Zweittumor darstellte. Dieses Risiko war dosisabhängig.

> **Tipp**
>
> Frauen, die aufgrund ihrer Anamnese ein erhöhtes Mammakarzinomrisiko haben, sollten sich nach Möglichkeit eines regelmäßigen Alkoholkonsums enthalten. Zusätzlich könnte eine ausreichende oder hochnormale Versorgung mit Folsäure (>500 µg/Tag) zu einer Normalisierung des Risikos führen (Bailey 2003).

2.3.2 Zigarettenrauchen

Einfluss auf den Östrogenhaushalt

Während frühere Arbeiten zu dem Schluss kamen, dass Raucherinnen ein gegenüber Nichtraucherinnen erniedrigtes Brustkrebsrisiko haben, kommen neueste Untersuchungen zu anderen Ergebnissen. Die Überlegung, dass Rauchen quasi einen Schutz gegen das Auftreten des Mammakarzinoms darstellen könnte, geht auf Untersuchungen zurück, die zeigten, dass der Östrogenspiegel bei Raucherinnen niedriger ist als bei Nichtraucherinnen. So tritt bei Raucherinnen die Menopause durchschnittlich früher ein als bei Nichtraucherinnen. Dies ist am ehesten auf eine direkte ovotoxische Wirkung der Tabakrauchbestandteile zurückzuführen. Damit gehen niedrigere zirkulierende endogene Hormonkonzentrationen einher. Diese Überlegungen haben aber stets außer Acht gelassen, dass dieselben Tabakrauchbestandteile, die für eine Erniedrigung der Östrogenspiegel verantwortlich sind, potente Tumorpromotoren, z. T. komplette Kanzerogene darstellen.

Morabia et al. (1996) führten in der Schweiz eine Fall-Kontroll-Studie zum Einfluss von passiver oder aktiver Tabakrauchexposition auf die Häufigkeit des Mammakarzinoms durch. Aktive Raucherinnen hatten ein relatives Risiko von 2,2 (CI: 1,0–4,4) bei einer durchschnittlichen Lebenszeitkonsumation von 1-9 Zigaretten/Tag, von 2,7 (CI: 1,4–5,4) bei 10–19 Zigaretten/Tag und von 4,6 (CI: 2,2–9,7) bei 30 oder mehr Zigaretten pro Tag. Passive Raucherinnen, die durchschnittlich über 25 Jahre täglich 2 Stunden Zigarettenrauch ausgesetzt waren, hatten ebenfalls ein erhöhtes relatives Risiko von 3,2 (CI: 1,6–6,3). Diese Studie ist von besonderer Bedeutung, da sie eine aus toxikologischer Sicht plausible Dosis-Wirkungs-Beziehung erkennen lässt.

Eine dänische Studie (Bennicke et al. 1995) mit einem anderen Design fand bei Raucherinnen nach einem Nikotinabusus von 30 oder mehr Jahren ebenfalls ein signifikant erhöhtes Risiko (OR 1,6, CI: 1,1–2,3). Croghan et al. (2009) untersuchten im Kollektiv der Mayo-Klinik anamnestische Daten auf ihre Bedeutung für die Diagnose des Brustkrebses. Es fand sich als signifikanter Prädiktor eine Vorgeschichte des aktiven Zigarettenrauchens, wobei sich ein relatives Risiko von 1,25 ergab. Allerdings gibt es auch widersprechende Ergebnisse. Braga et al. (1996) konnten in einer großen Fall-Kontroll-Studie in Italien keine praktisch relevante Assoziation zum Zigarettenkonsum feststellen. Knight et al. (2009) konnten bei Patientinnen keinen Einfluss auf die Häufigkeit eines kontralateralen Zweittumors nachweisen.

Solche widersprüchlichen Ergebnisse zeigen die Probleme der Interpretation epidemiologischer Studien auf.

Deshalb ist es erforderlich, vermeintliche kausale Zusammenhänge aus epidemiologischen Studien auf ihre biologische Plausibilität hin zu überprüfen und nach experimentellen Bestätigungen oder Gegenargumenten zu suchen.

Einfluss der polyzyklischen aromatischen Kohlenwasserstoffe

Viele polyzyklische aromatische Kohlenwasserstoffe (PAK) sind als native Chemikalien nicht krebserregend, werden aber im Fremdstoffwechsel des Körpers »metabolisch aktiviert« und in einem zweiten Schritt konjugiert und ausgeschieden. Dabei ist die Regulation der beiden zeitlich bzw. funktionell hintereinander geschalteten Schritte kritisch: Kommt es nicht zur raschen, äquimolaren Weiterverarbeitung der metabolisch aktivierten Zwischenprodukte, können diese als ultimale Karzinogene eine Erbgutschädigung bewirken, die z. B. durch die Messung von DNA-Addukten mittels der ^{32}P-postlabeling-Methode nachgewiesen werden kann.

Li et al. (1996) haben derartige Addukte in Probeexzidaten gemessen. Während aromatische DNA-Addukte in allen Geweben nachgewiesen werden konnten, waren die totalen Adduktkonzentrationen bei Mammakarzinompatientinnen signifikant erhöht. Diese Ergebnisse unterstützen die Hypothese, dass PAK, die in hoher Konzentration im Zigarettenrauch vorkommen, eine Rolle in der Mammakarzinogenese spielen. Ambrosone et al. (1995) untersuchten die Aktivität von Cytochrom P 450 IA1 (ein aktivierendes Phase-I-Enzymsystem) und Glutathion-S-Transferase (ein entgiftendes Phase-II-Enzymsystem) bei Frauen mit postmenopausalem Brustkrebs. Ein erhöhtes Risiko konnte mit Veränderungen der Cytochrom-P450IA1-Aktivität, die mit einem erhöhten mutagenen Potenzial der Produkte vergesellschaftet sind, assoziiert werden. Dies war insbesondere bei Raucherinnen mit ihrem höheren Substratangebot für Cytochrom P 450 1A1 der Fall. So bestätigen Li et al. (2004) das leicht erhöhte Risiko für langjährige Raucherinnen mit bestimmten CYP1A1-Polymorphismen. Bestimmte Polymorphismen bei fremdstoffmetabolisierenden Enzymen, die für die Entgiftung von kanzerogenen aromatischen Aminen, die ebenfalls im Zigarettenrauch vorkommen, verantwortlich sind, wie die N-Acetyltransferase 2 (NAT2), gehen in ähnlicher Weise mit einem erhöhten Risiko einher. Ambrosone et al. (1996) fanden in einer Fall-Kontroll-Studie bei stark rauchenden sog. langsamen Azetyliererinnen ein in etwa vierfach erhöhtes relatives Risiko.

> ❯ PAK als Brustkanzerogene sind aus anderen Quellen natürlich nicht anders einzuschätzen. Bei jeder (unvollständigen) Verbrennung organischen Materials entstehen PAK, denen wir meist unwissentlich ausgesetzt sind: beim sommerlichen Grillpicknick (Hanf u. Gonder 2005) genauso wie beim Einatmen von Autoabgasen. Die für das Individuum am leichtesten regulierbare Expositionsquelle stellt aber das Tabakrauchen dar.

Kuhmilchkonsum und Brustkrebsrisiko

Aufgrund epidemiologischer Studien zur Assoziation von Kuhmilchkonsum und erhöhtem Brustkrebsrisiko wurde die Hypothese aufgestellt, dass erhöhte Steroidkonzentrationen in Kuhmilchprodukten einen Risikofaktor für die Entwicklung des Mammakarzinoms darstellen könnten.

Die vordergründige Argumentation, dass die Menschen seit ca. 2000 Jahren regelmäßig Kuhmilch konsumieren, ohne dass dies einen offensichtlichen Schaden ausgelöst hätte, erscheint dabei nicht stichhaltig. Ganmaa und Sato wiesen 2005 darauf hin, dass sich die Kuhmilchproduktion und damit die Zusammensetzung der Kuhmilch in den letzten 100 Jahren erheblich verändert hat: In der modernen Milchproduktion werden trächtige Kühe durch Kraftfutter in die Lage versetzt, praktisch während der gesamten Tragzeit einschließlich der letzten Monate Milch zu geben, wenn die endogenen Östrogenspiegel im Blut der Kühe und damit auch in der Kuhmilch sehr stark ansteigen.

Die Autoren korrelierten die Inzidenzraten von Mamma-, Ovarial- und Korpuskarzinomen mit den Ernährungsgewohnheiten in 40 Ländern. Dabei zeigte eine stufenweise Regressionsanalyse, dass der Fleischkonsum in besonders starker Weise mit der Inzidenz des Brustkrebses assoziiert war. Milchkonsum korrelierte im Westen mit der Ovarialkarzinominzidenz. Ganmaa et al. wiesen 2001 daraufhin, dass Milch- und Milchprodukte die Hauptquelle für tierische Östrogene darstellen. Auf diesem Wege werden 60–70 % der tierischen Östrogene konsumiert. Dabei variieren die Östrogengehalte in verschiedenen Milchprodukten erheblich.

Farlow et al. (2009) bestimmten freie und konjugierte Östrogenmetabolite in verschiedenen kommerziell erhältlichen Milchsorten. Diese wiesen große Mengen von Östrogenmetaboliten auf. Dabei unterschieden sich voll- und teilentrahmte sowie Buttermilch z. T. erheblich im Steroidgehalt. Die Autoren werteten einen relativ hohen Anteil von Katechol-Östrogenen als Beleg für die Theorie, dass erhöhter Milchkonsum über die Aufnahme von tierischen Östrogenmetaboliten einen Risikofaktor für die Krebsentwicklung darstellen könnte.

Es gibt auch widersprechende epidemiologische Daten: In einer prospektiven Kohortenstudie unter fast

50.000 Norwegerinnen (Hjartåker et al. 2001) wurden die Assoziationen von Milchkonsum in der Kindheit und während des Erwachsenenlebens mit der Brustkrebsinzidenz untersucht. Während einer mittleren Nachbeobachtungszeit von 6,2 Jahren wurden in der Kohorte 317 Mammakarzinome neu entdeckt. Es fand sich eine signifikante negative Assoziation zwischen einer Milchaufnahme in der Kindheit und einem Auftreten von Brustkrebs zwischen 34 und 39 Jahren, die für Frauen zwischen 40 und 49 Jahren allerdings nicht mehr bestand. Eine Milchaufnahme im Erwachsenenleben war ebenfalls negativ mit der Brustkrebsinzidenz korreliert, wobei das Signifikanzniveau nicht erreicht wurde. Frauen, die mehr als 3 Gläser Milch pro Tag tranken, hatten eine 44% niedrigere Inzidenzrate als Frauen, die keine Milch konsumierten. Wurden die Angaben zum Milchkonsum in der Kindheit und im Erwachsenenleben kombiniert, zeigte sich ein signifikanter negativer Trend zugunsten einer niedrigeren Inzidenzrate mit steigender Milchkonsumierung.

Moorman und Terry (2004) publizierten einen Review der bis dahin publizierten Literatur. Sie führten aus, dass Milch- und Milchprodukte eine heterogene Gruppe von Nahrungsmitteln darstellen, die möglicherweise das Risiko für Brustkrebs beeinflussen können. Einige Milchprodukte wie Vollmilch und manche Käsesorten haben einen relativ hohen Anteil an **gesättigten Fettsäuren**, die eventuell das Brustkrebsrisiko erhöhen könnten. Darüber hinaus können Milchprodukte mit **Pestiziden** kontaminiert sein, die wiederum ein eigenes karzinogenes Potenzial aufweisen. Natürlicherseits sind in Milch **Hormone** und **Wachstumsfaktoren** wie z. B. »insulin like growth faktor 1« enthalten, für die promovierende Eigenschaften bei Brustkrebszellen nachgewiesen wurden. Andererseits sollen die Spurenelemente Kalzium und Vitamin D in Milch- und Milchprodukten das Brustkrebsrisiko möglicherweise senken. In den meisten berücksichtigen Studien konnte kein durchgehendes Muster für eine erhöhte oder erniedrigte Brustkrebswahrscheinlichkeit festgestellt werden. Moorman und Terry folgerten, dass die verfügbare epidemiologische Literatur keinen starken Hinweis für eine Assoziation zwischen dem Milchkonsum und einem späteren Brustkrebsrisiko aufweist.

Boyd et al. (2003) führten eine Meta-Analyse der verfügbaren Literatur bis 2003 durch. Sie untersuchten, ob es einen Zusammenhang zwischen der alimentären Fettaufnahme und einem Brustkrebsrisiko geben könnte. Individuelle Studien hatten ein widersprüchliches Bild ergeben. In der Meta-Analyse zeigte sich für Kohorten- und Fall-Kontroll-Studien ein signifikant erhöhtes Risiko (RR 1,11–1,14), wenn die höchste mit der niedrigsten Fettaufnahme verglichen wurde.

> ❗ **Cave**
> **Zusammenfassend bestand neben der Gesamtfettaufnahme auch für die Aufnahme von gesättigten Fettsäuren und für die Fleischaufnahme eine positive Assoziation mit steigender Aufnahmemenge und einem erhöhten Risiko für Brustkrebs.**

Die gesamte Evidenzlage bezüglich einer Risikoerhöhung für Brustkrebs durch den Konsum von Kuhmilch und Kuhmilchprodukten ist unübersichtlich und zum Teil widersprüchlich. Gründe für diese Widersprüche mag u. a. der variierende Expositionszeitpunkt sein. Dabei scheint eine Exposition im Kindesalter prinzipiell nicht vergleichbar mit einer Exposition im Erwachsenenalter. Es bleibt festzuhalten, dass Veränderungen in der Tierproduktion zu einem erhöhten alimentären Eintrag tierischer Steroidmetaboliten geführt haben.

> **Tipp**
>
> Mit Hinblick auf bioakkumulierte lipophile Kontaminanten empfiehlt es sich unter Vorsorgegesichtspunkten, von Vollmilchprodukten auf teilentrahmte Produkte auszuweichen. Offenbar besteht bezüglich der Risikoabschätzung von Kuh- und Kuhmilchprodukten bezüglich des Brustkrebses und anderer steroidabhängiger Karzinomerkrankungen weiterer Forschungsbedarf.

2.4 Substanzen mit endokriner Wirkung

2.4.1 Xenoöstrogene

Bis heute ist für ca. 100 anthropogene Chemikalien, darunter zahlreiche Pestizide und einige in großen Mengen verwendete Industriechemikalien, eine östrogenartige Wirkung in vitro und z. T. auch in vivo nachgewiesen (Sonnenschein u. Soto 1998); Hanf u. Körner 1999; Schlumpf, Cotton et al. 2001). Diese Substanzen unterscheiden sich in ihren chemischen Strukturen stark. Eine gemeinsame spezifische chemische Substruktur, die für die östrogene Wirkung verantwortlich ist, wurde bisher nicht entdeckt. Die Erkennung östrogener Eigenschaften hängt deshalb weitgehend von einer empirischen Testung ab. Da bis heute eine umfassende systematische Untersuchung von Substanzen auf östrogene (und andere hormonartige) Wirkungen nicht durchgeführt wurde, muss davon ausgegangen werden, dass es noch weitere Verbindungen mit bislang unerkannter östrogener Wirkung gibt. In die Gesamtbilanz sind allerdings auch solche Chemikalien einzuschließen, die als Xenoantiöstrogene einen möglichen protektiven Effekt auf die Brustdrüse ausüben, wie dies für die polychlorierten Dioxine und Furane der Fall zu sein scheint (Hanf 2002a).

Im Folgenden sind Chemikalien (mit ihrem wichtigsten Verwendungszweck bzw. Quelle) genannt, deren Östrogenrezeptor(ER)-vermittelte östrogenartige Wirkung sowohl in vitro als auch in vivo nachgewiesen wurde:

- Bisphenol A und andere Bisphenole (Monomere für Epoxidharze und Polycarbonate)
- 4-Nonylphenol, 4-t-Octylphenol, 4-t-Butylphenol (Transformation der nichtionischen Tenside APEO in Kläranlagen, APEO werden in Reinigungsmitteln im industriellen Bereich eingesetzt)
- 4-Nonylphenolmono- und -diethoxylat, 4-Nonyl-phenoxyessigsäure (Transformation des nichtionischen Tensids NPEO; Verwendung s. APEO)
- Polychlorierte Biphenyle (PCB), ortho-substituierte (Hydraulik- und Transformatorenöle, Weichmacher in Dichtungsmassen und Kunststoffen, Flammschutzmittel in Anstrichen)
- O,p'-DDT, o,p'-DDE, Methoxychlor, Kepon (Chlordecon), β-Hexachlorcyclohexan (β-HCH), Endosulfan (alles Insektizide)
- Di-n-butylphthalat (Weichmacher)
- Phenolrot (pH-Indikator)
- Hydroxylierte Triphenylmethan- und Triphenylethanderivate (Farbstoffe, pH-Indikator)

Für zahlreiche weitere Chemikalien wurde eine östrogenartige Wirkung in vitro nachgewiesen. Darunter befinden sich weitere Organochlorinsektizide und -metabolite wie Dieldrin, Toxaphen, cis- und trans-Nonachlor, α- und γ-HCH, o,p'- und p,p'-DDD.

Eigene Proliferationsexperimente mit östrogensensitiven menschlichen Brustkrebszellen sowie Untersuchungen anderer Arbeitsgruppen zeigen, dass sich bei Gemischen östrogenartiger Substanzen die Wirkung der einzelnen Komponenten addiert (Körner et al. 1999; Soto et al. 1994, 1995). Alle bisher bekannten östrogenartigen Chemikalien zeigten in den verschiedenen Testsystemen eine Potenz, die im Vergleich zu 17β-Östradiol (E2) 4–6 Größenordnungen schwächer war. Trotz dieser geringen Wirkstärke der einzelnen Substanzen besteht der begründete Verdacht, dass die Vielzahl strukturell z. T. völlig verschiedener Chemikalien(gruppen) einen unregulierten östrogenen Wirkungsdruck ausüben, der im Verhältnis zur physiologischen östrogenen Wirkstärke nicht als irrelevant erachtet werden kann.

Für natürliche und verschiedene synthetische steroidale Östrogene ist bekannt, dass sie durch Bindung an z. T. hochspezifische Trägerproteine (»steroid hormone binding globulin«, SHBG) nur zu einem ganz geringen Anteil frei, d. h. biologisch verfügbar vorliegen.

Für verschiedene Xenoöstrogene wurde hingegen festgestellt, dass sie nur relativ schlecht an Albumin und spezifische Bindungsproteine (z. B. SHBG, α-Fetoprotein) gebunden werden. Aus der geringen Eiweißbindung der Xenoöstrogene resultieren eine geringe Inaktivierung und eine mangelnde Kompartimentbeschränkung (z. B. bei der Plazentapassage).

Folglich wird die In-vivo-Wirksamkeit der Xenoöstrogene im Vergleich zu Östradiol unterschätzt, wenn In-vitro-Experimente mit nur geringem Serumzusatz als Vergleichsbasis herangezogen werden. So erwies sich Bisphenol-A in vivo als 500-mal stärker östrogenartig wirksam als aus In-vitro-Bestimmungen der relativen Östrogenrezeptorbindungsaffinität im Vergleich zu Östradiol abgeleitet wurde (Nagel et al. 1997, 1999).

2.4.2 Xenoantiandrogene

Für einige nichtsteroidale Chemikalien wurde eine durch den Androgenrezeptor(AR)-vermittelte antiandrogenartige Wirkung gezeigt. Bedeutsam dürfte der in vivo nachgewiesene Effekt von p,p'-DDE, dem primären Transformationsprodukt von p,p'-DDT, sein (Kelce et al. 1995), denn diese Substanz ist in der Umwelt persistenter und in Organismen stärker bioakkumulierbar als die Ausgangssubstanz selbst. Weiterhin wurden antiandrogenartige Wirkungen in vitro und in vivo für das Herbizid Linuron (Cook et al. 1993) sowie für die Fungizide Vinclozolin, Procymidon und Prochloraz (Gray et al. 1994; Fail et al. 1995; Vinggaard et al. 2002; Körner et al. 2004) gezeigt.

Für mehrere, insbesondere schwache Xenoöstrogene konnten auch antiöstrogene Wirkungen nachgewiesen werden. Für einige andere Chemikalien wurde gezeigt, dass sie auf nicht rezeptorvermittelte Weise das Sexualhormonsystem beeinflussen können. Da insbesondere während der Reproduktion Störungen des normalen Ablaufs durch diese Xenohormone beobachtet wurden, fasst man die chemisch sehr heterogene Gruppe der hormonartig oder antihormonartig wirkenden Substanzen auch unter dem Begriff »endokrine Disruptoren« oder »hormonell aktive Agenzien (HAA)« zusammen.

2.4.3 HAA als Faktoren in der Genese des Mammakarzinoms

Für die Brustdrüse sind die Östrogene die wichtigsten Tumorpromotoren. So beträgt die Inzidenz des Mammakarzinoms bei Frauen, die niemals eine ovarielle Östrogenproduktion hatten, lediglich 1% von derjenigen von Frauen mit intakten Ovarien. Der primäre Effekt eines Östrogens besteht in der Proliferationssteigerung östrogensensitiver Gewebe und wird über die Bindung an den intrazytoplasmatischen Östrogenrezeptor (ER) vermittelt.

Wie in ▶ Abschn. 2.4.1 ausgeführt, sind aber nicht nur endogene und pharmazeutisch erzeugte Steroide in der Lage, sich an den ER zu binden, sondern auch verschiedene nichtsteroidale Verbindungen können auf unerwünschte Weise nachweislich diesen Effekt auslösen und sich damit wie Östrogene (und/oder Antiöstrogene) verhalten.

Da für einige Xenoöstrogene, z. B. o,p'-DDT, eine östrogenartige, tumorpromovierende Wirkung in der Mamma von Tieren als bewiesen angesehen werden darf, ist anzunehmen, dass für den Menschen Ähnliches gelten könnte. 1993 wurde erstmals die Hypothese aufgestellt, dass ein beträchtlicher Anteil der Brustkrebsfälle mit der Exposition gegenüber persistenten, östrogenähnlich wirkenden Umweltchemikalien zusammenhängen könnte. Auch wenn bis jetzt schlüssige Beweise für diese Hypothese fehlen und nicht wenige Studien zu diesem brisanten Thema ohne Nachweis einer Risikoerhöhung abgeschlossen wurden, so deuten für einige Organochlorinsektizide epidemiologische und experimentelle Hinweise auf einen solchen Zusammenhang hin.

2.4.4 Mammakarzinogene Wirkungsmechanismen der Xenoöstrogene

Es kommen mehrere Wirkungsmechanismen in Betracht, wobei eine Substanz über mehrere dieser Mechanismen wirken kann. Da sich die Xenoöstrogene prinzipiell den steroidalen Östrogenrezeptorliganden ähnlich verhalten, wird in diesem Zusammenhang auf die Erkenntnisse von Emons verwiesen (▶ Kap. 3). Folgende Mechanismen kommen in Betracht:

- Eigentlicher östrogenartiger, ER-vermittelter Mechanismus: Zellproliferation, Tumorpromotion
- Beeinflussung des endogenen Steroidmetabolismus (◘ Abb. 2.1): Adduktbildung (16αOH-E1-Weg)
- Direkte DNA-Schädigung durch substanzeigene Genotoxizität
- Verschiedene »supportive« Mechanismen: Angioneogenese, Immuntoxizität

Insbesondere der sich entwickelnde Embryo ist hormonellen Dysregulationen gegenüber sehr empfindlich. Eine pränatale Exposition der Brustdrüsenzellen gegenüber ungewöhnlich hohen Konzentrationen von (steroidalen)

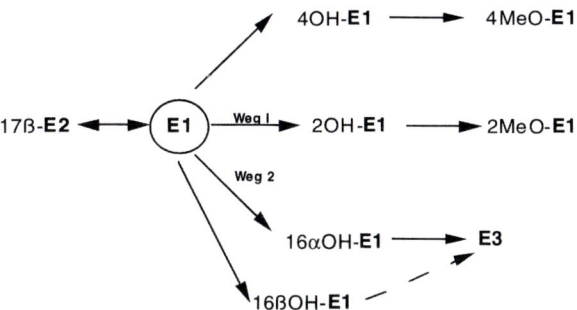

◘ Abb. 2.1 Metabolismus des 17-β-Östradiols (17-β-E2). *E1* Östron; *2OH-E1* 2-Hydroxyöstron; *2MeO-E1* 2-Methoxyöstron; *16αOH-E1* 16-α-Hydroxyöstron; *16βOH-E1* 16-β-Hydroxyöstron; *E3* Östriol

Östrogenen könnte auf eine spätere maligne Entartung vorbereiten (primen) (Davis u. Bradlow 1995). Analog könnten auch Xenoöstrogene eine ähnliche Wirkung entfalten. Zumindest die stark lipophilen Substanzen sind für den sich entwickelnden Feten bioverfügbar.

Eine derartige primende Wirkung konnten Birnbaum und Fenton (2003) für die hormonell aktiven Umweltsubstanzen **Atrazin** und **2,3,7,8-TCDD** nachweisen. Zuletzt konnten Jenkins et al. (2007) zeigen, dass das Timing einer Schadstoffeinwirkung von besonderer Bedeutung ist: 2,3,7,8-TCDD ist an sich eine antiöstrogen wirksame Substanz und führt postpuberal appliziert nicht zu einer erhöhten Mammakarzinominzidenz. Eine pränatale Einwirkung führt im Tiermodell aber zu einer postpubertalen erhöhten Empfindlichkeit gegenüber der Induktion von Mammakarzinomen durch Dimethylbenz[a]anthracen (DMBA). Eine pathogenetische Rolle dürfte die Downregulation der Superoxid-Dismutase 1 spielen, die mit einer reduzierten Resistenz gegenüber intermediärer Radikalbildung im späteren Leben einhergeht.

Xenoantiandrogene. Der antiproliferative und damit tumorprotektive Effekt der körpereigenen Androgene auf das Brustdrüsengewebe wird möglicherweise durch Chemikalien, die an den AR binden und diesen blockieren, abgeschwächt, sodass im Endeffekt schließlich eine durch Xenoantiandrogene ausgelöste Tumorpromotion resultieren könnte.

2.4.5 Epidemiologische Studien mit Fremdstoffanalytik im Serum

Es gibt diverse epidemiologische Untersuchungen, die Aussagen zum Zusammenhang von (xenoöstrogenartig wirkenden) Fremdstoffen und Mammakarzinomen erbrachten. Manche dieser Ergebnisse waren positiv, andere negativ. Es stellt sich aber die Frage, ob eine Fremdstoffeinwirkung auf den sich entwickelnden Körper nicht viel bedeutsamer ist als im späteren Erwachsenenleben.

Möglicherweise kommt die Probenahme zur Bestimmung der Fremdstoffkonzentrationen im Erwachsenenalter viel zu spät, wenn eine pränatale oder frühkindliche Exposition die Weichen in Richtung erhöhter Brustkrebsempfindlichkeit stellt (Jenkins et al. 2007). Zum Zeitpunkt des Erkrankungsausbruches können die Substanzspiegel im Blut bereits wieder auf unauffällige Werte abgefallen sein. Spiegelbestimmungen pränatal sind praktisch unmöglich, bei Kindern ethisch problematisch. Möglicherweise bietet die Analytik im Brustgewebe einen besseren Einblick in das Geschehen.

2.4.6 Epidemiologische Studien mit Fremdstoffanalytik im Brustgewebe

Da sich die bisher besprochenen persistenten chlororganischen Chemikalien im Fettgewebe stark anreichern und das östrogensensitive Brustdrüsengewebe in einem der größten Körperfettdepots der Frau liegt, über dessen Zusammensetzung das Blutfett nur eine indirekte Aussage macht, ist es von besonderem Interesse, Brustfett und Brustdrüsengewebe in Zusammenhang mit dem Auftreten eines Mammakarzinoms zu untersuchen.

Wassermann et al. (1976) fanden eine deutliche Anreicherung von o,p′-DDT, seines Metaboliten o,p′-DDE sowie der Gesamtmenge der PCB im Mammakarzinomgewebe von Verstorbenen im Vergleich zu benachbartem gesunden Brustdrüsen- und Brustfettgewebe. Darüber hinaus war die Metabolisierung von o,p′-DDT zu o,p′-DDE im Tumorgewebe geringer als im gesunden Nachbargewebe.

Falck et al. (1992) fanden im Brustfettgewebe von 20 Frauen mit malignen Mammatumoren eine statistisch signifikante Erhöhung der Konzentrationen von PCB (Summe) und von p,p′-DDE um durchschnittlich 50–60% gegenüber dem Brustfettgewebe von 20 Frauen mit benignen Veränderungen. Bei anderen Chlorpestiziden konnte kein signifikanter Zusammenhang gefunden werden.

Mussalo-Rauhamaa et al. (1990) fanden im Brustfett von 44 Mammakarzinompatientinnen im Vergleich zu einer Kontrollgruppe von 33 Frauen ohne Krebserkrankung signifikant erhöhte Konzentrationen von β-HCH. β-HCH ist das am stärksten bioakkumulierende Hexachlorzyklohexanisomer und zeigt in vitro wie in vivo eine deutliche östrogene Wirkung (▶ Abschn. 2.4.1). Die Autoren stellten fest, dass β-HCH-Konzentrationen im

Brustfett über 0,1 mg/kg Fett mit einem fast 11-fach erhöhten Brustkrebsrisiko verbunden sind. Keine signifikante Konzentrationserhöhung fand sich für die PCB sowie p,p′-DDE und einige weitere chlororganische Verbindungen.

Nur eine einzige Arbeit (Dewailly et al. 1994) berücksichtigt bisher die Menge der Östrogenrezeptoren im Brustgewebe. Die Konzentrationen mehrerer östrogenartig wirkender Chlorpestizide und von 10 PCB-Einzelverbindungen (Kongenere) wurden im Brustfettgewebe und Blut von 20 Brustkrebspatientinnen und 17 Frauen mit benignen Brusterkrankungen bestimmt. Die mittleren Konzentrationen im Blut der Frauen mit Brustkrebs waren im Allgemeinen gegenüber der Kontrollgruppe erhöht, wobei lediglich für Hexachlorbenzol (HCB) der Unterschied signifikant war. Im Brustfettgewebe selbst wurde zunächst kein statistisch signifikanter Unterschied zwischen den beiden Gruppen entdeckt. Nach Einteilung der Brustkrebsfälle in zwei auf die Östradiolrezeptorkonzentration im Zytosol der Tumorzellen bezogene Untergruppen zeigte die Untergruppe mit dem höheren Rezeptorgehalt statistisch signifikant erhöhte Konzentrationen insbesondere von p,p′-DDE (3-fach erhöht) und einigen weiteren Chlororganika.

In einer Würdigung der vorhandenen epidemiologischen Untersuchungen stellt Davidson 1998 fest, dass die bisher beim Menschen erhobenen Daten aufgrund der oben genannten Limitationen kein klares Bild ergeben konnten und dass es unwahrscheinlich erscheint, epidemiologische Studien in einer Größe durchführen zu können, die in der Lage sind, ein begrenztes Risiko durch Organochlorverbindungen auszuschließen.

2.5 Umwelthygienische Maßnahmen

Experimentelle und epidemiologische Daten belegen, dass es für einen Teil der Mammakarzinome eine Assoziation mit verschiedenen Umweltfaktoren gibt. Einige davon sind durch umwelthygienische Maßnahmen beeinflussbar. Es empfiehlt sich also eine 3-fache Strategie:

- Bei ausreichender wissenschaftlicher Evidenzlage muss von professioneller und ggf. staatlicher Seite reguliert werden. In Bezug auf weite Bereiche in der Röntgenstrahlenanwendung ist dies z. B. bereits geschehen.
- Bei unklarer Evidenzlage muss die Forschung weiter vorangetrieben werden.
- In den Bereichen, in denen eine Sicherheit durch die wissenschaftliche Erkenntnis noch nicht gegeben ist, die Evidenzlage aber dergestalt ist, dass ein weiteres Warten auf letztliche Sicherheit nicht vertreten wer-

den kann, muss die Politik entscheiden, ob nicht das Vorsorgeprinzip Vorrang vor z. B. wirtschaftlichen Interessen haben muss.

> **! Cave**
> **In letztgenannte Gruppe gehört auch die Karzinominduktion durch passives Rauchen. Nichtraucher müssen in der Öffentlichkeit auch heute noch besser als bisher vor ungewollter Tabakrauchexposition durch regulative Maßnahmen geschützt werden.**

Die Exposition gegenüber endokrin aktiven, in der Umwelt persistenten Chemikalien ist für das Individuum praktisch nicht vermeidbar. Wie Untersuchungen zur Dioxinbelastung als Marker für persistente Chlororganika bei Vegetariern und Omnivoren zeigten, ergibt sich durch die vegetarische Ernährungsweise kein signifikanter Schutz vor persistenten, bioakkumulierenden Chemikalien, da bei Vegetariern Milch und Milchprodukte die Hauptbelastungsquelle darstellen. Nur Veganer (völliger Verzicht auf tierische Lebensmittel) wiesen signifikant erniedrigte Dioxinspiegel im Blutfett auf. Diese Ernährungsweise ist aber nicht empfehlenswert, da eine Mangelversorgung insbesondere bei Kindern mit ihrem großen Protein- und Kalziumbedarf droht. Durch eine auch aus ernährungsphysiologischer Sicht empfehlenswerte Begrenzung des Konsums tierischer Fette kann diese Exposition jedoch eingeschränkt werden.

> **Tipp**
>
> Jede Frau kann selbst dazu beitragen, ihr persönliches Mammakarzinomrisiko zu reduzieren. Da wir von einer Chemoprävention noch weit entfernt sind, bleibt nur die Einhaltung einer »vernünftigen« Lebensführung. Dazu gehört der Verzicht auf regelmäßigen Alkoholkonsum, eine gesunde ausgewogene Ernährung mit einem maßvollen Konsum tierischer Fette unter Vermeidung häufigen Verzehrs von Geräuchertem oder scharf Gebratenem. Der regelmäßige Verzehr von frischem Gemüse und Salaten stellt eine ausreichende Folsäureversorgung sicher, ggf. sollte supplementiert werden (Hanf u. Gonder 2005). Kanzerogene sollten gemieden werden, wo dies möglich ist. Am leichtesten sind dabei die Kanzerogene im Tabakrauch zu vermeiden. Eine auch nur geringe Senkung der Inzidenz durch umwelthygienische und persönliche Vorsorgemaßnahmen wäre weltweit mit einer großen Zahl geretteter Frauen verbunden. Dies verhindert nicht nur persönliches Leid, sondern führt zusätzlich zu einer bedeutenden finanziellen Entlastung der Gemeinschaft.

Literatur

Alpert M, Carome E et al. (2009) Nighttime use of special spectacles or light bulbs that block blue light may reduce the risk of cancer. Med Hypotheses 73(3): 324–325

Ambrosone CB, Freudenheim JL, Graham S et al. (1995) Cytochrome P450 1A1 and glutathione S-transferase (M1) genetic polymorphisms and postmenopausal breast cancer risk. Cancer-Res 55(16): 3483–3485

Ambrosone CB, Freudenheim JL, Graham S et al. (1996) Cigarette smoking, N-acetyltransferase 2 genetic polymorphisms, and breast cancer risk. JAMA 276(18): 1494–1501

Arbeitsgemeinschaft bevölkerungsbezogener Krebsregister in Deutschland (1999) Krebs in Deutschland, Häufigkeiten und Trends. 2. Aufl., Robert-Koch-Institut, Berlin

Bailey LB (2003) Folate, methyl-related nutrients, alcohol, and the MTHFR 677C→T-polymorphism affect cancer risk: intake recommendations. J Nutr 133 (11): 3748–3753

Bartsch C, Bartsch H, Jain AK, Laaumas KR, Wetterberg L (1981) Urinary melatonin levels in human breast cancer patients. J Neural Transm 52: 269–279

Beniashvili D, Avinoach I, et al. (2005) Household electromagnetic fields and breast cancer in elderly women. In Vivo 19(3): 563–566

Bennicke K, Conrad C, Sabroe S, Sorensen HT (1995) Cigarette smoking and breast cancer. BMJ 310 (6992): 1431–1433

Bernhardt JH (1999) Hochfrequente elektromagnetische Felder einschließlich Mikrowellen. In: Mersch-Sundermann V (Hrsg): Umweltmedizin – Grundlagen der Umweltmedizin, klinische Umweltmedizin, ökologische Medizin. Thieme, Stuttgart New York, S 118–126

Bertazzi PA, Pesatori AC, Landi MT (1996) Cancer mortality 1976–1991 in the population exposed to 2,3,7,8-Tetrachlorodibenzo-p-dioxin. Organohalogen Compounds 30: 294–297

Birnbaum LS, Fenton SE (2003) Cancer and developmental exposure to endocrine disruptors. Environ Health Perspect 111(4): 389-394

Boyd NF, Stone J, et al. (2003) Dietary fat and breast cancer risk revisited: a meta-analysis of the published literature. Br J Cancer 89(9): 1672–1685

Bradlow HL, Michnovicz JJ, Telang NT, Osborne MP (1991) Diet, oncogenes and tumor viruses as modulators of estrogen metabolism in vivo and in vitro. Cancer Prev Dect 16: 35–42

Bradlow HL, Sepkovic DW, Telang NT, Osborne MP (1995) Indole-3-carbinol. A novel approach to breast cancer prevention. Ann N Y Acad Sci 768: 180–200

Bradlow HL, Telang NT, Sepkovic DW, Osborne MP (1996) 2-hydroxyestrone: the 'good' estrogen. J Endocrinol 150: 259–265

Braga C, Negri E, LaVecchia C, Filiberti R, Franceschi S (1996) Cigarette smoking and the risk of breast cancer. Eur J Cancer Prev 5(3): 159–164

Brown NM, Manzolillo PA, Zhang JX, Wang J, Lamartiniere CA (1998) Prenatal TCDD and predisposition to mammary cancer in the rat. Carcinogenesis 19(9): 1623–1629

Calle EE, Frumkin H, Henley SJ, Savitz DA, Thun MJ (2002) Organochlorines and breast cancer risk. CA Cancer J Clin 52(5): 301–309

Cantor KP, Dosemeci M., Brinton LA, Stewart PA (1995) Re: Breast cancer mortality among female electrical workers in the United States. J Natl Cancer Inst 87: 227–228

Caplan LS, Schoenfeld ER, O'Leary E, Leske MC (2000) Breast cancer and electromegnetic fields — a review. AEP 10(1): 31–44

Coogan PF, Aschengrau A (1998) Exposure to power frequency magnetic fields and the risk of breast cancer among female electrical workers in the upper Cape Cod incidence study. Arch Environ Health 53: 359–367

Cook JC, Mullin LS, et al. (1993) Investigation of a mechanism for Leydig cell tumorigenesis by linuron in rats. Toxicol Appl Pharmacol 119(2): 195–204

Croghan IT, Pruthi S, et al. (2009) The role of smoking in breast cancer development: an analysis of a Mayo Clinic cohort. Breast J 15(5): 489–495

Davidson NE (1998) Environmental estrogens and breast cancer risk. Current Opinion in Oncology 10: 475-478

Davis DL, Bradlow HL (1995) Can environmental estrogens cause breast cancer? Scientific American 95(10): 144–149

Davis DL, Bradlow HL, Wolff M, Woodruff T, Hoel DG, Anton-Culver H (1993) Medical hypothesis: xenoestrogens as preventable causes of breast cancer. Environ Health Perspect 101: 372–376

Demers PA, Thomas DB, Rosenblatt KA et al. (1991) Occupational exposure to electromagnetic fields and breast cancer in men. Am J Epidemiol 134: 340–347

Dewailly E, Dodin S, Verreault R, Ayotte P, Sauve L, Morin J (1993) High organochlorine body burden in breast cancer women with estrogen receptors. Organohalogen Compounds 13: 385–388

Dunn JF, Nisula B, Rodbard D (1991) Transport of steroid hormones: binding of 21 endogenous steroids to both testosterone-binding globulin and corticosteroid-binding globulin in human plasma. J Clin Endo Metab 53: 58–64

Emons G, Gründker C, Hanf V (2003) Are estrogens carcinogens? Gynäkologe 36(3): 182–189

Fail PA, Pearce SW, Anderson SA, Tyl RW, Gray E (1995) Endocrine and reproductive toxicity of vinclozolin (vin) in male Long-Evans Hooded rats. Fund Appl Toxicol 15293

Falck F, Ricci A, Wolff MS, Godbold J, Deckers P (1992) Pesticides and polychlorinated biphenyls residues in human breast lipids and their relation to breast cancer. Arch Environ Health 47(2): 143–146

Farlow DW, Xu X, et al. (2009) Quantitative measurement of endogenous estrogen metabolites, risk-factors for development of breast cancer, in commercial milk products by LC-MS/MS. J Chromatogr B Analyt Technol Biomed Life Sci 877(13): 1327–1334

Feychting M, Forssen U (2006) Electromagnetic fields and female breast cancer. Cancer Causes Control 17(4): 553–558

Flesch-Janys D, Berger J, Manz A, Nagel S, Ollroge I (1993) Exposure to polychlorinated dibenzo-p-dioxins and -furans and breast cancer mortality in a cohort of female workers of a herbicide producing plant in Hamburg, FRG. Organohalogen Compounds 13: 381–384

Flodstrom S, Hemming H, Warngard L, Ahlborg UG (1990) Promotion of altered hepatic foci development in rat liver, cytochrome P450 enzyme induction and inhibition of cell-cell communication by DDT and some structurally related organohalogen pesticides. Carcionogenesis 11(8): 1413–1417

Gapstur SM, Potter JD, Drinkard C, Folsom AR (1995) Synergistic effect between alcohol and estrogen replacement therapy on risk of breast cancer differs by estrogen/progesterone receptor status in the Iowa Women's Health Study. Cancer Epidemiol Biomarkers Prev 4(4): 313–318

Girgert R, Schimming H, Körner W, et al. (2005) Induction of tamoxifen resistence in breast cancer cells by ELF electromagnetic fields. Biochem Biophys Res Commun 336(4): 1144–1149

Girgert R, Hanf V, et al. (2009a) Signal transduction of the melatonin receptor MT1 is disrupted in breast cancer cells by electromagnetic fields. Bioelectromagnetics.

Girgert R, Emons G, et al. (2009b) Exposure of mcf-7 breast cancer cells to electromagnetic fields up-regulates the plasminogen activator system. Int J Gynecol Cancer 19(3): 334-338.

Girgert R, Grundker C, et al. (2008) Electromagnetic fields alter the expression of estrogen receptor cofactors in breast cancer cells. Bioelectromagnetics 29(3): 169-176.

Hanf V, Körner W (1999) Gynäkologie Teil 2: Umweltmedizinische Bedeutung endokriner Disruptoren. In: Beyer A, Eis D (Hrsg): Praktische Umweltmedizin — Klinik, Methoden, Arbeitshilfen. Springer, Berlin Heidelberg New York Tokio, S 1–28

Hanf V (2002a) Mammakarzinom und Umweltfaktoren. In: Kreienberg R et al. (Hrsg.): Management des Mammakarzinoms. 2. Aufl. Springer, Berlin, Heidelberg New York Tokio, S 7–32

Hanf V (2002b) Electromagnetic fields and breast cancer — A review. Geburtshilfe und Frauenheilkunde 62(1): 22–29

Hanf V, Gonder U (2005) Nutrition and primary prevention of breast cancer: foods, nutrients and breast cancer risk. Eur J Obstet Gynecol Reprod Biol 123(2): 134–149

Hjartaker A, Laake P, et al. (2001) Childhood and adult milk consumption and risk of premenopausal breast cancer in a cohort of 48,844 women – the Norwegian women and cancer study. Int J Cancer 93(6): 888–893

Hunter DJ, Hankinson SE, Laden F, et al. (1997) Plasma organochlorine levels and the risk of breast cancer. N Engl J Med 337: 1253–1258

ICRP (1990) Recommendations of the International Commission on Radiological Protection. ICRP publication 60, Annals of the ICRP 21, No. 1–3, Pergamon Press, United Kingdom

Jenkins S, Rowell C, et al. (2007) Prenatal TCDD exposure predisposes for mammary cancer in rats. Reprod Toxicol 23(3): 391–396

Katsouyanni K, Trichopoulou A, Stuver S et al. (1994) Ethanol and breast cancer: an association that may be both confounded and causal. Int J Cancer 58(3): 356–361

Kelce WR, Stone CR, et al. (1995) Persistent DDT metabolite p,p'-DDE is a potent androgen receptor antagonist. Nature 375(6532): 581–585

Kelsh MA, Sahl JD (1997) Mortality among a cohort of electric utility workers 1960–1991. Am J Industr Med 31: 534–544

Knight JA, Bernstein L, et al. (2009) Alcohol intake and cigarette smoking and risk of a contralateral breast cancer: The Women's Environmental Cancer and Radiation Epidemiology Study. Am J Epidemiol 169(8): 962–968

Kociba RJ, Keyes DG, Beyer JE et al. (1978) Results of a two-year chronic toxicity and oncogenicity study of 2,3,7,8-tetrachlorodibenzo-p-dioxin in rats. Toxic Appl Pharmac 46: 279–303

Körner W, Hanf V, Faust A, Temmen R, Tinneberg H-R, Hagenmaier H (1994) Concentrations and profiles of PCDDs and PCDFs in human mammary carcinoma tissue. Chemosphere 29(9-11): 2339-2347

Körner W, Hanf V, Schuller W, Bartsch H, Kreienberg R, Hagenmaier H (1996) Validation and application of a rapid in vitro assay for assessing the estrogenic potency of halogenated phenolic chemicals. Organohalogen Compounds 27: 297–302

Körner W, Hanf V, Schuller W, Kempter C, Metzger J, Hagenmaier H (1999) Development of the E-screen assay for sensitive quantitative analysis of estrogenic activity in waste water. Sci Tot Environ 225: 33–48.

Körner W, Vinggaard AM, Térouanne B, Ma R, Wieloch C, Schlumpf M, Sultan C, Soto AM (2004) Interlaboratory comparison of four in vitro assays for assessing androgenic and antiandrogenic activity of environmental chemicals. Environ Health Perspect 112, 695–702

Krieger N, Wolff MS, Hiatt RA, Rivera M, Vogelman J, Orentreich N (1994) Breast cancer and serum organochlorides: a prospective study among white, black, and Asian women. J Natl Cancer Inst 86: 589–599

LaVecchia C, Negri E, Parazzini F, Boyle P, Fasoli M, Gentile A, France-schi S (1989) Alcohol and breast cancer: update from an Italian case-control study. Eur J Cancer Clin Oncol 25(12): 1711–1717

Lamartiniere CA, Moore J, Holland M, Barnes S (1995) Neonatal geni-stein chemoprevents mammary cancer. Proc Soc Exp Biol Med 208: 120–123

Levine PH, Pogo BG, Klouj A, Coronel S, et al. (2004) Increasing evidence for a human breast carcinoma virus with geographic differences. Cancer 101(4): 721–726

Li D, Wang M, Dhingra K, Hittelman W-NTI (1996) Aromatic DNA ad-ducts in adjacent tissues of breast cancer patients: clues to breast cancer etiology. Cancer-Res 56(2): 287–293

Li Y, Millikan RC, Bell DA et al. (2004) Cigarette smoking, cytochrome P4501A1 polymorphisms, and breast cancer among African-American and white women. Breast Cancer Res 6(4): 460–473

Liburdy RP, Sloma TR, Sokolic R et al. (1993) ELF magnetic fields, breast cancer and melatonin: 60 Hz fields block melatonin's oncostatic action on ER+ breast cancer cell proliferation. J Pineal Res 14: 89–97

Liehr JG, Ricci MJ (1996) 4-Hydroxylation of estrogens as marker of human mammary tumors. Proc Natl Acad Sci 93(8): 3294–3296

Linet MS, Hatch EE, Kleinerman RA et al. (1997) Residential exposure to magnetic fields and acute lymphoblastic leukemia in children. N Engl J Med 337: 44–46

Liu H, Wormke M, Safe SH, Bjeldanes LF (1994) Indolo[3,2-b]carbazole: a dietary-derived factor that exhibits both antiestrogenic and estrogenic activity. J Natl Cancer Inst 86(23): 1758–1765

Lloyd RV, Rosen PP, Sarkar NH et al. (1983) Murine mammary tumor virus related antigen in human male mammary carcinoma. Cancer 51(4): 654–61

Loomis DP, Savitz DA, Ananth CV (1994) Breast cancer mortality among female electrical workers in the United States. J Natl Cancer Inst 86(12): 921–925

López-Carillo L, Blair A, López-Cervantes M et al. (1997) Dichlorodi-phenyltrichloroethane serum levels and breast cancer risk: a case control study from Mexico. Cancer Res 57: 3728–3732

Löscher W, Wahnschaffe U, Mevissen M, Lerchl A, Stamm A (1994) Effects of weak alternating magnetic fields on nocturnal melato-nin production and mammary carcinogenesis in rats Oncology 51: 288–295

Matanoski GM, Breysse PN, Elliott EA (1991) Electromagnetic field exposure and male breast cancer. Lancet 337: 737

McCready D, Aronson KJ, Chu W, Fan W, Vesprini D, Narod SA (2004) Breast tissue organochlorine levels and metabolic genotypes in relation to breast cancer risk Canada. Cancer Causes Control 15(4): 399–418.

McElroy JA, Egan KM, et al. (2007) Occupational exposure to electro-magnetic field and breast cancer risk in a large, population-based, case-control study in the United States. J Occup Environ Med 49(3): 266–274

McIntyre IM, Norman TR, Burrows GD, Armstrong SM (1989) Human melatonin suppression by light is intensity dependent. J Pineal Res 6: 149–156

Moennikes O, Loeppen S, Buchmann A et al. (2004) A constitutively active dioxin/aryl hydrocarbon receptor promotes hepatocarci-nogenesis in mice. Cancer Res 64(14): 4707–4710

Moorman PG, Terry PD (2004) Consumption of dairy products and the risk of breast cancer: a review of the literature. Am J Clin Nutr 80(1): 5–14

Morabia A, Bernstein M, Heritier S, Khatchatrian N (1996) Relation of breast cancer with passive and active exposure to tobacco smoke. Am J Epidemiol 143(9): 918–928

Mussalo-Rauhamaa H, Häsänen E, Pyysalo H, Antervo K, Kauppila R, Pantzar P (1990) Occurrence of Beta-Hexachlorcyclohexane in breast cancer patients. Cancer 66: 2124–2118

Nagel SC, vom Saal FS, Thayer KA, Dhar MG, Boechler M, Welshons WV (1997) Relative binding affinity-serum modified access (RBA-SMA) assay predicts the relative in vivo bioactivity of the xenoestrogens Bisphenol A and octylphenol. Environ Health Perspect 105: 70–76

Nagel SC, vom Saal FS, Welshons WV (1999) Developmental effects of estrogenic chemicals are predicted by an in vitro assay incorpo-rating modification of cell uptake by serum. J Steroid Biochem Mol Biol 69: 343–357

O'Leary ES, Vena JE, Freudenheim JL, Brasure J (2004) Pesticide ex-posure and risk of breast cancer: a nested case-control study of residentially stable women living on Long Island. Environ Res 94(2): 134–144

Osborne MP, Bradlow HL, Wong GY, Telang NT (1993) Upregulation of estradiol C16 alpha-hydroxylation in human breast tissue: a potential biomarker of breast cancer risk. J Natl Cancer Inst 85: 1917–1920

Pollan M, Gustavsson P (1999) High-risk populations for breast cancer in the Swedish female working population. Am J Public Health 89: 875–881

Preston-Martin S (1996) Breast cancer and magnetic fields. Epidemio-logy 7: 457–458

Pyykkö K, Tuimala R, Aalto L, Perkiö T (1991) Is hydrocarbon hydro-xylase a new prognostic indicator for breast cancer? Br J Cancer 63: 596–600

Reichman ME, Judd JT, Longcope C et al. (1993) Effects of alcohol consumption on plasma and urinary hormone concentrations in premenopausal women. J Natl Cancer Inst 85(9): 722–727

Reiter RJ (1985) Action spectra, dose-response relationships, and temporal aspects of light's effects on the pineal gland. Ann NY Acad Sci 453: 215–230

Rosenbaum PF, Vena JE, Zielezny MA, Michalek AM (1994) Occupatio-nal exposure associated with male breast cancer. Am J Epidemiol 140: 974–979

Rudel RA, Attfield KR, et al. (2007) Chemicals causing mammary gland tumors in animals signal new directions for epidemiology, che-micals testing, and risk assessment for breast cancer prevention. Cancer 109(12 Suppl): 2635–2666

Savitz D (1994) Breast cancer and serum organochlorines: a prospec-tive study among white, black, and Asian women. Journal of the National Cancer Institute 86: 1255–1256

Schäfer WR, Zahradnik HP, Frijus-Plessen N, Schneider K (1996) An-tropogene Substanzen mit unerwünschter Östrogenwirkung: Auswahl von expositions-relevanten Stoffen. Umweltmed Forsch Prax 1: 35–42

Schernhammer E, Schulmeister K (2004) Light at night and cancer risk. Photochem Photobiol 79(4): 316–318

Schlumpf M, Cotton B, Conscience M, Haller V, Steinmann B, Lichten-steiger W. (2001) In vitro and in vivo estrogenicity of UV screens. Environ Health Perspect 109: 239–244.

Segal-Eiras A, Croce MV, Pasqualini CD (1983) Antibodies presumably cross-reacting with mouse retrovirus type B and C in the sera of both leukemia-lymphoma and mammary cancer patients. Arch Geschwulstforsch 53 (4): 321–327

Sonnenschein C, Soto AM (1998) An updated review of environmen-tal estrogen and androgen mimics and antagonists. J Steroid Biochem Molec Biol 65: 143–150

Soto AM, Chung KL, Sonnenschein C (1994) The pesticides endosul-fan, toxaphene, and dieldrin have estrogenic effects on human estrogen-sensitive cells. Environ Health Perspect 102: 380–383.

Soto AM, Sonnenschein C, Chung KL, Fernandez MF, Olea N, Olea-Serrano MF (1995): The E-Screen assay as a tool to identify estrogens: an update on estrogenic environmental pollutants. Environ Health Perspect 103(7): 113–122

Stevens RG (1987) Electric power use and breast cancer: a hypothesis. Am J Epidemiol 125: 556–561

Stevens RG (1993) Breast cancer and electric power. Biomed Pharmacother 47(10): 435–438

Stevens RG, Davis S (1996) The melatonin hypothesis: Electric power and breast cancer. Environ Health Perspect 104(1): 135–140

Strahlenschutzkommission (1995) Schutz von niederfrequenten elektrischen und magnetischen Feldern der Energieversorgung und -anwendung. Empfehlungen der Strahlenschutzkommission vom 10.5.1995. Bundesanzeiger 47, Nr. 147a, Köln

Vansell NR, Muppidi JR, Habeebu SM, Klaasen CD (2004) Promotion of thyroid tumors in rats by pregnenolone-16-α-carbonitrile (PCN) and polychlorinated biphenyl (PCB). Toxicol Sci. 81(1): 50–59

Verordnung zur Durchführung des Bundesimmissionsschutzgesetzes (1996) Verordnung über elektromagnetische Felder. Bundesgesetzblatt I vom 16.12.1996. http://www.bfs.de/elektro/nff/recht.html

Vinggaard AM, Nellemann C, et al. (2002) Antiandrogenic effects in vitro and in vivo of the fungicide prochloraz. Toxicol Sci 69(2): 344–353

Wassermann M, Nogueira DP, Tomatis L et al. (1976) Organochlorine compounds in neoplastic and adjacent apparently normal breast tissue. Bull Environ Contam Toxicol 15: 478–484

Westin JB, Richter E (1990) The Israeli Breast-Cancer Anomaly. Ann NY Acad Sci 609: 269–279

Wichmann HE, Schlipköter HW, Fülgraff G (1992) Handbuch der Umweltmedizin. Ecomed-Verlag, Landsberg

Wolff MS, Toniolo PG, Lee EW, Rivera M, Dubin N (1993) Blood levels of organochlorine residues and risk of breast cancer. J Natl Canc Inst 85(8): 648–652

Wolff MS, Collmann GW, Barett JC, Huff J (1996) Breast cancer and environmental risk factors: epidemiological and experimental findings. Annu Rev Pharmacol Toxicol 36: 573–596

Sexualsteroide und Karzinogenese des Mammakarzinoms

Günter Emons

3.1   Östrogene und Karzinogenese

3.1.1   Studien zur Epidemiologie und Prävention

Frühe Menarche, späte Menopause, hohe Dichte des Brustdrüsenkörpers und Gewichtszunahme in der Postmenopause sind mit einem erhöhten Mammakarzinomrisiko assoziiert. Diese Parameter reflektieren eine erhöhte bzw. verlängerte Exposition gegenüber endogenen Östrogenen (Yue et al. 2003; Yager u. Davidson 2006). Zahlreiche prospektive Studien haben gezeigt, dass die Höhe der Östrogenspiegel mit dem späteren Brustkrebsrisiko korreliert (Dunn et al. 2005; Eliassen et al. 2006; Missmer et al. 2004). Eine frühe Ovarektomie reduziert das Brustkrebsrisiko (Yue et al. 2003) und dies auch bei Trägerinnen von BRCA1/2-Mutationen (Gorski et al. 2009).

Mehrere prospektiv randomisierte Studien haben übereinstimmend gezeigt, dass die **präventive Gabe von Tamoxifen** bei Frauen mit erhöhtem Brustkrebsrisiko die Wahrscheinlichkeit für das Auftreten der Erkrankung um 38% reduziert (Visvanathan et al. 2009). Dieser protektive Effekt von Tamoxifen persistiert auch noch nach 10 Jahren, d. h. 5 Jahre nach Absetzen einer 5-jährigen Tamoxifen-Gabe (Fisher et al. 2005; Visvanathan et al. 2009).

Raloxifen, ein anderes SERM, hat bezüglich der Prävention invasiver Mammakarzinome eine gleichgute Wirkung wie Tamoxifen (Visvanathan et al. 2009). Laufende Studien prüfen, ob die Aromatasehemmer **Anastrozol** bzw. **Exemestan** präventive Wirkungen bei günstigerem Nebenwirkungsprofil aufweisen (Dunn et al. 2005).

> ❗ **Cave**
> **Die Blockade der Östrogenwirkung durch Tamoxifen bzw. die Hemmung der endogenen Östrogenproduktion durch ovarielle Ablation oder Aromatasehemmer ist nicht nur eine hochwirksame Strategie in der adjuvanten bzw. palliativen Therapie hormonabhängiger Mammakarzinome, sondern verhindert auch effektiv das Auftreten von Zweitkarzinomen (Dunn et al. 2005; Kreienberg et al. 2008; Yager u. Davidson 2006).**

3.1.2   Östrogene als Tumorpromotoren

Auch wenn inzwischen weitgehend akzeptiert ist, dass Östrogene zur Entstehung von Mammakarzinomen beitragen können, sind die dafür verantwortlichen Mechanismen noch nicht eindeutig geklärt. Die allgemein akzeptierte Hypothese besagt, dass Östrogene typische Tumorpromotoren sind: Durch Bindung an ihre spezifi-

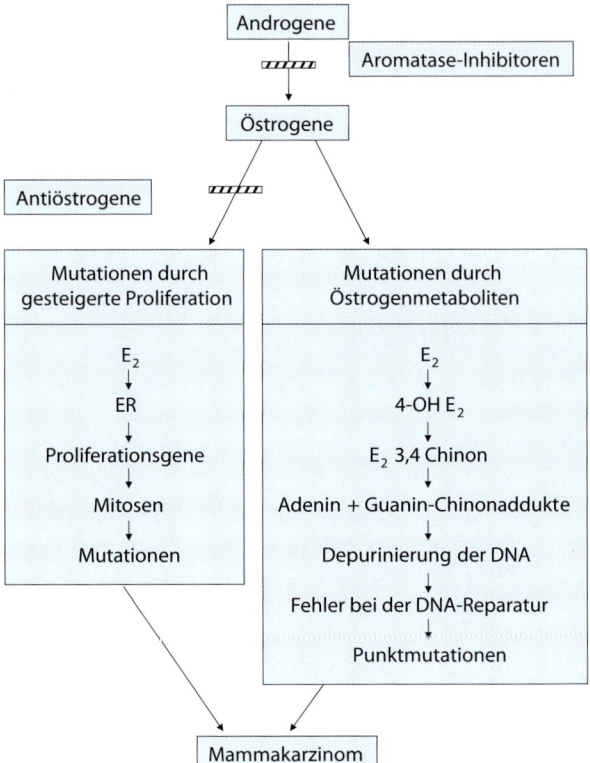

☐ **Abb. 3.1** Hypothetische Mechanismen, über die Östrogene Brustkrebs verursachen könnten. Antiöstrogene blockieren nur den Mechanismus über den Östrogenrezeptor (*links*), während Aromatasehemmer zusätzlich die Bildung von genotoxischen Metaboliten unterdrücken.

schen Rezeptoren stimulieren sie die Transkription von Proliferationsgenen. Mit jedem neuen DNA-Synthesezyklus steigt die Wahrscheinlichkeit spontaner Replikationsfehler. Die Möglichkeiten der DNA-Reparatur sind bei rasch proliferierenden Zellen reduziert. Wenn eine gewisse Zahl relevanter Mutationen stattgefunden hat, können diese zur malignen Transformation führen (Gorski et al. 2009; Santen et al. 2009; Yager u. Davidson 2006; Yue et al. 2003) (☐ Abb. 3.1, linke Hälfte).

Sind bereits einige karzinogene Mutationen vorhanden, z. B. okkulte Karzinomvorstufen, könnte die mitogene Wirkung der Östrogene rasch zur Manifestation invasiver Karzinome führen.

3.1.3   Östrogene als Tumorinitiatoren

Eine alternative Hypothese, die nach wie vor kontrovers diskutiert wird, postuliert, dass Östrogene in **genotoxische Metaboliten** umgewandelt werden, die direkt die DNA schädigen können. Nach dieser Hypothese wären

Östrogene Tumorinitiatoren bzw. Mutagene (Gorski et al. 2009; Santen et al. 2009; Yager u. Davidson 2006; Yue et al. 2003). Dieser hypothetische genotoxische Mechanismus beginnt mit der Umwandlung von Östradiol in das Catecholoestrogen 4-Hydroxyöstradiol durch das Cytochrom P450 1B1. Dieses Steroid wird dann weiter umgewandelt in das Östradiol-3, 4-Chinon, das kovalent an Guanin oder Adenin bindet und diese Purine aus der DNA herausbrechen kann. Dadurch kommt es zu Einzelstrangbrüchen und Punktmutationen, die die maligne Transformation initiieren können (Santen et al. 2009; Yager u. Davidson 2006; Yue et al. 2003; ◻ Abb. 3.1, rechte Hälfte). Zahlreiche experimentelle Untersuchungen untermauern diese Hypothese (Santen et al. 2009).

Hervorzuheben sind Befunde aus der Arbeitsgruppe um Russo, die zeigen konnten, dass die spontan immortalisierte Mammaepithelzelllinie MCF-10F, die keine Östrogenrezeptoren exprimiert, selbst durch sehr niedrige Östradiolkonzentrationen (0,007 nM) maligne transformiert werden kann. Dieser Prozess war durch den reinen Östrogenrezeptorantagonisten ICI-182-780 nicht hemmbar (Santen et al. 2009).

Rogan et al. (2003) zeigten, dass die Konzentrationen von 4-Hydroxyöstrogenen und Chinon-Konjugaten in menschlichen Mammakarzinomen deutlich höher waren als in normalem Mammagewebe (Rogan et al. 2003; Santen et al. 2009). Santen und Mitarbeiter postulieren, dass dieser genotoxische mutagene Effekt von Östrogenen synergistisch mit dem allgemein akzeptierten mitogenen Effekt von Östrogenen als Tumorpromotoren wirkt. Sie erklären mit dieser Hypothese auch das Phänomen, dass Aromatasehemmer, die die endogene Östrogenproduktion weitgehend unterdrücken, wirksamer sind als Tamoxifen, das nur den Mechanismus der rezeptorvermittelten Tumorpromotion hemmt (Santen et al. 2009; Yue et al. 2005; ◻ Abb. 3.1). Inzwischen liegen erste Daten vor, die postulieren, dass Frauen mit Genotyp-Polymorphismen, die eine hohe Konzentration von genotoxischen Östrogenmetaboliten begünstigen, ein signifikant erhöhtes Mammakarzinomrisiko aufweisen (Santen et al. 2009; Yager u. Davidson 2006).

Bei BRCA1-Mutationsträgerinnen reduziert die frühzeitige Ovarektomie deutlich die Entstehung von Mammakarzinomen, während die präventive Tamoxifengabe eher wirkungslos ist. Dies lässt vermuten, dass hier eine genotoxische Schädigung des verbliebenen BRCA1-Gens durch Östrogene eine entscheidende Rolle spielt (Gorski et al. 2009).

Auch wenn sich diese molekular-epidemiologische Forschung noch in einem frühen Stadium befindet und die Ergebnisse z. T. noch widersprüchlich sind (Rebbeck et al. 2007), hat sie ein großes klinisches Potenzial.

> **! Cave**
> **Vielleicht lassen sich in Zukunft Frauen definieren, deren Enzymausstattung in einem potenziell gefährlichen Östrogenmetabolismus resultiert. Bei diesen Frauen wäre eine exogene Östrogengabe nicht ratsam. Eventuell wäre es sogar sinnvoll, präventive Strategien (SERM, ovarielle Ablation, Aromatasehemmer) gezielt bei denjenigen Frauen einzusetzen, bei denen der Metabolismus der endogenen Östrogene zu einem erhöhten Mammakarzinomrisiko führt (Yue et al. 2005).**

3.2 Gestagene und Karzinogenese

Menschliche Mammakarzinomzelllinien sowie Explantatkulturen aus normalem menschlichen Drüsengewebe können durch Gestagene sowohl stimuliert als auch inhibiert werden (Santen 2003; Yue et al. 2005). Die 17-Alpha-Acetoxy-Progesteronderivate (z. B. Medroxyprogesteronacetat) haben sowohl gestagene als auch glukokortikoidähnliche Wirkungen. Die Gruppe der 19-nor-Testosteronderivate hat eine relevante androgene Aktivität. In Abhängigkeit von ihrer Struktur und den Geweben, in denen sie untersucht werden, können synthetische Gestagene entweder androgene, syn-androgene, anti-androgene oder östrogene Wirkungen entfalten (Santen 2003; Yue et al. 2005).

Das natürliche Progesteron und seine Metaboliten im Mammagewebe können proliferationsfördernd auf Tumorzellen wirken (Bradlow u. Sepkovic 2004). Eine Assoziation zwischen endogenen Progesteronspiegeln und dem späteren Mammakarzinomrisiko konnte allerdings bisher nicht nachgewiesen werden (Missmer et al. 2004).

> **! Cave**
> **Die epidemiologischen und prospektiv randomisierten Studien zur Hormontherapie in der Postmenopause zeigen, dass das Mammakarzinomrisiko durch eine kombinierte Östrogen-Gestagentherapie stärker erhöht wird als durch eine reine Östrogengabe (Come et al. 2005; Deutsche Gesellschaft für Gynäkologie u. Geburtshilfe 2009).**

3.3 Androgene und Karzinogenese

Östrogene werden durch Aromatisierung von Androgenen gebildet. Auch Mammakarzinomgewebe besitzt eine hohe Aromataseaktivität. Humane Mammakarzinomzelllinien können durch Androgene in ihrem Wachstum stimuliert werden. Der höchst erfolgreiche Einsatz von Aromatasehemmern in der adjuvanten und palliativen Therapie und möglicherweise auch in der Prävention von Mammakarzinomen basiert auf der Hemmung dieses Mechanismus (Visvanathan et al. 2009). In den meisten Studien konnte eine Assoziation zwischen hohen endogenen Androgenspiegeln und dem späteren Brustkrebsrisiko nachgewiesen werden (Dunn et al. 2005; Missmer et al. 2004; Visvanathan 2009).

In der Nurses Health Study war die Anwendung einer kombinierten Östrogen-Testosteronsubstitution in der Postmenopause mit einer deutlichen Erhöhung des Mammakarzinomrisikos assoziiert (RR 2,48; CI: 1,53–4,04; Tamimi et al. 2006). Hohe endogene Testosteronspiegel bei Frauen mit frühem Mammakarzinom, die keine systemische Therapie erhielten, waren mit schlechterer Prognose assoziiert (Micheli et al. 2007).

3.4   Hormonelle Kontrazeption

Hormonelle Kontrazeptiva gehören zu den am häufigsten verordneten Medikamenten. Selbst eine leichte Assoziation zwischen ihrer Einnahme und dem Mammakarzinomrisiko wäre klinisch relevant.

 Cave
Die vorliegenden Daten zeigen in der Tat einen kleinen, vorübergehenden Anstieg des relativen Risikos für Brustkrebs durch die Einnahme oraler Kontrazeptiva.

Da orale Kontrazeptiva typischerweise in einem Lebensalter eingenommen werden, in dem Mammakarzinome relativ selten sind, hat dieser Anstieg nur eine geringe Auswirkung auf die allgemeine Inzidenzrate (European Society for Human Reproduction and Embryology (ESHRE) Capri Workshop Group 2004; Collaborative Group on Hormonal Factors in Breast Cancer 1996a,b; Marchbanks et al. 2002).

3.5   Hormontherapie in der Postmenopause

Die vorliegenden Beobachtungsstudien, prospektiv randomisierte Studien und die Metaanalysen zeigen, dass eine reine Östrogentherapie das Brustkrebsrisiko nicht oder nur marginal erhöht (Deutsche Gesellschaft für Gynäkologie u. Geburtshilfe 2009). Die Nurses Health Study fand erst nach 15- bis 20-jähriger Anwendung von reinen Östrogenen einen signifikanten Anstieg des Brustkrebsrisikos (Chen et al. 2006).

Die kombinierte Östrogen-Gestagentherapie führt jedoch schon innerhalb weniger Jahre zu einem signifikanten Anstieg des Brustkrebsrisikos, das mit zunehmender Einnahmedauer weiter zunimmt (Deutsche Gesellschaft für Gynäkologie u. Geburtshilfe 2009). Der Anstieg der Mammakarzinominzidenz ist schon nach kurzfristiger Hormontherapie-Anwendung zu verzeichnen und normalisiert sich nach Absetzen der Östrogen-Gestagentherapie. Dies spricht dafür, dass hier meist eine durch die Hormontherapie bedingte Promotion von präexistenten Karzinomen bzw. deren Vorstufen wirksam wird und nicht eine Induktion von neuen Karzinomen (Dietel et al. 2005; Dunn et al. 2005; Ravdin et al. 2007).

Für diese Theorie spricht auch die rasche Wirksamkeit der präventiven Gabe von Tamoxifen. Schon nach einjähriger Anwendung dieses SERM nahm die Inzidenz von invasiven Mammakarzinomen ab (Fisher et al. 2005; Visvanathan et al. 2009). Dies kann nur dadurch erklärt werden, dass okkulte prämaligne Zellen daran gehindert wurden, die letzten Phasen der malignen Transformation zu durchlaufen und sich als invasive Karzinome zu manifestieren.

Bemerkenswert ist die Tatsache, dass auch nach Beendigung der 5-jährigen präventiven Tamoxifen-Behandlung die Mammakarzinominzidenz im Vergleich zur Plazebogruppe weiter abnahm. Dies bedeutet, dass durch die Blockade des Östrogenrezeptors die Manifestation von Karzinomen nicht vorübergehend unterdrückt sondern langfristig verhindert wurde (Fisher et al. 2005; Visvanathan et al. 2009). Die okkulten (prä-)malignen Zellen wurden bei einem Teil der Frauen durch die Tamoxifen-Gabe wahrscheinlich in die Apoptose getrieben und dauerhaft eliminiert (Dunn et al. 2005; Fisher et al. 2005; Visvanathan et al. 2009). Ähnliche Effekte sind zu erhoffen durch den Entzug endogener Östrogene durch die präventive Anwendung von Aromatasehemmern (Dunn et al. 2005).

Neue epidemiologische Daten zeigten einen deutlichen Rückgang der Inzidenz von Mammakarzinomen in mehreren Datenbanken der USA in den Jahren 2002–2004. Dieser Abfall der Inzidenz war zu verzeichnen bei Östrogenrezeptor-positiven Mammakarzinomen und Frauen in der Altersgruppe von 50–69 Jahren (Ravdin et al. 2007). Dieser Abfall der Inzidenz dieser speziellen Mammakarzinome verlief parallel zum massiven Einbruch der Verordnung von Hormontherapie-Präparaten in den USA (minus 75%; Ravdin et al. 2007). Ähnliche Daten wurden auch in Deutschland erhoben und zeigten eine deutliche Korrelation zur regional unterschiedlichen Prävalenz der Hormontherapie-Anwendung (Katalinic et al. 2009). Chlebowski et al. (2009) konnten jetzt für die Frauen in der WHI-Studie zeigen, dass das erhöhte Mammakarzinomrisiko unter Östrogen/Gestagentherapie nach Absetzen dieser Medikation wieder deutlich abnahm und dies unabhängig von der Mammographiehäufigkeit.

Ein Kausalzusammenhang zwischen der abnehmenden Inzidenz von hormonabhängigen Mammakarzinomen und dem Rückgang der Hormontherapie-Anwendung ist damit formal noch nicht bewiesen. Er ist aber in hohem Maße plausibel: Unter physiologischen Bedingungen führt der Abfall der ovariellen Östrogen- und Gestagensekretion bei einem Teil der perimenopausalen Frauen zu einem Stopp in der weiteren malignen Transformation von prämaligne veränderten Mammaepithelzellen. Eventuell werden die Zellen bei einigen Frauen durch den physiologischen Östrogen- und Gestagenentzug sogar apoptotisch.

 Cave
Eine Hormontherapie, vor allem mit Östrogenen und Gestagenen konterkariert nun den natürlichen Schutzeffekt der Menopause und erlaubt bzw. fördert die Weiterentwicklung prämaligner Veränderungen zu invasiven Karzinomen. Eine antiöstrogene Therapie mit einem Rezeptorblocker oder Aromatasehemmer hingegen verstärkt den protektiven Effekt des physiologischen Abfalls der ovariellen Östrogensekretion in der Perimenopause.

Unter dieser Prämisse ist dann auch die Menopause nicht mehr als »Fehler der Evolution« anzusehen, der durch eine »Ersatztherapie« korrigiert werden muss. Es handelt sich vielmehr um einen sinnvollen Schutzmechanismus, der auf Östrogene, die für die Reproduktion essenziell sind, verzichtet, sobald die reproduktive Phase durch Alterung der Oozyten abgeschlossen ist.

Auf den ersten Blick verwirrend wirken die aktuell publizierten Ergebnisse einer Studie, in der Frauen mit metastasierten, Östrogenrezeptor-positiven Mammakarzinomen, die gegen Aromatasehemmertherapie resistent geworden waren, erfolgreich mit pharmakologischen Dosen (6–30 mg Östradiol) therapiert wurden (Ellis et al. 2009). Dies ist ein Wiederaufleben von altbekannten Therapien des metastasierten Mammakarzinoms mit Diethylstilbestrol oder Ethinylöstradiol, die mit der Einführung des wesentlich besser verträglichen Tamoxifens verlassen wurden (Jordan 2009). Die Wirksamkeit von pharmakologischen Dosen von Östrogenen beruht auf der Induktion von Apoptose, insbesondere bei östrogendeprivierten Tumorzellen. Es ist falsch, hieraus einen protektiven Effekt von niedrig physiologischen Östrogenspiegeln abzuleiten, wie sie bei einer Hormontherapie

erzielt werden. Diese Spiegel wirken bei östrogenabhängigen Mammakarzinomen zuverlässig stimulierend (Jordan 2009).

3.6 Konsequenzen für die Praxis

Es wird weitgehend akzeptiert, dass die kombinierte Östrogen-Gestagentherapie in der Postmenopause zu einem vorübergehenden Anstieg des Risikos führt, an Brustkrebs zu erkranken. Aus tumorbiologischer Sicht ist es unwahrscheinlich, dass diese Effekte auf eine Initiierung der beobachteten Mammakarzinome durch die kombinierte Östrogen-Gestagentherapie zurückzuführen sind. Die Dynamik des Effektes der exogenen Steroide, vor allem die Tatsache, dass das erhöhte Brustkrebsrisiko nach Absetzen der Hormontherapie wieder abnimmt, spricht eher für eine Promotion von präexistenten Mammakarzinomen bzw. deren Vorstufen durch die Steroidgabe (Dietel et al. 2005). Durch den Verzicht einer Hormontherapie wird diese Promotion präexistenter Vorstufen vermieden, es entstehen absolut weniger Mammakarzinome. Wahrscheinlich ist dieser Effekt für die Reduktion der Mammakarzinom inzidenz in vielen Tumorregistern verantwortlich (Chlebowski et al. 2009; Katalinic et al. 2009; Ravdin et al. 2007).

Das Mammakarzinomrisiko kann deutlich reduziert werden durch eine antiöstrogene Therapie, deren Wirkung sich über die Dauer der Tamoxifen-Einnahme hinaus noch weiter verstärkt (Fisher et al. 2005; Visvanathan et al. 2009), ein Hinweis darauf, dass durch die Östrogenblockade präexistente Tumorzellen apoptotisch werden.

In Zukunft wird hoffentlich die Möglichkeit bestehen, Frauen zu unterscheiden, bei denen die Gabe von Sexualsteroiden gefahrlos möglich ist bzw. bei denen ein gezielter Schutz vor den endogenen Östrogenen durch z. B. SERM, Aromatasehemmer oder prophylaktische Ovarektomie sinnvoll ist. Bis dahin erscheint es ratsam, Sexualsteroide in der Postmenopause zeitlich begrenzt und in möglichst niedriger Dosierung einzusetzen.

Literatur

Bradlow HL, Sepkovic W (2004) Steroids as procarcinogenic agents. Ann NY Acad Sci 1028:216–232

Chen WY, Manson JAE, Hankinson SE, Rosner B, Holmes MD, Willett WC, Colditz GA (2006) Unopposed estrogen therapy and the risk of invasive breast cancer. Arch Intern Med 166:1027–1032

Chlebowski RT, Kuller LH, Prentice RL, et al. (2009) Breast cancer after use of estrogen plus progestin in postmenopausal women. N Engl J Med 360:573–587

Collaborative Group on Hormonal Factors in Breast Cancer (1996a) Breast cancer and hormonal contraceptives: collaborative reanalysis of individual data on 53.297 women with breast cancer and 100.239 women without breast cancer from 54 epidemiological studies. Lancet 347: 1713–1727

Collaborative Group on Hormonal Factors in Breast Cancer (1996b) Breast cancer and hormonal contraceptives: further results. Contraception 54:1S–106S

Come SE, Buzdar AU, Ingle JN, et al. (2005) Proceedings of the Fourth International Conference on Recent Advances and Future Directions in Endocrine Manipulation of Breast Cancer: conference summary statement. Clin Cancer Res 11:861s–864s (Suppl.)

Deutsche Gesellschaft für Gynäkologie und Geburtshilfe e. V. (2009) Hormontherapie (HT) in der Peri- und Postmenopause. Interdisziplinäre S3-Leitlinie (AWMF 015/062) http://www.dggg.de

Dietel M, Lewis MA, Shapiro S (2005) Hormone replacement therapy: pathological aspects of hormone-sensitive cancers in women relevant to epidemiological studies on HRT: a mini-review. Hum Reprod 20:2052–2060

Dunn BK, Wickerham DL, Ford LG (2005) Prevention of hormone-related cancers: breast cancer. J Clin Oncol 23:357–367

ESHRE Capri Workshop Group (2004) Hormones and breast cancer. Hum Reprod Update 10:281-293

Eliassen AH, Missmer SA, Tworoger SS, et al. (2006) Endogenous steroid hormone concentrations and risk of breast cancer among premenopausal women. J Natl Cancer Inst 98:1406–1415

Ellis MJ, Gao F, Dehdashti F, et al. (2009) Lower-dose vs high-dose oral estradiol therapy of hormone receptor-positive, aromatase inhibitor-resistant advanced breast cancer. A phase 2 randomized study. JAMA 302:774–780

Fisher B, Costantino JP, Wickerham DL, et al. (2005) Tamoxifen for the prevention of breast cancer: current status of the National Surgical Adjuvant Breast and Bowel Project P-1 study. J Natl Cancer inst 97:1652-1662

Gorski J, Kennedy RD, Hosey AM, Harkin DP (2009) The complex relationship between BRCA1 and ERα in hereditary breast cancer. Clin Cancer Res 15:1514–1518

Jordan VC (2009) A century of deciphering the control mechanisms of sex steroid action in breast and prostate cancer: The origins of targeted therapy and chemoprevention. Cancer Res 69:1243–1254

Katalinic A, Lemmer A, Zawinell A, et al. (2009) Trends in hormone therapy and breast cancer incidence – Results from the German Network of Cancer Registries. Pathobiology 76:90–97

Kreienberg R, Kopp I, Albert U, et al. (2008) Interdisziplinäre S3-Leitlinie für die Diagnostik, Therapie und Nachsorge des Mammakarzinoms. Deutsche Krebsgesellschaft e.V. (DKG) und Deutsche Gesellschaft für Gynäkologie und Geburtshilfe (DGGG). Zuckschwerdt, München

Marchbanks PA, McDonald JA, Wilson HG, et al. (2002) Oral contraceptives and the risk of breast cancer. N Engl J Med 346:2025–2032

Micheli A, Meneghini E, Secreto G, et al. (2007) Plasma testosterone and prognosis of postmenopausal breast cancer patients. J Clin Oncol 25:2685–2690

Missmer SA, Eliassen AH, Barbieri L, Hankinson SE (2004) Endogenous estrogen, androgen, and progesterone concentrations and breast cancer risk among postmenopausal women. J Natl Cancer Inst 96:1856-1865

Ravdin PM, Cronin KA, Howlader N, et al. (2007) The decrease in Breast-Cancer incidence in 2003 in the United States. N Engl J Med 356:1670–1674

Rebbeck TR, Troxel AB, Shatalova EG, et al. (2007) Lack of effect modification between estrogen metabolism genotypes and combined hormone replacement therapy in postmenopausal breast cancer risk. Cancer Epidemiol Biomarkers Prev 16:1318–1320

Rogan EG, Badawi AF, Devanesan PP, et al. (2003) Relative imbalances in estrogen metabolism and conjugation in breast tissue of women with carcinoma: potential biomarkers of susceptibility to cancer. Carcinogenesis 24:697–702

Santen RJ (2003) Risk of breast cancer with progestins: Critical assessment of current data. Steroids 68:953-964

Santen R, Cavalieri E, Rogan E, et al. (2009) Estrogen mediation of breast tumor formation involves estrogen receptor-dependent, as well as independent genotoxic effects. Ann NY Acad Sci 1155:132–140

Tamimi RM, Hankinson SE, Chen WY, et al. (2006) Combined estrogen and testosterone use and risk of breast cancer in postmenopausal women. Arch Intern Med 166:1483–1489

Visvanathan K, Chlebowski RT, Hurley P, et al. (2009) American Society of Clinical Oncology Clinical Practice Guideline Update on the use of pharmacologic interventions including tamoxifen, raloxifene, and aromatase inhibition for breast cancer risk reduction. J Clin Oncol 19:3235–3258

Yager JD, Davidson NE (2006) Estrogen carcinogenesis in breast cancer. N Engl J Med 354:270–282

Yue W, Santen RJ, Wang J-P, et al. (2003) Genotoxic metabolites of estradiol in breast: potential mechanism of estradiol induced carcinogenesis. J Steroid Biochem & Mol Biol 86:477–486

Yue W, Wang JP, Li Y, et al. (2005) Tamoxifen versus aromatase inhibitors for breast cancer prevention. Clin Cancer Res 11:925s–930s (Suppl.)

Familiäres Mammakarzinom – Beratung und Betreuung betroffener Familien

Rita Schmutzler, Karin Kast

4.1 Einleitung

Brustkrebs ist die häufigste Krebserkrankung der Frauen in Deutschland. 10% erkranken lebenslang, das mittlere Erkrankungsalter liegt bei 65 Jahren. Bei einer kleinen Gruppe von Frauen liegt das Erkrankungsrisiko jedoch sehr viel höher: Sie erkranken zu 85% mit einem mittleren Erkrankungsalter von 45 Jahren. Die allgemeinen Präventionsmaßnahmen sind in dieser Hochrisikogruppe nicht ausreichend.

Populationsbasierte Untersuchungen belegen, dass bei jeder 500.–2.500. Frau (0,04–0,2%) der Allgemeinbevölkerung eine prädisponierende Genveränderung (Mutation) vorliegt. Unter den bereits erkrankten Frauen haben rund 5% eine Mutation in den bekannten *BRCA*-Genen (Miki et al. 1994; Wooster et al.1995). Bei weiteren 5% liegen Hinweise auf Mutationen in noch unbekannten Genen vor. Durch die Identifikation der Hochrisikogruppe und die Durchführung effizienter Präventionsmaßnahmen könnte somit die Brustkrebsinzidenz der Allgemeinbevölkerung um absolut 0,5% gesenkt werden. Diese Frauen können durch eine Stammbaumanalyse und in vielen Fällen durch eine molekulargenetische Untersuchung identifiziert werden. Letzterer muss eine interdisziplinäre und nicht-direktive Beratung vorausgehen. Als präventive Maßnahmen kommen prophylaktische Operationen, die medikamentöse Prävention und eine intensivierte Früherkennung in Betracht.

> ❗ **Cave**
> **Im Rahmen eines Verbundprojektes Familiärer Brustkrebs der Deutschen Krebshilfe wurde ab 1997 in 12 spezialisierten und interdisziplinär ausgerichteten Zentren ein Konzept zur Identifikation und Prävention für diese Hochrisikogruppe etabliert, das laufend weiter evaluiert wird.**

Im folgenden Kapitel werden die Besonderheiten des familiären Mammakarzinoms, das darauf beruhende Betreuungskonzept und die im Rahmen des Verbundprojektes erstellten Ergebnisse mit den daraus abgeleiteten Empfehlungen dargestellt.

4.2 Genetik des familiären Mammakarzinoms

4.2.1 Hoch penetrante Gene des erblichen Brustkrebs

In rund 50% der familiären Fälle liegen Mutationen in den sog. Brustkrebsgenen BRCA1 (»breast cancer gene«) oder BRCA2 vor. Es handelt sich dabei um Tumorsup-

pressorgene, die eine entscheidende Rolle in der DNA-Reparatur spielen. Neben Brustkrebs tritt gehäuft auch Eierstockkrebs auf und seltener andere Karzinome. Die Vererbung erfolgt autosomal-dominant mit verminderter Penetranz an statistisch gesehen 50% der Nachkommen.

Weitere 5–10% der erblichen Erkrankungen treten im Zusammenhang mit seltenen Syndromen auf, die neben dem Mammakarzinom noch andere benigne und maligne Tumorentitäten und Stigmata umfassen. So führen Mutationen in den Tumorsuppressorgenen TP53 zum Li-Fraumeni-Syndrom und PTEN zum Cowden-Syndrom. Mutationen im STK11-Gen liegen dem Peutz-Jeghers Syndrom zugrunde. Für die restlichen 40–45% der erblichen Brustkrebserkrankungen werden Mutationen in noch nicht identifizierten Genen verantwortlich gemacht (*BRCAX*). Auch eine Kombination aus niedrig und moderat penetranten Genen könnte das gehäufte Auftreten von Brustkrebs erklären.

4.2.2 Erblicher Brustkrebs und moderat bis niedrig penetrante Varianten

Neben hochpenetranten Genen wurden in letzter Zeit weitere Gene beschrieben, die für erblichen Brustkrebs prädisponieren. Interessanterweise spielen auch diese überwiegend eine Rolle bei der DNA-Reparatur. Allerdings sind ihr genauer Beitrag und ihre quantitative Bedeutung bei der Entstehung des Mammakarzinoms noch unklar. Zu ihnen zählen *CHEK2*, *ATM* und *PALB2* mit einer Risikoerhöhung für ein Mammakarzinom um etwa 10–14%.

Moderat penetrante Gene können in Kombination mit niedrig penetranten Genen, wie *FGFR2* oder *TNRC9*, auftreten, die in Abhängigkeit vom homo- oder heterozygotem Auftreten, eine Risikoerhöhung um 1–6% bewirken können. Niedrig penetrante Gene stellen letztlich Normvarianten dar, die auch in der Allgemeinbevölkerung zu finden sind. Die routinemäßige Untersuchung der bisher bekannten moderat und niedrig penetranten Gene ist derzeit aufgrund der noch eingeschränkten Datenlage und der unklaren klinischen Konsequenzen nicht indiziert.

4.3 Individuelle Risikokalkulation nach der Stammbaumanalyse

Die Bestimmung des individuellen genetischen Risikos und die Frage, ob es Hinweise für erblichen Brust- und/oder Eierstockkrebs oder eine andere familiäre Krebserkrankung gibt, kann erst nach einer ausführlichen Analyse des Stammbaums geklärt werden. Bei der Stamm-baumanalyse müssen folgende Faktoren erfasst werden: Vollständiger Stammbaum über mindestens drei Generationen, Diagnose aller Tumoren bei allen betroffenen Angehörigen. Darüber hinaus werden das Alter bei Erstdiagnose aller Tumorpatienten in der Familie, Alter und Geschlecht aller betroffenen und auch der nicht-betroffenen Familienangehörigen erfasst.

Die stammbaumbasierte Berechnung des lebenslangen Risikos für die Erkrankung an einem Mammakarzinom und die Wahrscheinlichkeit für das Vorliegen einer pathogenen Mutation (Heterozygotenwahrscheinlichkeit) erfolgt im Rahmen eines humangenetischen Beratungsgespräches. Als Risikokalkulationsmodelle stehen Computerprogramme wie Cyrillic und BRCAPRO zur Verfügung.

 Als hohes Risiko für eine genetische Disposition wird eine Heterozygotenwahrscheinlichkeit von mindestens 20% betrachtet. Ab einem Lebenszeitrisiko von mindestens 30% sind präventive Maßnahmen auch bei nicht informativem Gentest indiziert.

4.4 Klinische Besonderheiten bei Vorliegen einer BRCA1/2-Mutation

4.4.1 Erkrankungsrisiko

❗ Cave
Das Krankheitsbild des *BRCA*-assoziierten Brustkrebs ist durch ein frühes Erkrankungsalter, ein erhöhtes Risiko für eine kontralaterale Brustkrebserkrankung und das zusätzliche Auftreten von Eierstockkrebs gekennzeichnet.

BRCA1-Mutationsträgerinnen haben ein Risiko von ca. 81%, im Laufe des Lebens an Brustkrebs, und ein Risiko von ca. 54%, im Laufe des Lebens an Eierstockkrebs zu erkranken. Heterozygote *BRCA2*-Mutationsträgerinnen haben ein Risiko von ca. 85%, im Laufe des Lebens an Brustkrebs, und ein Risiko von ca. 23% im Laufe des Lebens an Eierstockkrebs zu erkranken. Damit haben Frauen mit *BRCA2*-Mutationen ein geringeres Risiko, Eierstockkrebs zu entwickeln. Außerdem treten die Erkrankungen bei *BRCA2*-Mutationsträgerinnen i. d. R. später auf (King et al. 2001; Antionou et al. 2003).

Auch das Risiko für ein kontralaterales Mammakarzinom ist signifikant erhöht und abhängig vom Ersterkrankungsalter (Metcalfe et al. 2004). Die Daten des Deutschen Konsortiums bestätigen diese Beobachtung (Graeser et al.2009). Danach haben Trägerinnen einer

BRCA1-Mutation die vor dem 40. Lebensjahr an einem Mammakarzinom erkranken, ein Risiko von 63%, in den nächsten 25 Jahren eine kontralaterale Erkrankung zu entwickeln. Patientinnen die nach dem 50. Lebensjahr erstmalig erkranken, haben nur noch ein Risiko von 20% für eine kontralaterale Erkrankung. Bei Trägerinnen einer *BRCA2*-Mutation liegen diese Risiken im jungen Lebensalter etwas niedriger, langfristig sind die Risiken jedoch vergleichbar.

Männliche Träger einer *BRCA*-Mutation erkranken mit einer Wahrscheinlichkeit von etwa 6% an einem Mammakarzinom. Zusätzlich besteht für Personen mit einer *BRCA1*-Mutation ein erhöhtes Risiko für Magenkrebs, Leukämien, Nierenkrebs, Pankreaskrebs und Gebärmutterkrebs. Bei Personen mit einer *BRCA2*-Mutation werden als assoziierte Tumoren Darmkrebs, Magenkrebs, Pankreaskrebs, Prostatakrebs und Melanome beschrieben. Die absoluten Risiken sind noch nicht abschließend bewertet und Gegenstand aktueller Untersuchungen.

4.4.2 Prognose

Die Prognose von *BRCA1*-assoziierten Mammakarzinomen ist im Vergleich zum sporadischen Mammakarzinom wahrscheinlich ungünstiger. Die Datenlage dazu ist jedoch widersprüchlich. Es finden sich überwiegend triple-negative Tumoren und ein ungünstiges Tumor-Grading. Die Tumoren entsprechen zudem in der Genexpressionsanalyse häufig dem basalen Typ. Ein aggressives Wachstumsverhalten und eine bevorzugt hämatogene Metastasierung werden für triple-negative Tumoren postuliert. Nach initialem gutem Ansprechen auf eine Chemotherapie wird eine frühzeitige viszeralen Metastasierung beschrieben. Es gibt daüber hinaus Hinweise darauf, dass die prognostische Bedeutung des axillären Lymphknotenstatus bei *BRCA*-assoziierten Tumoren im Vergleich zu sporadischen Tumoren eingeschränkt ist und dass diese Tumoren ein anderes Chemosensibilitätsspektrum aufweisen (Robson et al. 2003).

Einigkeit besteht dagegen über den fehlenden Einfluss einer *BRCA2*-Mutation auf das brustkrebsspezifische Gesamtüberleben.

4.4.3 Histopathologische Charakteristika

Insbesondere *BRCA1*-Tumoren weisen histopathologische Charakteristika auf. Sie sind gehäuft vom medullären Subtyp, zeigen eine lymphozytäre Infiltration und einen polyzyklischen Randsaum. Sie sind i. d. R. Hormonrezeptor-negativ, HER2/neu-negativ und schlecht differenziert. Bei 57% der *BRCA1-* und bei 23% der *BRCA2*-assoziierten Mammakarzinome liegt ein triplenegativer Befund vor (Atchley et al. 2008). Aufgrund der glatten Begrenzung der Tumoren und ihrer hohen Zelldichte werden medulläre oder atypisch medulläre Tumoren in der bildgebenden Diagnostik gelegentlich als benigne Läsion eingestuft (Tilanus-Linthorst et al. 2002). Im Hochrisikokollektiv sollte daher jeder sonographische oder mammographische Herdbefund konsequent einer Abklärung zugeführt werden.

> **Tipp**
>
> Bereits auf Grund der histopathologischen Kriterien kann vom Pathologen der Verdacht auf einen *BRCA1*-assoziierten Tumor gestellt werden.

4.4.4 Therapie

Die **operative Therapie** *BRCA*-assoziierter Karzinome unterscheidet sich derzeit nicht von sporadischen Karzinomen. Das 10-Jahres-Risiko für ein ipsilaterales Mammakarzinom nach BET und Radiatio ist im Vergleich zur Allgemeinbevölkerung mit 12% versus 9% nur wenig erhöht (Pierce et al. 2006). Die möglichst brusterhaltende Operation des *BRCA*-assoziierten Mammakarzinoms ist deshalb weiterhin die Therapie der Wahl.

Auch die **systemische Behandlung** von *BRCA*-assoziierten Tumoren unterscheidet sich derzeit nicht vom sporadischen Mamma- und Ovarialkarzinom. Retrospektive und neueste prospektive Untersuchungen deuten darauf hin, dass *BRCA*-assoziierte Mamma- und Ovarialkarzinome besser auf eine platinhaltige Chemotherapie und PARP-Inhibitoren ansprechen. Bevor diese Hinweise zu modifizierten Therapiestrategien herangezogen werden, sind jedoch noch umfangreiche klinische Studien erforderlich.

4.5 Das Verbundprojekt Familiärer Brust- und Eierstockkrebs der Deutschen Krebshilfe

Seit 1997 fördert die Deutsche Krebshilfe im Rahmen eines überregionalen Projektes 12 universitäre Zentren für Familiären Brust- und Eierstockkrebs in Berlin, Dresden, Düsseldorf, Frankfurt, Heidelberg, Kiel, Köln/Bonn, Leipzig, München, Münster, Ulm, Würzburg. Ziele dieser Förderung waren die Etablierung einer standardisierten interdisziplinären Beratung, die Durchführung einer qualitätsgesicherten molekulargenetischen Analyse der

Brustkrebsgene *BRCA1* und *BRCA2* und die Etablierung einer strukturierten Prävention des familiären Brust- und Eierstockkrebses. Die wissenschaftliche Begleitung des Projektes wird durch eine gemeinsame Datenbank und Referenzpathologie, sowie die geplante Etablierung einer Referenzradiologie ermöglicht.

4.5.1 Voraussetzungen für Beratung und Genanalyse

Die Kriterien des nationalen Verbundprojekts Familiärer Brust- und Eierstockkrebs für eine tumorgenetische Beratung wurden in den vergangenen Jahren mehrfach angepasst. Empfohlen wird derzeit die interdisziplinäre Beratung und eine molekulargenetische Diagnostik in Familien durchzuführen, die eine der folgenden Bedingungen erfüllen.

- Familien mit mindestens zwei an Brustkrebs Erkrankten, davon eine vor dem 51. Lebensjahr
- Familien mit mindestens drei an Brustkrebs Erkrankten, unabhägig vom Lebensalter
- Familien mit einer an Brustkrebs Erkrankten vor dem 36. Lebensjahr
- Familien mit einer an beidseitigem Brustkrebs Erkrankten vor dem 51. Lebensjahr
- Familien mit zwei an Eierstockkrebs Erkrankten, unabhängig vom Lebensalter
- Familien mit Brust- und Eierstockkrebs, eine oder mehrere Erkrankte unabhängig vom Lebensalter
- Familien mit einem an Brustkrebs erkrankten Mann und zusätzlich einer Frau mit Brust- oder Eierstockkrebs

Auf der Basis dieser Kriterien wurden in den Zentren des Deutschen Konsortiums mit einer Wahrscheinlichkeit von insgesamt 27% pathogene Mutationen in den Genen *BRCA1* und *BRCA2* diagnostiziert. Die Analyse von >6200 Betroffenen aus diesen Familienkonstellationen im Deutschen Verbundprojekt erlaubt Angaben über die Häufigkeit von Mutationen in den einzelnen Risikogruppen (◻ Abb. 4.1). In der Hälfte der Familien mit Brust- und Eierstockkrebs oder mehr als zwei Erkrankten mit Eierstockkrebs finden sich krankheitsverursachende Mutationen. Dagegen werden nur etwa 10% der vor dem 36. Lebensjahr erkrankten Brustkrebspatientinnen ohne weitere Familienangehörige mit Brust- oder Eierstockkrebs als Trägerinnen einer *BRCA*-Mutation identifiziert. Eierstockkrebs ist damit der wichtigste Marker für das Vorliegen einer *BRCA*-Mutation. Treten noch andere Risikofaktoren, wie Mammakarzinom, junges Erkrankungsalter, Zweitkarzinom der Brust- oder der Eierstöcke

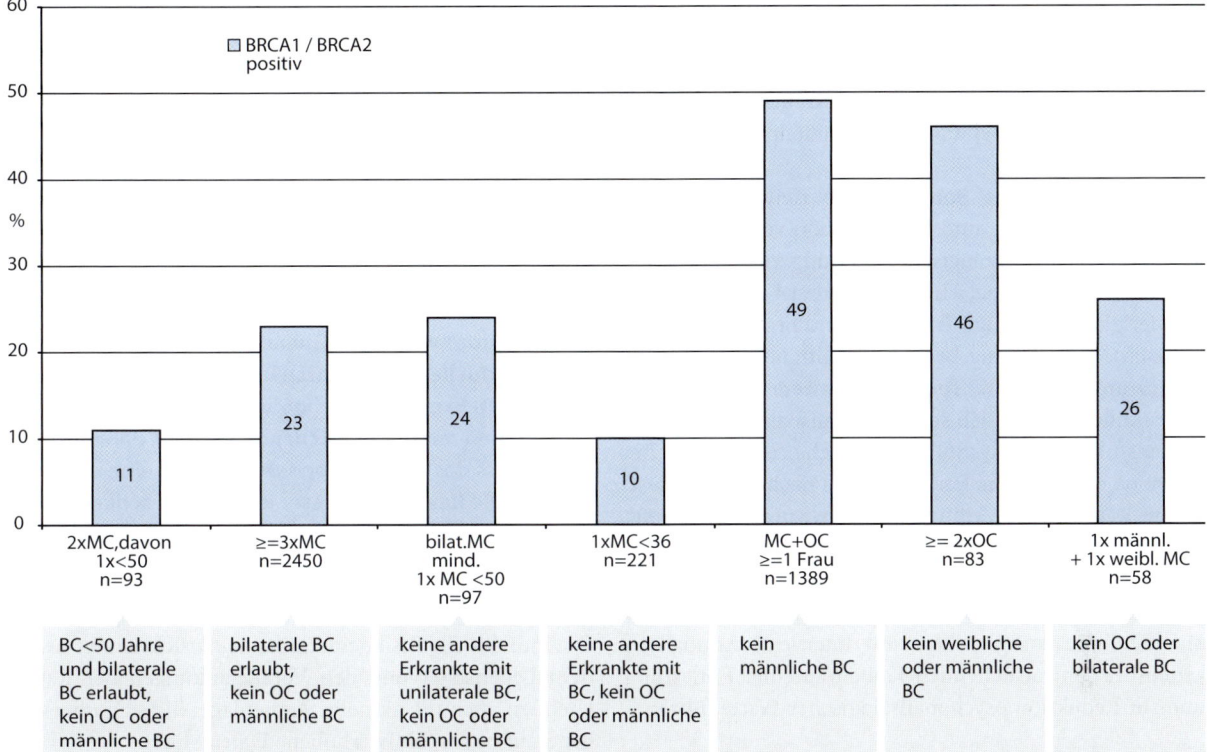

■ **Abb. 4.1** Häufigkeit von Mutationen in den Genen *BRCA1* oder *BRCA2* in den einzelnen Risikogruppen in Deutschland (vorläufige Auswertung). *MC* Mammakarzinom, *OC* Ovarialkarzinom

oder männliches Mammakarzinom hinzu, steigt auch die Häufigkeit des Nachweises einer Mutation an.

4.5.2 Interdisziplinäre tumorgenetische Beratung

Nach den Richtlinien der Bundesärztekammer ist eine angemessene Beratung und Betreuung von Patienten und Personen aus Familien mit genetischer Krebsdisposition nur durch ein interdisziplinäres Vorgehen gewährleistet. In die Beratung müssen ein mit dem jeweiligen Krankheitsbild vertrauter Facharzt (im Fall des erblichen Brust- und Eierstockkrebs ein Facharzt für Frauenheilkunde) sowie ein Facharzt für Humangenetik einbezogen sein. Nach unseren Erfahrungen im Rahmen des Verbundprojektes ist eine psychologische Beratung in bestimmten Fällen ebenfalls indiziert.

❗ **Cave**
Ziel der interdisziplinären Beratung ist es, die Ratsuchende in die Lage zu versetzen, eine eigenständige Entscheidung darüber zu treffen, wie sie
mit ihrem genetischen Risiko umgehen möchte, d. h. ob sie eine molekulargenetische Diagnostik wünscht und welche präventiven Maßnamen für sie in Betracht kommen.

Folgende Inhalte stehen bei dem interdisziplinären Beratungsgespräch im Vordergrund:

Humangenetische Beratung. Bestimmung des individuellen genetischen Risikos anhand des Berechnungsprogrammes Cyrillic (Heterozygotenrisiko/Lebenszeitrisiko) mittels Erhebung eines Stammbaums über mindestens drei Generationen, Aufklärung über die Möglichkeiten, Grenzen und Konsequenzen einer molekulargenetischen Untersuchung, Hilfestellung bei der Entscheidungsfindung für oder gegen die genetische Analyse, Erklärung des Ergebnisses der molekulargenetischen Untersuchung, Bewertung der Konsequenzen für die Ratsuchende und die weitere Familie, insbesondere für die eigenen Kinder.

Gynäkologische Beratung. Aufklärung über Möglichkeiten, Chancen und Risiken präventiver Optionen, insbesondere Früherkennung, medikamentöse und operative Maßnahmen, Aufklärung über die Prognose und Therapie von *BRCA*-assoziierten Karzinomen, Aufklärung über vermeidbare zusätzliche Risiken für die Entstehung *BRCA*-assoziierter Karzinome (z. B. Kontrazeptiva, Hormonersatztherapie, Beratung zur Familienplanung).

Psychoonkologische Beratung. Beurteilung der psychosozialen Situation und Identifikation von Ratsuchenden, die eine psychologische Beratung und ggf. auch Behandlung benötigen, Hilfestellung bei Entscheidungsschwierigkeiten (bezüglich Gentest und präventiver Operationen), Hilfestellung bei der Bewältigung belastender Lebensumstände, z. B. Tod oder schwere Krankheit in der Familie oder bei sich selbst, psychosoziale Prävention (Lebensführung); psychotherapeutische Nachsorge bei Personen mit emotionalen Problemen nach dem Gentest.

Im Rahmen des Verbundprojektes wurden über 7000 Frauen mit einem erhöhten Risiko beraten. Die begleitende psychoonkologische Evaluation belegt, dass der interdisziplinäre Beratungsprozess und das konkrete Wissen um die Erkrankungsrisiken und Interventionsmöglichkeiten bei den ratsuchenden Frauen zu einer Entlastung und zur Reduktion psychopathologischer Werte führen.

4.5.3 Durchführung und Konsequenzen der molekulargenetischen Diagnostik

 Cave
Nur der Nachweis einer eindeutig pathogenen Mutation bei einer Betroffenen in der Familie (Indexfall) erlaubt eine Konkretisierung des statistischen Risikos und ermöglicht eine prädiktive Genanalyse bei den gesunden Ratsuchenden aus dieser Familie.

Wird die Mutation bei der gesunden Ratsuchenden ebenfalls nachgewiesen, so erhöht sich ihr Erkrankungsrisiko auf über 80%. Präventionsmaßnahmen sind dann indiziert. Wird die in der Familie vorliegende Mutation bei der Ratsuchenden ausgeschlossen, so kann diese entlastet und in die allgemeine Versorgung zurück überwiesen werden.

Findet man bei dem Indexfall eine unklassifizierte Variante, von der man zum jetzigen Zeitpunkt nicht sagen kann, ob sie mit einem erhöhten Brustkrebsrisiko einhergeht, so kann eine prädiktive Genanalyse nicht angeboten werden. Wie bei fehlendem Nachweis einer relevanten Genmutation richten sich die Präventionsmaßnahmen dann nach dem errechneten Risiko nach Cyrillic (▶ Kap. 3). Im Verbundprojekt machen unklassifizierte Varianten rund 30% aller gefundenen Mutationen aus.

4.5.4 Indikation und Durchführung prophylaktischer Operationen

Für die Durchführung prophylaktischer Operationen haben die Verbundpartner Richtlinien, basierend auf der derzeit besten Evidenz, erstellt (Tab. 4.1). Neben einem standardisierten Operationsverfahren zur Minimierung des Restrisikos ist die individuelle Situation von entscheidender Bedeutung.

 Cave
Eine prophylaktische Operation muss auf einer individuellen Risikoeinschätzung basieren, die nur von Experten durchgeführt werden kann. Zusammen mit der Ratsuchenden erfolgt dann im Prozess des »shared decision making« eine individuelle Bewertung dieser Risiken, die schließlich zu einer von der Patientin getragenen Entscheidung über die Inanspruchnahme prophylaktischer Operationen führt.

Die individuelle Risikoeinschätzung berücksichtigt neben dem Lebensalter und den Vorerkrankungen der Ratsuchenden auch die aktuelle Studienlage, die sich überwiegend auf retrospektiv erhobene Daten stützt.

Prophylaktische Mastektomie

BRCA-assoziierte maligne Erkrankungen betreffen vorwiegend die Brust und die Eierstöcke. Mit einer lebenslangen Wahrscheinlichkeit von bis 85% für die Erkrankung an einem Mammakarzinom konnte deshalb in Studien eine Verlängerung des Gesamtüberlebens nach prophylaktischer Mastektomie belegt werden (Meijers-Heijboer et al. 2001). Dies trifft jedoch lediglich auf gesunde Trägerinnen einer *BRCA*-Mutation zu. Für Patientinnen, die bereits an Mamma- oder Ovarialkarzinom erkrankt sind, konnte bislang kein Überlebensvorteil belegt werden (Tilanus-Linthorst et al. 2006). Auch die seltenen Erkrankungen nach erfolgter Mastektomie wurden in diesen Studien retrospektiv erfasst. Diese traten ausnahmslos nach subkutaner Mastektomie auf. Die komplette Mastektomie unter Mitnahme des Mamillen-Areola-Komplexes stellt daher derzeit die sicherste Maßnahme zur Risikoreduktion dar.

 Cave
Das Risiko, an einem Mammakarzinom zu erkranken, kann durch eine prophylaktische Mastektomie um 90–95% gesenkt werden (Rebbeck et al. 2004). Das Angebot der primären und sekundären Brustrekonstruktion ist fester Bestandteil der Gespräche zur Entscheidungsfindung.

◘ Tab. 4.1 Voraussetzungen zur Durchführung prophylaktischer Operationen

	Prophylaktische Salpingoovarektomie	Prophylaktische Mastektomie
Indikationen	Abgeschlossener Kinderwunsch	
	Alter >35 Jahre oder 5 Jahre vor dem frühesten Erkrankungsalter in der Familie	Alter >25 Jahre oder 5 Jahre vor dem frühesten Erkrankungsalter in der Familie
	Interdisziplinäre Beratung einschließlich psycho-onkologisches Gespräch zum Ausschluss von Kontraindikationen	Interdisziplinäre Beratung einschließlich psycho-onkologisches Gespräch zum Ausschluss von Kontraindikationen
	Nachgewiesene Mutation im *BRCA1*- oder *BRCA2*-Gen	Nachgewiesene Mutation im *BRCA1*- oder *BRCA2*-Gen
	Hochrisikosituation bei nicht-informativen Gentest oder nicht durchführbarem Gentest	Hochrisikosituation bei nicht-informativen Gentest oder nicht durchführbarem Gentest
Operation	Laparoskopische Exstirpation der Ovarien und Eileiter	Komplette Mastektomie incl. des Mamillen-Areola-Komplexes
	Probeentnahme des Bauchfells	Ggf. simultaner Wiederaufbau
	Peritoneallavage	Subkutane Mastektomie auf Wunsch der Ratsuchenden/Patientin

Die Sicherheit von Operationsmethoden, wie der **subkutanen Mastektomie**, die ein kosmetisch ansprechenderes Ergebnis auf Kosten der effektiven Reduktion des Brustdrüsengewebes erwarten lassen, ist noch unklar. Eine prospektive Erfassung dieser Fälle ist deshalb und unter dem Aspekt der Lebensqualität notwendig.

Prophylaktische Salpingektomie

Aufgrund der auch mittels Transvaginalsonographie nur unzureichend beurteilbaren Ovarien werden Ovarialkarzinome meist in einem späten Tumorstadium diagnostiziert. Mangels Möglichkeit der Früherkennung ist die prophylaktische Salpingoovarektomie auch bei älteren Trägerinnen einer pathogenen Mutation in den Genen *BRCA1* oder *BRCA2* unter Abwägung des Narkose- und Operationsrisikos deshalb indiziert.

Durch die prophylaktische Salpinoovarektomie können gesunde Anlageträgerinnen ihr Risiko, an einem Ovarialkarzinom zu erkranken um >90% reduzieren (Kauff et al. 2002). Nicht beeinflusst wird die Wahrscheinlichkeit für ein seltenes Peritonealkarzinom. Der Eingriff sollte nach abgeschlossener Familienplanung ab dem 35. Lebensjahr vorgenommen werden. Ist ein Familienmitglied bereits vor dem 40. Lebensjahr erkrankt, kann die prophylaktische Operation bereits 5 Jahre vor dem frühesten Erkrankungsalter empfohlen werden. Eine hormonelle Substitution bis zum 50. Lebensjahr steigert das Brustkrebsrisiko nicht und sollte empfohlen werden.

Die Durchführung einer prophylaktischen Salpingoovarektomie kann für Patientinnen mit einem hormonabhängigen prämenopausalen Mammakarzinom eine therapeutische Maßnahme darstellen, die die Gabe von

GnRH-Analoga ersetzt. Die Reduktion des Risikos für ein Zweitkarzinom der kontralateralen Brust um bis zu 59% konnte in Studien gezeigt werden, sofern der Eingriff vor dem 50. Lebensjahr durchgeführt wurde. Dies wird durch einen Wegfall der hormonellen Stimulation des Brustdrüsengewebes erklärt. Bemerkenswerterweise war dies der Fall, obwohl die Mehrzahl der *BRCA*-assoziierten Mammakarzinome hormonrezeptornegativ ist. Ein Überlebensvorteil ist dadurch jedoch bei vorerkrankten Patientinnen nicht belegt (Metcalfe et al. 2004).

In Familien ohne Nachweis einer pathogenen Mutation in *BRCA1* oder *BRCA2* konnte kein erhöhtes Risiko für Ovarialkarziome festgestellt werden (Metcalfe et al. 2009). In dieser Risikogruppe ist zudem ein protektiver Effekt im Hinblick auf ein Zweitkarzinom der kontralateralen Brust nicht belegt.

In 20–50% der prophylaktisch entnommenen Organe von Hochrisikopatientinnen finden sich dysplastische, prämaligne und maligne Zufallsbefunde. Im Zusammenhang mit der prophyaktischen Salpingoovarektomie finden diese sich vorwiegend im distalen Tubenende (Metcalfe et al. 2009). Im Rahmen der Durchführung der Salpingoovarektomie sollte deshalb ein routinemäßiges laparoskopisches Staging mit Entnahme von Peritoneal-Probeexzisionen erfolgen.

4.5.5 Medikamentöse Prävention

Für das familiäre Mammakarzinom liegen noch keine zuverlässigen Daten vor. Eine retrospektive Genanalyse der erkrankten Frauen in der NSABP-P1-Studie deutet auf einen **protektiven Effekt des Tamoxifens** bei Frauen mit einer *BRCA2*-Mutation hin (King et al. 2001). Dies wird auch durch die Reduktion kontralateraler Zweitkarzinome unter Tamoxifengabe untermauert (Metcalfe et al. 2004). Als nachteilig wird die ovarielle Stimulation unter Tamoxifen angesehen. Gegenwärtig wird den betroffenen Frauen auch eine Teilnahme an der Europa-weit laufenden IBISII-Studie angeboten, bei der ein Aromatasehemmer in der Postmenopause eingesetzt wird. Nachteil ist hierbei allerdings der späte Beginn der antihormonellen Therapie.

4.5.6 Das strukturierte Früherkennungsprogramm

 Cave
Eine klinische Prävention ist nach herrschender Meinung dann indiziert, wenn eine Mutation in einem der bekannten Brustkrebsgene nachgewiesen wurde oder das Heterozygotenrisiko über 20% oder das lebenslange Erkrankungsrisiko über 30% liegt. Die spezifischen präventiven Maßnahmen hängen außerdem vom Alter und der individuellen Lebenssituation ab.

Die für die Allgemeinbevölkerung zur Verfügung stehenden präventiven Maßnahmen sind für die kleine Gruppe der Frauen mit einer erblichen Belastung für Brust- und Eierstockkrebs nicht ausreichend. Spezielle Früherkennungsmaßnahmen für Brustkrebs beginnen erst nach dem 50. Lebensjahr. Zu diesem Zeitpunkt ist bereits ein Großteil der genetisch belasteten Frauen erkrankt. Aufgrund des jungen Erkrankungsalters ist insbesondere die Mammographie kein geeignetes alleiniges Screeningverfahren, da sie bei der typischen Parenchymdichte der jungen Brust eine hohe falsch-negativ Rate hat.

Für Frauen mit einer erblichen Belastung für Brustkrebs liegen Untersuchungen vor, die den Nutzen einer intensiven Früherkennung bereits vor dem 50. Lebensjahr belegen (Brekelmans et al. 2001; Kollias et al. 1998).

Im Verbundprojekt wurde daher ein strukturiertes Früherkennungsprogramm etabliert, das neben der klinischen Untersuchung die Sonographie, Mammographie und Kernspintomographie umfasst (Tab. 4.2).

 Cave
Die Durchführung des intensivierten Früherkennungsprogrammes erfolgt unter Studienbedingungen. Dies ist weiterhin erforderlich, um den Stellenwert der einzelnen Untersuchungsmaßnahmen im Hochrisikokollektiv zu evaluieren und die Effektivität des Programms im Hinblick auf die Verlängerung des Gesamtüberlebens zu belegen.

Alle Untersuchungen, einschließlich unserer eigenen, belegen eine niedrige Sensitivität der Mammographie in diesem jungen Risikokollektiv mit hoher Brustdrüsendichte. Die Kernspintomographie führt zu einer verbesserten Detektionsrate früher Mammakarzinome (Kuhl et al. 2000; Kriege et al. 2004). Da in der Arbeit von Kriege et al. jedoch rund 18% der im Screening detektierten Karzinome nur in der Mammographie auffällig waren, darunter >50% präinvasive Läsionen, muss die Mammographie auch weiterhin obligater Bestandteil des Screening-Programms bleiben. Auch zur hochauflösenden Sonographie der Brust liegen Hinweise auf den Nutzen in diesem Risikokollektiv vor (Rhiem et al. 2005). Ungeklärt sind noch die optimalen Screening-Intervalle und Kombination der verschiedenen bildgebenden Verfahren.

Die regelmäßige 6-monatliche gynäkologische Untersuchung einschließlich Transvaginalsonographie zur Beurteilung der Ovarien wird für Trägerinnen einer *BRCA*-Mutation nach dem 40. Lebensjahr nicht mehr

---

□ Tab. 4.2 Voraussetzungen zur Durchführung eines intensivierten Früherkennungsprogramms

Zielgruppen	Untersuchungen
Frauen mit einer nachgewiesenen pathogenen Mutation in den Genen *BRCA1* oder *BRCA2* Frauen in einer Hochrisikosituation bei nicht durchführbarem Gentest oder nicht-informativen Gentest	Regelmäßige Selbstuntersuchung der Brust nach ärztlicher Einweisung[1] Tastuntersuchung der Brust alle 6 Monate[1] Ultraschalluntersuchung der Brust (mindestens 7,5 MHz) alle 6 Monate[1] Mammographie der Brust alle 12 Monate[2] Kernspintomographie der Brust (MRM) alle 12 Monate[1,3]

[1] Ab dem 25. Lebensjahr oder 5 Jahre vor dem frühesten Erkrankungsalter in der Familie lebenslang
[2] Ab dem 30. Lebensjahr lebenslang
[3] Die Kernspintomographie endet in der Regel mit dem 55. Lebensjahr oder bei Involution des Drüsenparenchyms (ACR1 oder 2).

empfohlen. Auch unter Hinzunahme der Bestimmung des Tumormarkers CA125 sind diese Verfahren nicht ausreichend sensibel, um als Früherkennung angeboten werden zu können. Empfohlen wird stattdessen die Entfernung von Eierstöcken und Eileitern ab dem 40. Lebensjahr oder 5 Jahre vor dem jüngsten an Eierstockkrebs erkrankten Familienmitglied.

4.5.7 Zusammenfassung der Ergebnisse und Perspektiven des Verbundprojektes Familiärer Brust- und Eierstockkrebs der Deutschen Krebshilfe

Seit Beginn der Förderung im Jahr 1997 wurden folgende Ergebnisse erzielt:

- Es wurden mehr als 7000 Ratsuchende durch Humangenetiker, Gynäkologen und Psychoonkologen interdisziplinär beraten. Für dieses Beratungskonzept wurde ein einheitliches Vorgehen definiert. Die Beratung versetzt die Ratsuchenden in die Lage, eine eigenständige Entscheidung für oder gegen die molekular-genetische Untersuchungen der Brustkrebsgene BRCA1 und BRCA2 zu treffen.
- Es wurden mehr als 6200 Familien auf Mutationen in den Genen BRCA1 und BRCA2 untersucht. Diese Ergebnisse führten zur Definition des spezifischen Mutationsspektrums in Deutschland und zu epidemiologisch fundierten Mutationswahrscheinlichkeiten in Abhängigkeit von der familiären Risikokonstellation.
- Es wurde ein strukturiertes Früherkennungsprogramm etabliert, Richtlinien für die Standardisierung prophylaktischer Operationen erstellt und in die Praxis umgesetzt. Für das Mammakarzinom konnte die Detektion früher Tumorstadien als Surrogatmarker für eine Mortalitätsreduktion nachgewiesen werden.

Follow-up Untersuchungen sind nun dringlich erforderlich, um die Mortalitätsreduktion der verschiedenen Maßnahmen zu sichern und zu vergleichen. Dies kann nur dann konsequent umgesetzt werden, wenn die Indikationsstellung und Durchführung der präventiven Maßnahmen unter begleitenden Qualitätskontrollen und standardisierter Dokumentation in spezialisierten Zentren für Familiären Brust- und Eierstockkrebs erfolgt. Weitere Schwerpunkte der Arbeit in den Zentren sind die Einführung und Evaluation neuer Präventions- und Therapiekonzepte, die Evaluation unklassifizierter Varianten in den Genen BRCA1 und BRCA2 sowie die Identifikation neuer Brustkrebsgene.

Literatur

Antionou et al. (2003) Average risks of breast and ovarian cancer associated with BRCA1 or BRCA2 mutations detected in case series unselected for family history: a combined analysis of 22 studies. Am J Hum Genet 72: 1117–1130

Atchley DP, Albarracin CT, Lopez A, Valero V, Amos CI, Gonzalez-Angulo AM, Hortobagyi GN, Arun BK (2008) Clinical and pathologic characteristics of patients with BRCA-positive and BRCA-negative breast cancer. JCO 2008; 26(26):4282–4288

Brekelmans CT, Seynaeve C, Bartels CC et al. (2001) Effectiveness of breast cancer surveillance in BRCA1/2 gene mutation carriers and women with high familial risk. J Clin Oncol 19: 924–30

Graeser MK, Engel C, Rhiem K, Gadziki D, Bick U, Kast K, Froster UG, Schlehe B, Bechthold A, Arnold N, Preisler-Adams S, Nestle-Kraemling C, Zaino M, Loeffler M, Kiechle M, Meindl A, Varga D, Schmutzler RK. Contralateral breast cancer risk in BRCA1 and BRCA2 muation carriers. JCO 2009, epub ahead of print.

Kauff ND, Satagopan JM, Robson ME, et al. (2002) Risk-reducing salpingo-oophorectomy in women with a BRCA1 or BRCA2 mutation. N Engl J Med 346:1609–15

King MC, Wieand S, Hale K et al. (2001) Tamoxifen and breast cancer incidence among women with inherited mutations in BRCA1 and BRCA2: National Surgical Adjuvant Breast and Bowel Project (NSABP-P1) Breast Cancer Prevention Trial. JAMA 286: 2251–6

Kollias J, Sibbering DM, Blamey RW (1998) Screeening women aged less than 50 years with a family history of breast cancer. Eur J Cancer 34: 878–883

Kriege M, Brekelmans CTM, Boetes C, et al. (2004) Efficacy of MRI and Mammography for Breast-Cancer Screening in Women with a Familial or Genetic Predisposition: New England Journal of Medicine 351: 427–437

Kuhl CK, Schmutzler RK, Leutner CC et al. (2000) Breast MR imaging screening in 192 women proved or suspected to be carriers of a breast cancer susceptibility gene: preliminary results. Radiology 215: 267–79

Meijers-Heijboer H., van Geel B, van Putten WL et al. (2001) Breast cancer after prophylactic bilateral mastectomy in women with a BRCA1 or BRCA2 mutation. N Engl J Med 345: 159–64

Metcalfe K, Lynch HT, Ghadirian P, et al. (2004) Contralateral breast cancer in BRCA1 and BRCA2 mutation carriers. J Clin Oncology 22: 2328–35

Metcalfe KA, Finch A, Poll A, Horsmann D, Kim-Sing C, Scott J, Royer R, Sun P, Narod SA (2009) Breast cancer risks in women with a family history of breast or ovarian cancer who have tested negative for a BRCA1 or BRCA2 mutation. Br J Cancer 100: 421–425

Miki Y, Swensen J, Shattuck-Eidens D et al. (1994) A strong candidate for the breast and ovarian cancer susceptibility gene BRCA1. Science 266: 66–71

Pierce LJ, Levin AM, Rebbeck TR, Ben-David MA, Friedmann E, Solin LJ, Harris EE, Gaffney DK, Haffty BG, Dawson LA, Narod SA, Olivotto IA, Eisen A, Whelan TJ, Olopade OI, Isaacs C, Merajver SD, Wong JS, Garber JE, Weber BL (2006) Ten-year multi-institutional results of breast-conserving surgery and radiotherapy in BRCA1/2-associated stage I/II breast cancer. J Clin Oncol 24(16):2437–43

Rebbeck TR, Friebel T, Lynch HT, Neuhausen SL, Van't Veer L, Garber JE, Evans GR, Narod SA, Isaacs C, Matloff E, Daly MB, Olopade OI, Weber BL (2004) Bilateral prophylactic mastectomy reduces breast cancer risk in BRCA1 and BRCA2 mutation carriers: the PROSE study group. J Clin Oncology 22(6):1055–1062

Rhiem K, Flucke U, Schmutzler RK (2005) BRCA1-associated breast carcinomas frequently present with benign sonographic features. Am J Roentgenol 184(4)1260–1265

Robson ME, Chappuis PO, Satagopan J, et al. (2003) A combined analysis of outcome following breast cancer : differences in survival based on BRCA1/BRCA2 mutation status and administration of adjuvant treatment. Breast Cancer Research 6: R8–R17

Tilanus-Linthorst MMA, Alves C, Seynaeve C, Menke-Pluymers MBE, Eggermont AMM, Brekelmans CTM (2006) Contralateral recurrence and prognostic factors in familial non-BRCA1/2-associated breast cancer. Br J Surg 93: 961–968

Tilanus-Linthorst MM, Verhoog L, Obdeijn IM, Barthels K, Menke-Pluymers M, Eggermont A, Klijn J, Meijers-Heijboer H, Van der Kwast T, Brekelmans C (2002) A BRCA1/2 mutation, high breast density and prominent pushing margins of a tumor independently contribute to a frequent false-negative mammography. Int J Cancer 102: 91–95

Wooster R, Bignell G, Lancaster J et al. (1995) Identification of the breast cancer susceptibility gene BRCA2. Nature 378: 789–792

Das Aufklärungsgespräch beim hereditären Mammakarzinom

Stefan Zettl

5.1   Einleitung

Die Kenntnisse über erbliche Formen von Brust- und Ovarialkrebs haben sich in den letzten Jahren erheblich vermehrt. Genetische Testungen können zwar auf ein erhöhtes Krebserkrankungsrisiko hinweisen, sagen aber nichts darüber aus, ob und wann die Erkrankung tatsächlich ausbrechen wird: Mutationsträger erkranken nicht zwangsläufig. Der Erbgang ist daher für medizinische Laien oft nur schwer nachvollziehbar.

Die Richtlinien-Kommission der Bundesärztekammer hat bereits 1998 Grundsätze zur Diagnostik der genetischen Disposition für Krebserkrankungen verabschiedet. Eine non-direktive, ergebnisoffene Haltung der beratenden Ärzte soll gewährleisten, dass die Entscheidung für oder gegen eine genetische Testung ausschließlich bei der ratsuchenden Person verbleibt. Es soll ausführlich über die medizinischen Grundlagen, die Grenzen und die Tragweite einer Prädispositionsdiagnostik informiert werden – bei Wahrung des Rechts auf Selbstbestimmung, die das Recht auf Nichtwissen ausdrücklich mit einschließt. Die Bedeutung für die Ratsuchenden und die potenziellen familiären Auswirkungen müssen erörtert werden wie auch das Risiko des Nachweises einer »unklaren Variante« mit unklarer pathogenetischer Bedeutung. Darüber hinaus ist die genetische Beratung dadurch gekennzeichnet, dass nicht Diagnosen, sondern Risikowahrscheinlichkeiten mit einem relativen Maß an Unsicherheit vermittelt werden.

5.2   Ablauf der Beratung

Die Beratung erfolgt interdisziplinär durch Gynäkologen, Humangenetiker und Psychologen und vollzieht sich in mehreren Schritten, in denen für die Ratsuchenden immer wieder die Möglichkeit besteht, das weitere Vorgehen zu besprechen und gegebenenfalls zu unterbrechen (Mehnert et al. 2003; Schmutzler et al. 2003).

Inhalte der Erstberatung

- Erläuterung der genetischen Grundlagen des Brustkrebses
- Stammbaumerhebung zur Abschätzung des individuellen Risikos
- Informationsübermittlung zum Ablauf der genetischen Beratung
- Erläuterung der empfohlenen Früherkennungsmaßnahmen je nach individuellem Erkrankungsrisiko

---

- Klärung offener Fragen zu bisherigen Erfahrungen mit eigenen Erkrankungen und zu den Möglichkeiten prophylaktischer Maßnahmen
- Psychologische Einschätzung
- Zusammenfassung der Inhalte der Erstberatung und gegebenenfalls das Angebot zur Durchführung einer prädiktiven Diagnostik

---

Nach dem Angebot ist eine mindestens vierwöchige Bedenkzeit einzuhalten. In der darauf folgenden Zweitberatung werden die die bisherigen Beratungsinhalte reflektiert, offene Fragen geklärt und es erfolgt die Blutentnahme. Es folgt eine Wartezeit bis zum Abschluss der Befundermittlung. Dann wird der Patientin das Vorliegen des Ergebnisses mitgeteilt mit der Aufforderung zur Entscheidung, ob sie den Befund mitgeteilt bekommen möchte.

In der Drittberatung werden die jetzt vorliegenden Befunde unter der Beteiligung aller drei Fachdisziplinen mitgeteilt. Da das durch eine prädiktive Diagnostik gewonnene Wissen irreversibel ist und anhaltende Auswirkungen auf das Selbstverständnis und den weiteren Lebensentwurf eines Individuums und/oder einer ganzen Familie zeigt, kommt psychosozialen Aspekten der genetischen Beratung eine besondere Bedeutung zu.

5.3   Psychologische Einschätzung und Beratung vor der Testung

Bereits vor der Durchführung einer Gendiagnostik werden die Ratsuchenden einem psychodiagnostischen Gespräch zugeführt. Es ermöglicht die Früherkennung von psychosozialen Risikofaktoren und gegebenenfalls die Indikationsstellung zu unmittelbaren oder späteren therapeutischen Interventionen. In dem Interview sollten folgende Aspekte abgeklärt werden:

- Mit welcher Erwartungshaltung kommt die Ratsuchende in die Beratung?
- Klärung der Motivation für den Test (Wer gab den Anstoß, kommt sie freiwillig oder wird sie zur Beratung gedrängt, wem soll das Testergebnis nützen etc.?)
- Klärung der Beziehung zu den von Brustkrebs betroffenen Familienmitgliedern: Verwandtschaftsgrad, Intensität des Kontakts, emotionale Bedeutung
- Wie wird die Zeit bis zur Bekanntgabe des Testergebnisses empfunden?
- Welche Gedanken machen sich die Beteiligten hinsichtlich eines möglichen positiven Testergebnisses?

- Gegenwärtiges somatisches, psychisches und soziales Befinden
- Biographische Vulnerabilitätsfaktoren: bisherige Bewältigung von Lebenskrisen und -anforderungen, Krankheitsanamnese, persönliche und soziale Ressourcen
- Klärung des weiteren Vorgehens, evtl. Indikation zu weiteren Gesprächen oder zu einer psychotherapeutischen Behandlung.

Identifiziert werden sollen Ratsuchende mit
- Hoher psychosozialer Belastung
- Aktuell bestehender behandlungsbedürftiger psychischer oder psychiatrischer Erkrankung (z.B. manifeste Depression)
- Ungünstigen Bewältigungsmöglichkeiten
- Entscheidungsauffälligkeiten bzgl. der Testung
- Inadäquaten Vorstellungen bzgl. der Zielsetzung der Testung
- Neurotischen Motiven, die in den Wunsch nach einer Testung und ggf. therapeutischen Maßnahmen (z. B. prophylaktische Operationen) einfließen

Die systematische Einbeziehung von Partnern und weiteren Angehörigen hilft dabei, die Thematik der familiären Krebserkrankung aus unterschiedlichen, häufig divergierenden Perspektiven zu erfassen und eine Einschätzung der familiären Beziehungen, Konflikte und Ressourcen vornehmen zu können. Bei unvollständigen Familien können über die gemeinsame Erstellung und Auswertung eines Familiengenogramms ergänzende Informationen über Beziehungskonstellationen liefern, die u. U. Rückschlüsse auf zukünftige Compliance-Probleme erlauben.

Im Bonner Zentrum für familiären Brustkrebs entschieden sich 75% der Ratsuchenden nach dem Interview und einer Bedenkzeit von 4 Wochen für die Genanalyse. Etwa 10% lehnten den Gentest ab; durch die Gewissheit eines hohen Krankheitsrisikos sahen sie ihr psychisches Gleichgewicht als gefährdet an. Bei 13% ergab sich auch bei Einverständnis für die genetische Testung aus der Beurteilung der Psychologen eine Kontraindikation bei:
- Unklarer oder neurotisch überlagerter Motivation
- Inadäquaten Erwartungen und Vorstellungen hinsichtlich der Genanalyse
- Hoher psychischer Belastung
- Behandlungspflichtigen psychischen Erkrankungen
- Ungünstigen Bewältigungsstrategien in der bisherigen Biographie

(Von der Groeben et al. 1999)

5.4   Motivation zur Testung

 Cave
Die Hoffnung auf Kontrollierbarkeit und die Verringerung von Angst und Unsicherheit sind die von Gesunden am häufigsten genannten Gründe für den Wunsch nach einer genetischen Testung.

Daneben werden Entscheidungshilfen für die Lebensgestaltung und die Eröffnung von (präventiven) Behandlungsoptionen erwartet. Ältere Ratsuchende oder bereits an Brust- oder Eierstockkrebs Erkrankte beschäftigt häufig vor allem das Erkrankungsrisiko für ihre Kinder oder andere Verwandte. Wird das Wissen um ein potenzielles Risiko als erträglich eingeschätzt, ist die Motivation zur Testung höher; sie nimmt in dem Maß ab, in dem nachteilige psychische Auswirkungen erwartet werden (Lerman et al. 1995)

Als Gründe für die Ablehnung einer genetischen Untersuchung wird insbesondere die als gering eingeschätzte externe oder interne Kontrollierbarkeit genannt: Zweifel an der Zuverlässigkeit der prädiktiven Diagnostik, den Möglichkeiten der effektiven Prävention, von eigenen gesundheitsfördernden Maßnahmen oder Angst vor einer genetischen Diskriminierung (Bleiker et al. 1997).

In einer retrospektiven Pilotstudie an der Amsterdamer Family Cancer Clinic wurden die Gründe für eine genetische Beratung bei familiärem Krebsrisiko ermittelt (Hahn 1999). Mehr Sicherheit wünschten 67% der befragten Patientinnen, Krebsvorbeugung gaben 61% der Frauen an. Weiter wurden genannt (Mehrfachnennungen möglich): Risikoeinschätzung für die Kinder (47%), Forschungszwecke (44%), Druck seitens der Familie (22%), Familien- und Zukunftsplanung (je 6%), verschiedene andere Gründe (14%).

Diese eher rational getönten Gründe sind jedoch nicht alleine maßgebend für die Entscheidung für oder gegen eine Testung. Die subjektiven Erfahrungen mit eigenen Krankheiten und denen von Angehörigen, Verlusterlebnisse, latente Vorstellungen über die eigene Gefährdung werden im Kontext der bevorstehenden Entscheidungsfindung reaktualisiert und bestimmen in nicht unerheblicher Weise das Ergebnis. Daher erscheint ein (auch) psychodynamisch orientiertes Gespräch mit der Ratsuchenden erfolgversprechender als ein Interview auf einer rein kognitiven Ebene.

Ergibt sich aus diesem Beratungsgespräch eine Notwendigkeit an weiterer Klärung, Konfliktbearbeitung oder Gesprächen mit Angehörigen, sollten den Ratsuchenden Hilfe angeboten werden, bevor eine Entscheidung getroffen wird. Während der Wartezeit bis zur

Befundmitteilung sollte ebenso allen Ratsuchenden und ihren Angehörigen bei Bedarf eine psychosoziale Unterstützung zur Verfügung stehen.

5.5 Reaktionen auf den Test

Die psychoonkologische Beratung im Kontext der Bekanntgabe des Testergebnisses konzentriert sich vor allem auf die Beurteilung des Befundes durch die Betroffene und die möglichen persönlichen oder familiären Konsequenzen. Zusammenfassend haben sich die erwarteten katastrophalen Auswirkungen nach Mitteilung eines Risikobefundes nicht bestätigt. Stattdessen wurde eine Vielzahl unterschiedlicher und komplexer Reaktionen beobachtet, die im Einzelfall nur bedingt vorhersagbar sind. So reagierten Probandinnen mit einem »negativen Ergebnis« (kein erhöhtes Risiko) nicht unbedingt mit Erleichterung, noch bewirkte ein »positives« Ergebnis (erhöhtes Risiko) automatisch eine massive psychische Belastung (Lynch et al. 1997).

Die bisher vorliegenden Untersuchungen zu den Folgen der genetischen Testung erwecken den Eindruck, dass es nicht die Befundmitteilung per se ist, die über die psychischen Folgen entscheidet, sondern die keineswegs immer rationale subjektive Bedeutungsgebung in Verbindung mit individuellen psychosozialen Merkmalen der Ratsuchenden. Familiäre Krankheitserfahrungen beeinflussen dabei in einem nur schwer einzuschätzenden Maß das subjektiv erlebte Erkrankungsrisiko sowie die Vorstellungen von Erblichkeit. Dazu kommt möglicherweise ergänzend eine Diskrepanz zwischen objektiven Beratungsinhalten und der Informationsverarbeitung und daraus folgender subjektiven Selbsteinschätzung. Die Rezeption der von dem Beratungsteam kommunizierten Risikoinformation hängt sehr stark vom genetischen Verständnis ab, das die Ratsuchenden zu Beginn des Gesprächs haben; so interpretieren weite Teile der Bevölkerung genetische Faktoren deterministisch. Nur etwa die Hälfte der Ratsuchenden geben ihr subjektives Risiko entsprechend den ihnen mitgeteilten Befunden korrekt wieder, 10–20% unterschätzen ihr Risiko systematisch, während es 20–30% anhaltend und weitgehend unbeeinflusst von der vorausgegangenen Beratung überschätzen (Hopwood 1997; Robinson et al. 1997).

Die Ratsuchenden mit einer subjektiven Überschätzung ihres Erkrankungsrisikos stellen eine Risikogruppe für ein hohes Maß an psychosozialer Belastung dar und benötigen einen veränderten Modus der genetischen Beratung und gezielten psychosozialen Unterstützung. Wegen der zu der Überschätzung beitragenden irrationalen Vorstellungen, Phantasien und Mythen ist eine Unterstüt-

zung durch Information auf rein kognitiver Ebene unzureichend. Es bedarf dazu einer gezielten Exploration der subjektiven und irrational getönten Vorstellungen, um eine Veränderung erreichen zu können. Allerdings gibt es zur Zeit keine klare Evidenz, wie die Informationen über ein individuelles und/oder familiäres Erkrankungsrisiko sensibel und effektiv kommuniziert werden kann, um sicher zu stellen, dass die Wahrscheinlichkeitsangaben korrekt verstanden werden.

5.6 Folgen für die Angehörigen

Das durch die genetische Testung gewonnene Wissen ist irreversibel und betrifft nicht nur die Ratsuchenden, sondern schließt – gewollt oder ungewollt – nahe Angehörige und Nachkommen ein. Das Recht auf Nichtwissen wird beispielsweise unterhöhlt, wenn Angehörige von einem Familienmitglied ungewollt über ein potenzielles Tumorrisiko erfahren. Die genetische Beratung darf sich deshalb nicht auf die Ratsuchende Person beschränken, sondern sollte den Partner und weitere Familienangehörige systematisch mit einbeziehen. Aus klinischer Sicht besteht ein Bedarf an Information und Beratung zur Risikokommunikation in der Familie: Wer überbringt welche Botschaften an wen? Wer will von welchen Informationen Kenntnis erhalten? Welche Unterstützung steht bei Bedarf für die Familienangehörigen wo zur Verfügung?

Über Reaktionen des familiären Umfeldes auf die Diagnostik und Befundmitteilung liegen bisher nur unzureichend Befunde vor. In manchen Familien kommt es zu einer Intensivierung und Verbesserung der Beziehungen, in anderen zu negativen Auswirkungen (Metcalfe et al. 2003).

5.7 Psychologischer Beratungsbedarf

Die Ergebnisse von Langzeitbeobachtungen nach genetischer Testung zeigen einen wechselhaften Verlauf, der vor allem durch die individuellen Verarbeitungs- und Bewältigungsprozesse determiniert wird. Eine rational erscheinende Entscheidungsfindung vor der Testung schließt heftige affektive Reaktionen auf die Befundmitteilung keineswegs aus. Dabei ist sowohl unmittelbar als auch noch nach mehreren Monaten mit emotionalen Schwankungen zu rechnen, die auch in Form von Somatisierungsstörungen oder hypochondrischen Entwicklungen zum Ausdruck kommen können. De Silva et al (1996) gehen allerdings von einer eher geringen Anzahl derer aus, die eine gezielte psychotherapeutische Unterstützung benötigen.

In der retrospektiven Untersuchung der Amsterdamer Family Cancer Clinic (Hahn 1999) nannte ein Drittel aller Testprobandinnen eine psychosoziale Betreuung nach Bekanntgabe des Testergebnisses als »dringend wünschenswert.« Bei Frauen mit hohem Brustkrebsrisiko bekundeten 67% ein prinzipielles Interesse an einer psychosozialen Unterstützung (Audrain et al. 1998).

Hopwood et al. (1998) stellten bei Anwendung eines standardisierten psychiatrischen Interviews bei 13% der Probandinnen mit erhöhtem Brustkrebsrisiko eine behandlungsbedürftige psychische Störung fest, gegenüber 26% behandlungsbedürftigen Frauen bei Einsatz eines Screening-Instrumentes. Knapp die Hälfte der klinisch diagnostizierten Frauen nahm das Angebot einer psychotherapeutischen Unterstützung an. Schuldgefühle bei »Überträgern« der Mutation sind möglich und bedürfen möglicherweise einer psychotherapeutischen Aufarbeitung.

Zur differenziellen Indikationsstellung psychotherapeutischer Verfahren bei bestehenden oder in der Folge der genetischen Beratung auftretenden Belastungen liegen bisher keine gesicherten Befunde vor. Dies gilt ebenso für die katamnestische Erfassung von Ergebnissen spezifischer psychotherapeutischer Interventionen bei belasteten Personen.

Literatur

Bauer AW (1999) Prädiktive Medizin und der Wandel ethischer Werte. Forum der DKG 14: 210–216

Bleiker EM, Aaronson NK, Menko FH, Hahn DE, van-Asperen CJ, Rutgers EJ, ten-Kate LP, Leschot NJ (1997) Genetic counseling for hereditary cancer: a pilot study on experiences of patients and family members. Patient Educ Couns 32(1-2): 107–116

Cho MK, Sankar P, Wolpe PR, Godmilow L (1999) Commercialisation of BRCA 1/2 testing: practioner awareness and use of a new genetic test. Am J Med Genet 19: 157–163

Croyle RT, Smith KR, Botkin JR, Baty B, Nash J (1997) Psychological responses to BRCA 1 mutation testing: preliminary findings. Health Psychology 16(1): 63–72

De Silva D, Haites N, Walter GL (1996) Psychological effects of individual breast cancer risk counselling. Abstract. Psycho-Oncology 5: 350–351

Hahn D (1999) Psychosoziale Beratung bei genetisch erhöhtem Brustkrebsrisiko; Ein Erfahrungsbericht nach 1300 Beratungsgesprächen in der Amsterdamer »Family Cancer Clinic«. Zentralbl Gynäkol 121: 24–26.

Hopwood P (1997) Psychological issues in cancer genetics: current research and future priorities. Patient Educ Couns 32(1–2): 19–31

Lerman C, Seay J, Balshem A, Audrain J (1995) Interest in genetic testing among first-degree relatives of breast cancer patients, Am J Med Genet 57(3): 385–392

Lerman C, Croyle RT (1996) Emotional and behavioral responses to genetic testing for susceptibility to cancer. Oncology-Huntington 10(2): 191–195

Lynch HT, Watson P, Tinley S, Snyder C, Durham C, Lynch J, Kirnarsky Y, Serova O, Lenoir G, Lerman C,

Lynch HT, Lemon SJ, Durham C (1997) A descripive study of BRCA1 testing and reactions to disclosure of test results. Cancer 79: 2219–2228

Mehnert A, Bergelt C, Koch U (2003) Prädiktive genetische Brust- und Ovarialkrebsdiagnostik. Manual zur Beratung ratsuchender Frauen. Schattauer, Stuttgart

Narod SA (1999) An update on DNA-based BRCA1/BRCA2 genetic counselling in hereditary breast cancer. Cancer Genet Cytogenet 109(2): 91–98

RichtlinienKommssion der Bundesärztekammer (1998) Richtlinien zur Diagnostik der genetischen Disposition für Krebserkrankungen. Dtsch Ärztebl 95(22): 1120–1127

Robinson GE, Rosen BP, Bradley LN, Rockert WG, Carr ML (1997) Psychological impact of screening for familial ovarian cancer: reactions to initial assessment. Gynecol Oncol 65: 197–205

Schmutzler R, Schlegelberger B, Meindl A, Gerber W-D, Kiechle M (2003) Beratung, genetische Testung und Prävention von Frauen mit einer familiären Belastung für das Mamma- und Ovarialkarzinom. Interdisziplinäre Empfehlungen des Verbundprojektes »Familiärer Brust- und Eierstockkrebs« der Deutschen Krebshilfe. Medgen 15: 385–395

Von der Groeben C, Neef K, Rohde A, Bodden-Heidrich R, Schmutzler RK (1999) Psychosoziale Aspekte der prädiktiven Gendiagnostik bei familiärem Mamma-und Ovarialkarzinom. Dtsch med Wschr 124: 361–362

Genetische Veränderungen des sporadischen Mammakarzinoms

Norbert Arnold

6.1   Mutationsraten in der Onkogenese

Wie in ► Kap. 4 ausgeführt, kommen 5% der Brustkrebserkrankungen entsprechend einem autosomal-dominan-
ten Erbgang und weitere 14% aufgrund prädisponie-
render Gene mit niedriger Penetranz familiär gehäuft
vor. Der größte Teil der Erkrankungsfälle tritt allerdings
sporadisch ohne familiäre Korrelation auf.

Der Tumor wird häufig als Knoten bei der Selbstabtas-
tung der Brust detektiert. Es gibt Schätzungen, dass bis zur
Entstehung eines Tumors von 1 cm³, was etwa der kleinsten detektierbaren Masse entspricht, ca. 8 Jahre vergehen.
Eine der interessantesten Fragen ist, wie viele Mutationen
innerhalb dieser 8 Jahre in den normalen Stammzellen
des Brustepithels auftreten können. Unter der Annahme,
dass die normale Mutationsrate $1{,}4 \times 10^{-9}$ pro Nukleotid
und pro Zellteilung beträgt und das diploide Genom aus
10^{10} Basen besteht, würden bei ca. 50 Zellteilungen pro
Jahr in diesem Zeitraum 5.700 Mutationen auftreten.

Fast alle diese Veränderungen dürften jedoch keine
funktionelle Auswirkung haben, da sie zumeist in Intron-
bereichen und repetitiven Abschnitten vorkommen. Des
Weiteren stellen der degenerative Code und auch der diploide Chromosomensatz eine Schutzfunktion dar. Auch
verfügt die Zelle über funktionierende Reparatursysteme.
Die Entstehung von Tumoren dürfte nach diesen Berechnungen eine Ausnahme bilden, da gewöhnlich nur
2 unabhängige somatische Ereignisse im gleichen Gen
zu einem für eine Tumorentwicklung relevanten Funkti-
onsverlust führen können. Es ist statistisch sehr unwahrscheinlich, dass diese seltenen Ereignisse in mehreren
Zellen 2-mal hintereinander auftreten. Deshalb scheint
die normale Mutationsrate zu gering zu sein, um die Veränderungen in den 5–6 Genen, die für eine Tumorentstehung als Minimum angesehen werden, hervorzubringen
(Loeb 2001). Die **Erhöhung der Mutationsrate** scheint
somit eine der Voraussetzungen für die maligne Transformation einer Zelle zu sein.

Im Gegensatz dazu zeigen Berechungen von Tomlinson (2001), dass unter Berücksichtigung des Modells
der klonalen Expansion (Nowell 1989) die normale Mutationsrate ausreichend ist, um die für eine Tumorgenese
erforderlichen kritischen Veränderungen zu erzeugen.
Beide Autoren kommen jedoch einhellig zu dem Schluss,
dass Tumorzellen eine große Anzahl an Mutationen zeigen und die Zahl der Hintergrundmutationen unterschätzt wird. Das Konzept der **tumoralen Heterogenität**
wird durch die Tatsache bestärkt, dass bei soliden Tumoren in keinem Fall ein Onkogen oder Tumorsuppressorgen existiert, das allgemein mutiert oder vermindert exprimiert würde. Die beobachtete Heterogenität innerhalb
einer Tumorzellpopulation bietet eine Vielzahl an zufällig

mutierten Zellen, von denen einige z. B. von vornherein
Resistenzen gegenüber Chemotherapeutika aufweisen.

Damit durch die Veränderungen eine Krebszelle ent-
steht, muss diese bestimmte Fähigkeiten erwerben. Nach
Hanahan und Weinberg (2000) und modifiziert durch
Olson und Hanahan (2009) beinhalten diese:
- Unabhängigkeit von Wachstumsfaktoren (»self-suffi-
  ciency in growth signals«)
- Unempfindlichkeit gegen Wachstumsinhibitoren
  (»insensitivity to antigrowth signals«)
- Gewebeinvasion und Metastasierung (»tissue invasi-
  ons and metastatis«)
- Unbegrenztes Potenzial zur Replikation (»limitless
  replicative potential«)
- Anhaltende Angiogenese (»sustained angiogenesis«)
- Vermeidung der Apoptose (»evading apoptosis«)

Die Mechanismen, wie die Zellen diese Fähigkeit erlangen, stellen potenzielle Angriffspunkte für eine gezielte
Therapie dar.

6.2   Genetische Veränderungen

Gefrier- und Paraffinschnitte, Kurzzeitkulturen von primärem Tumormaterial und andere Biopsiemethoden
(z. B. Feinnadelbiopsien) liefern das Material für die Analyse spezifischer Antigene, Genexpression und Veränderungen in der Struktur verschiedener Gene und Chromosomen. Die unterschiedlichen Techniken, die für diese
Untersuchungen zur Verfügung stehen, umfassen:
- Immunhistochemie
- Das komplette Arsenal molekulargenetischer Techniken (insbesondere die Hochdurchsatzmethoden
  [Chiptechnologie; next generation sequencing])
- Molekularzytogenetische Methoden (vor allem die
  vergleichende Genomhybridisierung (CGH) und die
  Vielfarben-Fluoreszenz-in-situ-Hybridisierung [M-
  FISH])

Im Rahmen des Humanen Genomprojektes kostete die
Erstellung des menschlichen Referenzgenoms ca. 300
Millionen € und die Erstellung dauerte nahezu ein Jahr-
zehnt. Die technologische Entwicklung schritt in den
letzten Jahren so rapide voran, dass heutzutage, durch
die Anwendung der »Next-generation-sequencing«-
Technologien innerhalb eines Monats mit momentanen
Kosten von ca. 40.000 € ein komplettes Genom sequen-
ziert werden kann. Dies befeuert nun die Spekulationen,
dass in nicht naher Zukunft das »1000-Dollar-Genom«
realistisch sein kann. Die Möglichkeit, umfassende Veränderungen der genomischen Kopienzahl mit allen ak-

tivierenden und inaktivierenden Mutationen in bekannten Onkogenen und Tumorsuppressorgenen sowie dem Vorhandensein von Translokationen und Genfusionen im gesamten Tumorgenom in einem Schritt zu erfassen, ist extrem verlockend. Unbestreitbar ist jedoch, dass die Entwicklung geeigneter bioinformativer Methoden zur Auswertung der mit dieser Methode anfallenden Datenfülle und analytischer Werkzeuge zur Verifizierung der Ergebnisse zurzeit noch eine Herkulesaufgabe darstellt. Wenn diese Aufgabe jedoch gelöst sein wird, stellt diese Technologie das geeignete Instrument zur Entscheidung bezüglich einer individualisierten Therapie dar (Tan u. Reis-Filho 2008; Mardis u. Wilson 2009).

Akkumulation genetischer Veränderungen in der Progression des Mammakarzinoms. Viele Mammakarzinome sind aneuploid bzw. polyploid und deshalb chromosomal instabil. Andere, größtenteils lobuläre und gut differenzierte Karzinome, sind wiederum nahezu diploid. Da genomische DNA stabiler als mRNA ist und Veränderungen in der Kopienzahl Schlüsselereignisse in der Tumorentwicklung darstellen, kann die Charakterisierung solcher genomischer Ereignisse die Grundlage für Subtypenklassifikation und potenzieller therapeutischer Ziele darstellen.

Die Analyse der Brustkrebszelllinie MCF-7 mit der neuen Strategie des »**next generation sequencing**« erbracht 157 distinkte somatische Bruchpunkte (Hampton et al. 2009). Teile davon waren über das Genom verteilt (89) und andere traten gebündelt (68) auf. Die Mehrzahl der Bruchpunkte, die über das Genom verteilt waren, traten in Regionen mit Repetitionen in niedriger Kopienzahl (**low copy repeats**, LCR) auf, darauf hinweisend, dass diese Regionen eine besondere Bedeutung für chromosomale Brüche haben. Die 68 geclusterte Bruchpunkte verteilten sich auf vier distinkte Regionen, die mit den mittels aCGH detektierten hochamplifizierten Regionen zusammenfallen (1p13.1-p21.1, 3p14.1-p14.2, 17q22-224.3 und 20212-q13.33). Im Gegensatz zu den anderen Bruchpunkten sind diese Bereiche nicht mit LCR assoziiert. In der Analyse wurden 10 Fusionen kodierender Exone verschiedener Gene gefunden, wobei vier chimerische mRNA-Transkripte zeigten.

Etliche Literaturdaten belegen eine Progression beim Mammakarzinom, die über definierte histologische Parameter beschrieben werden kann. Diese geht vom normalen luminalen Epithel über eine duktale Hyperplasie, atypische duktale Hyperplasie (ADH), duktales Karzinom in situ (DCIS) zum invasiven (IDC) und schließlich metastasierenden Karzinom. Gao et al. (2009) bestätigen mit ihren Daten frühere Erkenntnisse, dass es eine beträchtliche Überlappung genetischer Veränderungen un-

ter den drei Gruppen (ADH, DCIS, IDC) gibt. Substanzielle Unterschiede im Expressionsmuster verschiedener Gene und auch chromosomaler Veränderungen bestehen zwischen normalen Brustepithelzellen und DCIS jedoch nicht zwischen DCIS und IDC.

Eine mögliche Erklärung für das Phänomen ist, dass nur eine begrenzte Anzahl von Genen für die Progression verantwortlich ist. Bisher gehen alle Modelle von der neoplastischen Epithelzelle als Determinante für die Entwicklung von der in situ Situation zum invasiven Brustkrebs aus. Neuere Erkenntnisse eröffnen jedoch die alternative Erklärung, dass die Entwicklung von der Mikroumgebung maßgeblich beeinflusst wird. Im Fokus der Betrachtung stehen myoepitheliale (MEC)- und Stromazellen. Polyak und Hu (2005) konnten zeigen, dass MEC Faktoren produzieren, die durch parakrine Effekte Tumorzellwachstum, Invasion und Angiogenese inhibieren. Auf der anderen Seite konnte auch gezeigt werden, dass Stromazellen das Wachstum, Differenzierung und Invasivität von Brustkrebszellen beeinflussen (Kim et al. 2005). Stromazellen, die lange Zeit als passive Zuschauer betrachtet wurden können Mutationen tragen, z. B. im p53 Gen, die sie dazu befähigen, zur Tumorentwicklung beizutragen. Patocs et al. (2007) berichteten, dass in 40% der von ihnen untersuchten Tumoren in den Stromazellen p53-Mutationen vorhanden waren, vorherrschend sogar bei Abwesenheit von Mutationen in den epithelialen Tumorzellen. Der Nachweis stellte ebenfalls einen Prädiktor für Lymphknotenmetastasen dar.

 Cave
Für die Suche nach Prognosefaktoren ist es wichtig, nicht nur in den Tumorzellen, sondern in allen Tumorkompartimenten nach potenziellen Markern zu suchen.

Bedeutung bestimmter chromosomaler Bereiche. Klassische zytogenetische und molekularzytogenetische Analysen zeigen, dass es, obwohl fast alle Chromosomen in Veränderungen involviert sind, chromosomale Bereiche gibt, die in bestimmten histologischen Subtypen überproportional häufig betroffen sind. So zeigten Loveday et al. (2000), dass die Deletion von 16q und der Zugewinn von 5p in lobulären Karzinomen gehäufter auftritt als in duktalen (75% vs. 16% und 50% vs. 9%). Die durch aCGH detektierten Regionen, die eine Veränderung der Kopienanzahl aufweisen, können als Anhaltspunkte für weitergehende Analysen dienen und somit einen ersten Schritt für die Identifizierung relevanter Gene darstellen. Durch neue Chip-Designs (Kombination von SNP aus HapMap-Daten und Abdeckung des Genoms mit spezifischen Oligonukleotiden) können auch kopienneutrale

Verluste der Heterozytotie (**loss of heterozygosity**, LOH) erkannt werden. In diesen Regionen und solchen mit homozygoten Verlusten ist die Wahrscheinlichkeit am höchsten, dass potenzielle Tumorsuppressorgene identifiziert werden können.

Obwohl einige spezifische Veränderungen in Onkogenen (z. B. c-erb-B2, c-myc, Cyclin D1, Cyclin E) und Tumorsuppressorgenen (z. B. p53, RB1, E-Cadherin) mit überprüfter Relevanz und hoher Frequenz in Mammakarzinomen gefunden wurden, gibt es sicherlich weitere noch aufzuklärende Veränderungen (Tsuda 2009). Die **2-Schritt-Hypothese**, der zufolge eine Keimbahnmutation in einem Allel mit nachfolgendem Verlust des verbleibenden Allels eines Tumorsuppressorgens in den Somazellen mit zur Tumorentstehung beiträgt, liefert eine gute Erklärungsgrundlage für die Tumorprädisposition bei familiär gehäuft auftretenden Tumoren. In sporadischen Karzinomen wurden in denjenigen Regionen, in denen ein LOH häufig beschrieben wird, bis auf wenige Ausnahmen (z. B. p53, RB1, APC) sehr selten somatische Mutationen in den in diesen Bereichen kartierten Tumorsuppressorgenen nachgewiesen. Das Fehlen des Nachweises einer somatischen Mutation wurde zumeist damit begründet, dass in der entsprechenden Region, neben dem bekannten Tumorsuppressorgen, ein oder mehrere weitere Gene existieren, die für Initiierung oder Progression des Karzinoms mitverantwortlich sind, oder das in hereditären Tumoren relevante Gen bei sporadischen Karzinomen keine oder nur eine geringe Rolle spielt.

Neuere Erkenntnisse belegen, dass für das Ausschalten des zweiten Allels eine Mutation innerhalb des Genes oder der Promotorregion nicht zwingend notwendig ist. Untersuchungen zeigen, dass eine Haploinsuffizienz, bei der die Aktivität des normalen Allels quantitativ nicht ausreicht, den Ausfall des mutierten Allels zu kompensieren, bei sporadischen Karzinomen für eine phänotypische Manifestation ausreichend sein kann (Xu et al. 2000). Dies konnte nun in einer neuesten Arbeit von Rennstam et al. (2010) bezüglich BRCA1-Mutationsträgern eindrucksvoll gezeigt werden. Die Autoren untersuchten mittels aCGH bei 10 Mutationsträgerinnen multiple Biopsien normalen Brustgewebes und fanden im Gegensatz zu Kontrollgeweben von Nichtmutationsträgern eine signifikant erhöhte Anzahl genomischer Veränderungen. Ein Drittel der Veränderungen wurde ebenfalls in sporadischen Mammakarzinomen gefunden. Weitere Faktoren, die die Transkription eines Genes beeinflussen können und somit zu einem Ausfall des zweiten Allels in einer LOH-Region führen, sind:

- Hypermethylierungen von Promotoren
- Deacetylierung von Histonen
- Imprinting (Feinberg 2001)

Im Bereich des langen Arms von Chromosom 16, in dem das E-Cadherin-Gen liegt, wurde neben der LOH eine Hypermethylierung des Promotors des E-Cadherin-Gens gefunden (Graff et al. 2000). Cheng et al. (2001) stellen durch die Ergebnisse ihrer Analysen des E-Cadherin-Gens in Mammakarzinomen, unter Einbeziehung der Ergebnisse von Graff et al. (2000), die Hypothese auf, dass es für Tumorzellen während der klonalen Evolution von Vorteil ist, wenn Tumorsuppressorgene, die in verschiedene regulative Stoffwechselwegen involviert sind, durch Nutzung flexibler Mechanismen zeitweilig in ihrer Funktion stillgelegt oder reaktiviert werden können. Dies kann ein Grund dafür sein, dass die Rate an somatischen Mutationen bei einigen Tumorsuppressorgenen, trotz erhöhter LOH-Rate, sehr niedrig ist.

6.3 Expressionsprofile zur Subklassifizierung von Mammakarzinomen

Brusttumoren können, wie auch andere Tumortypen, gemäß ihres klinischen Stadiums und pathologischer Typisierung in verschiedene Gruppen eingeteilt werden. Diese Kategorien können mit Überlebensdaten und Therapieresponse korreliert werden. Die momentan verfügbaren Methoden zur Subtypisierung von Mammakarzinomen sind jedoch relativ ungenau, was zum Teil zu einer Überbehandlung von Patientinnen führt. Obwohl der immunhistochemische Nachweis von Östrogen- und HER-2/neu-Rezeptoren sehr gute Prädiktoren für den Therapieresponse von Tamoxifen und Herceptin darstellen, gibt es keine Marker, die darüber Klarheit verschaffen, welche Patientinnen von verschiedenen Chemotherapien profitieren.

Legt man die bekannte klinische Heterogenität der Mammakarzinome zugrunde, kann die Microarraytechnologie ein Instrument für eine bessere Klassifizierung sein. Erste Analysen unterschiedliche biologische Subtypen von Brusttumoren mit Hilfe der Expressionsprofile zu stratifizieren, führten zur Identifikation verschiedenster Subgruppen (Veer van't et al. 2002; Sorlie et al. 2003). Die vergleichende Clusteranalyse des van't Veer und eines norwegisch-stanfordschen Datensets ergab eine gute Übereinstimmung in der Subklassifizierung der Tumoren in 5 distinkte Gruppen:
- Tumoren des luminalen Subtyps A
- Tumoren des luminalen Subtyps B
- ErbB2-positive Tumoren
- Tumoren des basalen Subtyps
- Tumoren, die ein ähnliches Muster wie normale Brustzellen aufzeigen (Sorlie et al. 2003)

Die Ergebnisse wurden in zahlreichen Nachfolgepublikationen bestätigt. Eine Erklärung für die beständigen Unterschiede in den Expressionsmustern der einzelnen Subtypen wäre die Annahme, dass die entsprechenden Tumoren aus verschiedenen Zelltypen des Mammagewebes ihren Ursprung nehmen. Ein Hinweis für die Richtigkeit der Annahme ist die Ähnlichkeit des Expressionsmusters einiger Brusttumorsubtypen mit dem der luminalen epithelialen Zellen. Weiterhin fand man eine Ähnlichkeit zwischen dem basalen Subtyp und dem Muster, das in basalen Epithelzellen des normalen Brustdrüsengewebes gefunden wird, hauptsächlich charakterisiert durch die Expression der Zytokeratine 5, 6 und 17.

Die Korrelation der über Expressionsanalysen definierten klinischen Subgruppen mit dem klinischen Verlauf der Erkrankung (Auftreten von Fernmetastasen) ergab ebenfalls Unterschiede zwischen den einzelnen Subgruppen. Der klinische Verlauf war am schlechtesten in der Gruppe der Tumoren des basalen Typs und am besten bei Tumoren des luminalen Subtyps A (Sorlie et al. 2003). Dies konnte in einer Vergleichsstudie von Expressionsdaten mit LOH-Analysen bestätigt werden. Die LOH-Daten in dieser Studie wurden mit dem SNP-Chip (single nucleotide polymorphism chip) der Firma Affymetrix erhoben. Dabei konnte gezeigt werden, dass Tumoren des basalen Typs häufige LOH in den chromosomalen Regionen 4p15.3, 5q11.2, 5q14 und 5q21-32 aufweisen (Wang et al. 2004).

Nathanson et al. (2002) vermuten aufgrund des mittels CGH nachgewiesenen gehäuften Verlustes der 5q-Region bei BRCA1-positiven Tumoren einen positiven Regulator der BRCA1-Penetranz in diesem Bereich. Durch den weiteren Befund, dass das Expressionsmuster der BRCA1-assoziierten Tumoren dem des basalen Subtyps ähnelt, könnte damit eine Verbindung eines defekten BRCA1-Stoffwechselweges mit den sporadischen Tumoren hergestellt werden. Zur Unterstützung dieser Hypothese müssen jedoch noch weitere Daten generiert werden.

6.4   Zusammenfassung

Gemäß der Definition von Hanahan und Weinberg (2000) sind für das sporadische Mammakarzinom kennzeichnend

- Unkontrolliertes Wachstum
- Verschwinden von myoepithelialen Zellen
- Genomische Instabilität
- Umfassender Verlust zellulärer Organisation bis hin zur Entstehung der Metastase

In diesen Prozess involviert sind genetische Veränderungen wie chromosomale Alterationen und Genmutationen, die Auswirkungen auf die Zellproliferation, DNA-Reparatur und Apoptose haben. Amplifikationen von c-erb-B2, c-myc, Cyclin D1, Cyclin E und Mutationen oder Deletionen in p53 und RB1 sind die häufigsten Manifestationen genetischer Instabilität beim sporadischen Mammakarzinom. Die Aufklärung der Mechanismen, die für den Prozess der genetischen Instabilität verantwortlich sind, hat in der gegenwärtigen Tumorforschung einen hohen Stellenwert. Statistische Auswertungen der Expressionsdaten aus Chipanalysen führten bei verschiedenen Datensets zur gleichen Subklassifizierung der Tumoren in 5 distinkte Gruppen. Dieses sind Tumoren des luminalen Subtyps A, des luminalen Subtyps B, des basalen Subtyps, ErbB2-positive Tumoren und Tumoren, die ein ähnliches Muster wie normale Brustzellen aufzeigen. Obwohl aus diesen Daten prädiktive Gensets für die Prognose extrahiert wurden, haben sie es bis heute nicht geschafft, die Therapieentscheidung wesentlich zu unterstützen. Große Erwartungen bezüglich des tiefergreifenden Verständnisses für die Genese des Mammakarzinoms und der Entwicklung individueller Therapieoptionen werden in die neuen Technologien insbesondere »next generation sequencing« gesetzt.

Literatur

Cheng C-W, Wu P-E, Yu J-C, Huang C-S, Yue C-T, Wu C-W, Shen C-Y (2001) Mechanisms of inactivation of E-cadherin in breast carcinoma: modification of the two-hit hypothesis of tumor suppressor gene. Oncogene 20: 3814–3823

Feinberg AP (2001) Cancer epigenetics takes center stage. Proc Natl Acad Sci USA 98: 392–394

Gao Y, Niu Y, Wang X, Wei L, Lu S (2009) Genetic changes at specific stages of breast cancer progression detected by comparative genomic hybridization. J Mol Med 87: 14152

Graff JR, Gabrielson E, Fujii H, Baylin SB, Herman JG (2000) Methylation patterns of the E-cadherin 5′ CpG island are unstable and reflect the dynamic, heterogeneous loss of E-cadherin expression during metastatic progression. J Biol Chem 275: 2727–2732

Hampton OA, Hollander PD, Miller CA et al. (2009) A sequence-level map of chromosomal breakpoints in the MCF-7 breast cancer cell line yields insights into the evolution of a cancer genome. Genome Res 19: 167-177

Hanahan D, Weinberg RA (2000) The hallmarks of cancer. Cell 100:570

Kim JB, Stein R, O`Hare MJ (2005) Tumour-stromal interactions in breast cancer: the role of stroma in tumourigenesis. Tumour Biol 26: 173–185

Loeb LA (2001) A mutator phenotype in cancer. Cancer Res 61: 3230–3239

Loveday RL, Greenman J, Simcox DL, Speirs V, Drew PJ, Monson JRT, Kerin MJ (2000) Genetic changes in breast cancer detected by comparative genomic hybridisation. Int J Cancer 86: 494–500

Mardis ER, Wilson RK (2009) Cancer genome sequencing: a review. Hum Mol Genet 18: R163–R168

Nathanson KL, Shugart YY, Omaruddin R, Szabo C, Goldgar D, Rebbeck TR, Weber BL (2002). CGH-targeted linkage analysis reveals a possible BRCA1 modifier locus on chromosome 5q. Hum Mol Genet 11: 1327–1332

Nowell PC (1989) The clonal nature of neoplasia. Cancer Cells 1: 29–30

Olson P, Hanahan D (2009) Cancer. Breaching the cancer fortress. Science 324: 1400–1401

Patocs A, Zhang L, Xu Y et al (2007). Breast-cancer stromal cells with TP53 mutations and nodal metastases. N Engl J Med 357(25): 2543–2551

Polyak K, Hu M (2005) Do myoepithelial cells hold the key for breast tumor progression? J Mammary Gland Biol Neoplasia 10: 231–247

Rennstam K, Ringberg A, Cunliffe HE, Olsson H, Landberg G, Hedenfalk I (2010) Genomic alterations in histopathologically normal breast tissue from BRCA1 mutation carriers may be caused by BRCA1 haploinsufficiency. Genes Chromosomes Cancer 49: 78–90

Sorlie T, Tibshirani R, Parker J et al. (2003) Repeated observation of breast tumor subtypes in independent gene expression data sets. Proc Natl Acad Sci USA 100: 8418–8423

Tan DSP, Reis-Filho JS (2008) Comparative genomic hybridisation arrays: High-throughput tools to determine targeted therapy in breast cancer. Pathobiology 75: 63–74

Tomlinson IPM (2001) Mutations in normal breast tissue and breast tumors. Breast Cancer Res 3: 299–303

Tsuda H (2009). Gene and chromosomal alterations in sporadic breast cancer: correlation with histopathological features and implications for genesis and progression. Breast Cancer 16: 186–201

Veer van 't LJ, Dai H, Vijver van de MJ, He YD et al. (2002) Gene expression profiling predicts clinical outcome of breast cancer. Nature 31: 530–536

Wang ZC, Lin M, Wei LJ et al (2004) Loss of heterozygosity and its correlation with expression profiles in subclasses of invasive breast cancers. Cancer Res 64: 64–71

Xu X, Brodie SG, Yang X et al. (2000) Haploid loss of the tumor suppressor Smad4/Dpc4 initiates gastric polyposis and cancer in mice. Oncogene 19: 1868–1874

Bildgebende Verfahren:
Früherkennung und Diagnostik

Andrea Rieber-Brambs, Hans-Jürgen Brambs, Rolf Kreienberg

7.1 Einleitung

Das wichtigste bildgebende Verfahren in der Mammadiagnostik ist die Mammographie, sei es zur Früherkennung von Mammakarzinomen, zur Differenzierung benigner und maligner Läsionen, zum präoperativen Staging oder im Rahmen der Nachsorge. Andere Verfahren wie Ultraschall, MR-Mammographie, Galaktographie oder transkutane Biopsie kommen additiv zum Einsatz. Das PET-CT ist Gegenstand klinischer Forschung im Rahmen des Stagings von Mammakarzinomen. Alle übrigen Verfahren spielen in der klinischen Routine keine Rolle.

7.2 Mammographie

Die Durchführung einer Mammographie ist nach Röntgenverordnung bei 2 Hauptgruppen von Frauen erlaubt (Bundesministerium der Justiz, 2009):
- Screeningverfahren bei einer symptomfreien Population (§ 25 Abs. 1 Satz 2)
- Kurative Mammographie bei klinisch auffälligen Mammabefunden (§ 23 Abs. 1 Satz 1).

❗ Cave
Die Mammographie ist derzeit die einzige, als wirksam anerkannte Methode für die Erkennung von Mammakarzinom-Vorstufen oder früher Tumorstadien, die in einem Screeningkollektiv von Frauen zwischen 50 und 70 Jahren zu einer Mortalitätsreduktion von 20–40% führt (Albert et al. 2008).

Dies ist u. a. darauf zurückzuführen, dass Karzinome, die sich ausschließlich durch suspekte Mikroverkalkungen demarkieren, nur mammographisch zuverlässig detektiert werden können.

Die präoperative Mammographie bei gesichertem Mammakarzinom dient zur Festlegung der exakten Tumorgröße, zum Nachweis von multifokalen Herden oder eines kontralateralen Zweitkarzinoms.

7.2.1 Untersuchungstechnik

Die Anforderungen zur Qualitätssicherung sind in den Leitlinien der Fachgesellschaften geregelt.

Technisch wird zwischen konventioneller Mammographie mit unterschiedlichen Film-Folienkombinationen und digitaler Mammographie unterschieden. Bei letztgenannter unterscheidet man zwischen digitaler Mammographie unter Verwendung von Speicherfolien, bei der ein konventionelles Mammographiegerät damit sekundär

digitalisiert wird und der direkt digitalen Mammographie, bei der keine Kassetten, sondern ein fest montierter Flachdetektor verwendet wird, der digital ausgelesen wird.

Jede Mamma wird im kraniokaudalen und im obliquen Strahlengang abgebildet. Bei den Aufnahmen ist darauf zu achten, dass der M. pectoralis mit abgebildet wird, um thoraxwandnahe Malignome nicht zu übersehen. Eine ausreichende Kompression der Mamma ist notwendig, um die Strahlendosis zu minimieren und scharfe Bilder zu erhalten. Im Zuge der zunehmenden Digitalisierung in der Radiologie und der deutlichen Vorteile der digitalen Mammographie gegenüber der konventionellen, löst die (direkt) digitale Mammographie zunehmend die konventionelle Mammographie ab. Mittlerweile ist auch ihr Einsatz im Mammographie-Screening zugelassen.

❗ Cave
Der beste Untersuchungszeitraum bei prämenopausalen Frauen ist zwischen dem 5.–12. Tag nach Beginn des Menstruationszyklus, da hier die Mammae am wenigstens druckschmerzhaft und dicht sind.

Auswertung der Bilder. Zur Beurteilung der Filme hat es sich bewährt, die obliquen bzw. kraniokaudalen Aufnahmen beider Mammae nebeneinander spiegelbildlich zu betrachten. Diese seit Jahrzehnten in der konventionellen Mammographie etablierte Vorgehensweise wird bei der digitalen Mammographie imitiert, wobei die 4 Bilder auf 2 besonders hoch auflösenden Monitoren dargestellt werden. Hierdurch werden Asymmetrien schneller erkannt. Beurteilt werden zunächst die regelmäßige und symmetrische Darstellung von Kutis und Subkutis bzw. mögliche Hauteinziehungen. Anschließend wird das Parenchym auf mögliche Asymmetrien durchgemustert. Eventuell vorhandene Verkalkungen werden nach ihrer Größe in Makro- und Mikroverkalkungen eingeteilt und Mikroverkalkungen werden daraufhin beurteilt, ob sie gruppiert angeordnet und inwiefern sie als suspekt zu werten sind.

7.2.2 Grundlagen der mammographischen Diagnostik

Die mammographische Befundung und Beurteilung ist im BI-RADS-Katalog standardisiert worden und dort ausführlich beschrieben worden (Pfarl u. Helbich 2002). Im Wesentlichen basiert die mammographische Mammakarzinomdiagnostik auf der Erkennung

▬ einer asymmetrischen, suspekten Verdichtung und/
oder
▬ gruppierter, maligner Mikroverkalkungen.

Im Folgenden sollen die Veränderungen kurz charakterisiert werden.

Haut und normales Drüsenparenchym

Die Haut stellt sich mammographisch normalerweise gleichmäßig dick dar, wobei sie in Richtung Mamille harmonisch verdickt ist. Das Drüsengewebe einer jungen Frau hat üblicherweise ein wolkig dichtes Aussehen, wobei es mit zunehmendem Alter an Dichte abnimmt. Um das Ausmaß der Involution zu beschreiben, empfiehlt sich die Klassifikation des American College of Radiology (1998).

> **ACR-Klassifikation**
> ▬ ACR1: (fast) komplette Involution, <25% Brust
>   drüsengewebe
> ▬ ACR2: 25–50% Brustdrüsengewebe
> ▬ ACR3: 50–75% Brustdrüsengewebe
> ▬ ACR4: >75% Brustdrüsengewebe

Mit zunehmender Dichte (ACR 3 und 4) ist die Sensitivität der Mammographie erheblich eingeschränkt und die zusätzliche Durchführung einer Sonographie dringend zu empfehlen.

Benigne Herdbefunde: Zysten, Fibroadenome, intramammäre Lymphknoten etc.

Benigne Tumoren stellen sich mammographisch weitgehend identisch als glatt berandete Verdichtungen dar und sind deswegen meistens nicht voneinander zu differenzieren. Sie wirken umschrieben, oval oder rund und sind meist von einer homogenen Dichte. Häufig erkennt man einen glatt berandeten Aufhellungsrand, den sog. **Halo**. Eine Differenzialdiagnose ist z. B. möglich, wenn ein Fibroadenom regressiv verkalkt ist, oder aufgrund der meist Pectoralis-nahen Lage von intramammären Lymphknoten. Bei Hämatomen fordert man eine entsprechende Anamnese (Abb. 7.1).

Lipome sind glatt berandet, lassen teilweise eine dünne Kapsel mit verminderter Strahlendurchlässigkeit erkennen und sind ansonsten vollständig strahlentransparent.

Maligne Herdbefunde: Karzinome, Sarkome

Mammakarzinome haben ein unterschiedliches Erscheinungsbild. Sie können sich entweder als umschriebene,

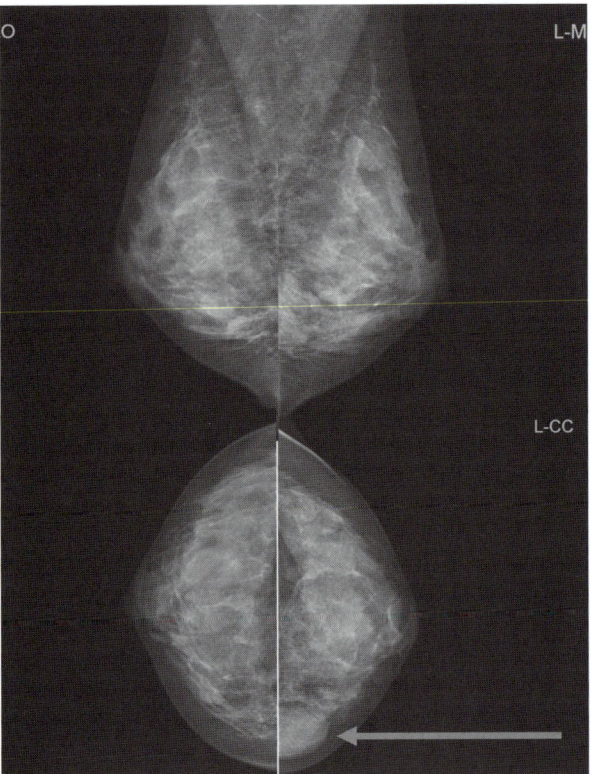

▫ Abb. 7.1 Fibroadenom links innen: glatt abgrenzbarer Tumor mit Halo

asymmetrische Verdichtung, als Nest von gruppierten Mikroverkalkungen oder als Kombination von beidem darstellen. Bei einigen Mammakarzinomen fällt lediglich eine »Architekturstörung« des Parenchyms auf, vor allem z. B. beim invasiven lobulären Mammakarzinom, dessen mammographische Erkennung häufig schwierig ist. Manchmal ist nur eine Hautverdickung oder Mamilleneinziehung zu erkennen.

> ❗ **Cave**
> Das »klassische« Mammakarzinom sollte unscharf berandet sein und sog. Krebsfüßchen aufweisen, die sternförmig in das Fettgewebe einstrahlen. Teilweise wird das umgebende Drüsen- oder Fettgewebe retrahiert und führt zu der typischen Hauteinziehung bzw. im Drüsenparenchym zum sog. Zeltphänomen.

Medulläre oder muzinöse Mammakarzinome stellen sich dagegen mehr glatt und abgegrenzt dar, wobei sich allerdings aufgrund ihres invasiven Wachstums kein Halo nachweisen lassen sollte. Eine histologische Differenzierung der Malignome ist anhand des mammographischen Bildes nicht möglich (▫ Abb. 7.2).

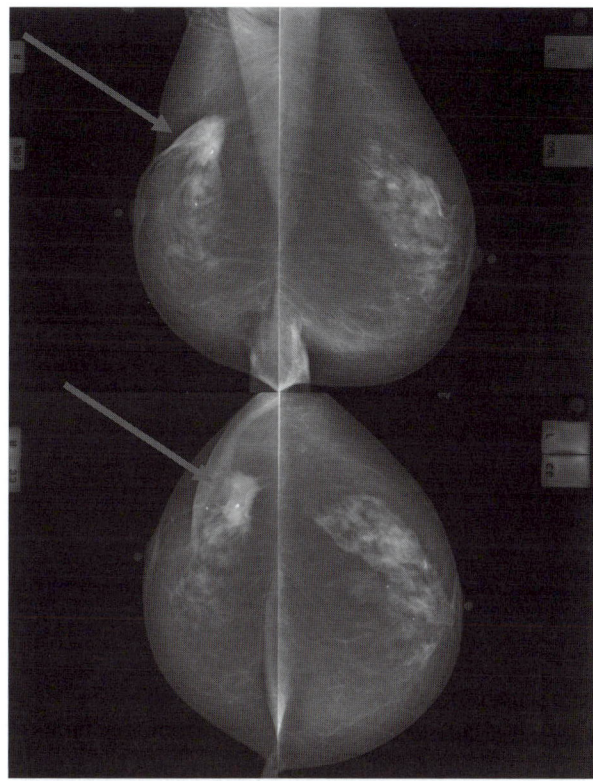

◘ Abb. 7.2 Mammakarzinom rechts oben außen: strahlige, unscharf berandete Verdichtungsstruktur mit Hautinfiltration

Makroverkalkungen

Intrammammäre Verkalkungen werden nach ihrer Größe in Makro- und Mikroverkalkungen unterschieden. Erstere sind benigne, wie z. B. Liponekrosen, arterielle Gefäßverkalkungen oder regressive Verkalkungen von Fibroadenomen.

Mikroverkalkungen

Die meisten Mikroverkalkungen in der Mamma sind benigne. Um die Rate an unnötigen Biopsien so gering wie möglich zu halten, muss eine genaue Analyse bezüglich Lokalisation, Anzahl, Morphologie und Verteilung erfolgen.

❯ Fettdepots oder Kosmetika in der Haut können Mikroverkalkungen vortäuschen. Dies scheint primär trivial zu sein, im klinischen Alltag kann dies aber durchaus zu falsch-positiven Diagnosen führen.

┌─ **Definition** ──────────────────
Als gruppierte Mikroverkalkungen bezeichnet man eine Gruppe von 3 oder mehr Mikroverkalkungen in 1 cm³. Mikroverkalkungen von Mammakarzinomen sind meistens <0,5 mm, selten >1 mm groß.

Das wichtigste Element in der Analyse von Mikroverkalkungen ist ihr **morphologisches Aussehen**. Hier muss unterschieden werden, ob es sich um

- lobuläre,
- intraduktale,
- periduktale oder
- polymorphe

Mikroverkalkungen handelt.

Benigne Mikroverkalkungen

Lobuläre Mikroverkalkungen nehmen ihren Ausgang von azinären Strukturen, meistens von erweiterten Drüsenläppchen und sind benigne. Ihr Aussehen ist im kraniokaudalen Strahlengang meist rundlich. Sind sie gruppiert, so fällt ein »gänseblümchenähnliches« Bild auf. Da Kalkmilch sedimentiert, kann es zu einem »Teetassenphänomen« kommen, wobei sich diese »Teetassen« bedingt durch die Schwerkraft im medio-lateralen bzw. obliquen Strahlengang nachweisen lassen. Das Vollbild sieht man bei der **sklerosierenden Adenose**.

In ektatischen Milchgängen kann es analog zu Verkalkungen kommen, die tubuläre Formen annehmen. Hierbei handelt es sich entweder um peri- oder intraduktale Ablagerungen. Meistens sind diese Veränderungen >0,5 mm und zur Mamille hin ausgerichtet. Die ausgeprägteste Form kann bei der sog. **Plasmazellmastitis** beobachtet werden (◘ Abb. 7.3). Verkalkende Liponekrosen oder Gefäßverkalkungen stellen üblicherweise kein differenzialdiagnostisches Problem dar.

Maligne Mikroverkalkungen

Maligne Mikroverkalkungen sind meistens <0,5 mm groß. Sie sind insgesamt unregelmäßig konfiguriert, z. T. punktförmig oder länglich, rundlich oder vieleckig. Das Bild ähnelt dem von ausgestreuten Salzkörnchen (◘ Abb. 7.4). Meist treten sie in einer erheblichen Anzahl auf und sind unregelmäßig und dicht gruppiert. Ein weiteres Unterscheidungskriterium zu benigen Verkalkungen kann sein, dass sie auf keine anatomische Struktur projiziert werden können.

In-situ-Karzinome (CIS)

Ca. 65% der duktalen In-situ-Karzinome (DCIS) weisen suspekte Mikroverkalkungen auf. Seit Einführung der Screening-Mammographie ist zwischen 1979 und 1986 die Inzidenz an DCIS bei Frauen >50 Jahren um 235% angestiegen, während die Inzidenz der invasiven Mammokarzinome um 50% zugenommen hat. Im gleichen Zeitraum ist auch die Inzidenz an DCIS bei Frauen <50 Jahren um 138% gestiegen.

Für das **lobuläre In-situ-Karzinom** (CLIS) trifft dies allerdings nicht zu. Die Detektion eines CLIS ist mam-

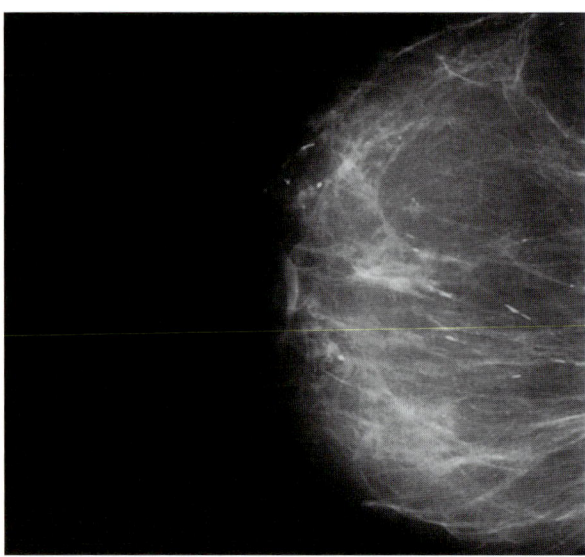

Abb. 7.3 Peri- und intraduktale Mikro- und Makroverkalkungen, zur Mamille hin ausgerichtet, im Sinne einer Plasmazellmastitis

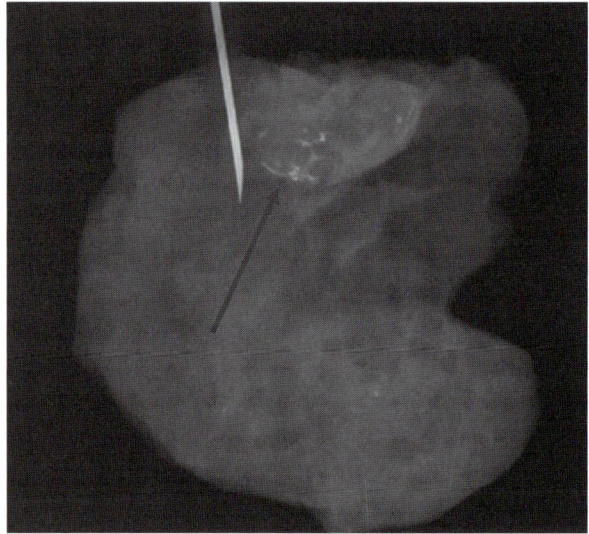

Abb. 7.4 Präparateradiographie mit malignitätstypischen Mikroverkalkungen

mographisch nur dann möglich, wenn es sich dabei um eine Verdichtung handelt, die durch eine Asymmetrie im Drüsenkörper evident wird. Die meisten CLIS entgehen jedoch der mammographischen Detektion.

Differenzierung zwischen Mastitis und inflammatorischem Mammakarzinom

Die Mastitis ist in erster Linie eine klinische Diagnose. Steht differenzialdiagnostisch ein inflammatorisches

Mammakarzinom zur Diskussion, kann der mammographische Nachweis von evtl. vorhandenen suspekten Mikroverkalkungen die Diagnose eines inflammatorischen Mammakarzinoms sichern.

Postoperative/postradiogene Veränderungen

❗ **Cave**

Die Mammographie ist das wichtigste Routineverfahren im Rahmen der Nachsorge. Das zuverlässigste Verfahren zur Erkennung eines Narbenrezidivs ist allerdings die MR-Mammographie (insbesondere bei Problemfällen).

Gemäß den Leitlinien sollte die betroffene Mamma nach BET innerhalb der ersten 3 Jahre halbjährlich, die kontralaterale Mamma jährlich mammographiert werden. Nach Abschluss der ersten 3 Jahre erfolgt eine jährliche Mammographie beidseits lebenslang. Das Follow-up der operierten Patientinnen erfolgt üblicherweise klinisch, mammographisch und sonographisch (Kreienberg et al. 2008).

Im ersten postoperativen Jahr kann die Brust nach vorangegangener Strahlentherapie sowohl klinisch als auch mammographisch nur eingeschränkt zu beurteilen sein, so dass die Aufnahmen häufig nur als Ausgangsbefund dienen. Typisch sind eine Verdickung von Haut und Cooper-Ligamenten sowie eine erhöhte Dichte des Restdrüsenparenchyms. Die Hautverdickung bildet sich nach 2–3 Jahren bei 46–60% der Patientinnen komplett zurück. Im Verlauf neue, suspekte Mikroverkalkungen oder Verdichtungen insbesondere in der Narbenregion sind auf ein Rezidiv verdächtig.

Im zweiten postoperativen Jahr treten bei 50% der Patientinnen Verkalkungen auf, wobei es sich meistens um Liponekrosen handelt. Diese müssen von malignen Verkalkungen differenziert werden.

Befundbewertung

Für das Screening wurde die BI-RADS-Klassifikation entwickelt. Es empfiehlt sich aber, die Befundbewertung auch bei der kurativen Mammographie entsprechend der amerikanischen BI-RADS-Klassifikation vorzunehmen (ACR 1998).

BI-RADS-Klassifikation

- BI-RADS I: negativ, regelmäßige Früherkennungsmammographie
- BI-RADS II: gutartig, regelmäßige Früherkennungsmammographie

- BI-RADS III: wahrscheinlich gutartig, Follow-up in 6 Monaten
- BI-RADS IV: suspekt, Biopsie
- BI-RADS V: hochsuspekt auf Malignität, Exstirpation
- BI-RADS VI: histologisch gesichertes Karzinom
- BI-RADS 0: zusätzliche diagnostische Verfahren

7.2.3 Sensitivität und Spezifität der Mammographie

Die Sensitivität der Mammographie ist auch unter konkurrierender Betrachtung mit anderen Verfahren relativ hoch und beträgt ca 80–85%, wobei sie bei einer kompletten Involution 100% erreicht. Unter Screeningbedingungen, also bei fehlendem Arzt-Patientinnen-Kontakt, beträgt sie in der 1. Screeningrunde nur 70%, in den folgenden Runden nur noch 40% (Baker 1982; Bird et al. 1992).

Ein weiteres Problem ist die mäßige Spezifität unter Screeningbedingungen. Bei einer Detektionsrate von 0,3 bis maximal 0,7% liegt der Anteil an falsch-positiven Befunden bei ca 2% der am Screening teilnehmenden Frauen (Sickles et al. 1990).

7.2.4 Wert der Mammographie

Die praktische Umsetzung des Mammographie-Screenings in Deutschland ist heftig umstritten. Auch wenn in anderen Ländern eine Mortalitätsreduktion in der Altersgruppe von 50–70 Jahren von 20% bis maximal 40% gezeigt werden konnte (Tabár et al. 2003), wird vor allem der fehlende Arzt-Patientenkontakt und der nur zeitlich verzögerte Einsatz additiver Verfahren wie insbesondere der Sonographie bemängelt (nur im Falle eines auffälligen Mammographiebefundes, aber nicht routinemäßiger Einsatz bei Drüsenparenchymdichte ACR 3 und 4). Diese Vorgehensweise hat sowohl einen negativen Einfluss auf die Detektionsrate als auch die Spezifität des Screenings. Die Befürworter des Screenings betonen, dass dies nun einmal das Wesen jedes Screenings sei und man mit diesen Nachteilen leben müsse. Ferner ist der Aufwand für ein gerettetes Frauenleben nach Meinung der Kritiker zu hoch. Eine Mortalitätsreduktion von ca. 25% bedeutet bei einer Inzidenz von 0,3–0,4% in einer Screeningpopulation von 1000 Frauen, dass 1 von 1000 Frauen das Leben durch die Mammographie gerettet wird, 3 trotzdem an ihrem Mammakarzinom sterben und 996 umsonst mammographiert werden (Mülhäuser u. Höldke 2002).

Über den Wert der kurativen Mammographie, also zur Abklärung eines klinisch auffälligen Befundes, herrscht weitgehend Einigkeit. Eine Sonographie wird in diesen Fällen üblicherweise additiv durchgeführt. Die Mammographie ist das Verfahren mit der höchsten Sensitivität in der Detektion des DCIS wegen des zuverlässigen Nachweises von suspekten Mikroverkalkungen. Auch bei der Detektion von malignen Herdbefunden weist die Mammographie bei einem Mischkollektiv eine höhere Sensitivität als der Ultraschall auf.

7.2.5 Durchführung

Die aktualisierten S-3-Leitlinien (Albert et al. 2008; Kreienberg et al. 2008) empfehlen die in der Übersicht dargelegte Vorgehensweise.

Empfehlungen zur Durchführung einer Mammographie

- **30–39 Jahre**: Klinische Untersuchung. Im Falle eines auffälligen Befundes primäre Abklärung mittels Ultraschall.
- **40–49 Jahre**: Klinische Untersuchung. Im Falle eines auffälligen Befundes primäre Abklärung mittels Mammographie. Begründung: Der individuelle Nutzen der Mammographie überwiegt ab dem Alter von 40 Jahren die sich aus der Strahlenexposition ergebenden Risiken. Die Reduktion der Brustkrebssterblichkeit ist auch für Frauen im Alter von 40–49 Jahren belegt.
- **50–69 Jahre**: Klinische Untersuchung. Mammographie im 2-Jahres-Intervall bei fehlenden Risiken. Begründung: In dieser Altersgruppe profitieren die Frauen am meisten von einer Brustkrebsfrüherkennung. Es besteht das Optimum des Verhältnisses aus Nutzen und Risiko. Eine Mammographie-Doppelbefundung erhöht die Sensitivität um 2,9–13,7%. ACR 3 und 4 ist neben BRCA1/2-Mutation der höchste individuelle Risikofaktor, so dass wegen der in diesen Fällen begrenzten Sensitivität der Mammographie eine ergänzende Sonographie durchgeführt werden sollte.
- **>70 Jahre**: Klinische Untersuchung. Im Falle eines auffälligen Befundes und/oder einer günstigen Morbiditätsbewertung primäre Abklärung mittels Mammographie.
- **Tumornachsorge**: Mammographie der betroffenen Seite nach brusterhaltender Therapie in den ersten 3 postoperativen Jahren alle 6 Monate, Gegenseite jährlich, nach dem 3. Jahr beidseits alle 12 Monate.

7.2.6 Bedeutung der Selbstuntersuchung

Der Wert der Selbstuntersuchung konnte bislang nicht belegt werden. Positiv wird angemerkt, dass hierdurch das Körperbewusstsein allgemein und die Bereitschaft, an Screeningsprogrammen teilzunehmen, gefördert würden. Negativ ist die hohe Rate an falsch-positiven Befunden, die insbesondere junge Frauen mit häufig auftretenden zyklusabhängigen mastopathischen Knoten verängstigt.

7.3 Ultraschall (einschließlich Doppler)

> ❗ **Cave**
> **Die Ultraschalluntersuchung ist ein additives Verfahren. Es sollte immer die Mammographie vorliegen, um unklare mammographische Befunde gezielt sonographisch zu überprüfen. Vor der Untersuchung sollte die Patientin klinisch untersucht werden.**

7.3.1 Untersuchungstechnik

Die Patientin wird üblicherweise in Rückenlage an einem qualitativ hervorragenden Gerät mit einem linearen Schallkopf (7–12,5 MHz) untersucht. Eine Wasservorlaufstrecke zur besseren Beurteilung oberflächlicher Läsionen kann nützlich sein.

7.3.2 Grundlagen der sonographischen Diagnostik

Haut und Drüsenparenchym

Die Haut kommt als reflexreiches Band zur Darstellung. Das Drüsengewebe weist eine mittlere Echogenität auf. Fettgewebe stellt sich sehr echoarm dar. Im Gegensatz zur Mammographie wird die sonographische Beurteilung im Allgemeinen mit zunehmender Fettgewebsinvolution immer schwieriger, bei dichtem Drüsengewebe immer besser. Dies macht die Sonographie zu einem hervorragenden additiven Verfahren bei mammographisch dichten Mammae (ACR 3 und 4). Der M. pectoralis stellt sich homogen und relativ echoarm dar und lässt sich glatt vom Drüsengewebe abgrenzen.

Mastopathie

Das Drüsengewebe sollte sich gleichmäßig strukturiert mit kleineren fettgewebigen Einschlüssen darstellen. In diesen Fällen ist die Sensitivität hoch. Mastopathische Veränderungen imponieren als inhomogene knotige Veränderungen, partiell mit Schallschattenbildungen, die im Zweifelsfall von Mammakarzinomen nicht zu differenzieren sind oder die Detektion erschweren.

Mastitis

Die diffuse Mastitis ist zunächst eine klinische Diagnose. Man erkennt eine **Hautverdickung** durch das Ödem, wobei die üblicherweise bestehende echoreiche Grenzlamelle zum Drüsengewebe hin aufgehoben ist. Das **entzündlich veränderte Drüsengewebe** weist eine mehr oder minder ausgeprägte Inhomogenität mit streifig imponierendem, echoleerem Ödem auf. Umschriebene Abszesse lassen sich meist als unscharf berandete, echoleere bis echoarme Strukturen nachweisen und zeigen meist inhomogene Reflexe. Die dorsale Grenzlamelle ist weitgehend echoreich, aber irregulärer konfiguriert als bei banalen Zysten und wird z. T. von echoarmen, dorsalen Schallauslöschungen unterbrochen.

Zysten

Zysten stellen sich als glatt berandete, echoleere, manchmal auch septierte Läsionen mit dorsaler Schallverstärkung dar.

Größere Zysten lassen sich komprimieren. **Intrazystische Karzinome** machen ca. 0,5–2,0% aller Mammakarzinome aus. In diesen Fällen lassen sich Wandverdickungen nachweisen, die mittels Farbdoppler bez. ihrer Vaskularität weiter abgeklärt werden können. Meistens wird das Punktat zytologisch untersucht werden.

Fibroadenome

Fibroadenome stellen sich homogen echoarm dar. Sie sind glatt abgrenzbar und weisen einen dorsalen echoreichen Randsaum auf. Liegen grobschollige Verkalkungen in dem Fibroadenom vor, kommt es hierdurch zu entsprechenden Schallauslöschungen (Abb. 7.5).

Lipome

Lipome stellen sich als rundliche, echoarme Raumforderungen dar, wobei sie gelegentlich eine dünne Kapsel aufweisen.

In-situ-Karzinome

Meist wird ein DCIS durch mammographisch nachweisbare suspekte Mikroverkalkungen detektiert. Da diese meistens zu klein sind, um sonographisch erkannt zu werden, weist der Ultraschall eine geringe Sensitivität auf. Nur ca. 20% der mammographisch sichtbaren Mikroverkalkungen sind auch sonographisch darstellbar (Soo et al. 2002).

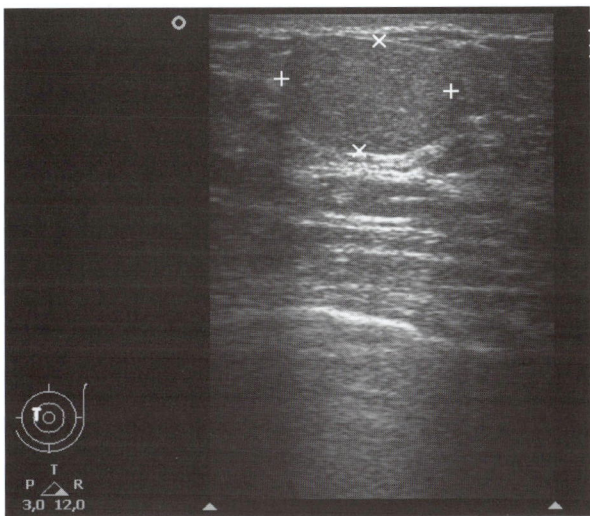

Abb. 7.5 Sonographische Darstellung eines typischen Fibroadenoms: glatt abgrenzbarer Tumor mit posteriorem echoreichen Randsaum

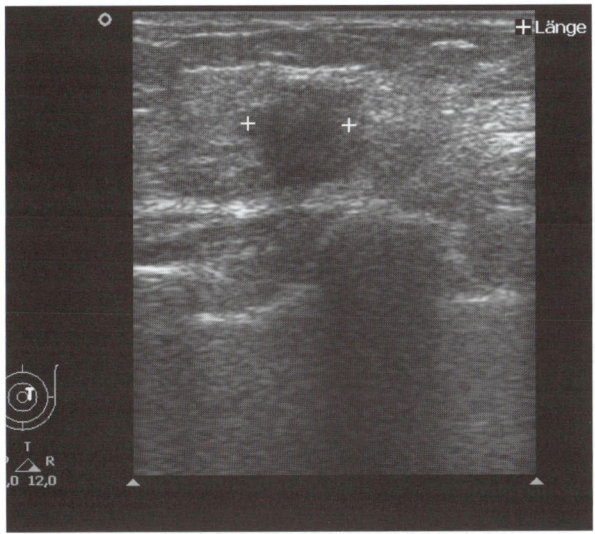

Abb. 7.6 Sonographisches Bild eines Mammakarzinoms: unscharf begrenzter, echoarmer Tumor

Invasive Karzinome

Das klassische Mammakarzinom ist echoarm, unscharf berandet mit einer dorsalen Schallauslöschung. Im Falle einer relativ glatten Berandung kann die Differenzierung zum Fibroadenom schwierig sein. Für die Differenzialdiagnose ist wichtig, dass das dorsale, signalreiche Band, das bei Fibroadenomen nachweisbar ist, entweder gar nicht oder aber irregulär durchbrochen beim Mammakarzinom zur Darstellung kommt (□ Abb. 7.6). Bei unklaren Fällen muss der Befund biopsiert werden.

Postoperative/postradiogene Veränderungen

Typischerweise lässt sich eine **Hautverdickung** mit insbesondere Verbreiterung der normalen schmalen, echoarmen Innenschicht darstellen. Je stärker das **Ödem**, desto echoärmer erscheint das Drüsengewebe mit mehr oder minder ausgeprägten streifigen, echoleeren Flüssigkeitseinlagerungen. Diese Veränderungen sind im Verlauf im Allgemeinen rückläufig. Die Narbenregion imponiert echoarm und sollte glatt abgrenzbar sein. **Rezidive** ähneln meist dem Bild invasiver Mammakarzinome, sind echoarm, unscharf berandet und können ebenfalls dorsale Schallauslöschungen aufweisen. Mithilfe des Ultraschalls ist es meist nicht möglich, zwischen Narbengranulomen und Rezidiven sicher zu differenzieren. Insgesamt ist die Variationsbreite postoperativer/postradiogener Veränderungen individuell sehr hoch. Eine gute Bilddokumentation ist aus diesem Grunde entscheidend, um die Anzahl falsch-positiver und falsch-negativer Befunde einzuschränken.

7.3.3 Sensitivität und Spezifität des Ultraschalls

Die Sonographie besitzt im Vergleich zur Mammographie unter konkurrierender Betrachtung u. a. wegen der extremen Geräte- und Untersucherabhängigkeit eine relativ schlechte Sensitivität und Spezifität.

Bei palpablen und nicht palpablen Mammakarzinomen schwanken die Zahlenangaben zur **falsch-negativen Rate** zwischen 0,3 und 47%. Die Zahlenangaben bezüglich der ausschließlich sonographischen Detektion von Mammakarzinomen bei unauffälligem Tastbefund und negativer Mammographie variieren zwischen 0 und 20%. Auch die **falsch-positive Rate** der Sonographie ist nicht unerheblich.

Der Wert der Sonographie als additives Verfahren ist aber unumstritten. In einer Arbeit von Zonderland et al. (1999) betrug die Sensitivität der Mammographie alleine in einem Kollektiv von 338 Frauen mit Mammakarzinom (Gesamtkollektiv n=4811) 83%, die Spezifität 97%. Unter Einsatz der additiven Sonographie konnte die Sensitivität auf 91% und die Spezifität auf 98% gesteigert werden. Die Ergebnisse waren statistisch signifikant. Die Sensitivität konnte vor allem bei jungen Patientinnen deutlich gesteigert werden.

7.3.4 Einsatzbereiche des Farbdopplers

Mittels Farbdoppler wird gezielt die Vaskularität einer fokalen Läsion untersucht. Da die meisten Mammakarzinome eine höhere Durchblutung aufgrund einer hohen Gefäßdichte und eine hohe Flussgeschwindigkeit aufweisen, gilt der Nachweis dieser beiden Parameter als Malignitätskriterium. Die z. B. von Madjar et al. (1990) berichteten Differenzen des Dopplersignals von malignen und benignen Läsionen waren zwar statistisch signifikant, eine hinreichend sichere Dignitätsbeurteilung ist aber wegen des großen Überlappungsbereichs auch unter Verwendung von Ultraschallverstärkern (Moon et al. 2000) bislang nicht möglich.

7.3.5 Indikationsbereiche

Die Sonographie ist das wichtigste additive Verfahren zur Mammographie, kann diese aber nicht ersetzen, da die Sensitivität und Spezifität schlechter als die der Mammographie sind. Insbesondere die Erkennung des CIS ist schlechter, da Mikroverkalkungen nur bedingt erkannt werden können. Es empfiehlt sich, vor dem US eine klinische Untersuchung durchzuführen und – falls existent – die Mammographiebilder vorliegen zu haben. Ferner sollte die sonographische Untersuchung beide Axillen mit einbeziehen.

Die aktualisierten S-3-Leitlinien (Albert et al. 2008) empfehlen den Einsatz der Sonographie:
- additiv bei mammographisch dichter Brust,
- zur Abklärung mammographisch unklarer Befunde (BIRADS 0, III, IV, V),
- bei symptomatischen Befunde bei Frauen <40 Jahren ist die Sonographie Methode der 1. Wahl.

Ferner empfiehlt sich der Einsatz der Sonographie:
- zur Lokalisation eines Herdes, der mammographisch in der 2. Ebene nicht sicher abgrenzbar ist,
- zur Lokalisation des Herdes im Rahmen einer sonographisch gezielten Markierung/Biopsie,
- zur Differenzierung zwischen Zyste und Fibroadenom,
- ggf. zur Verlaufskontrolle wahrscheinlich benigner Läsionen (BIRADS 3)
- bei Hochrisikopatientinnen vor dem 35. Lebensjahr (+ ggf. Mammographie)
- in der Tumornachsorge.

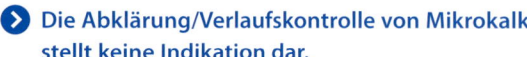 **Die Abklärung/Verlaufskontrolle von Mikrokalk stellt keine Indikation dar.**

Im bundesweiten Screeningprogramm ist die Durchführung der Sonographie nicht routinemäßig, sondern lediglich im Rahmen der weiteren Abklärungsdiagnostik (sog. Assessment) bei mammographisch auffälligem Befund vorgesehen.

7.4 Magnetresonanzmammographie

 Cave
Die Magnetresonanzmammographie (MR-Mammographie) ist nach dem Ultraschall das wichtigste additive bildgebende Verfahren in der Mammadiagnostik, da es die höchste Sensitivität besitzt.

Die Diagnostik beruht auf der Beobachtung, dass Malignome durch die erhöhte Gefäßdichte und Gefäßwandpermeabilität verstärkt und schnell Kontrastmittel aufnehmen, was in dynamischen Serien zu einer typischen graphisch darstellbaren Signalintensitätskurve führt. Benigne Veränderungen nehmen im Allgemeinen kein oder nur langsam Kontrastmittel auf (Heywang et al. 1986; Kaiser 1993)

Die MR-Mammographie darf nur in Zusammenschau aller übrigen Befunde (Klinik, Mammographie, Sonographie) interpretiert werden, da insbesondere die Spezifität zu schlecht ist.

7.4.1 Untersuchungstechnik

Die Patientin wird in Bauchlage unter Verwendung einer Doppelmammaspule untersucht. Zunächst wird eine T2-gewichtete Spinechosequenz durchgeführt. In dieser Sequenz kommen wasserhaltige bzw. zellreiche Areale sehr signalreich, d. h. hell, zur Darstellung.

Danach werden ca. 5 T1-gewichtete Gradientenechosequenzen durchgeführt. Die erste Sequenz erfolgt nativ. Danach werden 0,1–0,15 mmol/kg KG (Gesamtvolumen ca. 10–20 ml) eines Gadoliniumchelats intravenös injiziert. In der 1., 2. und 3. Minute wird nochmals jeweils dieselbe Sequenz angefertigt. Anschließend erfolgt nach 8–10 min eine letzte Sequenz. Insgesamt besteht eine komplette MR-Mammographie mindestens aus 192 Schnittbildern (32 Einzelbilder T2-, 160 Einzelbilder T1-gewichtet). Zur Diagnostik müssen alle Einzelbilder dokumentiert werden. Zur Erfassung der qualitativen Kontrastmittelaufnahme werden Subtraktionsaufnahmen errechnet, wobei die Einzelbilder der nativen Sequenz von den Bildern derselben Schichtposition 2–3 min nach Kontrastmittelinjektion subtrahiert werden. Diese Subtraktionsbilder ermöglichen die schnelle visuelle Erfassung einer Kontrastmittelaufnahme im Parenchym.

Von Strukturen, die nach Kontrastmittelgabe herdförmig imponieren bzw. Areale, die den klinisch suspekten Bezirken entsprechen, wird die Signalintensitätszunahme im zeitlichen Verlauf (dynamische Kurve) berechnet. Die Werte müssen reproduzierbar sein.

❶ Cave

Das dynamische Kontrastmittelverhalten ist neben morphologischen Kriterien das wichtigste Kriterium, um maligne und benigne Läsionen zu differenzieren.

7.4.2 Grundlagen der MR-mammographischen Diagnostik

MR-Anatomie

Fettgewebe stellt sich in T2- und T1-gewichteten Sequenzen signalreich (hell) dar. **Drüsengewebe** ist in T1- und T2-Gewichtung signalarm (dunkelgrau). Normales Drüsengewebe reichert nicht oder nur mäßig diffus Kontrastmittel an (◘ Abb. 7.7).

Mastopathie

Mastopathische Veränderungen lassen sich weder in der T2- noch in der T1-gewichteten nativen Sequenz vom normalen Parenchym abgrenzen. Nach Kontrastmittelinjektion nehmen sie entweder kein oder diffus fleckförmig Kontrastmittel auf. Eine Differenzierung zwischen den einzelnen Mastopathieformen ist nicht möglich (Sittek et al. 1996). Wenn Mastopathien Kontrastmittel aufnehmen, zeigen sie überwiegend eine protrahierte und kontinuierliche Kontrastmittelaufnahme. Somit sind sie meistens von Fibroadenomen und invasiven Mammakarzinomen zu differenzieren. Die größten Probleme bestehen in der Differenzierung einer mastopathischen Veränderung von einem CIS.

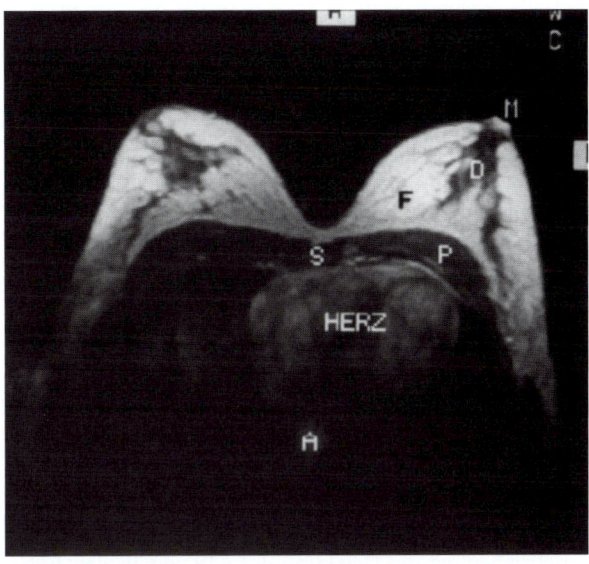

◘ **Abb. 7.7** T1-gewichteter Einzelschnitt einer MR-Mammographie mit Darstellung der anatomischen Strukturen: Mamille, Fettgewebe, Drüsengewebe, M. pectoralis, Sternum, Herz, Aorta

> **Tipp**
>
> Da das normale Drüsengewebe bei prämenopausalen Patientinnen hormonellen Schwankungen unterliegt, die sich in einer verstärkten Kontrastmittelaufnahme in der MR-Mammographie ausdrückt, wird empfohlen, die MR-Mammographie bei jungen Frauen zwischen dem 5.–12. Tag nach Beginn des Menstruationszyklus durchzuführen (Rieber et al. 1999; Mann et al. 2008).

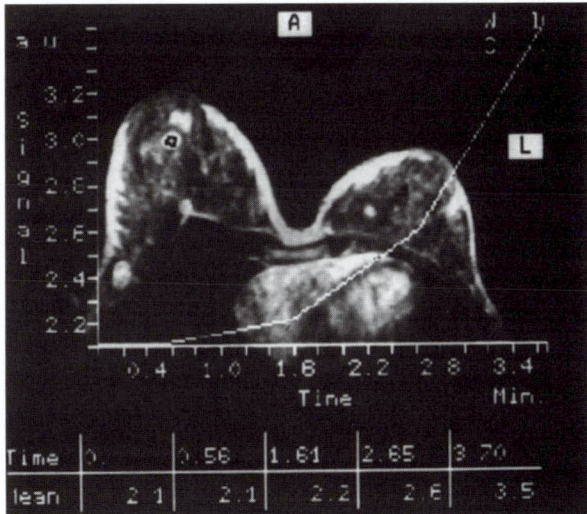

◘ **Abb. 7.8** »Mean Curve« eines typischen Fibroadenoms: protrahierte Kontrastmittelaufnahme im zeitlichen Verlauf

Zysten

Unkomplizierte Zysten sind glatt abgrenzbar und stellen sich in der T2-Gewichtung stark signalgebend dar. Es lässt sich keine Kontrastmittelaufnahme nachweisen. Zeigt die Zystenwand eine Kontrastmittelaufnahme, muss streng genommen eine zytologische Abklärung erfolgen. Die Rate an falsch-positiven MR-Mammographie-Befunden ist hierbei aber hoch. Ist aufgrund ausgedehnter Zystenbildungen der Ausschluss eines Malignoms mit anderen Verfahren nicht mehr möglich, bietet die MR-

Mammographie aufgrund der einzelnen Schnitte eine gute Übersichtlichkeit.

Fibroadenome

Fibroadenome sind glatt begrenzt und sollten nur mäßig, zeitlich verzögert und kontinuierlich Kontrastmittel aufnehmen, ähnlich wie Mastopathien (◘ Abb. 7.8). Allerdings können Fibroadenome auch eine sehr starke und rasche Kontrastmittelaufnahme mit einem Wash-out-Phänomen aufweisen, wofür das Ausmaß der Epithelhyperplasien verantwortlich zu sein scheint. In diesen Fällen ist eine Differenzialdiagnose zum Mammakarzinom häufig nicht möglich.

Da die überlappende »Grauzone« relativ groß ist und im Einzelfall die histologische Klärung nicht vermieden werden kann, ist die MR-Mammographie für die Differenzialdiagnose Fibroadenom vs. Mammakarzinom ungeeignet (Fischer et al. 1993).

In-situ-Karzinome

Die Sensitivität der MR-Mammographie zur Detektion wird in der Literatur mit 45–77% angegeben. (Fischer et al. 1996). Nicht alle CIS nehmen Kontrastmittel auf und wenn, dann eher zeitlich protrahiert, wie es für mastopathische Läsionen üblich ist. Trotz einzelner Publikationen, die eine hohe Sensitivität der MR-Mammographie beschreiben, ist die Detektion des CIS gemäß den Europäischen Leitlinien keine MR-Mammographie-Indikation (Mann et al. 2008).

Invasive Karzinome

Herdbefunde, die mammographisch als Verdichtung auffallen, sind MR-tomographisch mit über 95%iger Genauigkeit zu diagnostizieren. Das typische Mammakarzinom sollte in der MR-Mammographie als strahlig berandete, weichteildichte Figur nachweisbar sein, ähnlich wie in der Mammographie.

 Cave

Als typisches Kontrastmittelverhalten gilt eine maximale (über 100%-ige) und rasche (in den ersten 2 min erfolgende) Kontrastmittelaufnahme (☐ Abb. 7.9).

Dies trifft aber nur für einen Teil der Mammakarzinome zu. Es gibt Malignome, die kein oder nur mäßig und zeitlich verzögert Kontrastmittel anreichern. Insbesondere trifft dies auf Mammakarzinome zu, die sich ausschließlich durch mammographisch nachweisbare Mikroverkalkungen detektieren lassen. Als Ursache hierfür wird das Ausmaß der Tumorangiogenese sowie Fibrosen und Nekrosen diskutiert, das in invasiven Mammakarzinomen sehr unterschiedlich ausgeprägt sein kann (Fischer et al. 1996).

Die MR-Mammographie ist aufgrund ihrer hohen Sensitivität in der Erkennung fokaler Kontrastmittelanreicherungen geeignet, multifokale Herde und kontralaterale Zweitkarzinome bei gesichertem Mammakarzinom zu detektieren sowie den Primärtumor bei axillären Lymphknotenmetastasen zu erkennen, auch wenn dieser Herd den anderen diagnostischen Verfahren entgeht (Fischer et al. 1994, 1999).

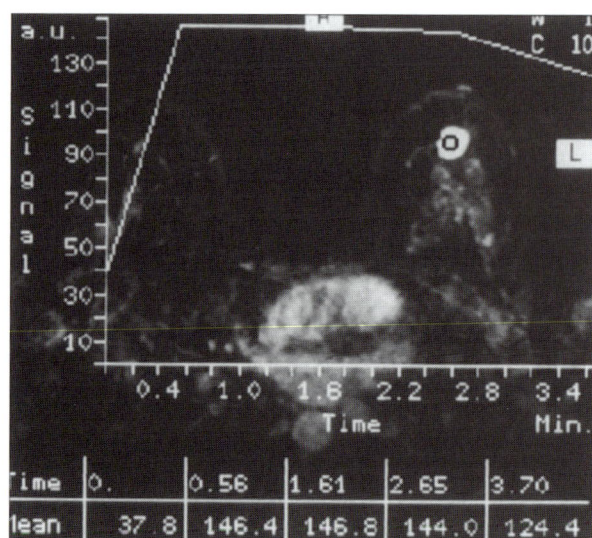

☐ **Abb. 7.9** Signal-Intensitäts-Zeitkurve eines Mammakarzinoms: rascher, Signalintensitätsanstieg, Plateaubildung sowie langsamer Signalintensitätsabfall im Sinne eines »Wash-out-Phänomens«

Die MR-Mammographie eignet sich besser als alle anderen Verfahren zum **Therapiemonitoring unter neoadjuvanter Chemotherapie**. Hier erlaubt die MR-Mammographie eine Aussage über das Ansprechen des Tumors auf die Therapie, eine zuverlässige Beurteilung der Resttumorgröße ist aber in einigen Fällen nicht mehr möglich. Ursache hierfür scheint auch hier die Änderung der Gefäßwandpermeabiltät unter Chemotherapie zu sein, die sogar zu komplett falsch-negativen MR-Befunden führen kann (Rieber et al. 1997).

Differenzierung zwischen Mastitis und inflammatorischen Mammakarzinom

Die puerperale Mastitis ist eine klinische Diagnose. Hauptprobleme bestehen in der Differenzialdiagnostik zum inflammatorischen Mammakarzinom. Prinzipiell kann MR-mammographisch nicht zwischen einer Mastitis und einem inflammatorischen Mammakarzinom differenziert werden, da Kriterien wie z. B. eine Hautverdickung und eine diffuse oder fleckige mittelgradige bis starke Kontrastmittelaufnahme des Drüsenparenchyms bei beiden Krankheiten in gleicher Intensität vorkommen.

Die MR-Mammographie kann aber zur **Verlaufskontrolle** bei einer negativen Histologie hilfreich sein, um einen möglichen falsch-negativen Befund auszuschließen. Da Mastitiden unter Antibiose eine deutlich rückläufige Kontrastmittelaufnahme zeigen, liegt der Verdacht auf ein inflammatorisches Mammakarzinom vor, falls sich die Kontrastmittelaufnahme unter Antibiose nicht zurückbildet (Rieber et al. 1997).

Postoperative/postradiogene Veränderungen

Tumorrezidive sind sonographisch und mammographisch häufig schwierig zu diagnostizieren. Die MR-Mammographie hat dagegen eine Sensitivität von 99-100%. Das Narbengewebe zeigt 6 Monate postoperativ keine relevante Kontrastmittelaufnahme mehr, sodass es von einem Kontrastmittel-aufnehmenden Rezidiv unterschieden werden kann. Nach vorangegangener Bestrahlung kann nach einem Jahr bis spätestens nach 18 Monaten MR-mammographisch mit einer Wahrscheinlichkeit von ca. 90% zwischen strahlentherapiebedingten Veränderungen und einem Narbenrezidiv unterschieden werden (Heywang et al. 1986). Auch Silikonprothesen erschweren die MR-mammographische Diagnostik – im Gegensatz zur mammographischen oder sonographischen Diagnostik – nicht. Unter anderem sind auch Prothesenrupturen mittels MR-Mammographie hochsensitiv zu erfassen.

Nach **autologen Rekonstruktionen** (Latissimus-dorsi-flap oder TRAM-flap) ist die MR-Mammographie ebenfalls gut für die Nachsorge geeignet. Probleme können allerdings Liponekrosen an der Kontaktstelle zwischen stationärem Gewebe und Implantat bereiten: hier sind falsch-positive Ergebnisse beschrieben worden (Rieber et al. 2003).

7.4.3 Sensitivität und Spezifität der MR-Mammographie

Die Sensitivität der MR-Mammographie in der Diagnostik von Mammakarzinom ist hoch, wobei die Literaturangaben zwischen 83% und 100% variieren, die durchschnittlichen Werte betragen etwa 90%. Die Spezifität wird durchschnittlich mit ca. 80–85% angegeben (Fischer et al. 1993; Hickman et al. 1994; Kaiser 1993).

7.4.4 Indikationsbereiche

In den Leitlinien der European Society of Breast Imaging werden genaue Kriterien zur technischen Durchführung der MR-Mammographie und der Indikationskatalog aufgelistet (Mann et al. 2008):

Indikationsbereiche der MR-Mammographie

- Beim gesicherten Mammakarzinom:
  - Ausschluss oder Nachweis von multifokalen Herden und/oder Zweitkarzinomen, insb. beim lobulären Mammakarzinom
  - Therapiemonitoring unter neoadjuvanter Chemotherapie
  - Präoperative Beurteilung einer Brustwandinfiltration beim thoraxwandnahen Mammakarzinom
- In der Nachsorge:
  - Rezidivdiagnostik bei fraglichem klinischen Mammographie- und Ultraschallbefund nach BET
  - Nach Silikonimplantaten
  - Nach autologen Rekonstruktionen
  - Bestimmung des Resttumorgewebes bei positiven Resektionsrändern
- Sonstige Indikationen:
  - Asymmetrische Verdichtung in der Mammographie bei unklarem Ultraschallbefund
  - Zum Tumorausschluss bei Hochrisikopatientinnen (nur in speziellen Zentren!)
  - Therapierefraktäre Mastitis unter Antibiose und negative Histologie zum Nachweis eines inflammatorischen Mammakarzinoms (gezielte Punktion suspekter Bezirke)
  - Detektion des Primärtumors bei axillären Lymphknotenmetastasen und negativer Palpation, Sonographie und Mammographie
  - Neu eingezogene Mamille bei unauffälligem Mammographie- und Ultraschallbefund
  - Positive Zytologie bei Galaktorrhö und unauffälligem Mammographie- und Ultraschallbefund

Keine Indikationen sind:

- Differenzierung benigner von malignen Läsionen, da die bioptische Klärung nicht vermieden wird
- Differenzierung einer Mastitis von einem inflammatorischen Mammakarzinom in der Primärdiagnostik
- Abklärung von mammographisch suspekten Mikroverkalkungen

7.5 Positronenemissionstomographie

Grundlagen. Die Bildgebung beruht auf der Beobachtung, dass maligne Tumoren einen erhöhten Gukosestoffwechsel aufweisen. Für die PET stehen verschiedene Radiopharmazeutika zur Verfügung, wobei derzeit am häufigsten ^{18}F-2-Fluoro-2-Desoxy-D-Glukose (**FDG**) eingesetzt wird (Som et al. 1980). Die Mehranreicherung von FDG im Tumor wird bildgebend dargestellt. Da die Auflösung reiner PET-Scanner limitiert ist, wurde als Hybridgerät das **PET-CT** entwickelt.

7.5.1 Untersuchungstechnik

 Da die Untersuchung mittels PET auf dem Glukosestoffwechsel beruht, ist es wichtig, dass die Patienten 12 h vor der Untersuchung fasten, wobei sie nicht glukosehaltige Getränke zu sich nehmen dürfen.

Üblicherweise werden 300–500 MBq FDG i.v. in den zur erkrankten Seite kontralateralen Arm injiziert. Die Messung der FDG-Verteilung (Emission) im gesamten Körper wird ca. 40 Minuten nach intravenöser Injektion des FDG begonnen. Um die genaue Lokalisation des FDG-Uptake festlegen zu können, wird zusätzlich im selben Gerät ein Ganzkörper-CT durchgeführt. Beide Untersuchungen werden sowohl isoliert als PET bzw. CT als auch nach Fusion der Bilder als PET-CT beurteilt. Neben dem Primärtumor werden auch lymphogene, ossäre, pulmonale und hepatische Metastasen im Untersuchungsgebiet (Fishman et al. 1996) dargestellt.

Die Sensitivität des PET beträgt zwischen 68 und 94% bei einer Spezifität von 84–97% in Abhängigkeit von den Kriterien für die Bildinterpretation (Avril et al. 1996; Rostom et al. 1999). Die FDG-Mehranreicherung ist allerdings keinesfalls malignitätsspezifisch, denn auch Fibroadenome können ein Uptake zeigen (Nitzsche et al. 1993). Auch falsch-negative Befunde sind möglich, insbesondere bei Primärtumoren bzw. Metastasen unter 1 cm Größe oder einer (zeitweise) Änderung der Glykolyserate unter Chemotherapie.

7.5.2 Indikationen

Die PET-CT wird bislang nur im Rahmen klinischer Studien eingesetzt und ist nicht in der Routine etabliert. Prinzipiell wird der Einsatz des PET-CT zum Staging bei Mammakarzinomen diskutiert.

Probleme bei der Diagnostik mit PET-CT

- Detektion von Tumoren <1 cm
- Detektion von hochdifferenzierten Malignomen
- Nachweis von Malignomen mit einem niedrigen Glukosestoffwechsel, z. B. aufgrund eines langsamen Wachstums
- Falsch-negative Befunde nach vorangegangener Chemotherapie
- Falsch-negative Befunde bei ausgedehnten Metastasen
- Differenzierung zwischen benignen und malignen Läsionen

Die Sensitivität in der Diagnostik von **Lymphknotenmetastasen** wird mit bis zu 95% angegeben (Adler et al. 1997). Allerdings betrug die Spezifität in derselben Arbeit nur 63%.

7.6 Sonstige diagnostische bildgebende Verfahren

Weder szintigraphische Verfahren, noch Thermographie, Xeroradiographie, Transillumination oder CT spielen bei der Mammabildgebung in der klinischen Routine eine nennenswerte Rolle und sind seit Jahren lediglich Gegenstand klinischer Forschung. Ursache hierfür ist die Tatsache, dass ihre Sensitivität und Spezifität den etablierten Verfahren unterlegen ist und für die Patientinnen häufig nur eine zusätzliche Strahlenbelastung bedeuten, ohne das weitere diagnostische und therapeutische Procedere relevant zu beeinflussen.

Lediglich der **Sentinel-Lymphknoten-Biopsie** (▶ Kap. 13.3) gelang in den letzten Jahren der Durchbruch.

7.6.1 Galaktographie

 Cave
Die einseitig sezernierende Mamma ist eine Indikation zur Galaktographie.

Nach Sondierung des sezernierenden Milchganges wird jodhaltiges Kontrastmittel instilliert und mithilfe einer Mammographie in 2 Ebenen das Milchgangsystem abgebildet. Es lassen sich zystische Veränderungen, Duktektasien, Milchgangspapillome, aber auch Milchgangsabbrüche durch ein Mammakarzinom differenzieren. Zum Teil handelt es sich nur um wenige Millimeter große Läsionen, die mit allen anderen Verfahren der Detektion entgehen.

Die sichere Differenzierung maligner von benignen Läsionen ist galaktographisch nicht möglich. Deshalb ist derzeit die operative Abklärung die einzige Methode, um eine vorliegende Malignität auszuschließen.

Da eine beidseitige Sekretion üblicherweise auf einer hormonellen Störung beruht, besteht nur dann eine Indikation zur Galaktographie, wenn im Abstrich des Mammasekrets zytologisch suspekte Zellen gefunden werden (Lochmüller et al. 1986).

7.6.2 Biopsie/Markierung

Befunde der Klassifikation BI-RADS 4 und 5 werden mittels **Stanzbiopsie** histologisch abgeklärt, zytologische Untersuchungen werden im Allgemeinen heute nur noch von zystischen Veränderungen bzw. bei einer pathologischen Sekretion durchgeführt.

Einfach ist die Punktion oder Markierung palpabler Herde. Nicht-palpable Herde werden, wenn möglich, der Einfachheit halber unter sonographischer Kontrolle markiert bzw. biopsiert. Dies kann entweder freihand oder mit speziellen Punktionsschallköpfen erfolgen. Unter mammographischer Sicht erfolgt die Biopsie/Markierung üblicherweise mit einer Stereotaxieeinrichtung, unter MR-Kontrolle ist die Markierung freihand unter Verwendung spezieller MR-kompatibler Nadeln und Drähte möglich, eine Biopsie sollte nur mit einer speziellen Stereotaxieeinheit erfolgen. Die Stanzbiopsien erfolgen üblicherweise unabhängig von dem gewählten Verfahren mit 16 und 18-G-Nadeln.

> **❶ Cave**
> **Insbesondere zur Abklärung von suspekten Mikroverkalkungen hat sich die Vakuumstanzbiopsie durchgesetzt.**

Hierzu werden Nadeln >14 G verwendet. Die Vakuumstanze ermöglicht die Entfernung von Herden bis zu 1 cm Durchmesser. Die diagnostische Genauigkeit der Biopsie konnte damit erhöht werden. Mikroverkalkungen können potenziell in toto entfernt werden, eine Operation bei histologisch benignem Befund vermieden werden. Jeder maligne Befund muss nachreseziert werden.

Die Erfolgsrate wird mit 79,4–99%, die Komplikationsrate mit 2,7–16,8% (insbesondere aufgrund der hohen Anzahl an Hämatomen) angegeben (Diebold et al. 2003; Liberman et al.1999c).

Potenziell besteht bei jeder Biopsie die Gefahr der **Zellverschleppung**. Allerdings kamen bislang die meisten Autoren zu dem Schluss, dass die verschleppten Tumorzellverbände die räumliche Dislokation nicht überleben (Liberman et al. 1999b; Diaz et al. 1999).

Ein auch trotz Vakuumbiopsie nicht lösbares Problem stellt das sog. **Undergrading** der Läsion dar (Brem et al. 1999; Won et al. 1999). Die Literaturangaben schwanken hierzu z.T. erheblich, durchschnittlich muss mit ca 15% gerechnet werden. Auch komplett falsch-negative Befunde sind möglich. Jackman et al. (1999) berichtete von einer falsch-negativen Rate von 1,2% in einem Nachbeobachtungszeitraum von durchschnittlich 55 Monaten. In der Literatur wird sie mit 4% angegeben.

> **❶ Cave**
> **Aus diesem Grund ist bei einem benignen histologischen Befund die Durchführung einer Kontrollmammographie nach 3–9 Monaten obligat.**

Ein weiteres Problem der stereotaktischen Biopsie ist, dass sich in der Mammographie sichtbare **Narbenzüge** durch die Biopsie entwickeln, die wiederum diagnostische Probleme bereiten können. In einer Arbeit von Lee et al. (1999) traten mammographische Veränderungen bei 7% aller Fälle in einem Zeitraum von durchschnittlich 20 Monaten auf. Dies führte zu einer erneuten Biopsie bei 18 der insgesamt 21 Fälle. Hierbei ließen sich 2 Mammakarzinome detektieren. Hieraus ließ sich eine falsch-negative Rate von 2% ermitteln.

Für die Deutsche Röntgengesellschaft wurde das in der Übersicht dargestellte Qualitätssicherungkonzept für die Vakuumstanzbiopsie erarbeitet (nach Heywang-Köbrunner et al. 2003).

Qualitätssicherungkonzept für die Vakuumstanzbiopsie

- Vor der Stanze
  - State-of-the-Art-Mammographie
  - Ggf. Zielaufnahme
  - Vergrößerungsaufnahme
  - Sonographie oder MR-Mammographie
- Indikationen
  - Non-palpable Verdichtungen
  - Mikroverkalkungen
  - BIRADS IV und V, ggf. auch III
- Weniger geeignet
  - Architekturstörungen (z. B. Verdacht auf radiäre Narbe)
  - Läsionen nahe der Haut
- Durchführung
  - Strikte kraniokaudale und mediolaterale Aufnahme
  - Zugangsweg mit Gynäkologie absprechen
  - Zugangsweg dokumentieren
  - Eindringtiefe der Nadel in 2. Ebene überprüfen
  - ≥11-G-Nadel
  - Mindestens 20 Biopsien
  - Kleine Läsionen weitmöglichst entfernen
  - Präparateradiogramm
  - Abschlussmammographie
- Nach der Intervention
  - Vermerk, ob Biopsie repräsentativ oder nicht
  - Procedere angeben
- Nachsorge
  - Mammographie nach 3–9 Monaten
  - Datenbasis anlegen

7.7 Fazit für die Praxis

- Die **Mammographie** ist das wichtigste Verfahren im Rahmen der Tumorfrüherkennung bzw. Tumornachsorge. Nur mittels Mammographie können Mikro-

verkalkungen verlässlich detektiert werden. Sie ist das sensitivste Verfahren zur Detektion von DCIS.
- Die **Sonographie** ist das wichtigste additive Verfahren zur Mammographie, insbesondere bei dichtem Drüsengewebe (ACR 3 und 4). Nur bei Frauen <40 Jahren ist die Sonographie die Methode der 1. Wahl.
- Die **MR-Mammographie** besitzt die höchste Sensitivität, muss aber u. a. wegen der hohen Kosten bestimmten Problemfällen vorbehalten werden. Gute Indikationen für die MR-Mammographie sind diejenigen, bei denen man sich die hohe Sensitivität des Verfahrens zunutze machen kann. Dies trifft insbesondere für die Rezidivdiagnostik zu.
- Die **PET-CT** wird nicht in der klinischen Routine eingesetzt, wird aber evtl. künftig eine größere Rolle beim Staging von Mammakarzinomen spielen. Die Differenzierungsmöglichkeit zwischen benignen und malignen Läsionen ist limitiert, die Stärke des Verfahrens liegt in der Detektion von Fernmetastasen bzw. Lymphknotenmetastasen.
- Die **Galaktographie** ist bei einseitiger Sekretion indiziert und auch durch keines der anderen genannten Verfahren zu ersetzen.

Andere Verfahren wie Szintigraphie (außer Sentinel-node-Biopsie), Xeroradiographie, Transillumination, Thermographie oder CT haben keinen Stellenwert in der Mammakarzinomdiagnostik.

Besonders zu empfehlen sind die beiden S-3-Leitlinien, die über www.uni-duesseldorf.de/AWMF/ zu finden sind:
- Kurzfassung der aktualisierten Stufe-3-Leitlinie Brustkrebsfrüherkennung in Deutschland 2008 (Albert et al. 2008)
- Interdisziplinäre S-3-Leitlinie für die Diagnostik, Therapie und Nachsorge des Mammakarzinoms (Kreienberg et al. 2008)

Literatur

Adler LP, Faulhaber PF, Schnur KC, Al-Kasi NL, Shenk RR (1997) Axillary lymh node metastases: screening with [F-18]2-deoxy-2-fluoro-D-glucose (FDG) PET. Radiology 203(2): 223–227

Albert US, Altland H, Duda V et al. (2008) Kurzfassung der aktualisierten Stufe-3-Leitlinie Brustkrebsfrüherkennung in Deutschland 2008.www.uni-duesseldorf/AWMF/

American College of Radiology (1998) Breast Imaging Reporting and Data System (BIRADS), 3rd edn. Reston, Virginia

Avril N, Dose J, Jänicke F et al. (1996) Metabolic characterization of breast tumors with positron emission tomography using F-18-fluorodeoxyglucose. J Clin Oncology 14: 1848–1857

Baker LH (1982) Breast Cancer Detection Project: five-year summary report. CA Cancer J Clin 32: 194–225

Bird RE, Wallace TW, Yankaskas BC (1992) Analysis of cancers missed at screening mammography. Radiology 184: 613–617

Brem RF, Behrndt VS, Sanow L, Gatewood OMB (1999) Atypical ductal hyperplasia: histologic underestimation of carcinoma in tissue harvested from impalpable breast lesions using 11-Gauge stereotactically guided directional vacuum-assisted biopsy. Am J Roentgenol 172: 1405–1407

Bundesministerium der Justiz: Verordnung über den Schutz vor Schäden durch Röntgenstrahlen (Röntgenverordnung – RöV). www. gesetze-im-internet.de

Diaz LK, Wiley EL, Venta LA (1999) Are malignant cells displaced by large-gauge needle core biopsy of the breast? Am J Roentgenol 173: 1303–1313

Diebold T, Jacobi V, Krapfl E et al. (2003) Wertigkeit der stereotaktischen 11 G-Vakuumbiopsie zur Abklärung von Befunden der Kategorie BI-RADS™ IV in der Mammographie. RöFo 175: 489–494

Fischer U, Kopkas L, Grabbe E (1999) Breast Carcinoma: Effect of preoperative contrast-enhanced MR Imaging on the therapeutic approach. Radiology 213: 881–888

Fischer U, von Heyden D, Vosshenrich R, Vieweg I, Grabbe E (1993) Signalverhalten maligner und benigner Läsionen in der dynamischen 2D-MRT der Mamma. Fortschr Röntgenstr 158: 287–292

Fischer U, Vosshenrich R, Probst A, Burchhardt H, Grabbe E (1994) Präoperative MR-Mammographie bei bekanntem Mammakarzinom. Sinnvolle Mehrinformation oder sinnloser Mehraufwand ? Fortschr Röntgenstr 161: 300–306

Fischer U, Westerhof JP, Brinck U, Korabiowska M, Schauer A, Grabbe F (1996) Das duktale In-situ-Karzinom in der dynamischen MR-Mammographie bei 1,5 T. Fortschr Röntgenstr 164: 290–294

Fishman AJ (1996) Positron emission tomography in the clinical evaluation of metastatic cancer. J Clin Oncology 14:691–696

Heywang SH, Hahn D, Schmidt H, Krischke I, Eiermann W, Bassermann R, Lissner J (1986) MR imaging of the breast using Gd-DTPA. J Comput Assist Tomogr 10: 199–204

Heywang-Köbrunner SH, Schreer I, Decker T, Böcker W (2003) Interdisciplinary consensus on the use and technique of vacuum assisted stereotactic breast biopsy. Eur J Radiol 47: 232–236

Hickman PF, Moore NR, Shepstone BJ (1994) The indeterminate breast mass: assessment using contrast enhanced magnetic resonance imaging. Br J Radiol 67: 14–20

Jackman RJ, Nowels KW, Rodriguez-Soto J, Marzoni FA Jr, Finkelstein SI, Shepard MJ (1999) Stereotactic, automated, large-core needle biopsy of nonpalpable breast lesions: false-negative and histologic underestimation rates after long-term follow up. Radiology 210: 799–805

Kaiser (1993) MR-Mammographie. Radiologe 33: 292–298

Kreienberg R, Kopp I, Albert U et al. (2008) Interdisziplinäre S-3-Leitlinie für die Diagnostik, Therapie und Nachsorge des Mammakarzinoms. www. uni-duesseldorf.de/AWMF/

Lee CH, Philpotts LE, Horvath LJ, Tocino I (1999) Follow-up of breast lesions diagnosed as benign with stereotactic core-needle biopsy: frequency of mammographic change and false negative rate. Radiology 212: 189–194

Liberman L, Vulo M, Dershaw DD et al. (1999b) Epithelial displacement after stereotactic 11-Gauge directional vacuum-assisted breast biopsy. Am J Roentgenol 172: 677–681

Liberman L, Zakowski MF, Avery S et al. (1999c) Complete percutaneous excision of infiltrating carcinoma at stereotactic breast biopsy: how can tumor size be assessed? Am J Roentgenol 173: 1315–1322

Lochmüller H, Baumgärtner M, Kessler M (1986) Radiologische Methoden in Gynäkologie und Geburtshilfe. In: Lissner J (Hrsg): Radiologie II. Ferdinand Enke Verlag, Stuttgart, S 451–472

Madjar H, Münch S, Sauerbrei W, Bauer M, Schillinger H (1990) Differenzierte Mammadiagnostik durch CW-Doppler-Ultraschall. Radiologie 30: 193–197

Mann RM, Kuhl CK, Kinkel K et al. (2008) Breast MRI: guidelines from the European Society of Breast Imaging. Eur Radiol 18: 1307-1318

Moon WK, Im JG, Noh DY et al. (2000) Nonpalpable breast lesions: evaluation with power Doppler US and a microbubble contrast agent — initial experience. Radiology 217: 240–246

Mühlhauser I, Höldke B (2002) Information zum Mammographiescreening – vom Trugschluss zur Ent-Täuschung. Der Radiologe 4(42): 299–304

Nitzsche EU, Hoh CK, Dalbohm M, Glaspy A, Phelps ME, Moser EA (1993) Ganzkörper-Positronen-Emissions-Tomographie beim Mammakarzinom. Fortschr Röntgenstr 158: 293–298

Pfarl G, Helbich TH (2002) Breast imaging reporting and data system (BI-RADS[R]). Deutsche Version. Fortschr Röntgenstr 174: 921–926

Rieber A, Nüssle K, Merkle E, Kreienberg R, Tomczak R, Brambs H-J (1999) MR-Mammography: Influence of menstrual cycle on the dynamic contrast enhancement of fibrocystic disease. Eur Radiol 9: 1107–1112

Rieber A, Tomczak R, Mergo P, Wenzel V, Zeitler H, Brambs H-J (1997) Magnetic resonance mammography in the differential diagnosis of mastitis versus inflammatory carcinoma. J Comput Assist Tomog 21: 128–132

Rieber A, Tomczak R, Rosenthal H, Görich J, Kreienberg R, Brambs H-J (1997) Magnetic resonance imaging of the breast: changes in sensitivity during neoadjuvant chemotherapy. Br J Radiol 70: 452–458

Rieber A, Schramm K, Helms G et al. (2003) Breast-conserving surgery and autogenous tissue reconstruction in patients with breast cancer: efficacy of MRI of the breast in the detection of recurrent disease. Eur Radiol 13: 780–787

Rostom AY, Powe J, Kandil A et al. (1999) Positon emission tomography in breast cancer: a clincopathological correlation of results. Br J Radiol 72: 1064–1068

Schulz K-D, Albert U-S (2003) Stufe-3-Leitlinie Brustkrebs-Früherkennung in Deutschland. Zuckschwerdt, München Wien New York

Sittek H, Kessler M, Heuck AF et al. (1996) Dynamische MR-Mammographie: Zur Differenzierung unterschiedlicher Formen der Mastopathie geeignet? Fortschr Röntgenstr 165: 59–63

Som P, Atkins HL, Bandoypadhyay D et al. (1980) A fluorinated glucose analog, 2-fluoro-2-deoxy-D glucose (F-18): nontoxic tracere for rapid tumor detection. J Nucl Med 21: 670–675

Soo MS, Baker JA, Rosen EL, Vo TT (2002) Sonographically guided biopsy of suspicious microcalcifications of the breast: a pilot study. Am J Roentgenol 178: 1007–1015

Tabár L, Yen M, Vitak B, Chen HAT, Smith RA, Duffy SW (2003) Mammography service screening and mortality in breast cancer patients: 20-year follow-up before and after introduction of screening. The Lancet 361: 1405–1410

Won B, Reynolds HE, Lazaridis CL, Jackson VP (1999) Stereotactic biopsy of ductal carcinoma in situ of the breast using an 11-Gauge vacuum-assisted device: persistent underestimation of disease. Am J Roentgenol 173: 227–229

Zonderland HM, Coerkamp EG, Hermans J, van de Vijer MJ, van Voorthuisen Ad E (1999) Diagnosis of breast cancer: contribution of US as an adjunct to mammography. Radiology 213: 413–422

8

Früherkennung von Mammakarzinomen

Ute-Susann Albert, Ingrid Schreer, Hans H. Kreipe

8.1   Brustkrebs-Früherkennung

Die Brustkrebserkrankung stellt als häufigstes Malignom der Frau ein ganz besonderes Problem frauenspezifischer Gesundheits- und Krankenversorgung dar. Mit mehr als 57.000 Neuerkrankten und ca. 17.000 Todesfällen ist Brustkrebs bei Frauen in Deutschland die häufigste Krebserkrankung und die häufigste Krebs-Todesursache (Robert-Koch-Institut 2008). Die Sekundärprävention von Brustkrebs als eine nationale Aufgabe im deutschen Gesundheitswesen anzugehen, ist zwischenzeitlich in die Handlungsfelder des Nationalen Krebsplans (Nationale Krebsplan 2009) integrativ aufgenommen.

> **! Cave**
> **Ziel ist es, durch den angemessenen Einsatz von Methoden und Untersuchungen zur Früherkennung, Brustkrebs in einem prognostisch günstigen Stadium zu diagnostizieren und zu behandeln, den Einsatz weniger belastender Therapieverfahren (u. a. brusterhaltender Therapie und Sentinel-Lymphknotenbiopsie) zu ermöglichen, um die Morbidität und Lebensqualitätseinschränkungen betroffener Frauen zu minimieren sowie die Brustkrebssterblichkeit zu senken.**

Brustkrebs-Früherkennungsuntersuchungen können aber auch selbst Risiken für unerwünschte Wirkungen beinhalten und zu Sorgen und Ängsten im Zusammenhang mit der Teilnahme führen. Hierzu zählen:

- Strahlenexposition durch Mammographie
- Unnötige operative Exzisionsbiopsien bei falsch-positivem Befund
- Vermehrte Entdeckung und Behandlung von Krebsvorstufen (ADH, DCIS), die eventuell zu Lebzeiten der Betroffenen die Lebensqualität nicht beeinträchtigt hätten

Dies macht eine sachkompetente und verständliche Information und Aufklärung (Frauenleitlinie) notwendig (Albert et al. 2003), da es sich bei Frauen, die Untersuchungen zur Brustkrebs-Früherkennung wahrnehmen, um Gesunde handelt. Nur im Einzelfall liegt eine weiter zu diagnostizierende bzw. zu behandelnde Brustveränderung im Sinne eines Malignoms vor.

Unter Berücksichtigung der dargestellten Aspekte bedarf es hierzu eines umfassenden Brustkrebs-Früherkennungsprogramms, das nicht nur eine qualitätsgesicherte Früherkennungs-Mammographie als Untersuchungsmethode vorhält, sondern um deren Integration in eine Diagnosekette, bestehend aus Anamnese, Risikoberatung, klinisch-ärztlicher Untersuchung, apparativer Diagnostik, interventioneller Zusatzdiagnostik, operativer Abklärung und pathomorphologischer Befundung. Die Früherkennung von Brustkrebs erfordert ein funktionierendes Versorgungsnetz, das nicht nur von einer ärztlichen Berufsgruppe oder Fachdisziplin allein geleistet wird, sondern darüber hinaus sektorübergreifend und qualitätsgesichert die Versorgung der Bevölkerung erlaubt (Albert u. Schulz 2003; Banks et al. 2002).

8.2   Qualitätsverbesserung der medizinischen Versorgung durch Leitlinien

Um die Prinzipien der Brustkrebs-Früherkennung – ausgerichtet am wissenschaftlich-medizinischen Kenntnisstand – flächendeckend, qualitätsgesichert und ergebnisorientiert in der medizinischen Versorgung in Deutschland zu realisieren, steht seit 2003 die Stufe-3-Leitlinie »**Brustkrebs-Früherkennung in Deutschland**« zur Verfügung.

Die Leitlinie dient der Qualitätsverbesserung der medizinischen Versorgung durch Wissensvermittlung bei Ärzten und Betroffenen. Darüber hinaus soll sie dazu beitragen, neue Erkenntnisse, Methoden und Technologie rasch einzuführen, Schwankungen der Versorgungsqualität zu minimieren und strukturelle Defizite im Versorgungssystem zu beheben, um eine Ausgewogenheit der Gesundheits- und Krankenversorgung in der Fläche zu erzielen.

Die **Aufgaben** der Stufe-3-Leitlinie sind:
- Ärzte sowie gesunde und betroffene Frauen durch evidenzbasierte und formal konsentierte Empfehlungen im Rahmen der anstehenden medizinischen Entscheidungen zu unterstützen.
- Handlungsempfehlungen für den Versorgungsablauf zu geben, die eine qualitätsgesicherte, multidisziplinäre, flächendeckende, fach- und sektorübergreifende Brustkrebsfrüherkennung unter besonderer Berücksichtigung der qualitätsanfälligen Schnittstellen in der Diagnosekette umsetzt.
- Eine angemessene Nutzung von Ressourcen durch Anpassung der hierfür erforderlichen Versorgungsstrukturen und Vermeidung unnötiger diagnostischer Verfahren zu fördern.
- Den Aufbau und Ausbau inhaltlich gezielter, ärztlicher Aus-, Fort- und Weiterbildungsmaßnahmen voranzubringen.
- Qualitätsmessung durch evaluierte, möglichst evidenzbasierte Qualitätsindikatoren im Rahmen der internen und externen Qualitätssicherung und zur Analyse von Struktur-, Prozess- und Ergebnisqualität (Outcome) durchzuführen.

- Gewährleistung der informierten Selbstbestimmung der Frau und Garantie der Patientenrechte.
- Erfüllung der Anforderungen an die Krebskontrollprogramme, wie sie vom Europarat (Council of Europe 2001, European Network of Cancer Registries 2002) und der WHO (2002, 2005) vorgegeben sind.

Leitlinien haben eine stetige Versorgungsverbesserung zum Ziel. Die Wirksamkeit, und damit der Nutzen einer Leitlinie, hängt dabei entscheidend von ihrer methodischen Qualität und ihrer Aktualität ab (Grol u. Grimshaw 2003). Die Kriterien, die hochwertige Leitlinien erfüllen sollen, werden heute international in einheitlicher Weise definiert (Ollenschlager et al. 2004; GRADE 2004; Kopp et al. 2008; Burgers et al. 2003). Als Weiterentwicklung des früheren Leitlinienmanuals von AWMF und ÄZQ (Lorenz et al. 2001) sind sie für den deutschen Raum in Form einer kommentierten Checkliste publiziert, dem DEutschen LeitlinienBewertungs-Instrument (DELBI; Kopp et al. 2008).

DELBI – 8 Domänen/34 Kriterien der methodischen Qualität von Leitlinien

- Geltungsbereich und Zweck (3 Kriterien)
- Beteiligung von Interessensgruppen (4 Kriterien)
- Methodologische Exaktheit der Leitlinien-Entwicklung (7 Kriterien)
- Klarheit und Gestaltung (4 Kriterien)
- Anwendbarkeit (3 Kriterien)
- Redaktionelle Unabhängigkeit (2 Kriterien)
- Anwendbarkeit im Deutschen Gesundheitssystem (6 Kriterien)
- Methodologische Exaktheit der Leitlinienentwicklung bei Verwendung bereits existierender Leitlinien (5 Kriterien)

DELBI unterscheidet 8 übergeordnete Bereiche (Domänen), denen insgesamt 34 spezifische Kriterien zugeordnet sind (Kopp et al. 2008). Der Bedarf zur Fortschreibung und Aktualisierung einer Leitlinie ergibt sich einerseits aus der Verfügbarkeit neuer wissenschaftlicher Erkenntnisse, andererseits aus den Ergebnissen der Evaluierung der bisherigen Leitlinienanwendung. Letztere dient der Identifizierung von Verbesserungspotenzialen und der Praktikabilität der Leitlinie in der Gesundheits- und Krankenversorgung. Das methodische Konzept der Aktualisierung und Fortschreibung von Stufe-3-Leitlinien (Albert et al. 2008) folgt dem Zyklus eines klassischen Qualitätsmanagements (PDCA-Zyklus nach Donabedian (Donabedian 1966) (◻ Abb. 8.1).

Im Rahmen der Aktualisierung der Stufe-3-Leitlinie Brustkrebs-Früherkennung in Deutschland zeigte sich, dass die Leitlinie innerhalb von 4 Jahren in folgende Versorgungskonzepte umgesetzt und als »Goldstandard« angewendet wird (Albert et al. 2008):

- **Zertifizierte Brustzentren:** Umsetzung der Qualitätsanforderungen der Leitlinie im Anforderungskatalog der Deutschen Gesellschaft für Senologie (DGS) und der Deutschen Krebsgesellschaft (DKG) zur leitlinienkonformen Diagnostik und Behandlung des Mammakarzinoms u. a.: Multidisziplinarität, Konferenzmanagement, leitlinienkonforme Versorgung, Leistungserfassung, Patientinnen-, Zuweiser- und Mitarbeitermanagement, Fort- und Weiterbildung, Qualitätszirkel, Schulungen (Albert et al. 2009; Brucker et al. 2008). Die Entwicklung von zertifizierten Brustzentren nach DKG und DGS ist in ◻ Tab. 8.1 dargestellt.
- **Qualitätsanforderungen an die kurative und Screening-Mammographie:** Angleichung an die DIN-Norm und Umsetzung der Euratom-Empfehlungen hinsichtlich Geräte- und Aufnahmequalität, Ausbildung, Weiterbildung und Qualitätssicherung durch Schulungen (RöV) entsprechend der Leitlinienempfehlungen. Rezertifizierungen und Überprüfungen werden praktiziert.
- **Mammographie-Screening:** Das Angebot der qualitätsgesicherten Screening-Mammographie als Regelleistung im Rahmen der Krebs-Früherkennungs-Richtlinie wurde mit Wirkung zum 1.1.2004 in Kraft gesetzt (Mitteilung Kassenärztliche Bundesvereinigung 2004). Es erlaubt allen Frauen ab dem 50. bis 69. Lebensjahr den Zugang zu einer qualitätsgesicherten Diagnosekette, die im Algorithmus und den Empfehlungen der Leitlinien integriert ist.
- **Bundesgeschäftsstelle Qualitätssicherung (BQS gGmbH) im Auftrag des Gemeinsamen Bundesausschusses nach § 91 SGB V:** Die Qualitätsziele und Indikatoren der Stufe-3-Leitlinie werden flächendeckend eingesetzt u. a. entdeckte Malignome bei offener Biopsie, immunhistochemische Rezeptoranalyse für Östrogen und Progesteron, Angabe zum Sicherheitsabstand, präoperative bildgebungsgestützte Markierung nicht-tastbarer Befunde und ihre postoperative Präparatkontrolle (◻ Tab. 8.2; Reiter et al. 2007; Veit et al. 2007).
- **Disease-Management-Programm (DMP) Brustkrebs:** Für das DMP werden analog zur Leitlinie gefordert: Erfassung der Diagnose Brustkrebs einschließlich der präinvasiven Karzinome (duktales Carcinoma in situ) und Erfassung der Methoden Mammographie,

Sonographie, offene Biopsie, Stanzbiopsie, pathologische Befundung (du Bois et al. 2002; Bienossek 2009).

— **Modellprojekt »Qualitätsgesicherte Mammadiagnostik (QaMaDi) Schleswig-Holstein:** Im Modellprojekt ist eine flächendeckende Umsetzung aller in der Stufe-3-Leitlinie gestellten Qualitätsanforderungen und Empfehlungen realisiert und eine Verbesserung der medizinischen Versorgung konnte gezeigt werden (Katalinic et al. 2007).

8.3 Stufe-3-Leitlinie Brustkrebs-Früherkennung in Deutschland

Der Aktualisierungsprozess konnte erfolgreich mit 31 Fachgesellschaften, Berufsverbänden, Frauen- und Selbsthilfeorganisationen multidisziplinär abgeschlossen werden. Die Stufe-3-Leitlinie Brustkrebs-Früherkennung in Deutschland, 1. Aktualisierung 2008 (Albert et al. 2008; Kreienberg et al. 2008) löst die bisher gültige Stufe-3-Leitlinie ab.

◘ Tab. 8.1 Die Entwicklung zertifizierter Brustzentren in Deutschland nach (Albert et al. 2009)

	2003	2004	2005	2006	2007	2008
Brustkrebszentren	8	51*	99	135	163	181
Primärfälle	1.624*	10.404*	20.089	27.722	33.955	41.322

*Daten geschätzt

◘ Tab. 8.2 Ergebnisse zur Leitlinienadhärenz nach BQS. Anteil von Operationen mit postoperativem Präparatröntgen nach präoperativer Drahtmarkierung durch Mammographie (Referenzlevel: >95%)

Jahresergebnisse basierend auf vergleichender Berechnungsgrundlage	2003	2004	2005	2006	2007
Gesamtrate	36,02%	57,43%	65,01%	83,9%	91,2%
Vertrauensbereich	34,89–37,16%	56,80–58,07%	64,37–65,64%	83,33–84,48%	90,8–91,2%
Gesamtzahl der Fälle	6.996	23.340	21.905	15.829	16.609

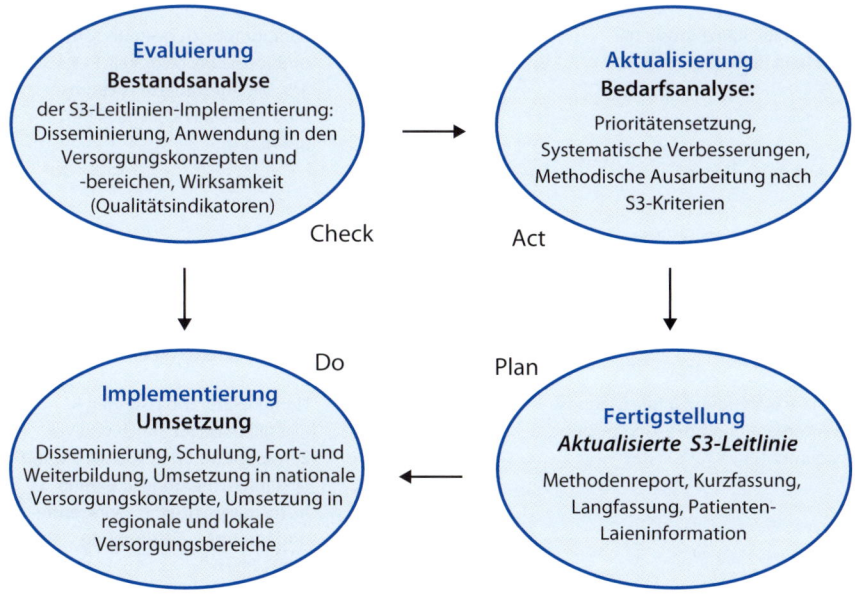

Evaluierung
Bestandsanalyse
der S3-Leitlinien-Implementierung: Disseminierung, Anwendung in den Versorgungskonzepten und -bereichen, Wirksamkeit (Qualitätsindikatoren)

Check

Aktualisierung
Bedarfsanalyse:
Prioritätensetzung, Systematische Verbesserungen, Methodische Ausarbeitung nach S3-Kriterien

Act

Do

Plan

Implementierung
Umsetzung
Disseminierung, Schulung, Fort- und Weiterbildung, Umsetzung in nationale Versorgungskonzepte, Umsetzung in regionale und lokale Versorgungsbereiche

Fertigstellung
Aktualisierte S3-Leitlinie
Methodenreport, Kurzfassung, Langfassung, Patienten-Laieninformation

◘ Abb. 8.1 Qualitätsmanagement für die Fortschreibung von Stufe-3-Leitlinien. (Aus Albert et al. 2008)

◘ **Tab. 8.3** Übersicht zu den Themenschwerpunkten der Stufe-3-Leitlinie Brustkrebs-Früherkennung in Deutschland, 1. Aktualisierung 2008

	Bewährt	Obsolet	Neu
Risikobewertung	Frühe Menarche, späte Menopause, vorangegangene Brusterkrankungen (ohne Atypien, ADH, DCIS, Brustkrebs kontralateral), Radiatio, Krebserkrankung als Kind, Alkohol, Hormonersatztherapie, BMI>30		Hormonelle Kontrazeption (Pille), Brustdrüsengewebsdichte, familiäre Belastung
Gesundheitsverhalten	Kenntnisse über physiologische und pathologische Brustveränderungen (5-Symptome), BMI<30 (Bewegung und Ernährung)	Anleitung zur monatlichen, systematischen Brustselbstuntersuchung	
Klinische Untersuchung	Ab dem 30. Lebensjahr jährlich		
Ultraschall	Mammographischer Befund BI-RADS 4/5		Primär apparativ diagnostisches Verfahren: klinisch auffälliger Befund bei Frauen unter 40 Jahren, Zusatzverfahren bei Frauen mit mammographisch dichtem Drüsengewebe ACR 3/4, Bi-RADS 0/3
Mammographie	Screening-Mammographie: Frauen im Alter von 50–69 Jahren		Frauen unter 50 Jahren: individuelle Strategie (Risikobewertung/auffälliger Befund) bei vorliegender Indikation zur kurativen Mammographie Frauen ab dem 70. Lebensjahr: spezielle Strategie (Morbiditätsbewertung/auffälliger Befund) bei vorliegender Indikation zur kurativen Mammographie
Abklärungsdiagnostisches Vorgehen	Klinische Untersuchung + Ultraschall + Mammographie		MRT bei invasivem lobulären Karzinom, MRT bei familiärer Belastung
Bildgebungsgesteuerte minimal-invasive Diagnostik	Ultraschallgestützte Stanzbiopsie bei sonographischem Befund BI-RADS 4/5	Radiographisch gesteuerte Stanzbiopsie bei Mikrokalk ohne sonographisches Korrelat	Radiographisch gesteuerte Vakuumbiopsie bei Mikrokalk BI-RADS 4/5, MRT-gesteuerte Vakuumbiopsie bei ausschließlich MRT BI-RADS 4/5
Offene Exzisionsbiopsie	Bildgebungsgesteuerte Draht-Markierung <1 cm am Befund	Exzision des Stichkanals nach minimal-invasiver Diagnostik	Präoperative Indikationsstellung zur diagnostischen oder therapeutischen offenen Exzisionsbiopsie, bildgebungsgesteuerte Markierung des Zielvolumens
Mammapathologie	Multidisziplinäre Einbindung in die Diagnosekette (intra-interventionell, prä- und postoperative Management)		Nomenklaturanpassungen B-Klassifikation für Stanz- und Vakkumbiopsate, WHO-Klassifikation, Qualitätssicherung zur immunhistochemische Hormonrezeptor- und Her2-neu-Bestimmung (CISH, FISH)

Die wichtigsten **Aktualisierungspunkte** der Stufe-3-Leitlinie zur Früherkennung von Brustkrebs sind:

- Definition des risikoadaptierten Vorgehens bei der Anwendung von medizinischen Maßnahmen
- Berücksichtigung psychischer Belastungen von Früherkennungsuntersuchungen
- Wahrung der Selbstbestimmung durch sachkompetente und verständliche Risikoinformation und ärztliche Aufklärung primär gesunder Frauen
- Qualitätssicherung mit Hilfe von Krebsregistern
- Stellenwert der Früherkennung und Diagnostik von Brustkrebs bei Frauen im Alter jünger als 50 Lebensjahre und Frauen älter als 70 Lebensjahre
- Überarbeitung von Indikationsstellung und Qualitätssicherung von Mammographie, Ultraschall und Magnetresonanztomographie
- Aktualisierung der Qualitätssicherung unter Darlegung obsoleter und indizierter Vorgehensweisen in der multidisziplinären Abklärungsdiagnostik: bildgebungsgesteuerte minimal-invasive Verfahren, offene diagnostische Exzisionsbiopsie
- Aktualisierung der Qualitätssicherung in der Mammapathologie einschließlich neuer prognostischer und prädiktiver Faktoren

Der klinische Algorithmus (Abb. 8.2) beschreibt die altersspezifischen Entscheidungs- und Handlungsschritte der Diagnosekette zur Brustkrebs-Früherkennung für asymptomatische Frauen, bezogen auf das Lebensalter als Risikofaktor. Das Ergebnis der Teilnahme an der Brustkrebsfrüherkennung führt zu vier Handlungsoptionen:

- **Spezielle Strategie:** Vorgehen gemäß Algorithmus zur Versorgungskoordination bei familiärer Belastung mit Beratung und Betreuung in spezialisierten Zentren für familiäre Brust- und Eierstockkrebserkrankung und Teilnahme am strukturierten Früherkennungsprogramm.
- **Individuelle Strategie:** Vorgehen bei speziellem Risikoprofil z. B.: modifizierte Maßnahmen und Methoden zur Früherkennung, modifizierte Zeitintervalle, Indikationen für bildgebende Verfahren zur Diagnostik von Brusterkrankungen, Studienteilnahme.
- **Altersspezifisches Vorgehen:** Vorgehen bei Vorliegen eines unauffälligen Normalbefundes entsprechend dem Algorithmus mit Empfehlung zur Weiterführung der Früherkennung entsprechend der Leitlinie.
- **Vorgehen bei Brustkrebs oder Befunden mit unklarem biologischem Potenzial:** Vorgehen gemäß der Stufe-3-Leitlinie Diagnose, Therapie und Nachsorge des Mammakarzinoms der Frau (Kreienberg et al. 2008) .

Die Aktualisierung erfolgte umfassend. Einen Überblick über bewährte, obsolete und neue Aspekte der Brustkrebs-Früherkennung gibt Tab. 8.3.

> ❗ **Cave**
> **Von besonderer Relevanz sind die Änderungen und Neuerungen zum risikoadaptierten Vorgehen. Hierzu zählen die Themen: klinisch-ärztliche Brustuntersuchung, familiäre Belastung, Gesundheitsverhalten, Einsatz der Sonographie und Abklärungsdiagnostik.**

8.4 Klinisch-ärztliche Brustuntersuchung

Die Krebsfrüherkennungsrichtlinie (G-BA 2009) in Deutschland sieht bei asymptomatischen Frauen eine kontinuierliche, einmal jährliche klinisch-ärztliche Brustuntersuchung ab dem 30. Lebensjahr vor. Die frauenärztliche Praxis zeigt jedoch, dass Frauen den Kontakt bereits früher suchen. Im Vordergrund stehen bei Primärkontakt spezielle Fragestellungen von Frauen u. a. im fertilen Alter: Infektions- und Kontrazeptionskontrollle, Schwangerschaft, Wochenbett und Stillzeit, aber auch zunehmend Fragen zur familiären Krebsbelastung. Darüber hinaus wird der Kontakt von Frauen entsprechend der weiteren Lebensphasen bei peri- und postmenopausalen Störungen und bei steigender Lebenserwartung, bei gynäkologischen Symptomen und Belastungen im Alter gesucht.

Wichtiger Bestandteil der Diagnosekette zur Brustkrebs-Früherkennung ist und bleibt die ärztlich-klinische Brustuntersuchung. Einen zentralen Stellenwert nimmt die **Anamnese** ein (Abb. 8.3). Hierdurch können wichtige individuelle Charakteristika ermittelt werden. Diese sind einerseits hilfreich bei der Interpretation der erhobenen körperlichen Untersuchung, andererseits liefert die Anamnese wichtige Informationen für die individuelle Risikobewertung. Tab. 8.4 weist exemplarisch einige Risikofaktoren aus, die in der Langfassung mit entsprechender Hintergrundinformation ausführlich dargestellt sind.

8.5 Familiäre Belastung

Frauen mit einem Verdacht auf eine familiäre Belastung sollte eine qualifizierte multidisziplinäre Beratung und genetische Testung an einem der 12 Zentren für hereditäre Brust- oder Eierstockkrebserkrankung angeboten werden (Abb. 8.4). Welche Frauen betrifft dies? Hilfe leistet die Checkliste. Liegt bereits eines der sieben Kriterien der Checkliste vor, so ist eine Zuweisung in ein spezialisiertes

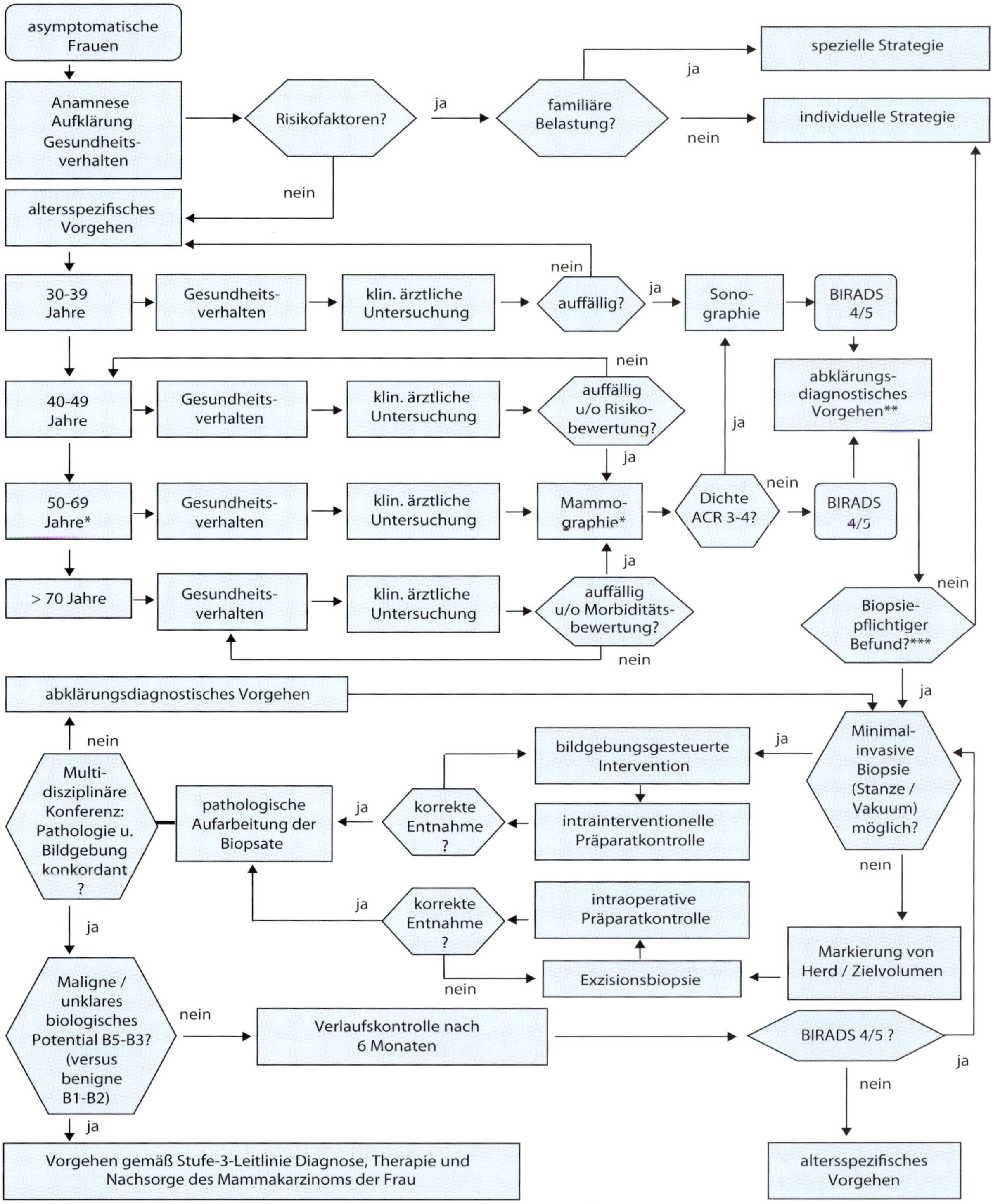

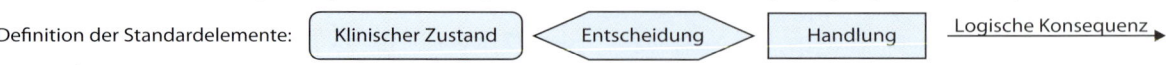

asymptomatische Frauen

Anamnese Aufklärung Gesundheits- verhalten → Risikofaktoren? — ja → familiäre Belastung? — ja → spezielle Strategie

familiäre Belastung? — nein → individuelle Strategie

Risikofaktoren? — nein

altersspezifisches Vorgehen

30-39 Jahre → Gesundheits- verhalten → klin. ärztliche Untersuchung → auffällig? — ja → Sono- graphie → BIRADS 4/5

auffällig? — nein

40-49 Jahre → Gesundheits- verhalten → klin. ärztliche Untersuchung → auffällig u/o Risiko- bewertung? — nein

auffällig u/o Risiko- bewertung? — ja

abklärungs- diagnostisches Vorgehen**

50-69 Jahre* → Gesundheits- verhalten → klin. ärztliche Untersuchung → Mammo- graphie* → Dichte ACR 3-4? — nein → BIRADS 4/5

Dichte ACR 3-4? — ja → Sono- graphie

> 70 Jahre → Gesundheits- verhalten → klin. ärztliche Untersuchung → auffällig u/o Morbiditäts- bewertung? — ja → Mammo- graphie*

auffällig u/o Morbiditäts- bewertung? — nein

Biopsie- pflichtiger Befund?*** — nein

abklärungsdiagnostisches Vorgehen

Multi- disziplinäre Konferenz: Pathologie u. Bildgebung konkordant ? — nein → abklärungsdiagnostisches Vorgehen

korrekte Entnahme ? — ja → pathologische Aufarbeitung der Biopsate

bildgebungsgesteuerte Intervention — ja ← Minimal- invasive Biopsie (Stanze / Vakuum) möglich?

intrainterventionelle Präparatkontrolle

Biopsie- pflichtiger Befund?*** — ja → Minimal- invasive Biopsie (Stanze / Vakuum) möglich? — nein

korrekte Entnahme ? — ja → pathologische Aufarbeitung der Biopsate

intraoperative Präparatkontrolle

korrekte Entnahme ? — nein → Exzisionsbiopsie ← Markierung von Herd / Zielvolumen

Multi- disziplinäre Konferenz ... — ja → Maligne / unklares biologisches Potential B5-B3? (versus benigne B1-B2)

Maligne / unklares biologisches Potential B5-B3? — nein → Verlaufskontrolle nach 6 Monaten → BIRADS 4/5 ?

BIRADS 4/5 ? — ja

BIRADS 4/5 ? — nein → altersspezifisches Vorgehen

Maligne ... — ja → Vorgehen gemäß Stufe-3-Leitlinie Diagnose, Therapie und Nachsorge des Mammakarzinoms der Frau

*bei asymptomatischen Frauen Durchführung innerhalb eines Programmes nach den Krebsfrüherkennungsrichtlinien möglich
**Basisdiagnostik (klinische Untersuchung/Mammographie/Sonographie) liegt vollständig vor
***Akzeptierte Gründe für die Ablehnung der minimal-invasiven Biopsie: Wunsch der Patientin, primär operatives Vorgehen aus medizinischen Gründen vorzuziehen (Gerinnungsstörung, bzw. medizinisch erforderliche Gerinnungshemmung, Alter der Patientin), Lage des Befundes für ein interventionelles Vorgehen ungünstig, Verdacht auf intra-zystische Proliferation)

Definition der Standardelemente: Klinischer Zustand   Entscheidung   Handlung   Logische Konsequenz →

◻ Abb. 8.2 Algorithmus der Diagnosekette Stufe-3-Leitlinie Brustkrebs-Früherkennung in Deutschland 2008 (aus Albert et al. 2008)

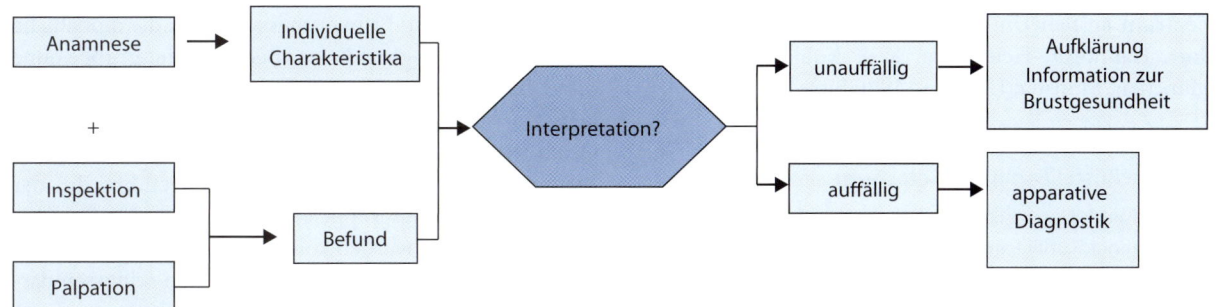

◘ Abb. 8.3 Algorithmus der klinisch-ärztlichen Brustuntersuchung

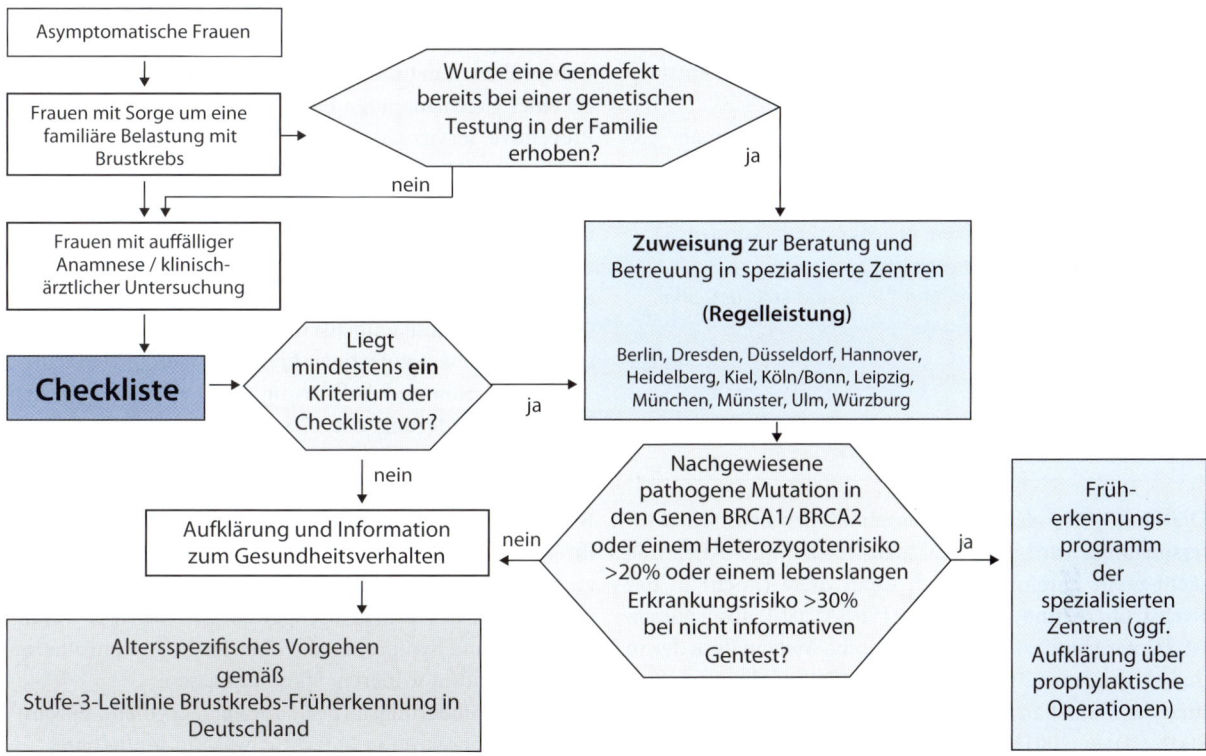

◘ Abb. 8.4 Algorithmus: Spezielle Strategie zur Versorgungskoordination bei »familiärer Belastung« (aus Albert et al. 2008)

◘Tab. 8.4 Hintergrundinformation – Risikofaktoren			
	RR	LOE	Literatur
Hormonelle Kontrazeption vor dem 20 Lebensjahr, vor der ersten Schwangerschaft	1,25 −3,3	3a 2a	Kahlenborn 2006 WHO (IACR; 60 Studien, n=60.000)
Hormontherapie Postmenopause (Kombinationstherapie), unter Therapie >5 Jahre	(1,36) 1,63	2a	Chen CL 2002
BMI >30 prämenopausal BMI >30 postmenopausal	0,7–2,9 1,9–2,0	2a	Cleveland 2007
Gewebsdichte ACR 4/5	3,8 −5,2	2b 2a	Speroff 2002; McCormack 2006 (Metaanalyse: 42 Studien)

Zentrum an den Universitäten Berlin, Dresden, Düsseldorf, Hannover, Heidelberg, Kiel, Köln/Bonn, Leipzig, München, Münster, Ulm, und Würzburg indiziert.

Checkliste: Familiäre Belastung

- Mindestens 3 Frauen sind aus der gleichen Linie einer Familie an Brustkrebs erkrankt, unabhängig vom Alter.
- Mindestens 2 Frauen sind aus der gleichen Linie einer Familie an Brustkrebs erkrankt, davon 1 vor dem 51. Lebensjahr.
- Mindestens 2 Frauen sind aus der gleichen Linie einer Familie an Eierstockkrebs erkrankt.
- Mindestens 1 Frau ist an Brustkrebs und 1 Frau ist an Eierstockkrebs erkrankt oder 1 Frau ist an Brust- und Eierstockkrebs erkrankt.
- Mindestens 1 Frau ist vor dem 36. Lebensjahr an Brustkrebs erkrankt.
- Mindestens 1 Frau ist an bilateralem Brustkrebs erkrankt ist, wobei der erste Brustkrebs vor dem 51. Lebensjahr aufgetreten ist.
- Mindestens 1 Mann und 1 Frau sind an Brust- oder Eierstockkrebs erkrankt.

8.5.1   Gesundheitsverhalten

Die »ärztliche Anleitung zur regelmäßigen Brustselbstuntersuchung« wird in der aktualisierten Stufe-3-Leitlinie nicht mehr empfohlen, auch wenn diese (noch) in der Krebsfrüherkennungsrichtlinie (G-BA 2010) ausgewiesen ist. Hintergrund ist eine systematische Metaanalyse der in den vergangenen 34 Jahren (1966–2000) publizierten Studien der Canadian Task Force on Preventive Health Care 2001 (Baxer 2001) und die, bezüglich der Auswertung zum gleichen Ergebnis kommende Cochrane Analyse aus dem Jahr 2003 (Kosters u. Gotzsche 2003), die keine Evidenz für einen Vorteil durch die Selbstuntersuchung der Brust und Evidenz für das Überwiegen der Nachteile angeben. Hierunter werden psychische Belastungen, vermehrte Konsultation von Ärzten und eine erhöhte Rate an Biopsien angeführt.

Die in die Analysen eingegangene randomisierte Studie aus Shanghai (Thomas et al. 2002) hat einen besonderen Stellenwert und wird hier kurz skizziert. An der Shanghai-Studie nahmen 266.064 Frauen teil. Die Randomisierung erfolgte in zwei Gruppen: einer Interventionsgruppe mit einem intensiven Selbstuntersuchungsprogramm (bestehend aus Gruppen- und Einzelschulungen zu Beginn der Studie, nach einem Jahr und nach drei

Jahren sowie einem Erinnerungssystem an die monatliche Selbstuntersuchung) und einer Beobachtungsgruppe ohne diese Intervention. Die kumulierte Brustkrebssterblichkeitsrate war nach 10 und 11 Jahren Nachbeobachtung gleich (RR=1,04, CI 95%: 0,82–1,33, p=0,72). Screening-Mammographien wurden nicht durchgeführt. In der Selbstuntersuchungsgruppe erfolgt häufiger eine Gewebsentnahme, und es wurden konsekutiv mehr benigne Brusterkrankungen diagnostiziert. Die Autoren schlossen daraus, dass Programme, die Frauen zur Selbstuntersuchung schulen, allein nicht in der Lage sind, die Brustkrebssterblichkeit zu senken. Frauen, die sich für die Selbstuntersuchung entscheiden, sollten darüber informiert werden, dass die Wirksamkeit der alleinigen Selbstuntersuchung nicht belegt ist, und dass die Wahrscheinlichkeit einer Gewebsprobenentnahme mit gutartigem Resultat erhöht ist. Zu einer gleichlautenden Empfehlung spricht sich die U.S. Preventive Services Task Force in ihrer aktuellen Analyse 2009 aus (US Preventive Services Task Force 2009).

Das Gesundheitsverhalten von Frauen, bei Symptomen und Veränderungen der Brust ärztlichen Rat einzuholen, ist gängige Praxis und leitet am häufigsten die Suche nach einer zu Grunde liegenden Brusterkrankung ein. Differenzialdiagnostisch kommt neben Brustkrebs eine Vielzahl von gutartigen Erkrankungen in Betracht.

Information und Aufklärung nehmen einen zentralen Platz zur Förderung des Gesundheitsverhaltens in der Bevölkerung ein und die Stufe-3-Leitlinie weist explizit auf diesen wichtigen Aspekt hin. Zur Förderung der Brustgesundheit von Frauen besteht Konsens, Frauen in ihrer Kenntnis und Wahrnehmung des eigenen Körpers zu bestätigen, sie über normale und physiologische Veränderungen des Brustdrüsengewebes sowie über Veränderungen und Symptome, die eine ärztliche Konsultation bedürfen, zu informieren. Diese umfassen:

- Hautveränderungen (peau d'orange, Erythem, Ekzem)
- Mamillensekretion (einseitig, wässrig-blutig ohne umschriebene tastbare Veränderung)
- Asymmetrische Verdichtungen (Knotigkeit)
- Umschriebene tastbare Veränderungen (Knoten) mit und ohne Schmerzen

8.5.2   Sonographie

 Cave
Die Sonographie hat einen festen Platz in der Diagnosekette als Zusatzuntersuchung bei klinischen und mammographischen Befunden und zur sicheren Diagnostik bei Zysten. Als alleinige Methode zur Früherkennung ist die Sonographie nicht geeignet.

Bewährt hat sich die systematische und reproduzierbare Untersuchung beider Mammae und Axillae gemäß den Qualitätsempfehlungen der Deutschen Gesellschaft für Ultraschall in der Medizin (DEGUM: http://www.degum.de).

> **Tipp**
>
> Neu, und besonders zu beachten, ist die Indikationsstellung zum Einsatz des Ultraschalls als bildgebende Methode der 1. Wahl bei Frauen, die jünger sind als 40 Jahre und sich mit symptomatischen Befunden vorstellen.

Darüber hinaus wurde eine Erweiterung des Indikationsspektrums für den Einsatz des Ultraschalls formuliert bei Frauen mit mammographisch dichtem Drüsengewebe (ACR 3/4) und mammographischen Befunden BI-RADS 0 und 3 (ursprünglich nur BI-RADS 4 und 5) (◘ Abb. 8.5). Grundlage für die Leitlinienempfehlungen ist die im Evidenzbericht 2007 (Nothacker et al. 2007) sowie im systematischen Review 2009 (Nothacker et al. 2009) dargelegte Studienlage. Die zusätzliche Ultraschalluntersuchung bei Frauen mit mammographisch dichtem Drüsengewebe (ACR 3/4) ist in der Lage, okkulte Mammakarzinome zu entdecken. Diese wiesen im Median eine Tumorgröße von 9,9 mm auf und waren zu 90% mit einem negativen Lymphknotenstatus assoziiert. Allerdings erhöhte sich durch die zusätzliche Ultraschalluntersuchung die Biopsierate. Verglichen mit Karzinomen, die durch Mammographie entdeckt werden, erhielten drei Frauen mehr eine Biopsie durch den Einsatz von Ultraschall.

8.5.3 Abklärungsdiagnostik: B3-Läsion in der histopathologischen Begutachtung von Stanz- und Vakuumbiopsien

Für die histopathologische Begutachtung der Stanz- und Vakuumbiopsien weist die Stufe-3-Leitlinie (Albert 2008) die Empfehlungen der National Coordinating Group for Breast Screening Pathology (NHSBSP), Großbritannien (NHSBSP 2005) und der E.C. Working Group on Breast Screening Pathology (Amendoeira et al. 2006) aus, die Hauptdiagnosen einer von 5 B-Kategorien zuzuordnen.

> **B-Kategorien**
>
> — B1 – histopathologischer Befund, wahrscheinlich nicht repräsentativ für die bildgebende Auffälligkeit, z. B. Normalgewebe, bzw. nicht verwertbar
> — B2 – benigne Veränderung, die die Bildgebung erklärt
> — B3 – Läsionen mit unsicherem biologischem Potenzial
> — B4 – Verdacht auf Karzinom
> — B5 – Malignom (a = In-situ-Karzinom, b = invasives Karzinom, c = nicht zu entscheiden, ob invasiv oder in situ, d = Malignom anderer Histogenese)

Die nach B3 kategorisierten Veränderungen, zu denen die atypische intraduktale Hyperplasie/atypische intraduktale Proliferation (ADH), die flache epitheliale Atypie (FEA), die lobuläre (intraepitheliale) Neoplasie (LN/LIN), Pa-

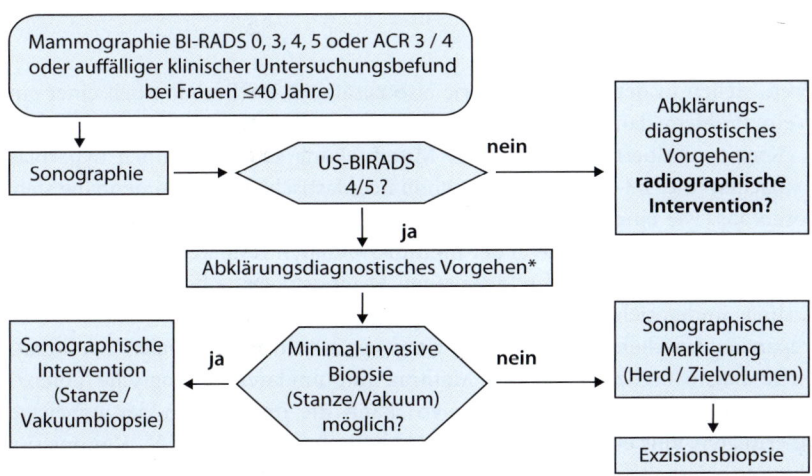

* Basisdiagnostik (klinische Untersuchung/Mammographie/Ultraschall) liegt vollständig vor

◘ Abb. 8.5 Algorithmus Sonographie (aus Albert et al. 2008)

⬛ Tab. 8.5 Überblick über die intraepithelialen Proliferationen der Mamma mit unsicherem biologischem Potenzial (B3-Läsionen). (Nach Kreipe u. Albert 2009)

	Atypische intraduktale Hyperplasie	Flache epitheliale Atypie	Lobuläre Neoplasie
Synonyme	– Duktale intraepitheliale Neoplasie Grad 1B (DIN 1B) – Atypische intraduktale Proliferation	– Kolumnarzellmetaplasie/-hyperplasie mit Atypie – Clinging Carcinoma vom monomorphen Typ – Duktale intraepitheliale Neoplasie Grad 1A (DIN 1A) – Atypische Lobuli Typ A – Atypisch zystische Lobuli	– Lobuläre intraepitheliale Neoplasie (LIN) – Atypische lobuläre Hyperplasie (ALH) – Lobuläres Carcinoma in situ (LCIS)
Kürzel	ADH	FEA	LN/LIN
B-Kategorie	B3	B3[1]	B3[2]
Bildgebung	Mikrokalk	Mikrokalk	keine
Markerläsion	+	+	+
Nachresektion nach Stanzbiopsie	+	+, nur wenn Mikrokalk verblieben	–[3]
Nachresektion bei randständiger diagnostischer Exzisionsbiopsie	+	+, nur wenn Mikrokalk verblieben	–
Nachresektion bei randständiger kurativer Exzisionsbiopsie b. Karzinom	–	–	–
Risikoerhöhung für Brustkrebs	+	–	+
Risikoadaptierte Früherkennungsstrategie	Kurative Mammographie	Screening-Mammographie	Kurative Mammographie

[1] Ein Clinging Carcinoma mit G2/G3 ist als B5a Läsion einzuordnen.

[2] Die pleomorphe LN/LIN bzw. die LN/LIN mit Nekrosen oder extensivem Wachstum sind als B5 einzuordnen und damit alle Resektionsempfehlungen in ein + umzuwandeln.

[3] Zeigt die Stanzbiopsie außer der LN/LIN einen die Bildgebung erklärenden Befund (z. B. verkalktes Fibroadenom oder gewöhnliche intraduktale Hyperplasie), ist keine Nachresektion nötig. Wird der Bildgebungsbefund jedoch nicht durch eine begleitende B2-Veränderung in der Stanze plausibel erklärt, ist eine Exzisionsbiopsie ratsam.

pillome und Phylloides-Tumoren gehören, stellen in der täglichen Handhabung immer wieder ein Problem dar, da die Befundgruppe B3 heterogen ist (Kreipe u. Albert 2009). Im Mammographie-Screening machen die B3-Läsionen weniger als 10% aller Diagnosen aus, wie eine Auswertung an drei Referenzzentren für Mammapathologie an mehr als 6000 doppelt befundeten Stanzbiopsaten gezeigt hat (Kreipe et al. 2008). Allerdings finden sich in der B3-Gruppe am häufigsten Diskrepanzen zwischen Erst- und Zweitbefunder. Unterschiedliche diagnostische Beurteilungen traten in 6–16% der B3-Fälle auf, aber nur in 0,5–1,3% der Fälle bei den B5-Veränderungen (Ellis et al. 2006). Neben dem Problem, das biologische Verhalten derartiger Läsionen exakt vorherzusagen, bietet diese Be-

fundkategorie also zusätzlich die Besonderheit einer eingeschränkten histomorphologischen Reproduzierbarkeit, die mit ihrer Mittelstellung zwischen »noch hyperplastisch« und »schon neoplastisch« in Zusammenhang steht. Für die Praxis hat die Vorstellung und Prüfung dieser Fälle in der multidisziplinären Konferenz von Pathologen und bildgebenden Diagnostikern daher einen besonders hohen Stellenwert (⬛ Abb. 8.6).

Für den Umgang mit intraepithelialen Proliferationen der Mamma mit unklarem biologische Potenzial (B3-Läsionen) kann die im Rahmen der Arbeitsgemeinschaft gynäkologische Onkologie e.V., Kommission Mamma (AGO-Mamma), erarbeitete ⬛ Tab. 8.5 herangezogen werden (Kreipe et al. 2008). Neben den Angaben

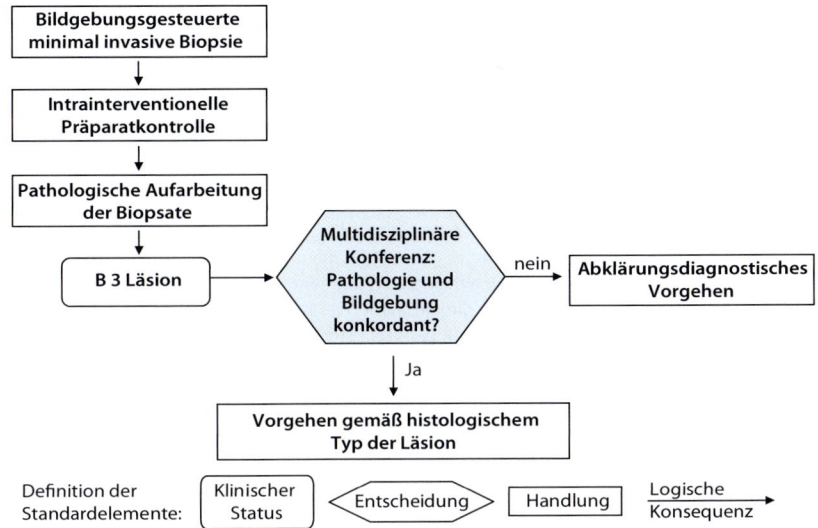

Definition der
Standardelemente: Klinischer
Status   Entscheidung   Handlung   Logische
Konsequenz

■ **Abb. 8.6** Algorithmus zum Management bei minimal invasiven Biopsien

zur Einschätzung der Läsionen werden Handlungshin-
weise zur Nachresektion und zum weiteren Management
gegeben.

Die Leitlinie selbst sowie alle wichtigen Dokumente
einschließlich der Frauenleitlinie »**Früherkennung von
Brustkrebs – Ein Ratgeber für Frauen**« sind öffentlich
und kostenfrei über die Internetseite der Deutschen
Gesellschaft für Senologie (DGS, http://www.senologie.
org), der Deutschen Krebsgesellschaft (DKG, http://www.
krebsgesellschaft.de), der Deutschen Krebshilfe (http://
www.krebshilfe.de) oder der Arbeitsgemeinschaft Wissenschaftlich Medizinischer Fachgesellschaften (AWMF,
http://www.awmf-leitlinien.de) zugänglich.

Literatur

Albert US (2008) Stufe-3-Leitlinie Brustkrebs-Früherkennung in
Deutschland 1. Aktualisierung 2008. 1. ed. Zuckschwerdt, Mün-
chen
Albert US, Altland H, Duda V et al. (2009) 2008 update of the guideline early detection of breast cancer in Germany. J Cancer Res
Clin Oncol 135:339–354
Albert US, Schulz KD, Alt D et al. (2003) Eine Leitlinie für Leitlinien: die
methodische Entwicklung und Anwendung der Leitlinie Frau-
eninformation. Zentralbl Gynakol 125:484–493, (AWMF Reg. Nr.:
077–002; www.awmf-leitlinien.de)
Albert US, Schulz KD, Kopp I (2008) Methodik der S3-Leitlinien-
Aktualisierung am Beispiel der Leitlinie » Brustkrebs-Früherken-
nung in Deutschland«. Prävention und Gesundheitsforschung
3(3):163–172
Albert US, Schulz KD (2003) Mammkarzinom: Vom Mammogra-
phiescreening zum umfassenden Früherkennungsprogramm.
Der Gynäkologe 36(9):753–760
Albert US, Wagner U, Kalder M (2009) Breast centers in Germany.
Breast Care 4:225–230

Amendoeira I, Apostolikas N, Bellocq J et al. (2006) Quality assurance
guidelines for pathology: open biopsy and resection specis-
mens. In: Wells C, editor. European guidelines for quality assurance in breast cancer screening and diagnosis. Luxembourg:
Office for Official Publications of the European Communities
257–311
Banks E, Beral V, Hogg A et al. (2002) Comparison of various characteristics of women who do and do not attend for breast cancer
screening. Breast Cancer Res 4(1):R1–11
Baxter N (2001) Canadian Task Force on Preventive Health Care.
Preventive health care. 2001update: Should women be routinely
taught breast self-examination to screen for breast cancer? CMAJ
164(13):1837–1846
Bienossek H (2009) Ungewöhnliche Wege für ein gemeinsames
Ziel: 5-Jahre DMP-Brustkrebs Hessen. Geburtsh Frauenheilk
69(336):338
Brucker S, Schumacher C, Sohn C et al. (2008) Benchmarking the
quality of breast cancer care in a nationwide voluntary system:
the first five-year results (2003–2007) from Germany as a proof of
concept. BMC Cancer 8(1):358
Burgers J, Grol R, Klazinga N, Mäkelä M, Zaat J, for the AGREE Collaboration (2003) Towards evidence-based clinical practice:an
international survey of 18 clinical guideline programs. Int J Qual
Health Care 15(1):31–45
Council of Europe (2002) Developing a methodology for drawing
up guidelines on best medical practice. Recommendation Rec
(2001)13 adopted by the Committee of Ministers of the Council
of Europe on 10 october 2001 and explanatory memorandum.
Strasbourg Cedex: Council of Europe Publishing
Donabedian A (1966) Evaluating quality of medical care. Milbank
Memorial Fund Quarterly-Health and Society 44(3) Suppl):166–
206
du Bois A, Misselwitz B, Wagner U et al. (2004) »Disease-Management-
Program (DMP) Brustkrebs« und Versorgungsstruktur bei der
operaiven Therapie des Mammakarzinoms in Hessen 2002.
GebFra 64:261–270
Ellis I, Coleman D, Wells C et al. (2006) Impact of a national external
quality assessment scheme for breast pathology in the UK. J Clin
Pathol 59:138–145

European Network of Cancer Registries (ENCR) (2002) Guidelines on confidentiality in populations-based cancer registration in the European Union. IACR, European Commission ed. Lyon, France

G-BA (2010) Richtlinie des Gemeinsamen Bundesausschusses über die Neufassung der Krebsfrüherkennungs-Richtlinie (KFE-RL) in der Fassung vom 18.Juni 2009. Bundesanzeiger 148a:1–50, zuletzt geändert am 15. Oktober 2009, veröffentlicht im Bundesanzeiger 2010 S212, in Kraft getreten 22. Januar 2010

GRADE Working Group (2004) Grading quality evidence and strength of recommendations. BMJ 328:1498–1506

Grol R, Grimshaw J (2003) From best evidence to best practice: effective implemantation of change. Lancet 362:1225–1230

Katalinic A, Bartel C, Raspe H, Schreer I (2007) Beyond mammography screening:quality assurance in breast cancer diagnosis. Br J Cancer 96(1):157–161

Kopp I, Thole H, Selbmann H, Ollenschläger G (2008) Deutsches Instrument zur methodischen Leitlinien-Bewertung (DELBI) Fassung 2005/2006 + Domäne 8 (2008). AWMF; ÄZQ, Berlin

Kosters J, Gotzsche P (2003) Regular self-examination or clinical examination for early detection of breast cancer. The Cochrane Database of Systematic Reviews 1(2006):

Kreienberg R, Kopp I, Albert US et al. (2008) Interdisziplinäre S3-Leitlinie für die Diagnostik, Therapie und Nachsorge des Mammakarzinoms. Zuckschwerdt, München

Kreipe H, Albert U (2009) Intraepitheliale Proliferationen der Mamma mit unsicherem biologischen Potenzial. Geburtsh Frauenheilk 69:725–729

Kreipe H, Häfler H, Lebeau A, Pickartz H, Schmidt D (2008) Ergebnisse der Referenzpathologie im Mammographie-Screening. Der Pathologe 29(Suppl):178–180

Lorenz W, Ollenschläger G, Geraedts M et al. Das Leitlinien Manual:Entwicklung und Implementierung von Leitlinien in der Medizin. ZaeFQ 2001; 95(Suppl):1–84

Mitteilung Kassenärztliche Bundesvereinigung (2004) Einführung eines bundesweiten Mammographie-Screening-Programms. Dtsch Ärztebl 4(Beilage):1–44

Nationaler Krebsplan 28-6-2009. Bundesministerium für Gesundheit

NHSBSP (2005) Guidelines Working Group of the National Coordinating Committee for Breast Pathology. Pathology reporting of breast disease. Sheffield: NHS Screening Programmes and The Royal College of Pathologists

Nothacker M, Duda V, Hahn M et al. (2009) Early detection of breast cancer: benefits and risks of supplemental breast ultrasound in asymptomatic women with mammographically dense breast tissue. A systematic review. BMC Cancer 9(335):1–9

Nothacker M, Lelgemann M, Giersiepen K, Weinbrenner S (2007) Evidenzbericht 2007 zur S-3-Leitlinie Brustkrebsfrüherkennung in Deutschland. Version 1.00 ed. Berlin: Ärztliches Zentrum für Qualität in der Medizin (ÄZQ), Band 31 http://www.aezq.de/publikationen0index/schriftenreihe/view, http://www.awmf-leitlinien.de

Ollenschlager G, Marshall C, Qureshi S et al. (2004) Improving the quality of health care:using international collaboration to inform guideline programmes by founding the Guideline International Network (G-I-N). Qual Saf Health Care 13(6):455–460

Reiter A, Fischer B, Geraedts M, Jäckel W, Döbler K (2007) QUALIFY – a tool for assessing quality indicators. Z Ärztl Fortbild Qualitätssicher 101(10):683–688

Robert Koch-Institut (Hrsg) und die Gesellschaft der epidemiologischen Krebsregister in Deutschland e.V.(Hrsg) (2008) Krebs in Deutschland 2003–2004. Häufigkeiten und Trends. 6. überarbeitet Auflage ed. Druckhaus Berlin-Mitte, Berlin

Thomas D, Gao D, Ray R et al. (2002) Randomized trial of breast-self-examination in Shanghai: Final results. J Nat Cancer Inst 94(19):000

US Preventive Services Task Force (2009) Screening for breast cance: U.S. Preventive Services Task Force Recommendation Statement. Ann Intern Med 151(10):716–726

Veit C, Bauer J, Döbler K et al. (2007) Qualität sichtbar machen. BQS-Qualitätsreport 2006. Schotte, Düsseldorf Krefeld

World Health Organisation (WHO) (2002) National Cancer Control Programms: Policies and managerial guidelines. 2nd ed. Geneva, Italy: Health and Development Networks (HDN)

World Health Organisation (WHO) (2005) Cancer prevention and control. 58th World Health Assembly; WHA 58.22, Agenda item 13.12:1–5

Morphologische Grundlagen

Annette Lebeau, Margarete Mitze

9.1   Einleitung

In der interdisziplinären Versorgung von Patientinnen mit Mammakarzinom ist es die Aufgabe des Pathologen, jene Parameter zu begutachten, die entscheidend sind für die individuell angemessene Therapie. Im Folgenden sollen daher diese Parameter näher erläutert werden.

9.2   Histologische Klassifikation

Die von der Weltgesundheitsorganisation (WHO) 2003 vorgelegte revidierte **WHO-Klassifikation der Mammakarzinome** ist die diagnostische Basis, auf der die Einordnung der Tumoren beruht (WHO 2003). Sie stellt den **morphologischen Phänotypus** der einzelnen Karzinome in den Vordergrund. Nach derzeitigem Kenntnistand nehmen die meisten Mammakarzinome von den Epithelien der terminalen Abschnitte der Milchgänge am Übergang zu den Lobuli ihren Ausgang. **Nichtinvasive** Tumorformen können sich von dort aus in das Gangsystem und auch in die Läppchen hinein entwickeln. **Invasive** Karzinome durchsetzen die duktale Basalmembran und wachsen infiltrierend in das umgebende Stroma ein.

9.2.1   Nichtinvasive Mammakarzinome

Die nichtinvasiven Mammakarzinome werden in ▶ Kap. 12 gesondert besprochen.

9.2.2   Invasive Mammakarzinome

Die einzelnen histologischen Typen (▶ Übersicht) zeigen Unterschiede in der Aggressivität und im Muster der Ausbreitung. Einige spezielle Typen nehmen einen nachweislich günstigeren Verlauf. Zu diesen zählen das tubuläre, invasive kribriforme, muzinöse und das adenoidzystische Karzinom. Von einigen Autoren werden auch noch das tubulo-lobuläre und das papilläre Karzinom zu dieser Gruppe gerechnet (Fisher et al. 1993).

Prognostisch relevant ist die Abgrenzung der Karzinome eines »reinen« speziellen Typs von gemischten Typen. Gemäß den EU-Leitlinien (Amendoeira et al. 2006) und der WHO-Klassifikation (WHO 2003) ist in der Regel ein Karzinom dann einem »reinen« Typ zuzuordnen, wenn mindestens 90% des Tumors das jeweils charakteristische Muster aufweisen (z. B. tubuläres Karzinom). Wenn der Anteil einer zweiten Komponente 10% übersteigt, liegt ein **gemischter Typ** vor (z. B. gemischtes duktales (NOS) und muzinöses Karzinom), wobei gemäß WHO 2003 bei gemischten Typen das invasive duktale Muster (NOS) 10–49% des Tumors ausmacht.

Bei allen invasiven Mammakarzinomen ist eine **histologische Typisierung** entsprechend der aktuellen WHO-Klassifikation durchzuführen (Albert et al. 2008; Kreienberg et al. 2008).

Dies sollte im Falle einer präoperativen Diagnostik bereits am Stanz- bzw. Vakuumbiopsiematerial erfolgen. In Folge einer intratumoralen Heterogenität, kann es selten Abweichungen zwischen der Stanz-/Vakuumbiopsie und dem Operationspräparat geben. Für die abschließende Zuordnung des histologischen Typs ist der Befund am Operationspräparat entscheidend.

> **WHO-Klassifikation der invasiven Mammakarzinome**
> — Invasives duktales Karzinom (»not otherwise specified«, NOS)
>   — Gemischter Typ
>   — Pleomorphes Karzinom
>   — Karzinom mit osteoklastenartigen Riesenzellen
>   — Karzinom mit chorionkarzinomartigen Merkmalen
>   — Karzinom mit melanotischen Merkmalen
> — Invasives lobuläres Karzinom
> — Tubuläres Karzinom
> — Invasives kribriformes Karzinom
> — Medulläres Karzinom
> — Muzinöses Karzinom und andere muzinreiche Tumoren
>   — Muzinöses Karzinom
>   — Zystadenokarzinom und zylinderzelliges muzinöses Karzinom
>   — Siegelringzellkarzinom
> — Neuroendokrine Tumoren
>   — Solides neuroendokrines Karzinom
>   — Atypischer Karzinoidtumor
>   — Kleinzelliges Karzinom
>   — Großzelliges neuroendokrines Karzinom
> — Invasives papilläres Karzinom
> — Invasives mikropapilläres Karzinom
> — Apokrines Karzinom
> — Metaplastische Karzinome
>   — Rein epitheliale metaplastische Karzinome
>   – Plattenepithelkarzinom
>   – Adenokarzinom mit Spindelzell-Metaplasie
>   – Adenosquamöses Karzinom
>   – Mukoepidermoides Karzinom
>   — Gemisches epithelial-/mesenchymales metaplastisches Karzinom

- Lipidreiches Karzinom
- Sekretorisches Karzinom
- Onkozytäres Karzinom
- Adenoid-zystisches Karzinom
- Azinuszell-Karzinom
- Glykogenreiches Klarzellkarzinom
- Sebazeöses Karzinom
- Inflammatorisches Karzinom

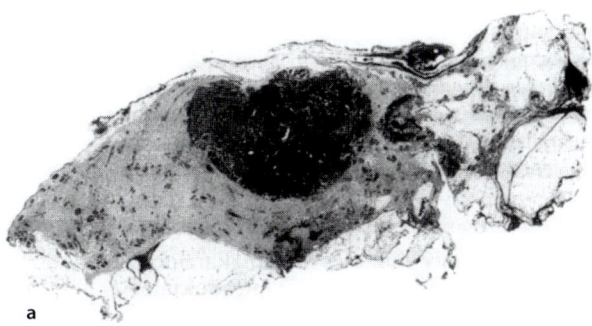

Im Folgenden sollen nur bestimmte histologische Typen näher erläutert werden, die entweder besonders häufig sind oder bei denen die strenge Einhaltung diagnostischer Kriterien für die korrekte Typisierung von besonderer Relevanz ist, da sie für die Prognose und/oder Therapie von Bedeutung sind.

Invasives duktales Mammakarzinom

Das invasive duktale Karzinom (not otherwise specified, NOS) ist mit 40–75% der bei weitem **häufigste Tumortyp**. Er umfasst eine heterogene Gruppe von Tumoren, die nicht in ausreichendem Umfang Charakteristika aufweisen, um einem speziellen histologischen Typ zugeordnet werden zu können.

Der Anteil des Tumorstromas und dessen Fasergehalt bestimmt das makroskopische und radiologische Erscheinungsbild. Bei hohem Anteil an Fasern entsteht ein Tumor mit radiären Ausläufern, der auch mammographisch in der Regel gut sichtbar ist. Bei nur geringem Fasergehalt erscheinen die Mammakarzinome eher glatt konturiert (■ Abb. 9.1).

Meist stellen die invasiven duktalen Karzinome umschriebene einzelne Tumorherde dar und sind deshalb für ein brusterhaltendes operatives Vorgehen geeignet. Es gibt jedoch invasive duktale Karzinome, die mit einer ausgedehnten intraduktalen Tumorkomponente assoziiert sind. Diese In-situ-Anteile können ausgedehnter sein als der invasive Anteil. Um die Gefahr eines lokoregionären Rezidivs zu minimieren, ist das operative Vorgehen dem jeweiligen Tumor individuell anzupassen. Der Pathologe sollte bei Ausdehnung der intraduktalen Komponente über die Grenze des invasiven Karzinoms hinaus, den Abstand der intraduktalen Tumorkomponente zu den nächstgelegenen Resektionsrändern in mm angeben. Außerdem sollte bei den im Rahmen einer brusterhaltenden Therapie entnommenen Operationspräparaten die intraduktale Tumorausdehnung abgeschätzt werden. Liegt eine intraduktale Tumorkomponente von mindestens 25% der Tumorfläche vor, die sich über die Grenzen des invasiven Tumoranteils hinaus ausdehnt, so wird diese als **extensive intraduk-**

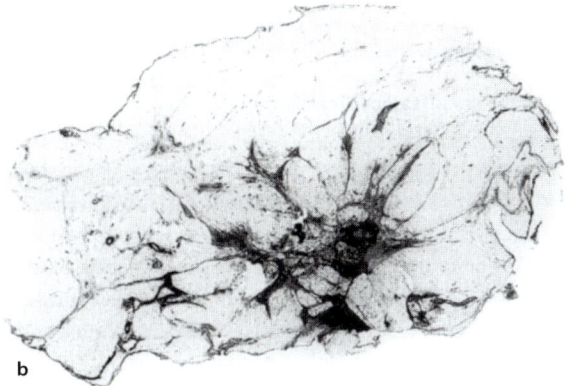

■ Abb. 9.1a,b Großflächenschnitte von duktalen Mammakarzinomen. **a** Stromaarmer Tumor mit glatter Konturierung. **b** Bindegewebsreicher Tumor mit zahlreichen radiären Ausläufern

tale Komponente (EIC) bezeichnet und dokumentiert (Schnitt et al. 1994).

Die **Prognose** des invasiven duktalen Typs ist im Vergleich zur Prognose der Gesamtgruppe aller Mammakarzinome gleich oder etwas schlechter. Die Prognose wird im Wesentlichen durch die etablierten Parameter beeinflusst: Nodalstatus, Tumorgröße, Grading etc.

Therapeutisch relevant ist die **Steroidhormonrezeptorexpression**, die bei ca. 70–80% der invasiven duktalen Karzinome liegt. Eine **HER2-Überexpression** bzw. Amplifikation liegt in ca. 15–25% der Fälle vor.

Invasives lobuläres Mammakarzinom

Invasive lobuläre Karzinome machen ca. 5–15% der invasiven Mammakarzinome aus. Bis vor kurzem war bei postmenopausalen Frauen eine Zunahme der Inzidenz über einen Zeitraum von 20 Jahren zu beobachten. Ein Zusammenhang mit der Hormonersatz-Therapie wird diskutiert (Eheman et al. 2009; WHO 2003). Das klassische Erscheinungsbild des invasiven lobulären Karzinoms wird im Wesentlichen durch seine Kleinzelligkeit, sein dissoziiertes infiltrierendes Wachstum und die begleitende Desmoplasie gekennzeichnet (■ Abb. 9.2). Die

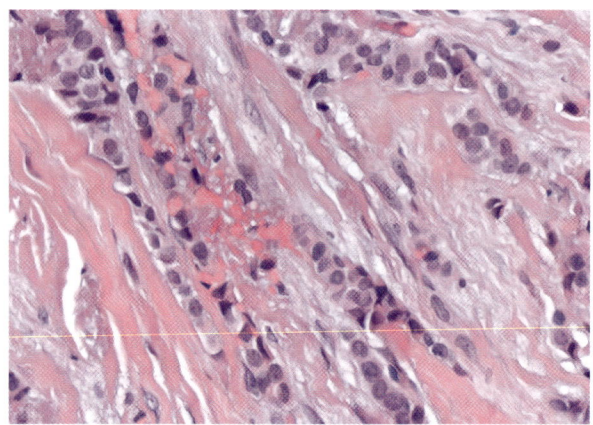

Abb. 9.2 Invasives lobuläres Mammakarzinom vom klassischen Typ mit perlschnurartig angeordneten Zellen

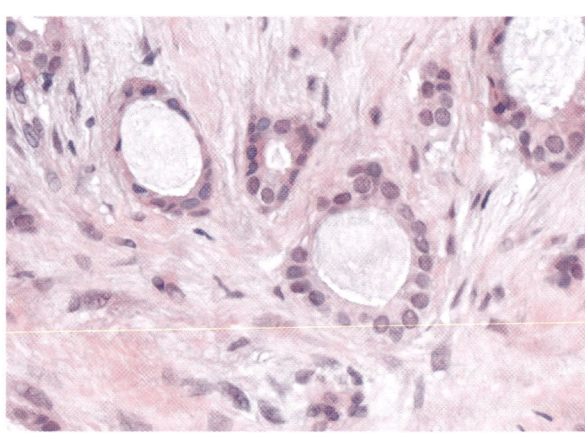

Abb. 9.3 Tubuläres Mammakarzinom mit offenen Drüsenlumina mit geringer Kernpolymorphie, umgeben von lockerem, zellreichem Stroma

diffuse Form der Ausbreitung kann zur Folge haben, dass der Tumor radiologisch erst in fortgeschrittenen Stadien erkannt wird. Die begleitende Desmoplasie bzw. Bindegewebsvermehrung ruft typischerweise eine Architekturstörung in der Mammographie hervor und ist wegweisend für die Diagnose.

Von dem klassischen Typ werden verschiedene morphologische Varianten abgegrenzt (solide, alveoläre, pleomorphe und tubulo-lobuläre Variante sowie Mischtypen), deren prognostische Relevanz unklar ist. Die klassische Form des invasiven lobulären Karzinoms ist in mindestens 90% der Fälle mit einer lobulären Neoplasie assoziiert. Gelegentlich finden sich im Umfeld auch Anteile eines DCIS.

Nahezu alle invasiven lobulären Karzinome weisen in Folge einer genetischen Aberration immunhistologisch einen Verlust des Zelladhäsionsmoleküls **E-Cadherins** an der Tumorzelloberfläche auf. Diagnostisch kann diese Besonderheit zur Abgrenzung gegenüber dem invasiven duktalen Typ genutzt werden.

Die invasiven lobulären Karzinome exprimieren üblicherweise **Steroidhormonrezeptoren**. Eine HER2-Überexpression bzw. Amplifikation ist beim klassischen invasiven lobulären Karzinom sehr selten. Die pleomorphe Variante kann eher eine HER2-Überexpression und -Genamplifikation aufweisen.

Die **Prognose** des invasiven lobulären Karzinoms unterscheidet sich bei stadienangepasster Auswertung nicht von jener des invasiven duktalen Karzinoms. Die invasiven lobulären Karzinome sind aber durch Multifokalität (9–31%), Bilateralität (6–47%) und ein anderes Metastasierungsmuster gekennzeichnet. Knochen, Meningen, Gastrointestinaltrakt und Peritoneum sind häufiger von Fernmetastasen betroffen. Lungenmetastasen werden dagegen seltener als beim duktalen Typ beobachtet.

Tubuläres Karzinom

Das klassische tubuläre Karzinom wird durch die Ausbildung gut differenzierter offener Tubuli mit einreihiger, gering pleomorpher Epithelauskleidung in mehr als 90% der Tumorfläche gekennzeichnet (**Abb. 9.3**). Das klassische tubuläre Karzinom machte vor der Einführung der Screening-Mammographie weniger als 2% der Mammakarzinome aus. Bei subtiler radiologischer Diagnostik wird es häufiger gefunden. Sein Anteil in reinen Screening-Populationen beträgt 8–27%.

Die strenge Einhaltung der morphologischen Kriterien ist für die Abschätzung der **Prognose** entscheidend. Das reine tubuläre Karzinom hat eine exzellente Prognose. Selbst das seltene Vorliegen axillärer Lymphknotenmetastasen (6–19%) hat keinen Einfluss auf die Überlebensrate.

In Begleitung tubulärer Karzinome findet sich in der Mehrzahl der Fälle ein DCIS, meist low-grade. Außerdem besteht ein Zusammenhang mit dem Auftreten der flachen epithelialen Atypie (FEA) und der lobulären Neoplasie (LN).

Die tubulären Karzinome sind in der Regel **Östrogen- und Progesteronrezeptor-positiv** und **HER2-negativ**.

Muzinöses Karzinom

Bei muzinösen Karzinomen liegen Inseln relativ gleichförmiger Zellen in Seen extrazellulären Schleims (**Abb. 9.4**). Die Einstufung als (rein) muzinöses Karzinom ist gemäß der aktuellen WHO-Klassifikation (WHO 2003) nur dann gerechtfertigt, wenn der Tumor vollständig muzinös differenziert ist. Dies trifft auf maximal 2% der invasiven Mammakarzinome zu.

Das muzinöse Stroma gibt dem Tumor makroskopisch ein auffallend glasiges Aussehen. Entsprechend dem geringen Fasergehalt des Tumors erscheint er glatt konturiert.

> Durch die glatte Konturierung und die geringe Dichte können muzinöse Karzinome radiologisch und auch sonographisch wie Zysten imponieren.

Auch hier dient die strenge Einhaltung der diagnostischen Kriterien dem Ziel, Tumoren mit günstiger Prognose zu identifizieren. Nur reine muzinöse Karzinome zeigen auch eine günstige **Prognose**, insbesondere wenn der Tumor klein ist. Die 10-Jahres-Überlebensrate liegt bei 80–100%.

Muzinöse Karzinome sind üblicherweise **ER-positiv** und etwa 70% sind **PR-positiv**. Eine HER2-Überexpression oder -Genamplifikation ist sehr ungewöhnlich.

Medulläres Karzinom

Dieser Karzinomtyp macht weniger als 1% der invasiven Mammakarzinome aus, weist aber einige morphologische und biologische Besonderheiten auf, wegen derer er hier besprochen werden soll.

Medulläre Karzinome sind stromaarme und damit gut konturierte Karzinome. Die glatte Konturierung und der geringe Fasergehalt können Ursache sonographischer und mammographischer Fehleinschätzungen sein.

Die Diagnose eines medullären Karzinoms erfordert die Abgrenzung gegenüber einem duktalen Karzinom. Bei der Diagnose eines medullären Karzinoms muss jedes der folgenden Kriterien erfüllt sein:

- Synzytiales Wachstumsmuster (>75% der Tumorfläche)
- Keine glanduläre Differenzierung
- Diffuse lymphoplasmazelluläre Infiltration (moderat bis stark)
- Mäßig bis starke Kernpleomorphie (zahlreiche Mitosen)
- Zirkulär scharfe Begrenzung (Übersichtsvergrößerung)

Die Tumoren entsprechen somit immer einem histologischen Grad 3 (◘ Abb. 9.5). In der Regel sind sie ER-, PR-, und HER2-negativ (**triple-negativ**).

Dieser Tumortyp unterliegt einer gewissen Variabilität in der Beurteilung. Dies dürfte die Ursache dafür sein, dass es widersprüchliche Daten zur Prognose dieses Tumors gibt. Einige Studien legen nahe, dass etablierte Prognosefaktoren wie das Tumorgrading und die negative Rezeptorstatus bei diesem Tumortyp offenbar keine signifikanten Determinanten für die Prognose sind; d. h. die Prognose ist besser als es diese Faktoren vermuten lassen. In der Mehrzahl der Studien wurde eine deutlich niedrigere Rate an Lymphknotenmetastasen (10–25%) beobachtet. Die 10-Jahres-Überlebensrate liegt bei bis zu 84% (nodalnegative) und damit höher als bei schlecht differenzierten invasiven duktalen Mammakarzinomen.

Bei der Beurteilung von Stanz- und Vakuumbiopsien ist zu berücksichtigen, dass das gewonnene Material nur eingeschränkt repräsentativ ist. Die endgültige Diagnose ist deshalb erst am Tumorresektat möglich.

So genannte **atypische medulläre Karzinome**, die neben einer überwiegend synzytialen Architektur nur 2 oder 3 weitere Kriterien des typischen medullären Karzinoms erfüllen, zeigen keinen Prognosevorteil. Aus diesem Grund wird mittlerweile empfohlen, diese Bezeichnung zu vermeiden und diese Karzinome als invasive duktale Karzinome (NOS) zu klassifizieren. Meist sind sie ebenso wie die typischen medullären Karzinome ER-, PgR- und HER2-negativ (triple negativ). Ein Teil von ihnen teilt auch pathogenetisch eine Eigenschaft mit dem medullären Karzinom: Sie finden sich gehäuft in der Gruppe der BRCA1-assoziierten Mammakarzinome.

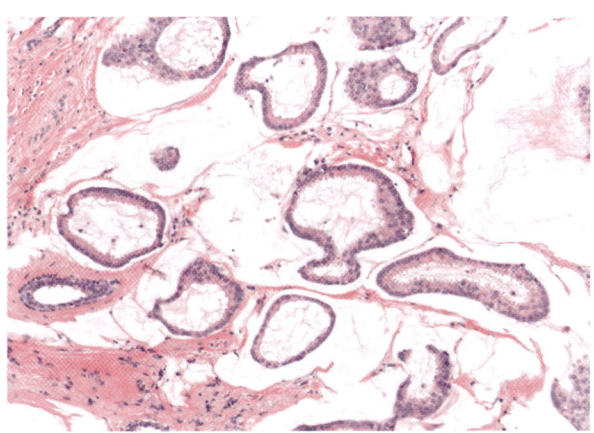

◘ **Abb. 9.4** Muzinöses Karzinom mit ausgedehnten interstitiellen Schleimansammlungen, in denen wenige Tumorzellgruppen liegen

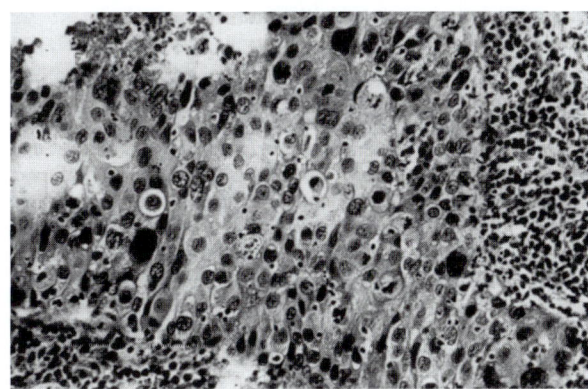

◘ **Abb. 9.5** Medulläres Mammakarzinom mit synzytialen, großzelligen Epithelverbänden mit starker Kernpolymorphie, umgeben von dichten lymphozytären Infiltraten

Wichtig
Bei Vorliegen eines triple-negativen invasiven G3-Karzinoms (NOS) mit einer Morphologie, die dem medullären Karzinom ähnelt, sollte im Befundbericht auf die Möglichkeit eines familiären Hintergrundes hingewiesen werden (Albert et al. 2008; Kreienberg et al. 2008).

9.3 Histologisches Grading

Der histologische Differenzierungsgrad ist ein wichtiger Prognosefaktor, sogar bei Mammakarzinomen <1 cm. Auch wenn der Differenzierungsgrad bei bestimmten speziellen Typen eines der definierenden Kriterien ist (zum Bespiel: tubuläre Karzinome sind per definitionem G1, medulläre Karzinome G3), ermöglicht die Kombination aus histologischem Typ und Grad bei anderen speziellen Typen, nämlich dem lobulären und muzinösen, eine genauere Abschätzung der Prognose als durch den Typ alleine.

 Tab. 9.1 Histologisches Grading (Elston u. Ellis 1991)

Merkmale	Kriterien	Scorewerte
Tubulusbildung	>75%	1
	10–75%	2
	<10%	3
Kernpleomorphie	Gering	1
	Mittelgradig	2
	Stark	3
Mitoserate	0–5/10 HPF*	1
	6–11/10 HPF	2
	≥12/HPF	3
Scoresummen	3–5	G1 (gut differenziert)
	6–7	G2 (mäßig differenziert)
	8–9	G3 (schlecht differenziert)

*HPF = »high power field« (400×); für die Zuordnung der Scorewerte ist die Berücksichtigung der individuellen Gesichtsfeldgröße erforderlich (Elston u. Ellis 1991). Die hier angegebenen Kriterien gelten für einen Gesichtsfelddurchmesser von 0,45 mm. Zur Vergabe des Mitose-Scores bezogen auf individuelle Gesichtsfeldgrößen vergleiche http://www.cancerscreening.nhs.uk/breastscreen/publications/nhsbsp58-poster.pdf

 Wichtig
Bei allen invasiven Mammakarzinomen ist ein Grading durchzuführen (Albert et al. 2008; Kreienberg et al. 2008).

Der histologische Grad stellt darüber hinaus auch einen wertvollen prädiktiven Faktor für das Ansprechen einer Chemotherapie dar. G3-Tumoren sprechen auf eine adjuvante und neoadjuvante Therapie besser an als G1-Tumoren.

Daher sollte im Falle einer präoperativen Diagnostik das Grading bereits am Stanz- bzw. Vakuumbiopsiematerial erfolgen. Allerdings kann es gelegentlich geringe Abweichungen zwischen der Stanz-/Vakuumbiopsie und dem Operationspräraparat geben (maximal 25% der Fälle). Die abschließende Zuordnung des histologischen Grades erfolgt am Operationspräparat.

 Wichtig
Das histologische Grading erfolgt nach einer Modifikation des von Bloom und Richardson vorgeschlagenen Gradings entsprechend Elston und Ellis (1991; Tab. 9.1).

9.4 Peritumorale Lymphgefäßinvasion

Die peritumorale (Lymph-)Gefäßinvasion (LVI) stellt ein signifikant hohes und unabhängiges Risiko für die Ausbildung von lokalen Tumorrezidiven dar. Bei nodal negativen T1-Tumoren ist der Nachweis einer LVI besonders relevant, da hierdurch eine Gruppe von Patientinnen identifiziert wird, deren Risiko für ein Rezidiv und die Entwicklung von Fernmetastasen signifikant erhöht ist.

 Wichtig
Der Nachweis von Tumorzellkomplexen in peritumoralen Lymphgefäßen sollte angegeben werden. (Albert et al. 2008; Kreienberg et al. 2008).

In der internationalen Literatur schwanken die Angaben zur Häufigkeit der LVI zwischen 8 und 33%. Eine der Ursachen ist die relativ hohe Variabilität in der Beurteilung. Bei der Diagnostik einer LVI sind daher strenge Kriterien anzuwenden, um von einer LVI Tumorzellkomplexe abzugrenzen, die in artifiziell entstandenen Gewebsspalten liegen (beispielsweise als Folge von Schrumpfungsartefakten):

- Die Tumorzellen sind im peritumoralen Gewebe nachweisbar.

- Die Tumorzellen liegen in kapillären Gefäßräumen, die von einem Endothelsaum ausgekleidet werden.

Gelegentlich kann eine Immunhistochemie (z. B. D2-40-Nachweis) hilfreich sein.

9.5 Zusatzuntersuchungen

❗ **Wichtig**
Beim invasiven Mammakarzinom ist in der Primärdiagnostik der Hormonrezeptorstatus und der HER2-Status zu bestimmen. Die Zuverlässigkeit der eingesetzten Nachweisverfahren muss sichergestellt sein. Dies beinhaltet die interne Testvalidierung, die Verwendung standardisierter Protokolle und interner Kontrollen sowie die regelmäßige erfolgreiche Teilnahme an externen Qualitätssicherungsmaßnahmen (z. B. Ringversuchen; Albert et al. 2008; Kreienberg et al. 2008).

9.5.1 Hormonrezeptorbestimmung

Östrogen(ER)- und Progesteronrezeptoren(PR) haben zwar nur eine relativ schwache prognostische Relevanz, stellen aber die stärksten prädiktiven Faktoren für das Ansprechen einer endokrinen Therapie dar.

❗ **Wichtig**
Die Bestimmung des Östrogen- und Progesteronrezeptorstatus sollte immunhistochemisch erfolgen, bei präoperativer Sicherung eines invasiven Karzinoms vorzugsweise bereits in der Stanzbiopsie. Es ist jeweils der Prozentsatz positiver Tumorzellkerne anzugeben (Albert et al. 2008; Kreienberg et al. 2008).

Nach wie vor ist die Grenzwertdefinition für einen endokrin ansprechbaren bzw. empfindlichen Tumor in Diskussion. Gemäß dem aktuellen St.-Gallen-Konsens von 2009 wurde die frühere Einteilung in 3 Kategorien (endokrin nicht ansprechbar, endokrin unsicher ansprechbar, endokrin ansprechbar) verlassen (Goldhirsch et al. 2009). Die Experten empfehlen, eine adjuvante endokrine Therapie bei fast allen Patienten in Erwägung zu ziehen, bei denen der Tumor irgendeine ER-Expression zeigt (auch in weniger als 10% der Tumorzellen). Als endokrin nicht ansprechbar gelten danach nur jene Tumoren, die komplett ER-negativ sind. Der PR hat aus Sicht dieser Experten keinen Einfluss auf die Therapieentscheidung.

In Deutschland wird derzeit empfohlen, zusätzlich immunhistochemische Scores zu bestimmen, die auch die Färbeintensität berücksichtigen (Beckmann et al. 2009). Als Scores eignen sich sowohl der international akzeptierte **Allred-Score** (Harvey et al. 1999) als auch der in Deutschland etablierte **immunreaktive Score** (IRS) nach Remmele und Stegner (1987; ◘ Tab. 9.2).

◘ **Tab. 9.2** Immunhistochemische Scores zur Hormonrezeptor-Bewertung

Prozentsatz positiver Zellkerne		Färbeintensität		Score
Immunreaktiver Score (Remmele u. Stegner 1987)				
Keine positiven Kerne	–0 Punkte	Keine Farbreaktion	–0 Punkte	0–12 Punkte
<10% positive Kerne	–1 Punkt	Schwache Färbereaktion	–1 Punkt	
10–50% positive Kerne	–2 Punkte	Mäßige Färbereaktion	–2 Punkte	
51–80% positive Kerne	–3 Punkte	Starke Färbereaktion	–3 Punkte	
>80% positive Kerne	–4 Punkte			
Allred-Score (Harvey et al. 1999)				
Keine positiven Kerne	–0 Punkte	Keine Farbreaktion	–0 Punkte	0–8 Punkte
<1% positive Kerne	–1 Punkt	Schwache Färbereaktion	–1 Punkt	
1–10% positive Kerne	–2 Punkte	Mäßige Färbereaktion	–2 Punkte	
11–33% positive Kerne	–3 Punkte	Starke Färbereaktion	–3 Punkte	
34–66% positive Kerne	–4 Punkte			
>66% positive Kerne	–5 Punkte			

9.5.2 HER2-Bestimmung

In Folge der Zulassung des humanisierten anti-HER2-Antikörpers **Trastuzumab** für die adjuvante Behandlung von Patientinnen mit HER-2-positivem Mammakarzinom wird heutzutage die Bestimmung des HER2-Status im Rahmen der Primärdiagnostik empfohlen. Der humane epidermale Wachstumsfaktor-Rezeptor-2 (HER2) wird in 15–25% der Mammakarzinome überexprimiert, üblicherweise auf dem Boden einer Genamplifikation. Die HER2-Überexpression bzw. Genamplifikation ist mit einem aggressiveren Wachstumsverhalten der Karzinome assoziiert.

> ! **Wichtig**
> **Immunhistochemie, Fluoreszenz-in-situ-Hybridisierung (FISH) und chromogene In-situ-Hybridisierung (CISH) können zur HER2-Diagnostik eingesetzt werden. Die Zuverlässigkeit des Nachweisverfahrens muss sichergestellt sein (Albert et al. 2008; Kreienberg et al. 2008).**

Die Validität und Reproduzierbarkeit der HER2-Bestimmung lässt sich mit standardisierten Testkits leichter ge-

währleisten, weshalb die Verwendung solcher Testkits empfohlen wird. Die Anwendung folgt dabei exakt den Angaben des Herstellers.

> **Definition**
> Als Voraussetzung für die Trastuzumab-Therapie wird HER2-Positivität definiert als eine immunhistochemisch nachgewiesene Proteinüberexpression mit einem Score 3+ (gleichmäßige intensive zirkuläre Membranreaktion in mehr als 30% der invasiven Tumorzellen) oder eine mittels FISH oder CISH nachgewiesene Genamplifikation (HER2/CEP17-Quotient >2,2 oder durchschnittliche HER2-Genkopienzahl >6 pro Kern; ◘ Abb. 9.6; Albert et al. 2008; Kreienberg et al. 2008).

9.5.3 Molekulare Signaturen

Durch die Analyse von Genexpressionsprofilen wurden verschiedene molekulare Subtypen des Mammakarzinoms identifiziert (Perou et al. 2000; Sorlie et al. 2001). Die genannten Subtypen unterscheiden sich in ihrem

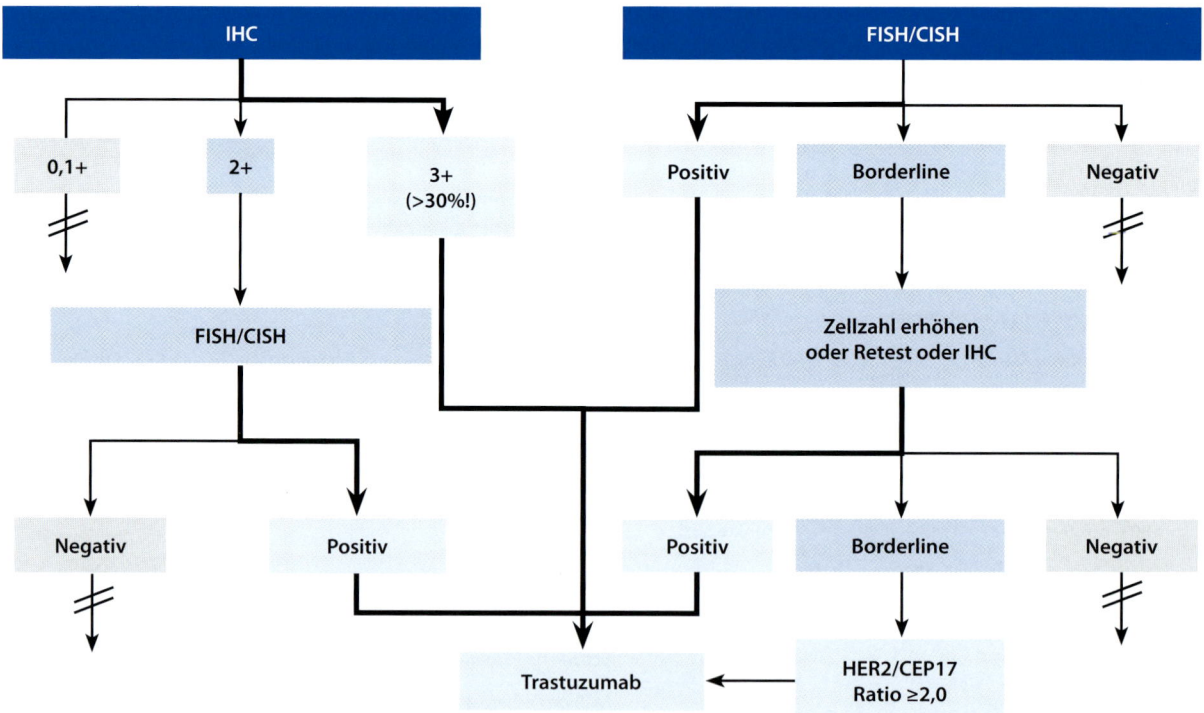

Borderline-Kategorie: FISH: Ratio 1,8-2,2
                          CISH: 4-6 Gensignale

◘ **Abb. 9.6** Aktueller empfohlener HER2-Testalgorithmus

klinischen Verlauf und Therapieansprechen. Besondere Beachtung fand die Beschreibung des **basal-ähnlichen Genotyps** des Mammakarzinoms. Dieser Genotyp verhält sich prognostisch besonders ungünstig. Es handelt sich in der Mehrzahl der Fälle um schlecht differenzierte invasive duktale Karzinome (G3), die eine solide Architektur mit landkartenartigen Nekrosen und lymphoplasmazelluläre Stromainfiltrate aufweisen. Außerdem sind die Tumoren üblicherweise triple-negativ (ER-, PR- und HER2-negativ) und exprimieren basale Zytokeratine sowie EGFR. Dennoch besteht auch bei dieser Subgruppe eine gewisse Hetereogenität. Auch wenn ca. 80% der BRCA1-assoziierten Mammakarzinome und der triple-negativen Karzinome in der basal-ähnlichen Gruppe clustern, sind sie nicht miteinander identisch.

> ❗ **Wichtig**
> **Bislang lässt sich der basal-ähnliche Genotyp mithilfe immunhistochemischer Marker nicht sicher identifizieren (Ross et al. 2008).**

Mittlerweile sind eine Reihe weiterer Genexpressions-Signaturen publiziert worden, die zumeist primär auf die Vorhersage des Verlaufes ausgelegt sind. Zu ihnen zählen unter anderen der Recurrence Score (OncotypeDX), der ausschließlich für ER-positive Tumoren entwickelt wurde, und die 70-Gen-Signatur des Netherland Cancer Institute (Mammaprint) (Übersicht bei Ross et al. 2008).

Sofern die Signaturen eine prädiktive Zielsetzung besitzen, ist diese in erster Linie auf die Wirksamkeit von Tamoxifen in ER-positiven Patienten ausgerichtet. Es existieren nur sehr begrenzt Daten zur Vorhersage des Ansprechens von Chemotherapien. Daten aus prospektiven randomisierten Studien fehlen vollständig.

> ❯ **Aus Sicht der deutschen Experten ist keine der genannten Signaturen derzeit ausreichend validiert, um ihren Einsatz in der Routine empfehlen zu können (Beckmann et al. 2009; Kreienberg et al. 2008).**

9.6   Sonderfälle

9.6.1   Inflammatorisches Mammakarzinom

Die Diagnose eines inflammatorischen Karzinoms wird bestimmt durch das klinische Bild eines ausgeprägten Hautödems und -erythems der Mamma wie bei einer Mastitis. In 80% der Fälle kann histopathologisch eine Lymphgefäßinvasion der Haut festgestellt werden. Das zugrunde liegende Mammakarzinom ist klinisch oftmals schwer abgrenzbar. Dennoch muss ein histologischer Karzinomnachweis in jedem Fall angestrebt werden. Meist

handelt es sich um schlecht differenzierte (G3), hormonrezeptornegative invasive duktale Mammakarzinome mit HER2-Überexpression.

In der Regel ist wegen der ausgedehnten Lymphgefäßinvasion eine primäre Resektion in sano nicht möglich. Stattdessen erfolgt eine primäre Chemotherapie. Die Prognose ist mit einer 5-Jahres-Überlebensrate von 30% ungünstig.

9.6.2   Okkultes Mammakarzinom

Diese Bezeichnung wird auf jene Mammakarzinome angewandt, die durch das Auftreten axillärer Lymphknotenmetastasen symptomatisch werden, bei denen aber weder palpatorisch noch mammographisch ein Primärtumor in der Brust nachweisbar ist. Mittels immunhistologischer Untersuchungen der Metastase können Hinweise auf die Lokalisation des Primärtumors in der Mamma gewonnen werden (u. a. Hormonrezeptoren, GCDFP-15, CA 15-3, CEA, Zytokeratinmuster). Aber auch bei negativem Ausfall aller Reaktionen kann ein Primärtumor in der Mamma vorliegen. Ein mammaspezifischer immunhistochemischer Marker ist bis heute nicht verfügbar. In einem Teil der Fälle gelingt der Nachweis eines Primärtumors in der Mamma durch die Sonographie oder durch die Magnetresonanztomographie.

9.7   Diagnostische Methodik

9.7.1   Histologische Diagnosesicherung

Die primäre Therapie eines Mammakarzinoms wird erst nach der histopathologischen Sicherung der Diagnose begonnen. Die histopathologische Diagnostik lässt sich in zwei Bereiche gliedern:

- Prätherapeutische histologische Sicherung durch Stanz- oder Vakuumbiopsie mit (vorläufiger) Klassifikation des Primärtumors, Grading und Bestimmung der prädiktiven Faktoren (ER, PR, HER2)
- Pathomorphologische Aufarbeitung der Operationspräparate mit endgültiger histologischer Klassifikation einschließlich Grading und der Zuordnung zu dem entsprechenden pTNM-Stadium (◻ Tab. 9.3)

In früheren Jahren wurde die Diagnose in der Regel intraoperativ mit Hilfe einer Schnellschnittuntersuchung gestellt. Heutzutage wird die Diagnose üblicherweise präoperativ durch perkutane Biopsie gesichert. Dies eröffnet zusätzlich die Option einer primären systemischen Therapie.

Generell ist bei der Begutachtung der Gewebeproben eine Korrelation der pathomorphologischen Befunde mit den klinischen/bildgebenden Befunden notwendig, um sicherzustellen, dass die auffälligen Läsionen durch die Gewebeentnahmen repräsentativ erfasst wurden.

Es empfiehlt sich, sich bei der pathomorphologischen Begutachtung der Parameter an vorhandenen evidenz-basierten Leitlinien zu orientieren, die auf die Durch-führung notwendiger und sinnvoller Untersuchungen ausgerichtet sind. Detaillierte Erläuterungen und Anmer-kungen zum systematischen Vorgehen bei der Begutach-tung der Gewebeproben sind den Stufe-3-Leitlinien zur Brustkrebsfrüherkennung und Diagnostik, Therapie und Nachsorge des Mammakarzinoms zu entnehmen (Albert et al. 2008; Kreienberg et al. 2008).

9.7.2 Allgemeine Grundsätze

Die Gewebeproben müssen die in der Übersicht aufge-führten Bedingungen erfüllen, um eine möglichst exakte pathomorphologische Diagnostik zu gewährleisten. Sie erfordert eine gut organisierte Kooperation zwischen den beteiligten Disziplinen. Eine adäquate Fixation ist Vor-aussetzung für die zuverlässige Bestimmung der prognos-tischen und prädiktiven Faktoren.

> **Checkliste Gewebeproben**
> - Das Operationsmaterial ist ohne vorherige Gewe-beentnahme durch den Kliniker/Operateur (oder andere) an den Pathologen zu übersenden.
> - Die Exzisate/Mastektomiepräparate sind vom Ope-rateur eindeutig topographisch zu markieren (z. B. mit verschiedenfarbigen Fäden); die Lage der Mar-kierungen ist auf dem klinischen Begleitformular zu vermerken.
> - Die Gewebefixation erfolgt in 4%-igem neutral gepuffertem Formalin. Empfohlen wird eine Fixati-onsdauer zwischen 6 h und 48 h.

9.7.3 Allgemeine Patientendaten, Vorbefunde, anamnestische Angaben

Der Pathologe benötigt folgende Angaben:
- Patientendaten (Name, Geburtsdatum, Geschlecht, Identifikationsnummer, wenn vorhanden)
- Verantwortlicher Arzt
- Tag der Entnahme

- Weitere klinische Informationen:
  - Entnahmelokalisation der Gewebeprobe
  - Art der Gewebeprobe (z. B. Vakuumbiopsie)
  - Klinischer/mammographischer Befund (z. B. Be-fund palpabel/nicht palpabel; Mikrokalzifikation vorhanden/nicht vorhanden, ggf. mit Übersen-dung der Präparat-Radiographie)
- Vorbefunde und wesentliche Angaben zur Vorge-schichte

9.7.4 Dokumentation

Als Ergebnis der makroskopischen und mikroskopischen Begutachtung sollten die in der Übersicht aufgeführten Angaben im Befundbericht dokumentiert werden.

> **Inhalt des Befundberichtes**
> - Art der Gewebeprobe
> - Seitenangabe
> - Wesentliche pathologische Veränderungen (z. B. invasives Karzinom, atypische duktale Hyperplasie)
> - Karzinom:
>   - Histologischer Typ
>   - Grading (für invasive Karzinome und DCIS)
>   - Ausdehnung eines assoziierten intraduktalen Karzinoms/DCIS*
>   - Tumorgröße* (DCIS und invasive Karzinome; bei invasiven Karzinomen mit extensiver intraduk-taler Komponente (Definition ▶ Abschn. 9.2.2): Angabe der Größe des invasiven Anteils sowie zusätzlich Angabe der Größe des assoziierten DCIS)
>   - Gegebenenfalls Angabe weiterer, zusätzlicher Tumorherde, falls vorhanden* (Multifokalität/ Multizentrizität)
>   - Resektionsrand* (für invasive Karzinome und DCIS):
>   – Tumor unmittelbar am Resektionsrand
>   – Tumor nicht unmittelbar am Resektions-rand; dann Mindestabstand des Tumors zum Resektionsrand in mm mit Lokalisati-onsangabe (ggf. für intraduktale Kompo-nente getrennt)
>   - Peritumorale Gefäßinvasion (wenn lichtmikros-kopisch vorhanden)
>   - pTNM-Klassifikation* (UICC 2010) (◙ Tab. 9.3)
>   - Spezielle Zusatzuntersuchungen:
>   – Hormonrezeptorstatus (für DCIS und invasive Karzinome)

- HER-2/neu-Status (für invasive Karzinome)
- Gegebenenfalls andere (z. B. Ki-67 für invasive Karzinome)
- Mikrokalzifikationen, falls vorhanden: Angabe der assoziierten benignen oder malignen Läsion
- Kommentare:
  - Bezug zum intraoperativ mitgeteilten Schnellschnittbefund
  - Bezug zu klinischen/radiologischen Befunden (v. a. radiologisch relevante Mikrokalzifikationen: z. B. »Korrelation gegeben« oder »Korrelation nicht sicher«)
  - Bezug zu Befunden an anderen Gewebeproben/Voruntersuchungen (bei Befundung der Operationspräparate nach perkutaner Mammabiopsie: Stellungnahme erforderlich, ob Biopsiehöhle im Operationspräparat erfasst ist oder nicht)

(*wird bei perkutanen Biopsien nicht erhoben)

Anmerkung: Derzeit liegt keine international einheitliche Definition der Begriffe »Multifokalität« und »Multizentrizität« vor. Empfohlen wird folgende Zuordnung:

- **Multifokalität**: Auftreten von getrennten Karzinomherden in einem Quadranten bzw. nach Faverly et al. (1994) bei einem Abstand zwischen den Herden von weniger als 4 cm
- **Multizentrizität**: Auftreten von getrennten Karzinomherden in mehr als einem Quadranten bzw. nach Faverly et al. (1994) bei einem Abstand von mindestens 4 cm zwischen den Herden

9.7.5 Schnellschnittuntersuchung

Eine Schnellschnittdiagnostik an den Gewebszylindern, die durch die interventionelle Diagnostik gewonnen werden, wird nicht empfohlen.

> **! Wichtig**
> Heutzutage erfolgt die intraoperative Dignitätsfestlegung durch Schnellschnitt nur ausnahmsweise. Voraussetzungen für einen Schnellschnitt an Operationspräparaten der Mamma sind (Albert et al. 2008; Kreienberg et al. 2008):
> - Die Läsion ist intraoperativ und im Präparat palpabel.
> - Die Läsion ist groß genug (im Allgemeinen >10 mm).

Ziel der intraoperativen Schnellschnittuntersuchung an Operationspräparaten der Mamma ist die Beurteilung

jener Kriterien, die das weitere operative Vorgehen unmittelbar beeinflussen:

- Dignität der Läsion: benigne oder maligne (DCIS oder invasive Karzinome)
- Größe und Ausdehnung eines Tumors (ggf. Erkennung multipler Tumorherde)
- Sicherheitsabstände zu den Resektionsrändern (optional)

Die intraoperative Untersuchung der Sentinel-Lymphknoten (SLN) ermöglicht im positiven Fall die einzeitige Operation der Axilla. Allerdings ist bei negativem Ergebnis zu berücksichtigen, dass durch die nachfolgende Bearbeitung des Formalin-fixierten und Paraffin-eingebetteten Restmaterials noch in bis zu 21% der Fälle Metastasen in den Sentinel-Lymphknoten gefunden werden. Eine intraoperative Aufarbeitung der Lymphknoten in Schnittstufen ist gemessen an der eingeschränkten Beurteilbarkeit von Gefrierschnitten und dem Aufwand nicht gerechtfertigt.

9.7.6 Operationspräparate bei brusterhaltender Therapie

Die exakte Beurteilung der genannten Parameter setzt eine standardisierte Bearbeitung der Operationspräparate voraus. Dies beinhaltet die Markierung der Präparatoberfläche mit Tusche, Latex oder anderem geeignetem Material zur Beurteilung der Schnittränder. Die Präparate werden durch Parallelschnitte senkrecht zur Längsachse des Präparates von einem Ende des Präparates zum anderen lamelliert (Lamellendicke ca. 5 mm). Bei entsprechender topographischer Markierung kann dies gegebenenfalls auch nach der Mamille orientiert erfolgen. Anschließend werden die Lamellen nummeriert und es folgt die systematische, orientierte Gewebseinbettung (Abb. 9.7).

Dabei hängt der notwendige Aufwand von der vorliegenden Läsion ab. Bei einem tastbaren Tumor erlaubt die Einbettung eines Tumorquerschnittes einschließlich der Resektionsränder in der Regel eine adäquate pathomorphologische Begutachtung. Demgegenüber ist der Aufwand bei Vorliegen einer nicht-tastbaren Läsion meist höher. Liegt beispielsweise mammographisch auffälliger Mikrokalk vor, so ist in diesem Fall die Einbettung des gesamten mammographisch suspekten Herdes, der Resektionsränder und des verdichteten Gewebes außerhalb des radiologisch auffälligen Bezirkes erforderlich. Notwendig ist, dass dem Pathologen eine Präparat-Radiographie zur Korrelation der Befunde zur Verfügung steht.

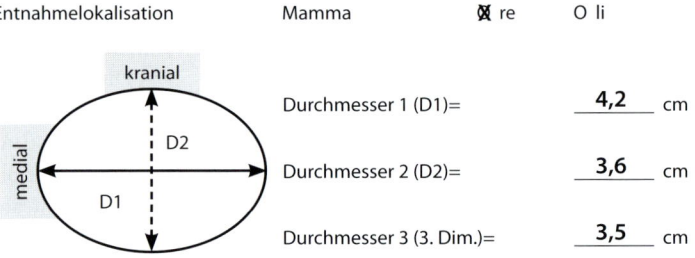

Entnahmelokalisation   Mamma   ☒ re   O li

kranial

medial   D2

D1

Durchmesser 1 (D1)=   **4,2**   cm

Durchmesser 2 (D2)=   **3,6**   cm

Durchmesser 3 (3. Dim.)=   **3,5**   cm

Anzahl der Scheiben: **8**

Nummerierung der Scheiben ausgehend vom linken Rand der obigen Skizze.

Orientierung der Scheiben wie oben.

Einzeichnen der Materialentnahme (Angabe der Blockbezeichnung):

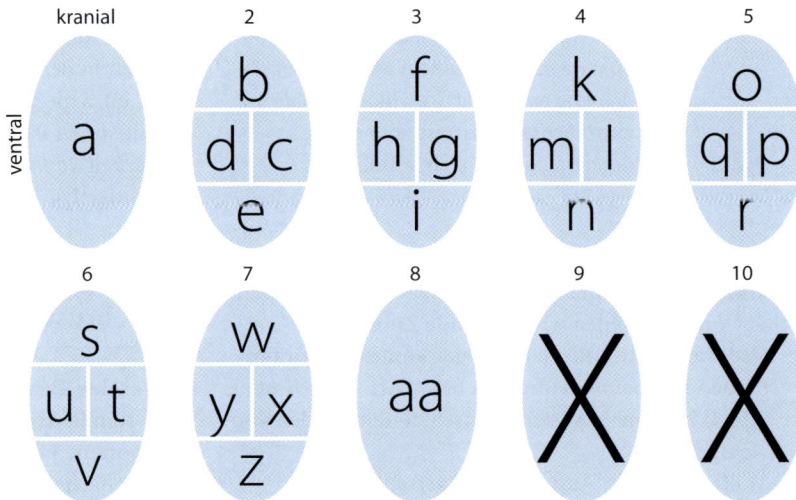

◻ Abb. 9.7 Optionale Skizzierung der orientierten Gewebeentnahmen auf einer Vorlage. Zuvor Lamellierung des Segmentresektates in parallele Scheiben zur vollständigen histologischen Untersuchung

9.7.7 Mastektomiepräparate

Eine Mastektomie erfolgt in der Regel nach Sicherung eines Karzinoms durch interventionelle Diagnostik oder Exzisionsbiopsie. Sie führt zur endgültigen Tumorklassifikation und Graduierung mit Festlegung der Tumorausdehnung.

Um eine rasche Fixation des Gewebes zu erreichen, empfiehlt sich die Übersendung des Präparates an den Pathologen unmittelbar nach der Operation, um durch das Lamellieren der Präparate die Gewebekonservierung zu beschleunigen.

Die Gewebsentnahmen dienen zur Aussage über Tumorresiduen und deren Ausdehnung sowie dem Bezug zur Haut und den Resektionrändern. Wenn die Mastektomie wegen eines DCIS erfolgte oder radiologisch ausgedehnte Mikroverkalkungen vorlagen, kann eine Paräparatradiographie der Gewebslamellen hilfreich sein, um die Veränderungen genau zu lokalisieren und eine gezielte Entnahme zur Bestimmung der Ausdehnung und des Bezuges zu den Resektionsränder vornehmen zu können.

9.7.8 Lymphknoten

Der Lymphknotenstatus ist nach wie vor der wichtigste Prognosefaktor beim Mammakarzinom. Heutzutage stellt die Sentinel-Lymphknoten-Biopsie (SLNB) das bevorzugte Verfahren zur Bestimmung des Nodalstatus dar. Voraussetzung ist die Beachtung der empfohlenen Qualitätskriterien (Kreienberg et al. 2008; Kuehn et al. 2005).

Minimales Ziel der histologischen Untersuchung ist die Entdeckung aller **Makrometastasen** (>2 mm; Amendoeira et al. 2006; Kuehn et al. 2005; Lyman et al. 2005). Wünschenswert aber nicht obligat ist außerdem die Identifikation von **Mikrometastasen** (≤2 mm, aber >0,2 mm), da bei dem Vorliegen von Mikrometastasen in ca. 20% mit dem Befall weiterer Lymphknoten zu rechnen ist, bei einer Größe von >1 mm sogar in ca. 30% der Fälle. Die histologische Untersuchung der SLN zielt nicht auf die Entdeckung isolierter Tumorzellen (ITC) ab. Werden ITC nachgewiesen, ist auf ihre korrekte Klassifikation zu achten (s. unten).

□ Tab. 9.3 pTNM-Klassifikation des Mammakarzinoms (UICC 2010)

Bezeichnung	Bedeutung	Bezeichnung	Bedeutung
pT	Primärtumor	pN1a	1–3 axilläre Lymphknotenmetastasen, mindestens eine >2 mm
pTX	Primärtumor kann nicht beurteilt werden	pN1b	Mikroskopische Metastasen in Sentinel-Lymph-knoten entlang der A. mammaria interna
pT0	Kein Anhalt für Primärtumor		
pTis	Carcinoma in situ (duktal und lobulär)	pN1c	pN1a und pN1b
pT1	Maximaler Tumordurchmesser von 2,0 cm	pN2	Metastasen in 4–9 ipsilateralen axillären Lymphknoten oder in klinisch erkennbaren Lymphknoten entlang der A. mammaria inter-na ohne axilläre Metastasen
pT1mic	Mikroinvasion von 0,1 cm oder weniger		
pT1a	>0,1–0,5 cm		
pT1b	>0,5–1,0 cm	pN2a	Metastasen in 4–9 axillären Lymphknoten, darunter mindestens einer >2 mm
pT1c	>1,0–2,0 cm		
pT2	>2,0–5,0 cm	pN2b	Metastasen in klinisch erkennbaren Lymph-knoten entlang der A. mammaria interna ohne axilläre Lymphknotenmetastasen
pT3	>5,0 cm		
pT4	Tumor jeder Größe mit direkter Ausdehnung auf Brustwand und Haut	pN3	Metastasen wie nachfolgend beschrieben
pT4a	Mit Ausdehnung auf die Brustwand (Rippen, Interkostalmuskulatur oder vorderer Serratus-muskel, nicht auf die Pektoralismuskulatur)	pN3a	Metastasen in ≥10 ipsilateralen axillären Lymphknoten (wenigstens eine >2 mm) oder in ipsilateralen infraklavikulären Lymphknoten
pT4b	Mit Ödem (einschließlich Apfelsinenhaut) oder Ulzeration der Brusthaut oder Satelliten-knötchen der Haut derselben Brust	pN3b	Metastasen in klinisch erkennbaren Lymph-knoten entlang der A. mammaria interna mit mindestens einer axillären Lymphknotenme-tastase oder Lymphknotenmetastasen in mehr als 2 axillären Lymphknoten und in Lymph-knoten entlang der A. mammaria interna, nachgewiesen durch Untersuchung des/der Sentinel-Lymphknoten(s), aber nicht klinisch erkennbar
pT4c	Beide Kriterien von pT4a und pT4b gemeinsam		
pT4d	Inflammatorisches Karzinom		
pN	Regionäre Lymphknoten		
pNX	Keine Beurteilung der regionären Lymphkno-ten möglich		
pN0	Keine regionären Lymphknotenmetastasen	pN3c	Metastasen in ipsilateralen supraklavikulären Lymphknoten
pN1mi	Mikrometastasen (>0,2 mm und/oder mehr als 200 Tumorzellen, aber nicht größer als 0,2 cm)	pM	Fernmetastasen
		pMX	Vorliegen von Fernmetastasen kann nicht beurteilt werden
pN1	Metastasen in 1–3 ipsilateralen Lymphknoten und/oder mikroskopische Metastasen in Senti-nel-Lymphknoten entlang der ipsilateralen A. mammaria interna	pM0	Keine Fernmetastasen
		pM1	Fernmetastasen

Anmerkungen zur Klassifikation regionärer Lymphknotenmetastasen (UICC 2010):
- Wenn die pathologischer Klassifikation auf einer Sentinel-Lymphknoten-Untersuchung basiert, wird dies durch das Suffix (sn) gekenn-zeichnet, also beispielsweise pN0(sn).
- Fälle mit isolierten Tumorzellen (ITC) in regionären Lymphknoten werden als pN0(i+) klassifiziert. ITC sind definiert als einzelne Tumorzel-len oder kleine Kluster von Zellen, die nicht größer als 0,2 mm in der größten Ausdehnung sind. Als zusätzliches Kriterium wurde vorge-schlagen, ein Kluster von weniger als 200 Zellen (in einem histologischen Schnitt) einzuschließen.
- Eine Bestätigung einer »klinisch erkennbaren« Metastase durch eine Feinnadelbiopsie mit zytologischer Untersuchung, allerdings ohne bioptische Sicherung, wird mit dem Suffix »f« zur klinischen Klassifikation gekennzeichnet, z. B. cN3a(f).
- Eine Exzisionsbiopsie eines (Sentinel-)Lymphknotens in der Abwesenheit einer pT-Kategorie wird klinisch klassifiziert, also cN1. Eine patho-logische Klassifikation (pN) bei der Exzision eines Sentinel-Lymphknotens kann nur beim Vorliegen einer pT-Kategorie verwendet werden.
- ypN nach Behandlung:
  - Der Zusatz »sn« wird nur dann verwendet, wenn eine Sentinel-Lymphknoten-Untersuchung nach der Behandlung vorgenommen wurde. Wenn kein Zusatz angegeben ist, ist davon auszugehen, dass die Untersuchung der axillären Lymphknoten an durch Dissektion entfernten Lymphknoten vorgenommen wurde.
  - Der Zusatz »X« wird dann verwendet (ypNX), wenn nach der Behandlung keine Untersuchung des Sentinel-Lymphknotens oder eines Axilladissektates erfolgte.
  - Die N-Kategorien entsprechen den pN-Kategorien.

> **❶ Wichtig**
>
> **Der Lymphknotenstatus wird anhand der histo-
> logischen Untersuchung aller entfernten Lymph-
> knoten erhoben (Albert et al. 2008; Kreienberg et
> al. 2008).**

Dokumentation des Lymphknotenstatus

- Anzahl der untersuchten Lymphknoten (mit Lokali-
  sation, wenn markiert)
- Anzahl der befallenen Lymphknoten
- Ausdehnung der größten metastatischen Infil-
  tration
- Extranodale Infiltration, falls vorhanden
- pTNM-Stadium (ggf. unter Einbeziehung weiterer
  Gewebeproben)

9.7.9 Spezielle Aspekte nach primärer (neoadjuvanter) Chemotheraple

Die pathomorphologische Untersuchung der Operationspräparate nach neoadjuvanter Chemotherapie liefert eine
objektive Information über den Effekt der Therapie. Die
Bearbeitung der Operationspräparate erfolgt im Wesentlichen in Analogie zu dem Vorgehen bei primärer operativer Therapie. Allerdings ist häufig die Einbettung von
mehr Gewebsproben erforderlich, weil durch die Aus-
dünnung des Tumors die makroskopische Identifikation
residualer Tumorherde erschwert sein kann.

Das Fehlen invasiver Tumorresiduen in Mamma und
Lymphknoten kennzeichnen eine pathologische Komplettremission (pCR) (Gralow et al. 2008). Patienten
mit einer pCR haben eine signifikant bessere Überle-
benschance als Patienten, bei denen keine pCR erreicht
wurde. DCIS-Reste nach primärer Chemotherapie beeinträchtigen nicht das Langzeitüberleben der Patientinnen
(Mazouni et al. 2007).

Im Falle residualen Tumors sind derzeit verschiedene
histopathologische Klassifikationssysteme für die Graduierung der Tumorregression in Diskussion. Neuere Systeme
berücksichtigen nicht nur die residuale Tumorgröße, sondern auch Tumorzellularität, Lymphgefäßinvasion oder die
Anzahl und Größe der Lymphknotenmetastasen (Huang et
al. 2006; Symmans et al. 2007). Bei Ausbleiben einer pCR
signalisieren residuale Tumorgröße >2 cm, multifokale Re-
siduen, Lymphgefäßinvasion, Sicherheitsabstände <2 mm
und Lymphknotenbefall ein erhöhtes Rezidivrisiko.

Bei der pTNM-Klassifikation ist das Präfix y voran-
zustellen, um deutlich zu machen, dass der Resektion
bereits eine primäre Chemotherapie vorausging.

Literatur

Albert US, Altland H, Duda V, et al. (2008) Stufe-3-Leitlinie Brustkrebs-
  früherkennung in Deutschland. Zuckschwerdt, München
Amendoeira I, Apostolikas N, Bellocq JP, et al. (2006) Quality ass-
  urance guidelines for pathology: Open biopsy and resection spe-
  cimens. In: Perry N, Broeders M, de Wolf C, Toernberg S, Holland
  R, von Karsa L (eds) European guidelines for quality assurance
  in breast cancer screening and diagnosis, pp 256-311. Office for
  Official Publications of the European Communities: Luxembourg
Beckmann MW, Blohmer JU, Costa SD, et al. (2009) Zürich Konsens:
  Stellungnahme deutscher Experten zum St. Gallen-Votum am 15.
  März 2009. Geburtshilfe Frauenheilkd 69: 377--383
Carlson RW, Moench SJ, Hammond ME, et al. (2006) HER2 testing in
  breast cancer: NCCN Task Force report and recommendations. J
  Natl Compr Canc Netw 4 Suppl 3: S1-22
Eheman CR, Shaw KM, Ryerson AB, et al. (2009) The changing inci-
  dence of in situ and invasive ductal and lobular breast carcino-
  mas: United States, 1999–2004. Cancer Epidemiol Biomarkers
  Prev 18: 1763–1769
Ellis IO, Galea M, Broughton N, et al. (1992) Pathological prognostic
  factors in breast cancer. II. Histological type. Relationship with
  survival in a large study with long-term follow- up. Histopatho-
  logy 20: 479–489
Elston CW, Ellis IO (1991) Pathological prognostic factors in breast
  cancer. I. The value of histological grade in breast cancer: experience from a large study with long-term follow-up. Histopatho-
  logy 19: 403–410
Faverly DR, Burgers L, Bult P, Holland R (1994) Three dimensional imaging of mammary ductal carcinoma in situ: clinical implications.
  Semin Diagn Pathol 11: 193--198
Fisher ER, Anderson S, Redmond C, Fisher B (1993) Pathologic findings from the National Surgical Adjuvant Breast Project protocol
  B-06. 10-year pathologic and clinical prognostic discriminants.
  Cancer 71: 2507-2514
Goldhirsch A, Ingle JN, Gelber RD, et al. (2009) Thresholds for therapies: highlights of the St Gallen International Expert Consensus
  on the primary therapy of early breast cancer 2009. Ann Oncol
  20: 1319–1329
Gralow JR, Burstein HJ, Wood W, et al. (2008) Preoperative therapy
  in invasive breast cancer: pathologic assessment and systemic
  therapy issues in operable disease. J Clin Oncol 26: 814–819
Harvey JM, Clark GM, Osborne CK, Allred DC (1999) Estrogen receptor status by immunohistochemistry is superior to the ligand-
  binding assay for predicting response to adjuvant endocrine
  therapy in breast cancer. J Clin Oncol 17: 1474–1481
Huang EH, Strom EA, Perkins GH, et al. (2006) Comparison of risk of
  local-regional recurrence after mastectomy or breast conservation therapy for patients treated with neoadjuvant chemotherapy and radiation stratified according to a prognostic index
  score. Int J Radiat Oncol Biol Phys 66: 352–357
Kreienberg R, Kopp I, Albert US, et al. (2008) Interdisziplinäre S3-Leit-
  linie für die Diagnostik, Therapie und Nachsorge des Mammakarzinoms. Zuckschwerdt, München
Kuehn T, Bembenek A, Decker T, et al. (2005) A concept for the clinical
  implementation of sentinel lymph node biopsy in patients with
  breast carcinoma with special regard to quality assurance. Cancer
  103: 451–461
Lyman GH, Giuliano AE, Somerfield MR, et al. (2005) American Society
  of Clinical Oncology guideline recommendations for sentinel
  lymph node biopsy in early-stage breast cancer. J Clin Oncol 23:
  7703–7720

Mazouni C, Peintinger F, Wan-Kau S, et al. (2007) Residual ductal carcinoma in situ in patients with complete eradication of invasive breast cancer after neoadjuvant chemotherapy does not adversely affect patient outcome. J Clin Oncol 25: 2650–2655

Perou CM, Sorlie T, Eisen MB, et al. (2000) Molecular portraits of human breast tumours. Nature 406: 747–752

Remmele W, Stegner HE (1987) (Recommendation for uniform definition of an immunoreactive score (IRS) for immunohistochemical estrogen receptor detection (ER-ICA) in breast cancer tissue). Pathologe 8: 138–140

Rosen PP, Groshen S, Kinne DW, Norton L (1993) Factors influencing prognosis in node-negative breast carcinoma: analysis of 767 T1N0M0/T2N0M0 patients with long-term follow-up. J Clin Oncol 11: 2090–2100

Ross JS, Hatzis C, Symmans WF, et al. (2008) Commercialized multigene predictors of clinical outcome for breast cancer. Oncologist 13: 477–493

Schnitt SJ, Abner A, Gelman R, Connolly JL, Recht A, Duda RB, Eberlein TJ, Mayzel K, Silver B, Harris JR (1994) The relationship between microscopic margins of resection and the risk of local recurrence in patients with breast cancer treated with breast- conserving surgery and radiation therapy. Cancer 74: 1746–1751

Sorlie T, Perou CM, Tibshirani R, et al. (2001) Gene expression patterns of breast carcinomas distinguish tumor subclasses with clinical implications. Proc Natl Acad Sci USA 98: 10869–10874

Symmans WF, Peintinger F, Hatzis C, et al. (2007) Measurement of residual breast cancer burden to predict survival after neoadjuvant chemotherapy. J Clin Oncol 25: 4414–4422

UICC (2010) TNM classification of malignant tumours, 7th ed. Eds: Sobin L, Gospodarowicz M, Wittekind C. Wiley-Liss, New York

WHO (2003) World Health Organization Classification of Tumours. Pathology and Genetics of Tumours of the Breast and Female Genital Organs. Tavassoli FA, Devilee P (eds) pp 9–112. IARC Press, Lyon

Wolff AC, Hammond ME, Schwartz JN, et al. (2007) American Society of Clinical Oncology/College of American Pathologists guideline recommendations for human epidermal growth factor receptor 2 testing in breast cancer. J Clin Oncol 25: 118–145

Prognostische und prädiktive Faktoren (unter Berücksichtigung von Genexpressionsanalysen)

Fritz Jänicke, Volkmar Müller, Nadia Harbeck

Einleitung. Zur Planung einer systemischen Behandlung ist eine zuverlässige Abschätzung des individuellen Risikos der einzelnen Patientin eine wichtige Voraussetzung, um eine individualisierte systemische Behandlung zu ermöglichen und sowohl eine Über- als auch eine Untertherapie mit potenziell toxischen Substanzen zu vermeiden. Möglichst zuverlässige Prognosefaktoren werden deshalb für eine adäquate Therapie dringend benötigt.

Vor allem interessiert die Frage, welche Patientinnen durch die Entfernung des Primärtumors als geheilt betrachtet werden können oder zumindest eine so gute Prognose haben, dass eine adjuvante Chemotherapie nicht indiziert ist. Dies gilt nach allgemeinem Konsensus auch entsprechend St. Gallen dann, wenn eine 10-Jahres-Rezidivrate <10% vorliegt.

Definition

Prognosefaktoren geben zum Zeitpunkt der Primärdiagnose darüber Aufschluss, mit welcher Wahrscheinlichkeit die Erkrankung ohne adjuvante Therapie später wieder auftritt (Rezidiv, Metastasierung) oder der Tod durch die Erkrankung eintritt. Zum Zeitpunkt der Primärbehandlung können Prognosefaktoren über die Aggressivität des Tumors und damit über die Risiken der Tumorpatientin in der Zukunft informieren.
Unter prädiktiven Faktoren versteht man therapierelevante Faktoren, die eine Resistenz oder Sensitivität des Tumors auf eine jeweilige Therapie anzeigen können.

10.1 Anforderungen an Prognosefaktoren

Der ideale Prognosefaktor würde alle Patientinnen mit einem späteren Rezidiv definieren und dadurch auch diejenigen Patientinnen charakterisieren, die durch die Primäroperation alleine bereits geheilt sind. Auch die Identifikation derjenigen Frauen, die eine hervorragende Langzeitprognose haben (z. B. <10% Rezidivrisiko in 10 Jahren) wäre von großem Nutzen. Einer solchen Patientin könnte eine zytotoxische Chemotherapie nach allgemeinem Konsens erspart bleiben. Ein solcher Faktor steht jedoch leider bisher noch nicht zur Verfügung. Man kann heute die »etablierten« Prognosefaktoren von den neuen, meist tumorbiologisch begründeten Prognosefaktoren abgrenzen.

In der Literatur der letzten Jahre wurden weit mehr als 100 verschiedene Variablen untersucht, die in z. T. nur univariaten Analysen eine prognostische Bedeutung beanspruchen. Hohe Anforderungen sind jedoch an die grundlagen- und anwendungsorientierte Erforschung neu-

er Prognosefaktoren zu stellen, bevor sie Eingang in die Klinik und damit in Therapieentscheidungen finden können.

Kriterien für die Evaluierung prognostischer Faktoren (nach McGuire et al. 1990)

- Die zugrunde liegende biologische Hypothese
- Eine einfache und zuverlässige Nachweismethode für den Faktor
- Die Korrelation des Faktors mit den etablierten Faktoren
- Optimierte Schwellen- oder Grenzwerte zur Unterscheidung in Niedrig- und Hochrisikogruppe
- Die univariate und multivariate Analyse des Faktors in Bezug auf den Krankheitsverlauf (Unabhängigkeit und Gewichtung, »Cox-Regression«)
- Die Validierung der Ergebnisse in einem anderen Patientinnenkollektiv durch andere Untersucher
- Eine klinische, prospektive Studie zum Therapieeffekt

◨ Tab. 10.1 gibt ohne Anspruch auf Vollständigkeit einen Überblick über die etablierten Prognosefaktoren und die wesentlichen neueren tumorbiologischen Prognosefaktoren.

◨ **Tab. 10.1** Übersicht der etablierten und der neuen Prognosefaktoren

Etablierte Prognosefaktoren	Neue (tumorbiologische) Prognosefaktoren
TNM-Status: – Tumorgröße (maximaler Durchmesser) – Axillärer Lymphknotenbefall (Zahl)	Proliferation und DNA-Ploidie: – Ki-67-Antigen (MIB-I)
Morphologie: – Grading – Histologischer Typ – Vaskuläre Invasion (Hämangiosis, Lymphangiosis)	Onkogene bzw. Suppressorgene: – HER2/neu-Onkoprotein (c-erb-B2)
Steroidhormonrezeptoren: – Östrogenrezeptor – Progesteronrezeptor	Invasion und Metastasierung: – Tumorassoziierte Proteasen: – Plasminogenaktivator uPA (Urokinasetyp) – Plasminogenaktivatorinhibitor PAI-1 – Genexpressionsprofile

10.2   Etablierte Prognosefaktoren

10.2.1   Tumorgröße

Der Zusammenhang zwischen Tumorgröße und Rezidiv bzw. Überlebensrate ist lange bekannt. Hierbei besteht eine positive statistische Korrelation zwischen der Größe des Primärtumors und dem axillären Lymphknotenbefall (Carter et al. 1989). Bei nodal-positiven Patientinnen wird in der statistischen Analyse die prognostische Aussagekraft der Tumorgröße vom Lymphknotenbefall »überdeckt«, das Risiko der Patientin für Rezidiv und Tod wird deutlicher durch den Lymphknotenbefall angezeigt. Nodal-negative Patientinnen mit einer Primärtumorgröße <1 cm haben eine exzellente Prognose, ihre 5-Jahres-Rezidivrate liegt unter 5%. Bei nodal-negativen Patientinnen mit Tumoren >1 cm hat die Tumorgröße keinen sehr deutlichen Einfluss auf die Prognose (■ Tab. 10.2). Allerdings hat das tiefere Verständnis tumorbiologischer Vorgänge auch zu der Einsicht geführt, daß es durchaus kleine aggressive Tumoren ohne axillären Lymphknotenbefall gibt, z. B. HER2/neu-positive Tumoren.

10.2.2   Lymphknotenstatus und Zahl tumorbefallener axillärer Lymphknoten

 Cave
Der Lymphknotenstatus stellt den bisher stärksten prognostischen Faktor für den Verlauf bei Mammakarzinom dar.

Obwohl die Anzahl tumorbefallener axillärer Lymphknoten mit der Größe des Primärtumors korreliert, ist der Lymphknotenstatus von anderen, vor allem tumorbiologischen Markern, unabhängig.

Obwohl viele ältere klinischen Studien Mammakarzinompatientinnen nach dem Ausmaß des Lymphknotenbefalls in 3 Subgruppen eingeteilt haben (nodal-negativ, 1–3 befallene Lymphknoten, ≥4 befallene Lymphknoten), scheint eine kontinuierliche Verschlechterung der Prognose mit Zunahme der Zahl befallener Lymphknoten vorzuliegen (■ Abb. 10.1, nach Clark et al. 2000). Neuere klinische Studien verwenden aus diesem Grunde diese Einteilung nicht mehr als Kriterium. Darüber hinaus scheint es eine Gruppe von Patientinnen zu geben, die trotz befallener Lymphknoten eine exzellente Prognose haben und keine Chemotherapie benötigen. Die Identifikation dieser Patientinnen ist eine der Zielrichtungen bei der Entwicklung differenzierterer prognostischer und prädiktiver Verfahren.

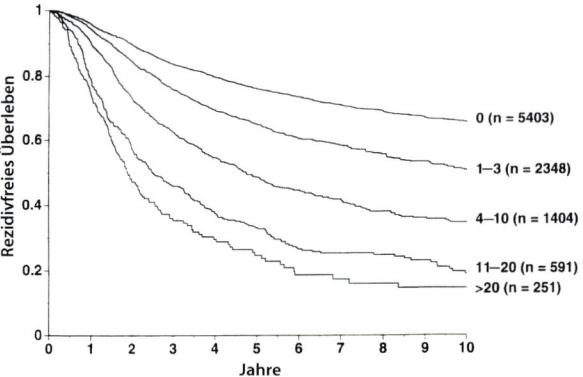

■ **Abb. 10.1** Rezidivfreies Überleben in Abhängigkeit von der Zahl der tumorbefallenen axillären Lymphknoten. Patientinnen ohne adjuvante Therapie. Mediane Nachbeobachtungszeit 51 Monate. Daten aus der San Antonio Data Base

■ **Tab. 10.2** Tumorgröße und 5-Jahres-Überlebensrate bei 13.464 Patientinnen mit Mammakarzinom ohne axillären Lymphknotenbefall. (Nach Clark u. McGuire 1988)

Tumorgröße (cm)	Zahl der Patientinnen (n)	5-Jahres-Überlebensrate (%)
< 0,5	269	99,2
0,5–0,9	791	98,3
1,0–1,9	4668	92,3
2,0–2,9	4010	90,6
3,0–3,9	2072	86,2
4,0–4,9	845	84,6
≥5,0	809	82,2

Es ist bislang umstritten, ob durch den immunhistochemischen Nachweis von isolierten Tumorzellen oder Mikrometastasen in den axillären Lymphknoten eine Verbesserung der prognostischen Aussage erzielt werden kann.

10.2.3   Morphologische Kriterien (Grading, Lymphangiosis oder Hämangiosis)

Das histologische Grading gehört zu den etablierten Prognosekriterien. Die am häufigsten verwendeten Grading-Systeme für das Mammakarzinom sind die **Scarf-Bloom-Richardson-Klassifikation** und das nukleäre **Grading nach Elston und Ellis**. Die Leitlinien der Arbeitsgemeinschaft für Gynäkologische Onkologie (AGO) der Deutschen

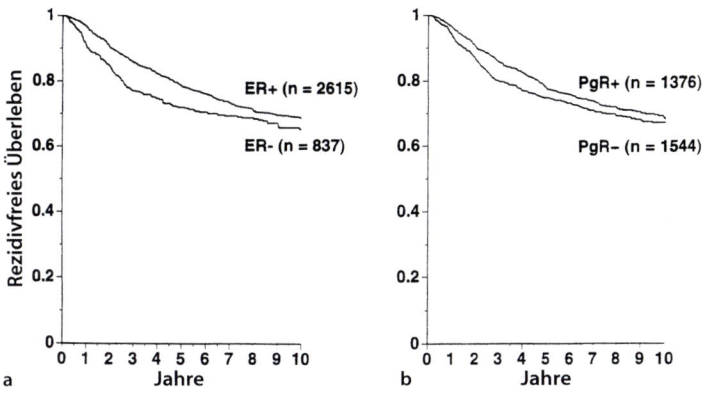

⬛ Abb. 10.2 Nodal-negatives Mammakarzinom ohne adjuvante Therapie: Rezidivfreies Überleben in Abhängigkeit vom Östrogenrezeptor (*ER*) und Progesteronrezeptor (*PgR*). (**a**) Relatives Risiko (*RR*) für *ER*: 1,31 (1,12–1,53), p=0,0008. (**b**) *RR* für *PgR*: 1,17 (1,00–1,37), p=0,04. Mediane Nachbeobachtungszeit 62 Monate. Daten aus der San Antonio Data Base

Gesellschaft für Gynäkologie und Geburtshilfe empfehlen die Verwendung des Grading-Systems nach Elston und Ellis. Probleme ergeben sich durch die zugrunde liegende Subjektivität der Beurteilung und die Tatsache, dass etwa 60% aller Tumoren in ein mittleres Grading (G2) eingestuft werden.

Der Nachweis einer **Lymphangiosis** oder **Hämangiosis** ist ebenfalls von prognostischer Bedeutung. Das Ausmaß der Angiogenese im Tumorgewebe zeigt an sich schon eine ungünstige Prognose mit hoher Tendenz zur Metastasierung an. Diese Faktoren sind als relevante Risikofaktoren sowohl in den Konsensusempfehlungen von St. Gallen als auch in den Leitlinien der AGO vertreten.

10.2.4 Steroidhormonrezeptoren

Östrogen- und Progesteronrezeptorstatus

Vor mehr als 20 Jahren erschien die erste Publikation zur prognostischen Bedeutung des Östrogenrezeptors (Knight et al. 1977). Die Steroidhormonrezeptoren werden heute zu den etablierten Prognosefaktoren gerechnet. In den meisten Untersuchungen wurde eine längere Gesamtüberlebenszeit bei positivem Hormonrezeptorstatus nachgewiesen.

Während früher die Bestimmung im Tumorzytosol vorgenommen wurde, hat sich nach Einführung hochspezifischer Antikörper die immunhistochemische Bestimmung mehr und mehr durchgesetzt. Diese kann auch am Paraffinschnitt erfolgen. Der Hormonrezeptorstatus gilt als positiv, wenn einer oder beide Hormonrezeptoren (Östrogen- und Progesteronrezeptor) positiv bestimmt wurden, allerdings ist der Grenzwert für die Definition »positiv« nicht unumstritten.

Rezeptorstatus, Metastasierung und Rezidiv

Bei längeren Nachbeobachtungszeiten treffen jedoch die anfangs divergierenden Kurven des rezidivfreien Überlebens wieder zusammen. So ist das Risiko eines Rezidivs oder einer Metastasierung bei Hormonrezeptor-negativen Patientinnen in den ersten 2 Jahren postoperativ deutlich erhöht. Ist bis zu diesem Zeitpunkt jedoch keine Metastasierung eingetreten, so haben Patientinnen mit Hormonrezeptor-negativen Tumoren eine größere Chance, in Zukunft rezidivfrei zu bleiben, als Frauen mit hormonrezeptorpositiven Tumoren.

Diese Beobachtung trifft auch für nodal-negative Patientinnen zu (⬛ Abb. 10.2, nach Clark et al. 1996). In Bezug auf das rezidivfreie 5-Jahres-Überleben ist der Unterschied zwischen nodal-negativen Patientinnen mit hormonrezeptorpositiven und hormonrezeptornegativen Tumoren zwar signifikant, bewegt sich jedoch lediglich in der Größenordnung von 8–9% (McGuire et al. 1990).

10.2.5 Ansprechen auf neoadjuvante Chemotherapie

Ausführliche Untersuchungen an großen Patientinnenzahlen in den USA (NSABP-B18) und in Italien zur neoadjuvanten Chemotherapie haben gezeigt, dass das Ausmaß der Regression des Primärtumors infolge einer »neoadjuvant«, also vor der Operation verabreichten, Chemotherapie einen unabhängigen prognostischen Faktor für rezidivfreies und Gesamtüberleben darstellt. Vor allem Patientinnen mit einer histologischen Komplettremission weisen eine exzellente Prognose auf.

10.3 Neue Prognosefaktoren

Die Komplexität tumorbiologischer Vorgänge begründet die Vielzahl der in den letzten Jahren untersuchten Faktoren (⬛ Abb. 10.3).

Vereinfachend lassen sich die **Aggressivität** des Tumorwachstums und damit die Prognose der Tumorpa-

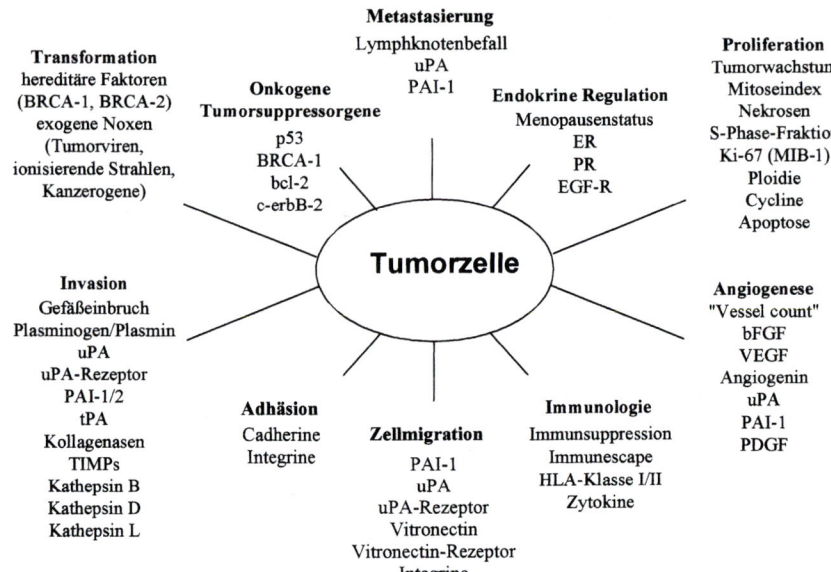

Metastasierung
Lymphknotenbefall
uPA
PAI-1

Transformation
hereditäre Faktoren
(BRCA-1, BRCA-2)
exogene Noxen
(Tumorviren,
ionisierende Strahlen,
Kanzerogene)

Onkogene
Tumorsuppressorgene
p53
BRCA-1
bcl-2
c-erbB-2

Endokrine Regulation
Menopausenstatus
ER
PR
EGF-R

Proliferation
Tumorwachstum
Mitoseindex
Nekrosen
S-Phase-Fraktion
Ki-67 (MIB-1)
Ploidie
Cycline
Apoptose

Tumorzelle

Invasion
Gefäßeinbruch
Plasminogen/Plasmin
uPA
uPA-Rezeptor
PAI-1/2
tPA
Kollagenasen
TIMPs
Kathepsin B
Kathepsin D
Kathepsin L

Adhäsion
Cadherine
Integrine

Zellmigration
PAI-1
uPA
uPA-Rezeptor
Vitronectin
Vitronectin-Rezeptor
Integrine

Immunologie
Immunsuppression
Immunescape
HLA-Klasse I/II
Zytokine

Angiogenese
"Vessel count"
bFGF
VEGF
Angiogenin
uPA
PAI-1
PDGF

 Abb. 10.3 Aspekte der Malignität und der Tumorzellausbreitung

tientin auf 2 zentrale Eigenschaften der Tumorzelle zurückführen:

- Unkontrollierte Proliferation und damit Zellvermehrung
- Lösung aus dem Gewebeverband, zur Invasion, Zellmigration, Adhäsion und damit zu hämatogener Streuung und Metastasierung

10.3.1 Bestimmung der Tumorzellproliferation

Die proliferative Aktivität des Tumors lässt sich durch Immunhistochemie mit Nachweis eines proliferationsassoziierten Antigens (Ki-67/MIB-1) objektivieren.

Ki-67. Der Anteil proliferierender Zellen kann auch mit Hilfe monoklonaler Antikörper gegen das nukleäre Antigen Ki-67, das nur in proliferierenden Zellen exprimiert wird, mit immunhistochemischen Techniken bestimmt werden. Die fehlende qualitätskontrollierte Standardisierung des Tests und des Schwellenwerts niedrige/hohe Proliferation verhindern trotz der umfassenden Datenlage (Stuart-Harris 2008) bisher die routinemäßige Nutzung eines Proliferationsmarkers für die klinische Prognoseeinschätzung.

HER2/neu (c-erb-B2). In einer methodisch beispielhaften Arbeit zeigten Slamon et al. auf DNA-, mRNA- und Proteinebene, dass die Amplifikation und Überexpression von HER2/neu (c-erb-B2) mit einer schlechten Prognose einhergeht. In einer Vielzahl von Folgestudien zeigte

sich jedoch, dass je nach angewandter Analysemethode (Immunhistochemie mit verschiedenen Antikörpern, Analysen auf DNA- und RNA-Ebene) widersprüchliche Ergebnisse erzielt wurden. Es wurde postuliert, dass eine HER2/neu-Positivität vor allen Dingen in Form einer Resistenz gegen die adjuvante Chemotherapie die Prognose beeinflussen könnte (▶ Kap. 20.6). Metaanalysen zeigten schließlich, dass HER2/neu, auch unabhängig von der Therapie, wohl doch in allen Subgruppen einen prognostischen Faktor mäßiger Stärke darstellt.

> **⚠ Cave**
> Insgesamt ist HER2/neu klinisch eher bezüglich der prädiktiven als der prognostischen Aussage von Bedeutung (▶ Kap. 20.6).

10.3.2 Faktoren der Invasivität und metastatischen Kapazität

uPA/PAI-1

Der Plasminogenaktivator vom Urokinasetyp (uPA) kann in Mammakarzinomzellen vermehrt gebildet werden und führt nach seiner Bindung an einen spezifischen Rezeptor auf der Tumorzelloberfläche zur Aktivierung von Plasminogen in Plasmin. Auf diese Weise entsteht ein auf der Zelloberfläche fokussiertes Proteolysesystem, das die Tumorzellen befähigt, umgebende Strukturen (Proteine) des Tumorstromas und der Basalmembranen anzudauen (Invasion) und sich aus dem Gewebeverband zu lösen (Infiltration, Zellmigration).

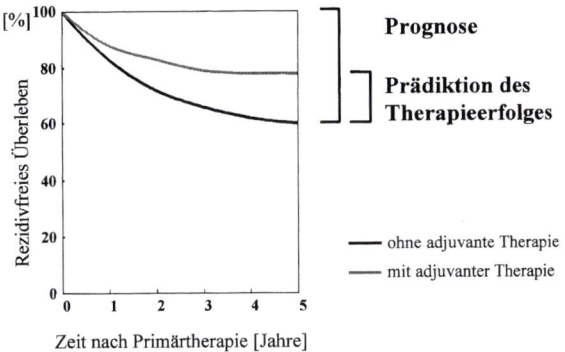

Prognose und Prädiktion des Ansprechens

 Abb. 10.4 Unterscheidung zwischen Prognosefaktoren und prädiktiven Faktoren: Prognosefaktoren beschreiben die Wahrscheinlichkeit eines Rezidivs (untere Kurve), prädiktive Faktoren die der Reduktion dieses Rezidivrisikos durch eine bestimmte adjuvante Therapie (Differenz zwischen unterer und oberer Kurve)

Erhöhte Werte von uPA im Tumorgewebeextrakt korrelieren mit dem Auftreten früher Rezidive in den ersten 24 Monaten postoperativ. Interessanterweise zeigen auch hohe Werte des uPA-Inhibitors PAI-1 (Plasminogenaktivatorinhibitor Typ 1) eine schlechte Prognose an, nicht jedoch eine protektive Wirkung. Erklärt wird die Wirkung von PAI-1 mit einem Schutz des Tumorstromas vor Autodigestion, Förderung der Neubildung des Tumorstromas, vor allem in den Metastasen, der Bedeutung von PAI-1 bei Adhäsion und Migration sowie einer funktionellen Beziehung zur Angiogenese.

Bemerkenswert ist, dass alle publizierten Untersuchungen zum uPA-/PAI-1-System beim Mammakarzinom einhellig die starke prognostische Bedeutung, vor allen Dingen von PAI-1, bestätigen können (Jänicke et al. 2001; Look et al. 2002). Divergierende Aussagen liegen nicht vor.

❗ Cave
Die Kombination von uPA und PAI-1 ist bei nodal-negativen Patientinnen den etablierten Faktoren wie Tumorgröße, Hormonrezeptorstatus und Grading in der prognostischen Stärke und multivariaten Analyse überlegen.

Vorteile. Der wesentliche Vorteil der kombinierten uPA-/PAI-1-Bestimmung liegt in der Identifikation des Low-risk-Kollektivs: Auch nach Langzeitbeobachtung von mehr als 8 Jahren besitzen nodal-negative Patientinnen mit niedrigen Werten von uPA und PAI-1 eine Rezidiv- und Metastasierungswahrscheinlichkeit von unter 10%

(Abb. 20.4). Diesen Patientinnen kann die adjuvante Chemotherapie erspart bleiben (▶ Kap. 20.7).

Durchführung. uPA und PAI-1 können mit einem einfachen Enzymimmunoassay im Gewebeextrakt (auch im Zytosol) quantifiziert werden. Die Bestimmung muss bislang noch aus tiefgefrorenem Frischgewebe aus dem Tumorexzidat vorgenommen werden. Verfahren zur Bestimmung aus präoperativ entnommenen Stanzbiopsien sind beschrieben.

Genexpressionsanalysen

Die Entwicklung von Techniken zur Analyse der Genexpression vieler 1000 Gene auf einem Genchip (Microarray) hat es ermöglicht, die Bedeutung der Expression einer solchen Vielzahl von Genen gleichzeitig zu untersuchen. Das Ziel solcher Analysen ist zum einen die Verbesserung der Prognoseabschätzung insbesondere nodal-negativer Patientinnen, zum anderen die Verbesserung der Vorhersage eines Therapieerfolges. Studien demonstrieren eine gute prognostische Aussagekraft durch spezifische Gengruppen, doch wird an allen bislang publizierten Studien das Fehlen eines ausreichend langen Follow-ups sowie das Fehlen einer prospektiven klinischen Validierung bemängelt. Die Mehrzahl der bislang erschienen Arbeiten verwendet Frischgewebe zur Gewinnung der RNA, was einen erhöhten Aufwand für die Materialasservierung bedeuten würde. Erste Arbeiten verwenden für ihre Untersuchungen Gewebe aus Paraffinblöcken. Dies würde auch retrospektive Analysen bei Patientinnen ermöglichen, bei denen kein Frischgewebe im Rahmen der Operation asserviert worden ist.

Anfang des neuen Jahrtausends wurde (Sorlie et al. 2001) erstmals mittels cDNA-Mikroarray gezeigt, dass das Mammakarzinom trotz seiner klinischen und histopathologischen Heterogenität aus wenigen molekularen Subtypen besteht, die mit immunhistochemisch nachweisbaren Phänotypen überlappen und mit dem klinischen Verlauf korrelieren. Klinisch wichtig scheinen hierbei v. a.
- luminal A (entspricht Hormonrezeptor-positiven, HER2-negativen Karzinomen mit geringer Proliferationsrate),
- luminal B (entspricht Hormonrezeptor-positiven Karzinomen mit hoher Proliferationsrate),
- HER2, basal-like (entspricht Hormonrezeptor-negativen, HER2-negativen, d. h. triple negativen Karzinomen)

❗ Cave
Während Luminal-A-Karzinome eine exzellente Prognose haben, korreliert der triple-negative Phänotyp mit einem sehr aggressiven Krankheitsverlauf.

Zwei Multigentests werden derzeit in prospektiven klinischen Studien untersucht und haben aufgrund ihrer überzeugenden retrospektiven Daten z. T. schon Eingang in internationale Leitlinien gefunden.

Der **Amsterdam-70-Gen-Assay** basiert auf einem RNA-Microarray an frischem oder eingefrorenem Tumorgewebe (van't Veer et al. 2002). Er beinhaltet ein Panel von 70 Genen. Mittels mathematischer Algorithmen wird dann anhand der Genexpression im Tumor ein Hoch-oder Niedrigrisikoprofil berechnet. Ursprünglich wurde dieser Test für die nodal-negative Situation entwickelt: nodal-negative Patientinnen mit einem Niedrigrisiko-Genprofil haben eine exzellente Prognose mit einem 10-Jahres Überleben von etwa 95% gegenüber ca. 50% bei einem Hochrisiko-Genprofil. In der Zwischenzeit wurde die prognostische Bedeutung der 70-Gen Signatur auch für nodal-positive Patientinnen mit 1-3 befallenen Lymphknoten gezeigt. In einer prospektiven Studie wird der Test derzeit gegen die etablierte histopathologische Risikoeinteilung bei Patientinnen mit 0–3 Lymphknoten überprüft.

Der **21-Gen-Recurrence-Score-Assay (Oncotype DX)** wurde bei Hormonrezeptor-positiven nodal-negativen Mammakarzinom-Patientinnen mit 5-jähriger adjuvanter Tamoxifentherapie retrospektiv validiert (Paik et al. 2004). Er kann an formalinfixiertem in Paraffin eingebettetem Gewebe durchgeführt werden. 16 karzinomassoziierte Gene (Gruppen: Östrogenrezeptor, Invasion, Proliferation, HER2) und 5 Kontrollgene werden mittels RT-PCR bestimmt und mithilfe eines mathematischen Algorithmus wird ein kontinuierlicher Score (**Recurrence-Score**, RS) gebildet. Niedrige Score-Werte <18 (ca. 50% der Patientinnen) gehen mit einem sehr niedrigen 10-Jahres-Rezidivrisko (6,8%) einher, hohe Scorewerte ≥31 mit einem hohen 10-Jahres-Rückfallrisiko von 30,5%.

In der Hochrisikogruppe erscheint aufgrund des hohen Risikos eine adjuvante Chemotherapie sinnvoll, während in der Niedrigrisikogruppe darauf verzichtet werden kann. Die therapeutischen Konsequenzen für die Gruppe mit mittlerem Risiko (RS 18–30) sind derzeit Gegenstand klinischer prospektiver Studien. Auch bei nodal-positiven Tumoren hat der Oncotype DX eine prognostische Bedeutung, aufgrund des hohen Rückfallrisikos bei Patientinnen mit mehr als 3 befallenen Lymphknoten können hieraus zumindest bei Patientinnen mit höhergradigem Nodalbefall keine klinischen Konsequenzen abgeleitet werden.

Weiter Multigenanalysen wie die **Rotterdam 76-Gen-Signatur** (Wang et al. 2005) oder der **Genomic-Grade** (Sotiriou et al. 2006) sind derzeit in der retrospektiven klinischen Validierung. Auch die molekularen Subtypen können heute bereits mit einem RT-PCR-Assay an Pa-

raffinmaterial bestimmt werden. Die Tatsache, dass die derzeit bekannten Multigentests wenige übereinstimmende Einzelgene beinhalten, legt die Vermutung nahe, dass mehrere Gene bestimmte Tumoreigenschaften wie z. B. Proliferation oder Invasion abbilden können. Welche dieser Tests Einzug in die Klinik finden, wird sich in den nächsten Jahren anhand der klinischen Daten aber auch der Teststandardisierbarkeit entscheiden.

In den amerikanischen ASCO- (Harris et al. 2007) und NCCN-Leitlinien wird der Onkotype DX für die klinische Entscheidungsfindung bei nodal-negativer Erkrankung bereits als sinnvoll eingestuft. Die deutschen AGO-Empfehlungen raten aufgrund der bisher vorliegenden retrospektiven Daten noch zur weiteren Evaluierung dieser molekularen Tests in den laufenden klinischen Studien. Die St. Gallen-Empfehlungen 2009 (Goldhirsch et al. 2009) akzeptieren grundsätzlich diese zusätzlichen molekularen Tests, wenn nach Betrachtung der konventionellen histopathologischen Kriterien noch offene Fragen hinsichtlich der Therapieentscheidung, z. B. Risikoeingruppierung bleiben.

In ◻ Tab. 10.3 sind die neuen, z. T. in klinischen Studien, z. T. bereits in der Klinik eingesetzten tumorbiologischen Prognosefaktoren, Multigenanalysen und uPA/PAI-1, zusammengefasst.

Nachweis von isolierten Tumorzellen im Knochenmark und Blut

Der immunzytochemische Nachweis von epithelialen Zellen (Tumorzellen) im Knochenmark anlässlich der Primäroperation stellt in den meisten Untersuchungen einen unabhängigen prognostischen Faktor für das rezidivfreie Überleben und die Gesamtüberlebenszeit der Patientinnen dar. In der aktuellen TNM-Klassifikation für das Mammakarzinom wird der Nachweis isolierter Tumorzellen deshalb optional erwähnt, führt jedoch nicht zu einer Einstufung als metastasierte Erkrankung (M1).

Darüber hinaus ermöglicht es dieser Marker, im Gegensatz zu allen Parameter die am Primärtumor bestimmt werden, wiederholte Untersuchungen durchzuführen und erste Studien geben Hinweise darauf, dass es möglich ist, durch wiederholte Untersuchungen diejenigen Patientinnen zu identifizieren, die nach einer adjuvanten Therapie ein erhöhtes Rezidivrisiko haben. Somit kann es möglicherweise gelingen, Patientinnen zu identifizieren, die eine intensivere oder verlängerte adjuvante Therapie benötigen. Die Punktion zur Gewinnung von Knochenmark ist jedoch in vielen Zentren kein klinischer Standard und wiederholte Untersuchungen sind belastend für die Patientinnen. In diesem Zusammenhang ist die Entwicklung neuer Techniken zum Nachweis zirkulierender Tumorzellen aus dem Blut von Bedeutung.

◻ Tab. 10.3 Multigenanalysen und uPA/PAI-1

	70-Gen-Signatur	21-Gen-Recurrence-Score	uPA/PAI-1
Gewebe	Frisch, gefroren	Formalin-fixiert, Paraffin	Frisch, gefroren
Test	RNA Microarray	RT-PCR	ELISA
Prognostisch	Ja	Ja	Ja
Prädiktiv	Ja	Ja	Ja
Preis	~2000 €	~2000 €	~200 €
Evidenzniveau	III	III	I
Leitlinienempfehlung	St. Gallen	St. Gallen, ASCO	AGO, ASCO

10.4 Prädiktive therapierelevante Faktoren

Prognoseabschätzung und Therapieplanung. Für den Kliniker ist in den meisten Fällen die Beantwortung der Frage von größerer Bedeutung, ob und durch welche Art der Therapie die möglichst exakt eingeschätzte Prognose verbessert werden könnte. Die Suche nach prädiktiven Faktoren hat damit zunehmend an Bedeutung gewonnen. In der täglichen Praxis besitzen prognostische Faktoren i. d. R. auch gleichzeitig prädiktive Eigenschaften. Die Unterscheidung zwischen rein prognostischen und rein prädiktiven Faktoren ist in den von Thomssen et al. (2000) veröffentlichen Grafiken anschaulich dargestellt (◻ Abb. 10.5).

10.4.1 Alter und Menopausenstatus

Metaanalysen zeigen, dass die Wirksamkeit der adjuvanten Chemotherapie eine deutliche **Altersabhängigkeit** aufweist: Während bei jüngeren Frauen (<40 Jahre) die Risikoreduktion 37% betrug, nahm sie für die Gruppe der 60- bis 69-jährigen Patientinnen auf etwa die Hälfte (18%) ab.

Allerdings ist auch bei postmenopausalen Frauen eine deutliche Wirksamkeit der adjuvanten Chemotherapie nachweisbar. Bezüglich der Wirksamkeit einer adjuvanten Tamoxifentherapie ist in den neueren Analysen zumindest bei 5-jähriger Dauer keine Altersabhängigkeit der Wirksamkeit zu erkennen. Somit scheinen der Menopausenstatus oder das Alter keinen prädiktiven Faktor bezüglich der Wirksamkeit darzustellen.

> **Tipp**
>
> Auch prämenopausale Patientinnen mit positivem Hormonrezeptorstatus sollten in jedem Fall eine 5-jährige Tamoxifentherapie erhalten (▶ Kap. 26).

10.4.2 Hormonrezeptoren

Der dem Kliniker am längsten bekannte prädiktive Faktor beim Mammakarzinom ist der Hormonrezeptorstatus. Bei positivem Status ist bei 60–80% der Tumoren mit einer Sensitivität gegenüber endokrinen Therapieformen zu rechnen, was den Einsatz von Tamoxifen in der adjuvanten Therapie begründet. Jedoch kann und soll dies bei eindeutig Östrogen- und Progesteronrezeptor-negativen Tumoren in jedem Fall unterbleiben. Die Höhe der Rezeptorexpression scheint eine biologische Rolle zu spielen und invers mit dem Ansprechen auf endokrine Therapien korreliert zu sein.

10.4.3 HER2/neu

Der prädiktive Wert von HER2/neu bezüglich der Wirksamkeit einer Hormon- oder Chemotherapie in der adjuvanten oder palliativen Situation ist Gegenstand kontroverser Diskussion. Prospektive Studien fehlen weitgehend. Die Mehrzahl der Untersuchungen zeigt bezüglich der Tamoxifentherapie in der adjuvanten, neoadjuvanten und palliativen Therapiesituation, dass zumindest eine reduzierte endokrine Response/Ansprechen vorliegen könnte. Nach neuesten Erkenntnissen ist der HER2-Status nicht prädiktiv für die Art der endokrinen Therapie.

Bei der adjuvanten Chemotherapie weisen die Ergebnisse der meisten Studien darauf hin, dass eine anthrazyklinhaltige und/oder taxanhaltige Chemotherapie bei HER2/neu-positiven Tumoren bessere Ergebnisse erbringt als CMF oder andere anthrazyklinfreie Schemata.

Ein positiver HER2/neu-Status ist in jedem Fall Voraussetzung für den Einsatz des humanisierten monoklonalen Antikörpers **Trastuzumab** (Herceptin), der gegen das HER2/neu-Protein auf der Zelloberfläche gerichtet ist. Der Nachweis von HER2/neu ist prädiktiv für das

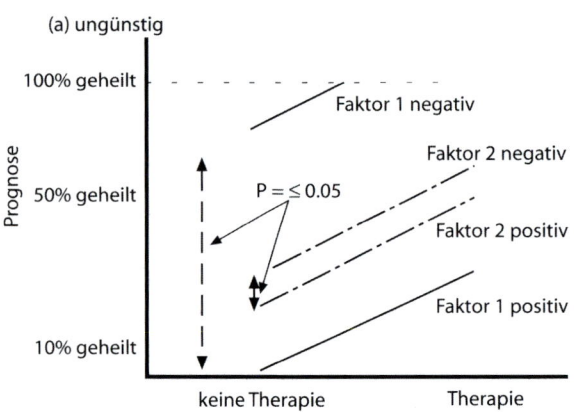
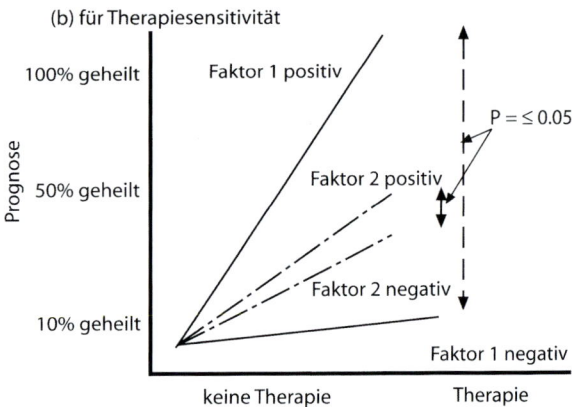

□ Abb. 10.5a,b Schematische Beispiele rein prognostischer (**a**) und rein prädiktiver (**b**) Faktoren. Starker (*1*) und schwacher (*2*) Faktor

Prognosefaktor	Prädiktiver Faktor
Risiko für Rezidiv/Tod	Ansprechen auf Therapie
Hormonrezeptoren-positiv	Hormonsensitivität
S-Phase/Ki-67/MIB-1 hoch	Chemosensitivität
HER2/neu-positiv	Dosisabhängige Chemoresistenz Resistenz gegen endokrine Therapieansätze
EGFR-positiv	Tamoxifenresistenz
uPA/PAI-1 hoch	Ansprechen auf adjuvante Chemotherapie Resistenz gegen endokrine Therapie
Genexpressionsanalysen: hohes Risiko	Ansprechen auf adjuvante Chemotherapie

□ Tab. 10.4 Prognosefaktoren und ihr prädiktiver Einfluss

Ansprechen der Tumoren auf die Antikörpertherapie. Den internationalen Empfehlungen folgend, sollte die Indikation zur Herceptintherapie auf starker immunhistochemischer Expression von HER2/neu (=3+) beruhen. Bei mittelgradiger Expression (=2+) wird die ergänzende FISH-Untersuchung empfohlen. Hierbei sind etwa 25% der 2+-Patientinnen dann FISH-positiv, und nur bei diesen sollte Trastuzumab eingesetzt werden.

❶ Cave

Die Bestimmung von HER2/neu ist heute bei jeder Patientin mit primärem Mammakarzinom indiziert.

10.4.4 MIB-1, Ki-67, uPA/PAI-1

Der Nachweis einer hohen Proliferationsrate im Tumorgewebe (S-Phase, MIB-1/Ki-67) geht am ehesten mit einer Sensitivität gegenüber einer Chemotherapie einher. Der Nachweis von hohen uPA- und PAI-1-Werten ist auch mit einem besseren Ansprechen auf eine adjuvante Chemotherapie, wahrscheinlich aber mit einer geringeren Wirksamkeit endokriner Therapien, v. a. in der metastasierten Situation, verbunden. (□ Tab. 10.4).

10.4.5 Genexpressionsanalysen als prädiktive Marker

Erste Untersuchungen sprechen für ein Potenzial der Genexpressionsanalysen, das Ansprechen auf eine Therapie vorherzusagen.

Sowohl für den 70-Gen-Assay als auch für den 21-Gen-Recurrence-Score-Test (s. oben) gibt es Hinweise, dass diese Test neben ihrer prognostischen auch eine prädiktive Bedeutung haben. In der jeweiligen Hochrisiko-Gruppe zeigt sich in retrospektiven Analysen ein deutlicher Nutzen von einer adjuvanten Chemotherapie. Prospektive Studien zu diesem Thema laufen derzeit.

10.5 Einsatzmöglichkeiten prognostischer und prädiktiver Faktoren

Prognostische Faktoren. Ideale prognostische Faktoren würden alle Patientinnen mit einer im weiteren Verlauf auftretenden Metastasenbildung erkennen.

◨ Tab. 10.5 Adjuvante Therapie bei nodal-negativen Mammakarzinomen

Konsensusorientiert	Prognoseorientiert
Jede Patientin hat irgendein Risiko	Differenzierung von hohem und niedrigem (< 10%) Risiko
Jede Patientin profitiert von einer adjuvanten Maßnahme	70% der Patientinnen sind durch die Operation allein geheilt
Die relative Reduktion der Rezidivrate ist in allen Subgruppen gleich	Der absolute Gewinn durch adjuvante Therapie ist umso höher, je höher das Risiko
Niedriges Risiko: Tamoxifen, hohes Risiko: Chemotherapie	Faktoren für Hormon- oder Chemosensitivität werden berücksichtigt
95% der Patientinnen erhalten eine adjuvante Therapie	Der Mehrzahl der Patientinnen bleibt eine adjuvante Therapie erspart
Allgemeine, generalisierte Therapieempfehlung	Individualisierte, prognoseorientierte Therapieführung (Studien)

Prädiktive Faktoren. Prädiktive Faktoren sollten Hinweis geben auf die Art der optimalen systemischen Therapie oder auch über das Vorliegen einer spezifischen Resistenz gegenüber bestimmten Therapieformen (◨ Tab. 10.5).

10.6　Zusammenfassung

Die etablierten Prognosefaktoren müssen heute in der täglichen klinischen Praxis bestimmt werden und können außerhalb von Studien zur Therapieentscheidung Anwendung finden. Etablierte Faktoren gehen deshalb in die Therapieempfehlungen zur adjuvanten Therapie des Mammakarzinoms ein.

Dennoch ist gegenwärtig leider keiner der etablierten Faktoren allein oder in Kombination mit anderen in der Lage, die Prognose nodal-negativer Patientinnen adäquat einzuschätzen und eine weitgehende Überbehandlung dieses Kollektivs zu vermeiden. Neue retrospektive und auch prospektive Studien zeigen, dass eine exaktere Definition der Niedrigrisikogruppe (Rezidivrisiko <10%) mithilfe der tumorbiologischen Faktoren uPA und PAI-1 möglich ist. Diese sind in der Lage, innerhalb der nodal-negativen Patientinnen eine Subgruppe mit einer exzellenten Prognose zu definieren. Aufgrund der in der Literatur vorliegenden Daten entsprechen uPA und PAI-1 den geforderten Kriterien der Evaluation prognostischer Faktoren (Thomssen et al. 2000) und sind daher in die deutschen (AGO: www.ago-online.de) und internationalen Leitlinien (ASCO: Harris et al. 2007) aufgenommen worden. Klinische und tumorbiologische Faktoren, die zur optimalen und individualisierten klinischen Entscheidung bei jeder Patientin bestimmt werden sollten, sind in der Übersicht aufgeführt.

Zu bestimmende klinische und tumorbiologische Faktoren
- Tumorgröße
- Histologischer Typ
- Lymphangiosis, Hämangiosis
- Zahl der befallenen Lymphknoten
- Grading
- Hormonrezeptorstatus
- HER2/neu

Zusätzliche Hilfestellung in Sondersituationen
- uPA/PAI-1

Literatur

Aebi S, Gelber S, Castiglione-Gertsch M et al. (2000) Is chemotherapy alone adequate for young women with oestrogen-receptor-positive breast cancer? Lancet 355: 1869–1874
Arbeitsgemeinschaft Gynäkologische Onkologie (AGO) Kommission Mammakarzinom (2010) Aktuelle Empfehlungen zur Diagnostik und Therapie primärer und metastasierter Mammakarzinome der Kommission MAMMA in der AGO e.V. http://www.ago-online.de
Braun S, Vogl FD, Naume B et al. (2005) International pooled analysis of prognostic significance of bone marrow micrometastasis in patients with stage I, II, or III breast cancer. N Engl J Med 353: 793–802
Carney WP, Neumann R, Lipton A et al. (2003) Potential clinical utility of serum HER-2/neu Oncoprotein concentrations in patients with breast cancer. Clin Chem 49: 1579–1598
Carter CL, Allen C, Henson DE (1989) Relation of tumor size, lymph node status, and survival in 24.740 breast cancer cases. Cancer 63: 181
Clark GM, McGuire WL (1988) Steroid receptors and other prognostic factors in primary breast cancer. Semin Oncol 15(2 Suppl 1): 20

Goldhirsch A, Wood WC, Gelber RD, et al. (2007) Progress and promise: highlights of the international expert consensus on the primary therapy of early breast cancer. Ann Oncol 18: 1133–1144

Jakub JW, Diaz NM, Ebert MD et al. (2002) Completion axillary lymph node dissection minimizes the likelihood of false negatives for patients with invasive breast carcinoma and cytokeratin positive only sentinel lymph nodes. Am J Surg 184: 302–306

Jänicke F, Prechtl A, Thomssen C et al. (2001) Randomized adjuvant chemotherapy trial in high-risk, lymph node-negative breast cancer patients identified by urokinase-type plasminogen activator and plasminogen activator inhibitor type 1. J. Natl. Cancer Inst. 93: 913–920

Knight WA, Livingstone RB, Gregory EJ et al. (1977) Estrogen receptor as an independent prognostic factor for early recurrence in breast cancer. Cancer Res 37: 4669

Lipton A, Ali SM, Leitzel K et al. (2003) Serum HER-2/neu and response to the aromatase inhibitor letrozole versus tamoxifen. J Clin Oncol 21: 1967–1972

Look MP, van Putten WL, Duffy MJ et al. (2002) Pooled analysis of prognostic impact of urokinase-type plasminogen activator and its inhibitor PAI-1 in 8377 breast cancer patients. J.Natl.Cancer Inst 94: 116–128

McCready DR, Yong WS, Ng AK et al. (2004) Influence of the new AJCC breast cancer staging system on sentinel lymph node positivity and false-negative rates. J Natl Cancer Inst 96: 873–875

McGuire WL, Tandon AK, Allred D et al. (1990) Commentaries. How to use prognostic factors in axillary node-negative breast cancer patients. J Nat Cancer Inst 82: 12

Müller V, Hayes D, Pantel K (2006) Recent translational research: Circulating tumor cells in breast cancer patients. Breast Can Res 8:110

Müller V, Janni W, Gebauer G, et al. (2009) Clinical Relevance of Disseminated Tumor Cells in Bone Marrow and Circulating Tumor Cells in the Blood of Breast Cancer Patients. Breast Care. 4:333–338

Singletary SE, Allred C, Ashley P et al. (2002) Revision of the American Joint Committee on Cancer staging system for breast cancer. J Clin Oncol 20: 3628–3636

Slamon DJ, Godolphin W, Jones LA et al. (1989) Studies of the HER-2/neu proto-oncogen in human breast and ovarian cancer. Science 244: 707

van de Vijver MJ, He YD, van't Veer LJ et al. (2002) A gene-expression signature as a predictor of survival in breast cancer. N Engl J Med 347: 1999–2009

van't Veer LJ, Dai H, van de Vijver MJ et al. (2002) Gene expression profiling predicts clinical outcome of breast cancer. Nature 415: 530–536

Viale G, Maiorano E, Mazzarol G et al. (2001) Histologic detection and clinical implications of micrometastases in axillary sentinel lymph nodes for patients with breast carcinoma. Cancer 92: 1378–1384

Volpi A, Nanni O, De Paola F et al. (2003) HER-2 expression and cell proliferation: prognostic markers in patients with node-negative breast cancer. J Clin Oncol 21: 2708–2712

Goldhirsch A, Ingle JN, Gelber RD, Coates AS, Thürlimann B, Senn HJ; Panel members (2009) Thresholds for therapies: highlights of the St Gallen International Expert Consensus on the primary therapy of early breast cancer 2009. Ann Oncol 20(8):1319–29

Harris L, Fritsche H, Mennel R, Norton L, Ravdin P, Taube S, Somerfield MR, Hayes DF, Bast RC Jr; American Society of Clinical Oncology (2007) American Society of Clinical Oncology 2007 update of recommendations for the use of tumor markers in breast cancer. J Clin Oncol 25(33):5287–312

Paik S, Shak S, Tang G, Kim C, Baker J, Cronin M, Baehner FL, Walker MG, Watson D, Park T, Hiller W, Fisher ER, Wickerham DL, Bryant J, Wolmark N (2004) A Multigene Assay to Predict Recurrence of Tamoxifen-Treated, Node-Negative Breast Cancer. N Engl J Med 351:2817–26

Sørlie T, Perou CM, Tibshirani R, Aas T, Geisler S, Johnsen H, Hastie T, Eisen MB, van de Rijn M, Jeffrey SS, Thorsen T, Quist H, Matese JC, Brown PO, Botstein D, Eystein Lønning P, Børresen-Dale AL (2001) Gene expression patterns of breast carcinomas distinguish tumor subclasses with clinical implications. Proc Natl Acad Sci USA 98(19): 10869–74

Sotiriou C, Wirapati P, Loi S, Harris A, Fox S, Smeds J, Nordgren H, Farmer P, Praz V, Haibe-Kains B, Desmedt C, Larsimont D, Cardoso F, Peterse H, Nuyten D, Buyse M, Van de Vijver MJ, Bergh J, Piccart M, Delorenzi M (2006) Gene expression profiling in breast cancer: understanding the molecular basis of histologic grade to improve prognosis. J Natl Cancer Inst 98(4):262–72

Stuart-Harris R, Caldas C, Pinder SE, Pharoah P (2008) Proliferation markers and survival in early breast cancer: A systematic review and meta-analysis of 85 studies in 32,825 patients. The Breast 17: 323–334.

Wang Y, Klijn JGM, Zhang Y, Sieuwerts AM, Look MP, Yang F, Talantov D, Timmermans M, Meijer-van Gelder ME, Yu J, Jatkoe T, Berns EMJJ, Atkins D, Foekens JA (2005) Gene-expression profiles to predict distant metastasis of lymph-node-negative primary breast cancer. Lancet 365: 671–79

Präoperative Diagnostik

Rüdiger Schulz-Wendtland, Georg Sauer, Rolf Kreienberg

11.1   Interventionelle Methoden

Rüdiger Schulz-Wendtland, Georg Sauer

11.1.1   Einleitung

Sowohl im Rahmen der komplementären Mammadiagnostik (Klinik, Mammographie, Sonographie; Duda u. Schulz-Wendtland 2000) einschließlich der dynamischen MRT (Bauer et al. 2000) als auch im Mammographie-Screening (Pisano et al. 2006) haben interventionelle Methoden wie die sonographisch, mammographisch-stereotaktisch bzw. kernspintomographisch geführte Stanz- oder Vakuumbiopsie ihren festen Stellenwert – entsprechend der Forderungen der EUSOMA (European Society of Mastology) (Wallis et al. 2007) als auch der S3-Leitlinie »Brustkrebsfrüherkennungsprogramm in Deutschland« (S3-Leitlinie 2008).

> **Definition**
> Unter komplementärer Mammadiagnostik versteht man klinische Untersuchung, Mammographie und Sonographie. Sie ist die Grundvoraussetzung vor Durchführung einer MRT.

Generell stehen drei unterschiedliche Methoden zur Verfügung, Tumormaterial zur diagnostischen Begutachtung zu gewinnen:
- Feinnadelaspirationszytologie
- Stanzbiopsie
- Vakuumbiopsie

Es ist die Methode zu wählen, die die Befunddarstellung und Steuerung der Punktion am sichersten gewährleistet.
Die **Feinnadelaspirationszytogie** (FNA) sollte zur Abklärung solider Herdbefunde nicht mehr eingesetzt werden, da sie eine hohe Rate (bis zu 40%) nicht auswertbarer Proben liefert (Farshid u. Rush 2003; Pjinappel et al. 2004). Weiterhin ermöglicht sie weder eine Unterscheidung zwischen invasiven und noch nicht invasiven Läsionen und liefert darüber hinaus keine Angaben über prognostische und prädikative Faktoren beim Mammakarzinom (Rakha u. Ellis 2007).

> **Die FNA kann nicht als Standardmethode empfohlen werden. Ihre Anwendung sollte auf Sonderfälle (komplizierte Zyste, Lymphknoten) mit zu erwartender »spezifischer« Zytologie begrenzt bleiben.**

Die **Stanzbiopsie** gilt heute als Standard in der diagnostischen Abklärung unklarer Herdbefunde. Etliche Studien haben gezeigt, dass im Vergleich zur offenen Biopsie palpabler und nichtpalpabler Befunde mit einer falsch-

negativen Rate zwischen 0,3 und 8,2% eine identische, wenn nicht sogar größere diagnostische Sicherheit erzielt werden kann (Philpotts et al. 2000; Fehr et al. 2002; Zannis et al. 2002, Pjinappel et al. 2004). Die Vorteile der mit wenig Zeitaufwand durchzuführenden perkutanen Mammabiopsie ist die geringere Invasivität und niedrigeren Kosten (Liberman et al. 1998b). In Kenntnis der histologischen Tumoreigenschaften kann ein etwaiger operativer Eingriff besser geplant (Sentinel-node-Biopsie) und suffizienter durchgeführt werden. Dies spiegelt sich in einer geringeren Rate an Folgeoperationen durch unvollständige Tumorentfernung wider (Liberman et al. 1997).

Nachdem zudem 75–80% in der Bildgebung nachweisbare Herdbefunde gutartig sind, können unnötige chirurgische Interventionen vermieden werden, vorausgesetzt, dass die Einschätzung in der Bildgebung mit dem entsprechenden histologischen Bild des Herdbefundes übereinstimmt. In einigen Fällen jedoch beschreibt das histologische Ergebnis einer Stanzbiopsie einen Herdbefund nur unzureichend. Dies beinhaltet die flache epitheliche Atypen (FEA), die atypische duktale Hyperplasie (ADH), die lobulären In-situ-Karzinome (LCIS) und die duktalen In-situ-Karzinome (DCIS). Beim Vorliegen eines Biopsieergebnisse (B3, B4, B5) muss immer eine offene Biopsie erfolgen, da sich dahinter in 15–35% ein DCIS oder gar ein invasives Mammakarzinom verbergen kann (Böcker 2006).

Auch eine in den bildgebenden Verfahren vermeintlich komplett entfernte Läsion sollte operativ behandelt werden, denn in gut 70% der Fälle wurde in der sich anschließenden offenen Biopsie Tumorresiduen gefunden (Liberman et al. 1998a; Jackman et al. 1998).

 Cave
Die perkutane Mammabiopsie ist als ein diagnostisches und nicht als ein therapeutisches Verfahren anzusehen.

Die inverse Korrelation zwischen Tumorzellzahl und Intervall zwischen Biopsie und Operation (Diaz et al. 1999) lässt vermuten, dass verschleppte Tumorzellen nicht überleben. Weitere Untersuchungen zeigten, dass Lokalrezidivrate und das Intervall bis zum Wiederauftreten der Tumorerkrankung bei Diagnosesicherung mittels perkutaner Stanzbiopsie und primär chirurgischer Intervention gleich sind (Kopans et al. 1988; King et al. 2001).

Die Diagnosestellung sollte gemäß den Richtlinien des ACR (American College of Radiology) erfolgen, von denen eine von der Deutschen Röntgengesellschaft autorisierte deutschsprachige Version für die Mammographie, Mammasonographie und MRT existiert (**BI-RADS-Klassifikation,** »Breast Imaging – Reporting and Data System«; Fischer 2006).

Die Applikation eines **Markierungsclips** in die Biopsiehöhle gewährleistet das Wiederauffinden einer in der komplementären Mammadiagnostik nicht mehr darstellbaren Läsion bei einer sich ggf. anschließenden Operation.

 Cave
Die interventionell gesteuerte Gewebeproben-gewinnung zur histopathologischen Diagnose-sicherung und Therapieplanung sollte erfolgen bei sonographischen, mammagraphischen oder kerspintomographischen Befunden BI-RADS 4/5.

11.1.2 Sonographisch gezielte/geführte Stanz-/Vakuumbiopsie

Indikationen zur sonographisch gesteuerten transkutanen Biopsie
- Histologische Abklärung suspekter sonographisch abgrenzbarer Herdbefunde (>1 cm, BI-RADS 4)
- Präoperative Karzinomsicherung bei suspektem, sonographisch erkennbaren Herdbefund (>1 cm, BI-RADS 5)

Absolute Kontraindikationen
- Schwere Gerinnungsstörungen
- Allergien gegen Lokalanästhetika

Sonographisch gezielte Stanzbiopsie

Da über 80% der Herdbefunde sonographisch nachweisbar sind, stellt die sonographisch gezielte Stanzbiopsie die bevorzugte Steuerungsmethode dar. Die Vorteile sind offensichtlich: Sie ist kostengünstig, beinhaltet keine Strahlenbelastung, bietet eine kontinuierliche Darstellung während des gesamten Biopsievorgangs und ermöglicht multidirektionale Zugänge (Liberman et al. 1998b).

Technik. Zur Verfügung stehen Punktionsgeräte der Fa. Bard-Angiomed und Pflugbeil. Es werden bevorzugt Biopsienadeln mit einer Länge von 10 cm und einem Kaliber von 12–14 Gauge verwandt (Abb. 11.1). Der Vorschub dieser Biopsienadeln beträgt 1,5 bzw. 2,2 cm. Nach sorgfältiger Desinfektion und Anlage einer etwa 2–3 mm langen Stichinzision der Haut wird unter sterilen Bedingungen punktiert. Dabei müssen im Verdachtsfall onkologische Gesichtspunkte (z. B. Schnittführung) für die Wahl der Punktionsrichtung mitbedacht werden. In Lokalanästhesie wird der Herd über eine Koaxialkanüle anvisiert, die Stanzbiopsie selbst wird unter sonographi-

scher Kontrolle tangential zum linearen 7,5-MHz-Schallkopf durchgeführt. Die Nadellage wird vor und nach der Intervention mittels eines Bildes dokumentiert. Es werden ≥4 Stanzzylinder entnommen, um ausreichend Material für die histologische Aufarbeitung zu erhalten. Über die liegende Koaxialnadel kann ein Clip in das Punktionsgebiet eingebracht und damit für später bildgebende Kontrollen gekennzeichnet werden.

Nach der Punktion wird die Stichinzision mit Steristrips verschlossen und das Punktionsareal durch die Patientinnen über 30 min fest komprimiert. Die stanzbioptisch entnommenen Gewebezylinder gelangen gemäß den Europäischen Leitlinien für Qualitätssicherung (Pathologie) zur histologischen Schnelleinbettung und werden hiernach beurteilt. Zusätzlich wird das Gewebe tiefgefroren, in Paraffinschnitttechnik verarbeitet und lichtmikroskopisch befundet (Dauer 24 h). Bei Diskrepanz zwischen der komplementären Mammadiagnostik und der Stanzhistologie hat eine operativ-histologische Abklärung zu erfolgen. Das Kontrollintervall beträgt 6 Monate. Bei Größenprogredienz des Befundes ist eine operativ-histologische Abklärung zwingend erforderlich.

 Cave
Bei der interventionellen, vorzugsweise sonographisch gesteuerten Stanzbiopsie sollten ≥4 Proben bei ≤14 G entnommen werden. Eine Ergebniskontrolle erfolgt durch Korrelation der bildgebenden Diagnostik mit dem histologischen Befund. Die bildgebende Kontrolle wird mit der entsprechenden Modalität nach 6 Monaten durchgeführt.

Sonographisch geführte Vakuumbiopsie

Im Gegensatz zur Stanzbiopsie liefert die Vakuumbiopsie zwar ein größeres Probenvolumen, doch eine niedrigere Rate an falsch-negativen Biopsieergebnissen, wie dies für die stereotaktisch gesteuerte Biopsie nachgewiesen werden konnte (Liberman et al. 1998c; Philpotts et al. 2000), wurde bisher nicht erreicht. Einerseits wird von einer deutlich größeren diagnostischen Sicherheit im Vergleich zur herkömmlichen Stanzbiopsie gesprochen (Parker et al. 2001). Andererseits findet sich im unmittelbaren Vergleich kein signifikanter Unterschied hinsichtlich falsch-negativer Rate, Anzahl an Rebiopsien, Komplikationen und den Fällen, bei denen die perkutane Biopsie ein DCIS zeigt, während die sich anschließende Operation ein invasives Karzinom detektiert (Philpotts et al. 2003).

Technik. Zur Verfügung stand zunächst das handgeführte Mammotome-Vakuumbiopsiesystem zur ultraso-

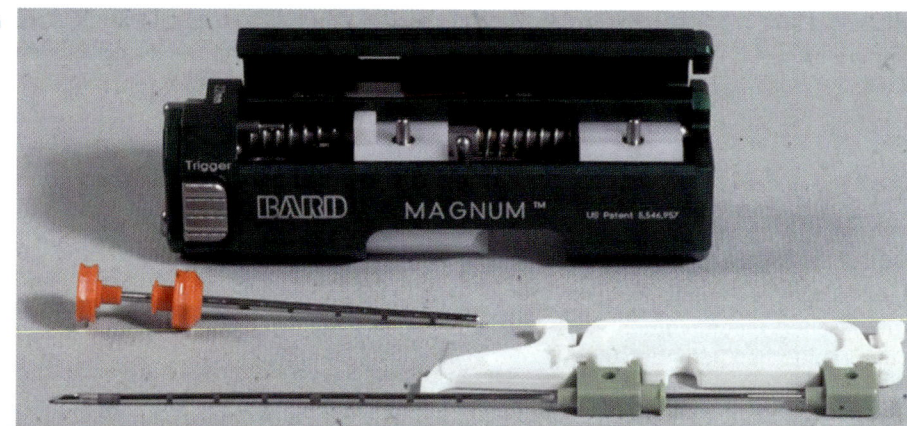

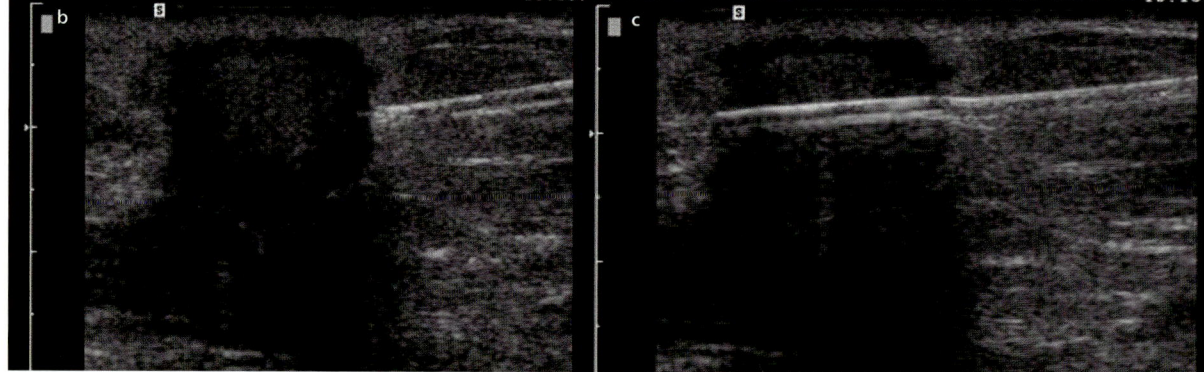

Abb. 11.1a–c Sonographisch gezielte Stanzbiopsie. **a** Punktionsgerät der Fa. Bard-Angiomed mit entsprechender Koaxial- und Stanznadel. Stanzbiopsie vor (**b**) und nach Nadeleinschuss (**c**)

nographisch geführten Intervention (Abb. 11.2a). Nach Desinfektion der Haut und Gabe eines Lokalanästhetikums erfolgt das Einführen der Nadel in oder an den zu entfernenden Herd tangential zur Thoraxwand unter ultrasonographischer Kontrolle. Die dem Vakuumbiopsiesystem zugrunde liegende Technologie verwendet Unterdruck und ein motorbetriebenes Hochgeschwindigkeitsrotationsmesser (Kaliber 8–11 G). Durch wiederholtes, im Uhrzeigersinn durchgeführtes Drehen der Nadel, können mehrere Gewebezylinder gewonnen werden. Somit besteht theoretisch die Möglichkeit der Abtragung eines zusammenhängenden Gewebeareals bis zu einer Größe von 2 cm (Abb. 11.2b). Das weitere Vorgehen wie Anzahl der Gewebezylinder, Kompression der Brust, histologische Aufarbeitung der Gewebezylinder sowie die entsprechenden Kontrollintervalle entsprechen denen der sonographisch gezielten Stanzbiopsie.

Nach ähnlichem Prinzip verfahren die Vakuumbiopsiesysteme ATEC und SenoRx EnCor. Seit 2002 existiert zusätzlich ein Vakuumbiopsiesystem (Vacora). Die Besonderheit dieses interventionellen Systems liegt darin, dass alle Komponenten wie Vakuumerzeugung, Überdru-

ckerzeugung, elektromotorische Antriebe, Mikroprozessorsteuerung, Li-Ionen-Akku (7,2 V) in einem Handgriff integriert sind.

11.1.3 Mammographisch-stereotaktisch gezielte/geführte Vakuum-/ Exzisionsbiopsie

Befunde, die der sonographischen Darstellung entgehen, wie beispielsweise Mikrokalzifikationen, müssen unter radiologischer, mammographischer Kontrolle abgeklärt werden (Heywang-Köbrunner et al. 2003).

❗ Cave
Bei Vorliegen von Mikrokalk sollte vorzugsweise die stereotaktisch gesteuerte Vakuumbiopsie eingesetzt werden.

Stereotaktisches Lokalisationsprinzip
Nach Kalibrierung der digitalen stereotaktischen Zusatzeinrichtung wird der Zielbereich für eine sich anschließen-

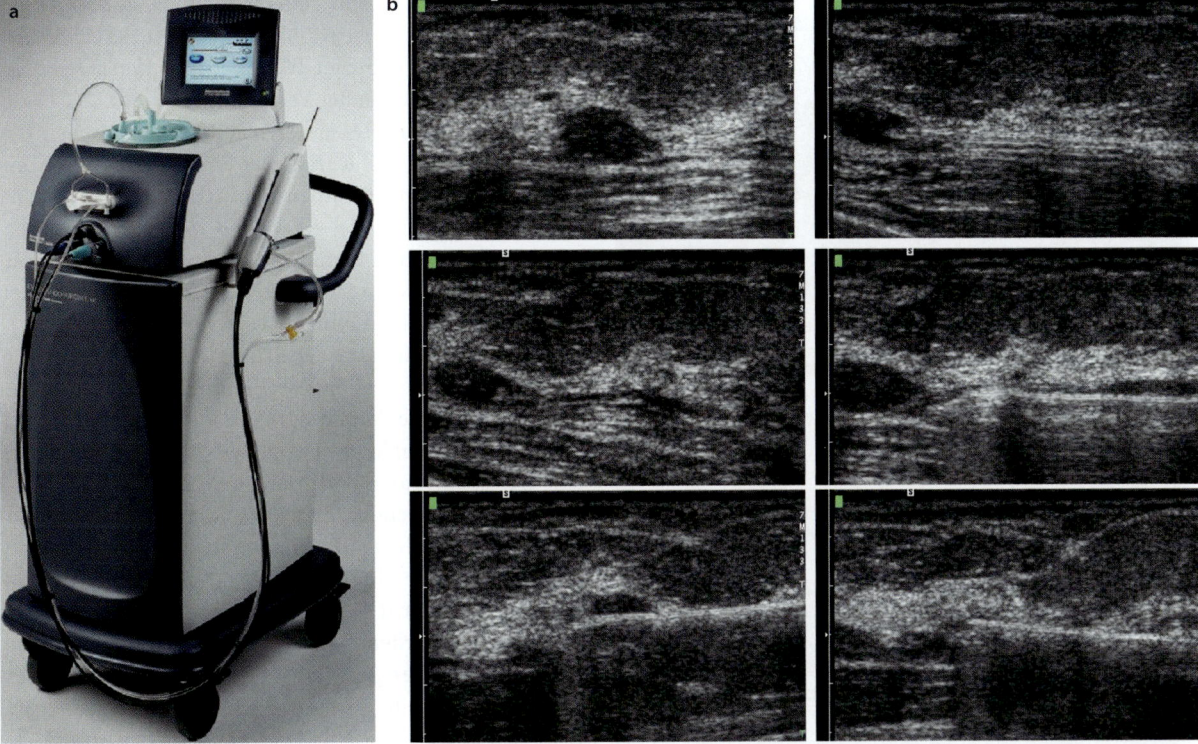

◻ Abb. 11.2a,b Sonographisch geführte Vakuumbiopsie. **a** Handgeführtes Mammotome-Vakuumbiopsiesystem. **b** Unter kontinuierlicher Ultraschallkontrolle wird der abzuklärende Herdbefund schrittweise reseziert

de Intervention anhand der orthograden Mammographie festgelegt. Die Brust wird durch die Kompressionsplatte fixiert und die Einstellung durch Farbmarkierung auf der Haut festgehalten. Nach Durchführung von Stereoaufnahmen (±10° bzw. ±15°) werden die Koordinaten der Läsion (x- und y-Achse) erfasst und durch den Computer die Tiefe der Läsion (Z-Wert) ermittelt sowie entsprechend der gewählten Nadellage die Koordinaten im Gerät festgelegt.

Die Indikationen zur stereotaktisch gezielten/geführten Vakuum- bzw. Exzisionsbiopsie angesichts eines »sampling errors« bei Herdbefunden <5 mm (Vakuumbiopsie) sind in der Übersicht aufgeführt.

- Histologische Abklärung bei der mammographischen Differenzialdiagnose Mastopathie, DCIS (suspekte Mikrokalzifikationen; BI-RADS 4 und 5)

Absolute Kontraindikationen
- Schwere Gerinnungsstörungen
- Allergien gegen Lokalanästhetika

Indikationen der stereotaktisch gesteuerten Biopsie
- Histologische Abklärung suspekter, ausschließlich mammographisch abgrenzbarer Herdbefunde (BI-RADS 4)
- Präoperative Karzinomsicherung bei suspektem, ausschließlich mammographisch erkennbarem Herdbefund (BI-RADS 5)

Lagerungstisch mit digitaler Stereotaxieinrichtung und Vakuumbiopsiesystem

Technik. Zur Verfügung steht der Lagerungstische der Fa. Lorad und Siemens in Kombination mit dem Mammotome-, ATEC-, SenoRx EnCor- und Vacora-System (◻ Abb. 11.3 und ◻ Abb. 11.4). Auf der Basis der stereotaktischen Lokalisation ist eine millimetergenaue Ortung möglich. Die Lokalisation basiert auf dem Einsatz der digitalisierten Mammographie mit einer Auflösung von 10 Linienpaaren/mm und filmloser Darstellung auf einen Monitor mit 1024×1024 Pixel bei auf dem Bauch liegender Patientin. Die Brust hängt hierbei durch eine Öffnung unter der Tischebene und wird unter Zuhilfenahme eines ge-

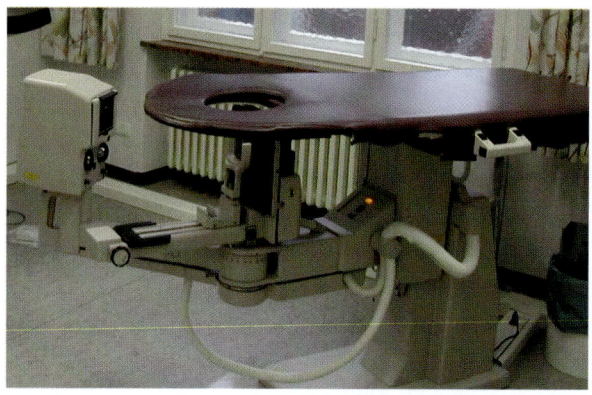

■ **Abb. 11.3** Lagerungstisch zur stereotaktischen Intervention

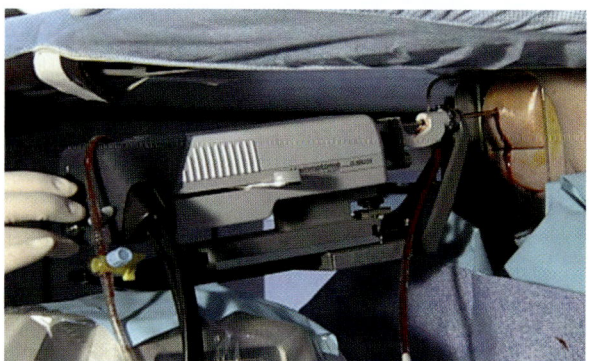

■ **Abb. 11.4** Stereotaktische Intervention

fensterten Tubus so komprimiert, dass die zu punktierende Läsion durch das Fenster zugänglich ist. Es sollte der kürzeste Zugangsweg gewählt werden. Bei Lokalisation in der oberen Brusthälfte sollte die Kompression kraniokaudal, bei Lokalisation in der unteren Brusthälfte mediolateral, lateromedial oder kaudokranial erfolgen. Der letztgenannte Zugang von kaudal ist unproblematisch, wenn die Untersuchung in Seitenlage durchgeführt wird. Grundsätzlich sind jedoch bei nicht ausgeschlossenem malignem Befund onkologische und plastisch-chirurgische Gesichtspunkte, insbesondere die Schnittführung bei geplanter, sich anschließender Segmentresektion, zu berücksichtigen.

Bei der durch den gefensterten Tubus komprimierten Mamma wird zunächst eine 0°-Ausschnittsmammographie durchgeführt. Es erfolgen anschließend zwei Zielaufnahmen, in denen die Röhre um +15° und um −15° aus der Ursprungsrichtung herausgedreht wird. Aus der parallaxen Verschiebung der Läsion gegenüber einem vom Gerät vorgegebenen Bezugspunkt kann das Gerät die Lokalisation der Läsion im Raum errechnen. Hierfür werden das Zentrum der Läsion, die Referenzmarke und die verwendete Nadellänge an einen Computer übermittelt

und das Punktionsgerät stereotaktisch positioniert. Die Entnahme der Gewebezylinder entspricht der im ▶ Abschn. 11.1.2 beschriebenen Technik. Im Unterschied hierzu sollten ≥12 Proben bei Verwendung einer 11-G-Nadel gewonnen werden. Bei anderen Kalibern (zwischen 8 G und 11 G) sollte die Anzahl der Probenentnahmen ein äquivalentes Probenvolumen erbringen. Gleichfalls kann über die liegende Nadel einen Clip in das Punktionsgebiet eingebracht und damit für spätere bildgebende Kontrollen gekennzeichnet werden. Bei Mikrokalzifikationen sind Präparateradiographien zwingend erforderlich.

Nach der Versorgung der Brust mit einem sterilen Verband sowie Kompression von 30 min erfolgen anschließend orthogonale Mammographieaufnahmen in 2 Ebenen zur Dokumentation. Die pathologische Aufarbeitung der Gewebezylinder entspricht der im ▶ Abschn. 11.1.2 beschriebenen Technik. Zudem muss bei Diskrepanz zwischen der komplementären Mammadiagnostik und der Gewebehistologie eine offen-chirurgische Abklärung erfolgen. Der Eingriff erfolgt ebenfalls ambulant, d. h. die Patientinnen werden 3 h nach dem Eingriff entlassen. Ist der Befund benigne, muss 6 Monate nach der Untersuchung eine weitere Mammographiekontrolle erfolgen. Bei Progredienz des Befundes ist eine offen-chirurgische Abklärung zwingend erforderlich.

Darüber hinaus besteht die gleichwertige Alternative, in der Kombination eines herkömmlichen Mammographiegeräts mit digitaler Stereotaxie und dem Vakuumbiopsiesystem diese Untersuchung in sitzender Positionierung der Patientin durchzuführen.

Ergebnisse. In der Literatur werden Sensitivität und Spezifität von 100% angegeben.

🚫 **Cave**
Zur Dokumentation sind erforderlich: Drei Projektionen nativ, zwei Projektionen vor Nadeleinschuss sowie zwei Projektionen nach Biopsie (◻ Abb. 11.5 bis ◻ Abb. 11.7).
Es sollten ≥12 Proben bei der Verwendung einer 11-G-Nadel gewonnen werden. Bei anderen Kalibern (zwischen 8 G und 11 G) sollte Anzahl der Probenentnahmen ein äquivalentes Probenvolumen erbringen.
Eine Präparatradiographie soll in Vergrößerungstechnik durchgeführt werden (◻ Abb. 11.6). Eine Mammographie bei der biopsierten Brust sollte in 2 Ebenen erfolgen. Eine Ergebniskontrolle erfolgt durch Korrelation der bildgebenden Diagnostik mit dem histologischen Befund. Die bildgebende Kontrolle wird mit der entsprechenden Modalität nach 6 Monaten durchgeführt.

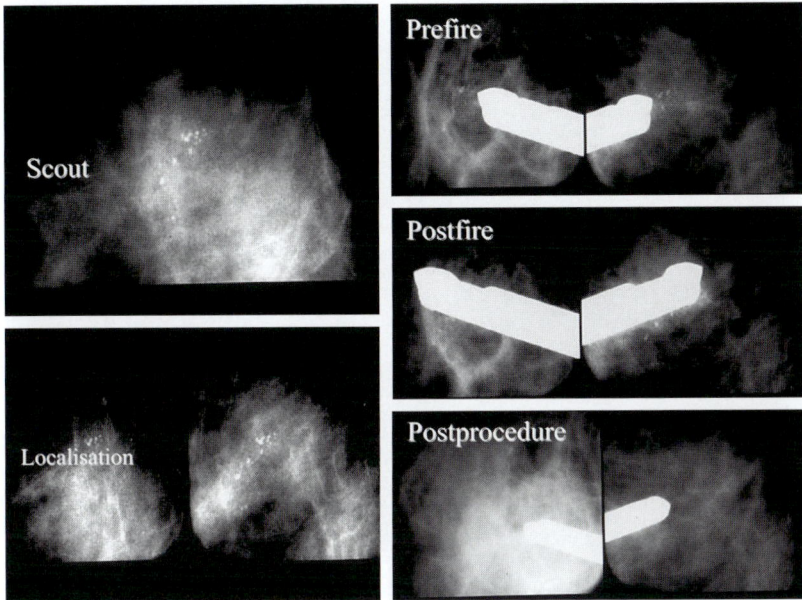

Abb. 11.5 Dokumentation der stereotaktischen Intervention

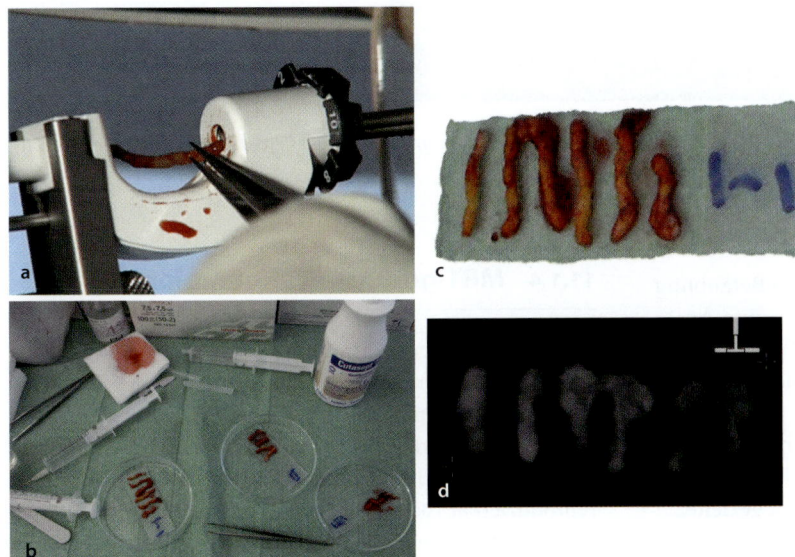

Abb. 11.6a–d Gewebeproben mit Bilddokumentation (**a, b**) und Präparatradiographie (**c,d**) im Rahmen der stereotaktischen Intervention

Stereotaktisch gezielte Exzisionsbiopsie

Technik. Das ABBI (Advanced Breast Biopsy Instrumentation)- bzw. Site Select-System ermöglichen eine digital-stereotaktisch gezielte Exzisionsbiopsie. Dieses Verfahren entspricht der stereotaktischen Vakuumbiopsie in liegender Positionierung mit dem Unterschied, dass jetzt Biopsiekanülen in Abhängigkeit von der Größe des Herdbefundes in den Größen 5, 10, 15 und 20 mm gewählt werden können und bei der Anwendung der 20 mm großen Rotationsskalpellkanüle anschließend eine konventionelle, chirurgische Blutstillung erforderlich ist.

Ergebnisse. In der Literatur werden Ergebnisse bis zu einer Sensitivität und Spezifität von 100% angegeben.

Nebenwirkungen. Zu rechnen ist mit nur geringen Schmerzen, Blutungen und vasovagalen Reaktionen:

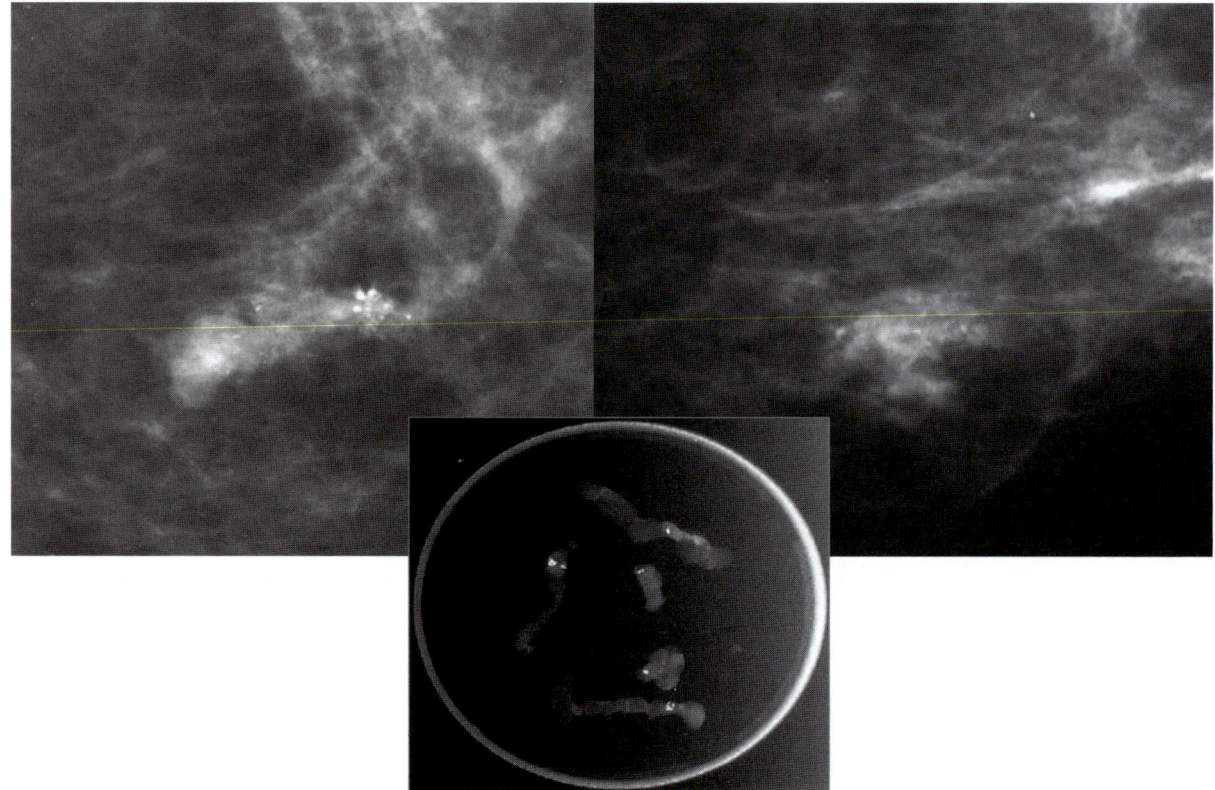

Abb. 11.7 Differenzialdiagnose hochgradige Proliferation/DCIS vor stereotaktischer Intervention (*oben links*), nach stereotaktischer Intervention (*oben rechts*) und Präparateradiographie (Histologie: High-grade-DCIS) (*mittig*)

- **Schmerzen** werden durch eine örtliche Betäubung minimiert. Dabei ist vor allem auf eine gute Anästhesie der Haut zu achten, da dass Parenchym wesentlich weniger schmerzempfindlich ist als die Haut.
- **Blutungen**: In der Regel blutet es gering aus der Haut nach Stichinzision. Der Entwicklung größerer Hämatome wird entgegengewirkt durch gezielte, breitflächige Kompression (30 min, Anlage eines Kompressionsverbandes).
- **Vasovagale Reaktionen** werden bei der stereotaktisch-mammographischen Intervention im Sitzen häufiger als im Liegen beobachtet. Diese können auch durch geeignete Räumlichkeiten bzw. persönliche Betreuung der Patientin vermieden werden.

Limitationen. Als technisch bedingte Limitationen für mammographisch-stereotaktische Interventionen gelten sehr thoraxwandnahe bzw. retromamilläre Herdbefunde sowie verminderte Kompressionsdicke der Brust (<30 mm).

11.1.4 MRT-geführte Vakuumbiopsie

Mit zunehmendem Einsatz der dynamischen MR-Mammographie häufen sich die Fälle, in denen ausschließlich kernspintomographisch ein suspekter Befund erhoben wird, der weder klinisch, mammographisch noch sonographisch, d. h. durch die komplementäre Mammadiagnostik, reproduzierbar ist. Allerdings sollte insbesondere die Ultraschalluntersuchung bei Herdbefunden von 10 mm Größe und mehr in Kenntnis der exakten Position der Läsion in der MRT erneut durchgeführt werden. Bei kleineren Herden allerdings ist die Chance, den entsprechenden Befund zweifelsfrei sonographisch zu reproduzieren, eher gering.

Indikationen zur MRT-geführten Vakuumbiopsie

- Histologische Abklärung suspekter ausschließlich in der MRT abgrenzbarer Herdbefunde (BI-RADS 4)
- Präoperative Karzinomsicherung bei ausschließlich MR-tomographisch erkennbarem Herdbefund (BI-RADS 5)

Kontraindikationen
- Herzschrittmacher
- Metallapplikationen im Körper

> **Bei der MRT-gesteuerter Gewebegewinnung sollte ausschließlich eine Vakuumbiopsie eingesetzt werden.**

Allen Vorrichtungen für MRT-gestützte Interventionen ist gemeinsam, dass sie die Mamma mit einer oder mehrerer Kunststoffplatten komprimieren. Durch Punktionsstege in der Kompressionsplatte können nach exakter Lokalisation eines suspekten Herdbefundes Nadeln für eine Intervention in die Brust eingebracht werden.

Bei Diskrepanz zwischen der ausschließlich durch die dynamische MR-Mammographie gestellten Diagnose und der Vakuumbiopsie gewonnene Histologie hat eine operativ-histologische Abklärung nach MRT-gestützter Markierung zu erfolgen.

Eine Kontroll-MR-Mammographie 6 Monate nach dem interventionellen Eingriff wird empfohlen; bei Progredienz des Befundes ist eine operativ-histologische Abklärung ebenfalls nach MRT-gestützter Markierung zwingend erforderlich.

Ergebnisse. In der Literatur werden insgesamt 300 MRT gezielte/geführte Stanz-/Vakuumbiopsien beschrieben und eine Sensitivität und Spezifität von bis zu 100% angegeben.

> ❗ **Cave**
> **Es erfolgt die Korrelation mit den durch die dynamische MR-Mammographie gestellten Diagnosen mit dem pathologischen Befund. Die bildgebende Kontrolle wird mit der entsprechenden Modalität nach 6 Monaten durchgeführt.**

Literatur

Bauer M, Tontsch P, Schulz-Wendtland R (Hrsg) (2000) MR-Tomographie in Gynäkologie und Geburtshilfe. Thieme, Stuttgart

Böcker W (Hrsg) (2006) Preneoplasia of the breast. Elsevier Saunders, München

Deutsche Röntgengesellschaft, Fischer U (Hrsg) (2006) BI-RADS-Klassifikation. Thieme, Stuttgart

Diaz LK, Wiley EL, Venta LA (1999) Are malignant cells displaced by large-gauge needle core biopsy of the breast? Am J Roentgenol 173(5): 1303–1313

Duda V, Schulz-Wendtland R (Hrsg) (2004) Mammadiagnostik. Springer, Berlin Heidelberg New York Tokio

Farshid G, Rush G (2003) The use of fine-needle aspiration cytology and core biopsy in the assessment of highly suspicious mammographic microcalcifications: analysis of outcome for 182 lesions detected in the setting of a population-based breast cancer screening program. Cancer 99(6): 357–364

Fehr MK, Hornung R, von Orelli S, Haller U (2002) Stellenwert der modernen stereotaktischen Biopsiemethoden bei mammographisch suspekten Läsionen. Gynäkol Geburtsh Rundsch 42:201–211

Heywang-Köbrunnger SH, Schreer I, Decker T, Böcker W (2003) Interdisciplinary consensus on the use and technique of vacuum-assisted stereotactic breast biopsy. EUR J Radiol 47(3): 232–236

Jackman RJ, Marzoni FA Jr, Nowels KW (1998) Percutaneous removal of benign mammographic lesions: comparison of automated large-core and directional vacuum-assisted stereotactic biopsy techniques. Am J Roentgenol 171(5): 1325–1330

King TA, Hayes DH, Cederbom GJ et al. (2001) Biopsy technique has no impact on local recurrence after breast-conserving therapy. Breast J 7(1): 19–24

Kopans DB, Gallagher WJ, Swann CA, McCarthy KA, White G, Hall DA, Wood WC (1988) Does preoperative needle localization lead to an increase in local breast cancer recurrence? Radiology 167(3): 667–668

Liberman L, LaTrenta LR, Dershaw DD (1997) Impact of core biopsy on the surgical management of impalpable breast cancer: another look at margins. Am J Roentgenol 169(5): 1464–1465

Liberman L, Dershaw DD, Rosen PP, Morris EA, Abramson AF, Borgen PI (1998a) Percutaneous removal of malignant mammographic lesions at stereaotactic vacuum-assisted biopsy. Radiology 206(3): 711–715

Liberman L, Feng TL, Dershaw DD, Morris EA, Abramson AF (1998b) US-guided core breast biopsy: use and cost-effectiveness. Radiology 208(3): 717–723

Liberman L, Smolkin JH, Dershaw DD, Morris EA, Abramson AF, Rosen PP (1998c) Calcification retrieval at sterotactic, 11-gauge, directional, vacuum-assisted breast biopsy. Radiology 208(1): 251–260

Parker SH, Klaus AJ, McWey PJ et al. (2001) Sonographically guided directional vacuum-assisted breast biopsy using a handheld device. Am J Roentgenol 177(2): 405–408

Philpotts LE, Lee CH, Horvath LJ, Lange RC, Carter D, Tocino I (2000) Underestimation of breast cancer with 11-gauge vacuum suction biopsy. Am J Roentgenol 175(4): 1047–1050

Philpotts LE, Hooley RJ, Lee CH (2003) Comparison of automated versus vacuum-assisted biopsy methods for sonographically guided core biopsy of the breast. Am J Roentgenol 180(2): 347–351

Pijnappel RM, Donk M van den, Holland R, Mali WP, Petersen JL, Hendriks JH, Peeters PH (2004) Diagnostic accuracy for different strategies of image-guided breast intervention in cases of nonpalpable breast lesions. Br J Cancer 90(3): 595–600

Pisano ED, Gatsoris C, Hendrick E (2006) Diagnostic performance of digital versus film mammography for breast-cancer screening. N Engl J Med 353: 1773–1783

Rakha EA, Ellis IO (2007) An overview of assessment of prognostic and predictive factors in breast cancer needle core biopsy specimens. J Clin Pathol 60(12): 1300–6

S3-Leitlinie Brustkrebsfrüherkennung in Deutschland (2008) Zuckschwerdt, München

Wallis M, Tardivon A, Helbich T, Schreer J, ESOBI (2007) Guidelines from the European Society of Breast Imaging for diagnostic interventional breast procedures. Eur Radiol 17(2): 581–588

Zannis VJ, Aliano KM (2002) The evolving practice pattern of the breast surgeon with disappearance if open biopsy for nonpalpable lesions. Am J Surg 176: 525–528

11.2   Weitere diagnostische Maßnahmen bei Verdacht auf Mammakarzinom

Rolf Kreienberg

11.2.1   Anamnese und Lokalisation des Befundes

Zum Zeitpunkt der Diagnose befinden sich 80–90% aller Patientinnen mit Brustkrebs in einem operablen und 10–20% der Patientinnen in einem lokal fortgeschrittenen, inoperablen oder metastasierten Stadium.

Grundvoraussetzung für jegliche ärztliche Entscheidung, die darauf aufbauenden Therapieempfehlungen und die individuelle Beratung der Patientin ist die sorgfältige **Anamneseerhebung**. Sie muss Daten zum Menstruationszyklus, zu vorausgegangenen Schwangerschaften, familiären Tumorerkrankungen, Medikamenteneinnahme einschließlich Hormonpräparaten, vorausgegangene und bestehende Erkrankungen sowie Operationen umfassen. Danach erfolgt die körperliche Untersuchung.

Bei ca. 90% der Patientinnen, die die Klinik zur Operation aufsuchen, ist der Tumor **tastbar**. Die physikalische Untersuchung der Brust schließt die gesamte Brustdrüse ein. Zusätzlich müssen die Lymphabflussgebiete abgetastet werden. Größe, Konsistenz des Knotens, umgebendes Gewebe, Tiefenausdehnung, Fixierung zur Haut und zur Unterlage müssen dokumentiert werden. Die Untersuchung der Brust sollte in sitzender und liegender Position der Patientin erfolgen. Besondere Aufmerksamkeit sollte jeder Größendifferenz und Konturenregelmäßigkeit, Schwellung, Rötung der Haut gewidmet werden. Klinische Zeichen wie z. B. Hauteinziehungen, Peau d'orange und Plateaubildung müssen besonders dokumentiert werden.

Mammographisch bzw. sonographisch verdächtige, nicht palpable Befunde, die sich interventionellen diagnostischen Methoden (Hochgeschwindigkeits-)Stanzbiopsie entziehen (▶ Abschn. 11.1) müssen vor offener Biopsie zur gezielten Auffindung markiert werden. Prinzipiell stehen folgende **Markierungsmethoden** zur Verfügung:

Markierungsdraht. Einbringung eines Markierungsdrahtes in den suspekten Befund. Die Steuerung erfolgt über:

- Mammographie in zwei Ebenen
- Stereotaktische Mammographie
- Ultraschall
- MRT (bei Befunden, die nur mit Kontrastmittel-MRT sicher zu erkennen sind)

 Cave

Nach der Exzision des Befundes muss eine Präparatradiographie mammographisch markierter Herde, insbesondere bei allen Mikrokalk enthaltenen Läsionen, durchgeführt werden. Bei sonographisch markierten Befunden sollte postoperativ eine Präparatsonographie erfolgen.

Präoperative Markierung. Die präoperative Markierung eines nicht tastbaren Befundes mit Hilfe von Farbmarkierungslösungen, wie z. B. durch die Injektion von Methylenblau bzw. die Injektion von Kohlestaub sollte nur in begründeten Ausnahmefällen erfolgen.

Bei einer pathologischen Mamillensekretion kann zur exakten Lokalisierung des zu entfernenden Gangsystems der sezernierende Gang zu Beginn der Operation mit Methylenblau gefüllt werden. Alternativ kann die Lokalisation der Gangabbruchstelle auch mit einem Markierungsdraht auf der Basis einer Galaktographie bzw. einer Mammographie oder Sonographie erfolgen (s. oben).

11.2.2   Sicherung der Diagnose

Jede Verdachtsdiagnose eines Mammakarzinoms muss durch einen histologischen Befund verifiziert werden. Das für eine histologische Untersuchung benötigte Mammagewebe wird heute überwiegend im Rahmen einer interventionellen Maßnahme, d. h., durch eine **Stanzbiopsie** präoperativ gewonnen. Die Stanzbiopsie liefert Gewebszylinder, die eine histologische Sicherung des Befundes und immunhistochemische Untersuchungen (s. unten) ermöglicht.

> **Die Feinnadelaspirationszytologie (FNA) sollte zur Abklärung solider Herdbefunde nicht mehr eingesetzt werden, da sie eine hohe Rate nicht auswertbarer Proben liefert. Sie kann heute als Grundlage für eine ausgedehnte Tumortherapie nicht mehr als ausreichend angesehen werden.**

Dies gilt entsprechend für die Sekretzytologie bei pathologischer Mamillensekretion. Positive Abstriche mit Tumorzellnachweis sind in ihrer Aussage eindeutig, die histologische Klärung des zugrunde liegenden Herdbefundes ist jedoch auch hier unerlässlich (Stanzbiopsie, offene Biopsie mit Lokalisation des Befundes).

11.2.3   Anforderung an die pathohistologische Beurteilung

Immer dann, wenn der klinische Untersuchungsbefund bzw. die mammographische oder sonographisch definierte Malignitätskriterien mit dem nach Stanzbiopsie gewonnenen histologischen Ergebnisse nicht übereinstimmen, muss entweder der Befund engmaschig durch Bildgebung kontrolliert bzw. eine Klärung des endgültigen histologischen Befundes durch Re-Stanze oder durch offene Biopsie und histologische Aufarbeitung des entnommenen Gewebes herbeigeführt werden.

Bei älteren Frauen ist zu beachten, dass sich hinter im bildgebenden Verfahren scheinbar benignen Knoten, nicht selten Gallertkarzinome oder medulläre Karzinome verbergen können.

> **! Cave**
> Die präoperative histologische Sicherung mittels sonographisch/mammographisch geführter Stanz- und Vakuum- bzw. Exzisionsbiopsie ist heute Standard in der diagnostischen Abklärung der Herdbefunde in der Mamma. Die sog. Probeexzision, durch die der Tumor in toto entfernt wird, d. h. eine Exzisionsbiopsie mit anschließendem intraoperativem Schnellschnitt zur Festlegung der Malignität des Tumors sollte nicht mehr erfolgen.

Liegt das histologische Ergebnis der Stanzbiopsie vor, kann das geplante **operative Konzept** erstellt und mit der Patientin detailliert besprochen werden. Klar abgrenzbare, maligne Tumoren können häufig mit ausreichendem Sicherheitssaum und unter Wahrung kosmetischer Gesichtspunkte exstirpiert werden. In gleicher Sitzung soll die Sentinel-node-Biopsie bzw. axilläre Lymphonodektomie erfolgen. Bei positiver Sentinel-node-Biopsie muss eine Erweiterung des Eingriffes mit Übergang in die axilläre Lymphonodektomie bzw. eine sekundäre axilläre Lymphonodektomie nach Vorliegen des endgültigen histologischen Ergebnisses resultieren. Bei nicht in sano entferntem Primärtumor sind Nachresektionen in Einzelfällen bis hin zur sekundären Mastektomie erforderlich.

Für die endgültige Therapieentscheidung sind für den Kliniker folgende pathohistologischen Befunde unverzichtbar:

Räumliche Orientierung des Tumorpräparates. Um eine exakte räumliche Orientierung an den Exzisionsbiopsaten und an Mastektomie-Präparaten zu ermöglichen, welche die Voraussetzung für eine evtl. notwendige Nachresektion sind, muss der Operateur das entnommene Präparat an mindestens 3 Stellen markieren. Unerlässlich sind darüber hinaus Angaben zur Seitenlokalisation und zur Lokalisation des Herdbefundes innerhalb der Mamma (Quadrant), die am besten in Form eines Operationsprotokolles mit Handzeichnung dem Pathologen zur Verfügung gestellt werden sollten.

Tumordurchmesser, Befall der Haut bzw. der Brustwand. Unverzichtbar sind Angaben zum maximalen Tumordurchmesser in zwei Ebenen und die Beschreibung der Ausdehnung auch kleinster Tumorinfiltrationen Richtung Brustwand oder Haut.

Tumorfreie Resektionsränder. Die Tumorfreiheit der Resektionsränder ist ein wesentlicher prognostischer Faktor für die Lokalrezidivrate. Wenn der Resektionsrand nicht eindeutig tumorfrei ist, muss eine Nachresektion erfolgen. Die pathohistologische Beurteilung der Resektionsränder (nach 6 Seiten, Angabe des tumorfreien Randsaumes jeweils in mm) ist deshalb besonders wichtig. Hierzu werden die Resektionsränder des entnommenen Gewebes mit Latexfarbe oder einem anderen Farbstoff markiert. Die Entscheidung, welche Markierung der Resektionsränder vorgenommen wird, bleibt dem Pathologen überlassen.

Intraduktaler Tumoranteil. Tumoren mit extensiver intraduktaler Komponente haben nach Tumorexzision ein erhöhtes Lokalrezidivrisiko (Howe et al. 1995). Deshalb muss bei der Beurteilung von invasiven Tumoren und in-situ-Anteilen in deren Umgebung die Ausdehnung der intraduktalen Komponente und ihrer Resektion in sano besonders sorgfältig beschrieben werden (Angabe in mm/freier Rand).

Multifokalität, Multizentrizität. Die **Multizentrizität** definiert sich als das Auftreten von Karzinomherden in unterschiedlichen Quadranten der Brust. Sie ist eine Kontraindikation für die brusterhaltenden Therapie. Treten mehrere Tumoren im gleichen Quadranten der Brust auf und sind diese nicht weiter als 4 cm voneinander entfernt, so bezeichnet man dies als **Multifokalität**. Multifokalität ist keine Kontraindikation gegen eine brusterhaltende Therapie, wenn alle Herde durch die Tumorexzision im Gesunden (R0-Situation) entfernt werden können. Die noch häufig durchgeführte intraoperative Schnellschnittuntersuchung am Gefrierschnitt kann die Untersuchung des in Paraffin eingebetteten Gewebes nicht ersetzen. Sie sollte nur noch in Einzelfällen eingesetzt werden. Auch die Beurteilung der tumorfreien Resektionsränder durch intraoperative Schnellschnittuntersuchung wird derzeit außerordentlich kontrovers diskutiert und ist keinesfalls eine Routinemaßnahme. Am Gefrierschnitt ist darüber hinaus die Ermittlung des Tumorgradings und die Beurteilung von Gefäßeinbrüchen nicht zuverlässig möglich. Auch bei Tumoren mit extensiver intraduktaler Komponente kann auf die Untersuchung zahlreicher Paraffinschnitte einerseits zur genauen Definition der Ausdehnung des Befundes, andererseits zum Ausschluss invasiver Herde, nicht verzichtet werden.

11.2.4 Einzeitiges bzw. zweizeitiges Vorgehen

Bei über 90% der palpablen Tumoren und über 70% der nicht palpablen Tumoren sollte heute vor Beginn des eigentlichen operativen Eingriffes die histologische Sicherung per Stanze erfolgt sein. Dadurch kann in Kenntnis des klinischen Tastbefundes, der mammographischen bzw. sonographischen Befunde und des histologischen Ergebnisses eine gemeinsame Entscheidung des Operateurs, des Radiologen und des Pathologen nach eingehender Aufklärung der Patientin entweder zur brusterhaltender Therapie, zur Schnittführung oder zur Mastektomie jeweils mit Sentinel-node-Dissektion ggf. mit axillärer Lymphknotendissektion herbeigeführt werden (Interdisziplinäre Brustkonferenz, IBK).

Bei einer primären brusterhaltenden Therapie muss die Patientin darüber aufgeklärt werden, dass nach Vorliegen der endgültigen Histologie und nicht ausreichender Tumorentfernung (R1, geringer tumorfreier Randsaum) in einer zweiten Sitzung entweder eine Mastektomie oder eine Nachresektion im Tumorrandbereich und ggf. sogar bei erneutem Tumorzellnachweis im Nachresektat in einer dritten Sitzung die Mastektomie notwendig werden kann.

Ein zweizeitiges Verfahren ist heute kein Standard und erfolgt nur noch in wenigen Ausnahmefällen (offene Biopsie, sekundäre brusterhaltende Therapie).

11.2.5 Technik der diagnostischen Eingriffe an der Brust

Unter **Lumpektomie** bzw. **Tumorektomie** versteht man die Entfernung des Tumorknotens en bloc im Gesunden mit einer ausreichenden Manschette gesunden Gewebes. Diese Tumorektomie wird von einem perimammillären, selten zirkulären, über dem Tumorknoten lokalisierten Hautschnitt unter Berücksichtigung der Hautspaltlinien durchgeführt. Die »wide excision« ist eigentlich eine Tumorektomie mit größerer Gewebemanschette (größer als 1 cm), die heute nur noch in besonders gelagerten Einzelfällen erfolgen sollte.

Bei engerer Lagebeziehung zur Oberhaut sollte ein sichelförmiges Hautexzidat mitreseziert werden, um histologisch einen Hautbefall ausschließen zu können.

Unter **Segment- bzw. Quadrantektomie** versteht man die En-bloc-Entfernung des Tumors unter Mitresektion eines ganzen Mammasegmentes, die im Wesentlichen bei ausgedehnten duktalen in situ Karzinomen (DCIS), ggf. mit gleichzeitiger intramammärer Rekonstruktion mittels glandulärer Rotationslappen, zur Anwendung kommt.

Die Grundsätze des ästhetisch-kosmetischen Operierens müssen bei jeder Mammaoperation berücksichtigt werden. Radiärschnitte und/oder eine Quadrantektomie sollte heute nur noch bei sehr großen Tumoren im unteren inneren oder bei peripher sitzenden Tumoren im oberen äußeren Quadranten durchgeführt und primär mit plastisch-rekonstruktiven Eingriffen im Bereich der Haut und des Drüsenlappens kombiniert werden.

11.3 Diagnostische Maßnahmen beim gesicherten Mammakarzinom

Rolf Kreienberg

11.3.1 Diagnostische Maßnahmen für das Tumor-Staging

Bei allen Patientinnen mit Mammakarzinom ist eine Mammographie der Gegenseite obligat. Insbesondere bei Patientinnen mit einem lokal fortgeschrittenen Tumor müssen die Zeichen des lokalen Tumorwachstums exakt beschrieben werden (entzündliche Komponente). Bei Patientinnen mit geplanter präoperativer Systemtherapie zur Verkleinerung großer Tumoren und bei Patientinnen, die in Studien behandelt werden, wird die Durchführung von Staging-Untersuchungen *vor* Beginn der systemischen Therapie empfohlen. Hierfür sind folgende Untersuchungen notwendig:

- Thoraxröntgen in 2 Ebenen
- Skelettszintigraphie
- Ultraschalluntersuchung des Abdominalraumes, insbesondere der Leber

Auffällige Befunde müssen ggf. durch zusätzliche bildgebende Verfahren (z. B. CT der Leber, CT der Knochen, MRT, CT-gesteuerte Punktionen u. a. m.), ggf. auch histologisch abgeklärt werden. Bei frühem Mammakarzinom wird derzeit mehr und mehr auf die Durchführung der präoperativen Staginguntersuchung ganz verzichtet.

11.3.2 Weitere diagnostische Maßnahmen

> Fernmetastasen bzw. fortgeschrittene Tumorerkrankungen lassen sich durch eine spezielle Labordiagnostik nicht ausreichend erfassen.

Laborparameter. Eine Erhöhung von Transaminasen oder der γ-GT sowie die Erhöhung der alkalischen Phosphatase oder der BSG finden sich bei frühen Mammakarzinomen überhaupt nicht oder nur bei bereits klinisch evidenter Metastasierung. Präoperativ erhöhte Tumormarkerkonzentrationen im Blut (CEA, CA-153) können als Ausgangspunkt zur Verlaufskontrolle der Erkrankung verwendet werden. Tumormarkerbestimmungen im Serum sind keine unabhängigen Prognosefaktoren und daher keine Hilfe für die Diagnose bzw. für die Therapieentscheidung.

Hormonrezeptorbestimmung (Östrogen- und Progesteronrezeptor). Der Hormonrezeptorstatus muss bei jedem Primärtumor, aber auch bei jedem anderen bioptisch entnommenen Tumorgewebe (z. B. Lymphknoten-, Haut-, Skelettmetastasen) ermittelt werden. Die Bestimmung wird heute überwiegend an Paraffinmaterial immunhistochemisch durchgeführt. Die Auswertung erfolgt semiquantitativ. In Deutschland hat sich der **Immunoreactive-Score** (IRS) nach Remmele und Stegner (1987) durchgesetzt, bei dem die Werte für Färbeintensität (0–3) und dem Prozentsatz positiver Zellen (0–4) miteinander multipliziert werden. Ein Immunoreactive-Score von >1 gilt als positiv. Gemäß dem St. Gallen-Konsensus von 2007 wird ein Karzinom als rezeptornegativ – bei dem kein Ansprechen auf endokrine Therapie zu erwarten ist – bezeichnet, wenn eine Kerneinfärbbarkeit sowohl für den Östrogenrezeptor (ER) oder auch für den Progesteronrezeptor (PR) völlig fehlt. Als hormonrezeptorpositiv (ansprechen auf endokrine Therapie) gelten Karzinome, bei denen mehr als 10% der Tumorzellkerne für ER- und/oder PR-positiv reagieren.

HER-2/neu-Status. Durch die Behandlungsergebnisse von Trastuzumab (Herceptin) bei Patientinnen, deren Tumoren HER-2/neu überexprimieren, gilt die Bestimmung des HER-2/neu-Status im Primärtumorgewebe (▶ Kap. 9) heute als Standard.

11.3.3 Feststellung des Lymphknotenstatus

 Cave
Der Lymphknotenstatus in der Axilla ist immer noch der wichtigste Prognoseparameter beim Mammakarzinom. Die Zahl der befallenen axillären Lymphknoten korreliert direkt mit der Prognose der Patientin und ist deshalb auch für die Auswahl der Nachbehandlung und deren Aggressivität nach operativer Primärtherapie entscheidend.

Die Zahl der exstirpierten Lymphknoten in der Axilla ist bei gleicher Operationstechnik individuellen Schwankun-

gen unterworfen. Pro Resektionspräparat müssen mindestens 10 Lymphknoten aus der Axilla (Level I + II) identifiziert und untersucht werden (zur Sentinel-node-Biopsie siehe ▶ Kap. 12). Die Lymphknoten sind nach Level getrennt einzeln zu präparieren und in mehreren Schnittstufen zu untersuchen. Insgesamt sollte an den Pathologen die Forderung gestellt werden, alle Lymphknoten aus dem Axillapräparat zu identifizieren und histologisch zu untersuchen. Erst dann kann die genaue Relation der Zahl der untersuchten zur Zahl der tumorbefallenen Lymphknoten angegeben werden. Eventuelle Mikrometastasen (Metastasen in Lymphknoten bis zu 2 mm) müssen exakt beschrieben werden. Auch die Größenbestimmung der Lymphknotenmetastasen ist wichtig. Neben der Relation von tumorbefallenen und entfernten axillären Lymphknoten muss festgehalten werden, ob ggf. eine Lymphangiosis oder Haemangiosis carcinomatosa, eine Überschreitung der Lymphknotenkapsel mit Befall des axillären Fettgewebes bzw. eine Fixierung der Lymphknotenpakete an anderen Strukturen der Axilla vorliegen.

Diese Zusatzbefunde können für die Prognose, das Auftreten lokaler Rezidive und die individuelle Therapieplanung, insbesondere auch die Strahlentherapie der Lymphabflussgebiete von Bedeutung sein.

11.3.4 Tumordokumentation

Für die Qualitätskontrolle der gesamten Diagnose- und Behandlungskette von der bildgebenden Diagnostik über die pathohistologische Beurteilung der entnommenen Gewebeproben, der operativen Therapie, der adjuvanten Strahlentherapie bis hin zu allen adjuvanten systemischen Maßnahmen, ist eine erweiterte Tumordokumentation unerlässlich.

Ausgangspunkt der Dokumentation ist die Erstellung der verbindlichen postoperativen Stadieneinteilung nach der neuen TNM-Klassifikation auf der Basis des histologischen Befundes. Daneben müssen Tumorform, tumorfreier Resektionsrand (in mm), Grading, Rezeptorstatus (ER und PR sowie HER-2/neu-Status), Menopausenstatus und alle im Rahmen der Primärtherapie durchgeführten Behandlungsmaßnahmen sorgfältig dokumentiert werden. Unverzichtbar ist darüber hinaus, dass die Ergebnisse der Primärtherapie des Mammakarzinoms (krankheitsfreies Überleben und Gesamtüberleben) in jährlichen Abständen ermittelt und in der die Primärtherapie durchführenden Klinik zur Verfügung stehen.

Diese Daten müssen in klinischen Tumorregistern gesammelt und der Qualitätsüberprüfung und Qualitätsverbesserung nutzbar gemacht werden.

Literatur

Howe JR, Monsees B, Destouet J, Seib J, Dehner LP, Kraybil WG (1995) Needle localization breast biopsy: A model for multidisciplinary quality assurance. J. Surg. Oncol 58: 233–239

Kreienberg R et. al. (2004) Stufe-3-Leitlinie Diagnostik, Therapie und Nachsorge des Mammakarzinoms der Frau. Zuckschwerdt, München

Lebeau A, Högel B, Nähring J, Permanetter W (2005) Pathomorphologie des Mammakarzinoms im Manual, Tumorzentrum München; Empfehlungen zur Diagnostik, Therapie und Nachsorge. Zuckschwerdt, München, S. 48–72

Morrow M (1995) When can stereotactic core biopsy replace excisional biopsy? A clinical perspective. Breast Cancer Res Treat 36: 1–9

Remmele W, Stegner HE (1987) Recommendation for uniform definition of an immunoreactive score (IRS) for immunohistochemical estrogen receptor detection (ER-ICA) in breast cancer tissue. Pathologe 8: 138–40

Schulz K-D, Albert U-S (Hrsg.) (2003) Stufe-3-Leitlinie Brustkrebs-Früherkennung in Deutschland. Zuckschwerdt, München

Veronesi U, Volterani F, Luini A et al. (1990) Quadrantectomy versus lumpectomy for small size breast cancer. Europ J Cancer 26: 671

Teil III   Management der In-situ-Karzinome

Management der In-situ-Karzinome

Annette Lebeau

12.1   Lobuläre Neoplasie

> **Definition**
>
> Gemäß der aktuellen WHO-Klassifikation (WHO 2003) wird mit dem Begriff der lobulären Neoplasie (LN) das gesamtes Spektrum E-Cadherin-negativer atypischer Epithelproliferationen bezeichnet, die in terminalen duktulolobulären Einheiten (TDLU) entstehen und durch die Proliferation von zumeist kleinen, monotonen, nicht-kohäsiven Zellen charakterisiert sind. Typisch ist eine pagetoide Ausbreitung in die terminalen Gangsegmente (◘ Abb. 12.1).

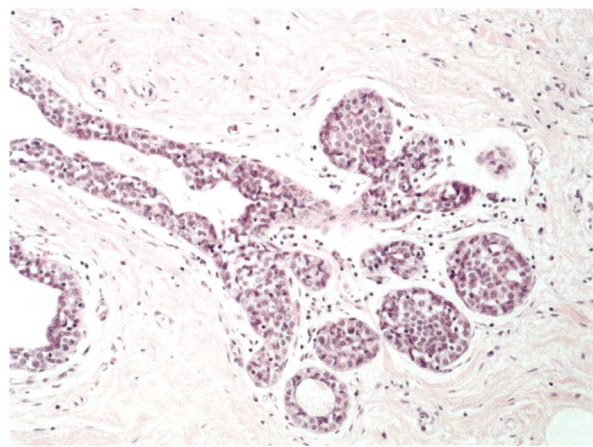

◘ **Abb. 12.1** Klassische lobuläre Neoplasie. Ausgeweitete Azini, angefüllt von einem monomorphen, nicht-kohäsiven Epithel. Pagetoide Ausbreitung der neoplastischen Epithelien in das benachbarte Gangsegment

Somit werden unter der Bezeichnung LN die atypische lobuläre Hyperplasie (ALH) und das lobuläre Carcinoma in situ (LCIS) zusammengefasst. Als Besonderheit der LN ist dessen häufig multizentrisches (46–85%) und bilaterales Auftreten (30–67%) zu beachten.

12.1.1   Klinik und Bildgebung

Die Inzidenz der LN in Biopsien beträgt 0,5–2,3%. Sie ist fast immer ohne palpatorisches oder radiologisches Korrelat. Meist handelt es sich um einen Zufallsbefund, der mit einer anderen mammographisch auffälligen Läsion zusammentrifft. Eine Ausnahme bildet eine Variante der LN, die mit massiver Azinuserweiterung und Nekrosen einhergeht. Sie kann mit mammographisch suspektem amorphem Mikrokalk assoziiert sein.

12.1.2   Pathologie

Gemäß WHO werden von der klassischen Form der LN eine pleomorphe Variante und eine Siegelringzell-Variante sowie ein nekrotischer Typ mit massiver Azinuserweiterung unterschieden (◘ Abb. 12.2). Diese Differenzierung ist im Hinblick auf die therapeutischen Konsequenzen relevant (▶ Abschn. 12.1.4).

In einer Studie (Bratthauer u. Tavassoli 2002) wurde gezeigt, dass das Risiko für synchrone invasive Karzinome von der Differenzierung der LN abhängt. Die LN (=LIN) wurde für diese Studie in 3 Differenzierungsgrade unterteilt. Die klassische LN wurde in Abhängigkeit von der Ausdehnung innerhalb der TDLU und dem Ausmaß der Azinuserweiterung in **LIN 1** und **LIN 2** unterschieden. Der Begriff **LIN 3** umfasste die selteneren Varianten. Die LIN 3 war am häufigsten mit einem invasiven Karzinom assoziiert, vorzugsweise vom lobulären Typ.

Noch ist aber das Grading der LN nicht ausreichend validiert. Unklar ist, ob es für die Entwicklung von inva-

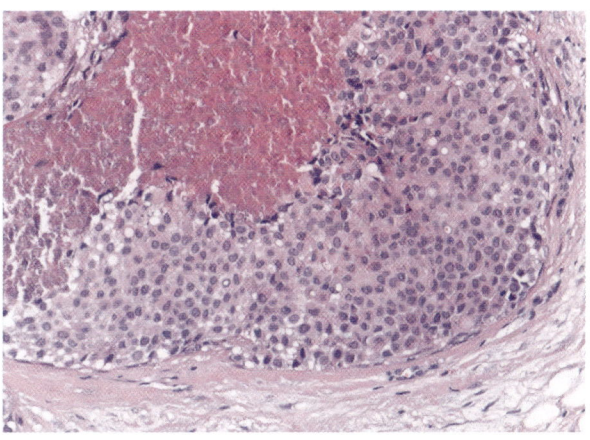

◘ **Abb. 12.2** Lobuläre Neoplasie. Pleomorphe Variante mit massiver Azinuserweiterung und komedoartigen Nekrosen

siven Karzinomen prädiktiv ist. Daher wird es von der WHO bislang nicht generell empfohlen (WHO 2003).

In einzelnen Fällen kann es schwierig sein, in der konventionellen H&E-Färbung eine LN von einem soliden DCIS zu unterschieden. Für die Abgrenzung kann das immunhistochemische Fehlen von E-Cadherin in der LN hilfreich sein.

Wird eine klassische LN im Rahmen des Mammographie-Screenings in der Stanz- oder Vakuumbiopsie diagnostiziert, so führt dies zu einer Einstufung in die **B3-Kategorie** der histologischen Klassifikation für im Screening entdeckte Läsionen. Lässt sich am Stanz- oder Vakuumbiopsiematerial nicht entscheiden, ob eine Epithelproliferation als LN oder DCIS zu klassifizieren ist, so empfiehlt sich eine höhere B-Kategorie: **B4** oder **B5a**. Liegt eine der Varianten vor (LIN 3), sollte diese Veränderung der Kategorie **B5a** zugeordnet werden.

12.1.3 Karzinomrisiko

Das relative Risiko einer Patientin ist nach der Diagnose einer LN um den Faktor 6,9–12 erhöht. Die Karzinome treten gewöhnlich erst nach mehr als 10 Jahren auf, bevorzugt ipsilateral (bis zu 3-mal häufiger; McLaren et al. 2006; Page et al. 2003). Es überwiegen invasive Karzinome vom duktalen Typ.

Auf der Grundlage dieser Daten wird heute mehrheitlich die Ansicht vertreten, dass es sich bei der LN in erster Linie um eine **Indikatorläsion** für ein erhöhtes Karzinomrisiko handelt. Allerdings weisen neuere morphologische und molekularpathologische Studien darauf hin, dass eine ausschließliche Einstufung der LN als Risikoläsion unzutreffend ist und die LN in einem Teil der Fälle eine nicht-obligate Vorläuferläsion darstellen dürfte (Übersicht bei Sinn et al. 2006). Bislang sind allerdings noch keine allgemein akzeptierten Kriterien verfügbar, um die Fälle mit Progressionstendenz sicher zu identifizieren.

12.1.4 Therapeutische Konsequenzen

Die Abwägung des weiteren Vorgehens kann nur durch Zusammenschau aller Befunde und unter Berücksichtigung des individuellen Risikoprofils sowie des Sicherheitsbedürfnisses der Patientin erfolgen.

Nach stanzbioptischem Nachweis einer LN ist interdisziplinär zu besprechen, ob die mammographisch auffällige Läsion in der Stanz- oder Vakuumbiopsie enthalten ist. Wenn dies nicht der Fall ist, ist eine weitere histologische Abklärung durch Stanz-/Vakuumbiopsie oder diagnostische Exzision notwendig. Insbesondere bei Herdbefunden, für die sich in der Stanzbiopsie kein Korrelat findet, werden in nachfolgenden Operationspräparaten gehäuft Karzinome nachgewiesen (Menon et al. 2008; Nährig et al. 2008). Liegt aber in der Stanz-/Vakuumbiopsie eine benigne Läsion vor, die die Bildgebung erklärt, kann nach derzeitigem Kenntnisstand auf eine Operation verzichtet werden (Kreienberg et al. 2006).

Der Nachweis einer LN in einem Operationspräparat ist in der Regel keine Indikation für eine weitere Exzision. Ausnahmen liegen laut aktueller WHO-Klassifikation vor, wenn eine massive Azinuserweiterung oder die pleomorphe, Siegelringzell- oder nekrotische Variante der LN (LIN 3) unmittelbar am oder in der Nähe des Resektionsrandes nachgewiesen werden (WHO 2003).

> ❯ **Die LN stellt keine Indikation für eine adjuvante Strahlentherapie dar. Für Patientinnen mit LN wird derzeit keine Empfehlung zur adjuvanten medikamentösen Therapie gegeben.**

12.2   Duktales Carcinoma in situ (DCIS)

> **Definition**
>
> Der Begriff »duktales Carcinoma in situ« (DCIS) fasst eine heterogene Gruppe von Läsionen zusammen, die sich in ihrem klinischen Erscheinungsbild, den morphologischen Kennzeichen, den genetischen Veränderungen und ihrem biologischen Potential unterscheiden. Ihnen ist gemeinsam, dass sie sich aus neoplastischen Zellen zusammensetzen, die auf das Gangsystem und die Lobuli begrenzt sind. Die Basalmembran wird von den neoplastischen Zellen nicht überschritten.

12.2.1 Klinik und Bildgebung

Der Anstieg der Inzidenz des DCIS in den letzten Jahren ist eng mit der Einführung des Mammographie-Screenings verknüpft. Mehr als 85% der DCIS werden mammographisch entdeckt. Meist liegen suspekte Mikrokalzifikationen vor.

In Ländern, die wie Deutschland ein bevölkerungsbezogenes Mammographie-Screening durchführen, macht das DCIS heutzutage ca. 20–25% der neudiagnostizierten Karzinome aus, während sein Anteil vor Einführung des Mammographie-Screenings bei ca. 3–5% lag.

12.2.2 Natürlicher Verlauf

Unsere Kenntnisse über den natürlichen Verlauf des DCIS sind begrenzt. Sie stammen im Wesentlichen aus einzelnen retrospektiven Langzeitbeobachtungen von Patientinnen, bei denen palpable Veränderungen in den Biopsien primär irrtümlich als benigne interpretiert wurden und keine weitere Behandlung erfolgte (Übersicht bei Lebeau 2006). Gemäß diesen Studien ist bei 14–60% der Patientinnen mit einem DCIS mit der Progression zu einem invasiven Karzinom zu rechnen (im Durchschnitt 43%). Die invasiven Karzinome wurden zumeist innerhalb von 10 Jahren im selben Quadranten wie das DCIS entdeckt. Insbesondere bei den Non-high-grade-DCIS traten aber auch nach 15–20 Jahren noch invasive Karzinome im Bereich der Voroperation auf.

❗ Wichtig

Das DCIS ist ein nicht-obligater Vorläufer des invasiven Karzinoms in der gleichen Brust und somit als Präkanzerose einzuschätzen. Die Progressionswahrscheinlichkeit ist bei High-grade-DCIS höher und die Entstehungszeit kürzer. Prädiktoren, anhand derer das Progressionsrisiko eines DCIS im Einzelfall sicher eingeschätzt werden könnte, sind derzeit nicht bekannt.

12.2.3 Pathologie

Wird ein DCIS im Rahmen des Mammographie-Screenings in der Stanz- oder Vakuumbiopsie diagnostiziert, so entspricht dies einer **B5a**-Kategorie. Bei fraglicher Invasion können weitere Schnittstufen oder immunhistochemische Untersuchungen zur Darstellung der Epithel-Stroma-Grenze hilfreich sein (u. a. p63, Kollagen Typ IV). Lässt sich dennoch nicht entscheiden, ob ein DCIS oder ein invasives Karzinom vorliegt, so folgt daraus eine **B5c**-Kategorie.

Klassifikation und Grading

Die traditionelle Einteilung des DCIS basiert auf dem histologischen Baumuster. Es werden 5 Hauptformen unterschieden:

- Komedotyp
- Kribriformer Typ
- Mikropapillärer Typ
- Papillärer Typ
- Solider Typ

Die Variabilität in der Beurteilung ist allerdings hoch. Die Daten zur Assoziation mit dem klinischen Verlauf sind nicht konsistent. Dagegen ist die Bewertung von Kerngrad und (Komedo-)Nekrosen am besten reproduzierbar und hat die größte prognostische Aussagekraft. Aus diesem Grunde wird heute ein Grading des DCIS empfohlen, das diese beiden Kriterien berücksichtigt.

❗ Wichtig

Das Grading sollte unter Einbeziehung folgender Parameter durchgeführt werden (Albert et al. 2008; Kreienberg et al. 2008):
- **Kerngrad (gemäß Consensus 1997)**
- **Komedoartige Nekrosen vorhanden/nicht vorhanden**

Grundlage des Gradings kann derzeit sowohl das Graduierungsschema nach WHO (❑ Abb. 12.3) (WHO 2003) als auch die **Van-Nuys-Klassifikation** (Silverstein et al. 1995) sein. Diese unterscheiden sich lediglich in der Un-

❑ **Tab. 12.1** Grading des DCIS nach WHO 2003

Grad	Zytologie/Kerngrad (KG)	Nekrosen
Low grade (G 1)	Kleine, monomorphe Zellen mit uniformen Kernen (KG 1)	–
Intermediate grade (G 2)	Zytologie ähnlich low grade (KG 1) oder Intermediärer Kerngrad (KG 2)	+ / –/+
High grade (G 3)	Hochgradige Zelltypien mit pleomorphen Kernen (KG 3)	–/+

❑ **Tab. 12.2** Van-Nuys-Klassifikation des DCIS (Silverstein et al. 1995)

Gruppe	Kerngrad	Komedonekrosen
Van-Nuys-Gruppe I	Non high grade	–
Van-Nuys-Gruppe II	Non high grade	+
Van-Nuys-Gruppe III	High grade	–/+

terteilung der Non-high-grade-Läsionen (❑ Tab. 12.1 und ❑ Tab. 12.2).

Eine Festlegung auf eines der beiden Graduierungssysteme lässt sich zurzeit nicht ausreichend durch Daten belegen (Albert et al. 2008; Kreienberg et al. 2008). Für das Grading nach WHO sind noch keine publizierten Daten zur Prognose-Relevanz verfügbar. Die prognostische Aussagekraft der Van Nuys-Klassifikation wurde bislang ausschließlich retrospektiv analysiert (Bijker et al. 2001; Silverstein et al. 1995).

Neben Kerngrad und Nekrosen wird in der aktuellen WHO-Klassifikation empfohlen, auch die Architektur des DCIS zu dokumentieren (WHO 2003). Hintergrund ist, dass bestimmte Baumuster des DCIS (solide und kribriform) in der multivariaten Analyse des EORTC Trials 10853 (Exzision mit und ohne Strahlentherapie) mit einem signifikant erhöhten Lokalrezidivrisiko verknüpft waren (Bijker et al. 2001).

Bearbeitung der Operationspräparate

Die Mehrzahl der DCIS ist **makroskopisch nicht sichtbar**. Durch Radiographie des exzidierten Präparates wird heutzutage sichergestellt, dass die auffälligen Mikrokalzifikationen vollständig im Resektat enthalten sind. Eine Untersuchung im Schnellschnitt ist zu vermeiden. Die morphologische Aufarbeitung des Operationspräparates erfolgt am fixierten Gewebe. Diese orientiert sich an den Empfehlungen, die in ▶ Kap. 9.7.6 dargestellt sind.

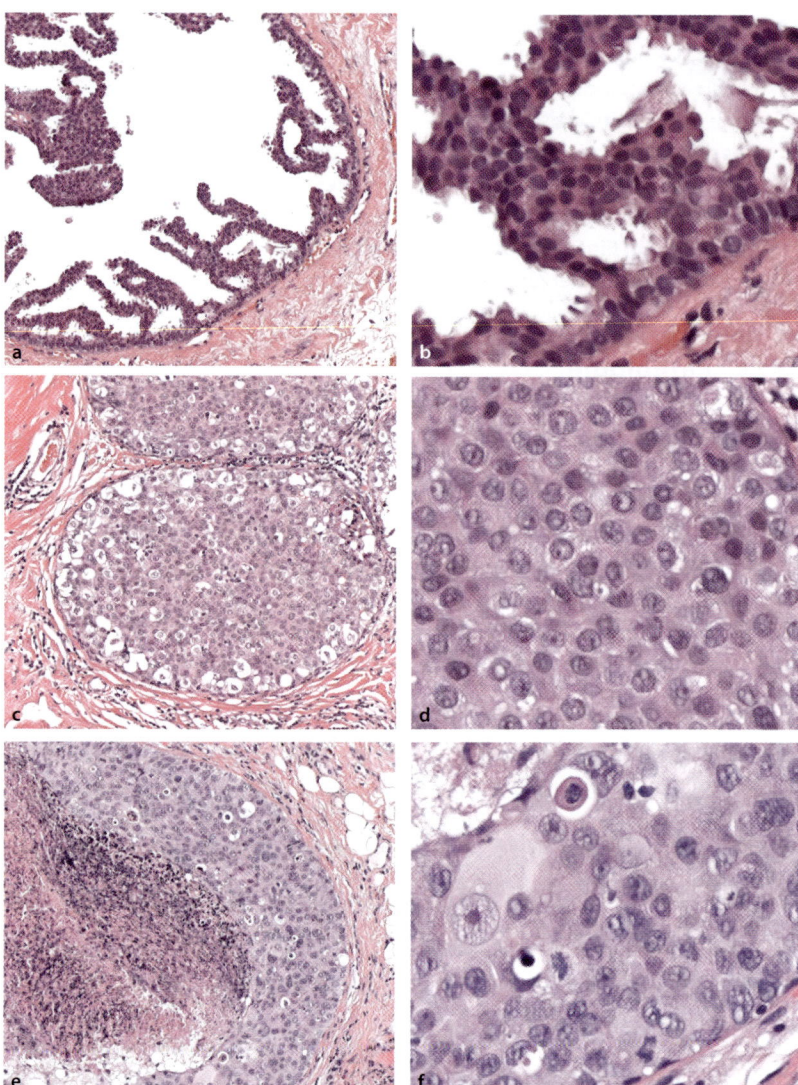

Abb. 12.3a–f Formen des DCIS.
a Low-grade-DCIS vom mikropapillären
Typ. **b** Detailvergrößerung: Kerngrad 1.
c Intermediate-grade-DCIS mit solidem
Baumuster. **d** Detailvergrößerung:
Kerngrad 2. **e** High-grade-DCIS vom
Komedotyp. **f** Detailvergrößerung:
Kerngrad 3

Die mammographische Größenbestimmung alleine ist unzuverlässig. In etwa 30% der Fälle, die brusterhaltend operiert werden, wird die Größe in der Mammographie unterschätzt, so dass Nachresektionen notwendig sind (Thomas et al. 2010). Deshalb ist bei brusterhaltender Therapie eine vollständige, sequenzielle histopathologische Einbettung des Operationspräparates unter Beachtung der topographischen Orientierung zu empfehlen. Auch große DCIS sollten vollständig eingebettet werden, da gerade sie Herde einer Mikroinvasion enthalten können. Ziel ist, neben der Bestimmung der Größe, die Beurteilung der Resektionsränder und der Ausschluss eines invasiven Wachstums. Dabei empfiehlt sich die sorgfältige Beurteilung der Parameter in Anlehnung an die S3-Leitlinien (Albert et al. 2008; Kreienberg et al. 2008).

12.2.4 Therapie

Die stanzbioptische Diagnose eines DCIS zieht dessen operative Entfernung nach sich. In Abhängigkeit von Art und Umfang der präoperativen Biopsietechnik findet sich in 0–35% der Operationspräparate ein invasives Karzinom. Je mehr Gewebsmaterial im Rahmen der perkutanen Biopsie gewonnen wurde, desto geringer ist die Häufigkeit der Diagnoseänderung durch die Operation.

Die Behandlung des DCIS hat die vollständige operative Entfernung zum Ziel. Das Ausmaß der Operation wird durch die Ausdehnung des DCIS bestimmt. Bei großen Läsionen kann eine **Mastektomie** erforderlich sein. Bei kleineren, im Screening entdeckten DCIS, ist in der Mehrzahl der Fälle eine **brusterhaltende Operation** möglich. Die **Radiotherapie** wird nur bei brusterhaltenden Verfahren eingesetzt oder (den sehr seltenen) Fällen von R1-Resektionen nach Mastektomie, wenn keine Nachresektion durchführbar ist. Als adjuvante medikamentöse Therapie ist zurzeit nach individueller Abwägung allenfalls eine endokrine Therapie mit dem Antiöstrogen **Tamoxifen** in Betracht zu ziehen (Kreienberg et al. 2008).

Prognose. Mit den aktuell verfügbaren therapeutischen Optionen liegt das **krankheitsfreie Langzeitüberleben** bei 96–98%. Auch wenn die Überlebensraten ähnlich sind, ist das lokale Rezidivrisiko nach brusterhaltender Therapie mit Radiatio deutlich höher (12%; die Hälfte davon invasiv) als nach Mastektomie (1%) (Aberle et al. 2009).

> ❗ **Wichtig**
> Die Therapieentscheidung bzw. -empfehlung ist im Rahmen der interdisziplinaren Tumorkonferenz zu treffen. Der Patientin müssen Pro- und Kontra der einzelnen Therapien bzw. deren Kombination einschließlich möglicher Nebenwirkungen, Folgetherapien sowie der Einfluss auf die Rezidivhäufigkeit und der fehlende Einfluss auf die Überlebenswahrscheinlichkeit erläutert werden. Ihr soll ein individuelles Therapiekonzept angeboten werden (Albert et al. 2008; Kreienberg et al. 2008).

Bedeutung der Größe

Die Größe bzw. Ausdehnung eines DCIS ist in verschiedener Hinsicht bedeutsam. Das Verhältnis zwischen Tumorgröße und Brustgröße spielt eine wichtige Rolle bei der Frage, ob einer Patientin ein brusterhaltendes Vorgehen angeboten werden kann. Der Zusammenhang zwischen Tumorgröße und Rezidivrate wird vermutlich durch das höhere Risiko einer unvollständigen Exzision bei großen Läsionen verursacht. Die Gefahr einer Mikroinvasion beträgt bei Läsionen mit einer maximalen Größe von 25 mm nur ca. 2%. Sie steigt bei Läsionen mit einer Größe über 25 mm an und liegt bei einer Ausdehnung von mehr als 5,5 cm bei 48%.

Bedeutung des Verteilungsmusters

Grundlage des brusterhaltenden operativen Vorgehens beim DCIS ist das heute gültige Konzept des segmentalen Verteilungsmusters des DCIS.

> ❗ **Wichtig**
> Das DCIS tritt in über 90% der Fälle unizentrisch auf. Etwa die Hälfte zeigt aber ein multifokales, diskontinuierliches Wachstumsmuster (innerhalb eines Segmentes) (Faverly et al. 1994).

Eine solche multifokale Verteilung findet sich in der Mehrzahl der Low-grade-DCIS (70 %). Dagegen weisen die High-grade-DCIS in nahezu allen Fällen ein kontinuierliches Wachstumsmuster auf (90 %). Die Lücken zwischen zwei Foci überschreiten nur selten 1 cm (<10%) (Faverly et al. 1994). Daraus lässt sich Annahme ableiten, dass die Bestimmung des Resektionsrand-Status bei einem High-grade-DCIS zuverlässiger ist als bei einem Low-grade-DCIS.

Bedeutung des Resektionsrandstatus

> ⊙ Der Befall der Resektionsränder (R1) stellt – auch bei Radiatio – einen unabhängigen Marker für ein erhöhtes Rezidivrisiko dar. Unbestritten ist daher, dass ein befallener Resektionsrand inakzeptabel ist (Aberle et al. 2009).

Breitere Sicherheitsabstände sind mit einem niedrigeren Lokalrezidivrisiko verbunden, aber bis heute ist die optimale Breite der Sicherheitsabstände infolge widersprüchlicher Daten umstritten (Aberle et al. 2009).

> ❗ **Wichtig**
> In der aktuellen S3-Leitlinie wurde auf der Basis eines Konsenses ein mikroskopischer Sicherheitsabstand von 5 mm empfohlen (Ausnahmen: Haut, pektoral) (Kreienberg et al. 2008).

Diese Empfehlung dient der Qualitätssicherung der Operation und zielt darauf ab, potenziell heilbare Patientinnen keinem überhöhten Risiko auszusetzen. Sie steht in einem vermeintlichen Widerspruch zu dem Ergebnis einer kürzlich publizierten Metaanalyse, worin der Einfluss des Resektionsrandstatus auf die Rezidivrate nach brusterhaltender Therapie mit Radiotherapie analysiert wurde (Dunne et al. 2009). Diese ergab, dass ein Sicherheitsabstand von 2 mm ebenso gut ist wie ein breiterer Sicherheitsabstand. Allerdings weist diese Studie einzelne Schwächen auf: Für die Analyse des Effektes der Breite des Sicherheitsabstandes standen nur Daten von 361 der insgesamt 4660 eingeschlossenen Patientinnen zur Verfügung. Die Bestimmung der Sicherheitsabstände in den einzelnen Studien erfolgte nicht einheitlich. Die Strahlentherapieprotokolle variierten erheblich. Somit muss auch weiterhin im Einzelfall diskutiert werden, ob eine Nachresektion bei einem Sicherheitsabstand von 2 mm oder mehr notwendig ist, selbst wenn nachbestrahlt wird. Sogar die Autoren der zitierten Metaanalyse betonen, dass der Sicherheitsabstand für sich alleine noch keine Aussage erlaubt, ob die Läsion angemessen operativ exzidiert wurde. Weitere Kriterien sind die vollständige Entfernung der mammographisch suspekten Mikrokalzifika-

Tab. 12.3 Randomisierte Studien zum Wert der postoperativen Strahlentherapie beim DCIS (Goodwin et al. 2009)

Studie	Lokalrezidive nach Tumorektomie allein	Lokalrezidive nach Tumorektomie und Bestrahlung	Hazard ratio (95% CI)
EORTC 2006	26,2% (132 von 503)	14,8% (75 von 507)	0,59 (0,45; 0,78)
SweDCIS 2008	20,6% (110 von 533)	7,5% (40 von 534)	0,38 (0,26; 0,56)
NASBP 2001	30,8% (124 von 403)	14,9% (61 von 410)	0,42 (0,29; 0,59)
UK/AZN 2003	14,0% (71 von 508)	6,5% (34 von 522)	0,52 (0,34; 0,79)

tionen, das Ausmaß des DCIS in der Nähe des Resektionsrandes und das Alter der Patientin (Dunne et al. 2009).

Die Auffassung, dass bei einem Sicherheitsabstand von 10 mm auf eine Strahlentherapie verzichtet werden kann (Silverstein u. Buchanan 2003), wurde kürzlich durch eine prospektive Multicenterstudie in Frage gestellt (Wong et al. 2006). Die Studie an DCIS G1/G2 (≤2,5 cm) wurde wegen hoher Rezidivraten (12% nach 5 Jahren) vorzeitig abgebrochen. Bei dieser Studie erfolgte allerdings lediglich eine mammographische Größenbestimmung und keine standardisierte komplette Einbettung des DCIS.

Auch die einzige bislang publizierte prospektive Studie zur Bestimmung des Rezidivrisikos nach alleiniger Exzision, in der die Operationspräparate vollständig, systematisch aufgearbeitet wurden, erlaubt nicht die Festlegung eines ausreichenden Sicherheitsabstandes (Harris u. Morrow 2009). Bei einem geforderten Mindestabstand von 3 mm fand sich nach einer mittleren Nachbeobachtungszeit von 5 Jahren in der Gruppe der DCIS G1/G2 eine Rezidivrate von 6,1% sowie in der G3-Gruppe eine Rate von 15,3% (Hughes et al. 2009). Die Aussagekraft dieser Studie wird dadurch beschränkt, dass die Größe der DCIS im Mittel deutlich unter 1 cm lag. Zudem betrug der Sicherheitsabstand bei fast der Hälfte der Patientinnen mehr als 10 mm. Ein Teil der Patientinnen nahm auf eigenen Wunsch Tamoxifen. Notwendige Langzeitergebnisse fehlen noch. Bemerkenswert ist außerdem, dass sich die Rezidivrate in der Gruppe der DCIS G1/G2 nicht signifikant unterschied, wenn ein Sicherheitsabstand von <10 mm mit einem >10 mm verglichen wurde (6,7% vs. 5,6%).

Somit sind weitere Studien erforderlich, um die notwendige Breite des Sicherheitsabstandes bei alleiniger brusterhaltender Operation und bei Kombination mit einer Radiatio definieren zu können.

Bedeutung der Strahlentherapie

> **❗ Wichtig**
> **Randomisierte klinische Studien haben gezeigt, dass die Radiatio nach lokaler Exzision das Risiko invasiver und nicht-invasiver Rezidive signifikant senkt (❒ Tab. 12.3). Dies ist nicht mit einem Überlebensvorteil verbunden (Aberle et al. 2009; Goodwin et al. 2009).**

Auch wenn alle analysierten Subgruppen (Resektionsrandstatus, Alter, Grad) von der Radiatio profitieren (Goodwin et al. 2009), liegen Hinweise dafür vor, dass der Effekt einer Strahlenbehandlung von individuellen Faktoren abhängt: Alter der Patientin, Tumorgröße, Resektionsrandstatus, Grading und operatives Vorgehen.

Es ist anzunehmen, dass es eine Subgruppe von Frauen mit DCIS gibt, bei der das Rezidivrisiko so gering ist, dass auf eine Radiatio verzichtet werden kann. Jedoch lässt sich diese Subgruppe bis heute nicht eindeutig definieren. Eine alleinige operative Therapie des DCIS sollte daher derzeit nur als Ergebnis einer individuellen Risikoabwägung nach ausführlicher Aufklärung der Patientin durchgeführt werden. Weitere Studien sind erforderlich um zu klären, unter welchen Voraussetzungen auf eine Radiotherapie verzichtet werden kann.

Bedeutung der Sentinel-Lymphknotenbiopsie

Per definitionem sollten beim reinen DCIS Lymphknotenmetastasen fehlen. Allerdings wird in der Literatur auch bei DCIS über axilläre Lymphknotenmetastasen in bis zu 8% der untersuchten Fälle (im Mittel ca. 1,4%) berichtet (Übersicht bei Leonard u. Swain 2004). Die Signifikanz dieses Lymphknotenbefalls ist unklar, da es sich in der Mehrzahl der Fälle um Mikrometastasen oder isolierte Tumorzellen handelt (Aberle et al. 2009). Grundsätzlich ist in diesen Fällen davon auszugehen, dass eine

Stromainvasion nicht entdeckt wurde. Das Risiko einer okkulten Invasion steigt mit zunehmender Größe des DCIS (s. oben).

> ❗ **Wichtig**
> **Ein axilläres Staging (Sentinel-Lymphknotenbiopsie oder Axilladissektion) ist beim DCIS in der Regel nicht indiziert (Kreienberg et al. 2008). Die Sentinel-Lymphknotenbiopsie ist dann indiziert, wenn eine Mastektomie bei ausgedehnter Primärläsion durchgeführt wird oder der Verdacht bzw. Nachweis einer okkulten Invasion vorliegt (Aberle et al. 2009; Kreienberg et al. 2008).**

Bedeutung der endokrinen/systemischen Therapie

Der Einsatz von **Tamoxifen** nach brusterhaltender Therapie des DCIS wurde in zwei prospektiv randomisierten Studien überprüft. In der **NSABP-B-24-Studie** konnte durch die Gabe von Tamoxifen in Kombination mit einer Strahlentherapie eine signifikante Reduktion der ipsi- und kontralateralen invasiven Karzinome erreicht werden (Fisher et al. 1999; Fisher et al. 2001). Auch in der **UK/AZN-DCIS-Studie** führte die Gabe von Tamoxifen zu einer signifikanten Reduktion der ipsi- und kontralateralen Rezidive (Cuzick et al. 2009). Dabei war der Effekt auf kontralaterale Rezidive (nicht-invasive und invasive) und bei DCIS Grad 1 und Grad 2 stärker. Die Wirkung auf die ipsilateralen invasiven Rezidive war nicht signifikant.

In keiner der beiden Studien führte Tamoxifen zu einer Verbesserung der Überlebensrate. Somit ist der Nutzen einer Tamoxifen-Behandlung begrenzt. Hervorzuheben ist außerdem, dass in beiden Studien Patientinnen behandelt wurden, die entweder befallene Resektionsränder (R1) oder unzureichende Sicherheitsabständen aufweisen, wenn man die deutschen S3-Leitlinienempfehlungen zugrunde legt. In der NSABP-B-24-Studie war bei 23% der Patientinnen der Resektionsrand befallen (R1) oder unbekannt. Die pathologische Nachbearbeitung der Fälle der UK/AZN-Studie hat ergeben, dass auch hier viele Patientinnen entgegen der Einschlusskriterien nicht im Gesunden operiert worden waren (Diskussion der Studienpräsentation: Cuzick et al. 2009).

Da die leitlinienkonforme Therapie des DCIS nach der vorliegenden S3-Leitlinie eine R0-Resektion mit einem freien Schnittrand von 5 mm vorsieht, sollte der Einsatz von Tamoxifen für jeden Einzelfall unter Berücksichtigung der Risiken (u. a. Thrombembolie, Endometriumkarzinom) sorgfältig abgewogen werden.

> ❗ **Wichtig**
> **Derzeit lässt sich keine Gruppe von Patientinnen eindeutig definieren, bei denen eine Behandlung mit Tamoxifen generell indiziert ist.**

Der Östrogenrezeptor-Modulator **Raloxifen** bietet keinen Vorteil gegenüber Tamoxifen (Wickerham et al. 2009). Die Wirksamkeit von Aromatase-Inhibitoren (u. a. IBIS II) und zielgerichteten molekularen Therapien wird derzeit in Studien überprüft. Die Behandlung mit GnRH-Analoga und Chemotherapie ist beim reinen DCIS nicht indiziert.

12.2.5 Prognostische und prädiktive Parameter

Eine bessere Kenntnis der Tumorbiologie des DCIS ist erforderlich, um die Progressionstendenz, Rezidivwahrscheinlichkeit und Therapieempfindlichkeit dieser Neoplasien sicher vorhersagen zu können. Unser derzeitiges Wissen ist auf die Bestimmung von Surrogat-Parametern für das klinische Verhalten und den Verlauf begrenzt.

> **Erhöhtes Rezidivrisiko besteht bei folgenden Parametern**
> - Befall der Resektatränder
> - Mammographisch verbliebene Mikrokalzifikationen
> - Größere Ausdehnung
> - Alter <45 Jahren
> - Hoher Kerngrad (Kerngrad 3)
> - Komedonekrosen

Der prognostische Wert des University of Southern California/Van-Nuys-Prognostischer Index (**USC/VNPI**) ist nicht gesichert. Dieser wurde eingeführt, um eine Hilfestellung in der therapeutischen Entscheidung zu geben. Größe, Resektionsrand-Status, pathologische Klassifikation und Alter gehen auf Grund ihres prädiktiven Wertes ein (Silverstein 2003). Ziel ist es, Patientinnen zu identifizieren, denen, im Falle eines niedrigen Risikos, die alleinige Exzision empfohlen werden kann oder denen, bei hohem Rezidivrisiko, eine Mastektomie anzuraten ist. Kritisch zu bewerten ist in erster Linie, dass diesen Handlungsempfehlungen lediglich retrospektiv erhobene Daten zugrunde liegen und nicht die Ergebnisse einer prospektiven randomisierten Studie. Versuche anderer Gruppen, die prognostische Stratifizierung durch den USC/VNPI zu bestätigen, kamen nicht zu einheitlichen Ergebnissen

(Übersicht bei Maass et al. 2009). Die Anwendung des USC/VNPI wird deshalb nicht generell empfohlen. Seine Angabe ist fakultativ (Albert et al. 2008; Kreienberg et al. 2008).

Die **Östrogenrezeptorexpression** ist ein prädiktiver Marker für die Wirksamkeit der Tamoxifen-Behandlung beim DCIS (Allred et al. 2002).

> **!** **Wichtig**
> **Beim DCIS ist die immunhistochemische Bestimmung des Hormonrezeptorstatus indiziert.**

Es gibt eine große Anzahl von Untersuchungen, die sich mit der Expression weiterer Biomarker im DCIS beschäftigt haben (u. a. HER2, p53, VEGF, MMP2). Bislang konnte für keinen dieser Marker eine signifikante Korrelation zwischen Expression und klinischem Verlauf nachgewiesen werden. Dennoch ist davon auszugehen, dass der Fortgang der Erkrankung maßgeblich von biologischen Faktoren gesteuert wird. Die Herausforderung besteht somit in der Identifizierung dieser Faktoren in zukünftigen Studien.

12.3 Paget-Erkrankung der Mamille

Die Paget-Erkrankung der Mamille (Synonym: Morbus Paget der Mamille) tritt bei etwa 1–4% der Patientinnen mit Mammakarzinom auf. Sie beruht auf der intraepidermalen (nicht-invasiven) Ausbreitung von Adenokarzinomzellen. Nahezu immer ist ein High-grade-DCIS nachweisbar. In etwa einem Drittel der Patientinnen besteht zusätzlich ein invasives Karzinom.

Klinik. Die Altersspanne der betroffenen Patientinnen ist groß (26–88 Jahre). Charakteristisch ist eine nässende ekzematöse Veränderung der Mamillenhaut. Bei 50–60% der Patientinnen ist ein Tumor im darunterliegenden Mammagewebe tastbar. Gelegentlich kann der Nachweis des assoziierten Karzinoms schwierig sein.

Pathologie. Das entscheidende Kennzeichen ist der Nachweis von malignen großen, pleomorphen Adenokarzinomzellen in der Epidermis. Im Zweifelsfall ist der immunhistochemische Nachweis von niedrig molekularen Zytokeratinen (CK 7) und CEA in den Karzinomzellen hilfreich. Typisch ist die Überexpression des HER2/neu-Proteins.

Therapie. Die Therapie wird durch das assoziierte Karzinom bestimmt.

Literatur

Aberle DR, Allegra CJ, Ganschow P, et al. (2009) NIH State-of-the-Science Conference Statement: Diagnosis and Management of Ductal Carcinoma In Situ (DCIS). NIH Consens State Sci Statements 26:2

Albert US, Altland H, Duda V, et al. (2008) Stufe-3-Leitlinie Brustkrebs-früherkennung in Deutschland. Zuckschwerdt, München

Allred DC, Bryant J, Land S, et al. (2002) Estrogen receptor expression as a predictive marker of the effectiveness of tamoxifen in the treatment of DCIS: Findings from NSABP protocol B-24. Breast Cancer Res Treat 76(1 Suppl.1): S36

Bijker N, Peterse JL, Duchateau L, et al. (2001) Risk factors for recurrence and metastasis after breast-conserving therapy for ductal carcinoma-in-situ: analysis of European Organization for Research and Treatment of Cancer Trial 10853. J Clin Oncol 19: 2263–2271

Bratthauer GL, Tavassoli FA (2002) Lobular intraepithelial neoplasia: previously unexplored aspects assessed in 775 cases and their clinical implications. Virchows Arch 440: 134–138

Consensus Conference Committee (1997) Consensus Conference on the classification of ductal carcinoma in situ. Cancer 80: 1798–1802

Cuzick J, Sestak I, Pinder SE, et al. (2009) Benefical Effect of Tamoxifen for Women with DCIS: Long-Term Results from the UK / ANZ DCIS Trial in Women with Locally Excised DCIS. San Antonio Breast Cancer Symposium, December 11, 2009, abstr 34

Dunne C, Burke JP, Morrow M, et al. (2009) Effect of margin status on local recurrence after breast conservation and radiation therapy for ductal carcinoma in situ. J Clin Oncol 27: 1615–1620

Faverly DR, Burgers L, Bult P, et al. (1994) Three dimensional imaging of mammary ductal carcinoma in situ: clinical implications. Semin Diagn Pathol 11: 193–198

Fisher B, Dignam J, Wolmark N, et al. (1999) Tamoxifen in treatment of intraductal breast cancer: National Surgical Adjuvant Breast and Bowel Project B-24 randomised controlled trial. Lancet 353: 1993-2000

Fisher B, Land S, Mamounas E, et al. (2001) Prevention of invasive breast cancer in women with ductal carcinoma in situ: an update of the national surgical adjuvant breast and bowel project experience. Semin Oncol 28: 400–418

Goodwin A, Parker S, Ghersi D, et al. (2009) Post-operative radiotherapy for ductal carcinoma in situ of the breast--a systematic review of the randomised trials. Breast 18: 143–149

Harris JR, Morrow M (2009) Clinical dilemma of ductal carcinoma in situ. J Clin Oncol 27: 5303–5305

Hughes LL, Wang M, Page DL, et al. (2009) Local excision alone without irradiation for ductal carcinoma in situ of the breast: a trial of the Eastern Cooperative Oncology Group. J Clin Oncol 27: 5319–5324

Kreienberg R, Kopp I, Albert US, et al. (2008) Interdisziplinäre S3-Leitlinie für die Diagnostik, Therapie und Nachsorge des Mammakarzinoms. Zuckschwerdt, München

Lebeau A (2006) Prognostic factors in ductal carcinoma in situ. Pathologe 27: 326–336

Leonard GD, Swain SM (2004) Ductal carcinoma in situ, complexities and challenges. J Natl Cancer Inst 96: 906–920

Maass N, Alkasi O, Bauer M, et al. (2009) Actual management of ductal carcinoma in situ of the breast. Arch Gynecol Obstet 280: 699–705

McLaren BK, Schuyler PA, Sanders ME, et al. (2006) Excellent survival, cancer type, and Nottingham grade after atypical lobular hyperplasia on initial breast biopsy. Cancer 107: 1227–1233

Menon S, Porter GJ, Evans AJ, et al. (2008) The significance of lobular neoplasia on needle core biopsy of the breast. Virchows Arch 452: 473–479

Nährig J (2008) Practical problems in breast screening. Columnar cell lesions including flat epithelial atypia and lobular neoplasia. Pathologe 29 Suppl 2: 172–177

Page DL, Schuyler PA, Dupont WD, et al. (2003) Atypical lobular hyperplasia as a unilateral predictor of breast cancer risk: a retrospective cohort study. Lancet 361: 125–129

Silverstein MJ (2003) The University of Southern California/Van Nuys prognostic index for ductal carcinoma in situ of the breast. Am J Surg 186: 337–343

Silverstein MJ, Buchanan C (2003) Ductal carcinoma in situ: USC/Van Nuys Prognostic Index and the impact of margin status. Breast 12: 457-471

Silverstein MJ, Poller DN, Waisman JR, et al. (1995) Prognostic classification of breast ductal carcinoma-in-situ. Lancet 345: 1154–1157

Sinn HP, Helmchen B, Aulmann S (2006) Concepts and problems of lobular neoplasia. Pathologe 27: 373–380

Tavassoli FA, Eusebi V (2009) Tumors of the mammary gland. The American Registry of Pathology: Washington, DC

Thomas J, Evans A, Macartney J, et al. (2010) Radiological and pathological size estimations of pure ductal carcinoma in situ of the breast, specimen handling and the influence on the success of breast conservation surgery: a review of 2564 cases from the Sloane Project. Br J Cancer 102: 285–293

WHO (2003) World Health Organization Classification of Tumours. Pathology and Genetics of Tumours of the Breast and Female Genital Organs. Eds: Tavassoli FA, Devilee P. IARC Press, Lyon, pp 9–112.

Wickerham DL, Costantino JP, Vogel VG, et al. (2009) The use of tamoxifen and raloxifene for the prevention of breast cancer. Recent Results Cancer Res 181: 113–119

Wong JS, Kaelin CM, Troyan SL, et al. (2006) Prospective study of wide excision alone for ductal carcinoma in situ of the breast. J Clin Oncol 24: 1031–-1036

Teil IV Therapie des primären Mammakarzinoms

13

Operative Therapie

Thorsten Kühn, Carolin Nestle-Krämling, Andree Faridi

13.1   Brusterhaltende Therapie und Mastektomie

Thorsten Kühn

13.1.1   Zielsetzung der operativen Therapie

Das primäre Ziel der operativen Therapie des Mammakarzinoms ist die Sicherung der lokalen **Tumorkontrolle** im Bereich der Brust und der Lymphabflusswege. Die Rate an lokalen und lokoregionären Rezidiven wird aber auch von der Strahlentherapie und der systemischen Behandlung beeinflusst. Daher muss das operative Behandlungskonzept in eine multimodale Therapiestrategie eingebunden werden. Eine gute Abstimmung der verschiedenen Behandlungsoptionen im Rahmen von interdisziplinären Fallkonferenzen ist dabei erforderlich.

Die histopathologische Aufarbeitung der Operationspräparate liefert wichtige prognostische Informationen für die Festlegung der **adjuvanten Therapieplanung** (Festlegung des pT- und pN-Stadiums). Daher ist die operative Behandlung auch mit einer diagnostischen Zielsetzung verbunden.

Neben der Tumorentfernung ist die **Lebensqualität** ein wichtiges Sekundärziel für die operative Therapie des Mammakarzinoms. Der Erhalt oder die Wiederherstellung einer ästhetischen und (möglichst) sensitiven Brust ist dabei ebenso wichtig wie die Vermeidung von Morbidität im Schulter-Arm-Bereich nach der Entfernung von axillären Lymphknoten.

Ein weiteres Sekundärziel liegt in der **Minimierung der Anzahl an chirurgischen Interventionen** zur Erreichung des Therapieziels.

13.1.2   Operative Therapie des invasiven Primärtumors

In einer Metaanalyse der EBCTCG 2005 konnte erstmals gezeigt werden, dass eine Reduktion der lokalen Rezidivrate mit einer Verbesserung des Gesamtüberlebens verbunden ist (EBCTCG 2005). Damit wurde der Stellenwert der lokalen Therapieoptionen (Operation und Strahlentherapie) beim invasiven Karzinom neu bewertet. Für die Strahlentherapie konnte ein Effekt auf das Gesamtüberleben nachgewiesen werden. Unklar bleibt, ob eine Erweiterung der operativen Radikalität (z. B. Resektionsgrenzen) im Rahmen des multimodalen Behandlungskonzeptes das krankheitsfreie Überleben beeinflussen kann.

Nach wie vor wird intensiv über die optimalen **Resektionsgrenzen** im Rahmen der BET diskutiert. Dabei muss berücksichtigt werden, dass der »freie Schnittrand« in der internationalen Literatur uneinheitlich definiert ist (R0, 1 mm, 2 mm). Singleterry konnte in einer Übersicht aus 22 retrospektiven Studien zeigen, dass Patientinnen, bei denen ein freier Schnittrand (unabhängig von der jeweiligen Definition) beschrieben wurde, eine geringere lokale Rezidivrate aufwiesen als Patientinnen mit einem positiven Schnittrand (Singleterry 2002). Durch eine Erweiterung der Resektionsgrenzen konnte keine Verbesserung der lokalen Kontrolle erzielt werden (LOE II).

> **❶ Cave**
> **S3-Leitlinie, Statement 1**
> **Basis für die operative Therapie des invasiven Mammakarzinoms ist die Entfernung des Primärtumors mit freien Resektionsgrenzen (R0-Resektion).**

In einer kürzlich veröffentlichten, retrospektiven Auswertung der EORTC Boost versus no Boost-Studie (Jones et al. 2009) wurden erstmals die Einflussfaktoren auf das intramammäre Rezidiv unter Berücksichtigung der heutigen Standardtherapie für Frauen <60 Jahre untersucht (brusterhaltende Therapie + Homogenbestrahlung + Boost). In der multivariaten Analyse korrelierten folgende Faktoren mit einer erhöhten lokalen Rezidivrate:

- Alter (<50)
- Histologisches Grading (G3)
- Durchgeführte Boostbestrahlung

Die operative Radikalität und der Schnittrand hatten keinen Einfluss auf das ereignisfreie Überleben. Wenngleich die Daten mit Zurückhaltung interpretiert werden müssen (LOE III), deuten sie dennoch auf die Notwendigkeit einer guten Zusammenarbeit zwischen den Operateuren und den Strahlentherapeuten hin (z. B. Clipmarkierung des Tumorbettes für eine zielgerichtete Applikation der Boostbestrahlung).

13.1.3   Indikation zu einer intra- oder postoperativen Nachresektion

Ein wichtiges Sekundärziel für die operative Therapie liegt darin, die Anzahl an chirurgischen Eingriffen zu minimieren. Nach der aktuellen Datenlage ist eine sekundäre Nachresektion bei einer R0-Situation nicht erforderlich. Die Rate an Zweiteingriffen kann durch eine intraoperative bildgebende Untersuchung (Präparatesonographie oder -radiographie) oder eine makroskopische

Schnittrandbeurteilung durch den Pathologen minimiert werden. In zweifelhaften Fällen kann bereits intraoperativ eine Nachresektion durchgeführt werden.

13.1.4 Brusterhaltende Therapie versus Mastektomie

In einer Metaanalyse aus 5 randomisierten Studien konnte die Gleichwertigkeit der Brust erhaltenden Therapie (BET) mit der Mastektomie in Bezug auf das Gesamtüberleben belegt werden (Jatoi 2005) (LOE Ia).

 Cave

S3-Leitlinie, Statement 4
Ziel der operativen Therapie ist die Tumorentfernung. Dabei ist eine brusterhaltende Therapie mit nachfolgender Bestrahlung bezüglich des Überlebens der alleinigen modifiziert radikalen Mastektomie gleichwertig. Deshalb sollten alle Patientinnen über die Möglichkeit der brusterhaltenden Therapie und der modifiziert radikalen Mastektomie mit der Möglichkeit einer primären oder sekundären Rekonstruktion aufgeklärt werden.

Indikationen einer modifiziert radikalen Mastektomie
- Diffuse ausgedehnte Mikrokalzifikationen
- Multizentrizität
- Inkomplette Entfernung des Tumors auch nach Nachresektion
- Inflammatorisches Mammakarzinom, ggf. nach Vorbehandlung
- Voraussichtlich nicht zufriedenstellendes Ergebnis bei brusterhaltender Therapie
- Kontraindikation gegen eine Bestrahlung der Brust
- Wunsch der aufgeklärten Patientin

13.1.5 Operation der nicht tastbaren Läsion

Durch das Mammographiescreening werden immer mehr frühe und klinisch okkulte Karzinome sowie präinvasive Läsionen entdeckt. Nach der minimal-invasiven Abklärung ist die bildgesteuerte Markierung dieser Herde eine Grundvoraussetzung für eine zielgerichtete Operation. Die Markierung kann entweder unter mammographischer Führung (stereotaktisch) oder unter sonographischer Sicht durchgeführt werden. Eine Präparateradiographie

bzw -sonographie ist obligat. Dabei sollte die intraoperative Bildgebung mit der gleichen Technik durchgeführt werden, die für die Markierung verwendet wurde.

13.1.6 Operation des duktalen Carcinoma in situ

> **Definition**
> Das duktale Carcinoma in situ (DCIS) ist eine lokal begrenzte Erkrankung, die häufig ein multifokales und selten ein multizentrisches Wachstum aufweist. Die Ausbreitung der Läsion beschränkt sich in der Regel auf ein Milchgangsystem.

Dabei weisen die Tumorzellen ein diskontinuierliches Wachstum auf, so dass »Lücken« bis zu 10 mm zwischen den einzelnen Tumornestern auftreten können (Holland 1990).

Unizentrische Studien haben gezeigt, dass die alleinige, segmental ausgerichtete Operation mit einem Resektionsrand von mindestens 10 mm zu einer sicheren lokalen Kontrolle führen kann. Diese Ergebnisse wurden jedoch nicht in prospektiven und multizentrischen Studien bestätigt. Die verfügbaren Daten zeigen, dass die Rezidivrate beim DCIS durch eine Nachbestrahlung um 50% gesenkt wird (Godwin et al. 2009). Es ist nicht geklärt, ob und ggf. bei welchen Patientinnen auf eine Bestrahlung nach BET verzichtet werden kann.

In einer Metaanalyse von Dunne et al. (2009) wurde der Einfluss des Resektionsrandes auf die Rezidivrate bei Frauen untersucht, die sowohl eine Operation als auch eine Strahlentherapie erhalten hatten. Danach war bei einem Resektionsrand von <2 mm die Rezidivrate signifikant erhöht. Konsens besteht in den internationalen Leitlinien darüber, dass beim DCIS weitere Resektionsgrenzen als beim invasiven Karzinom eingehalten werden sollten.

 Cave

S3-Leitlinie, Satement 3
Der mikroskopisch gemessene Sicherheitsabstand zwischen Tumor und Resektionsrand sollte 5 mm oder mehr für das intraduktale Karzinom betragen.

13.1.7 Operationstechnik

Bei der brusterhaltenden Therapie sollte die Hautinzision möglichst über dem Tumorareal gewählt werden. In Abhängigkeit von der Tumorlokalisation kommt dabei ein Semizirkulärschnitt, ein Areolarandschnitt oder ein Radiärschnitt in Frage. Potenzielle Sekundäreingriffe sollten dabei antizipiert und bei der Primäroperation berücksichtigt werden.

Die Resektion der Zielläsion sollte bevorzugt in segmentaler Ausrichtung durchgeführt werden, um intraduktale Karzinome oder tumorassoziierte DCIS-Anteile vollständig zu entfernen. Bei unmittelbar subkutaner Präparation und Mitentfernung der Pektoralisfaszie ist eine ventrale oder dorsale Nachresektion auch bei engen Resektionsgrenzen nicht erforderlich. Eine adäquate **(Faden-) Markierung** des Präparates ist erforderlich, um dem Pathologen eine topographische Zuordnung der Resektionsränder zu ermöglichen. Die zusätzliche Verwendung von Schablonen kann dabei hilfreich sein.

Auf Grund des hohen Effektes einer Boostbestrahlung wird eine **Clipmarkierung** des Tumorbettes bei Frauen <60 Jahre empfohlen. Dadurch kann die Applikation des Boostes wesentlich zielgerichteter und effektiver erfolgen.

Tipp

Jeder Gewebedefekt in der Brust sollte durch ortsständiges Gewebe verschlossen werden, um Serom- und Narbenbildungen zu minimieren. Dabei kommen glanduläre Verschiebelappen und onkoplastische Operationen (s. dort) zur Anwendung.

Bei der Mastektomie werden die Haut einschließlich des Nippel-Areolakomplexes sowie der Drüsenkörper unter Mitnahme der Pektoralisfaszie entfernt. In der Regel wird eine quer verlaufende Schnittführung gewählt. Die Formierung eines glatten und verschieblichen Haut-Weichteilmantels (plastische Neuformierung der Thoraxwand) stellt dabei eine besondere Herausforderung an den Operateur dar.

Literatur

Early Breast Cancer Trialists Collaborative Group (EBCTCG) (2005) Effects of radiotherapy and differences in the extent of surgery for early breast cancer on local recurrence and 15-year survival: an overview of the randomized trials. Lancet 366: 2087–2106

Singleterry E (2002) Surgical margins in patients with early stage breast cancer treated with breast conserving therapy. Ann Surg Oncol 184(5): 383–393

Kreienberg R (Hrsg) (2008) Interdisziplinäre S3-Leitlinie für die Diagnostik, Therapie und Nachsorge des Mammakarzinoms. Zuckschwerdt, München

Jones HA et al. (2009) Impact of pathological characteristics on local relapse after breast conserving therapy: a subgroup analysis of the EORTC boost versus no boost trial. J Clin Oncol 27 (30): 4939–47

Jatoi I (2005) Randomized trials of breast conserving therapy versus mastectomy for primary breast cancer: a pooled analysis of updated results. Am J Clin Oncol 28(3): 289–94

Holland R et al. (1990) Extent, distribution and mammographic/histologic correlations of breast ductal carcinoma in situ. Lancet 335: 519–22

Godwin A et al. (2009) Post-operative radiotherapy for ductal carcinoma in situ of the breast. Chochrane Database Syst Rev 8;(3):CD000563

Dunne et al. (2009) Effect of margin status on local recurrence after breast conservation and radiation therapy for ductal carcinoma in situ. J Clin Oncol 27(10): 1615–20

13.2 Onkoplastische Operationen bei Brusterhaltung

Carolin Nestle-Krämling, Andree Faridi

13.2.1 Einleitung

Oberstes Ziel der operativen Behandlung des primären Mammakarzinoms ist die Resektion im Gesunden. Ist eine Brusterhaltung unter Wahrung der onkologischen Kriterien möglich, müssen bei der Auswahl der Operationstechnik auch der Wunsch der Patientin, die anatomischen Gegebenheiten und ggf. die Einbeziehung der Gegenseite berücksichtigt werden. Grundsätzlich gilt auch bei der Brusterhaltung: So viel wie nötig, so wenig wie möglich. Das präoperative Aufklärungsgespräch und die notwendige Dokumentation sollten neben den genannten Aspekten auch die Erläuterung der Risiken und Komplikationen der geplanten Vorgehensweise in ausführlicher Form beinhalten. Eine Fotodokumentation der Anzeichnungsfigur ist zu empfehlen.

Komplikationen und Risiken bei onkoplastischen Operationen

- Nachblutung
- Infektion
- Nekrose (z. B. MAK)
- Sensibilitätsstörung des MAK
- Lymphödem
- Asymmetrie
- Formveränderung nach Radiatio
- Erneute Operation (z. B. Nachresektion bei R1-Resektion, Formkorrektur)

Neben der Resektion in sano gilt insbesondere ein ästhetisch gutes Langzeitergebnis als Zielkriterien der Brusterhaltung (Fisher et al. 2002). Ein ungünstiges ästhetisches

Ergebnis und hier insbesondere eine **postoperative Asymmetrie** der Brust führen häufiger zu depressiven Symptomen, Verlustgefühl an Weiblichkeit bis hin zur Tumorangst und gehen mit einer signifikanten Einschränkung der Lebensqualität einher (Waljee et al. 2008). Daher ist die Kenntnis entsprechender operativer Möglichkeiten zur ästhetischen Rekonstruktion auch nach ausgedehnter Tumorresektion notwendige Voraussetzung für eine erfolgreiche Operationsplanung (Anderson et al. 2005; Giacalone et al. 2006).

Im Vergleich zu dem Standardverfahren der Quadrantektomie konnten mit onkoplastischen Techniken bei insgesamt höherem Drüsenresektatgewicht signifikant häufiger tumorfreie Resektionsränder erzielt werden (Kaur et al. 2005). Die onkologische Sicherheit ist auch bei komplexen onkoplastischen Operationstechniken gegeben, die berichteten Lokalrezidivraten liegen zwischen 0% und 1,8% pro Jahr. Bei einem Anteil von 82–100% guter bis sehr guter kosmetischer Ergebnisse (Asgeirsson et al. 2005) liegt die diesbezügliche Erfolgsrate über den Standard-Operationsverfahren, die in bis zu 30% der Fälle ungünstige ästhetische Ergebnisse aufweisen (Schultze et al. 2008; Budrukar et al. 2007).

Gleichzeitig ermöglicht der Einsatz komplexerer Operationstechniken je nach Patientinnengut und Indikationsstellung eine höhere Rate an Brusterhaltung von bis zu 60–80%. In bis zu 40% der Fälle kann eine brusterhaltende Therapie nur unter Einsatz komplexerer Operationsverfahren erfolgen (Hoffmann et al. 2009), da ansonsten nach Entnahme des onkologisch notwendigen Resektionsvolumens die Wiederherstellung einer adäquaten Brustform nicht ohne nennenswerte ästhetische Einschränkung möglich ist. In der Regel ist dies ab einem der Quadrantektomie entsprechenden oder darüber hinausgehenden Resektionsvolumen der Fall.

In einer neuen komplexitätsbasierten systematischen Ordnung der unterschiedlichen onkoplastischen Operationstechniken wurde anhand der Auswertung von 673 Fällen brusterhaltender Operationen in 18% eine tumoradaptierte Reduktionsplastik und in 23% eine tumoradaptierte Mastopexie bzw. lokale Lappenbildung durchgeführt. Ein Defektersatz durch myokutane Lappen wie Latissimus-dorsi-Lappen zur Brusterhaltung wird als seltene Indikation gesehen (Hoffmann et al. 2009).

Die onkoplastischen Operationen können je nach Art der Defektverschlusses zwei Gruppen zugeordnet werden (◘ Tab. 13.1):
- Die **intramammäre Remodellierung** der Brust umfasst alle Techniken der dermoglandulären Lappenbildung mit oder ohne Mamillenrezentrierung bis hin zur klassischen oder modifizierten tumoradaptierten Reduktionsplastik oder Mastopexie.

◘ **Tab. 13.1** Einteilung der onkoplastischen Brustoperationen nach Operationstechnik

Brust-Remodellierung (ortsständig)	Dermoglanduläre Lappenrekonstruktion Tumoradaptierte Mastopexie Tumoradaptierte Reduktion
Brust-Volumenersatz (distant)	Lokoregionäre Lappenrekonstruktion Latissimus-dorsi-Lappenplastik

- Ein echter **Volumenersatz** zur Defektauffüllung im Brustbereich erfolgt über distante oder regionale Lappenplastiken. Angeschlossen wird sowohl im Falle des »breast reshaping« als auch nach »volume replacement« die Nachbestrahlung des Restdrüsenkörpers. Die onkologische Sicherheit der entsprechenden Operationsverfahren erscheint mindestens der Standardbrusterhaltung gleichwertig, aufgrund der möglichen großen Resektionsvolumina eher höher (Anderson et al. 2005).

13.2.2 Brust-Remodellierung

Zur Remodellierung können unter Berücksichtigung plastisch-rekonstruktiver Prinzipien (Mamillenstielung, Narbenverlauf) sowohl glanduläre wie dermoglanduläre Transpositionen mit oder ohne Mamillenrezentrierung mit individuell tumoradaptiertem Design als auch unterschiedliche Standardverfahren der Mamma-Reduktionsplastik zum Einsatz kommen.

Dermoglanduläre Lappentechniken:
Bei **mittelgroßer bis großer Brust** und ungünstiger Lokalisation des entstehenden Volumen- und Hautdefektes, z. B. unten-innen oder zentral im Falle einer notwendigen Mamillenresektion, können je nach Brustkonsistenz und Brustvolumen dermoglanduläre Lappen oder Dermofett-Lappen zur Defektdeckung geplant werden, um entsprechend ästhetisch akzeptable Ergebnisse zu erreichen.

 Cave
Ziel ist eine geringstmögliche Form- und Größenänderung der Brust, um ggf. auch auf eine kontralaterale Angleichungsoperation verzichten zu können.

Zur Deckung eines zentralen Defektes nach Mamillenresektion kommt bei mittelgroßer bis großer Brust die von der entsprechenden Reduktionstechnik abgeleitete B-Lappenplastik mit Mobilisation eines lateral-kaudal gestielten Hautinsellappens in Frage. Besonders bei fett-

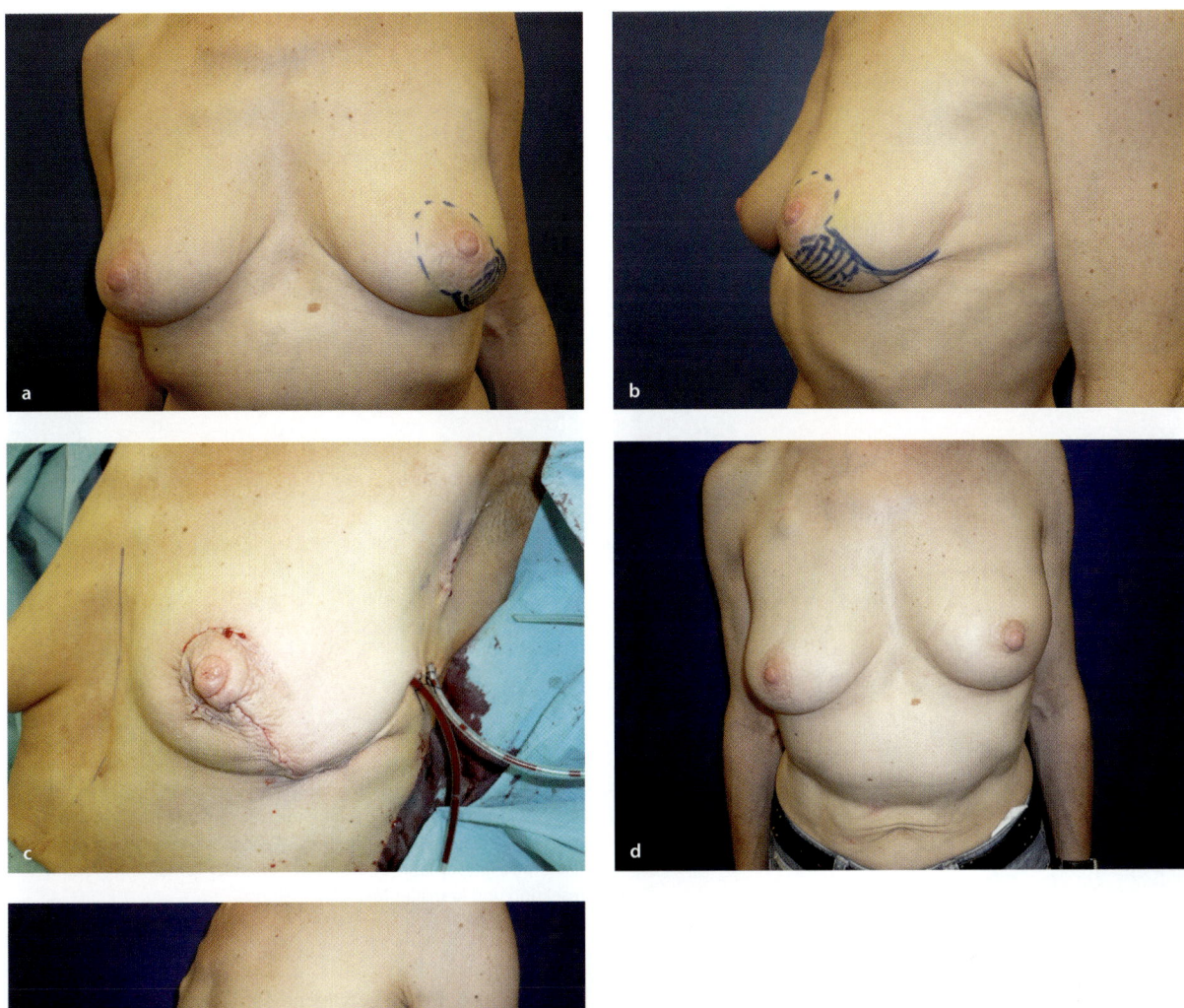

☐ **Abb. 13.1a–e** Tumoradaptierte Mastopexie. **a** Präoperative Anzeichnung zur tumoradaptierten Mastopexie über L-Narbe bei areola- und hautnahem Tumorsitz links unten außen (Ansicht von vorne). **b** Tumoradaptierte L-Narbe: präoperative Ansicht von lateral. **c** Intraoperativer Abschlusssitus von lateral. **d** Postoperatives Ergebnis 18 Monate nach tumoradaptierter Mastopexie über L-Narbe und Nachbestrahlung (Ansicht von vorne). **e** Postoperatives Ergebnis (Ansicht von lateral)

reicher Mamma kann ein einfacher tabaksbeutelartiger Verschluss des runden Entnahmedefektes oder eine minimale spindelförmige Resektion jeweils mit nachfolgender Mamillenrekonstruktion erfolgen.

Onkoplastische Reduktionstechniken

Die tumoradaptierte Reduktionsplastik bei **hyperplastischen oder ptotischen Mammae** ist in den vergangenen Jahren als allgemein akzeptierte Option im Gesamtkonzept der brusterhaltenden Therapie etabliert worden (McCulley et al. 2005; Clough et al. 2003; Losken et al. 2007; Petit et al. 2002; Munhoz et al. 2006). In Frage kommen alle bekannten klassischen Reduktionstechniken inklusive der unterschiedlichen narbensparenden Verfahren, die sich jeweils hinsichtlich Schnittführung und Mamillenstielung mit dem individuell erforderlichen Tumorre-

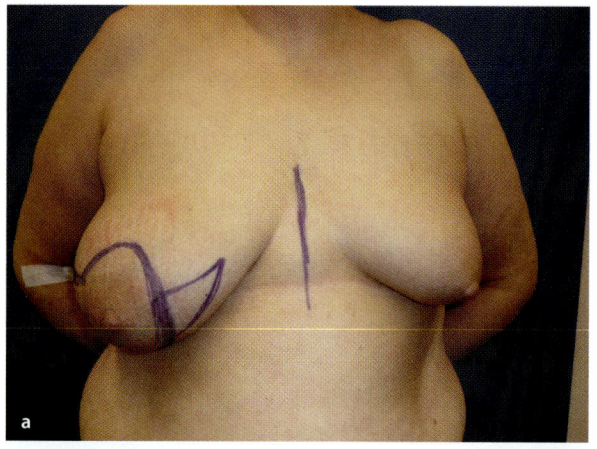

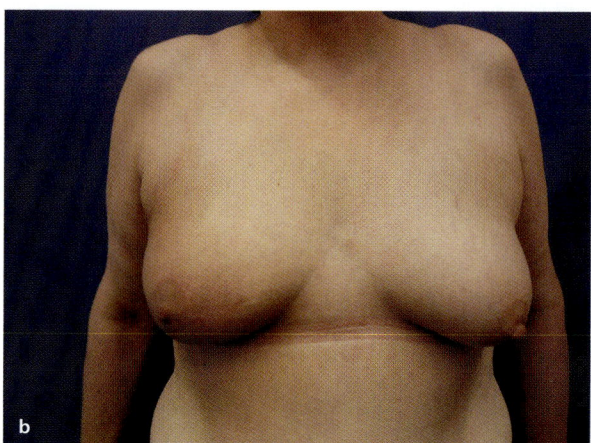

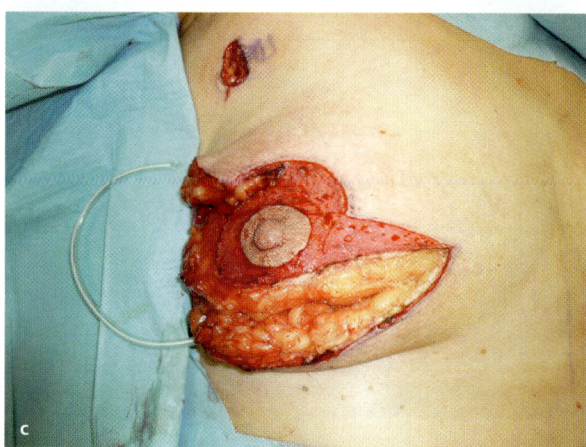

■ **Abb. 13.2a–c** Tumoradaptierte Reduktionsplastik. **a** Präoperative Anzeichnung zu einer tumoradaptierten und zugleich angleichenden Reduktionsplastik bei vorbestehender Asymmetrie bei lateralem Tumorsitz. **b** Postoperatives Ergebnis 24 Monate nach abgeschlossener Radiatio. **c** Intraoperativer Situs nach lateraler Tumor- und Volumenresektion und kranialer Mamillenstielung

sektionsareal decken (■ Abb. 13.1), ebenso wie individuell tumoradaptierte Reduktionsplastiken (■ Abb. 13.2).

Die überwiegend retrospektiven Auswertungen zur onkologischen Sicherheit dieser Technik zeigen plausibel eine mindestens gleichwertig niedrige Lokalrezidivrate zwischen 7 und 10% bei einem Follow-up zwischen 3,8 und 5 Jahren. Weitere **Vorteile** der Tumorresektion mit gleichzeitiger Brustreduktion sind neben einem häufig günstigen ästhetischen Ergebnis und der großzügigen In-sano-Resektion bei vorbestehender Makromastie auch die Reduktion des Zielvolumens zur Radiatio sowie die Detektion weiterer subklinischer synchroner Mammakarzinome bzw. DCIS durch die »Spiegelbildbiopsie« im Rahmen der kontralateralen Reduktionsplastik in etwa 5,4% (Petit et al. 2002).

Die **Komplikationen** nach onkoplastischer Brustreduktion sind mit Ausnahme einer zu erwartenden erhöhten Rate an Fettgewebsnekrosen nach Radiatio mit den Komplikationen nach ästhetisch-medizinisch indizierter Reduktionsplastik vergleichbar (McCulley et al. 2005). Zur weitgehenden Vermeidung postoperativer Fettgewebsnekrosen sollte die jeweilige Reduktionstechnik im-

mer mit möglichst geringer Mobilisation minderdurchbluteter Fettgewebsareale durchgeführt werden.

Die **kontralaterale Reduktionsplastik** zur Angleichung sollte besonders bei einem zu erwartenden ausgeprägten Größen- oder Formunterschied simultan erfolgen, ansonsten ggf. erst nach definitiv abgeschlossener Lokaltherapie der erkrankten Seite wenn sich die Veränderungen durch eine etwaige Strahlenfibrose abschätzen lassen.

13.2.3 Onkoplastische Operationstechniken mit Volumenersatz

Partielle Mastektomie mit Rekonstruktion durch lokoregionäre Lappenrekonstruktion

Je nach Lokalisation der Defektregion können Dermo-Fettlappen, fasziokutane Lappen oder Fett-Faszienlappen aus der angrenzenden thorakodorsalen oder thorakoepigastrischen Region präpariert und in die laterale oder kaudale Brustregion eingebracht werden. Derartige Techniken des lokoregionären Volumenersatzes sind besonders bei

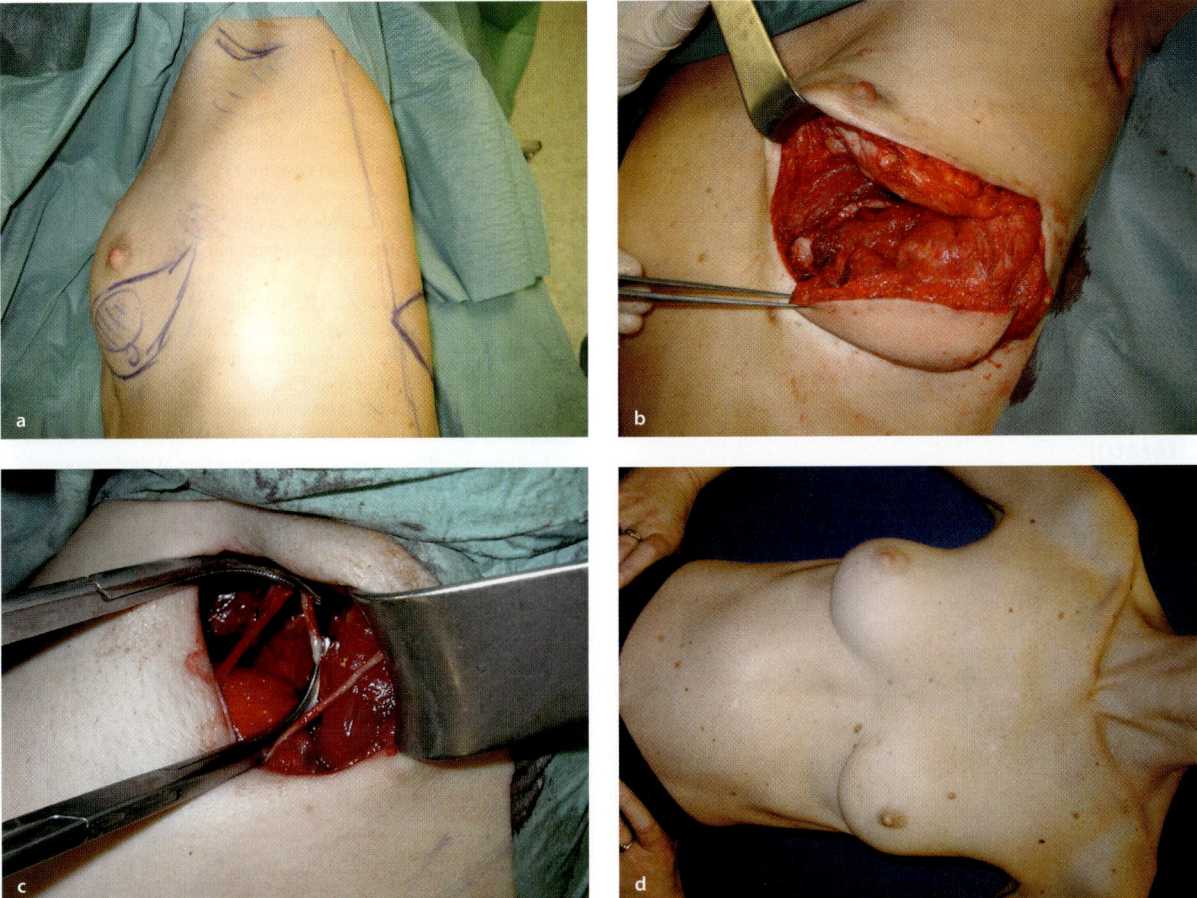

Abb. 13.3a–d Hemimastektomie. **a** Lagerung in Rechtsseitenlage zur Hemimastektomie bei hautnahem Tumorsitz links kaudal und kleiner Brust mit Sofortrekonstruktion durch Latissimus-dorsi-Lappenplastik. **b** Intraoperativer Situs nach Einschwenken des Latissimuslappens in den Hemimastektomiedefekt. **c** Durchtrennung des N. thoracodorsalis zur Vermeidung unwillkürlicher Bewegungen im Brustbereich. **d** Ergebnis nach Denervierung und postoperativer Bestrahlung mit deutlicher Asymmetrie durch Schrumpfung

kleiner Brust mit fehlender intramammärer Remodellierungsmöglichkeit und dagegen entsprechend ausgeprägter angrenzender Weichteilschicht mit z. B. axillärer Wulstbildung sinnvoll. Hierbei können Defekte von bis zu 25% des Drüsenvolumens wiederhergestellt werden (Kijima et al. 2007; Kijima et al. 2009; Levine et al. 2005). Wird ein Dermo-Fettlappen im Sinne eines thorakoepigastrischen oder bei lateralem Sitz thorakodorsalen Lappens präpariert und nach entsprechendem »advancement« in den Bereich kranial der Inframammärfalte eingebracht, muss jeweils die Inframammärfalte neu rekonstruiert werden.

Partielle Mastektomie mit Latissimusrekonstruktion:

Bei Defekten über 25% des ursprünglichen Brustvolumens und kleiner oder normal großer Brust sowie ungünstigem Brust-Tumor-Verhältnis kann in Einzelfällen auch eine partielle Mastekomie bis hin zur Hemimastektomie oder subtotalen Mastektomie über ein Volumenersatz durch distante Lappenplastik wie Latissimus dorsi erfolgen. Vorteile liegen hierbei in der Möglichkeit zur Brusterhaltung sofern alternativ nur die Mastektomie angeboten werden könnte und die Brust- zu Tumorrelation keine sinnvolle Möglichkeit zur tumoradaptierten Reduktionsplastik zulässt.

Voraussetzung hierfür ist die Zustimmung der Patientin zu einem größeren autologen Rekonstruktionsverfahren wie der Latissimus-dorsi-Lappenplastik und die In-sano-Resektion des Tumorareals. Die Patientin muss hierfür selbst eine hohe Motivation zur Brusterhaltung oder Brustrekonstruktion aufbringen und eine ausgiebige Aufklärung zu Möglichkeiten und Risiken des entsprechenden Operationsverfahrens erfahren. Die Durchtrennung des N. thoracodorsalis (Abb. 13.3) und der Latissimusansatzsehne sollten routinemäßig erfolgen, um eine auffällige muskulär bedingte Verziehung der rekonstruierten Brust zu vermeiden.

Ein entscheidender Nachteil im Rahmen der Brusterhaltung ist die Notwendigkeit der postoperativen Bestrahlung, die zu einer weiteren Verschlechterung des Ästhetik und zu Beschwerden führen kann. Die Verwendung des Latissimus dorsi zur brusterhaltenden Therapie ist daher sehr zurückhaltend zu indizieren. Ergeben sich allerdings störende Volumendefekte nach brusterhaltender Therapie und Radiatio, bietet sich die Defektauffüllung mit einem Latissimus dorsi Lappen an.

Literatur

Anderson BO, Masetti R, Silverstein MJ (2005) Oncoplastic approaches to partial mastectomy: an overview of volume-displacement techniques. Lancet Oncol 6(3): 145–157

Asgeirsson KS, Rasheed T, McCulley SJ, Macmillan RD (2005) Oncological and cosmetic outcomes of oncoplastic breast conserving surgery. Eur J Surg Oncol 31(8): 817–823

Budrukkar AN, Sarin R, Shrivastava SK, Deshpande DD, Dinshaw KA (2007) Cosmesis, late sequelae and local control after breast-conserving therapy: influence of type of tumour bed boost and adjuvant chemotherapy. Clin Oncol (R Coll Radiol) 19(8): 596–603

Clough KB, Lewis JS, Couturaud B, Fitoussi A, Nos C, Falcou MC (2003) Oncoplastic techniques allow extensive resections for breast-coserving therapy of breast carcinomas. Ann Surg 237(1): 26–34

Fisher B, Anderson S, Bryant J, Margolese RG, Deutsch M, Fisher ER, Jeong JH, Wolmark N (2002) Twenty-year follow-up of a randomized trial comparing total mastectomy, lumpectomy, and lumpectomy plus irradiation for the treatment of invasive breast cancer. N Engl J Med 347(16): 1233–1241

Giacalone PL, Roger P, Dubon O, El Gareh N, Daures JP, Laffargue F (2006) Lumpectomy vs oncoplastic surgery for breast-conserving therapy of cancer. A prospective study about 99 patients. Ann Chir 131(4): 256–261

Hoffmann J, Wallwiener (2009) D. Classifying breast cancer surgery: a novel, complexity-based system for oncological, oncoplastic and reconstructive procedures, and proof of principle by analysis of 1225 operations in 1166 patients. BMC Cancer 8;9:108

Kaur N, Petit JY, Rietjens M, Maffini F, Luini A, Gatti G, Rey PC, Urban C, De Lorenzi F (2005) Comparative study of surgical margins in oncoplastic surgery and quadrantectomy in breast cancer. Ann Surg Oncol 12(7): 539–545

Kijima Y, Yoshinaka H, Funasako Y, Kaneko K, Hirata M, Ishigami S, Natsugoe S (2009) Immediate reconstruction using thoracodorsal adipofascial flap after partial mastectomy. Breast 18(2): 126–9

Kijima Y, Yoshinaka H, Owaki T, Funasako Y, Aikou T (2007) Immediate reconstruction using inframammary adipofascial flap of the anterior rectus sheath after partial mastectomy. Am J Surg 193(6): 789–91

Levine JL, Soueid NE, Allen RJ (2005) Algorithm for autologous breast reconstruction for partial mastectomy defects. Plast Reconstr Surg 116(3): 762–7

Losken A, Styblo TM, Carlson GW, Jones GE, Amerson BJ (2007) Management algorithm and outcome evaluation of partial mastectomy defects treated using reduction or mastopexy techniques. Ann Plast Surg 59(3): 235–42

McCulley SJ, MacMillan RD (2005) Therapeutic mammaplasty – analysis of 50 consecutive cases. Br J Plast Surg 58: ;902–7

Munhoz AM, Montag E, Arruda EG, Aldrighi C, Gemperli R, Aldrighi JM, Ferreira MC (2006) Critical analysis of reduction mammaplasty techniques in combination with conservative breast surgery for early breast cancer treatment. Plast Reconstr Surg 117(4): 1091–103

Munhoz AM, Montag E, Arruda EG, Aldrighi C, Gemperli R, Aldrighi JM, Ferreira MC (2006) The role of the lateral thoracodorsal fasciocutaneous flap in immediate conservative breast surgery reconstruction. Plast Reconstr Surg 117(6): 1699–1710

Petit JY, Garusi C, Greuse M, Rietiens M, Youssef O, Luini A, De Lorenzi F (2002) One hundred and eleven cases of breast conservation treatment with simultaneous reconstruction at the European Institute of Oncology (Milan). Tumori 88(1):41–47

Schultze J, Lössl K, Kimmig B (2008) Cosmetic results after breast-conserving carcinoma treatment in patients with intramammarian seromas. Röntgenpraxis 56(5): 169–80

Waljee JF, Hu ES, Ubel PA, Smith DM, Newman LA, Alderman AK (2008) Effect of esthetic outcome after breast-conserving surgery on psychosocial functioning and quality of life. J Clin Oncol 26(20): 3331–7

13.3 Sentinel-Lymphknotenbiopsie und Axilladissektion

Thorsten Kühn

Operative Maßnahmen in der Axilla haben sowohl eine diagnostische als auch eine therapeutische Zielsetzung.

Diagnostische Zielsetzung der Lymphknotenentfernung. Der Nodalstatus gilt als einer der wichtigsten Prognosefaktoren für das Mammakarzinom. Zahlreiche adjuvante Therapieentscheidungen (systemische Therapie, Strahlentherapie) werden in Abhängigkeit vom Nodalstatus festgelegt (Kreienberg et al. 2009). Daher gilt die Erfassung des histologischen Lymphknotenstatus als ein elementarer Bestandteil für die operative Primärtherapie des Mammakarzinoms.

Die Entfernung von mindestens 10 Lymphknoten aus den Leveln 1 und 2 (**Axilladissektion**) galt über viele Jahre als diagnostische Standardmaßnahme für die Festlegung des pN-Status. In jüngster Zeit wurde die AD als diagnostisches Verfahren durch die **Sentinel-Lymphknotenbiopsie** (SLNB) ersetzt. Bei dieser Technik wird der Lymphabfluss aus der Brust durch die Injektion eines Tracers imitiert. Der/die erstdrainierende(n) Lymphknoten (»sentinel node«, Wächterlymphknoten) können dadurch identifiziert und selektiv entfernt werden. Bei tumorfreiem Sentinel-Lymphknoten (SLN) können die anderen axillären Lymphknoten belassen werden. Durch die SLNB kann die postoperative Morbidität im Schulter-Arm-Bereich ohne Verminderung der Staging-Genauigkeit erheblich reduziert werden.

Therapeutische Zielsetzung der Lymphknotenentfernung. Rezidive im Bereich der Lymphabflusswege sind schwer therapierbar und mit einer ungünstigen Prognose verbunden. Bei Patientinnen, die einen positiven Nodalstatus aufweisen, müssen die axillären Lymphknoten entfernt werden, um lokoregionäre Rezidive zu vermeiden.

 Cave
S3-Leitlinie, Statement 7
Die Bestimmung des histologischen Nodalstatus (pN-Status) ist Bestandteil der operativen Therapie des invasiven Mammakarzinoms. Diese soll mit Hilfe der Sentinel-Lymphknotenentfernung durchgeführt werden (GCP, Empfehlungsgrad A). Bei Patientinnen, die keine SLNB erhalten können oder die einen positiven SLN aufweisen, muss eine axilläre Dissektion mit Entfernung von mindestens 10 Lymphknoten aus den Leveln I und II erfolgen (GCP) (Kreienberg et al. 2009).

13.3.1 Diagnostische Lymphknotenentfernung

Zuverlässigkeit der SLNB
Die Darstellung eines SLN gelingt bei mehr als 96% aller primär operierten Patientinnen. Nach aktuellen Metaanalysen liegt die Falsch-negativ-Rate bei 7,3% und die axilläre Rezidivrate nach alleiniger SLNB bei 0,3% (Kim et al. 2006; van der Ploeg et al. 2008). Danach treten lokoregionäre Rezidive nach einer SLNB deutlich seltener auf als nach einer Axilladissektion. Die Morbidität im Schulter-Arm-Bereich wird durch die SLNB im Vergleich zur Axilladissektion deutlich reduziert (Helms et al. 2009).

Physiologische Grundlagen
Studien zum funktionellen Lymphabfluss aus der Brust haben gezeigt, dass die gesamte Brustdrüse einschließlich der darüber liegenden Haut einen einheitlichen und reproduzierbaren Lymphabfluss über einen (oder wenige) axilläre(n) Wächterlymphknoten aufweist. Tumoren, die nahe an der Brustwand gelegen sind, können zusätzlich über die mediastinale Lymphknotenkette drainiert werden.

Indikationen/Kontraindikationen

 Cave
Die SLNB ist bei allen Patientinnen mit einem invasiven Mammakarzinom indiziert, bei denen ein klinisch unauffälliger Nodalstatus vorliegt und eine operative Primärtherapie geplant ist. Die Indikation zur SLNB ist unabhängig von der Tumorgröße oder der Fokalität/Zentrizität.

Vor einer SLNB sollte grundsätzlich eine Sonographie der axillären Lymphabflusswege durchgeführt werden. Bei unauffälliger Hilus-Rinden-Struktur ist auch bei tastbaren oder vergrößerten Lymphknoten eine SLNB indiziert. Bei einer suspekten Sonomorphologie der axillären Lymphknoten wird die weitere Abklärung über Feinnadelaspiration oder »core needle biopsy« empfohlen.

> Auf Grund der unzureichenden Spezifität von Palpation und Sonographie sollte eine primäre Axilladissektion nicht mehr auf der Basis von klinischen oder bildgebenden Untersuchungsergebnissen durchgeführt werden, sondern möglichst auf der Grundlage eines zytologischen/histologischen Befundes indiziert werden.

Die Bedeutung der SLNB im Rahmen von primär systemischen Therapiekonzepten ist nach wie vor nicht geklärt. Die Bestimmung des Nodalstatus vor einer neoadjuvanten Therapie könnte die Festlegung der adjuvanten Therapiestrategie optimieren. Würde die SLNB nach einem primär systemischen Therapiekonzept durchgeführt werden, könnten auch diejenigen Patientinnen von einer eingeschränkten Operation profitieren, die unter der systemischen Therapie von einem positiven zu einem negativen Status konvertieren. Dabei muss aber auch berücksichtigt werden, dass nach einem primär systemischen Therapiekonzept sowohl die Durchführbarkeit (Detektion) als auch die Sensitivität der SLNB gegenüber primär operierten Frauen ungünstiger ist. In der deutschen SENTINA-Studie wird der optimale Zeitpunkt für die Durchführung der SLNB prospektiv untersucht.

Beim duktalen Carcinoma in situ (DCIS) ist wegen der fehlenden invasiven Tumorkomponente kein axilläres Staging erforderlich. Patientinnen, die eine Mastektomie erhalten oder bei denen ein großes Gewebevolumen reseziert werden muss, sollten dennoch eine SLNB erhalten. Diese Empfehlung begründet sich mit der fehlenden Durchführbarkeit einer sekundären SLNB im Falle des Nachweises einer unerwarteten invasiven Komponente.

Technische Durchführung
Für die Darstellung des SLN hat sich die Verwendung eines radioaktiven Tracers etabliert. Die alleinige Farbstoffinjek-

◻ Tab. 13.2 Zusammenfassung der Staging-Befunde mit den daraus abzuleitenden Therapieoptionen

Sentinel-Lymphknotenstatus	Lokale Therapie	Systemische Therapie
pN0 (sn)	Keine	Nach Leitlinie entsprechend N0
pN1 (sn)	Axilladissektion Level I und II	Nach Leitlinie entsprechend N+
pN1 (mic) (sn)	Axilladissektion Level I und II Alternativ (2. Präferenz): Radiatio der Lymphabflussgebiete	Nach Leitlinie entsprechend N+
pN0 (i+) (sn)	Keine	Nach Leitlinie entsprechend N0
Detektion extraaxillärer Sentinel-Lymphknoten	Keine	Nach Leitlinie entsprechen N0/N+

tion weist eine deutlich niedrigere Detektionsrate auf. Die Operation kann entweder am Tag der Tracerapplikation oder am Folgetag durchgeführt werden. Aus organisatorischen Gründen hat sich ein Zweitagesprotokoll etabliert.

Die Durchführung einer **Lymphoszintigraphie** wird in Deutschland empfohlen (Kuehn et al. 2005). Auch in der internationalen Literatur wird mehrheitlich eine Lymphoszintigraphie durchgeführt (van der Ploeg 2008). Hintergrund für diese Empfehlung sind die Ergebnisse einer deutschen Multicenterstudie, nach der die Rate an falsch-negativen Ergebnissen mit der Anzahl an entfernten SLN korrelierte (Kuehn et al. 2004). Bei Patientinnen mit einem falsch-negativen Resultat wurden signifikant weniger SLN entnommen als bei Frauen mit einem richtig-positiven Ergebnis.

 Cave
Die Lymphoszintigraphie kann daher nicht nur wichtige Anhaltspunkte für die Lokalisation des/der SLN liefern; sie ermöglicht dem Operateur auch eine Kontrolle darüber, ob die Anzahl der entfernten SLN mit der lymphoszintigraphisch dargestellten Lymphknotenzahl übereinstimmt.

Intraoperativ wird der SLN mit Hilfe einer Gammasonde lokalisiert. Bei der Präparation ist darauf zu achten, dass die axillären Strukturen maximal geschont werden. Hierzu ist es notwendig, den SLN (z. B. mit einer Babcock-Zange) gezielt zu fassen und isoliert aus dem umgebenden Fettgewebe herauszupräparieren. Die Entfernung größerer Anteile des axillären Fettkörpers sollte vermieden werden.

Um die Radikalität des Eingriffes bei multiplen Wächterlymphknoten zu reduzieren, sollten zunächst maximal 3 SLN entfernt werden. Im Anschluss daran kann die **1:10-Ratio** angewendet werden. Dies bedeutet, dass Lymphknoten, deren Radioaktivität weniger als 10% des meist speichernden Lymphknotens beträgt, nicht mehr entfernt werden müssen (Kuehn et al. 2005).

Histopathologische Aufarbeitung

Für die Anwendung der SLNB ist eine standardisierte histopathologische Aufarbeitung des SLN unerlässlich. Dabei wird eine intraoperative Schnellschnittuntersuchung oder Abklatschzytologie empfohlen. Für die postoperative Aufarbeitung ist eine komplette Aufarbeitung des Lymphknotens in Stufenschnitten (Minimum: 500 μm) erforderlich.

Wertung von Befunden für die adjuvante Therapie

Die SLNB stellt eine Staging-Maßnahme (Festlegung pN-Status) dar. Die adäquate Wertung der resultierenden Befunde für die Auswahl der weiteren lokalen und systemischen Therapieentscheidungen ist daher von großer Bedeutung. In ◻ Tab. 13.2 werden die wichtigsten Konstellationen zusammengefasst.

Intramammäres Rezidiv nach BET und SLNB

Bei etwa 5% aller Patientinnen muss nach einer brusterhaltenden Operation mit einem intramammären Rezidiv gerechnet werden. Bei Frauen, die im Rahmen der Primäroperation eine SLNB erhalten haben, ist es bisher nicht geklärt, ob bei der Rezidivoperation ein Eingriff im Bereich der Lymphknoten erforderlich ist oder nicht. Eine komplette axilläre Dissektion muss als Übertherapie gewertet werden. Als mögliche Optionen können eine Re-SLNB oder ein Verzicht auf operative Maßnahmen in der Axilla diskutiert werden.

13.3.2 Therapeutische Lymphknotenentfernung – Axilladissektion

Stellenwert der Axilladissektion

Die axilläre Dissektion mit Entfernung von mindestens 10 Lymphknoten aus den Leveln I und II sollte auf Patientinnen mit einem positiven Nodalstatus beschränkt werden. Die Zielsetzung liegt in der Entfernung sämtlicher Tumor befallener Lymphknoten zur Sicherung der lokoregionären Kontrolle. Dabei hat die Anzahl an positiven Lymphknoten eine zusätzliche prognostische Bedeutung und einen potentiellen Einfluss auf das adjuvante Behandlungskonzept. Eine Axilladissektion sollte nur in Ausnahmefällen als rein diagnostische Maßnahme durchgeführt werden.

Technische Durchführung

Der Zugang zur Axilla orientiert sich an den Hautfalten und kann individuell gestaltet werden. Die anatomischen Grenzen werden durch das axilläre Gefäßbündel (kranial), den medialen Rand des M. pectoralis minor (mediokranial), die Thoraxwand (medial), die Haut (lateral) sowie die Serratusarkade (kaudal) dargestellt. Neben den axillären Gefäßen müssen das thorakodorsale Gefäß-Nerven-Bündel, der N. thoracicus longus, die Nn. thoraci laterales sowie die interkostobrachialen Nerven dargestellt und geschont werden. Als Präparationstechnik hat sich eine teils stumpfe, teils scharfe Darstellung der axillären Strukturen mit anschließendem vorsichtigem Abziehen des Lymphknoten-Fettgewebes bewährt. Die Einlage einer Drainage wird empfohlen.

Literatur

Kreienberg R et al. (2009) Interdisziplinäre S3-Leitlinie für die Diagnostik, Therapie und Nachsorge des Mammakarzinoms. Zuckschwerdt, München

Kim T, Giuliano AE, Lyman GH (2006) Lymphatic mapping and sentinel lymph node biopsy in early stage breast carcinoma: a metaanalysis. Cancer 106: 4–16

van der Ploeg IMC, Nieweg OE, van Rijk MC, Valdes Olmos RA, Kroon BBR (2008) Axillary recurrences after a tumour-negative sentinel node biopsy in breast cancer patients: a systematic review and metaanalysis of the literature. Eur J Surg Oncol 34: 1277–1284

Helms G, Kühn T, Moser L, Remmel E, Kreienberg R (2009) Shoulderarm morbidity in patients with sentinel node biopsy and complete axillary dissection – data from a prospective randomized trial. Eur J Surg Oncol 35: 778–85

Kuehn T, Bembenek A, Decker T, Munz DL, Sautter Bihl ML, Untch M, Wallwiener D (2005) Consensus committee of the German Society of Senology. A concept for the clinical implementation of sentinel lymph node biopsy (SLNB) in breast cancer patients with special regard to quality assurance. Cancer 103: 451–61

Kuehn T, Vogl FD, Helms G, v Pueckler S, Schirrmeister H, Strueber R, Koretz K, Kreienberg R (2004) Sentinel node biopsy is a reliable method for axillary staging in breast cancer. Results from a large prospective German multi-institutional trial. Eur J Surg Oncol 30: 252–259

Plastische Chirurgie beim Mammakarzinom

Axel-Mario Feller

14.1   Einleitung

Die modernen Techniken der plastischen Chirurgie haben das Spektrum der operativen Möglichkeiten zur Brustrekonstruktion in den letzten Jahren beträchtlich erweitert. Durch die Einführung der Mikrochirurgie in die rekonstruktive Mammachirurgie konnten wesentlich bessere ästhetische Ergebnisse der Brustform erzielt sowie die Hebedefektmorbidität bei der Eigengeweberekonstruktion signifikant gesenkt werden. Welches der besprochenen Operationsverfahren bei der jeweiligen Patientin zur Anwendung kommt, ist von vielen Faktoren abhängig und bedarf bei jeder Patientin einer individuellen Indikationsstellung. Der Einsatz des jeweiligen Verfahrens hängt z. B. von den örtlichen Haut- und Weichteilverhältnissen, den Folgen der vorausgegangen Operationen oder einer eventuellen Nachbestrahlung ab. Ob eine Sofortrekonstruktion möglich ist, wird nicht nur von onkologischen Kriterien, sondern auch von der Gesamtkonstitution der Patientin bestimmt.

Jeder Brustrekonstruktion muss ein ausführliches, aufklärendes Gespräch zwischen Operateur und Patientin vorausgehen, um keine überzogene Erwartungshaltung bestehen zu lassen und die Grenzen wie auch die Komplikationsmöglichkeiten der jeweiligen Rekonstruktionsverfahren aufzeigen zu können. Obgleich die Brustrekonstruktion heute ein integraler Bestandteil im Therapiekonzept des Mammakarzinoms ist, dürfen keine onkologischen Kompromisse zu Gunsten der Ästhetik eingegangen werden.

14.2   Primärrekonstruktion

 Cave
Idealerweise sollte bei einer Brustamputation die Brust in gleicher Sitzung wieder aufgebaut werden. Dabei sollten der Patientin alle möglichen Rekonstruktionsverfahren angeboten werden und mit ihr die Entscheidung des therapeutischen Vorgehens erarbeitet werden.

Nicht für jede Patientin ist eine Sofortrekonstruktion geeignet, viele sind mit der Komplexität des Vorgehens überfordert und wollen sich zunächst auf ihre onkologische Problematik konzentrieren. Neben der Patientenmotivation spielen aber auch noch weitere psychologische, onkologische, ästhetische und logistische Aspekte eine wesentliche Rolle für die Entscheidung zur Primärrekonstruktion. Wenn die geltenden onkologisch-operativen Kriterien eingehalten werden, hat die Primärrekonstruktion keinerlei negativen Einfluss auf das Rezidivrisiko,

das krankheitsfreie Intervall oder gar das Gesamtüberleben. Die Primärrekonstruktion erfordert einen erfahrenen onkologischen Operateur sowie einen erfahrenen rekonstruktiven Chirurgen, des Weiteren muss eine adäquate postoperative Kontrolle gesichert sein.

Vorteile. Die ästhetischen Vorteile der Sofortrekonstruktion sind offensichtlich:
- Der Hautmantel kann weitgehend erhalten bleiben
- Die Submammarfalte als wichtige Begrenzung der Brusteinheit kann bewahrt bleiben.
- Narben können minimiert werden
- Hauttextur und Hautfarbe entsprechen der brustwandständigen Haut.
- Die Symmetrie kann initial erhalten bzw. wieder hergestellt werden.

Dies bedeutet für die Patientin, dass die Körperkontur weitgehend erhalten bleibt und sie somit ihren sozialen wie beruflichen Aktivitäten wieder uneingeschränkt nachgehen kann. Die häufige Problematik in partnerschaftlichen Beziehungen nach Brustamputationen kann reduziert werden (Carlson et al. 2003; Gui et al. 2004; Schain et al. 1985).

14.3   Sekundärrekonstruktion

Eine Sekundärrekonstruktion ist grundsätzlich für jede Patientin möglich. Nach der Amputation liegt einerseits ein Defizit an Haut vor, andererseits fehlt das Brustvolumen. Beides muss ersetzt werden. Bei der Expandertechnik wird die Haut durch langsame Dehnung gewonnen und die Brustkontur anschließend durch die Einlagerung des Silikongelimplantates erreicht. Bei der Verwendung von Eigengewebe wird die fehlende Haut durch Haut aus einer anderen Körperregion z. B. Rücken, Unterbauch oder Gesäß ersetzt und das Brustvolumen durch Muskel, Fettgewebe und Haut.

14.4   Rekonstruktionsverfahren

14.4.1   Rekonstruktionsverfahren mit Gewebeexpander und Silikongelimplantat

Durchführung. Gewebeexpander werden mit ihrem Ventil über die bereits bestehende Narbe unter den Brustmuskel und die umliegende Muskulatur gebracht und im Verlauf von wenigen Wochen durch Injektion von Kochsalzlösung über das Ventil aufgefüllt. Nach ausreichender

Dehnung von Muskulatur und Haut wird der Gewebeexpander nach ca. 6 Monaten durch die alte Narbe wieder entfernt und gegen ein Silikongelimplantat entsprechender Größe ersetzt.

Vorteile. Es ist ein relativ einfacher operativer Eingriff, der vor allem keine zusätzlichen Narben hinterlässt. Ferner besteht die Möglichkeit, später komplexere Rekonstruktionen durchführen zu können.

Nachteile. Der gravierendste Nachteil dieses Verfahrens ist, dass der Körper die Silikongelimplantate immer als Fremdmaterial erkennt und um das Implantat eine bindegewebige Hülle bildet. Schrumpft diese Hülle oder verhärtet sich, dann kommt es zur **Kapselfibrose**. Dies bedeutet für die Patientin eine Verhärtung der rekonstruierten Brust sowie Dislokation des Implantates. Ohne Therapie und Fortschreiten der fibrotischen Veränderungen kann es letztendlich zu Schmerzen und Hautveränderungen bis hin zur Perforation des Implantates durch die Haut kommen. Ein weiterer Nachteil ist die größere Festigkeit und Formstabilität einer solch rekonstruierten Brust im Gegensatz zu der weichen lageveränderlichen, erhaltenen kontralateralen Brust. Hierdurch bleibt auch bei gleichem Volumen immer eine deutliche **Seitendifferenz** bestehen, die sich darüber hinaus im Alter noch verstärkt. Die Beeinträchtigung der Mikrozirkulation der Haut nach einer Strahlentherapie führt zu einer deutlich höheren Komplikationsrate bei Gewebeexpansion und Einlage von Silikongelimplantaten, weswegen dieses Verfahren nach Strahlentherapie nicht mehr verwendet werden sollte (Kraemer et al. 1996; Kuske et al. 1991).

> **Tipp**
>
> Die Verwendung von texturierten anatomisch geformten mit kohäsivem Gel gefüllten Silikonimplantaten hat zu einer deutlichen Verbesserung des Rekonstruktionsergebnisses mit diesem Verfahren geführt. Die noch heute zum Teil geäußerten Bedenken der Teratogenität oder Mutagenität von Silikongelimplantaten sowie ein eventueller Zusammenhang mit Autoimmunerkrankungen entbehren jeglicher wissenschaftlicher Grundlage.

Rekonstruktionsverfahren mit Gewebeexpander und Silikongelimplantat + Latissimus-dorsi-Lappen

Der myokutane Latissimus-dorsi-Lappen in Kombination mit anatomisch geformten Implantaten ist sowohl für die Sofort- als auch für die Sekundärrekonstruktion ein sehr sicheres Verfahren. Das Bilden einer vollständigen muskulären Bedeckung des Implantates durch den Musculus pectoralis major und dem Latissimus dorsi für die unteren Quadranten ermöglicht für viele Patientinnen ein gutes ästhetisches Resultat bei akzeptabler Hebedefektmorbidität.

Rekonstruktionsverfahren mit Gewebeexpander und Silikongelimplantat + extrazellulärer Matrix

Um die unteren beiden Quadranten eines Implantates zu bedecken, kann in neuerer Zeit statt des Latissimus-dorsi-Lappen eine aus Schweinedermis mit einem speziellen Verarbeitungsverfahren hergestellte, intakte extrazelluläre Matrix verwendet werden. Diese unterstützt die Geweberegeneration durch rasche Revaskularistion, Leukozytenmigration und Zellbesiedlung. Sie bietet als zusätzliches Gewebe eine strukturelle Implantatabdeckung und Verstärkung (◘ Abb. 14.1). Zudem erlaubt es dem Operateur durch exakte Verankerung dieser extrazellulären Matrix das Implantat genau zu positionieren und die inframammare sowie die laterale Brustfalte kontrollierter zu gestalten (Losken 2009).

14.4.2 Rekonstruktion mit Eigengewebe

Wegen der relativ hohen Komplikationsrate beim Brustaufbau mit Silikongelimplantaten wurden Rekonstruktionsmöglichkeiten entwickelt, bei denen zur Mammarekonstruktion ausschließlich körpereigenes Gewebe verwendet wird. Man unterscheidet hierbei die Wiederherstellung mit gestielten Haut-Muskel-Lappen sowie mit freien mikrovaskulären Gewebetransplantaten.

Gestielte Lappenplastiken. Am häufigsten werden der Musculus-latissimus-dorsi-Lappen und der quere Unterbauchlappen (TRAM-Flap; »transverse rectus abdominis myocutaneous flap) verwendet. Der vertikale Unterbauchlappen (VRAM-Flap; »vertical rectus abdominis myocutaneous flap«) und der kontralaterale epigastrische Lappen sollen hier nur der Vollständigkeit halber erwähnt werden, finden aber in der Routine heute keine Verwendung mehr, sondern dienen nur noch als Ausweichverfahren bei speziellen Indikationen.

Freie mikrovaskuläre Lappenplastiken. Um die Nachteile der Hebung großer Muskelanteile am Abdomen zu überwinden, hat in den letzten 20 Jahren eine kontinuierliche Entwicklung stattgefunden, die die sog. **Hebedefektmorbidität** am Unterbauch ständig vermindert hat. Diese Entwicklung führte vom gestielten TRAM-Flap über den freien TRAM (Holmstrom 1979) zum »mus-

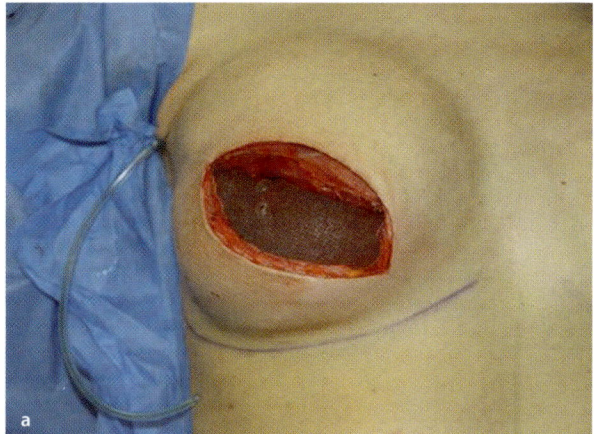
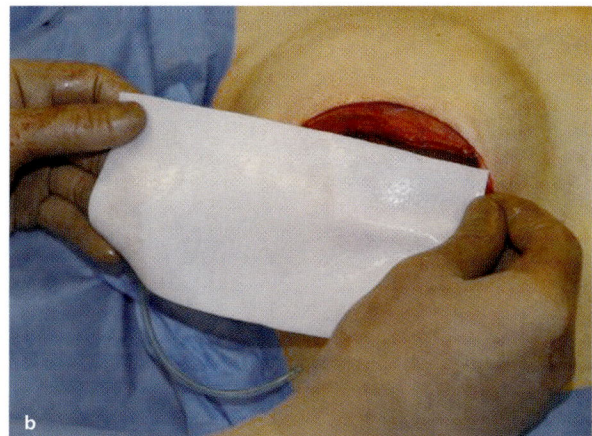
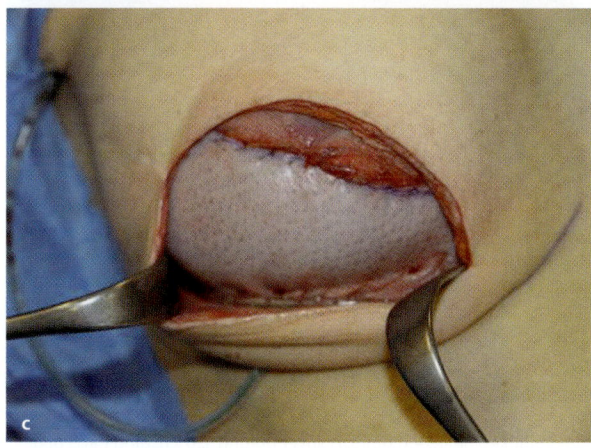

Abb. 14.1a–c Silikongelimplantat unter den Brustmuskel einge-
legt. Zur Bedeckung der beiden unteren Quadranten wird eine extrazelluläre Matrix (Strattice) zwischen die Unterkante des M. pectoralis
major und der Submammarfalte genäht

cle sparing free tram« und weiter zum DIEP-Lappen (Allen 2004; Feller u. Galla 1998). Jede Verfeinerung hatte zum Ziel ‚immer weniger Muskulatur und Faszie in das Lappentransplantat einzuschließen, um die oben beschriebenen Komplikationen zu vermeiden und den Krankenhausaufenthalt zu verkürzen. Bei den freien Lappenplastiken vom Unterbauch wird im Gegensatz zur gestielten Lappenplastik das inferiore epigastrische Gefäßsystem präpariert, um diesen Gefäßstiel dann mikrochirurgisch meist an die Mammaria interna Gefäße anzuschließen.

Myokutane Latissimus-dorsi-Lappenplastik
Der myokutane Latissimus-dorsi-Lappen wurde schon 1898 von Tansini für Defektdeckungen am Thorax beschrieben (Maxwell 1980). Es ist der Verdienst Olivaris (1976), der den myokutanen Latissimus-dorsi-Lappen für die autologe Brustrekonstruktion etabliert hat. Allerdings besteht häufig ein so großes Volumendefizit, dass nahezu immer zum Ausgleich ein Implantat mit verwendet werden muss (■ Abb. 14.2).

! Cave
In Kombination mit einem Implantat ist der Latissimus-dorsi-Lappen sicherlich das autologe Gewebe, das nach wie vor weltweit am häufigsten zur Brustrekonstruktion verwendet wird.

Dies mag zum einen durch die konstante Gefäßversorgung und sichere Durchblutung bedingt sein, zum anderen aber auch dadurch, dass keine mikrochirurgische Technik notwendig ist um eine adäquate Rekonstruktion zu erreichen (Bostwick et al. 1978).

Die Wiederherstellung der weiblichen Brust allein durch einen myokutanen Latissimus-dorsi-Lappen, wie sie von McGraw und Papp (McCraw u. Papp 1991) beschrieben wurde, eignet sich lediglich bei sehr adipösen Patientinnen mit kleinen Brüsten. Diese sog. Fleur-de-Lis-Lappen, oder auch extended Musculus-latissimus-dorsi-Lappen mit einem fasziokutanen Anteil, wurden nach Einführung der anatomisch geformten Implantate wegen der doch deutlich höheren Hebedefektmorbidität mit großer adhärenter Narbe am Rücken, wieder weitge-

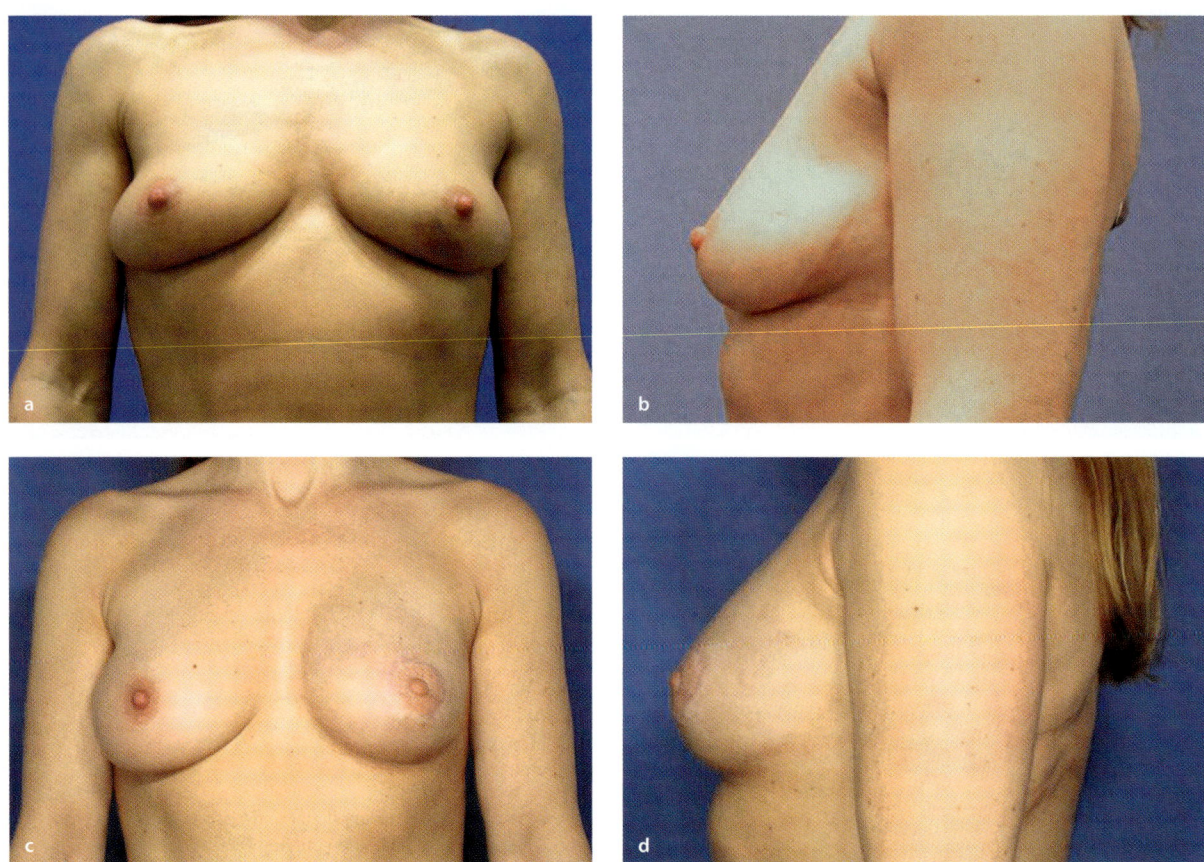

🔲 **Abb. 14.2a–d** 45-jährige Patientin mit ausgedehntem Mammakarzinom auf der linken Seite. **a,b** präoperativer Befund. **c,d** Zustand nach peri-areolärer hautsparender Mastektomie und axillärer Lymphonodektomie sowie Sofortrekonstruktion mit einem anatomischen Silikongelimplantat sowie myokutanen Latissimus-dorsi-Lappen und Mamillen-Areolen-Rekonstruktion

hend verlassen. Folgende Punkte sollten bei der Latissi-mus-dorsi-Lappen-Hebung berücksichtigt werden:

- Freipräparation des thorakodorsalen Gefäßbündels bis weit in die Axilla und Durchtrennung des Serra-tus-Astes, um einen möglichst weiten Rotationsbo-gen zu erreichen.
- Die Narbe am Rücken so kurz wie möglich halten.
- Segmentresektion des Nervus thoracodorsalis über mindestens 3 cm, um ungewollten und ästhetisch störenden Kontraktionen an der vorderen Thorax-wand vorzubeugen.
- Absetzen des humeralen Ansatzes des Muskels und Aufnähen des Latissimus-Muskelansatzes an die Seh-ne des M. pectoralis major, um die vordere Axillar-falte bzw. den axillären Ausläufer des Drüsenkörpers zu rekonstruieren.
- Fixierung des Latissimus-Muskels in der Submam-marfalte und lateral, um einer Dislokation des Im-plantates/Expanders vorzubeugen.

- Einbringen eines anatomisch geformten Implantates/ Expanders subpektoral und unter den transponierten Latissimus-Muskel.
- Einnähen der Hautinsel nach den anatomischen Er-fordernissen.

Querer Unterbauchlappen (TRAM-Flap)

Seit Hartrampfs Publikation 1982 (Hartrampf et al. 1982) hat die Rekonstruktion ausschließlich mit körpereigenem Gewebe vom Unterbauch eine weltweite Anerkennung gefunden. Die quere Unterbauchinsel aus Haut- und Fett-gewebe bietet gut durchblutetes Gewebe, das der Konsis-tenz einer natürlichen Brust sehr nahe kommt. Zudem lässt sich die Narbe am Unterbauch gut verbergen und durch die simultane Bauchstraffung bei der Brustrekonst-ruktion wird die gesamte Körperkontur verbessert.

Durchführung. Zur Operation wird die Patientin auf dem Rücken gelagert. Es wird simultan in 2 Teams operiert. Das eine Team präpariert den Mastektomiedefekt und bildet einen subkutanen Tunnel zum Epigastrium, während das andere Team den queren Unterbauchlappen umschneidet und den kontralateral zum Mastektomiedefekt gelegenen Musculus rectus abdominis aus der Rektusscheide auslöst. Versorgt wird der quere Unterbauchlappen über die im Rektusmuskel verlaufende Arteria epigastrica superior.

> **Tipp**
>
> Um eine ausreichende Durchblutung des Lappens zu gewährleisten, muss die kraniale Inzisionslinie oberhalb des Nabels verlaufen, da periumbilikal die besten und kräftigsten Perforansgefäße vom Muskel zur Haut verlaufen.

Der Lappen wird am Rektusmuskel gestielt unter der Haut bogenförmig in den Mastektomiedefekt durchgezogen.

Während das eine Team nun den Lappen zu einer Brust formt und passend zur Gegenseite positioniert, werden vom zweiten Team sowohl die Rektusscheide wie auch der Hebedefekt sorgfältig verschlossen. Häufig muss der Verschluss mit allogenem Material verstärkt, bzw. der muskulofasziale Defekt mit synthetischem Material ersetzt werden (Carlson et al. 2003). Für die Patientin verbleiben eine quere Unterbauchnarbe sowie eine Narbe um den Bauchnabel, der immer neu in die Bauchhaut implantiert werden muss. Für einen ungestörten postoperativen Verlauf sollten die Patientinnen die Bauchdecke für die ersten 3 postoperativen Monate entlasten, um möglichst keine Bauchwandhernie zu provozieren.

Vorteile. Die Vorteile des gestielten TRAM-Flap liegen in seiner relativ einfachen operativen Technik und der Tatsache, dass bei auftretenden Perfusionsstörungen nie mit einem vollständigen Lappenverlust zu rechnen ist.

Nachteile. Als Nachteile sind am Lappentransplantat selbst der partielle Lappenverlust und das Auftreten von Fettnekrosen mit Indurationen zu nennen. Des Weiteren ist aufgrund des Perfusionsmusters nur eine begrenzte Lappendimension zur Rekonstruktion verwendbar, und das Transplantat lässt sich wegen des fixierten Muskelstiels nur begrenzt formen. Entscheidender sind die Nachteile am Hebedefekt. Hier liegt ein erheblicher muskulofaszialer Defekt vor mit einer relativ hohen Rate an Bauchwandhernien sowie Relaxation der vorderen Bauchwand (Shestak et al. 2001).

Muskelsparender freier TRAM-Lappen (»muscle sparing free-TRAM«)

Der freie quere Unterbauchlappen wird in ähnlicher Weise gehoben wie der konventionelle TRAM-Flap. Mit großer Sorgfalt werden die inferioren epigastrischen Gefäße bis zu den Iliakalgefäßen herauspräpariert, um einen möglichst langen Gefäßstiel zu erhalten. Auf Höhe der 3. Rippe werden die Mammaria-interna-Gefäße freipräpariert. Bei der Präparation am Musculus rectus abdominis wird nur der Muskelanteil mitgenommen, der beim Eintritt des inferioren epigastrischen Gefäßstiels benötigt wird, um einige Perforansgefäße zur sicheren Durchblutung einzuschließen. Wenn immer möglich, werden das laterale Drittel sowie mediale Anteile des Musculus rectus abdominis intakt gelassen, um die Hebedefektmorbidität am Unterbauch so weit wie möglich zu minimieren. Das definitive Einpassen des Lappentransplantates erfolgt an der sitzenden Patientin möglichst passend zur kontralateralen Seite. Wie bei jedem freien mikrovaskulären Gewebetransfer muss der transplantierte Lappen postoperativ kontinuierlich überwacht werden, um eine Veränderung der Perfusion rechtzeitig zu bemerken.

DIEP-Lappen (»deep inferior epigastric perforator flap«)

Lappentransplantate, bei denen der intramuskuläre Gefäßanteil freipräpariert wird, nennt man **Perforatorlappen**. Für die autologe Brustrekonstruktion hat sich der DIEP-Flap in vielfacher Hinsicht bewährt. Die Indikation für den DIEP ist die gleiche wie für den freien TRAM-Lappen.

Der DIEP-Flap wurde 1989 von Koshima (Koshima u. Soeda 1989) erstmals beschrieben. Für die autologe Brustrekonstruktion wurde dieses Verfahren 1994 von Allen (Allen u. Treece 1994) aufgegriffen. Der Gewebeblock hat die gleiche Dimension wie der TRAM-Flap, wird aber nur über ein bzw. zwei oder drei Perforansgefäße, die aus dem tiefen inferioren epigastrischen Gefäßsystem entspringen, versorgt. Damit hat dieses Transplantat die Vorteile des freien TRAM-Flap, wie großes Volumen und gute Modellierbarkeit, wobei aber weder Faszie noch Muskulatur geopfert werden müssen. Da kein muskulofaszialer Defekt entsteht und die segmentale Innervation des Musculus rectus abdominis erhalten bleiben kann, konnte mit diesem Transplantat die Hebedefektmorbidität am Unterbauch signifikant gesenkt werden (◘ Abb. 14.3).

S-GAP-Lappen (»superior gluteal artery perforator flap«)

Die weite Akzeptanz der Brustrekonstruktion mit autologem Gewebe hat zur Suche nach immer neuen Spender-

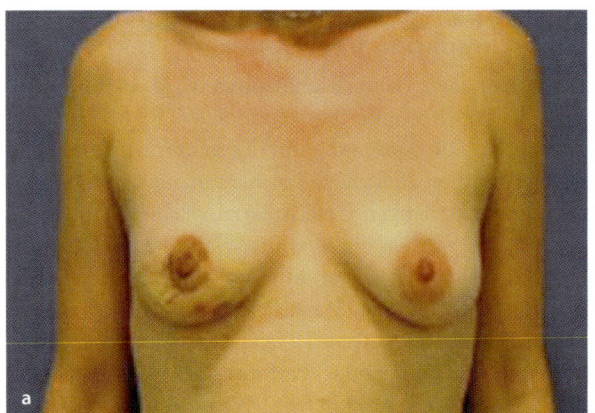 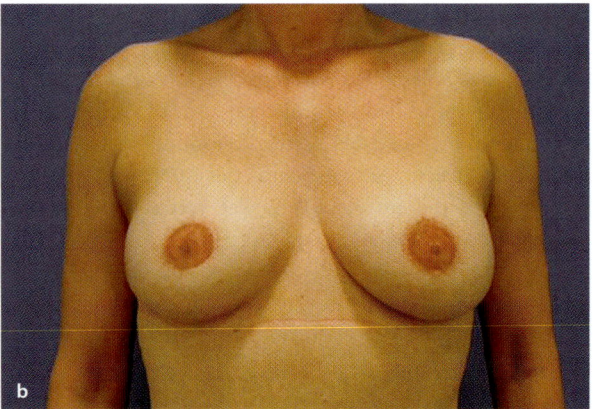

□ Abb. 14.3a,b 50-jährige Patientin mit bilateralem Mammakarzinom. **a** Präoperativer Befund. **b** Zustand nach periareolärer hautsparender Mastektomie sowie Sentinellymphonodektomie und Sofortrekonstruktion mit bilateralem DIEP-Lappen und anschließender Mamillen-Areolen-Rekonstruktion

regionen geführt. Dabei lag die Verwendung des Gewebes der Glutealregion nahe, da auch hier häufig bei schlanken Patientinnen ausreichend Gewebe vorliegt. Die schon frühe Anwendung des myokutanen Gluteallappens durch Shaw 1983 war jedoch technisch äußerst anspruchsvoll und führte zu nicht unerheblichen Konturdefiziten. Der kurze Gefäßstiel und die Probleme der Präparation verhinderten eine weitere Verbreitung dieser Methode zur autologen Brustrekonstruktion. Mit der Entwicklung der Perforatorlappen wendete man sich erneut der Glutealregion zu, um Haut und Fettgewebe nur an einem Perforansgefäß gestielt für eine Brustrekonstruktion zu heben (Koshima et al. 1993).

Durchführung. Nach Umschneidung der Lappendimension und Identifikation eines entsprechenden Perforansgefäßes mit 2 Begleitvenen, wird die Muskulatur in Faserrichtung gespalten und ein Perforansgefäß in die Tiefe bis zu den superioren Glutealgefäßen verfolgt. Nach Freipräparation des Gefäßstiels erfolgt die vollständige Umschneidung des Lappentransplantates, so dass dieses nur noch über das Perforansgefäß durchblutet ist. Hierbei lässt sich kontrollieren, ob die Durchblutung für das gesamte Transplantat mit dem ausgewählten Perforansgefäß ausreichend ist.

In Rückenlage der Patientin wird die mikrovaskuläre Anastomosierung an die Mammaria-interna-Gefäße durchgeführt. Danach wird das Lappentransplantat in die subkutane Tasche eingebracht und an der nahezu auf 90° sitzenden Patientin möglichst passend zur gesunden Gegenseite einmodelliert (□ Abb. 14.4).

Vorteile. Der S-GAP-Flap stellt eine zuverlässige Alternative für die Brustrekonstruktion mit autologem Gewebe

dar, wenn das Unterbauchgewebe nicht zur Verfügung steht. Dabei korrespondiert die Menge des Fettgewebes über der superioren Glutealregion sehr gut mit der Notwendigkeit der Brustgröße (Bucky et al. 1994). Bei entsprechendem Lappendesign lässt sich die Narbe gut in Unterwäsche und Badekleidung verbergen. Das Konturdefizit ist nicht so gravierend wie bei dem myokutanen Gluteallappen. Sollte es dennoch zu einem ästhetisch störenden Konturdefizit kommen, kann die kontralaterale Seite durch Liposuktion sekundär angepasst werden. Serome an der Spenderregion können weitgehend vermieden werden, wenn nach Drainageentfernung ein Kompressionsmieder für mindestens 6 Wochen verordnet wird. Die Überlegenheit des S-GAP-Flap gegenüber dem myokutanen Gluteallappen zeigt sich im Folgenden:

- Die Präparation ist wegen des längeren Gefäßstiels deutlich vereinfacht.
- Aufgrund des längeren Gefäßstiels kann in aller Regel auf die Verwendung von Veneninterponaten verzichtet werden.
- Durch die Hebung eines S-GAP-Flap wird keinerlei Muskulatur geopfert, mit möglichen Problemen der Extension und Rotationen der Hüfte.
- Für die Präparation ist die Darstellung des Nervus ischiadicus mit möglichen Folgeschäden nicht notwendig.
- Obwohl das Fettgewebe vom Gesäß schlechter zu modellieren ist als das Unterbauchfettgewebe, hat der S-GAP-Flap gegenüber dem myokutanen Gluteallappen mit seinem muskulären Anteil, noch eine bessere Modellierbarkeit.
- Die Patientinnen haben eine deutlich kürzere Erholungsphase.

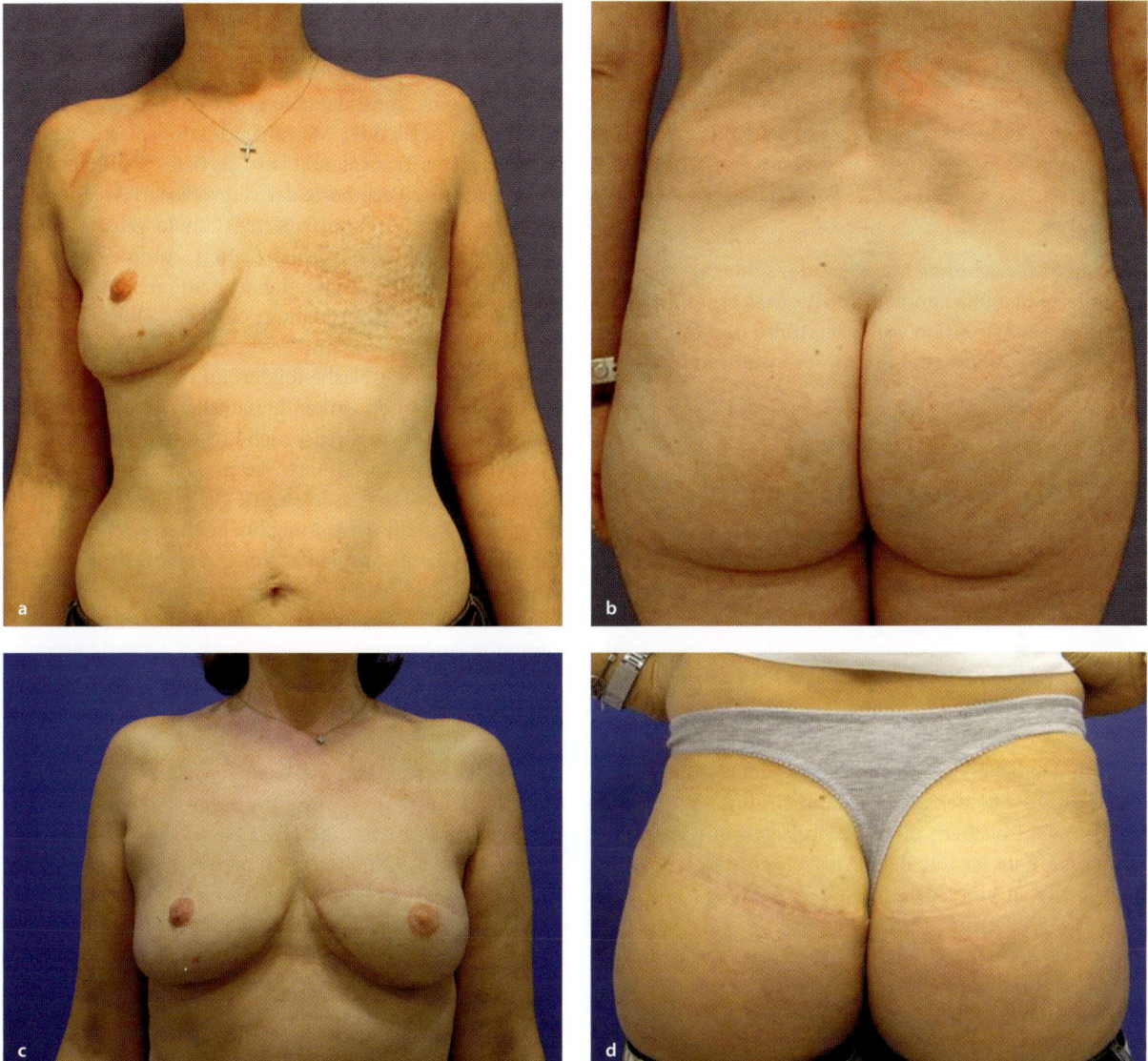

☐ **Abb. 14.4a–d** 40-jährige Patientin mit Zustand nach Ablatio mammae links. **a,b** präoperativer Befund am Thorax und Gesäß. **c,d** Postoperativer Befund an Thorax und Gesäß nach sekundärer S-GAP-Lappenrekonstruktion und anschließender Mamillen-Areolen-Rekonstruktion

14.5 Rekonstruktion des Mamilla-Areola-Komplexes

Die Mamilla-Areola-Rekonstruktion ist eine stets anzustrebende Komponente der Brustrekonstruktion. Das Weglassen dieses letzten Rekonstruktionsschrittes bei einer sonst akzeptablen Brustrekonstruktion führt zu keinem guten ästhetischen Resultat, weil die Symmetrie – die das primäre Ziel der Brustrekonstruktion ist – nicht erreicht werden kann. Die Mamilla-Areola-Rekonstruktion muss der Patientin als integraler Bestandteil des Rekonstruktionskonzeptes erklärt werden. Dabei bedeutet die Volumenrekonstruktion den ersten Schritt und die Revision der Brustform, sowie ggf. die Angleichung der Gegenseite und die Mamillenrekonstruktion, den zweiten Schritt. Die Wiederherstellung der Areole stellt dann den Abschluss des gesamten Rekonstruktionsprozesses dar. Wenn die Patientin die Brustrekonstruktion als ein Gesamtprojekt versteht, toleriert sie auch eine initiale Asymmetrie besser, akzeptiert notwendige kleinere Revisionen und ist dann auch für den letzten Schritt der Mamilla-Areola-Rekonstruktion vorbereitet.

Der richtige **Zeitpunkt** zur Mamilla-Areolen-Rekonstruktion wird nach wie vor kontrovers diskutiert. Die

Zeitangaben reichen von sofortiger Rekonstruktion bis hin zur Rekonstruktion nach 6–12 Monaten. Wir selbst führen die Rekonstruktion ca. 6 Monate nach der Brustrekonstruktion durch, da sich unserer Erfahrung nach ab diesem Zeitpunkt die Brustform, Konsistenz und Höhe nicht mehr verändert und somit ein dauerhaftes symmetrisches Ergebnis zur kontralateralen Seite zu erzielen ist.

> **Eine unzureichende Mamilla oder schlecht positionierte Mamilla kann ein sonst gutes Ergebnis der Brustrekonstruktion völlig zerstören und führt dazu, dass die Patientin mit ihrem Gesamtergebnis nicht zufrieden ist.**

14.5.1 Mamillenrekonstruktion

Für die Mamillenrekonstruktion sind unzählige Techniken beschrieben. In der täglichen Routine haben sich jedoch nur wenige durchgesetzt und bewährt.

Teiltransplantation der kontralateralen Mamilla

Unter den freien Transplantaten bietet das sog. **Nipplesharing** deutliche Vorteile gegenüber anderen Techniken. Textur und Farbe der Mamilla können durch Nipplesharing erhalten bleiben; diese Technik gewährleistet auch eine hohe Rate an initialem Anwachsen des Transplantates sowie an einer dauerhaften Projektion (Georgiade et al. 1985). Dennoch wird häufig von den Patientinnen diese Art der Mamillarekonstruktion abgelehnt, da sie Sensibilitätsverlust an der gesunden Mamilla neben Narben und Projektionsverlust fürchten. Andere freie Lappenplastiken konnten sich wegen fehlender dauerhafter Projektion nicht durchsetzen, zudem sie auch eine erhebliche Hebedefektmorbidität aufweisen. Aus diesen Gründen werden heute Labia minora, Zehenpulpa oder Ohrläppchen nicht mehr verwendet.

Lokale Lappenplastik

Es ist eine Vielzahl lokaler Techniken beschrieben, um eine Mamille zu rekonstruieren. Allen Lappenplastiken ist gemeinsam, dass ihre Projektion durch eine zentrale Stütze von subkutanem Fettgewebe gewährleistet bleibt.

14.5.2 Areolarekonstruktion

Im Vergleich zur Mamillarekonstruktion ist die Rekonstruktion der Areole relativ einfach, wenngleich auch hier viele unterschiedliche Methoden existieren. Am häufigs-

ten wird heute die Areole durch ein freies Hauttransplantat oder/und eine Tätowierung rekonstruiert.

Das bevorzugte Spenderareal für ein **freies Transplantat**, bleibt eine kontralaterale große Areole, die während einer Mastopexie oder Mammareduktionsplastik verkleinert wird. Das Transplantat wird als tiefes Spalthauttransplantat von der Peripherie der vergrößerten Areole gehoben und um die rekonstruierte Mamilla gelegt, so dass eine einzige zirkuläre Narbe resultiert. Andere Techniken des »Areolasharing« sollten heute nicht mehr angewendet werden. Spalthauttransplantate von der Oberfläche der Spenderareole und Techniken die eine spiralförmige oder andere inadäquate Narbenbilder auf der rekonstruierten Areole produzieren, wirken unnatürlich und werden dem heutigen ästhetischen Anspruch nicht mehr gerecht.

Sollte keine vergrößerte kontralaterale Areole vorliegen und daher dieser Bezirk nicht als Spenderareal dienen, bleibt die Leistenregion noch als Spendebezirk für ein Vollhauttransplantat zur Areolenrekonstruktion. Allerdings wird häufig die transplantierte Areole durch Depigmentation farblich so verändert, dass eine Tätowierung notwendig wird.

Aus diesem Grunde wird heute weltweit nahezu ausschließlich schon **primär tätowiert**, so dass eine Hauttransplantation zur Areolenrekonstruktion nicht mehr notwendig wird. Dies hat den Vorteil, dass man keine Hebedefektmorbidität produziert, dass keine unnatürliche scharf begrenzte periareoläre Narbe resultiert und man durch das Tätowieren ein natürliches Auslaufen der Pigmentierung von der Areole in die umgebende Brusthaut erzielen kann. Zusätzlich kann die Mamilla durch eine dunklere Pigmentierung als die umgebende Areole optisch vergrößert werden. Allerdings muss in den meisten Fällen mehrfach tätowiert werden, bis ein dauerhaftes Resultat erreicht ist.

 Cave
Die Rekonstruktion des Mamilla-Areolen-Komplexes ist ein integraler Bestandteil und wertvolles Detail der Brustrekonstruktion, wobei die Symmetrie der Mamillaposition und der Größe der Areole für ein ästhetisch befriedigendes und symmetrisches Gesamtresultat immer erreicht werden sollte.

14.6 Angleichung der Gegenseite und Feinkonturierung der rekonstruierten Seite

Nach brusterhaltender Therapie oder nach Brustrekonstruktion verbleiben häufig Asymmetrien oder Konturdefi-

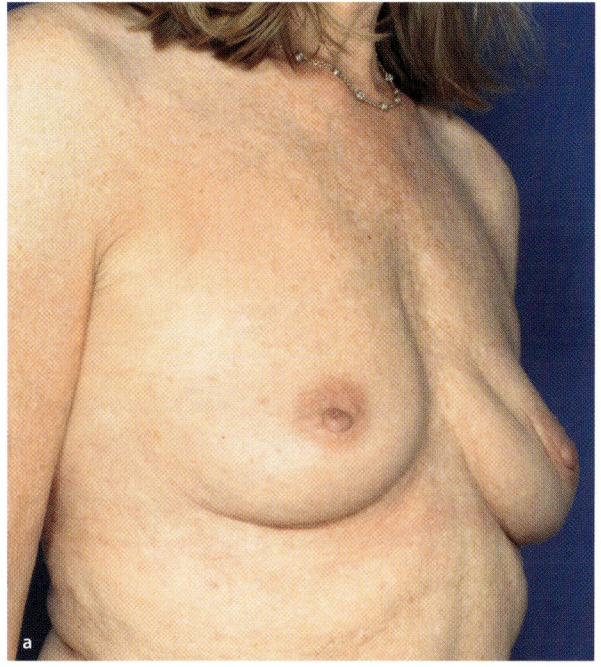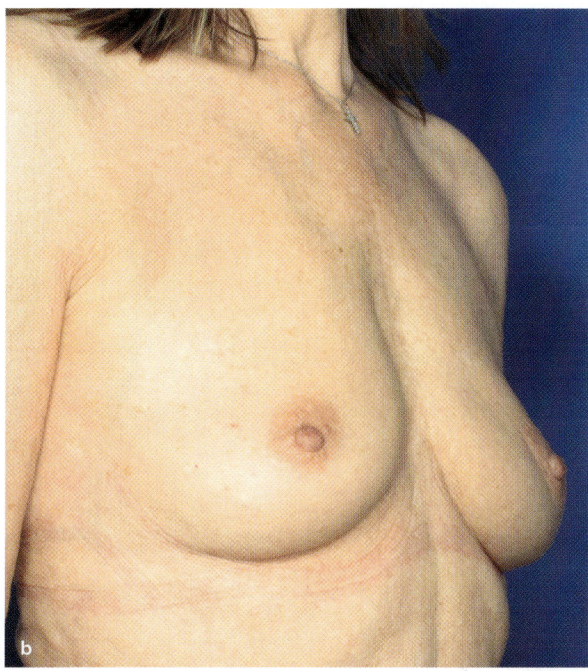

�‣ Abb. 14.5a,b 55-jährige Patientin. **a** Zustand nach brusterhaltender Operation links mit Substanzdefekt und adjuvanter Radiatio. **b** 6 Monate nach Lipofilling des Substanzdefektes im oberen inneren Quadranten links

zite, die entweder durch Angleichung der kontralateralen Seite oder Korrektur an der betroffenen Brust ausgeglichen werden müssen. Zur Symmetrieangleichung muss häufig nach Brustrekonstruktion an der kontralateralen gesunden Brust eine Mammareduktionsplastik bzw. Mastopexie oder eine Augmentation angeschlossen werden. Bei Unregelmäßigkeiten oder Volumendefizit an der rekonstruierten Brust kann mit Lipofilling (»fat grafting«) das ästhetische Gesamtergebnis noch deutlich verbessert werden (◣ Abb. 14.5). Das infiltrierte Fettgewebe ist reich an Stammzellen (Präadipozyten) mit einem erheblichen Vermögen der Angiogenese, was nicht nur die Hautqualität verbessert, sondern zu einer deutlichen Verbesserung der gesamten Weichteilqualität führt (Coleman u. Daboeiro 2007; Serra-Renome et al. 2010).

14.7   Palliative plastische Chirurgie

Die Therapie des fortgeschrittenen Mammakarzinoms wird unter palliativen Gesichtspunkten durchgeführt. Ziele der Behandlung sind Überlebenszeitverlängerung bei Stabilisierung des körperlichen und psychischen Befindens sowie die Minderung tumorbedingter Beschwerden. Sollte es unter onkologischer Therapie trotzdem zur raschen Tumorprogredienz mit lokaler

Exulzeration kommen oder der Tumor symptomatisch werden, kann von plastisch-chirurgischer Seite unter palliativen Aspekten eine ausgedehnte Tumorresektion mit anschließender Defektdeckung durch eine Lappenplastik erforderlich werden. Die Eingriffe werden im interdisziplinären Tumorboard geplant, um unter Beteiligung aller Spezialgebiete eine patientengerechte Entscheidung zu treffen. Der Eingriff wird den natürlichen Verlauf der Krankheit nicht oder nur unwesentlich beeinflussen. Durch die Operation sollen exulzerierte und superinfizierte Tumoren mit drohenden Arosionsblutungen verhindert oder beseitigt werden. Weiterhin sollen die Selbstversorgung, körperliche Hygiene und soziale Integration verbessert werden. Die Operation ermöglicht im individuellen Fall auch die Fortführung des multimodalen Therapiekonzeptes (◣ Abb. 14.6).

Aufgrund der Größe der durch die ausgedehnte Resektion entstandenen Defekte wird die Defektdeckung mit einem freien mikrochirurgisch transplantierten Gewebeareal durchgeführt. Nach einer durchschnittlich 5-stündigen Operation können die Patientinnen direkt extubiert und ab dem 1. postoperativen Tag mobilisiert werden. Am 8.–10. postoperativen Tag werden die Patientinnen entlassen, um mit der jeweiligen adjuvanten Therapie fortzufahren.

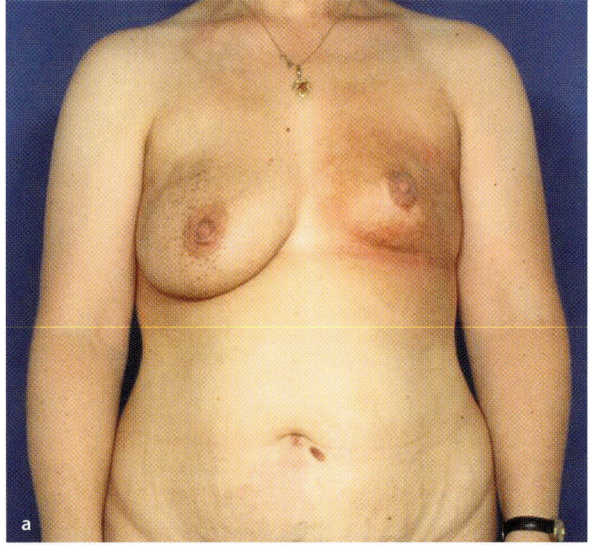

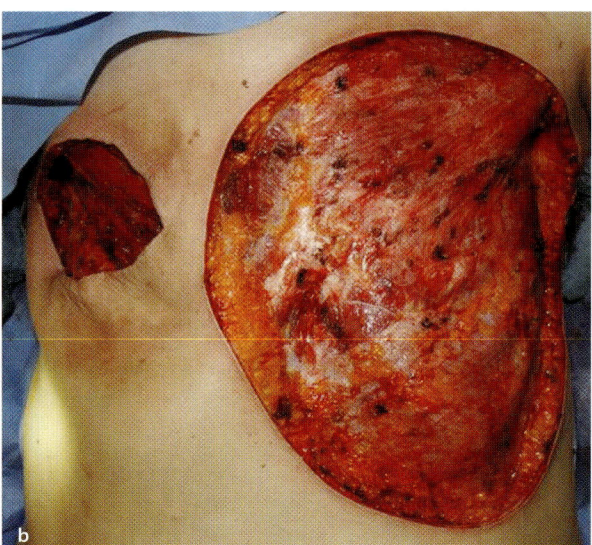

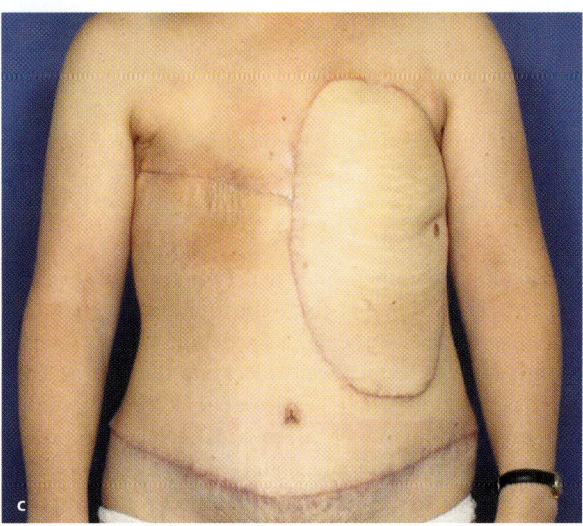

◘ **Abb. 14.6a–c** 40-jährige Patientin mit bilateralem Mammakarzinom. Trotz neoadjuvanter Chemotherapie und präoperativer Radiatio Tumorprogredienz. **a** Präoperativer Status. **b** Ausmaß der Exzision. **c** 4 Monate nach Defektdeckung mit DIEP-Lappenplastik. Mikrochirurgischer Anschluss des kontralateralen inferioren epigastrischen Gefäßstiels an die kontralaterale A. und V. mammaria interna. Der ipsilaterale inferiore epigastrische Gefäßstiel wurde an der ipsilateralen A. und V. mammaria interna gestielt belassen

Literatur

Allen RJ, Treece P (1994) Deep inferior epigastric perforator flap for breast reconstruction. Ann Plast Surg 32: 32

Allen RJ (2004) Discussion: Breast reconstruction with superficial inferior epigastric artery flaps: a prospective comparison with TRAM and DIEP flaps. Plast Reconstr Surg 114: 1084–1085

Bostwick J, Vasconez LO, Jurkiewicz MJ (1978) Breast reconstruction after a radical mastectomy. Plast Reconstr Surg 61: 682–691

Bucky LP, May JW Jr (1994) Synthetic mesh. Its use in abdominal wall reconstruction after the TRAM. Clin Plast Surg 21(2): 273–277

Carlson GW, Styblo TM, Lyles RH, Bostwick J, Murray DR, Staley CA, Wood WC (2003) Local recurrence after skin-sparing mastectomy: tumor biology or surgical conservatism? Ann Surg Oncol 10(2): 108–112

Coleman SR, Saboeiro AP (2007) Fat grafting to the breast revisited: safety and efficacy. Plast Reconstr Surg 119: 775–785

Feller A-M, Galla, THJ (1998) The deep inferior epigastric artery perforator flap. Clin Plast Surg 25(2): 197–206

Georgiade GS, Riefkuhl R, Georgiade NG (1985) To share or not to share. Ann Plast Surg 14: 180–184

Gui GP, Behranwala KA, Abdullah N, Seet J, Osin P, Nerurkar A, Lakhani SR (2004) The inframammary fold: contents, clinical significance and implications for immediate breast reconstruction. Br J Plast Surg 57(2): 146–149

Hartrampf C, Scheflan M, Black P (1982) Breast reconstruction with a transverse abdominal island flap. Plast Reconstr Surg 69: 216–225

Holmstrom H (1979) the free abdominoplasty flap and its use in breast rconstruction. Scand f Plast Reconstr Surg 13: 423–427

Koshima I, Soeda S (1989) Inferior epigastric arerty skin flap without rectus abdominis muscle. Br J Plast Surg 42: 645

Koshima I, Morigushi T, Soeda S, Kawata S, Ohta S, Ikeda A (1993) The gluteal perforator-based flap for repair of sacral pressure sores. Plast Reconstr Surg 91: 678–683

Kraemer O, Andersen M, Siim E (1996) Breast reconstruction and tissue expansion in irradiated versus not irradiated women after mastectomy. Scand J Plast Reconstr Surg Hand Surg 30(3): 201–206

Kuske RR, Schuster R, Klein E, Young L, Perez CA, Fineberg B (1991) Radiotherapy and breast reconstruction: clinical results and dosimetry. Int J Radiat Oncol Biol Phys 21(2): 339–346

Losken A. (2009) Early results using sterilized acellular human dermis (NeoForm) in postmastectomy tissue expander breast reconstruction. Plast Reconstr Surg 123: 1654–1658

Maxwell GP (1980): Iginio Tansini and the origin pf the latissimus dorsi musculocutaneous flap. Plast Reconstr Surg 65: 686–689

MC Craw JB, Papp C (1991): Latissimus dorsi myocutaneous flap: »fleur de lis« reconstruction. In: Hartrampf CR (ed) Hartrampf's Breast Reconstruction with Living Tissue. Raven Press, New York, pp 211–248

Olivari N (1976) The latissimus flap. Brit J Plast Surg 29: 26–29

Schain WS, Wellisch DK, Pasnau RO, Landsverk J (1985) The sooner the better: a study of psychological factors in women undergoing immediate versus delayed breast reconstruction. Am J Psychiatry 142(1): 40–46

Serra-Renome JM Munoz-Olmo JL, Serra-Mestre JM (2010) Fat grafting in postmastectomy breast reconstruction with expanders and prostheses in patients who have received radiotherapy: formation of new subcutaneous tissue. Plast Reconstr Surg 125: 12–18

Shaw WW (1983) Breast reconstruction by superior gluteal microvascular free flaps without silicone implants. Plast Reconstr Surg 72: 490–496

Shestak KC, Fedele GM, Restifo RJ (2001) Treatment of difficult TRAM flap hernias using intraperitoneal synthetic mesh application. Plast Reconstr Surg 107(1): 55–62; discussion 63–66

Strahlentherapie

Rolf-Peter Müller, Rudolf Bongartz, Frederik Wenz

15.1 Perkutane Strahlentherapie

Rolf-Peter Müller, Rudolf Bongartz

15.1.1 Brusterhaltende Therapie

Grundlagen

Primäres Ziel der Lokaltherapie des Mammakarzinoms, insbesondere in den frühen Stadien, muss es sein, den Tumor komplett zu entfernen und das Risiko eines Rezidivs in der Brust, an der Brustwand oder den Lymphabflusswegen zu minimieren.

 Cave
Die sorgfältige Analyse von Überlebensdaten nach modifizierter Mastektomie ergab, dass es eher die frühzeitige systemische Ausbreitung und nicht die Lokaltherapie ist, die die Prognose entscheidend beeinflusst.

Diese Erkenntnisse führten zur Entwicklung der brusterhaltenden Therapie des Mammakarzinoms, auch nachdem sich nachweisen ließ, dass die Strahlentherapie in der Lage war, mikroskopische Tumorzellnester mit Strahlenmengen suffizient zu eliminieren, die im Hinblick auf Spätfolgen an gesunden Geweben tolerabel waren und einen guten kosmetischen Erfolg erwarten ließen.

Anhand weiterer Kenntnisse der Biologie des Mammakarzinoms wurden die adjuvante Chemo- und Hormontherapie, zuletzt erweitert um die Immuntherapie, eingeführt, dazu in den letzten Jahren vermehrt die präoperative systemische Therapie (Huang et al. 2006; Wolmark et al. 2001; Chen et al. 2004) und das Sentinelnode-Verfahren.

Bisherige Behandlungsergebnisse aus radioonkologischer Sicht

 Cave
Es konnte in den letzten Jahren anhand mehrerer randomisierter Studien mit z. T. >20 Jahren Follow-up (Fisher et al. 2002; Veronesi et al. 2002) nachgewiesen werden, dass die brusterhaltende Therapie des Mammakarzinoms in den frühen Stadien zu den gleichen Ergebnissen führt wie die modifiziert radikale Mastektomie. Mit diesen Studien konnte auch gezeigt werden, dass die Strahlenbehandlung die lokale Rezidivrate signifikant verringert.

In einigen Protokollen wurde der Frage nachgegangen, ob die alleinige komplette Exzision des invasiven Karzinoms aus der Brust ohne nachfolgende Strahlenbehandlung

prognostische Bedeutung hat (Fisher et al. 2002). Dabei stellte sich heraus, dass es ohne Strahlenbehandlung (sei es Bestrahlung der ganzen Brust oder eingeschränkter Volumina) zu einer inakzeptablen hohen Rate von Lokalrezidiven innerhalb der gleichen Brust kam, die zwischen 15% und 37% lag.

Lokale Rezidivrate. In einigen Studien wurde prospektiv randomisiert überprüft, welche Wertigkeit die Strahlenbehandlung nach lokaler Entfernung des Mammakarzinoms hat und dabei gezeigt, dass die lokale Rezidivrate von 29–39% bei den nur operierten Patientinnen nach Bestrahlung auf 10–14% sank. In einem Arm des NSABP-B06-Protokolls wurde nach Segmentresektion keine Strahlenbehandlung durchgeführt, 37% dieser Patientinnen erlitten in der N0-Situation und 43% in der N1-Situation Lokalrezidive (Fisher et al. 2002). Das NSABP-B21-Protokoll wies auch für Tumoren <1 cm und Östrogenrezeptor-Positivität (ER+) nach Tamoxifen-Therapie und Radiatio eine signifikant bessere Prognose nach (Fisher et al. 2001). In einer RTOG- und einer kanadischen Studie profitierten auch ältere Patientinnen mit ER+ von der Bestrahlung nach brusterhaltender Therapie (Hughes et al. 2004; Fyles et al. 2004).

Prognosefaktoren für Lokalrezidive bei brusterhaltender Therapie. Hauptrisikofaktor ist das »junge« Alter der Frauen (<35 Jahre), die Ursachen sind nicht bekannt. Diese Gruppe scheint von der Bestrahlung mit lokalem Boost auf das Tumorbett besonders zu profitieren, kritisch sind vor allem positive Resektionsränder (Antonini et al. 2007; Bartelink et al. 2001; Poortmans et al. 2007). Die adjuvante Chemotherapie senkt die lokale Rezidivrate deutlich, auch bei jüngeren Frauen und positiven Lymphknoten (Antonini et al. 2007; Buchholz et al. 2008; Fisher et al. 2006). Tumorgröße und Lokalisation sowie Multizentrizität sind dann ohne Bedeutung, wenn eine R0-Resektion erfolgt ist (Haffty et al. 2009; Kurtz et al. 1990).

Lokalisation der Rezidive. Obwohl primär die meisten lokalen Rezidive nach brusterhaltender Operation und postoperativer Strahlentherapie »in field« oder Randrezidive in Bezug zum Boost-Volumen sind, entsteht doch eine nicht geringe Zahl der Rezidive in anderen Teilen der Brust; sie steigt im Laufe der Jahre beträchtlich an und kann 29% erreichen. »Echte« Lokalrezidive traten dabei nach einem medianen Intervall von 38 Monaten auf, Rezidive in den übrigen Teilen der Brust erst nach 46 Monaten (Haffty et al. 2008; Sauer et al. 2009).

Überlebensrate. Zwei aktuelle Meta-Analysen bestätigen nicht nur die geringere Lokalrezidivrate, sondern auch ein verbessertes (Langzeit)-Überleben nach Strahlentherapie bei brusterhaltend operierten Patientinnen (EBCT-CG et al. 2005; Van de Steene et al. 2004).

 Cave
Nach brusterhaltender Operation invasiver Mammakarzinome ist die perkutane Bestrahlung der Brust indiziert und verbessert die lokale Kontrolle und das Überleben (Evidenzlevel 1a). Dies gilt auch bei guter Tumorremission durch neoadjuvante Chemotherapie (DEGRO-Leitlinie, Sauter-Bihl et al. 2007).

Bestrahlungsvolumen und Strahlendosis nach brusterhaltender Operation

Mögliche Bestrahlungsvolumina im Rahmen der primär brusterhaltenden Therapie des Mammakarzinoms sind die gesamte Restbrust und die ehemalige Tumorregion.

Bestrahlung der gesamten Brust. Es gibt gute Gründe, zunächst die gesamte Brust postoperativ zu bestrahlen. Diese basieren

- auf den Ergebnissen umfangreicher pathohistologischer Studien an Mastektomiepräparaten,
- auf den Therapieergebnissen mit hohen lokalen Rezidivraten nach alleiniger Operation (Lumpektomie/weite Exzision) ohne konsekutive Strahlentherapie (Holland et al. 1985),
- auf der Zahl und Verteilung der Lokalrezidive nach Operation und postoperativer Strahlentherapie und
- auf den präliminären Ergebnissen von Studien, in denen primär nicht die ganze Brust bestrahlt wurde.

Ergebnisse der zunehmend durchgeführten Teilbrustbestrahlung (APBI) lassen vermuten, dass bei selektierten Gruppen von Patientinnen diese Technik indiziert ist. In den USA wurde von der amerikanischen Radioonkologiegesellschaft (ASTRO) vorläufig eine Gruppe von möglichen »low-risk« Patientinnen definiert, die DEGRO (Deutsche Gesellschaft für Radioonkologie) ist noch zurückhaltend (Ott et al. 2007; Polgat et al. 2007; Vicini et al. 2008).

 Cave
Die Teilbrustbestrahlung als alleinige Therapie gilt noch als experimentell und sollte außerhalb von Studien nicht durchgeführt werden (Evidenzlevel 3) (Degro-Leitlinie, Sauter-Bihl et al. 2007).

Strahlendosis. Die gesamte Brust erhält postoperativ eine möglichst homogen verteilte Dosis von 45–50 Gy, die in Einzelfraktionen von 1,8–2 Gy appliziert wird. Dieser Dosisbereich und die Fraktionierung für die ganze

Brust werden in der Literatur derzeit recht einheitlich empfohlen (Haffty et al. 2008; Sauer et al. 2009). Differenzierte Studien zu alternierenden Fraktionierungen und daraus resultierenden Gesamtbestrahlungsdosen liegen noch nicht sehr zahlreich vor, lassen aber in einzelnen Resultaten erkennen, dass auch mit einer höheren Einzelfraktion, z. B. 2,6–3 Gy, kosmetisch durchaus zufrieden stellende Resultate erreicht werden können und die Rezidivraten nicht statistisch relevant differieren (START trialists' group et al. 2008). Strahlenbiologische Untersuchungen stützen diesen Trend.

Boost-Bestrahlung im ehemaligen Tumorbereich

> **Definition**
> Unter Boost-Bestrahlung versteht der Radioonkologe die lokale Dosisaufsättigung im ehemaligen Tumorbereich unter Einschluss eines ausreichenden Sicherheitssaumes von 1–2 cm, je nach Status der Resektionsränder.

Gründe für eine lokale Höherdosierung sind zum einen, dass die Zahl der mikroskopischen Tumorzellen nach brusterhaltender Operation am größten in der Umgebung des ehemaligen Primärtumors ist und mit zunehmender Distanz abnimmt (Holland et al. 1985), zum anderen, dass die Mehrzahl der Lokalrezidive am ehemaligen Ort des Primärtumors oder in unmittelbarer Nähe innerhalb der ersten Jahre nach Therapie am höchsten ist. In allen Studien, in denen eine Bestrahlung mit oder ohne Boost ausgewertet wurde, ergab sich ein unterschiedlich ausgeprägter Vorteil für die Boost-Bestrahlung (Gage in Haffty et al. 2008; Sauer et al. 2009), ein nur geringer Vorteil bei Tu <3 cm in der Lyon-Studie (Romestaing et al. 1997).

Der EORTC-Boost-Trial 22881/10882 (50 Gy ± 16 Gy oder 26 Gy) mit mehr als 5000 Patientinnen wies mit Bosst eine signifikante Senkung der lokalen Rezidivrate nach 5 Jahren bei jüngeren Frauen nach, bei allen Altersgruppen nach 10 Jahren (Antonini et al. 2007; Bartelink et al. 2001; Poortmans et al. 2008), die Boost-Dosis spielte keine Rolle (Poortmans et al. 2009).

 Cave
Ein Boost auf das Tumorbett reduziert die Lokalrezidivrate in allen Altersgruppen, ein Überlebensvorteil wurde bisher nicht bewiesen; ein Boost ist grundsätzlich indiziert, empfohlene Dosis 10–16 Gy (Evidenzlevel 1b). Der Vorteil für Frauen über 60 Jahre mit geringem Rezidivrisiko ist klein, hier kann im Einzelfall auf einen Boost verzichtet werden (2a) (DEGRO-Leitlinie, Sauter-Bihl et al. 2007).

Integration der Strahlentherapie in das Gesamtbehandlungskonzept

Optimaler Zeitpunkt. Es gibt nur wenige suffiziente Daten zum optimalen Zeitpunkt der postoperativen Strahlentherapie. Sie beginnt in der Regel nach Abschluss der Wundheilung etwa 6–8 Wochen nach der Operation. In einer Analyse von 10 retrospektiven Studien erhöhte sich die Zahl der Lokalrezidive nach 5 Jahren von 5,8% auf 9,1%, wenn sich die Bestrahlung nach brusterhaltender Therapie um mehr als 8 Wochen verzögerte (Huang et al. 2003; Sauer et al. 2009). Sofern auch eine postoperative Chemotherapie durchgeführt wird, erfolgt die Bestrahlung heute meist sequenziell nach Abschluss der Chemotherapie, obwohl diese Reihenfolge nicht von vielen belastbaren Daten gestützt wird.

In einem randomisierten Vergleich fand sich ein Trend zu besserem Überleben bei **vorgezogener Chemotherapie**. Nach R1-Resektion traten in dieser Gruppe jedoch vermehrt Lokalrezidive auf (Bellon et al. 2005; Recht 2003). In einer CALG-Studie erhielt eine Gruppe die Bestrahlung nach der adjuvanten AC-Chemotherapie, in der zweiten Gruppe wurde die Bestrahlung durch eine zusätzliche **Taxol-Gabe** um weitere 84 Tage verzögert: Trotz dieser Verzögerung lag die Lokalrezidivrate im Taxol-Arm mit 3,7% signifikant unter den 9,1% ohne Taxol, weil die zusätzliche Chemotherapie den negativen Effekt der Verzögerung überkompensierte (Sator et al. 2005).

> **Die simultane Radiochemotherapie führt zu vermehrten Akuttoxizitäten und wird beim frühen Mammakarzinom nicht eingesetzt (Haffty et al. 2008).**

Eine Tamoxifen-Therapie kann nach heutigen Erkenntnissen simultan zur Bestrahlung begonnen werden; einzelne Berichte über vermehrte Toxizitäten haben sich in größeren Untersuchungen bisher nicht bestätigt (Harris et al. 2005; Moran u. Haffty 2009).

15.1.2 Strahlentherapie nach Mastektomie

In der Literatur wurde der Wert der Strahlenbehandlung nach radikaler Mastektomie jahrzehntelang höchst unterschiedlich bewertet. In den frühen Studien war die lokale Kontrolle nach Bestrahlung besser, das Gesamtüberleben durch die erhöhte kardiale Mortalität bestenfalls gleich gut (Rutquist et al. 1992). Die Betrachtungsweise hat sich in den letzten Jahren grundlegend geändert (u. a. Übersicht Jagsi u. Pierce. 2009; Haffty et al. 2008; Sauer et al. 2009). Zahlreiche aktuelle retrospektive Analysen, insbesondere jedoch die randomisierten kanadischen und dänischen Studien (Overgaard et al. 1997,1999, 2007; Ragaz

et al. 1997) sowie die anschließenden Metaanalysen belegen nicht nur die Reduktion der Lokalrezidive auf etwa 30%, sondern auch die Verbesserung des Gesamtüberlebens bei den Patientinnen mit hohem Lokalrezidivrisiko (v. a. bei N+ >3 Lymphknoten; u. a. EBCTCG 2005).

Zur Frage der postoperativen Strahlenbehandlung nach Mastektomie bei Patientinnen, die eine neoadjuvante Chemotherapie bekommen haben, sind nur eingeschränkte Daten vorhanden. Bekannte prognoserelevante Faktoren sind Größe des Tumors vor und nach Chemotherapie (Buchholz et al. 2008; Huang et al. 2004).

DEGRO-Leitlinie (Sautter-Bihl et al. 2008)

- Postoperative Bestrahlung (PMRT) senkt Lokalrezidivrate (Evidenz-Level 1a).
- Bei Patientinnen mit hohem Lokalrezidivrisiko verbessert PMRT das Überleben (1a).
- PMRT der Brustwand ist indiziert bei Patientinnen mit:
  - pN+ (>3) (1a)
  - T3/T4-Tumor oder R1/R2-Resektion (2)
- Patientinnen mit 1–3 positiven axillären Lymphknoten können von einer PMRT profitieren (1a).
- Nach primärer systemischer Therapie sollte die Indikation zur PMRT unabhängig vom Ansprechen nach dem prätherapeutischen Tumorstadium gestellt werden (2a).

15.1.3 Bestrahlung der regionären Lymphknoten

Der Nutzen der postoperativen Lymphknotenbestrahlung ist nicht in randomisierten Studien bewiesen, die Indikation muss individuell erfolgen (Evidenzlevel 3a) (DEGRO-Leitlinie, Sautter-Bihl et al. 2008). Andererseits wurden die regionären Lymphknoten in den o. g. Studien, in denen die postoperative Bestrahlung das Überleben verbesserte, überwiegend ins Bestrahlungsfeld eingeschlossen.

Bestrahlung der axillären und supraklavikulären Lymphknoten

Um die Rate der lokoregionären Rezidive zu minimieren, ist die Strahlenbehandlung der axillären und supraklavikulären Lymphknotenregionen bei bestimmten Tumorkonstellationen indiziert.

Falls in einer adäquaten axillären Lymphknotendissektion oder in den **Wächterlymphknoten keine Metastasen** nachgewiesen wurden, erfolgt **keine** Lymphknotenbestrahlung. Die Wahrscheinlichkeit von Skip-Metastasen im Level III oder supraklavikulär ist minimal. Das Risiko eines axillären Rezidivs nach negativer Dissektion liegt ohne Bestrahlung zwischen 0,7 und 4% (Haffty et al. 2008; Sauer et al. 2009). Allerdings muss bedacht werden, dass die Lymphknoten des Level I und gelegentlich die Wächterlymphknoten im Zielvolumen der Brustbestrahlung enthalten sind (Schlembach et al. 2009).

Bei **Befall der Wächterlymphknoten** wird in der Regel eine vollständige axilläre Lymphknotendissektion angeschlossen. Die randomisierte EORTC-Studie AMAROS prüft zurzeit, ob in dieser Situation die Operation oder eine Bestrahlung günstigere Ergebnisse brächten (Hurkmans et al. 2003). In einer französischen Studie war bei klinisch negativer Axilla das Überleben nach Operation und Bestrahlung gleich; die Lokalrezidivrate betrug 1% bzw. 4%, die Operation verursachte aber mehr Nebenwirkungen (Louis-Sylvestre et al. 2004).

Da die Bestrahlung der Axilla nach vollständiger Dissektion mit einem höheren Armödemrisiko verbunden ist, erfolgt sie auch bei gesichertem Lymphknotenbefall nicht mehr routinemäßig. Im Einzelfall kann die Bestrahlung bei eindeutigem Resttumor oder ausgedehntem Kapseldurchbruch erwogen werden (Sautter-Bihl et al. 2008; Solin et al. 1993).

> ❗ **Cave**
> **Die primäre Bestrahlung der Axilla ist indiziert, wenn keine angemessene axilläre Operation durchgeführt wurde, insbesondere bei klinisch eindeutigem oder vermutetem Lymphknotenbefall. Die Bestrahlung klinisch unauffälliger supraklavikulärer Lymphknoten wird allgemein ab 4 befallenen axillären Lymphknoten empfohlen, da das Befallsrisiko dann 20% übersteigt (Poortmans et al. 2007).**

Bestrahlung der Mammaria-interna-Lymphknoten

Noch kontroverser wird die Bestrahlung der Mammaria-interna-Lymphknoten diskutiert: Alte Studien beschreiben einen relativ häufigen Befall dieser Lymphknoten bei positiver Axilla; klinische Rezidive in diesem Bereich sind aber selten. Vor allem konnte noch keine Studie den Nutzen einer adjuvanten Bestrahlung nachweisen; sie birgt aber das Risiko zusätzlicher Toxizitäten (Herz, Lunge, Ösophagus, Knochenmark), vor allem unter Berücksichtigung der meist indizierten systemischen Therapie. Bis die Ergebnisse der großen EORTC-Studie vorliegen, die diese Frage gezielt untersucht hat, sollte die Indikation sehr zurückhaltend gestellt werden (Chen et al. 2008; Poortmans et al. 2007; Sauter-Bihl et al. 2008).

> **DEGRO-Leitlinie (Sautter-Bihl et al. 2008)**
> ▬ Axilla
>   ▬ Strahlentherapie nicht indiziert, wenn Wächterlymphknoten negativ (1b)
>   ▬ Strahlentherapie indiziert bei Resttumor in der Axilla (2b)
>   ▬ Strahlentherapie indiziert bei unvollständiger Operation nach klinischem Befall/positivem Wächterlymphknoten (3b)
>   ▬ Keine ausreichenden Daten für eine Indikation zur Strahlentherapie bei Kapseldurchbruch
> ▬ Supra-/infraklavikuläre Lymphknoten
>   ▬ Strahlentherapie empfohlen, wenn > 3 Lymphknoten positiv (2a)
>   ▬ Strahlentherapie empfohlen, wenn Lymphknoten der Axilla Level III befallen
>   ▬ Strahlentherapie empfohlen, wenn Strahlentherapie der Axilla indiziert
> ▬ Mammaria-interna-Lymphknoten
>   ▬ Strahlentherapie außerhalb von Studien nicht mehr empfohlen

Strahlendosen

Die Dosis für die adjuvante Bestrahlung der regionären Lymphknoten beträgt 45–50 Gy, bei makroskopischen Tumorresten nach sorgfältiger Planung bis 60 Gy mit Einzelfraktionen von 1,8 Gy.

15.1.4 Bestrahlungsplanung und Bestrahlungstechnik

Neben den anatomischen Grundgegebenheiten und der Art der Chirurgie hat die Durchführung der Bestrahlung erheblichen Einfluss auf das kosmetische Ergebnis. Aus diesem Grunde müssen an die Strahlentherapie höchste Anforderungen im Hinblick auf die **Planung** und **Durchführung** gestellt werden. Die Realisation dieser Forderungen kann heute nur mit den modernsten technischen Möglichkeiten gewährleistet werden, d. h. dass Grundlage der zeitgemäßen Bestrahlungsplanung sind das individuelle Planungs-CT in Bestrahlungsposition und der rechneroptimierte Bestrahlungsplan (🖸 Abb. 15.1).

Es haben sich Standardtechniken etabliert, die in den einzelnen Zentren gewissen Variationen unterliegen.

 In der rechneroptimierten Planung muss versucht werden, die **Dosisinhomogenität** auf ±5% zu begrenzen. Größere Inhomogenitäten in der Form der Überdosierung können in der Folge zu unangenehmen Fibrosierungen oder narbigen Strängen führen, Unterdosierungen erhöhen das Risiko eines lokalen Rezidivs.

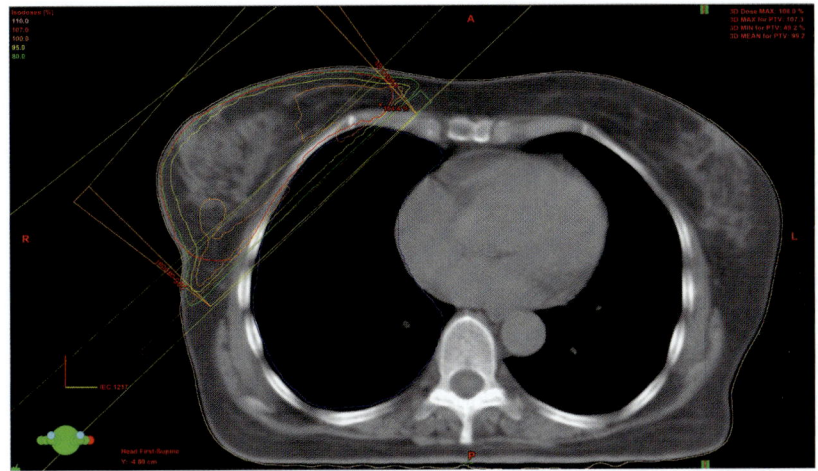

Abb. 15.1 CT-gestützter Rechnerplan zur homogenen Bestrahlung der rechten Brust

- Die heute üblichen **3-D-Bestrahlungstechniken** reduzieren die Gewebeinhomogenitäten weitestgehend und vermeiden eine übermäßige Strahlenbelastung des Herzens und der Lunge (Lohr et al. 2009).
- Die sog. **IMRT** (intensitätsmodulierte Strahlentherapie) ist in Einzelfällen bei speziellen anatomischen Vorgaben sinnvoll (Vicini et al. 2005; Pignol et al. 2006).
- Bei der ersten Bestrahlung und konsekutiv in regelmäßigen, gewöhnlich wöchentlichen Abständen, werden **Feldkontrollaufnahmen**, das sind »Röntgenaufnahmen« am Bestrahlungsgerät, zur Überprüfung der akkuraten Positionierung durchgeführt.
- Zur **Boost-Bestrahlung** des Tumorbereichs werden neben Photonenstrahlen auch hochenergetische Elektronen oder die interstitielle Bestrahlungstechnik eingesetzt. Alternativ wird an mehreren Kliniken heute der intraoperative Boost mit unterschiedlichen Techniken durchgeführt (s. dort; Polgar et al. 2007; Vicini et al. 2008).
- Die Festlegung des **Boost-Volumens** erfolgt anhand präoperativer Mammographien und des Operationsberichts, insbesondere aber auch unter Würdigung des histologischen Befundes zur Bewertung der Resektionsränder. Hilfreich sind intraoperativ gesetzte Clips.

15.1.5 Akut- und Spättoxizität

Im Vordergrund der akuten Toxizität der Strahlentherapie stehen die unvermeidlichen **Hautreaktionen** mit Rötung und trockenen Epitheliolysen, die selten nach höheren Strahlendosen, z. B. in der submammären Umschlagfalte oder auch axillär, in temporäre feuchte Epitheliolysen übergehen können. Das Ausmaß wird, auch in Abhängigkeit der anatomischen Verhältnisse, einerseits bestimmt durch die Bestrahlungsplanung, andererseits aber auch durch die absolute Strahlenmenge.

> **Tipp**
>
> Eine gründliche Aufklärung der Patientin hinsichtlich der notwendigen und sorgfältigen Hautpflege kann die Reaktionen in gewissen Grenzen günstig beeinflussen und damit auch einen positiven Einfluss auf das spätere kosmetische Gesamtergebnis haben.

Temporäre **Brustschwellungen** werden heute in größerer Häufigkeit nach Sentinel-node-Operation beobachtet.

Die früher auftretenden schweren Fibrosen, schmerzhaften Myositiden der Brustmuskulatur, Hautnekrosen, Osteoradionekrosen der Rippen, Strahlenpneumonitiden und Armplexus-Läsionen sind bei konsequenter Anwendung heute möglicher optimierter Bestrahlungsplanung und -technik nicht mehr zu erwarten, sie liegen realistischerweise insgesamt zwischen 1 und 3%. Es wird über eine deutlich erhöhte Toxizität nach adjuvanter zytostatischer Chemotherapie berichtet.

Da die postoperative Bestrahlung der Axilla heute äußerst restriktiv gehandhabt wird, ist das Auftreten eines **Lymphödems** axillär oder der Brust eher Folge der radikalen Lymphknotendissektion oder Zeichen eines axillären oder supraklavikulären Lymphknotenrezidivs. Bis zu einer Gesamtdosis von 50 Gy und einer Einzeldosis von 2 Gy sind Spätfolgen in der nicht operierten Axilla sehr selten zu erwarten und erreichen nur in der postoperativen Situation (nach 50 Gy und mehr) Häufigkeiten bis zu 7%.

Spätfolgen in der bestrahlten Supraklavikulargrube, wie eingeschränkte Beweglichkeit des Schultergürtels oder Plexusläsionen, sind, wenn nicht mehr als 50 Gy in konventioneller Fraktionierung eingestrahlt wurden, in den allermeisten Fällen Zeichen des lokoregionären Lymph-knotenrezidivs (Moran u. Haffty 2009; Sauer et al. 2009).

Kardiale Spätfolgen sind eine Frage der Bestrahlungstechnik und -dosis (u. a. Darby et al. 2005; Sauer et al. 2009; Poortmans et al. 2007; Moran u. Haffty 2009). Unterschiede zur bestrahlten Brustseite in der Häufigkeit der durch koronare Herzkrankheit bedingten Morbidität gab es nicht (Giordano et al. 2005; EBCTCG 2005). Die aktuellen Therapiekonzepte beinhalten allerdings zahlreiche Substanzen, deren Organtoxizitäten heute eine wesentlichere Rolle spielen.

Das Risiko eines kontralateralen Mammakarzinoms, unabhängig von der vorangegangenen Therapie (Operation ± Strahlentherapie), beträgt 0,5–0,9% pro Jahr (Overgaard et al. 2007; Haffty et al. 2008; Sauer et al. 2009). Einige wenige Studie berichten über eine diskret vermehrte Häufigkeit (relatives Risiko 1,1–1,3, insbesondere wenn <45 Jahre; EBCTCG 2005; Hooning et al. 2008; Tubiana 2009), allerdings ist zu bedenken, dass in den meisten Studien die Beobachtungszeit <20 Jahre ist.

15.1.6 Kosmetik

Der Wunsch auf ein optimales kosmetisches Ergebnis nach brusterhaltender Therapie eines Mammakarzinoms darf dem Therapeuten nicht den Blick darauf einschränken, dass zunächst die dauerhafte Sanierung des malignen Tumors im Vordergrund steht und keine Kompromisse erlaubt. Aus diesem Grunde kann auch nur ein kompetentes interdisziplinäres Team für die Patientin ein optimiertes Behandlungskonzept erarbeiten und mit dieser ausführlich diskutieren.

Für das kosmetische Ergebnis nach brusterhaltender Therapie sind viele Faktoren verantwortlich: Neben der unabänderlichen anatomischen Ausgangssituation spielen Art und Umfang der durchgeführten Chirurgie und die Qualität der Strahlentherapie eine gewichtige Rolle. Aber auch die Chemotherapie beeinträchtigt das gute kosmetische Ergebnis (Poortmans et al. 2007), insbesondere aber eine simultan durchgeführte Radiochemotherapie. Zusätzlich beeinträchtigen Wundheilungsstörungen und ausgeprägtere Hämatom- oder Serombildungen die Kosmetik. Von einigen Autoren wird beschrieben, dass sogar nach 5 und 10 Jahren noch die Ausbildung von Teleangiektasien und Schrumpfung der Brust beobachtet werden konnte, was bei den heutigen Bestrahlungstechniken nicht mehr zu erwarten ist.

Spezielle radioonkologische Faktoren für die Beeinträchtigung des kosmetischen Erfolges sind, neben ausgeprägt voluminösen Mammae mit der Gefahr der Dosisinhomogenität, im Wesentlichen:

- Wahl einer unpassenden Strahlenenergie
- Hohe Gesamt- oder Einzeldosen
- Nicht optimierte, inhomogene Bestrahlungspläne
- Feldüberschneidungen

Eine verwertbare Beurteilung des langfristigen kosmetischen Ergebnisses kann erst 3–5 Jahre nach Abschluss der Therapie getroffen werden. Von vielen wird ein Scoring-System mit 4 Abstufungen verwendet, das von »hervorragend« bis »schlecht« reicht. Die Beurteilungen werden von den Patientinnen selbst durchgeführt, und 85–90% sind mit den kosmetischen Ergebnissen insgesamt zufrieden (»hervorragend« oder »gut«), nur 5–10% werten ihr Testergebnis als »akzeptabel« oder »schlecht« (Bartelink et al. 2001; Poortmans et al. 2007; Vrieling et al. 2000).

15.1.7 Strahlenbehandlung beim duktalen Carcinoma in situ

Die Inzidenz des duktalen Carcinoma in situ (DCIS) hat in der letzten Zeit kontinuierlich zugenommen. Bis vor wenigen Jahren war die Mastektomie die Standardtherapie. Unter der Vorstellung, dass das DCIS weniger radiosensibel sei als die infiltrativen Karzinome der Brust, wurde das alleinige chirurgische Vorgehen für sinnvoll gehalten. In den letzten Jahren konnten europäische und US-amerikanische Studien nachweisen, dass das brusterhaltende Vorgehen auch beim DCIS gerechtfertigt ist; die lokalen Rezidivraten lagen nach 5 Jahren zwischen 4 und 8%, die Überlebensraten betrugen 93–100%.

Fisher (Fisher et al. 1998, 1999) berichtet anhand der NSABP-Studien B-17 und B-24 über die eindeutigen Vorteile der postoperativen Radiotherapie bei der brusterhaltenden Therapie des DCIS. So wurden die Lokalrezidive von 31,7% auf 15,7% (nach 12 Jahren) reduziert; ähnliche Ergebnisse zeigte auch die EORTC-Studie (Bijker et al. 2006). Auch wenn etwa die Hälfte der Rezidive invasive Karzinome darstellen, schlug sich die Reduktion der Lokalrezidive durch die Bestrahlung bisher nicht in einer Verbesserung des Gesamtüberlebens nieder.

Größe und Differenzierungsgrad des Tumors, knappe Resektionsränder und junges Alter der Patientinnen sind Risikofaktoren für ein Rezidiv. Mit dem sog »van-Nuys-Index« wurde versucht, die Therapie je nach Risiko zu differenzieren und z. B. einer Niedrig-Risiko-Gruppe die Bestrahlung zu ersparen. Nachdem eine prospektive Studie in dieser Gruppe jedoch 12% Lokalrezidive beschrieb (Wong et al. 2006), empfehlen die aktuellen Leitlinien der DEGRO, jeder Patientin mit DCIS die postoperative Bestrahlung »anzubieten« (Poortmans et al. 2007; Sauer et al. 2009; Sautter-Bihl et al. 2007).

15.1.8 Strahlentherapie beim inflammatorischen Mammakarzinom

Die Prognose des inflammatorischen Mammakarzinoms hat sich durch die primäre Chemotherapie deutlich verbessert, ein Ansprechen von bis zu 75% erweitert die operativen Möglichkeiten. Zusammen mit der postoperativen Bestrahlung, die hier, wie bei allen fortgeschrittenen Mammakarzinomen, indiziert ist, werden 5-Jahres-Überlebensraten von 30–40% erreicht (Buchholz et al. 2008; Sauer et al. 2009; Woodward u. Buchholz 2008). In kleineren Studien wurden durch aggressive multimodale Therapien einschließlich hochdosierter Bestrahlung auch bei ausgedehntem lokoregionären Befall befriedigende Ergebnisse erzielt (Woodward u. Buchholz 2008).

 Cave
Falls der Primärtumor auch nach intensiver primärer Chemotherapie weiter inoperabel bleibt, ist eine hochdosierte Bestrahlung indiziert, bei ausreichender Knochenmarksreserve auch als simultane Radiochemotherapie.

Hierdurch werden gelegentlich noch Remissionen erzielt oder es wird doch noch eine sekundäre Operation ermöglicht (Buchholz et al. 2008). Manche Autoren empfehlen beim inflammatorischen Mammakarzinom den präoperativen Einsatz der simultanen Radiochemotherapie; hierzu liegen noch keine größeren Serien vor (Sauer et al. 2009).

15.1.9 Nachsorge unter radioonkologischen Aspekten

Aufgrund der zwar relativ niedrigen, aber doch permanenten Gefahr eines Lokal- oder lokoregionären Rezidivs, auch noch nach vielen Jahren (1–2% Risiko pro Jahr) sowie der Möglichkeiten der Fernmetastasierung ist eine sinnvoll organisierte interdisziplinäre Nachsorge eine äußerst wichtige Aufgabe aller an diesem Therapiekonzept beteiligten ärztlichen Fachrichtungen.

 Cave
Im Rahmen eines arbeitsteilig organisierten Gesamtkonzepts der Nachsorge hat der Radioonkologe die unverzichtbare ärztliche Pflicht (gesetzlich vorgeschrieben auch durch die Strahlenschutzverordnung), sich regelmäßig über die lokalen Ergebnisse seiner Tätigkeit zu informieren. Er muss sich vergewissern, dass kein Lokal- oder lokoregionäres Rezidiv vorliegt, ob und wie ausgeprägt Spätfolgen der Strahlentherapie zu registrieren sind und wie das kosmetische Ergebnis zu bewerten ist.

Dazu ist die regelmäßige körperliche Untersuchung der Mammae unter Einschluss der lokoregionären Lymphknotenstationen (in den ersten 2 Jahren alle 3 Monate, danach halbjährlich und nach 5 Jahren jährlich) mit standardisierter Dokumentation der Befunde nötig. Bei entsprechend enger Kooperation mit dem behandelnden Gynäkologen und konsequenter gegenseitiger Übermittlung der erhobenen Befunde können die Intervalle beim Radioonkologen auch auf 6 Monate verlängert werden.

Im kurativen Therapiekonzept sollte 6 Monate nach Therapieende zur ersten Dokumentation der posttherapeutischen Veränderungen eine Kontrollmammographie der behandelten Brust durchgeführt werden, bei mangelnder Aussagekraft eventuell eine Kernspintomographie. Die Sonographie allein reicht wegen ihrer sehr subjektiven Beurteilungs- und Dokumentationsmöglichkeiten in diesem Stadium nicht aus. Die Folgeuntersuchungen mit bildgebenden Verfahren sollten dann in den üblichen Intervallen erfolgen.

Hier wird sich durch die nunmehr überwiegend therapierenden Brustzentren eine sinnvolle standardisierte Nachsorge mit suffizienter Dokumentation zur wissenschaftlichen Bewertung aller erhobenen Parameter in den kommenden Jahren aufbauen.

Literatur

Antonini N, Jones H, Horiot JC et al. (2007) Effect of age and radiation dose on local control after breast conserving treatment: EORTC Trial 22881–10882. Radiother Oncol 82: 265–271

Bartelink H, Horiot JC, Poortmans P, et al. (2001) Recurrence rates after treatment of breast cancer with standard radiotherapyy with or without additional radiation. N Engl J Med 345:1378–1387

Bellon JR, Harris JR (2005) Chemotherapy and radiation therapy for breast cancer: What is the optimal sequence ? J Clin Oncol 23: 5–7

Bijker N, Meijnen P, Peterse JL et al. (2006) Breast conserving treatment with or without radiotherapy in ductal-carcinoma-in-situ: ten-year results of EORTC randomised phase III trial 10853. J Clin Oncol 24:3381–3387

Buchholz TA, Haffty BG (2008) Breast cancer: Locally advanced and recurrent disease, postmastectomy radiation, and systemic therapies. In: Halperin C, Perez CA, Brady LW (eds) Perez and Brady's principles and practice of radiation oncology. 5th ed. Lippincott, Williams & Wilkins, Philadelphia, pp 1292–1317

Buchholz TA, Lehman CD, Harris JR et al. (2008) Statement of the science concerning locoregional treatments after preoperative chemotherapy for breast cancer: A national cancer institute conference. J Clin Oncol 26:791–797

Chen RC, Lin NU, Golshan M et al. (2008) Internal mammary nodes in breast cancer: Diagnosis and implications for patient management – A systemic review. J Clin Oncol 26: 4981–4988

Darby SC, McGale P, Taylor CW et al. (2005) Long-term mortality from heart disease and lung cancer after radiotherapy for early breast cancer: prospective cohort study of about 300000 women in USS SEER cancer registries. Lancet Oncol 6: 557–565

Early Breast Cancer Trialists' Collaborative Groaup (EBCTCG). (2005) Effects of radiotherapy and of the differences in the extent of surgery for early breast cancer on local recurrence and 15-year survival: An overview of the randomised trials. Lancet 366: 2087–2106

Fisher B, Anderson S, Bryant J et al. (2002) Twenty-year follow-up of a randomised trial comparing total mastectomy, lumpectomy, and lumpectomy plus irradiation for the treatment of invasive breast cancer. N Engl J Med 347: 1233–1241

Fisher B, Brown A, Mamounas E et al. (1997) Effect of preoperative chemotherapy on loco-regional disease in women with operable breast cancer: Findings from NSABP-B-18. J Clin Oncol 15: 2483–2493

Fisher B, Dignam J, Wolmark N et al. (1998) Lumpectomy and radiation therapy for the treatment of intraductal breast cancer: Findigs from National Surgical Adjuvant Breast and Bowel Project B-17. J Clin Oncol 16: 441–452

Fisher B, Dignam J, Wolmark N et al. (1999) Tamoxifen in the treatment of intraductal breast cancer: National Surgical Adjuvant Breast and Bowel Project B-245 randomized controlled trial. Lancet 353: 1993–2000

Fowble B, Solin LJ, Schultz DJ et al. (1991) Ten-years results of conservative surgery and radiation for stage I and II breast cancer. Int J Radiat Biol Phys 21: 269–277

Fyles AW, McCready DR, Manchul LA et al. (2004) Tamoxifen with or without breast irradiation in women 50 years of age or older with early breast cancer. N Engl J Med 351: 963–970

Gebski V, Lagleva M, Keech A (2006) Survival effects of postmastectomy adjuvant radiation therapy using biologically equivalent doses: a clinical perspective. J Natl Cancer Inst 98: 26–38

Giordano SH, Kuo YF, Freeman JL et al. (2005) Risk of cardiac death after adjuvant radiotherapy for breast cancer. J Natl cancer Inst 97: 419–424

Haffty BG, Buchholz TA, Perez CA (2008) Early stage breast cancer. In: Halperin C, Perez CA, Brady LW (eds) Perez and Brady's principles and practice of radiation oncology. Fifth edition. Lippincott, Williams & Wilkins, Philadelphia, pp 1175–1291

Harris EE, Hwang WT, Fox K et al. (2005) Impact of concurrent versus sequential tamoxifen with radiation therapy in early-stage breast cancer patients undergoing breast conserving treatment. J Clin Oncol 23: 11–16

Holland R, Veling SHJ, Mravunac M et al. (1985) Histologic multifocality of Tis, T_{1-2} breast carcinomas: implications for clinical trials of breast-conserving surgery. Cancer 56: 979–990

Hooning MJ, Aleman BM, Hauptmann M et al. (2008) Role of radiotherapy and chemotherapy in the development of contra lateral breast cancer. J Clin Oncol 26: 5561–5568

Houghton J, George WD, Cuzick J et al.(2003) Radiotherapy and tamoxifen in women with completely excised ductal carcinoma in situ of the breast in the UK, Australia and New Zealand: Randomized controlled trial. Lancet 362: 95–102

Huang EH, Strom EA, Perkins GH et al. (2006) Comparison of risk of local-regional recurrence after mastectomy or breast-conservation therapy for patients treated with neoadjuvant chemotherapy and radiation stratified according to a prognostic index-score. Int J Radiat Oncol Biolk Phys 352–357

Hughes KS, Schnaper LA, berry D, et al. (2004) Lumpectomy plus tamoxifen with or without irradiation in women 70 years of age or older with early breast cancer. N Engl J Med 351: 971–977

Hurkmans CW, Borger JH, Rutjers EJ et al. (2003) Quality assurance of axillary radiotherapy in the EORTC AMAROS trial 10981/22023: the dummy run. Radiother Oncol 68: 233–240

Jagsi R, Pierce L (2009) Postmastectomy radiation therapy for patients with locally advanced breast cancer. Semin Radiat Oncol 19: 236–243

Kunkler IH, Canney P, van Tienhoven G et al. (2008) Elucidating the role of chest wall irradiation in «intermediate-risk» breast cancer: the MRC/EORTC SUPREMO trial. Clin Oncol 20: 31–34

Kurtz JM, Jaquemier J, Amalric R et al. (1991) Breast conserving therapy for macroscopically multiple cancers. Ann Surg 212: 38–44

Lingos TI, Recht A, Vincini F et al. (1991) Radiation pneumonitis in breast cancer patients treated with conservative surgery and radiation therapy. Int J Radiat Oncol Biol Phys 21: 355–360

Lohr, F, Heggemann F, Papavassiliu T, et al. (2009) Ist die Kardiotoxizität der Radiotherapie im Rahmen des Brusterhalts überhaupt noch relevant, und könnte sie durch Mehrfelder-IMRT gesenkt werden? Strahlenther Onkol 185: 222–230

Mannino M, Yarnold JR (2009) Local relapse rates are falling after breast conserving surgery and systemic therapy for early breast cancer: Can radiotherapy ever be safely withheld? Radiother Oncol 90: 14–22

Mauri D, Pavlidis N,Ioannidis JP (2005) Neoadjuvant versus adjuvant systemic treatment in breast cancer. A meta-analysis. J Natl Cancer Inst 97:188–194

Moran MS, Haffty BG (2009) Radiation techniques and toxicities for locally advanced breast cancer. Semin Radiat Oncol 19: 244–255

Ott OJ, Hildebrandt G, Pötter R et al. (2007) Accelerated partialbreast irradiation with multi-catheter brachytherapy:local control, side effects and cosmetic outcome for 274 patients. Results of the German-Austrian multi-centre trial. Radiother Onkol 82: 281–286

Overgaard M, Hansen P, Overgaard J et al. (1997) Postoperative radio therapy in high-risk premenopausal women with breast cancer who receive adjuvant chemotherapy. N Engl Med 337: 949–955

Overgaard M, Jensen M-B, Overgaard J et al. (1999) Postoperative radiotherapy in high-risk postmenopausal breast-cancer patients given adjuvant ramoxifen: Danish Breast Cancer Cooperative Group DBCG 82c randomised trial. Lancet 353: 1641–1648

Overgaard M, Nielsen HM, Overgaard J (2007) Is the benefit of postmastectomy irradiation limited to patients with four or more positive nodes, as recommended in international consensus reports? A subgroup analysis of the DBCG 82b et c randomised trials. Radiother Oncol 82: 247–253

Park CC, Mitsumori M, Nixon A et el. (2000) Outcome at 8 years after breast-conserving surgery and radiation therapy for invasive breast cancer: influence of margin status and systemic therapy on local recurrence. J Clin Oncol 18: 1668–1675

Pignol JP, Olivotto I, Rakovitch E et al. (2009) A multicenter randomized trial of breast intensity-modulated radiation therapy to reduce acute radiation dermatitis. J Clin Oncol 26: 2085–2092

Poortmans P (2007) Evidence based radiation oncology: Breast cancer. Radiother Oncol 84: 84–101

Poortmans P, Collette L, Bartelink H et al. (2008) The addition of a boost dose on the primary tumour bed after lumpectomy in breast conserving treatment for breast cancer. A summary of the results of EORTC 22881/10882 «boost versus no boost» trial. Cancer Radiother 12: 565–570

Poortmans P, Collette L, Horiot JC. (2009) Impact of the boost dose of 10 Gy versus 26 Gy in patients with early stage breats cancer after microscopically incomplete lumpectomy: 10-year results of the randomised EORTC boost trial. Radiother Oncol 90: 80–85

Ragaz J, Jackson S, Le N et al. (1997) Adjuvant radiotherapy and chemotherapy in node-positive premenopausal women with breast cancer. N Engl J Med 337: 956–962

Recht A, Edge SB, Solin LJ et al. (2001) Postmastectomy radiotherapy: Clin practice guidelines of the ASCO. J Clin Oncol 19:1539–1569

Recht A (2003) Integration of systemic therapy and radiation therapy for patients with early-stage breast cancer treated with conservative surgery. A comprehensive review. Clin Breast Cancer 4: 104–113

Romestaing P, Ecochard R, Hennequin C et al. (2000)The role of internal mammary chain irradiation on survival after mastectomy for breast cancer. Results of a phase III SFRO trial. Radiother Oncol 56 (abstract 306)

Rowell NP (2009) Radiotherapy to the chest wall following mastectomy for node-negative breast cancer: A systemic review. Radiother Oncol 91: 23–32

Rutqvist LE, Lax I, Fornander T et al. (1992) Cardiovascular mortality in a randomized trial of adjuvant radiation therapy versus surgery alone in primary breast cancer. Int J Radiat Oncol Biol Phys 22: 887–896

Sator CI, Peterson BL, Woolf S et el. (2005) Effect of addition of adjuvant paclitaxel on radiotherapy delivery an locoregional control of node-positive breast cancer: CALG B 9344. J Clin Oncol 23: 30–40

Sauer R, Sauer G (2009) Mamma. In: Bamberg M, Molls M, Sack H (Hrsg) Radioonkologie: Band 2, Klinik, 2. Aufl. Zuckschwerdt, München, S., 647–689

Sautter-Bihl M-L, Budach W, Dunst J et al. (2007) DEGRO practical guidelines for radiotherapy of breast cancer I. Strahlenther Onkol 183: 661–666

Sautter-Bihl M-L, Souchon R, Budach W et al (2008) DEGRO practical guidelines for radiotherapy of breast cancer II. Strahlenther Onkol 184: 347–353

Schlembach PJ, Buchholz TA, Ross MI et al. (2001) Relationship of sentinel and axillary lev I-II lymph nodes to tangential fields used in breast irradiation. Int J Radiat Oncol Biol Phys 51: 671–678

Schmidberger H, Hermann RM, Hess CF et al. (2003) Interactions between radiation and endocrine therapy in breast cancer. Endocr Relat Cancer 10: 375–388

Solin LJ (1993) Regional lymph node management in conservation treatment of early stage invasive breast carcinoma. Int J Radiat Oncol Biol Phys 26: 709–710

Solin LJ, Fourquet A, Vicini FA et al. (2001) Salvage treatment for local recurrence after breast-conserving surgery and radiation as initial treatment for mammogaphically detected ductal carcinama in-situ of the breast. Cancer 91: 1090–1097

Solin LJ, Fourquet A, Vicini FA et al. (2005) Long-term outcome after breast-conservation treatment with radiation for mammographically detected ductal carcinoma in-situ of the breast. Cancer 103: 1137–1146

Specht J, Gralow JR (2009) Neoadjuvant chemotherapy for locally advanced breast cancer. Semin Radiat Oncol 19: 222–228

START trialists' group (2008) The UK standardization of breast radiotherapy (START) trial B of radiotherapy hypo fractionation for treatment of early breast cancer: a randomized trial. Lancet 371: 1098–1107

START trialists' group (2008) The UK standardization of breast radiotherapy (START) trial A of radiotherapy hypo fractionation for treatment of early breast cancer: a randomized trial. Lancet Oncol 9: 331–341

Tubiana M (2009) Can we reduce the incidence of second primary malignancies occurring after radiotherapy? A critical review. Radiother Oncol 91: 4–15

Van den Bogaert W, Struikmans H, Fourquet A, et al. (1996) Internal mammary and supraclavicular (IM-MS) lymph node chain irradiation in stage I-III breast cancer. A phase III randomized trial of the EORTC, protocol 22922/10925

Van der Hage JA, Cornelis JH, van de Velde CJ et al. (2001) Preoperative chemotherapy in primary operable Breast cancer: Results from the EORTC trial10902. J Clin Oncol 19: 4224–4237

Van de Steene J, Vinh-Hung V, Cutuli B et al. (2004) Adjuvant radiotherapy for breast cancer: effects of longer follow-up. Radiother Oncol 72: 35–43

Veronesi U, Marubini E, Mariani L et al. (2002) Twenty-year follow-up of a randomized study comparing breast conserving surgery with radical mastectomy for early breast cancer. N Engl J Med 347: 1227–1232

Vicini F, Beitsch PD, Quiet CA et al. (2008) Three-year analysis of treatment efficacy, cosmesis, and toxicity by the American Society of Breast Surgeons MammoSite Breast Brachytherapy Registry Trial in patients treated with accelerated partial breast irradiation (APBI). Cancer 112: 758-766

Vrieling C, Collette L, Fourquet, A et al. (1999) The influence of the boost in breast-conserving therapy on cosmetic outcome in the EORTC «boost versus no boost« trial. Int J Radiat Oncol Biol Phys 45:677–685

Whelan TJ, Julian J,Wright J et al. (2000) Does locoregional radiation therapy improve survival in breast cancer? J Clin Oncol 18: 1220–1229

Wolmark N, Wang J,Mamounas E et al (2001) Preoperative chemotherapy in patients with operable breast cancer. Cancer 30: 96–102

Wong JS, Kaelin CM, Troyan SL et al. (2006) Prospective study of wide excision alone for ductal carcinoma in situ of th breast. J Clin Oncol 24: 1031–1036

Woodward WA, Buchholz TA (2008) The role of locoregional therapy in inflammatory breast cancer. Sem Oncol 35: 78–86

15.2   Intraoperative Strahlentherapie

Frederik Wenz

15.2.1   Einleitung

Die brusterhaltende Therapie mit postoperativer Nachbestrahlung des gesamten verbliebenen Brustparenchyms ist in Bezug auf die Lokalrezidivrate und das Gesamtüberleben der Patientinnen äquivalent zur radikalen Mastektomie. Der Stellenwert der postoperativen perkutanen Strahlentherapie mit ca. 50 Gy ist in mehreren prospektiv randomisierten Studien mit Nachbeobachtungszeiten von über 20 Jahren gesichert und bleibt unverändert der Standard im Rahmen des brusterhaltenden Konzeptes.

Laufende Untersuchungen beschäftigen sich damit, ob man, unter Berücksichtigung bestimmter Risikofaktoren, eine individualisierte Strahlentherapie anwenden kann. Einerseits wird geprüft, ob man bei Patientinnen mit einem niedrigen Risiko für ein In-Brust-Rezidiv, wie z. B. auch bei älteren Patientinnen mit kleinen, gut-differenzierten, rezeptorpositiven Tumoren, die Therapieintensität reduzieren kann. Nachdem in der NSABP-B21-Studie der Verzicht auf eine postoperative Strahlentherapie zu inakzeptabel hohen Lokalrezidivraten geführt hat, wird derzeit in verschiedenen Studien untersucht, ob eine **Teilbrustbestrahlung** (»accelerated partial breast irradiation« = APBI) für dieses Patientenkollektiv ausreichend ist. Andererseits hat die große EORTC-Studie gezeigt, dass Patientinnen unter 70 Jahren von einer Dosiseskalation im Sinne eines Tumorbett-Boostes profitieren, so dass unterschiedliche Methoden der Boost-Bestrahlung genauer evaluiert werden.

Dem Tumorbett als Hauptrisikoareal für die Entstehung eines Lokalrezidives wird bei der brusterhaltenden Therapie des Mammakarzinoms zunehmend besondere Beachtung geschenkt werden: Während Tumorrezidive außerhalb des Primärtumorbettes nur in ca. 10–15% auftreten, sind sie in über 85% aller Fälle im oder am ehemaligen Tumorbett lokalisiert.

In der Zwischenzeit sind mobile Linearbeschleuniger entwickelt worden, die zum Teil in einem normalen Operationssaal eingesetzt werden können. Dies hat zu einer starken Zunahme des Interesses am Einsatz der intraoperativen Radiotherapie (IORT) beim Mammakarzinom geführt.

> **Definition**
>
> Die intraoperative Radiotherapie (IORT) bezeichnet die einmalige Applikation einer relativ hohen Bestrahlungsdosis (10–20 Gy) in das Tumorbett nach kompletter Exzision des Tumors während der Operation.

15.2.2   Technologie

Die IORT ist eine Bestrahlungstechnik mit einer langen Tradition. Schon wenige Jahre nach Entdeckung der Röntgenstrahlen zu diagnostischen Zwecken wurden um 1910 von deutschen Chirurgen Versuche unternommen, aufgrund der schlechten Tiefendosischarakteristika der damals vorhandenen Kilovoltbestrahlungsgeräte, Anteile des Intestinums zur Bestrahlung nach außen zu verlagern. Mitte der 1980er Jahre erlebte die IORT eine Renaissance, indem an verschiedenen Institutionen Patienten entweder während der Operation in Narkose zum Linearbeschleuniger in die Bestrahlungsabteilung gebracht wurden, oder indem komplette Linearbeschleuniger in speziell baulich modifizierte Operationssäle integriert wurden. Die Hauptindikationen bestanden weiterhin bei Tumoren des Gastrointestinaltraktes und bei Sarkomen.

Die Technologie der Miniaturisierung hat zwischenzeitlich auch zur Herstellung mobiler Linearbeschleuniger für die IORT geführt. Es stehen derzeit zum einen Maschinen zur Erzeugung von niederenergetischen KV-Röntgenstrahlen (INTRABEAM/Carl Zeiss Surgical, Oberkochen, Deutschland; XOFT/Axxent, USA) oder von schnellen Elektronen (Novac 7/Hitesys Aprilia, Italien; Liac/Info&Tech Rom, Italien; Mobetron/IntraOp Medical Corporation, Sunnyvale, California USA) zur Verfügung.

Das **INTRABEAM-System** besteht aus einer Miniaturelektronenkanone und einem Elektronenbeschleuniger. Über ein 10 cm langes Strahlrohr werden die Elektronen beschleunigt und treffen an der Spitze auf ein Gold-Target. Hier werden niederenergetische Röntgenstrahlen (30–50 kV) erzeugt, die sphärisch um die Spitze abstrahlen. Für interstitielle Therapien, wie z. B. bei Hirntumoren, kann direkt mit der Spitze bestrahlt werden, für intrakavitäre Anwendungen, wie z. B. beim Mammakarzinom, wird die Spitze in einen sphärischen Applikator eingebracht, der das Tumorbett aufspannt.

Das **XOFT-System** arbeitet mit einem Wolfram-Target und systemeigenen Applikatoren. Novac7/Liac und Mobetron sind klassische Linearbeschleuniger mit verkürzten Strahlrohren, die schnelle Elektronen mit Eindringtiefen von 4–5 cm erzeugen.

Das operative Vorgehen unterscheidet sich grundsätzlich bei der intraoperativen Bestrahlung mit dem INTRABEAM-System von den Ansätzen mit schnellen Elektronen.

IORT mit INTRABEAM

Nach Exzision des Primärtumors mit dem entsprechenden Sicherheitsabstand wird das Exzidat vermessen und anhand der Größe ein passender Applikator ausgewählt und in die Operationshöhle eingepasst.

❗ **Aufgrund des vergleichsweise steilen Dosisabfalls der niederenergetischen Röntgenstrahlung ist darauf zu achten, dass eine sorgfältige Blutstillung durchgeführt wird und dass der Applikator die Resektionshöhle adäquat ausfüllt.**

Der Miniaturbeschleuniger wird auf einer mobilen Halterung analog eines Operationsmikroskops befestigt und steril überzogen. Der ausgewählte Applikator wird steril auf das Gerät aufgesteckt und nach Lösen der Arretierung in die Wundhöhle eingebracht. Anschließend wird das Brustgewebe nach erneuter Überprüfung auf Bluttrockenheit mittels einer Tabaksbeutelnaht um den Applikatorhals adaptiert. Die Haut wird etwas unterminiert und mittels Haltenähten oder einem Retraktor evertiert (◨ Abb. 15.2).

❗ **Um Wundheilungsstörungen zu vermeiden, muss die Haut vom Applikatorhals distanziert werden. Um bestrahlungsinduzierte Spätfolgen zu verhindern, gilt es, einige Millimeter Brustgewebe zwischen Applikatoroberfläche und Haut, Brustwand bzw. Rippen zu erhalten.**

Die Bestrahlung erfolgt je nach Dosisverschreibung und Applikatordurchmesser über einen Zeitraum von 30–45 min. Der Wundverschluss wird nach der üblichen

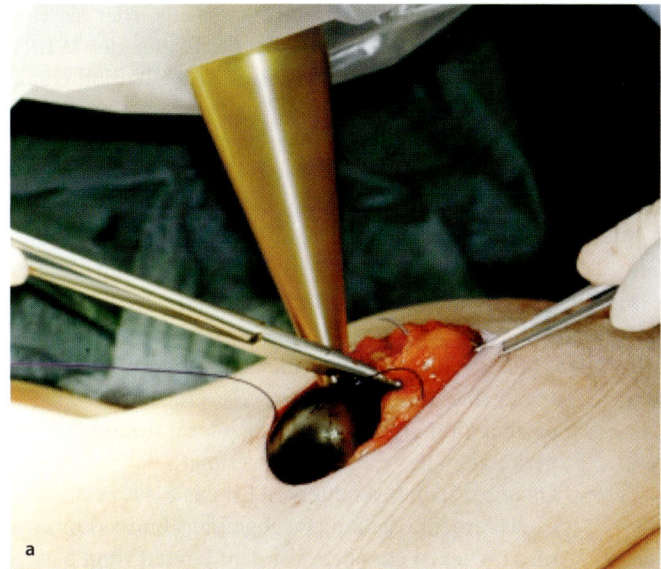
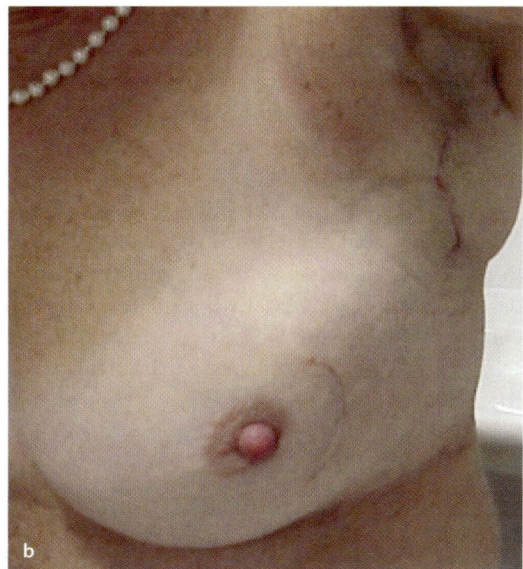

▫ **Abb. 15.2a,b** Der passende Applikator wird eingebracht. Nach Blutstillung wird das Mammaparenchym mit einer Tabaksbeutelnaht adaptiert. Die Haut wird unterminiert und vom Applikatorhals distanziert, um Wundheilungsstörungen zu vermeiden (**a**). Kosmetisches Ergebnis nach Abschluss der Therapie (**b**)

Vorgehensweise durchgeführt. Zusammen mit der Vor- und Nachbereitung verlängert sich die Operationsdauer daher um ca. 45–60 min.

IORT mit schnellen Elektronen

Im Gegensatz zur IORT mit dem INTRABEAM-System, bei dem die Bestrahlung quasi sphärisch aus der Resektionshöhle heraus erfolgt, wird mit schnellen Elektronen aufgrund der nach vorwärts gerichteten Strahlung ein annähernd zylindrisches Volumen bestrahlt.

> Zunächst wird nach Exzision des Tumors das Brustparenchym von der Thoraxwand mobilisiert und eine Metallplatte zur Abschirmung eingebracht. Hierzu ist es erforderlich, das Tumorbett nach der Resektion des Tumors analog einer Raffung zu adaptieren.

Zur Auswahl der adäquaten Elektronenenergie wird die Dicke des Gewebes von der Oberfläche bis zur Metallplatte vermessen. Zur Definition der lateralen Ausdehnung des Bestrahlungsvolumens um die geraffte Resektionshöhle wird ein Plexiglaszylinder unterschiedlichen Durchmessers aufgesetzt und mit dem Kopf des mobilen Linearbeschleunigers verbunden. Die Bestrahlung erfolgt mit einer hohen Dosisrate innerhalb weniger Minuten. Aus Strahlenschutzgründen werden mobile Bleiplatten an den entsprechenden Stellen im Operationssaal aufgestellt. Anschließend erfolgt wie gewohnt der Wundverschluss.

Im Vergleich zur IORT mit dem INTRABEAM ist die Bestrahlungszeit deutlich kürzer, die notwendigen operativen Manipulationen nehmen jedoch wiederum mehr Zeit in Anspruch.

15.2.3 Radiobiologische Besonderheiten

> Hohe Einzeldosen (>>2 Gy) sollten in der Strahlentherapie immer mit Vorsicht betrachtet werden, besonders wenn spät reagierende Gewebe wie Brust, Lunge oder Leber beteiligt sind.

Die In-vitro-Zell-Überlebenskurven dieser Gewebe mit niedrigen α/β-Werten zeigen üblicherweise mit zunehmender Einzeldosis ein überproportional niedriges Zellüberleben, d. h. eine starke Empfindlichkeit gegenüber einer Steigerung der Einzeldosis. Akut reagierende Gewebe wie z. B. Haut und Schleimhaut, aber auch Tumorzellen zeigen eine deutlich flachere Zellüberlebenskurve. Das heißt, diese überproportionale Empfindlichkeit gegenüber einer Steigerung der Einzeldosis wird bei solchen Geweben nicht beobachtet. Die radiobiologischen Modellvorstellungen sagen also mit zunehmender Einzeldosis eine ungünstige Verschiebung des Verhältnisses Tumorzellabtötung zu Spätfolgen voraus, weshalb in der Strahlentherapie üblicherweise die Behandlung fraktioniert, d. h. mit täglichen Einzeldosen um 2 Gy, erfolgt.

Umgekehrt liegen allerdings inzwischen auch langjährige klinische Erfahrungen aus der Radiochirurgie vor, d. h. Einzeitbestrahlung von Metastasen in Hirn, Leber oder Lunge mit Einzeldosen von bis zu 20 Gy, die zeigen, dass man solche Dosen bei kleinem Bestrahlungsvolumen sicher applizieren kann.

Die radiobiologischen Effekte der IORT beim Mammakarzinom mit schnellen Elektronen lassen sich in etwa mit der klassischen Radiochirurgie vergleichen, da auch hier mit einer relativ hohen Dosisrate (innerhalb einiger Minuten) eine Dosis von ca. 20 Gy auf ein umschriebenes Volumen appliziert wird. Solange Brustwand, Rippen und Haut entsprechend geschützt werden, sollten neben einzelnen kleineren Fibroseknoten in der Brust von wenigen Patientinnen keine klinisch relevanten Nebenwirkungen auftreten.

Die IORT mit niederenergetischen Röntgenstrahlen ist von der radiobiologischen Betrachtung her etwas komplizierter.

> ❗ **Cave**
> **Hier gilt es zu berücksichtigen, dass niederenergetische Röntgenstrahlung – siehe auch die Diskussion beim Mammographie-Screening – eine erhöhte relative biologische Wirksamkeit (RBW) hat. Dies bedeutet, dass, verglichen mit der konventionellen Bestrahlung, eine identisch hohe physikalische Dosis einen stärkeren biologischen Effekt hat.**

Dies hat zur Folge, dass die Strahlung trotz steilem physikalischen Dosisabfall biologisch sozusagen weiter in das Brustgewebe hineinreicht. Ein zweiter wichtiger Punkt ist die relativ lange Bestrahlungszeit bei der IORT mit dem INTRABEAM. Die Reparatur bestrahlungsinduzierter DNA-Schäden, die bevorzugt im gesunden Gewebe, weniger in Tumorzellen stattfindet, läuft sehr schnell (mit Halbwertszeiten zwischen 10 und 20 min) und führt zu einer relativ stärkeren Sterilisierung von Tumorzellen im Vergleich zu Normalgewebszellen. Zusammengefasst ergeben die Abschätzungen, dass die Dicke der Brustwand ausreicht, um bestrahlungsinduzierte Nebenwirkungen an der Lunge oder am Herzen zu verhindern. Ist die Haut oder die Brustwand mehr als 5 mm von der Applikatoroberfläche distanziert, liegt das errechnete Fibroserisiko ebenfalls im nicht messbaren Bereich.

15.2.4 Klinische Einsatzmöglichkeiten

Der Einsatz der IORT im Rahmen der brusterhaltenden Therapie des Mammakarzinoms ist ein möglicher Weg in der zunehmend am individuellen Risiko der Patientin

adaptierten Therapie. Die IORT kann entweder als vorgezogener Boost vor sich daran anschließender WBRT oder, im Rahmen von Studien, als alleinige Radiotherapie erfolgen.

Patientinnen mit hohem Rezidivrisiko profitieren von einer Dosiseskalation im Bereich des Tumorbettes. Es gilt jedoch, in Studien die optimale Technik im Hinblick auf Rezidivquote, Kosmetik, Patientenfreundlichkeit und Kosten zu finden. Die IORT stellt bei all diesen Überlegungen aus folgenden Gründen ein attraktives Konzept dar:

- Die Bestrahlung findet zum frühestmöglichen Zeitpunkt statt, bevor möglicherweise eine Tumorzellproliferation bis zur Einleitung oder während der perkutanen Bestrahlungsserie erfolgt.
- Da unter Sicht bestrahlt wird, ist das Risiko einer Zielvolumenverfehlung (»geographical miss«) minimiert. Dies ist vor allem vor dem Hintergrund bedeutsam, dass heute oftmals durch plastisch-rekonstruktive Verfahren das ursprüngliche Tumorbett nach Tumorexzision verändert wird.
- Die Dauer der perkutanen Bestrahlungsserie kann verkürzt werden.
- Die zeitliche Abfolge mit der systemischen Therapie wird vereinfacht.

In der Zwischenzeit liegen umfangreiche Erfahrungen zur Toxizität und Effektivität der IORT als Boost vor. Aktuell wird in verschiedenen Studien (TARGIT, ELIOT, NSABP) das Konzept der Teilbrustbestrahlung im Sinne einer reduzierten Therapieintensität bei Patientinnen mit einem niedrigen Risiko für ein In-Brust-Rezidiv untersucht. Die monozentrische **ELIOT-Studie** (»electron in traoperative therapy«) hat ihr Rekrutierungsziel bereits erreicht, die ersten Ergebnisse sollen in Kürze veröffentlicht werden. Ähnlich wie bei ELIOT werden auch bei der multizentrischen **TARGIT-Studie** (»targeted intraoperative radiotherapy«) Patientinnen im Rahmen einer geplanten brusterhaltenden Operation zwischen alleiniger IORT und der konventionellen perkutanen Nachbestrahlung randomisiert. TARGIT hat ihr Rekrutierungsziel von 2232 Patienten voraussichtlich im März 2010 erreicht.

Literatur

Albrecht MR, Zink K, Busch W, Rühl U (2002) Dissection or irradiation of the axilla in postmenopausal patients with breast cancer? Long-term results and late effects in 655 patients. Strahlenther Onkol 178: 510–516

Arthur D (2003) Accelerated partial breast irradiation: a change in treatment paradigm for early stage breast cancer. J Surg Oncol 84: 185–191

Bartelink H (2003) Radiotherapy to the conserved breast, chest wall, and regional nodes: is there a standard? Breast 6: 475–482

Bartelink H, Horiot JC, Poortmanns P et al. (2001) Recurrence rates after treatment of breast cancer with standard radiotherapy with or without additional radiation. N Engl J Med 345: 1378–1387

Bijker N, Peterse JL, Duchateau L et al. (2001) Risk factors for recurrence and metastasis after breast-conserving therapy for ductal carcinoma-in-situ: Analysis of EORTC-Trial 10853. J Clin Oncol 19: 2263–2271

Boyages J, Delaney G, Taylor R (1999) Predictors of local recurrence after treatment of ductal carcinoma in situ: a meta-analysis. Cancer 85: 616–628

Buchholz TA, Strom EA et al. (2002) Pathologic tumor size and lymph node status predict for different rates of loco regional recurrence after mastectomy for breast cancer patients treated with neoadjuvant versus adjuvant chemotherapy. Int J Radiat Oncol Bio Phys 53: 880–888

Buchholz TA, Strom EA, McNeese MD et al. (2003) Radiation therapy as an adjuvant treatment after sentinel lymph node surgery for breast cancer. Surg Clin North Am 83: 911–930

Fisher B, Bryant J, Dignam JJ et al. (2002a) Tamoxifen, radiation therapy, or both for prevention of ipsilateral breast tumor recurrence after lumpectomy in women with invasive breast cancers of one centimeter or less. J Clin Oncol 20: 4141–4149

Fisher B, Anderson S, Bryant J et al. (2002b) Twenty-year follow-up of a randomized trial comparing total mastectomy, lumpectomy, and lumpectomy plus irradiation for the treatment of invasive breast cancer. N Engl J Med 347: 1233–1241

Fisher B, Land S, Mamounas E et al. (2001) Prevention of invasive breast cancer in women with ductal carcinoma in situ: An update of the national surgical adjuvant breast and bowel experience. Semin Oncol 28: 400–418

Harris JR, Halpin-Murphy P, McNeese M et al. (1999) Consensus statement on postmastectomy radiation therapy. Int J Radiat Oncol Bio Phys 44: 989–990

Houghton J, George WD, Cuzick J et al., UK Coordinating Committee on Cancer Research; Ductal Carcinoma in situ Working Party; DCIS trialists in the UK, Australia, and New Zealand (2003) Radiotherapy and tamoxifen in women completely excised ductal carcinoma in situ of the breast in the UK, Australia, and New Zealand: randomised controlled trial. Lancet 362: 95–102

Hurkmans CW, Cho BC, Damen E et al. (2002) Reduction of cardiac and lung complication probabilities after breast irradiation using conformal radiotherapy with or without intensity modulation. Radiother Oncol 62: 173–171

Kraus-Tiefenbacher U, Bauer L, Kehrer T et al. (2006) Intraoperative radiotherapy (IORT) as a Boost in patients with early-stage breast cancer – acute toxicity. Onkologie 29: 77–82

Kraus-Tiefenbacher U, Bauer L, Scheda A et al. (2006) Long-term toxicity of an intraoperative radiotherapy boost using low energy x-rays during breast conserving surgery. Int J Radiat Oncol Biol Phys 66(2): 377–381

Kraus-Tiefenbacher U, Welzel G, Brade J et al. (2009) Postoperative seroma formation after intraoperative radiotherapy (IORT) using low KV x-rays given during breast conserving surgery. Int J Radiat Oncol Biol Phys [epub ahead of print]

Kreienberg R et al. (2003) S3-Leitlinie Mammakarzinom. Deutsche Krebsgesellschaft e.V., Berlin

Kuerer HM, Julian TB, Strom EA et al. (2004) Accelerated partial breast irradiation after conservative surgery for breast cancer. Ann Surg 239: 338–351

Louis-Sylvestre C, Clough K, Asselain B et al. (2004) Axillary treatment in conservative management of operable breast cancer: dissection or radiotherapy? Results of a randomized study with 15 years of follow-up. J Clin Oncol 22: 97–101

Malmstrom P, Holmberg L, Anderson H et al. (2003) Breast conserving surgery, with or without radiotherapy, in woman with node-negative breast cancer: randomized clinical trial in a population with access to public mammography screening. Eur J Cancer 39: 1690–1697

Muren LP, Maurstad G, Hafslund R et al. (2002) Cardiac and pulmonary doses and complication probabilities in standard and conformal tangential irradiation in conservative management of breast cancer. Radiother Oncol 62: 173–183

Recht A (2003) Integration of systemic therapy and radiation therapy for patients with early-stage breast cancer treated with conservative surgery. Clin Breast Cancer 4: 104–113

Recht A, Edge SB, Solin LJ et al. (2001) Postmastectomy radiotherapy: Clinical practice guidelines of the ASCO. J Clin Oncol 19: 1539–1569

Rutqvist LE, Rose C, Cavallin-Stahl E (2003) A systematic overview of radiation therapy effects in breast cancer. Acta Oncologica 42: 532–545

Sauer R, Schulz KD, Hellriegel K-P (2001) Strahlentherapie nach Mastektomie — Interdisziplinärer Konsensus beendet Kontroverse. Strahlenther Onkol 177: 1–9

Sedlmayer F, Fastner G, Merz F et al. (2007) IORT with electrons as boost strategy during breast conserving therapy in limited stage breast cancer: results of an ISIORT pooled analysis. Strahlenther Onkol 183 Spec No 2:32–34

Silverstein M (2002) The USC/Van Nuys Prognostic Index. Ductal Carcinoma in Situ of the Breast. Philadelphia, Lipincott, Wiliams and Wilkins; pp 459–473

Solin LJ, Fourquet A, Vicini F et al. (2001) Mammographically detected ductal carcinoma in situ of the breast treated with breast-conserving surgery and definitive breast irradiation: Long term outcome and prognostic significance of patient age and marginal status. Int J Radiat Oncol Biol Phys 50: 991–1002

Vaidya JS, Baum M, Tobias JS et al. (2006) Targeted intraoperative radiotherapy (TARGIT) yields very low recurrence rates when given as a boost. Int J Radiat Oncol Biol Phys 66(5): 1335–1338

Veronesi U, Cascinelli N, Mariani L et al. (2003) Twenty-year follow-up of a randomized study comparing breast-conserving surgery with radical mastectomy for early breast cancer. N Engl J Med 347: 1227–1232

Vinh-Hung V, Verschraegen C (2004) Breast-conserving surgery with or without radiotherapy: pooled-analysis for risks of ipsilateral breast tumor recurrence and mortality. J Natl Cancer Inst 96: 88–89

Vrieling C, Collette L, Fourquet A et al. (2003) Can patient-, treatment- and pathology-related characteristics explain the high local recurrence rate following breast-conserving therapy in young patients. Eur J Cancer 39: 932–944

Wenz F, Welzel G, Blank E et al. (2009) Intraoperative radiotherapy (IORT) as a boost during breast conserving surgery (BCS) using low kV X-rays – the first five years of experience with a novel approach. Int J Radiat Oncol Biol Phys [epub ahead of print]

Whelan TJ, Julian T, Wright J et al. (2000) Does locoregional radiation therapy improve survival in breast cancer? A meta-analysis. J Clin Oncol 18: 1220–1229

16

Systemische Therapie

Michael Untch, Volker Möbus, Wolfgang Janni, Nicolai Maass, Corinna Crohns, Peter Fasching, Christoph Mundhenke, Walter Jonat, Daniel Herr, Rolf Kreienberg

16.1   Neoadjuvante Therapie

Michael Untch

16.1.1   Einleitung

> **Definition**
>
> Die neoadjuvante (primäre) systemische Therapie umfasst alle medikamentösen Therapieformen, die nach histologischer Diagnosestellung eines Mammakarzinoms vor Durchführung der operativen Maßnahmen verabreicht werden.

Dieses Konzept entstand bereits in den 1970er Jahren und betraf anfangs nur Frauen mit primär inoperablen und inflammatorischen Mammakarzinomen. Mittlerweile ist die neoadjuvante Therapie neben der adjuvanten Therapie zu einem gleichberechtigten Standard geworden. Sie stellt zudem eine Behandlungsoption für Patientinnen dar, die bei großem Primärtumor bzw. ungünstiger Relation zwischen Tumorgröße und Brustgröße eine Brusterhaltung wünschen. Inzwischen wird sie auch bei operablen Tumorstadien durchgeführt und in klinischen Studien weiter geprüft. Nach der aktuellen S3-Leitlinie besteht die neoadjuvante Option für jede Patientin mit Mammakarzinom, bei der nach klinischer, bildgebender und histologischer Beurteilung der Prognosefaktoren von der Notwendigkeit einer adjuvanten Chemotherapie auszugehen ist (www.ago-online.de; Wöckel et al. 2008).

Basierend auf einem breiten Spektrum an klinischen Studien zeigt sich, dass die neoadjuvante Therapie eine steigende Rate an brusterhaltenden Operationen sowie eine reduzierte Mortalität mit einer geringeren Toxizität der Therapie bietet. Außerdem gewinnt man so frühzeitig Informationen über die Sensitivität der Tumorzellen auf die systemische Therapie und kann dadurch schneller individuelle Therapieansätze entwickeln (Kaufmann et al. 2006).

16.1.2   pCR als Surrogatmarker und prädiktive Faktoren

Die Rate an **pathologischen Komplettremissionen** (pCR), definiert als kein Tumorzellnachweis in der Brust und Axilla nach Durchführung der neoadjuvanten Therapie, ist in Studien als Surrogatmarker für das Überleben anerkannt. Die prädiktiven Faktoren für eine pCR wurden durch Daten einer deutschen Metaanalyse (von Minckwitz et al. 2009) an 6402 Patientinnen bestätigt.

Demnach profitieren von einer neoadjuvanten Therapie insbesondere Patientinnen mit
- G3-Karzinomen,
- Hormonrezeptor-negativen und HER2/neu-negativen Tumoren (triple-negativ),
- HER2/neu-positiven Tumoren (bei additiver Trastuzumab-Therapie),
- objektiver Tumorremission nach 2 Zyklen Chemotherapie,
- Tumoren <5 cm Durchmesser sowie
- junge Patientinnen

Zudem ist die Wirkung der Chemotherapie besonders gut, wenn bereits vor Beginn der Behandlung Lymphozyten im Tumorgewebe festzustellen sind (Denkert et al. 2009).

16.1.3   Rationale – Erfahrungen aus klinischen Studien

Im Rahmen mehrerer großer, randomisierter Studien konnte die Äquieffektivität der adjuvanten und der neoadjuvanten Therapie belegt werden, wobei die **NSABP-B-18-Studie** als wegweisend gilt. In dieser prospektiv randomisierten Studie erhielten 1523 Patientinnen mit einem operablen Mammakarzinom je 4 Zyklen Doxorubicin/Cyclophosphamid (60/600 mg/m^2) prä- oder postoperativ. Nach median 9 Jahren zeigten die Daten sowohl ein identisches Gesamtüberleben (OS) (70% vs. 69%) und krankheitsfreies Überleben (DFS) (55% vs. 53%) (Wolkmark et al. 2003) sowie eine erhöhte Rate an brusterhaltenden Operationen durch die präoperative Chemotherapie (60% vs. 67%). Insbesondere Patientinnen mit großen Tumoren (>5,1 cm) profitierten davon (Fisher et al. 1997). Das Erreichen einer pCR senkte die Sterbewahrscheinlichkeit relativ um 50%.

Die Nachfolgestudie **NSABP-B-27-Studie** konnte zeigen, dass durch die Ergänzung der präoperativen Chemotherapie mit Adriamycin und Cyclophosphamid durch 4 Zyklen des Taxans Docetaxel eine Verdoppelung der pCR (26% vs. 13%; p<0,0001) erzielt werden konnte (Bear et al. 2003). In der europäischen ECTO-Studie wurde bei 1355 Patientinnen durch den Einsatz des Taxans Paclitaxel eine klinische Gesamtansprechrate von 78%, eine pCR-Rate in der Brust und Axilla von 23% sowie eine signifikant höhere Rate brusterhaltender Operationen (71% vs. 35%, p<0,00001) erreicht (Gianni et al. 2003).

Darüber hinaus haben sowohl die German Breast Group (GBG) als auch die Studiengruppe der Arbeitsgemeinschaft Gynäkologische Onkologie (AGO) in einem umfassenden Programm die Rolle der neoadjuvanten Chemotherapie untersucht. So erhielten in der Phase-III-Studie **GeparDuo** 913 Patientinnen mit nicht vorbehandeltem, operablem Mammakarzinom (T2–3, N0–2, M0) randomisiert zwei neoadjuvante Chemotherapieregime: das 8-wöchige dosisdichte Kombinationsregime ADOC (50 mg/m² Doxorubicin plus 75 mg/m² Docetaxel alle 14 Tage mit Filgrastim) und das 24-wöchige sequenzielle Regime bestehend aus AC gefolgt von Docetaxel (AC-DOC; 60 mg/m² Doxorubicin plus 600 mg/m² Cyclophosphamid alle 21 Tage gefolgt von 100 mg/m² Docetaxel alle 21 Tage) (von Minckwitz et al. 2005). 94 (10,6%) Patientinnen erreichten eine pCR, wobei das AC-DOC-Schema effektiver war (AC-DOC: 14,3%; n=63; ADOC: 7,0%; n=31; Odds Ratio: 2,22; 90% CI, 1,52–3,24; p<0,001). Die Rate an brusterhaltenden Operationen lag nach AC-DOC bei 63,4% und bei 58,1% nach ADOC (p=0,05).

Die GeparTrio-Studie untersuchte in einer Phase-III-Studie die Frage einer alternativen Therapie bei 2090 Patientinnen ohne frühes Therapieansprechen (von Minckwitz et al. 2008). 622 (29,8%) Frauen, die nicht mit einer Verkleinerung der Tumorgröße um mindestens 50% auf die 2 initialen Zyklen TAC (75 mg/m² Docetaxel; 50 mg/m² Doxorubicin und 500 mg/m² Cyclophosphamid) ansprachen, erhielten randomisiert entweder 4 Zyklen 25 mg/m² Vinorelbin und 2000 mg/m² Capecitabin (NX, n=301) oder 4 weitere Zyklen TAC (n=321). Die sonographische Ansprechrate lag nach TAC bei 50,5% und bei 51,2% im NX-Arm. Die Anzahl der Patientinnen, die brusterhaltend operiert wurden (184 [57,3%] im TAC-Arm und 180 [59,8%] im NX-Arm) und die eine pCR (5,3% vs. 6,0%) erreichten, war in beiden Armen vergleichbar. Bei den Patientinnen, die nicht auf die initiale neoadjuvante Therapie mit TAC angesprochen hatten, ergab sich durch den Wechsel auf das NX-Regime eine bessere Verträglichkeit. Durch Intensivierung der neoadjuanten Chemotherapie war bei 67,5% der Patientinnen mit Ansprechen eine brusterhaltende Operation möglich und bei 57% der Patientinnen ohne Ansprechen. Nach 6 Zyklen TAC lag die pCR-Rate bei 28,6% und nach 8 Zyklen bei 33,2%. Patientinnen mit triple-negativen Tumoren wiesen sogar eine pCR von 40% auf.

Eine weitere multizentrische Phase-III-Studie der AGO mit 668 Patienten hat die Vorteile eines dosisdichten, intensivierten zweiwöchentlichen Protokolls (3 Zyklen Epirubicin 150 mg/m², gefolgt von 3 Zyklen Paclitaxel 250 mg/m² alle 2 Wochen mit G-CSF) gegenüber einer Therapie aus 4 Zyklen Epirubicin 90 mg/m² und Paclitaxel 175 mg/m² alle 3 Wochen gezeigt (Untch et al. 2009). Die pCR (18 vs. 10%, OR 1,89; p=0,008), das PFS (HR 0,71, p=0,011) sowie das OS (HR 0,83, p=0,041) besserten sich signifikant unter der dosisdichten Therapie.

> **❗ Cave**
> **Basierend auf diesen Studien empfehlen die aktuellen AGO-Leitlinien das neoadjuvante Chemothe-**

rapieregime AC oder EC-D (Doxorubicin oder Epirubicin plus Cyclophosphamid, gefolgt von Docetaxel oder Paclitaxel; Oxford/AGO 2B, A+), DAC (Docetaxel, Doxorubicin, Cyclophosphamid; Oxford/AGO 2B, B+) und AP-CMF (Doxorubicin, Paclitaxel, Cyclophosphamid, Methotrexat, 5-Fluorouracil; Oxford/AGO 2B, B+), P wöchentlich-FAC (Paclitaxel wöchentlich gefolgt von Fluorouracil/Doxorubicin/Cyclophosphamid, Oxford/AGO 2B, B±) sowie dosisdichtes Epirubicin gefolgt von Paclitaxel (Oxford/AGO 2B, B+) zum routinemäßigen Einsatz in der Praxis. Für Frauen mit HER2-positiven Tumoren wird zusätzlich Trastuzumab empfohlen.

16.1.4 Responseevaluation unter der Therapie

Durch die frühzeitige Beurteilung des Ansprechens nach 8 Wochen kann die Effektivität der Chemotherapie evaluiert und den Patientinnen eine möglicherweise ineffektive Therapie erspart werden. Während der Therapie muss regelmäßig eine Tumorprogression ausgeschlossen werden. Bei Nichtansprechen auf taxan-anthrazyklinhaltige Schemata sollte auf ein nebenwirkungsärmeres, nicht-kreuzresistentes Schema gewechselt werden (s. GeparTrio-Studie). Nach Ende der primär systemischen Therapie wird nach der aktualisierten bildgebenden Diagnostik das endgültige operative Vorgehen festgelegt. Eine Tumorresektion in den »neuen« Tumorgrenzen ist möglich, sofern histologisch ausreichende Sicherheitsabstände analog dem primär operativen Vorgehen gewährleistet sind.

 Auch bei klinischer Komplettremission ist eine operative Sicherung der pCR unabdingbar.

Die Operation nach neoadjuvanter Therapie – als integraler Part des Therapiekonzepts – erfolgt nach den gleichen Richtlinien, wie vor der adjuvanten Systemtherapie. Ziel ist die R0-Resektion bei gutem kosmetischem Ergebnis. Zukünftig sollten durch Festlegung operativer Standards einheitliche Empfehlungen gewährleistet sein.

16.1.5 Aktuelle Konzepte der neoadjuvanten Therapie

Der frühestmögliche Einsatz einer systemischen Therapie entspricht dem Verständnis von Brustkrebs als Systemerkrankung mit früher Dissemination von Tumorzellen. Neue Studiendesigns beziehen die dosisdichte, dosisin-

Arm A

Epirubicion 90 mg/m² Cyclophosphamide 600 mg/m², q21d
Paclitaxel 175 mg/m², q21d

± Darbepoetin alfa 1 x 4,5 µg/kg (300 µg abs.) q14d

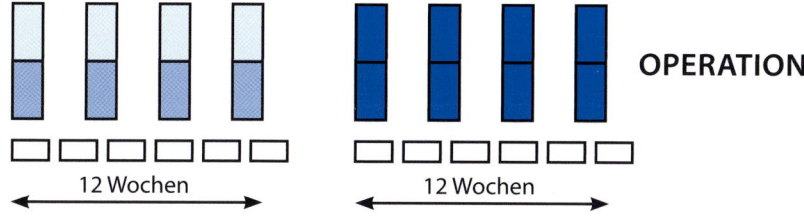

Arm B

Epirubicion 150 mg/m², q14d; G-CSF (Pegfilgrastim), 6 mg abs., d2
Paclitaxel 225 mg/m², q14d; G-CSF (Pegfilgrastim), 6 mg abs., d2
CMF 500/40/600 mg/m², d1/d8, q28d

± Darbepoetin alfa 1 x 4,5 µg/kg (300 µg abs.) q14d

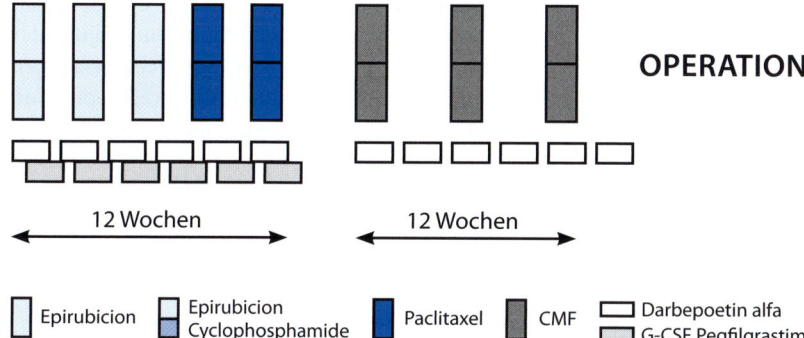

■ **Abb. 16.1** Studiendesign der PREPARE-Studie

tensivierte Gabe der Chemotherapie, Rezeptor-Targeting, den Einsatz neuer Substanzen sowie das molekulare Profil des Tumors mit ein.

Die **PREPARE-Studie** der AGO verbindet das Prinzip der Dosisintensivierung und Intervallverkürzung (■ Abb. 16.1). Die momentan zur Verfügung stehenden Daten – ohne Langzeit-Follow-up – belegen einer Erhöhung der pCR-Rate durch das dosisdichte dosisintensivierte Regime (18,7% vs. 13,2%, p=0,0425). Patientinnen mit einem duktalen Karzinom, Grading III und negativem Hormonrezeptorstatus erzielten eine höhere pCR-Rate (Untch et al. 2008).

In der **TECHNO-Studie** (Taxol–Epirubicin–Cyclophosphamid–Herceptin neoadjuvant) wurde zum ersten Mal in Deutschland der Antikörper **Trastuzumab** neoadjuvant gleichzeitig mit Paclitaxel eingesetzt (Untch et al. 2005). In dieser multizentrischen Phase-II-Studie erhielten 230 Patientinnen mit HER2-positivem, lokal fortgeschrittenem Mammakarzinom präoperativ 4 Zyklen

Epirubicin und Cyclophosphamid, gefolgt von 4 Zyklen Paclitaxel alle 3 Wochen in Kombination mit Trastuzumab (Initialdosis 8 mg/kg KG i.v. Tag 1, anschließend 6 mg/kg KG i.v. q3w). Eine pCR von 41,4% resultierte in einer brusterhaltenden Operation bei der Mehrheit der Patientinnen.

Auf dieser Datenbasis wurde die größte Studie zur neoadjuvanten Therapie beim HER2-positiven Mammakarzinom gestartet, die **GeparQuattro-Studie** (von Minckwitz et al. 2010; Untch et al. 2008). Nach 4 Zyklen Epirubicin/Cyclophosphamid wurden 1421 Patientinnen in die Arme Docetaxel (T, n=471), Docetaxel/Capecitabin (TX, n=471), Sequenztherapie Docetaxel → Capecitabin (T-X, n=479) bzw. bei HER2-positivem Tumor zusätzlich Trastuzumab 6 mg/kg (loading dose 8 mg/kg) randomisiert. Die Rate an pCR betrug 22,3% (T), 19,5% (TX) und 22,3 (T-X). Eine brusterhaltende Therapie war bei 70,1%, 68% und 65,3% möglich. Die Gabe von Capecitabin hat demnach keinen Einfluss auf bessere Resultate.

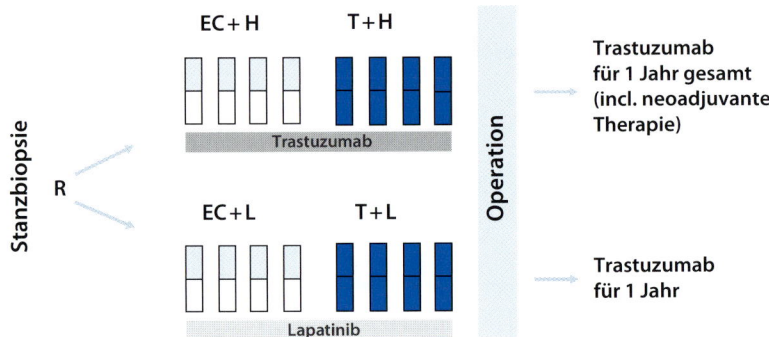

E = **Epirubicin** (90 mg/m²: d1 q 21 - 4 Zyklen)

C = **Cyclophosphamid** (600 mg/m²: d1 q 21 – 4 Zyklen)

T = **Docetaxel** (100 mg/m²: d1 q 21 - 4 cycles)

H = **Trastuzumab** (8 mg/kg: LD / 6 mg/kg: d1 q 21)

L = **Lapatinib** (1250 mg/d – 24 Wochen)
CAVE: Run-In phase Zyklen 1+ 5 1000 mg/d

 Abb. 16.2 Studiendesign der GeparQuinto-Studie

Darüber hinaus wurden die GeparQuattro-Daten gesondert nach HER2-positiven Patienten (n=445) ausgewertet (Untch et al. 2010). Die neoadjuvante Kombination aus Trastuzumab mit einer Anthrazyklin-Taxan-basierten Chemotherapie führt zu einer höheren pCR-Rate (31,7% vs. 15,7%) ohne klinisch relevante Toxizitäten (brusterhaltende Therapie 63,1%).

Der Vorteil der neoadjuvanten Trastuzumab-Gabe bei HER2-positiver Erkrankungen bestätigte sich ebenfalls in der internationalen **NeOAdjuvant-Herceptin-(NOAH-) Studie** bei 327 Patientinnen mit lokal fortgeschrittenem Mammakarzinom. Durch die Trastuzumabgabe wurde die pCR-Rate fast verdoppelt (43 vs. 23%). Nach einem Follow-up von median 3 Jahren korrelierte die hohe pCR-Rate mit einer signifikanten Verbesserung des ereignisfreien Überlebens (53% vs. 70%; p=0,0006) (Gianni et al. 2010). Dieses Konzept wird durch Daten des MD Anderson Cancer Centers unterstützt, die eine pCR-Rate von mehr als 60% bei gleichzeitiger Gabe von Trastuzumab zum anthrazyklinhaltigen Schema aufzeigen (Buzdar et al. 2004).

Weitere neuere, zielgerichtete Substanzen wie z. B. Lapatinib, Bevacizumab, Sorafenib werden derzeit in Studien untersucht. In der **Neo-ALTTO-Studie** erhalten die teilnehmenden Frauen präoperativ **Lapatinib** oder Trastuzumab oder die Kombination von beiden zunächst allein über 6 Wochen, dann in Kombination mit einer Chemotherapie.

Die **GeparQuinto-Studie** untersucht bei HER2-Überexpression die Kombinationen von Chemotherapien entweder mit Lapatinib oder Trastuzumab (Abb. 16.2). Erste Daten zeigen, dass Lapatinib in diesem Setting und in dieser Dosis verträglich ist und sich die Therapie durchführen lässt (Untch et al. 2009). Zudem wird im Rahmen von GeparQuinto das Konzept der Sentinel-Lymphknotenuntersuchung vor und nach neoadjuvanter Therapie untersucht mit dem Ziel, bei nicht befallenen Sentinel-Lymphknoten auf die komplette Axillaoperation zu verzichten (SENTINA-Studie, Kühn et al. 2009).

16.1.6 Zusammenfassung

! **Cave**
Die neoadjuvante Therapie ist mittlerweile zu einem Behandlungsstandard im klinischen Alltag geworden. Die Verkleinerung des Tumors erhöht nicht nur die Rate der brusterhaltenden Therapien, sondern hat Vorhersagewert für den weiteren Krankheitsverlauf. Besonders die pathologische Komplettremission (pCR) ist ein Surrogatmarker für ein verbessertes Gesamtüberleben und ist das Ziel jedes modernen Protokolls im präoperativen Ansatz. Derzeit laufende Studien integrieren moderne neoadjuvante Behandlungskonzepte, wie die dosisdichte, dosisintensivierte, sequenzielle sowie die zielgerichtete Therapie.

Literatur

Aktuelle S3-Leitlinie – neoadjuvante Therapie – unter http://www. ago-online.org

Bear HD, Mamounas P, Wolmark N et al. (2003) The effect on tumor response of adding sequential preoperative docetaxel to preoperative doxorubicin and cyclophosphamide: preliminary results from National Surgical Adjuvant Breast and Bowel Project Protocol B-27 J Clin Oncol 21(22): 4165–74

Buzdar AU, Hunt K, Smith T et al. Significantly higher pathological complete remission (pCR) rate following neoadjuvant therapy with trastuzumab (H), paclitaxel (P) and anthracycline containing chemotherapy (CT): Initial results of a randomized trial in operable breast cancer (BC) with HER/2 positive disease. Proc AM Soc Clin Oncol 2004: Abstr. 520

Denkert C, Loibl S, Noske A et al (2009) Tumor-associated lymphocytes as an independent predictor of response to neo-adjuvant chemotherapy in breast cancer. J Clin Oncol [Epub ahead of print]

Fisher B, Brown A, Mamounas E, Wieand S, Robidoux A, Margolese RG et al. (1997) Effect of preoperative chemotherapy on local-regional disease in women with operable breast cancer: findings from National Surgical Adjuvant Breast and Bowel Project B-18. J Clin Oncol 15: 2483–9

Gianni L, Baselga J, Eiermann W et al. (2005) European Cooperative Trial in Operable Breast Cancer Study Group: Feasibility and tolerability of sequential doxorubicin/paclitaxel followed by cyclophosphamide, methotrexate, and fluorouracil and its effects on tumor response as preoperative therapy. Clin Cancer Res 11(24 Pt 1): 8715–21

Gianni L, Eiermann W, Semiglazov V et al. (2010) Neoadjuvant chemotherapy with trastuzumab followed by adjuvant trastuzumab versus neoadjuvant chemotherapy alone, in patients with HER2-positive locally advanced breast cancer (the NOAH trial): a randomised controlled superiority trial with a parallel HER2-negative cohort. Lancet 375: 377

Kaufmann M, von Minckwitz G, Bear HD et al. (2007) Recommendations from an international expert panel on the use of neoadjuvant (primary) systemic treatment of operable breast cancer: new perspectives 2006. Ann Oncol 18(12): 1927–34

Untch M, Fasching PA, Stöckl D et al. (2008) PREPARE trial. A randomized phase III trial comparing preoperative, dose dense, dose-intensified chemotherapy with epirubicin, paclitaxel and CMF with standard dosed epirubicin/cyclophosphamide followed by paclitaxel darbepoetin alfa in primary breast cancer: a preplanned interim analysis of efficacy at surgery. J Clin Oncol 26 (suppl), Abstr. 517

Untch M, Kaufmann M, Hilfrich J (2009) Lapatinib can safely be Given concomitant to EC-T as neoadjuvant chemotherapy for breast cancer. First planned safety analysis of the Geparquinto study (GBG 44), SABCS 2009, Abstr. 1094

Untch M, Mobus V, Kuhn W et al. (2009) Intensive dose-dense compared with conventionally scheduled preoperative chemotherapy for high-risk primary breast cancer. J Clin Oncol 27: 2938–2945

Untch M, Rezai M, Loibl S et al. Neoadjuvant treatment of HER2 overexpressingvprimary breast cancer with trastuzumab given concomitantly to epirubicin/ cyclophosphamide followed by docetaxel and capecitabine. First analysis of efficacy and safety of the GBG/AGO multicenter intergroup-study »GeparQuattro«. Eur J Cancer 2008;(Suppl 6):Abstr. 47

Untch M, Rezai M, Loibl S et al. (2010) Neoadjuvant treatment with trastuzumab in HER2-positive breast cancer: results from the GeparQuattro Study. J Clin Oncol, accepted for publication

Untch M, Stoeckl D, Konecny G et al. (2005) A multicenter phase II study of preoperative epirubicin, cyclophosphamide (EC) followed by paclitaxel (P) plus trastuzumab (T) in Her2 positive primary breast cancer. Breast Cancer Res Treat 94 (Suppl 1): Abstr 1064

Von Minckwitz G, Kaufmann M, Kümmel S et al. (2009) Integrated metaanalysis on 6402 patients with early breast cancer receiving neoadjuvant anthracycline-taxane ± Trastuzumab containing chemotherapy. Cancer Res 69 (Suppl. 2): Abstr. 79

Von Minckwitz G, Kümmel S, Vogel P et al. for the German Breast Group (2008) Neoadjuvant vinorelbine-capecitabine versus docetaxel-doxorubicin-cyclophosphamide in early nonresponsive breast cancer: phase III randomized GeparTrio trial. J Natl Cancer Inst 100:542–551

Von Minckwitz G, Raab G, Caputo A et al. (2005) Doxorubicin with cyclophosphamide followed by docetaxel every 21 days compared with doxorubicin and docetaxel every 14 days as preoperative treatment in operable breast cancer: the GEPARDUO study of the German Breast Group. J Clin Oncol 23 (12):2676–2685

von Minckwitz G, Rezai M, Loibl S et al. (2010) Capecitabine in addition to anthracycline/taxane-based neoadjuvant treatment in patients with primary breast cancer: the phase III GeparQuattro Study. J Clin Oncol, accepted for publication

Wöckel A, Kreienberg R (2008) First Revision of the German S3 Guideline «Diagnosis, Therapy, and Follow-Up of Breast Cancer«. Breast Care 3:82–86

Wolmark N, Wang J, Mamounas E, Bryant J, Fisher B (2003) Preoperative chemotherapy in patients with operable breast cancer: Nine-year results from national surgical adjuvant breast and bowel project B-18. Journal of the National Cancer Institute Monographs 30: 96–102

16.2   Adjuvante Chemotherapie

Volker Möbus

16.2.1   Einleitung

Die adjuvante Chemotherapie ist aufgrund ihrer überragenden Evidenz integraler Bestandteil der Therapie des Mammakarzinoms. Generell kann auf sie nur bei Patientinnen in einer Niedrig-Risiko-Situation verzichtet werden.

Die auf klassischen und biologischen Prognosefaktoren basierende Risikoeinteilung in niedriges, intermediäres und hohes Risiko ist auf der letzten Konsensuskonferenz 2009 in St. Gallen verlassen worden (Goldhirsch et al. 2009). Während bei triple-negativen Tumoren auch in der nodal-negativen Situation (mit Ausnahme des medullären, des apokrinen und des zystischen Adenokarzinoms) nahezu immer eine Chemotherapie indiziert wird, muss bei positiven Hormonrezeptoren die Indikation zur chemoendokrinen Therapie differenziert gestellt werden (Tab. 16.1).

> ❶ **Cave**
> **Bei schwacher oder mäßiger Expression des Hormonrezeptors sollte die kombinierte chemo-endokrine Therapie empfohlen werden, bei hoch Hormonrezeptor-positiven Patientinnen mit begleitenden günstigen Risikofaktoren stellt die alleinige antihormonelle Therapie eine Alternative dar.**

◘ Tab. 16.1 Indikation zur chemoendokrinen Therapie bei ER-positiver und HER2-negativer Erkrankung

	Relative Indikation für eine chemoendokrine Therapie	Unklare Zuordnung	Relative Indikation für eine alleinige endokrine Therapie
Klinische und pathologische Entscheidungsfaktoren			
Expression der Östrogen- und Progesteronrezeptoren	Niedrig		Hoch
Histologisches Grading	Grad 3	Grad 2	Grad 1
Proliferation	Hoch	Mittel	Niedrig
Lymphknoten	Nodal-positiv (≥4 befallene Lymphknoten)	Nodal-positiv (1–3 befallene Lymphknoten)	Nodal-negativ
Peritumorale Gefäßinvasion	Nachweis einer peritumoralen Gefäßinvasion		Fehlende peritumorale Gefäßinvasion
Tumorgrösse	>5 cm	2,1–5 cm	≤2 cm
Präferenz der Patientin	Maximaler Therapiewunsch		Wunsch nach Vermeidung einer Chemotherapie
Gensignatur	Hoher Score	Intermediärer Score	Niedriger Score

Ist aufgrund der Risikosituation die Indikation zu einer Chemotherapie gegeben, stellt sich die Frage nach dem einzusetzenden Regime. Taxanhaltige und dosisdichte Therapiekonzepte können als etabliert betrachtet werden und haben zu einer weiteren Verbesserung im Vergleich mit einer alleinigen anthrazyklinhaltigen Chemotherapie geführt.

Bei der Auswahl des adjuvanten Chemotherapieregimes muss bedacht werden, dass sich die Wirksamkeit der einzelnen Regime beträchtlich unterscheidet. Ein adäquates adjuvantes Therapieregime sollte mindestens **3 Substanzen** enthalten und eine Therapiedauer über **6 Zyklen** aufweisen.

Es gilt als bewiesen, dass wir heute über 4 differente Wirksamkeitsstufen der adjuvanten Chemotherapie verfügen:

 Cave
6× CMF = 4× (A)EC < 6× CEF/FAC < taxanhaltige Therapie < dosisdichte Therapie

Neu in die Klinik gekommene Zweifachregime über nur 4 Zyklen (wie z. B. Docetaxel/Cyclophosphamid) sind in dieser Hierarchie nicht sicher einzuordnen und können demzufolge nicht als ein Standardregime empfohlen werden.

Ob die Hinzunahme relativ neuer Substanzen wie Gemcitabin oder Capecitabin die Wirksamkeit der adjuvanten Chemotherapie weiter verbessern wird, kann zum jetzigen Zeitpunkt nicht abschließend beantwortet werden (Poole et al. 2008, Joensuu et al. 2009)

16.2.2 Metaanalyse der »Early Breast Cancer Trialist's Collaborative Group«

Eine große Anzahl einzelner Studien, aber auch die Metaanalysen der »Early Breast Cancer Trialist's Collaborative Group« haben den Stellenwert der adjuvanten Chemotherapie eindrucksvoll bewiesen. Die letzte publizierte Metaanalyse der »Early Breast Cancer Trialists Collaborative Group (EBCTCG)« (**EBCTCG 2005**) hat 102 randomisierte Chemotherapiestudien mit über 33.000 Patientinnen analysiert, die überwiegende Mehrheit davon Polychemotherapiestudien. Für das Gesamtkollektiv konnte durch eine Polychemotherapie eine relative Reduktion des Rezidivrisikos um 23% und des Sterberisikos um 17% bewiesen werden. Dieser Vorteil ist unabhängig vom axillären Lymphknotenstatus, wobei bei nodal-positiven Patientinnen naturgemäß der absolute Zugewinn vor dem Hintergrund des höheren Rezidivrisikos größer ist als bei nodal-negativen Patientinnen.

Unverändert gilt auch, dass der Nutzen der Chemotherapie bei prämenopausalen Patientinnen stärker ausgeprägt ist als in der Postmenopause (**◘ Tab. 16.2**). ◘ Tab. 16.2 zeigt, dass in allen 4 Analysen die Unterschiede zugunsten der Polychemotherapie statistisch durchgehend hochsignifikant sind (jeweils 2p<0,00001), der absolute Zugewinn nach 15 Jahren in der Prämenopause aber ca. 3-mal höher ist als in der Postmenopause.

Auf dem San Antonio Breast Cancer Symposium 2007 (Peto 2007) erfolgte die mündliche Präsentation der neu-

□ Tab. 16.2 Polychemotherapie vs. Kontrolle. 15-Jahre-Rezidiv- und Mortalitätswahrscheinlichkeit in Abhängigkeit vom Alter (EBCTCG 2005)

| | Rezidivwahrscheinlichkeit | | Mortalitätswahrscheinlichkeit | |
	<50 Jahre	50–69 Jahre	<50 Jahre	50–69 Jahre
Polychemotherapie	41,1%	53,4%	32,4%	47,4%
Kontrolle	53,5%	57,6%	42,4%	50,4%
p-Wert	2p<0,00001	2p<0,00001	2p<0,00001	2p<0,00001
Absoluter Gewinn	12,3%	4,1%	10%	3%

esten Metaanalyse, die noch nicht als Vollpublikation vorliegt. Erstmals bestätigte Peto die Überlegenheit moderner taxanhaltiger Regime gegenüber einer alleinigen anthrazyklinhaltigen Chemotherapie. Durch eine Multiplikation der drei Eventraten (CMF vs. nil; anthrazyklinhaltig vs. anthrazyklinfrei; taxanhaltig vs. taxanfrei) errechnete er für prämenopausale Frauen eine Reduktion der Hazard Ratio (HR) von 0,38 hinsichtlich der Rezidivhäufigkeit und eine Reduktion der HR von 0,46 hinsichtlich der Mortalität! Diese herausragend guten Ergebnisse sind im Wesentlichen unabhängig von der Höhe der Expression des Östrogenrezeptors. Bei postmenopausalen Patientinnen liegt die HR bei 0,52 (Rezidivhäufigkeit) bzw. 0,66 (Mortalität).

16.2.3 CMF: immer noch eine Option?

Exemplarisch für die Wirksamkeit einer adjuvanten Chemotherapie mit CMF seien die Studien von Bonadonna et al.(1995, 2005) zur adjuvanten Chemotherapie von Patientinnen mit nodal-positivem Mammakarzinom erwähnt. Nur die prämenopausalen Patientinnen profitieren signifikant von der adjuvanten Chemotherapie mit CMF, nicht hingegen postmenopausale Frauen. Eine retrospektive Subgruppenanalyse ergab zudem einen Nutzen nur für die prognostisch günstigere Subgruppe mit 1–3 befallenen Lymphknoten, nicht hingegen für Patientinnen mit ≥4 positiven Lymphknoten (Bonnadonna et al. 1995). Der unstrittige Benefit der Chemotherapie wird allerdings durch eine Langzeitanalyse (30 Jahres Follow-up) eindrucksvoll belegt (Bonadonna et al. 2005). Auch nach diesem langen Zeitraum haben die Frauen, die eine CMF-Chemotherapie erhalten haben, unverändert einen signifikanten Vorteil hinsichtlich des rezidivfreien und des Gesamtüberlebens.

CMF bleibt damit in Einzelfällen eine Option bei Patientinnen mit niedrigem Risikoprofil, älteren Patientinnen oder Patientinnen mit bestehender kardialer Dysfunktion.

Der Einsatz von CMF wird durch den Umstand relativiert, dass es kurze Schemata über 4 Zyklen gibt, die entweder äquivalent oder überlegen im Vergleich zu 6 Zyklen CMF sind. Die Ergebnisse der NSABP-B-15 Studie haben gezeigt (Fisher et al. 1990), dass 4 Zyklen AC (60/600 mg/m²) äquivalent zu 6 Doppelzyklen CMF sind. 4 Zyklen Docetaxel/Cyclophosphamid wiederum sind hinsichtlich des rezidivfreien und Gesamtüberlebens signifikant besser als 4 Zyklen AC (Jones et al. 2009). Die deutlich kürzere Therapiedauer und die niedrige Langzeittoxizität favorisieren die Gabe dieser »kurzen« Schemata, wenn eine Chemotherapie in einer »Niedrig-Risiko-Situation« oder bei älteren Patientinnen gegeben werden soll.

 Cave
Unverändert Gültigkeit hat das »alte Dogma«, dass in der adjuvanten Situation eine Kombinationschemotherapie einer Monochemotherapie überlegen ist.

Dies wurde durch eine aktuelle Studie erneut unterstrichen, die die »alten« Kombinationsregime AC oder CMF mit einer modernen oralen Monotherapie von Capecitabine verglich. Die Monotherapie mit Capecitabine war der Kombinationschemotherapie signifikant unterlegen (Muss et al. 2009). Ebenso wie für die anthrazyklinhaltigen Schemata gilt auch für CMF, dass eine Unterdosierung vermieden werden muss (Hryniuk u. Levine 1986)

16.2.4 Stellenwert der Anthrazykline

 Cave
Die Mehrzahl der Einzelstudien (Ejlertsen et al. 2007; Levine et al. 2005; Poole et al. 2006) und die Metaanalyse der EBCTCG (2005) beweisen die Überlegenheit einer anthrazyklinhaltigen im Vergleich zu einer anthrazyklinfreien Chemotherapie.

Die Hinzunahme eines Anthrazyklins führt nicht automatisch zu einer Überlegenheit im Vergleich zu CMF. Auch eine länger dauernde, adäquat dosierte Chemotherapie mit 8 Zyklen Epirubicin/Cyclophosphamid (100/830 mg/m²/Woche q3w) führt zu keiner Verbesserung im Vergleich mit einer konventionellen CMF-Therapie (Piccart et al. 2001). Nur anthrazyklinhaltige Dreifachkombinationen haben im direktem Vergleich zu einer Überlegenheit gegenüber CMF geführt (Levine 2005; Ejlertsen 2007).

In der Langzeitauswertung der kanadischen Studie mit einer medianen Nachbeobachtungszeit von 10 Jahren lag das rezidivfreie Überleben von Patientinnen mit **FE120C** bei 52% im Vergleich zu 45% im CMF-Arm, was einer HR von 1,31 (p=0,005) entspricht. Die korrespondierenden Daten für das 10-Jahres-Gesamtüberleben betrugen 62% vs. 58%, HR 1,18 (p=0,085) (Levine et al. 2005).

Eine vor allem in Europa häufig verwendete Alternative zum kanadischen FEC_{120} ist das französische **FE100C-Regime**. Auch zu dieser Studie wurde ein Langzeit-Follow-up publiziert (Bonneterre et al. 2005). Nach 10 Jahren war das Überleben im FEC_{100}-Arm signifikant besser als im FEC_{50}-Arm (54,8% vs. 50,0%; p=0,05) Die Ergebnisse dieser Studie implementierten die geforderte Dosisintensität von 30 mg/m²/Woche an Epirubicin. Auch eine Unterdosierung von Doxorubidin muss vermieden werden (Budman et al. 1998). Für Doxorubicin liegt die geforderte Dosisintensität bei 20 mg/m²/Woche.

Eine Alternative zur Kombinationstherapie stellt die sequenzielle Therapie mit Epirubicin, gefolgt von CMF dar (Poole et al. 2006). In einer gemeinsamen Analyse zweier Phase-III-Studien aus England und Schottland wurde die Wirksamkeit von 4 Zyklen Epirubicin (100 mg/m²), gefolgt von 4 Zyklen CMF gegen 6 bzw. 8 Zyklen CMF untersucht. Bei einer medianen Nachbeobachtungsdauer von 32 Monaten konnte die Überlegenheit von Anthrazyklinen gegenüber CMF bestätigt werden. Das relative Risiko für das Auftreten eines Rezidivs konnte durch die E-CMF-Therapie auf 69%, und das relative Risiko der Mortalität auf 65% gesenkt werden (je p<0,0001). Die Überlegenheit der Anthrazyklintherapie war unabhängig vom Nodalstatus, Alter und Hormonrezeptorstatus.

16.2.5 Rolle der Taxane

Derzeit liegen Ergebnisse von 14 großen adjuvanten Studien zum Vergleich einer taxanhaltigen mit einer taxanfreien Chemotherapie vor (◘ Tab. 16.3; alle Literaturzitate unter www.ago-online.org). Die Gesamtheit dieser Daten einschließlich vorliegender Metaanalysen (Bria et al. 2006) begründet die uneingeschränkte Empfehlung zu einer taxanhaltigen Chemotherapie bei nodal-positiven Patientinnen.

Die in den ◘ Tab. 16.3 gezeigten Studien unterscheiden sich in relevantem Maße hinsichtlich der Qualität des Studiendesigns und damit der Interpretierbarkeit der Daten (z. B. gleich lange Therapiedauer in beiden Armen vs. nicht). Dies begründet, warum die taxanhaltigen Schemata z. B. von der AGO-Kommission Mamma mit unterschiedlichen Empfehlungsgraden versehen wurden. Nur 5 der 14 taxanhaltigen Regime haben von der AGO-Kommission Mamma den höchsten Empfehlungsgrad (++) erhalten (◘ Tab. 16.4).

4 der 5 Studien mit dem höchsten Empfehlungsgrad haben den Stellenwert von Docetaxel untersucht. Die **BCIRG-001-Studie** (Martin et al. 2005) verglich 6 Zyklen FAC (500/50/500 mg/m² q3w) mit 6 Zyklen TAC (Docetaxel 75 mg/m²/Doxorubicin 50 mg/m²/Cyclophosphamid 500 mg/m² q3w). Die mediane Nachbeobachtungszeit liegt bei 55 Monate. Die rezidivfreie Überlebenszeit nach 5 Jahren betrug 75% im TAC-Arm vs. 68% im FAC-Arm (p=0,001), die Gesamtüberlebenszeit 87% im TAC-Arm vs. 81% im FAC-Arm (p=0,008). Dies entspricht einer Reduzierung des Mortalitätsrisikos um 30% (p=0,008).

Auch sequenzielle Regime wie 3× FEC → 3× Docetaxel (**PACS 01**; Roché et al. 2006) oder 4× EC → 4× Docetaxel (**WSG-AGO Intergroup**; Nitz et al. 2009) sind wiederum sowohl im rezidivfreien wie im Gesamtüberleben einer Standard-FEC-Therapie überlegen. Die WSG-AGO-Studie rekrutierte nur Patientinnen mit 1–3 befallenen Lymphknoten, um auch für dieses intermediäre Risikokollektiv die Überlegenheit einer taxanhaltigen Chemotherapie nachzuweisen. Das ereignisfreie Überleben betrug 85,8% für den FEC-Arm und 90,2% für den EC-Doc-Arm (HR 1,51; p=0,009) und das Gesamtüberleben lag bei 91,7% vs. 94,8% (HR 1,63; p=0,02). Diese Zahlen belegen die herausragenden Ergebnisse, die durch eine moderne adjuvante Therapie in der intermediären Risikosituation erzielt werden können!

Hypothesen generierend sind Subgruppenanalysen dieser Studien. Die adjuvante Therapie mit Docetaxel war sowohl in der BCIRG-001- wie in der PACS-01-Studie nur bei Patientinnen mit 1–3 befallenen Lymphknoten der alleinigen Anthrazyklintherapie überlegen, nicht jedoch im Kollektiv mit ≥4 befallenen Lymphknoten.

Richtungsweisend sind auch die Ergebnisse einer großen vierarmigen Phase-III-Studie (**ECOG 1199**) (Sparano et al. 2008) zum Vergleich der beiden Taxane Docetaxel und Paclitaxel. Diese wurden entweder 3-wöchentlich oder wöchentlich (»dosisdicht«) gegeben. Verglichen mit

Tab. 16.3 Taxanhaltige Regimes und Empfehlungsgrade der Kommission Mamma der AGO (1/2010)

Regime	Studie	Oxford		AGO
		LoE	GR	
Nodal-positiv				
Kombinationstherapie				
DAC	BCIRG 001, anstatt FAC	1b	B	++
DC	US Oncol., anstatt AC	1b	B	+
AD	E2179, anstatt AC	2b	B	+/−
Sequenzielle Therapie (gleiche Dauer)				
FEC → D	PACS 01, anstatt FEC	1b	B	++
AC → Pw	E1199, anstatt AC → P3w	1b	B	++
FE$_{60}$C → D	TACT, anstatt FE$_{60}$C; TACT, anstatt E → CMF	2b	B	−
AP → CMF	ECTO, anstatt A → CMF	2b	B	+
Sequenzielle Therapie (ungleiche Dauer)				
AC → P	NSABP B-28, anstatt AC	1b	B	+
FEC → P	GEICAM 9906, anstatt FEC	2b	B	+
AC → D	BCIRG 005, AC-D, anstatt DAC	1b	B	++
EC → D	WSG/AGO, EC-D, anstatt FEC	1b	B	++
A → D → CMF > AD → CMF	BIG 2-98, anstatt A ± C → CMF	2b	B	+
E → D → CMF	TAXIT 216, anstatt E → CMF	2b	B	+/−
Nodal-negativ*				
DAC	GEICAM 9805, anstatt FAC	2b	B	+/−
AP → CMF	ECTO, anstatt A → CMF	2b	B	+/−
AD	E2179, anstatt AC	2b	B	−
DC	US Oncol., anstatt AC	2b	B	+/−

A Doxorubicin, *D* Docetaxel, *E* Epirubicin, *P* Paclitaxel
* Studienteilnahme empfohlen

Tab. 16.4 Taxanhaltige Regime mit demhöchsten Empfehlungsgrad der Kommission Mamma der AGP (1/2010)

Regime	Optimale Dosierung	Oxford		AGO
		LoE	GR	
DAC	D75A50C q3w ×6	1b	B	++
FEC → D	FE100C q3w ×3 → D$_{100}$ q3w ×3	1b	B	++
AC → PW	A$_{60}$C q3w ×4 → P$_{80}$ qw1 ×12	1b	B	++
AC → D	A$_{60}$C q3w ×4 → D$_{100}$ qw3 ×4	1b	B	++
EC → D	E$_{90}$C q3w ×4 → D$_{100}$ qw3 ×4	1b	B	++

4 Zyklen AC gefolgt von 4 Zyklen Paclitaxel alle 3 Wochen zeigte sich sowohl für die 3-wöchentliche sequenzielle Gabe von Docetaxel (HR 1,23, p=0,02) wie für die wöchentliche, dosisdichte Gabe von Paclitaxel (HR 1,27, p=0,006) ein Vorteil im krankheitsfreien Überleben. Im Gesamtüberleben war nur die wöchentliche Gabe von Paclitaxel dem alten Standard 4× AC → 4× Paclitaxel signifikant überlegen (HR 1,32, p=0,01). Diese Daten lassen es als gerechtfertigt erscheinen, 4× AC → 4× Paclitaxel q3w in der adjuvanten Situation nicht mehr einzusetzen.

Martin et al. (2008) berichteten erstmals Ergebnisse einer randomisierten Phase-III-Studie zum Vergleich einer taxanhaltigen mit einer taxanfreien Chemotherapie bei Patientinnen mit negativem Nodalstatus. Diese Studie ergab hinsichtlich des rezidivfreien Überlebens einen Vorteil des DAC-Regimens im Vergleich zu FAC (HR 0,67;p=0,018), nicht aber für das Gesamtüberleben. Der Einsatz von Taxanen in der nodal-negativen Situation kann bei Patientinnen mit Risikofaktoren erwogen werden, ist aber nicht obligat.

Zurückhaltung ist bei kurzen taxanhaltigen Schemata wie 4× Docetaxel/ Cyclophosphamid angezeigt. Eine Äquipotenz von 4 Zyklen Docetaxel/ Cyclophosphamid gegenüber den vorbesprochenen taxanhaltigen Standardregimen (☐ Tab. 16.4) ist nicht bewiesen.

> **❗ Cave**
>
> **Wird beim nodal-positiven Mammakarzinom die Indikation zu einer alleinigen Chemotherapie oder chemoendokrinen Therapie gestellt, ist eine taxanhaltige Chemotherapie Standard. Beim prognostisch ungünstigen nodal-negativen Mammakarzinom stellt das DAC-Regime eine Option dar. Die Metaanalyse der EBCTCG ebenso wie retrospektive Analysen großer Einzelstudien belegen, dass der relative Nutzen der taxanhaltigen Chemotherapie unabhängig vom Hormonrezeptorstatus ist.**

16.2.6 Dosisdichte Therapien

Die Bedeutung der Gesamtdosis und Dosisintensität für den Therapieerfolg wird seit annähernd 30 Jahren kontrovers diskutiert. In einer retrospektiven Analyse ihrer beiden ersten CMF- vs. Kontrollstudien stellten Bonadonna und Valagussa 1981 erstmals einen signifikanten Zusammenhang zwischen der applizierten Dosis und dem Überleben fest. In Übereinstimmung mit einer ebenfalls retrospektiven Analyse von Hryniuk und Levine (Hryniuk et al. 1986) folgerten sie, daß die Dosisintensität für den Therapieerfolg wichtig ist. Nicht zuletzt auf der Grundlage

dieser Daten haben verschiedene Arbeitsgruppen prospektive Studien zu dieser Fragestellung aufgelegt.

Die Steigerung der Dosisintensität (mg/m²/Woche) lässt sich über 3 Wege erzielen:
- Verkürzung des Zyklusintervalles bei gleich bleibender Dosis (»dosisdichte« Therapie) oder
- Erhöhung der Einzeldosis bei unverändertem Zyklusintervall (»Dosiseskalation«).
- Verkürzung des Zyklusintervalles und Erhöhung der Einzeldosis (dosiseskaliert und dosisdicht)

Ein klassisches »dosisdichtes« Therapiekonzept stellt z. B. die CALGB-9741-Studie dar, während der ETC-Trial der AGO ein dosiseskaliertes und dosisdichtes Therapiekonzept repräsentiert. Auf die diesen Therapieprinzipien zugrunde liegenden theoretischen Konzepte kann an dieser Stelle nicht näher eingegangen werden, eine Darstellung der unterschiedlichen Therapieprinzipien findet sich in ☐ Abb. 16.3.

Die CALGB-9741-Studie (Citron et al. 2003) verglich eine Kombinations- mit einer sequenziellen Chemotherapie und ein dreiwöchentliches mit einem dosisdichten zweiwöchentlichen Intervall (2×2 faktorielles Design). Die Gesamtdosis der eingesetzten Substanzen (Doxorubicin, Paclitaxel, Cyclophosphamid) war in allen 4 Armen identisch. Rekrutiert wurden nodalpositive Patientinnen, die mediane Anzahl tumorös befallener Lymphknoten lag bei 3. Bei einer medianen Nachbeobachtungszeit von 5 Jahren fand sich für die dosisdichte Chemotherapie eine signifikante Verbesserung sowohl im rezidivfreien wie im Gesamtüberleben (Hudis et al. 2005).

Mit einer identischen Nachbeobachtungszeit von 5 Jahren konnte die AGO-Studie bestätigen, dass durch eine dosisdichte und dosiseskalierte Chemotherapie (ETC) sowohl das rezidivfreie wie das Gesamtüberleben im Vergleich mit der konventionellen Chemotherapie

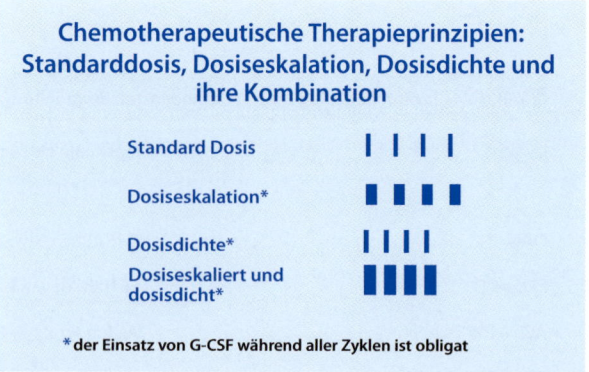

☐ **Abb. 16.3** Unterscheidung zwischen Standarddosis, Dosiseskalation, Dosisdichte und der Kombination von beidem

◻ **Tab. 16.5** Empfehlungen der Kommission Mamma der AGO zur dosisdichten Chemotherapie bei nodal-positivem Mammakarzinom

Therapiekonzept	Regime	Oxford		AGO
		LoE	GR	
Dosisdichte Schemata (N+)	dd ACP/AC-P q2w (statt q3w) (CALGB 9741)	1b	B	+[1]
	AC/ddP q1w ×12 (statt P q3w)	1b	B	++[1]
Dosisdichtes und dosiseskaliertes Schema (N≥4+)	dd E-P-C q2w (statt EC-P q3w) (AGO)	1b	B	++
Hochdosisschemata (N≥10+)	High-dose/PBSCS (statt Chemotherapie q3w)	1a	A	–[2]

P Paclitaxel, [1] Behandlung in erfahrenen Zentren, [2] Studienteilnahme empfohlen

signifikant verbessert werden (Moebus et al. 2010). Die AGO-Studie rekrutierte nur Patientinnen mit ≥4 befallenen Lymphknoten, im Median waren 8 Lymphknoten tumorös befallen. Die Kontrollarme waren in der CALGB und der AGO Studie vergleichbar (4× AC [oder 4× EC] → 4× Paclitaxel). Das rezidivfreie 5-Jahres-Überleben lag in der AGO-Studie bei 70% vs. 62% (p=0,0008) und das 5-Jahres-Überleben bei 82% vs. 77% (p=0,029) zugunsten des dosisdichten ETC-Arms. Dies sind die besten Ergebnisse, die jemals für ein Hochrisikokollektiv mit ≥4 befallenen Lymphknoten publiziert wurden.

Die dosisdichte Chemotherapie ist eine sichere Therapie. Weder in der CALGB- noch in der AGO-Studie wurden Todesfälle unter der dosisdichten Chemotherapie beschrieben. Die aktuellen Empfehlungen zum Einsatz der dosisdichten Chemotherapie werden in ◻ Tab. 16.5 gezeigt.

16.2.7 Zusammenfassung

Die heutige Datenlage lässt erkennen, dass wir über 4 unterschiedliche Wirksamkeitsstufen der adjuvanten Chemotherapie verfügen (4× AC oder 6× CMF < 6× FEC (FAC) < taxanhaltige Regime < dosisdichte Regime).

Diese hierarchische Abstufung der Wirksamkeit ist durch die Ergebnisse randomisierter Studien belegt und wirft neben gesundheitsökonomischen Überlegungen noch stärker als früher die Frage auf, welches das optimale (adäquate) Chemotherapieregime für die einzelne Patientin darstellt.

Der Stellenwert von 6 Doppelzyklen CMF oder 4 Zyklen EC (AC) ist marginal. Zulässig erscheinen sie nur noch für die Niedrigrisikosituation oder bei Kontraindikationen gegen Anthrazykline.

Ist die Indikation für eine Chemotherapie gegeben, sind taxanhaltige Regime Standard in der Therapie des nodal-positiven Mammakarzinoms; sie stellen eine Op-

tion in der Hoch-Risiko-Situation beim nodal-negativen Mammakarzinom dar.

Zwei qualitativ hochwertige Studien zur dosisdichten Therapie haben die Überlegenheit gegenüber einer konventionell dosierten Chemotherapie gezeigt. Das ETC-Regime ist bei Hoch-Risiko-Patientinnen mit ≥4 befallenen Lymphknoten das zu präferierende Regime, wenn die Patientin nicht in klinischen Studien behandelt werden kann.

Eine Dosisreduktion kann in der adjuvanten Situation nachteilige Konsequenzen haben. Anstelle der Dosisreduktion oder Intervallverlängerung ist daher der sekundär prophylaktischen Gabe von G-CSF oder Pegfilgrastim der Vorzug zu geben.

Auch Hormonrezeptor-positive Patientinnen mit niedrigem oder intermediärem Risiko haben einen Benefit von der chemoendokrinen Therapie (Albain et al. 2009; Peto et al. 2005; Fisher et al. 2004). Der Verzicht auf eine chemoendokrine Therapie bei diesem Kollektiv ist aufklärungsbedürftig. Die informierte Patientin muss in die Therapieentscheidung einbezogen werden!

Literatur

Albain KS, Barlow WE, Ravdin PM et al. (2009) Adjuvant chemotherapy and timing of tamoxifen in postmenopausal patients with endocrine-responsive, node-positive breast cancer: a phase 3, open-label, randomised controlled trial. Lancet 374: 2055–63

Bonadonna G, Valagussa, P, Moliterni A, Zambetti M et al. (1995) Adjuvant cyclophosphamide, methotrexate, and fluorouracil in node-positive breast cancer. N Engl J Med 332: 901–906

Bonadonna G, Moliterni A, Zambetti M et al (2005) 30 years' follow up of randomised studies of adjuvant CMF in operable breast cancer: cohort study. BMJ Jan 29; 330 (7485): 217

Bonneterre J, Roche H, Kerbrat P, Bremond A et al. (2005) Epirubicin increases long-term survival in adjuvant chemotherapy of patients with poor prognosis, node-positive, early breast cancer: 10-year follow-up results of the French Adjuvant Study Group 05 randomized trial. J Clin Oncol 23(12): 2686–93

Bria E, Nistico C, Cuppone F et al. (2006) Benefit of taxanes as adjuvant chemotherapy for early breast cancer. Cancer 106: 2337–44

Budman DR, Berry DA, Cirrincione CT, Henderson IC et al. (1998) Dose and dose intensity as determinants of outcome in the adjuvant treatment of breast cancer. J Natl Cancer I 90: 1205–1211

Citron ML, Berry DA, Cirrincione C, Hudis C, Winer EP, Gradishar WJ, Davidson NE, Martino S, Livingston R, Ingle JN, Perez EA, Carpenter J, Hurd D, Holland JF, Smith BL, Sartor CI, Leung EH, Abrams J, Schilsky RL, Muss HB, Norton L (2003) Randomized trial of dose-dense versus conventionally scheduled and sequential versus concurrent combination chemotherapy as postoperative adjuvant treatment of node-positive primary breast cancer: First report of intergroup trial C9741/Cancer and Leukemia Group B Trial 9741. J Clin Oncol 21: 1431–1439

Early Breast Cancer Trialists' Collaborative Group (2005) Effects of chemotherapy and hormonal therapy for early breast cancer on recurrence and 15-year survival: an overview of the randomised trials. Lancet 365: 1687–1717

Ejlertsen B, Mouridsen HT, Jensen MB, Andersen J, Cold S, Edlund P (2007) Improved outcome from substituting methotrexate with epirubicin: results from a randomised comparison of CMF versus CEF in patients with primary breast cancer. Eur J Cancer 43:877–84

Fisher B, Brown AM, Dimitrov NV et al. (1990) Two months of doxorubicin-cyclophosphamide with and without reinduction therapy compared with 6 months of cyclophosphamide, methotrexate, and fluorouracil in positive-node breast cancer patients with tamoxifen-nonresponsive tumors: Results from the National Surgical Adjuvant Breast and Bowel Project B-15. J Clin Oncol 8: 1483–1496

Fisher B, Jeong J-H, Bryant J, Anderson S, Dignam J, Fisher ER, Wolmark N (2004) Treatment of lymph-node-negative, oestrogen-receptor-positive breast cancer: long-term findings from National Surgical Adjuvant Breast and Bowel Project randomised clinical trials. The Lancet 364: 858–868

Goldhirsch A, Ingle JN, Gelber RD et al. (2009) Tresholds for therapies: highlights of the St Gallen International Export Consensus on the Primary Therapy of Early Breast Cancer 2009. Annals of Oncology 20: 1319–1329

Hryniuk W, Levine MN (1986) Analysis of dose intensity for adjuvant chemotherapy trials in stage II breast cancer. J Clin Oncol 4: 1162–1170

Hudis C, Citron M, Berry D, Cirrincione C, Gradishar W, Davidson N et al. (2005) Five year follow-up of INT C9741: dose-dense (DD) chemotherapy (CRx) is safe and effective. Breast Cancer Res and Treat 94 (suppl 1): 41 (abstr.)

Joensuu H, Kellokumpu-Lehtinen PL, Huovinen R et al. (2009) Adjuvant capecitabine in combination with docetaxel and cyclophosphamide plus epirubicin for breast cancer: an open-label, randomised controlled trial. Lancet 10: 1145–51

Jones S, Holmes FA, O'Shaughnessy J et al (2009) Docetaxel with cyclophosphamide is associated with an overall survival benefit compared with Doxorubicin and Cyclophosphamide: 7-year follow-up of US Oncology Research Trial 9735, J Clin Oncol 27: 1177–83

Levine MN, Pritchard KI, Bramwell VH, Shepherd LE et al. (2005) Randomized trial comparing cyclophosphamide, epirubicin, and fluorouracil with cyclophosphamide, methotrexate, and fluorouracil in premenopausal women with node-positive breast cancer: Update of National Cancer Institute of Canada Clinical Trials Group Trial MA5. J Clin Oncol 23(22): 5166–5170

Martin M, Pienkowski T, Mackey J, Pawlicki M et al. for the Breast Cancer International Research Group 001 Investigators (2005) Adjuvant docetaxel for node-positive breast cancer. N Engl J Med 352: 2302–2313

Martin M, Iluch A, Segui M et al. (2008) Multicenter, randomized phase III study of adjuvant chemotherapy for high-risk, node-negative breast cancer comparing tac with fac: 5-year efficacy analysis of the GEICAM 9805 trial. J Clin Oncol 26 (Suppl): 542 (abstract)

Möbus V, Jackisch C, Lueck HJ, du Bois A, Thomssen C, Kurbacher C et al. (2010) Intense dose-dense sequential chemotherapy with epirubicin, paclitaxel and cyclophosphamide compared with conventionally scheduled chemotherapy in high-risk primary breast cancer: Mature results of an AGO-phase-III study. J Clin Oncol (2010) in press

Muss HB, Berry DA, Cirrincione CT et al. (2009) Adjuvant chemotherapy in older women with early-stage breast cancer. N Engl J Med 260: 2055–65

Nitz U, Huober J, Lisboa B, Harbeck N, Fischer H, Moebus V et al. (2009) Superiority of sequential docetaxel over standard FE100C in patients with intermediate risk breast cancer: survival results of the randomized intergroup phase III trial EC-Doc. Cancer Res 69 (suppl; abstr 78)

Peto R for the Early Breast Cancer Trialists'Collaborative Group (2007) The worldwide overview: new results for systemic adjuvant therapies. Presented at the 30th Annual. San Antonio Breast Cancer Symposium; December 13-16, 2007; San Antonio, TX

Piccart MJ, Di Leo A, Beauduin M et al. (2001) Phase III trial comparing two dose levels of epirubicin combined with cyclophosphamide, methotrexate, and fluorouracil in node-positive breast cancer. J Clin Oncol 19: 3103–3110

Poole CJ, Earl HM, Hiller L, Dunn JA, Bathers S, Grieve R, Spooner D, Agrawall RK et al. for the NEAT Investigators and the SCTBG (2006) Epirubicin and Cyclophosphamide, Methotrexate, and Fluorouracil as Adjuvant Therapy for Early Breast Cancer. N Engl J Med 355: 1851–62

Poole CJ, Hiller L, Howard HC, Dunn JA, Canney P, Wardley AM et al. (2008) tAnGo: A randomized phase III trial of gemcitabine (gem) in paclitaxel-containing, epirubicin/cyclophosphamide-based, adjuvant chemotherapy (CT) for women with early-stage breast cancer (EBC). J Clin Oncol 26: (suppl; abstr. 506)

Roché H, Fumoleau P, Spielmann M, Canon JL, Delozier T, Serin D et al. (2006) Sequential adjuvant epirubicin-based and docetaxel chemotherapy for node-positive breast cancer patients. The FNCLCC PACS 01 Trial. J Clin Oncol 24: 5664–5671

Sparano JA, Wang M, Martino S et al. (2008) Weekly paclitaxel in the adjuvant treatment of breast cancer. N Engl J Med 358: 1663–71

16.3 Präoperative endokrine Therapie

Wolfgang Janni, Peter Fasching

16.3.1 Einleitung

Die präoperative Systemtherapie erfolgt meist mittels Chemotherapie, kann aber auch mittels Antihormontherapie durchgeführt werden. Während noch vor einigen Jahren die primäre Systemtherapie nur bei Patientinnen mit einem lokal inoperablem Mammakarzinom zur Schaffung einer Operationsebene indiziert war, wurde sie in den letzten Jahren zunehmend bei Patientinnen mit einem primär operablem Mammakarzinom angewandt.

Zielstellungen der primären Systemtherapie sind:
- Verminderung der operativen Radikalität/Erhöhung der Rate brusterhaltender Therapien

- In-vivo-Chemosensitivitätstest: Wechsel des Chemotherapieregimes bei fehlender klinischer Response, klinische Response als Prognosemarker und prädiktiver Faktor
- Insbesondere bei dem für eine primär-endokrine Therapie geplanten Patientinnenkollektiv ist die zeitliche Verschiebung der operativen Intervention häufig ein zusätzliches Argument.

Bei postmenopausalen Patientinnen stellt die primäre endokrine Therapie eine sichere und nebenwirkungsarme Behandlungsoption dar. Bei diesen Patientinnen kann:

- bei entsprechendem Ansprechen bei älteren, inoperablen oder multimorbiden Patientinnen im Einzelfall völlig auf die Operation verzichtet werden,
- nach internistischer Vorbereitung, die Operation zu einem späteren Zeitpunkt erfolgen,
- das klinische Ansprechen auf eine postoperative adjuvante Therapie mit der jeweiligen Substanz (Tamoxifen versus Aromatasehemmer) geprüft werden.

Neuere Daten bestätigen, dass Aromatasehemmer bei Hormonrezeptor-positiven, postmenopausalen Patientinnen ähnlich effektiv sein können wie die nebenwirkungsreiche Chemotherapie mit Doxorubicin/Paclitaxel. Die klinischen (Aromatasehemmer : Chemotherapie: 90 vs. 76%) und pathologischen kompletten Responseraten (5 vs. 8%) sowie die Raten einer brusterhaltenden Operation (37 vs. 21%, p=0,05) sprechen für die endokrine Therapie. Die geringere Rate klinisch kompletter Remissionen erscheint für die ältere Hormonrezeptor-positive Patientin nicht das entscheidende Kriterium.

Folgende Patientinnen sind besonders geeignet für eine primäre, endokrine Systemtherapie:

- Hormonresponsive Erkrankung gemäß den St.-Gallen-Kriterien 2009 (obligat)
- Zunehmendes Alter als Prädiktor für geringere Effizienz einer zytostatischen Therapie
- Primäre Operation nicht (oder nicht sofort) durchführbar
- Ablehnung einer Chemotherapie oder medizinische Gründe gegen eine Chemotherapie bei gleichzeitiger Indikation zur primären systemischen Therapie (z. B. Wunsch nach brusterhaltender Operation und Vorliegen eines primär nicht brusterhaltend zu operierenden Befundes)

16.3.2 Studienergebnisse

Für den Einsatz von Tamoxifen als primäre, endokrine Systemtherapie liegen verschiedene Ergebnisse vor. Die

klinische Ansprechrate betrug in den Studien im Mittel 50–70%. Im Vergleich zu Patientinnen, die operiert und mit Tamoxifen behandelt worden waren, zeigte sich für die ausschließlich mit Tamoxifen behandelte Gruppe eine erhöhte Lokalrezidivrate.

Derzeit liegen 4 prospektiv randomisierte Studien zur primären, endokrinen Systemtherapie vor. In einer randomisierten Studie wurden 324 Patientinnen entweder mit Letrozol oder mit Tamoxifen behandelt. Hierbei war die klinische Ansprechrate unter Letrozol signifikant (p = 0,004) höher, was in dieser Gruppe auch zu einer erhöhten Rate an brusterhaltender Therapie (BET) führte (p=0,036). Die pathologische Komplettremission betrug jedoch nur 1,5%.

> **❗ Cave**
> **Besonders schienen diejenigen Frauen von der Therapie mit dem Aromatasehemmstoff zu profitieren, deren Tumor Hormonrezeptor-positiv und HER2/neu 3+ war.**

Die endokrin bedingten Ansprechraten sind sicherlich auch von der Dauer der Applikation abhängig, möglicherweise war die Studiendauer mit 4 Monaten zu kurz konzipiert worden. In der IMPACT-Studie (Phase III, doppelblind, randomisiert), in die postmenopausale (mittleres Alter 73 Jahre), Hormonrezeptor-positive, operable Frauen ohne Fernmetastasen eingeschlossen wurden, konnte gezeigt werden, dass die primäre, endokrine Systemtherapie gute, aber nicht signifikante klinische Ansprechraten zeigt: Anastrozol 37%, Tamoxifen 36%, Kombination von Tamoxifen und Anastrozol: 39%. Jedoch konnte bei den Patientinnen, bei denen ursprünglich eine Mastektomie durchgeführt werden sollte, mittels einer 12-wöchigen Anastrozol-Therapie signifikant häufiger eine BET durchgeführt werden als unter Tamoxifen: unter Anstrozol 44% BET und unter Tamoxifen bei 31% BET.

> **❗ Cave**
> **Zusammenfassend zeigte sich durchwegs eine höhere Ansprechrate durch Aromataseinhibitoren bei den untersuchten postmenopausalen Patientinnen im Vergleich zu Tamoxifen (Abbildung 1), so dass die Therapie mit einem Aromataseinhibitor erfolgen sollte, wenn keine entsprechenden Kontraindikationen vorliegen.**

Derzeit liegen keine gesicherten Daten für Bestimmung der optimalen Therapiedauer vor. Die AGO-Empfehlungen der Kommission Mamma schlagen eine Therapiedauer von mindestens 3 Monaten vor. Die tatsächliche Therapiedauer muss aber in der individuellen Situation in Abhängigkeit von Therapieansprechen, Komorbidität, Therapieziel und anderen Faktoren festgelegt werden. Die Dosierung der primären, endokrinen Systemtherapie unterscheidet sich nicht von der adjuvanten Situation. Ausreichende prospektive Daten zur primären, endokrinen Systemtherapie in Kombination mit einer **HER2/neu-zielgerichteten Therapie** liegen nicht vor.

> **Tipp**
>
> Es empfiehlt sich jedoch auf der Grundlage der sehr guten Daten aus dem metastasierten und adjuvanten Setting, die endokrine Therapie bei Nachweis einer HER2/neu-Überexpression oder Amplifikation mit einer HER2/neu-zielgerichteten Therapie zu kombinieren, sofern keine Indikation für eine Chemotherapie vorliegt. Die primäre, endokrine Systemtherapie sollte nicht mit einer Chemotherapie kombiniert werden.

Literatur

Mathew J, Asgeirsson KS, Jackson LR, Cheung KL, Robertson JF (2009) Neoadjuvant endocrine treatment in primary breast cancer – review of literature. Breast 18(6): 339–44

16.4 Endokrine Therapie

Nicolai Maass, Corinna Crohns, Christoph Mundhenke, Walter Jonat

16.4.1 Einleitung

Die Prognose des Mammakarzinoms wird besonders durch die manifestierte Fernmetastasierung entschieden.

Die adjuvante medikamentöse Therapie versucht noch nicht nachweisbare Mikrometastasen zu erreichen und eine Metastasierung zu vermeiden.

> **Definition**
>
> Bei der adjuvanten Therapie besteht Tumorfreiheit. Mittels klinischer, technischer oder pathologisch-histologischer Untersuchungen können keine manifestierten Tumorreste nachgewiesen werden.

> Basierend auf den Ergebnissen der Early Breast Cancer Trialists Collaborative Group (EBCTCG), die Auswertungen von 190.000 Frauen aus 290 Studien erfasste, ist die adjuvante Therapie maßgeblich an der Senkung der Mortalitätsrate des Mammakarzinoms in den letzten 10–15 Jahren beteiligt (EBCTCG 1998a,b)

16.4.2 Adjuvante endokrine Therapie

Die endokrine Therapie ist fester Bestandteil der Behandlung des Mammakarzinoms. Seit langem ist bekannt, dass eine Ovarektomie und damit eine Änderung des hormonellen Milieus bei Patientinnen mit primärem und fortgeschrittenem Mammakarzinom zu einer Tumorregression führen kann. Mitte der 1960er Jahre wurde durch die Synthetisierung von Östradiol und Entdeckung des Östrogenrezeptors die Rolle des endokrinen Einflusses beim Mammakarzinom evaluiert. Seitdem wird das Mammakarzinom zu den häufig »endokrinabhängigen« Tumoren gezählt.

Tab. 16.6 Randomisierte Studien zur primären, endokrinen Systemtherapie. (Nach Mathew et al. 2009)

Patienten-zahl	Substanz	Größe (Median)	Dauer	cOR (%)	uOR (%)	Mast (%)	Mast/BET (%)	BCS (%)
162	Letrozol 2,5 mg	Keine BET möglich	16 Wochen	55				45
175	Tamoxifen 20 mg			35				35
113	Anastrozol 1 mg	3,8 cm	12 Wochen	37	24		46	
108	Tamoxifen 20 mg	3,8 cm		36	20		22	
109	Kombination	4 cm		39	28		26	
228	Anstrozol 1 mg	>3 cm	12 Wochen	50	39	89		11
223	Tamoxifen 20 mg			46	35	83		17
76	Exemestan	>2 cm	12 Wochen	76	61			37
75	Tamoxifen			40	37			20

BET brusterhaltende Therapie, *cOR* objektives klinisches Ansprechen, *uOR* objektives sonographisches Ansprechen, *MAST* Mastektomie bei Baseline notwendig, *Mast/BET* Verhältnis Mastektomie zu brusterhaltender Therapie

Nach den früher angewandten ablativen Maßnahmen zur Ausschaltung der Ovarialfunktion mittels Operation bzw. Strahlentherapie stehen heute medikamentöse Therapien zur Verfügung, die eine intermittierende Ovarialsuppression ermöglichen.

Adjuvante endokrine Therapieformen im klinischen Einsatz

- Ovarektomie: operativ
- Strahlentherapeutisch induziert
- Medikamentöse Kastration (GnRH-Analoga)
- Tamoxifen
- Aromatasehemmer
- GnRH-Analoga (in Kombination mit Tamoxifen oder in Sequenz nach Chemotherapie)

Das Mammakarzinom gilt dann als hormonempfindlich, wenn im Tumorgewebe Östrogen- und/oder Progesteronrezeptoren nachweisbar sind. Die Rezeptoren werden routinemäßig untersucht und gelten als wichtige prädiktive und prognostische Faktoren des Mammakarzinoms. Zudem erlauben diese eine individualisierte endokrine Therapie bei Brustkrebspatientinnen.

> Bei Expression von Östrogen- und/oder Progesteronrezeptoren im Tumorgewebe ist eine der o. g. endokrinen Therapien indiziert.

Adjuvante endokrine Therapie in der Prämenopause

Etwa 30–35% aller Patientinnen mit Mammakarzinom sind prämenopausal. 2–3% sind jünger als 35 Jahre. Die Prognose des prämenopausalen Mammakarzinoms bei sehr jungen Frauen gilt als deutlich schlechter (Kroman et al. 2000, ☐ Tab. 16.7).

Bei jüngeren Patientinnen treten häufig ungünstigere tumorbiologische Eigenschaften auf. So zeigen sich häufiger enddifferenzierte-G3-Karzinome, höhere Prolifera-

tionsraten, ein vermehrter Lymphknotenbefall, Verlust von Hormonrezeptorexpression und eine gehäufte Überexpression von HER2/neu. Andererseits bestehen durchschnittlich weniger Begleiterkrankungen, als im höheren Lebensalter. Daher können häufiger effektive Therapiestandards angewendet werden.

> Das prämenopausale Mammakarzinom zeigt häufiger ungünstige tumorbiologischer Faktoren.

Neben einer Chemotherapie als Behandlungsoption der ersten Wahl bei prämenopausalen Patientinnen mit Mammakarzinom, besitzt heutzutage auch die adjuvante endokrine Therapie einen hohen Stellenwert. Als Ergänzung zur Chemotherapie ist diese Teil des gültigen Therapiestandards in der Prämenopause.

Antiöstrogen – Tamoxifen

Als erstes »klassisches« Antiöstrogen ist Tamoxifen schon lange in der Therapie besonders des prämenopausalen hormonsensiblen Mammakarzinoms etabliert. Tamoxifen gehört zur Gruppe der selektiven Östrogenrezeptormodulatoren (SERM), die über eine kompetitive Hemmung am Östrogenrezeptor zu einer Wachstumshemmung hormonabhängiger Tumorzellen führen. Trotz seiner antiöstrogenen Wirkung am Tumor verfügt Tamoxifen über östrogenartige Effekte u. a. auf Knochen und Lipidstoffwechsel.

Adjuvante Therapiestudien mit Tamoxifen wurden mit ca. 76.000 Patientinnen durchgeführt (EBCTCG 1998). Dabei konnte für die prämenopausale Situation eine Reduktion der jährlichen Rezidivrate um 45% und jährlichen Mortalitätsrate um 32% durch 5-jährige Therapie mit Tamoxifen gezeigt werden. (Aebi et al. 2000; Powles et al. 1996)

Die Reduktion der Rezidivrate durch Tamoxifen in der Prämenopause bei Patientinnen mit hormonempfindlichen Tumoren ist vergleichbar mit einer Polychemotherapie (CMF). Unerwünschte Begleiteffekte sind eine höhere Rate an Thromboembolien, sowie eine gesteigerte Endometriumproliferation.

☐ Tab. 16.7 und Prognose des prämenopausalen Mammakarzinoms	
Alter (Jahre)	Relatives Risiko für Tod nach 10 Jahren
45–49	1,0
40–44	1,12
35–39	1,40
<35	2,18

Tipp

- Standarddosis ist 20 mg Tamoxifen pro Tag für 5 Jahre.
- Patientinnen, deren Tumor weniger als 10 fmol Steroidrezeptorprotein bzw. immunhistochemisch weniger als 10% Steroidrezeptorprotein exprimieren, gelten als rezeptornegativ und sollten nicht endokrin behandelt werden.
- Der Effekt von Tamoxifen ist unabhängig vom Nodalstatus, dem Alter der Patientin oder einer vorherigen Chemotherapie.

Ovarektomie

Früher wurde häufiger eine irreversible Ausschaltung der Ovarfunktion durch chirurgische bzw. strahlentherapeutische durchgeführt. Heute stehen reversible, medikamentöse Therapieoptionen im Vordergrund. Hinreichende Ergebnisse aus Metaanalysen haben den Beweis erbracht, dass eine Ovarektomie bei prämenopausalen Patientinnen mit Mammakarzinom unabhängig vom Lymphknotenstatus zu einer Verbesserung der Prognose führt.

GnRH-Analoga

GnRH-Analoga wirken über eine Verminderung der Gonadotropin-Ausschüttung und führen somit zur Unterdrückung der ovariellen Östrogensynthese und zur Senkung der Östrogenspiegel im Blut. Die GnRH-Analoga führen in annähernd 100% zu einer Amenorrhö, die in Abhängigkeit vom Alter der Patientin häufig reversibel ist.

Zwei klinische Studien im Vergleich von GnRH-Analoga und CMF-Chemotherapie (ZEBRA, TABLE) weisen für rezeptorpositive Karzinome äquivalente Ergebnisse auf.

Die beiden Studien zeigen zum einen, dass die Gabe von GnRH-Analoga bei prämenopausalen Patientinnen mit hormonsensiblem Mammakarzinom eine Alternative zu einer CMF-haltigen Chemotherapie darstellen sowie erneut, dass Patientinnen mit hormonunempfindlichen Tumoren von einer endokrinen Therapiemaßnahme nicht profitieren (Jonat et al. 2002; Schmid et al. 2002) (◘ Abb. 16.4).

In zwei weiteren Studien wurde die Kombination von GnRH-Analoga + Tamoxifen mit CMF-Chemotherapie bei prämenopausalen Patientinnen verglichen. Dabei zeigte die erste Studie (ABCSG 5) einen signifikanten Vorteil zugunsten des endokrinen Arms bezüglich rezidivfreien Überlebens und Senkung des Lokalrezidivrisikos (Jakesz et al. 2002).

Die zweite Studie (GROCTA-02) kam zu äquivalenten Ergebnissen bei einem jedoch sehr kleinen Patientenkollektiv (◘ Abb. 16.4). Kritisch muss hier angemerkt werden, dass die heute eingesetzten Chemotherapien mittlerweile eine höhere Effektivität als das in den damaligen Studien eingesetzte CMF zeigen.

Eine Reihe weiterer Untersuchungen haben die Gn-RH-Analoga-Therapie ± Tamoxifen im Anschluss an eine Chemotherapie überprüft. Diese heterogenen und z. T. noch nicht abschließend veröffentlichten Studien zeigen tendenziell einen Vorteil zugunsten der Therapiesequenz CT → GnRH + Tamoxifen bei Frauen mit hormonsensiblen Mammakarzinomen (<40 Jahre) (◘ Tab. 16.8).

> ❗ **Cave**
>
> **GnRH-Analoga in Kombination mit Tamoxifen sind Teil der Standardtherapie des rezeptorpositiven Mammakarzinoms besonders bei den sehr jungen prämenopausalen Patientinnen.**

	Ergebnisse
1640 prä-/perimenopausale Patientinnen N+, Rez. -/+ Mammakarzinom Operation Goserelin 2 Jahre — CMF 6 Zyklen	- ns für Rez. + - signif. Vorteil für CMF bei Rez. –
589 prämenopausale Patientinnen mit N -/+ Rez. + Mammakarzinom Operation Leuprorelin — CMF 6 Zyklen	- ns
ABCSG – 5	
1099 prä-/perimenopausale Patientinnen N -/+, Rez. + Mammakarzinom Operation Goserelin 3 Jahre plus Tamoxifen 5 Jahre — CMF 6 Zyklen	signif. Vorteil für endokrinen Arm bei Rez. +
GROCTA - 02	
244 prä-/perimenopausale Patientinnen N-/+, Rez. + Mammakarzinom Operation Goserelin 2 Jahre plus Tamoxifen 5 Jahre — CMF 6 Zyklen	- ns

◘ **Abb. 16.4** Studiendesigns von GnRH-Analoga zur Therapie des prämenopausalen Mammakarzinoms (ZEBRA, TABLE, ABCSG-5, GROCTA-02)

◻ Tab. 16.8 AGO-Empfehlungen (2009) zur endokrinen Therapie des prämenopausalen Mammakarzinoms

	Oxford	AGO	LoE/GR
Bei hohem oder mittlerem Risiko			
Chemo → TAM	1a	A	++
Chemo → GnRH + Tam	1b	B	+/–
<40 Jahre	2a	C	+
Bei niedrigem oder mittlerem Risiko			
TAM	1a	A	+/+
GnRH	1b	B	+/–
GnRH + TAM	1b	B	+

Aromatasehemmer

Aromatasehemmer können bei prämenopausalen Frauen eine ovarielle Überstimulation und einen reaktiven Anstieg des Aromatasespiegels bewirken und spielen deshalb zur Behandlung des prämenopausalen Mammakarzinoms keine Rolle. Eine Kombination mit GnRH-Analoga ist möglich bei Tamoxifen-Kontraindikationen (Arbeitsgemeinschaft Mamma der AGO 2009; ◻ Tab. 16.8).

Bedeutung der therapieinduzierten Amenorrhö

Neben der bereits erwähnten Bedeutung der operativen, strahlentherapieinduzierten sowie medikamentösen Ovarialsuppression kommt es auch nach Chemotherapie häufiger zu einem Verlust der Ovarialfunktion, die häufig irreversibel bleibt. Es ist bekannt, dass die therapieinduzierte Amenorrhö mit einer günstigeren Prognose assoziiert ist. In einer Zusammenfassung von Mastrow et al. (1995) war in 9 von 10 Studien eine therapieinduzierte Amenorrhö mit einem längeren rezidivfreien Überleben assoziiert. Der therapeutisch erwünschten Ovarialsuppression stehen insbesondere bei einer irreversiblen Hemmung negative Langzeitfolgen, wie vorzeitige Menopause mit Hitzewallungen, zunehmende Frakturgefährdung aufgrund der früh einsetzenden Osteoporose, sowie ein erhöhtes kardiovaskuläres Risiko gegenüber.

> ❯ Die therapieinduzierte Amenorrhö beim prämenopausalen Mammakarzinom gilt als prognostisch günstig.

Ergebnisse aus der ZEBRA-Studie deuten darauf hin, dass eine permanente Amenorrhö bzw. ein dauerhafter Hormonentzug bei prämenopausalen Patientinnen nicht notwendig ist.

> **Tipp**
>
> Die Dauer der temporären Ovarialsuppression mit Hilfe von GnRH-Analoga sollte zwischen 2 und 5 Jahren betragen.

16.4.3 Adjuvante endokrine Therapie in der Postmenopause

Der größere Teil der Patientinnen mit Mammakarzinom befindet sich in der Postmenopause. Etwa 60–65% dieser Mammakarzinome sind Hormonrezeptor-positiv und sind somit für eine endokrine Therapie zugängig. Eine Frau gilt als postmenopausal, wenn sie während der letzten 6 Monate keine Menstruationsblutung mehr hatte bzw. postmenopausale Hormonwerte, insbesondere ein FSH im Serum höher als 40 mU/ml aufweist.

Antiöstrogen – Tamoxifen

Neben der Bedeutung von Tamoxifen für das prämenopausale Mammakarzinom liegen viele und langjährige Daten zur Tamoxifen-Therapie beim postmenopausalen Mammakarzinom vor. Die Mortalitätsrisikoreduktion bei nodal-negativen Patientinnen beläuft sich auf 22% und bei nodalpositiven Patientinnen auf 26%. Bei Patientinnen zwischen 50 und 59 Jahren findet sich eine Risikoreduktion der Todesfälle um 20%, zwischen 60 und 69 Jahren um 27% und bei Frauen über 70 Jahren von 26%.

Durch seine östrogene Restaktivität kommt es zu einer höheren Rate an Endometriumkarzinomen (Inzidenzerhöhung von Endometriumkarzinomen unter Tamoxifen-Therapie von ca. 0,1% auf 0,2%). Auch die Häufigkeit thromboembolischer Ereignisse nimmt deutlich zu. Die präventive Bedeutung von Tamoxifen spiegelt sich in einer Risikoreduktion für ein kontralaterales Mammakarzinom um ca. 25–30%, jedoch nicht in einem Überlebensvorteil wider.

> ❗ Cave
>
> Nach Studienergebnissen der NSABP (B-16, B-20) profitieren postmenopausale, rezeptorpositive, nodal-positive und -negative Patientinnen von einer chemoendokrinen Therapie gegenüber einer alleinigen Tamoxifen-Therapie. Dieser Unterschied egalisiert sich jedoch mit zunehmendem Alter zugunsten einer alleinigen Tamoxifen-Therapie.

Aromatasehemmer

Weitere Mechanismen zur Senkung der Östrogenspiegel im Blut stellen Ansätze zur Unterbrechung der Östrogensynthese dar. Die breiteste Verwendung hierbei haben

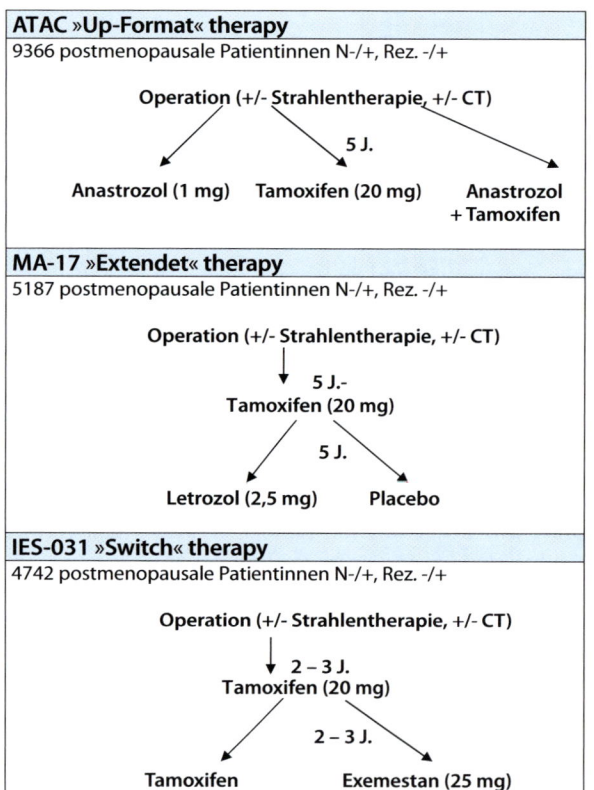

□ Abb. 16.5 Strukturformel der Aromatase-hemmer aller Generationen

de Östrogensynthese. Effektiver und nebenwirkungsär-mer als Aromatasehemmer früherer Generationen sind die Aromatasehemmer der dritten Generation. Diese sind die nicht-steroidalen Aromatasehemmer, **Anastrozol** und **Letrozol** und der steroidale Aromataseinaktivator **Exeme-stan**. Alle drei sind heutzutage von hoher klinischer Be-deutung in der adjuvanten und metastasierten Therapie des hormonabhänigen Mammakarzinoms der postmeno-pausalen Patientin (□ Abb. 16.5).

Die Aromataseinhibitoren haben das Tamoxifen auf-grund ihrer besseren Wirksamkeit bei günstigerem Neben-wirkungsprofil als alleinigen endokrinen Schritt in der The-rapie des hormonsensiblen, postmenopausalen Mamma-karzinoms ergänzt, bzw. fast verdrängt (□ Abb. 16.6).

> **❗ Cave**
> **Aromatasehemmer der dritten Generation zeich-nen sich durch stärkere antiproliferative Aktivität, höhere Spezifität und geringerer Toxizität aus. Sie haben Tamoxifen in der First-line-Therapie des metastasierten, hormonempfindlichen Mamma-karzinoms verdrängt. Die Aromatasehemmer sind auch in der adjuvanten Situation ein wichtiger Teil der Standardtherapie geworden.**

□ Abb. 16.6 Studiendesigns der Aromatasehemmer der dritten Ge-neration zur Therapie des postmenopausalen Mammakarzinoms

16.4.4 Adjuvante Studien mit Aromatase-hemmern der dritten Generation

die Aromatasehemmer gefunden. Sie bewirken über eine Blockade des Enzyms Aromatase eine Hemmung der Aromatisierung androgener Intermediärprodukte und unterbrechen damit die für die Proliferation und Ausbrei-tung des hormonsensiblen Mammakarzinoms bedeuten-

Ergebnisse adjuvanter Studien haben aufgrund einer Überlegenheit der Aromatasehemmer gegenüber Ta-moxifen zu einer Zulassung aller drei Aromatasehemmer in der adjuvanten Therapie des hormonempfindlichen Mammakarzinoms geführt.

Up-front-Strategie

Die Ergebnisse zweier großer Phase-III-Studien zeigten, dass die Aromataseinhibitoren, Letrozol und Anastrozol, einen größeren Schutz vor Rezidiven bieten, wenn Tamoxifen durch die »Up-front«-Strategie über 5 Jahre durch die Aromataseinhibitoren ersetzt wird.

Im Rahmen der **ATAC-Studie** wurden über 9000 postmenopausale Patientinnen über 5 Jahre mit Anastrozol vs. Tamoxifen vs. Anastrozol + Tamoxifen behandelt. Nach einer mittleren Nachbeobachtungszeit von 100 Monaten ergab sich ein signifikanter Vorteil für das Anastrozol bezüglich krankheitsfreier Ereignisse und krankheitsfreien Überlebens bei rezeptorpositiven Patientinnen, verglichen zur Tamoxifengruppe (ATAC-Trialists Group 2002; Dowsett et al. 2003). Außerdem wurde ein geringeres Auftreten kontralateraler Mammakarzinome sowie von Endometriumkarzinomen, vaginalen Blutungen und zerebrovaskulären bzw. thromboembolischen Ereignissen beobachtet. Bezüglich muskuloskelettalen Nebenwirkungen (Schmerzen, Frakturen) zeigte sich ein Vorteil zugunsten des Tamoxifens.

Die vierarmige **BIG-1-98-Studie** ist die einzige Studie, die die Monotherapien und Sequenztherapien mit Letrozol bzw. Tamoxifen vergleicht (Letrozol vs. Tamoxifen vs. Tamoxifen gefolgt von Letrozol vs. Letrozol gefolgt von Tamoxifen). 2008 wurden die 76-Monatsdaten zum Vergleich der beiden Monotherapiearme (5 Jahre Letrozol vs 5 Jahre Tamoxifen) präsentiert. Die ITT-Analyse konnte sowohl für das rezidiv- als auch für das fernmetastasenfreie Überleben die signifikante Überlegenheit von Letrozol nachweisen (HR=0,88; 95%-CI 0,78-0,99 bzw. HR=0,85; 95%-CI 0,72-1,00). Das Gesamtüberleben war jedoch nicht signifikant besser.

 Cave
Die bisherigen Ergebnisse eines primären Vergleichs zwischen Tamoxifen und Exemestan in der TEAM-Studie ergaben keinen Vorteil für die Therapie mit dem Aromatasehemmer.

Sequenztrategie

Die Frage der Überlegenheit der Sequenztherapie gegenüber 5 Jahren Tamoxifen wurde im Rahmen der **IES-Studie** untersucht (Coombs et al. 2004*). Es wurden über 5000 postmenopausale Patientinnen mit 5-jähriger Tamoxifen-Therapie zu 2- bis 3-jähriger Tamoxifen-Therapie, gefolgt von 2- bis 3-jähriger Exemestan-Therapie verglichen. 2009 wurden 91 Monats Follow-up-Daten berichtet. Die Ergebnisse zeigten einen signifikanten Vorteil zugunsten einer Umstellung auf den steroidalen Aromataseinaktivator Exemestan bezüglich Reduktion der Lokalrezidivrate und Metastasierungsrate. In dieser Studie kam es auch zu einer Reduktion der mammakarzinomassoziierten Todesfälle, als

auch der kontralateralen Mammakarzinome, verglichen zu einer Fortsetzung der Tamoxifen-Therapie für insgesamt 5 Jahre. Insgesamt ergab die Studie einen signifikanten Vorteil für den Wechsel auf Exemestan sowohl im krankheitsfreien Überleben, als auch im Gesamtüberleben.

Die Ergebnisse der Sequenzarme der **BIG-98-Studie** wurden im 71 Monats Follow-up 2008 vorgestellt. Der Vergleich der Monotherapie mit Letrozol »up front« und den Sequenzarmen (Tamoxifen gefolgt von Letrozol und Letrozol gefolgt von Tamoxifen) ergab keine signifikanten Effektivitätsunterschiede.

Erweiterte adjuvante Therapie

In der **MA-17-Studie** wurde an über 5000 postmenopausalen Patientinnen mit hormonsensiblem Mammakarzinom eine 5-jährige Tamoxifen-Therapie, gefolgt von 5 Jahren Letrozol vs. keiner weiteren Therapie verglichen. Letrozol bietet hier einen zusätzlichen Schutz vor Rezidiven (Senkung des Risikos für Rezidive um 43%, einer distanten Metastasierung um 40% und einer kontralateralen Tumorentstehung um 46%. Die optimale Anwendung (insbesondere Dauer und Sequenz) der AI-Therapie bedarf weiterer Untersuchungen. Auch die beiden anderen Aromatasehemmer zeigten in kleineren Studien einen Vorteil in der erweiterten Therapie bei erhöhtem Risiko.

 Cave
Sowohl Letrozol, als auch Anastrozol sind jeweils in der Primärtherapie Tamoxifen überlegen.
— **Exemestan ist in der Sequenz nach Tamoxifen der alleinigen Tamoxifentherapie überlegen.**
— **Letrozol ist im Anschluss an 5 Jahre Tamoxifen der Plazebobehandlung überlegen.**

Basierend auf der aktuellen Studienlage hat die Organkommission Mamma der AGO entsprechende Therapieempfehlungen für das hormonempfindliche postmenopausale Mammakarzinom ausgesprochen (Tab. 16.9).

Die erwarteten Einflüsse des Östrogenentzugs auf die Knochengesundheit könnten mit Bisphosphonaten behandelt werden. Effekte auf das kardiovaskuläre System und andere östrogenabhängige Systeme wie das Zentrale Nervensystem werden momentan untersucht.

 Cave
Zusammenfassend lässt sich sagen, dass die Aromatasehemmer der dritten Generation die alleinige Tamoxifentherapie zunehmend aus der adjuvanten Behandlung des hormonsensiblen postmenopausalen Mammakarzinoms verdrängen. Langzeitnebenwirkungen der Aromatasehemmer bleiben jedoch abzuwarten und werden in einer Reihe Studien evaluiert.

◻ Tab. 16.9 AGO-Empfehlungen (2009) zur endokrinen Therapie des postmenopausalen Mammakarzinoms

Tamoxifen/ Aromatasehemmer	Oxford	AGO	LoE-/GR-Grad
Aromatasehemmer für 5 Jahre	1a	A	++
Sequenzielle Therapie für 5 Jahre			++
Tamoxifen gefolgt von Aromatasehemmern	1a	A	
Letrozol gefolgt von Tam	1b	B	
Tamoxifen 20 mg/d für 5 Jahre	1a	A	++
Tamoxifen in Kombination mit Aromatasehemmern	1b	B	++
Tamoxifen in Kombination mit Aromatasehemmern	1b	B	–
Nach 5 Jahren Tamoxifen Aromatasehemmer bis zu 3–5 Jahren	1b	A	+
Bei N+	2b	B	++
Langes Tamoxifen-freies Intervall	2b	B	+
Fortsetzung Tamoxifen bis zu 5 Jahren	2b	C	+/–
Nach 2–3 Jahren Tamoxifen Dauer der Aromatasehemmer 3–2 Jahre	1b	B	++
Dauer der Aromatasehemmer bis zu 5 Jahren	5	D	+/–

Literatur

Aebi S, Gelber S, Castiglione-Gertsch M et al. (2000) Is chemotherapy alone adequate for young women with oestrogen-receptor-positive breast cancer. Lancet 355: 1869–1874

ATAC-Trialists Group (2008) Effect of anastrozole and tamoxifen as adjuvant treatment for early-stage breast cancer: 100-month analysis of the ATAC trial, Lancet Oncol 9(1):45–53

Beatson GT (1896) On the treatment of inoperable cases of carcinoma of the mamma; Suggestions for a new method of treatment with illustrative cases. Lancet 2: 104–107

BIG 1-98 Collaborative Group (2009) Letrozole therapy alone or in sequence with tamoxifen in women with breast cancer.N Engl J Med 361(8):766–76

Coombes RC et al. (2007) Survival and safety of exemestane versus tamoxifen after 2-3 years' tamoxifen treatment (Intergroup Exemestane Study): a randomised controlled trial. Lancet 369(9561): 559–70. Erratum in: Lancet 369(9565): 906

Dowsett M (2003) Analysis of time to recurrence in the ATAC trial according to estrogen and progesterone receptor status. Breast Cancer Res Treat 82 [Suppl 1]: 3

Early Breast Cancer Trialists' Collaborative Group (1998a) Tamoxifen for early breast cancer: an overview of the randomised trials. Lancet 351: 145–1467

Early Breast Cancer Trialists' Collaborative Group (1998b) Polychemotherapy for early breast cancer: an overview of the randomised trials. Lancet 352: 930–942

Empfehlungen der AGO (Gynäkologische Onkologie/Kommission Mamma) zur Diagnostik und Therapie des Mammakarzinoms (2009)

Goldhirsch A, Wood WC, Gelber RD et al. (2003) Meeting highlights: update international experts consensus on the primary therapy of early breast cancer. J Clin Oncol 21: 3357–3365

Goss PE, Ingle JN, Martino S et al. (2003) A randomized trial of letrozole in postmenopausal women after five years of tamoxifen therapy for early-stage breast cancer. N Engl J Med 349(19): 1793–1802

Jakesz R, Hausmaninger H, Kubista E et al. (2002) Adjuvant trial of tamoxifen and goserelin versus cyclophosphamide, methotrexate, and fluorouracil: evidence for the superiority of treatment with endocrine blockade in premenopausal patients with hormone-responsive breast cancer – Austrian Breast and Colorectal Cancer Study Group Trial 5. J Clin Oncol 20: 4621–4627

Jonat W, Kaufmann M, Sauerbrei W et al. (2002) Goserelin versus cyclophosphamide, methotrexate, and fluorouracil as adjuvant therapy in premenopausal patients with node-positive breast cancer: The Zoladex Early Breast Cancer Research Association Study. J Clin Ocol 20: 4628–35

Kroman N, Jensen MB, Wohlfahrt J, Mouridsen HAT, Andersen PK, Melhye M (2000) Factors influencing the effect of age on prognosis in breast cancer: population based study. BMJ 320(7233): 474–478

Del Mastro L, Venturini M, Sertoli MR, Rosso R (1997) Amenorrhea induced by adjuvant chemotherapy in early breast cancer patients: prognostic role and clinical implications. Breast Cancer Res Treat 2: 183–190

Powles TJ, Hickish T, Kanis JA (1996) Effect of tamoxifen on bone mineral density measured by dual-energy x-ray absorptiometry in healthy premenopausal and postmenopausal women. J Clin Oncol 14: 78–84

16.5   Antikörpertherapie und small molecules

Daniel Herr, Rolf Kreienberg

16.5.1   Immuntherapie mit Trastuzumab

Grundlagen

Bereits im Jahr 2000 wurde der erste humanisierte monoklonale Antikörper Trastuzumab als Monotherapie sowie in Kombination mit Chemotherapie für die Behandlung des metastasierten Mammakarzinoms in Europa zugelassen. In den USA war die Zulassung bereits 1998 erfolgt. 6 Jahre später, nachdem die ersten adjuvanten Studienergebnisse publiziert worden waren, wurde Trastuzumab dann im Mai 2005 auch für die adjuvante Therapie des Mammakarzinoms zugelassen.

Ca. 25% der Mammakarzinome exprimieren das Onkogen **HER2/neu** (humaner epithelialer Wachstumsfaktor-Rezeptor). Dies ist mit verschieden tumorbiologisch ungünstigen Prozessen assoziiert:

- Gesteigerte Angiogenese- und Proliferationsrate
- Gehemmte Apoptoserate
- Höheres Risiko für systemische Metastasierung

Die schlechtere Prognose der Patientinnen mit einem HER2/neu-überexprimierenden Tumor (Holbro et al. 2003; Padhy et al. 1982) ergibt sich durch Aktivierung verschiedener Signaltransduktionswege (Knuefermann et al. 2003; Yakes et al. 2002; Dadparvar et al. 2002). Außerdem interagiert HER2/neu mit dem Östrogenrezeptor, was zu einer Resistenz gegenüber endokrinen Therapien führen kann (Benz et al. 1993; Kunisue et al. 2000).

Trastuzumab ist ein humanisierter monoklonaler Antikörper, der spezifisch mit HER2/neu reagiert und auf diese Weise das Wachstum von Tumorzellen hemmt.

Bedingung für eine Therapie mit Trastuzumab ist der immunhistochemische Nachweis der HER2/neu-Expression auf den Karzinomzellen. Für den Nachweis mit dem HERCEP-Test der Fa. DAKO wurde ein **Score** definiert:

- 0+: keine Expression
- 1+: schwache Expression
- 2+: mittelstarke Expression
- 3+: starke Expression

> **Definition**
> Als HER2/neu-positiv und damit als Kandidaten für eine Therapie mit Trastuzumab gelten Karzinome mit 3+, aber auch mit 2+, bei denen in der Fluoreszenz-in-situ-Hybridisierung (FISH) eine Überamplifikation des HER2/neu-Gens nachgewiesen wurde.

Adjuvante Therapie

Studienlage. Es wurden 2 internationale und 2 US-amerikanische Studien zur Zulassung für die adjuvante Therapie initiiert:

- **HERA**: In dieser Studie wurde Trastuzumab für 1 oder 2 Jahre nach Abschluss einer adjuvanten oder primär-systemischen Therapie verabreicht. Dabei waren alle Chemotherapien möglich und eine potenzielle endokrine Therapie wurde parallel zu Trastzumab verabreicht. Knapp ein Drittel der 5102 Patientinnen war dabei nodal-negativ. Nach einer medianen Nachbeobachtungszeit von 23,5 Monaten zeigte sich ein signifikanter Vorteil für die einjährige Trastuzumab-Therapie hinsichtlich des rezidivfreien Überlebens und des Gesamtüberlebens. Dieser Effekt war dabei im Wesentlich unabhängig von Hormonrezeptorstatus, Nodalstatus, Chemotherapieschemata und Alter.
- **BCIRG 006**: In dieser Studie mit 3222 Patientinnen mit positivem HER2/neu-Status waren 29% nodal-negativ. Nach 36 Monaten Nachbeobachtungszeit

zeigte sich ein signifikanter Vorteil zugunsten der Trastuzumab-Therapie für das rezidivfreie Überleben und das Gesamtüberleben. Dies bestätigte sich auch in der Subgruppenanalyse für die nodal-negativen Patientinnen.

- **NSABP B-31 und NCCTG N9831**: Für die beiden nordamerikanischen Studien wurde aufgrund des ähnlichen Designs eine gemeinsame Auswertung des Kontrollarms vorgenommen. Nach einer medianen Nachbeobachtungszeit von 2 Jahren zeigte sich ein signifikanter Vorteil für die einjährige Trastuzumab-Therapie bezüglich des rezidivfreien Überlebens und des Gesamtüberlebens.

> ❗ **Cave**
> Aufgrund der derzeitigen Datenlage ist deshalb die adjuvante Trastuzumab-Therapie nach primär-systemischer oder adjuvanter Chemotherapie beim HER2/neu-positiven Mammakarzinom eine extrem wirksame Therapie und eine der wichtigsten Neuerungen im Bereich der Adjuvanz im letzten Jahrzehnt.

Therapiedurchführung. Als therapeutische Optionen bieten sich derzeit 3 Strategien an:

- Einjährige Trastuzumab-Therapie nach Standardchemotherapie (z. B. FEC)
- 6 Zyklen Platin/Docetaxel/Trastuzumab mit anschließender Weiterführung von Trastuzumab für insgesamt ein Jahr
- Sequenzielle EC/AC-Taxan-Therapie mit Start der einjährigen Trastuzumab-Gabe parallel zum Taxan

Die adjuvante Therapie kann wöchentlich (loading dose 4 mg/kg KG, dann 2 mg/kg KG q7d) oder 3-wöchentlich (loading dose 8 mg/kg KG, dann 6 mg/kg KG q22d) durchgeführt werden. In den Zulassungsstudien war diese Dosierung recht gut verträglich.

Nebenwirkungen. Die wichtigste Nebenwirkung ist die **Kardiotoxizität**, vor allem im Zusammenhang mit anthrazyklinhaltigen Chemotherapien. Deshalb sollten alle Patientinnen vor Therapiebeginn, unter Therapie 3-monatlich und bei Beschwerden kardiologisch abgeklärt werden (LVEF in der Herzechokardiographie und EKG). Obwohl die kardialen Dysfunktionen in der Regel reversibel sind, wird empfohlen, die Trastuzumab-Therapie nach dem Auftreten klinisch relevanter kardialer Symptome zu beenden. Typische Chemotherapie-assoziierte Nebenwirkungen wie Hämatotoxizität oder Neurotoxizität kommen unter Trastuzumab-Monotherapie nicht vor. Allerdings beobachtet man hin und wieder Fieber und Schüttelfrost nach der Erstinfusion.

Palliative Therapie

Trastuzumab kann in der palliativen Situation als Monotherapie eingesetzt werden, wenn in der metastasierten Situation mindestens 2 Chemotherapien vorausgegangen sind. Diese sollten Taxane und Anthrazykline enthalten haben. Bei positivem Hormonrezeptorstatus sollte eine endokrine Therapie erfolglos gewesen sein. In der Erstlinientherapie ist Trastuzumab in Kombination mit einem Taxan oder in Kombination mit einem Aromataseinhibitor zugelassen (Slamon et al. 2001; Marty et al. 2005). Die Kombination von Trastuzumab mit einem Taxan führte im Vergleich zur alleinigen Chemotherapie zu einer signifikanten Verlängerung des rezidivfreien Überlebens und des Gesamtüberlebens. Auch in der Monotherapie (außerhalb der Zulassung) zeigt Trastuzumab in der Erstlinientherapie eine Ansprechrate von 26%.

Unklar ist derzeit, wie bei einem Progress unter Trastuzumab-Therapie am besten vorgegangen werden sollte. Klinische Studien geben Hinweise auf positive Effekte der Behandlung über den Progress hinaus (»treatment beyond progression«).

Leider tritt auch unter einer sonst offensichtlich effektiven Therapie mit Trastuzumab bei 25–48% der Patientinnen im Verlauf eine **ZNS-Metastasierung** auf. Deshalb ist davon auszugehen, dass Trastuzumab die Blut-Hirn-Schranke nicht passiert. Dies muss bei entsprechenden klinischen Symptomen unbedingt berücksichtigt werden.

16.5.2 Antiangiogenetische Therapie mit Bevacizumab

Grundlagen

Die Angiogenese, also die Entwicklung neuer Gefäße aus vorbestehenden Stammgefäßen, ist wichtig für die Zufuhr von Nährstoffen, Sauerstoff und Hormonen, die die Funktion der Zellen im Organismus garantieren. Die **Tumorangiogenese** hat prinzipiell die gleichen ernährenden Aufgaben für das Wachstum des Primärtumors. Darüber hinaus hat jedoch die Tumorangiogenese die zusätzliche Funktion der Tumorzelldissiminierung, d. h. die Tumorangiogenese ist maßgeblich für die Fernmetastasierung verantwortlich (Weidner et al. 1991). Die Invasionskapazität maligner Tumoren alleine würde für die körperweite Ausbreitung des Tumors ohne Anschluss an das Gefäßsystem nicht ausreichen. Damit ist das Potenzial zur Angiogenese im Tumor für das Tumorwachstum sowie die Tumorausbreitung ein limitierender Faktor.

Alle Subtypen des Mammakarzinoms exprimieren in unterschiedlicher Ausprägung den Hauptinitiator der Angiogenese, **VEGF** (»vascular endothelial growth factor«) (Miller et al. 2007). In duktal-invasiven Karzinomen besteht eine signifikante Korrelation zwischen Gefäßdichte und VEGF, nicht jedoch in lobulär-invasiven Karzinomen (Bolat et al. 2006). VEGF-Antikörper supprimieren die Tumorangiogenese beim Mammakarzinom und werden beim fortgeschrittenen Mammakarzinom therapeutisch eingesetzt (Miller et al. 2007).

Palliative Situation

Der VEGF-Antagonist Bevacizumab ist ein rekombinanter humanisierter monoklonaler Antikörper, der an VEGF bindet und damit die Aktivierung der VEGF-Rezeptoren verhindert. Somit wird Angiogenese und dadurch Tumorwachstum und Metastasierung gehemmt.

Erstlinientherapie. In der Erstlinientherapie des metastasierten Mammkarzinmoms wird Bevacizumab in Kombination mit Paxlitaxel und Docetaxel aufgrund von Daten folgender Studien eingesetzt:

- **E2100**: Die Kombination von Bevacizumab und Paclitaxel beim HER2/neu-negativen Mammakarzinom führte im Vergleich zur Monotherapie mit Paclitaxel nicht nur zu einer Steigerung der Remissionsrate, sondern auch zu einer Verdopplung der rezidivfreien Zeit (11,8 vs. 5,9 Monate). Die mediane Überlebenszeit wurde dagegen nicht günstig beeinflusst (Miller et al. 2007).
- **AVADO**: In dieser Studie wurde Bevacizumab mit Docetaxel kombiniert. Auch hier war bei einem vergleichbaren Patientenkollektiv das rezidivfreie Überleben im Kombinationsarm signifikant besser als bei Therapie mit Docetaxel allein.

Zweitlinientherapie. Auch in der Zweitlinientherapie konnte für das metastasierte HER2/neu-negative Mammakarzinom eine gute Wirkung für Bevacizumab gezeigt werden. In der **Ribbon-2-Studie** wurde Bevacizumab mit einer beliebigen Chemotherapie kombiniert. Das rezidivfreie Überleben war dabei auch im Bevacizumab-Arm signifikant besser.

Nebenwirkungen. Insgesamt ist Bevacizumab, das intravenös appliziert wird, recht gut verträglich. Zu den häufigen Nebenwirkungen von Bevacizumab gehören arterielle Hypertonie, Proteinurie, Nasenblutungen, arterielle Thromboembolien. In seltenen Fällen traten auch Darmperforationen und gastrointestinale Blutungen auf.

16.5.3 Der Tyrosinkinaseinhibitor Lapatinib

Lapatinib als dualer Tyrosinkinase-Inhibitor zählt zu den »small molecules«. Wie Trastuzumab hat es HER2/neu als Zielstruktur, besetzt dieses jedoch nicht von außen, sondern blockiert es im Inneren der Tumorzelle. Darüber hinaus hemmt Lapatinib noch einen weiteren Vertreter der Rezeptorfamilie, den EGFR (»epidermal growth factor receptor« oder ErbB1).

Lapatinib und Capecitabine

Die Kombination von Labatinib mit dem oralen Chemotherapeutikum Capecitabine erwies sich im Vergleich zur Monotherapie mit Capecitabine bei HER2/neu-positiven und metastasierten Patientinnen deutlich überlegen (Geyer et al. 2007). Bei insgesamt noch guter Verträglichkeit wurden die Nebenwirkungen von Capecitabine wie das Hand-Fuß-Syndrom oder ein Hautausschlag durch die zusätzliche Gabe von Lapatinib gesteigert. Ebenfalls kam es zu einer Zunahme von Diarrhö.

Die vielversprechende Studie deutet zudem auf einen Vorteil von Lapatinib gegenüber Trastuzumab hin. Während in zahlreichen Studien mit dem Antikörper eine hohe Inzidenz von Hirnmetastasen zu erkennen war, etwa jede dritte Frau gilt als betroffen, lag die Rate an Metastasen im ZNS zum Zeitpunkt der Auswertung unter Lapatinib um den Faktor 3 niedriger als in der Kontrollgruppe. Im Gegensatz zum großen Antikörper Trastuzumab ist es Lapatinib möglich, die Blut-Hirn-Schranke zu überwinden. Lapatinib ist in Deutschland seit Juni 2008 zugelassen.

Lapatinib und Trastuzumab

Neue Studienergebnisse (EGF104900) zeigen für Patientinnen mit Progress unter Trastuzumab einen signifikanten Vorteil im Gesamtüberleben für die Kombination aus Lapatinib und Trastuzumab. Die Verträglichkeit, auch kardial, ist bei dieser Kombination sehr gut (Bence et al. 2005).

Lapatinib und Letrozol

Intensive »Zwiegespräche« (»cross-talk«) zwischen den Signalwegen von Wachstumsfaktoren und Steroidrezeptoren tragen zur Entwicklung der endokrinen Resistenz beim Mammakarzinom bei. Eine Kombination von gegen EGFR/HER2-gerichteten Wirkstoffen mit Aromataseinhibitoren bei hormonpositivem, postmenopausalem Mammakarzinom vermag die Entwicklung einer Resistenz zu verzögern und damit das Ansprechen auf die endokrine Behandlung zu verbessern, wie die Studie EGF30008 belegt. Die doppelblinde, plazebokontrollierte Erstlinien-Phase-III-Studie untersucht den Nutzen einer Behandlung mit Letrozol mit und ohne Lapatinib bei Patientinnen mit Hormonrezeptor-positivem, postmenopausalem metastasierendem Mammakarzinom. Die Ansprechrate sowie das progressionsfreie Überleben waren dabei im Kombinationsarm signifikant besser (O'Rourke et al. 2009).

Andere neue »small molecules«

Es gibt weitere viel versprechende neue Substanzen, die derzeit im Rahmen von Studien untersucht werden. Hierzu zählen u. a. der mTor-Inhibitor Everolimus (Rad001), Pazopanib, Erlotinib, Sorafenib und Sunitinib.

Literatur

Benz CC et al. (1993) Estrogen-dependent, tamoxifen-resistant tumorigenic growth of MCF-7 cells transfected with HER2/neu. Breast Cancer Rest Treat 24(2): 85–95

Bolat F et al. (2006) Microvessel density, VEGF expression, and tumor-associated macrophages in breast tumors: correlations with prognostic parameters. J Exp Clin Cancer Res 25(3): 365–372

Dadparvar S et al. (2002) Thallium-201 imaging in evaluation of Hodgkins disease. Cancer J 8(6): 469–475

Geyer CE et al. (2007) Lapatinib plus Capecitabine for HER2-Positive Advanced Breast Cancer. N Engl J Med 356(14): 1487

Holbro T et al. (2003) The ErbB receptors and their role in cancer progression. Exp Cell Res 284(1): 99–110

Knuefermann C et al. (2003) HER2/PI-3k/Akt activation leads to a multidrug resistance in human breast adenocarcinomacells. Oncogene 22(21): 3205–3212

Kunisue H et al. (2000) Anti-HER2 antibody enhance the growth inhibitpry effect of anti-oestrogen on breast cancer cells expressing both oestrogen receptors and HER2. Br J Cancer 82(1): 46–51

Marty M et al. (2005) Randomized phase II trial of the efficacy and safety of trastuzumab combined with docetaxel in patients with human epidermal growth factor receptor 2-positive metastatic breast cancer administered as first-line treatment: the M77001 study group. J Clin Oncol 23: 4265–4274

Miller K et al. (2007) Paclitaxel plus bevacizumab versus paclitaxel alone for metastatic breast cancer N Engl J Med 357(26): 2666–2676

O'Rourke et al. (2009) First-line lapatinib combined with letrozole versus letrozole alone for hormone receptor positive (HR+) metastatic breast cancer (MBC): Subgroup analyses of borderline FISH+, IHC 2+, HER2 unknown (UNK), and treatment-naive (TN) populations from EGF30008. J Clin Oncol 27: 15s, suppl; abstr. 1062

Padhy LC et al. (1982) Identification of a phosphoprotein specifically induced by the transforming DNA of rat neuroblastomas. Cell 28(4): 865–871

Slamon DJ et al. (2001) Use of chemotherapy plus a monoclonal antibody against HER2 for metastatic breast cancer that overexpresses HER2. N Engl J Med 344: 783–791

Weidner N et al. (1991) Tumor angiogenesis and metastasis – correlation in invasive breast carcinoma. N Engl J Med 324(1): 1–8

Yakes FM et al. (2002) Herceptin-induced inhibition of phosphatidylinositol-3 kinase and Akt Is required for antibody-mediated effects on p27, cyclin D1, and antitumor action. Cancer Res 62(14): 4132–4141

Teil V   Therapie des fortgeschrittenen Mammakarzinoms

Operative Therapie bei Metastasen

Joachim Schirren, Karl-Heinz Orend, Servet Bölükbas, Ludger Staib, Michael Schulte

17.1 Lungenmetastasen

Joachim Schirren, Karl-Heinz Orend, Servet Bölükbas

17.1.1 Einleitung

Im Rahmen des Tumorstagings wird bei 6–10% der Patientinnen mit Mammakarzinom bereits eine Fernmetastasierung detektiert (Harris et al. 1993). Metastasierungsorte für das Mammakarzinom sind in 15–20% die Lunge und Pleura (Pataphan et al. 1988). Etwa 20% aller Tumorrezidive manifestieren sich an der ventralen Brustwand oder im Sternum (Crowe et al. 1991). Die Resektion von Lungen-, Brustwand- und Sternummetastasen sind heute ein standardisiertes Therapiekonzept an spezialisierten thoraxchirurgischen Zentren. In der Regel sind die Metastasen mit einer niedrigen Morbidität und Letalität technisch gut resezierbar. Allerdings sind lediglich 30% der Patienten mit einer Lungenmetastasierung für eine Resektionsbehandlung geeignet. Selektionskriterien für dieses Therapiekonzept lassen sich nur in einer engen interdisziplinären Zusammenarbeit zwischen Thoraxchirurgen, gynäkologischen Onkologen und Strahlentherapeuten entwickeln. Das Hauptproblem der Metastasenchirurgie besteht darin, dass mit lokalen chirurgischen Maßnahmen eine generalisierte Erkrankung therapiert werden soll.

17.1.2 Die Rationale für die Metastasenchirurgie

Neue Erkenntnisse führen zu stetig sich ändernden Lehrmeinungen zur optimalen Behandlung von Lungenmetastasen. Die meisten Patienten sind durch eine Chemotherapie allein nicht heilbar. Die komplette chirurgische Resektion ist häufig die einzig potenziell kurative Behandlung.

> **Allgemeine Kriterien zur Metastasenresektion (Vogt-Moykopf et al. 1994)**
> - Primärtumor unter Kontrolle
> - (Keine) extrathorakalen Metastasen: Unter der Voraussetzung, dass die extrathorakalen Metastasen behandelbar bzw. resezierbar sind, bedeutet das Vorhandensein weiterer extrapulmonaler Metastasen nicht von vorne herein eine Kontraindikation für den Eingriff.

> - Fehlende alternative Therapieformen
> - Metastasen erscheinen komplett resezierbar
> - Das allgemeine und funktionelle Risiko ist vertretbar

Das grundsätzliche Problem und der limitierende Faktor der Metastasenchirurgie ist das Vorhandensein von präoperativ nicht nachweisbaren **Mikrometastasen**. Die Wahrscheinlichkeit einer zusätzlichen Mikrometastasierung muss insbesondere bei Vorliegen multipler Metastasen als hoch eingeschätzt werden. Trotzdem kann eine Resektionsbehandlung sinnvoll sein, wenn sie mit einer effektiven Chemotherapie kombinierbar ist. Für die nicht chemotherapiesensiblen Tumoren hingegen ist die Resektion die einzige Therapiemöglichkeit und bietet bei einer umschriebenen Metastasenanzahl die Aussicht auf potenzielle Kuration.

17.1.3 Indikationen für die Metastasenchirurgie

Eine sichtbare Metastasierung kann der Beginn einer diffusen Generalisation sein. Aus diesem Grund halten wir nach Erstdiagnose einer Lungenmetastasierung eine Beobachtungszeit von 2–3 Monaten prinzipiell für notwendig und gerechtfertigt. Diese Beobachtungszeit kann bei einer erfolgsversprechenden systemischen Therapieoption mit einer Therapie kombiniert werden. Haben sich beim Re-Staging die Metastasen in ihrer Anzahl nicht und in ihrer Größe nur unwesentlich verändert, ist die Operationsindikation gegeben. Mit diesem Vorgehen wird die Anzahl der Patienten, bei denen eine Überbehandlung vorgenommen wird, gering gehalten.

Im Allgemeinen werden folgende Indikationen unterschieden (Schirren et al. 2006):
- **Solitäre Metastase**: Die solitäre Metastase ist die klassische Indikation zur Operation. Bei Solitärherden besteht die Indikation schon allein aus diagnostischen Gründen um zwischen Metastase, benigner Veränderung und primärem Lungenkarzinom differenzieren zu können.
- **Multiple Metastasen**: Multiple Metastasen stellen prinzipiell keine Kontraindikation zur Resektion dar. Limitierender Faktor ist die verbleibende Parenchymreserve.
- **Rezidivmetastasen nach Lungenmetastasenresektion**: Metastasen können rezidivieren und auch wiederholt erfolgreich mit potenziell kurativer Intension operiert werden, sofern eine zusätzliche Metastasierung in andere Organe unterbleibt.

▬ **Resttumorentfernung nach Chemotherapie**: Verbliebene Tumorzellpopulationen, die nicht oder kaum angesprochen haben, werden operativ entfernt. Diese Herde zeigen meist eine Transformation im histologischen Bild in hochdifferenzierten Zellanteilen und sind deshalb wenig Chemotherapie sensibel. Anhand des histopathologischen Ergebnisses entscheidet sich gegebenenfalls das weitere chemotherapeutische Vorgehen.

▬ **Palliativeingriffe** zur Vermeidung oder Behebung von Komplikationen durch Metastasen sind insbesondere dann indiziert, wenn eine Brustwandinfiltration mit Schmerzen oder Tumorexulzeration vorliegt. Weitere Operationsindikationen stellen Blutungen und Retentionspneumonien dar, die durch endobronchialen Tumoreinbruch ausgelöst werden. Im Falle einer Pleuritis carcinomatosa mit Pleuraerguss ist eine videoassistierte Thorakoskopie indiziert um mit Ergussentlastung, Wiederausdehnung der Lunge und Pleurodese ein Nachlaufen des Pleuraergusses zu verhindern. Ein weiterer Vorteil der Videothorakoskopie ist die Histologiegewinnung (Pleura-Probeexzision) und ggf. Rezeptorenbestimmung. Ist die Lunge bereits gefesselt, kann eine Tumordekortikation und Pleurektomie eine sinnvolle Maßnahme zur Beherrschung dieser Komplikation und zur Verbesserung der Beschwerdesymptomatik (Palliation) sein.

17.1.4 Diagnostik

Mit einer **Computertomographie in Spiraltechnik** und Kontrastmittelapplikation lassen sich Herde mit einem Durchmesser von weniger als 4 mm mit hoher Sensitivität oder Spezifität darstellen (Remy-Jardin et al. 1993). Andererseits erschweren gerade diese kleinsten Herde, deren Bedeutung allerdings vielschichtig sein kann, die Beurteilung der Rundherde. Zum einen kann es sich um eine Metastase zum anderen auch um ein Granulom, einen subpleural gelegenen Lymphknoten oder um ein kleinstes Gefäß handeln.

Der präoperative **Kernspintomogramm** bringt für diese Fragestellung derzeit keine Vorteile gegenüber der Spiral-CT-Technik. Allerdings ist die Kernspintomographie bei der Beantwortung operationstechnisch relevanter Fragestellung wie Infiltration zentraler Gefäße, Vorhofinfiltration und fraglicher Sternum-/Brustwandbefall der CT-Diagnostik überlegen. Ein exaktes präoperatives Staging (Abdomensonographie, Knochenszintigramm, MRT-Schädel), das die Prädilektionsstellen der Metastasen berücksichtigt, ist vor jeder Metastasenresektion obligat.

Alternativ eignet sich zur Detektion von Fernmetastasen die kombinierte PET-CT-Untersuchung mit 18-FDG (Rosen et al. 2007). Hier können auch in den konventionellen Aufnahmetechniken noch nicht darstellbare metastatische Veränderungen durch den erhöhten Glukosemetabolismus entdeckt werden. Jedoch steigt hier die Sensitivität mit dem zunehmenden Durchmesser des Rundherdes. Beträgt die Sensitivität bei einem Rundherd kleiner 1 cm noch 40%, so steigt sie bei einem Durchmesser >2,1 cm auf 93% an. Für die nähere Differenzierung von Rundherden kleiner 1 cm bringt somit die PET-CT-Untersuchung keine weiteren Erkenntnisse (Pastorino et al. 2003).

Auch die neueste bildgebende Diagnostik gibt nicht den tatsächlichen intraoperativen Befund wider. Aus diesen Gründen ist die **Durchpalpation** der Lunge im belüfteten und unbelüfteten Zustand (intraoperatives Staging) die zuverlässigste Methode, um diese Herde aufzufinden, sie anschließend zu entfernen und zu beurteilen. Tatsächlich entspricht nur 39% aller unserer Patienten, die präoperativ ermittelte, der tatsächlich postoperativ bestätigten Metastasenanzahl. Bei 38% wurden intraoperativ mehr, bei 23% weniger Metastasen gefunden als präoperativ diagnostiziert wurden.

> ❗ **Cave**
> Die intraoperative Palpation durch den Chirurgen ist zweifellos die sensitivste Methode der Metastasensuche (Schirren et al. 1994).

Auch in einer Untersuchung von Cerfolio et al. (2009) wurden in 37% der Patienten intraoperativ zusätzliche Rundherde palpiert und reseziert. Von diesen radiomorphologisch nicht detektierten Herdbefunden waren 48% Metastasen.

17.1.5 Differenzialdiagnose Lungenmetastase – primäres Lungenkarzinom

Die Diagnose Lungenmetastase kann bei entsprechender Tumoranamnese leicht anhand der radiologischen Kriterien gestellt werden. Diese Diagnose ist umso wahrscheinlicher, je größer die Anzahl der Rundherde in beiden Lungen ist. Ein singulärer Rundherd hingegen kann sowohl einer Lungenmetastase, einem primären Lungentumor oder auch einem gutartigen Prozess entsprechen. Nach Cahan et al. (1978) beträgt die Wahrscheinlichkeit 63%, dass es sich bei einem singulären Rundherd um ein Zweitkarzinom statt einer Metastase des Mammakarzinoms handelt. Eine Analyse von multiplen Rundherden bei Patientinnen mit der Grunderkrankung eines Mammakarzinoms (Takeda et al. 2005) wies lediglich in

75% der Fälle tatsächlich eine Metastasierung durch das Mammakarzinom nach. In 11,5% der Fälle konnte ein Lungenkarzinom festgestellt werden. Um eine benigne Grunderkrankung handelte es sich in 13,5% die Fälle.

> ❗ **Cave**
> Somit sollte vor Festlegung des weiteren onkologischen Therapiekonzeptes eine histologische Sicherung angestrebt werden. Auch kann durch die erneute Überprüfung des Rezeptorstatus im Verlauf der Tumorerkrankung eine neue Therapieoption einleiten.

17.1.6 Prinzip der Metastasenresektion an Lunge, Brustwand und Sternum

Nach erfolgter Thorakotomie wird der Metastasenstatus in der Lunge sowohl in belüftetem als auch in unbelüftetem Zustand genau erhoben. Hiernach richtet sich die Operationsstrategie. Es genügen meist parenchymsparende, atypische Keilresektionen. Die resezierten Metastasen sollen vollständig von gesundem Lungengewebe umgeben sein. Wie groß der Mindestabstand zwischen Resektionsgrenze und Tumorgewebe sein soll, ist heute noch nicht einheitlich festgelegt. Enukleationen sind allerdings wegen der hohen lokoregionären Rezidivwahrscheinlich obsolet. Liegt eine Metastase zentral im Lungenparenchym oder handelt es sich um multiple Metastasen, so hat sich die Laserresektion bewährt (Branscheid et al. 1992). Andere, zentral gelegene Metastasen können über anatomische Segmentresektion, Lobektomie, ggf. unter Zuhilfenahme von broncho- und angioplastischen Verfahren komplett entfernt werden. In jedem Fall sollte die Pneumonektomie in der Metastasenchirurgie vermieden werden. Es erfolgt die komplette Lymphknotendissektion an beiden Lungenhili und im Interlobärbereich, sowie im Mediastinum.

Bei potenziell kurativen Resektionen von Lungenmetastasen wurden beim Mammakarzinom in 23,2% auch Lymphknotenmetastasen nachgewiesen (Schirren et al. 1998). Nach Dissektion der möglichen zentral gelegenen Lymphknotenmetastasen wird das Risiko des Auftretens von Komplikationen durch einbrechende Lymphknotenmetastasen in die zentralen Atemwege oder in den Ösophagus gemindert. Unserer Auffassung nach, ist die systematische Lymphknotendissektion ein wichtiger Bestandteil der Metastasenchirurgie. Nur mit der systematischen Lymphknotendissektion kann eine komplette Resektion gesichert werden (Schirren et al. 1994, Cerfolio et al. 2007).

Als Zugangswege sind nach Lokalisation und Anzahl der Metastasen und zu erwartendem Eingriff die mediane Sternotomie und transversale Thorakotomie für die simultane beidseitige Resektion oder bei sequenziellem Vorgehen die laterale Thorakotomie geeignet. Die videoassistierte Thorakoskopie ist nur zur diagnostischen Resektion für periphere Lungenrundherde indiziert. Über diese Resektionstechnik können tiefer im Parenchym gelegene Herde nicht sicher reseziert werden. Da eine Durchpalpation der Lunge durch den Chirurgen entfällt, ist eine komplette Metastasenresektion nicht zu erreichen.

Mammakarzinome können über direkte Lymphbahnen des primären Tumors in Brustwand, Pleura und Mediastinum metastasieren. Etwa 20% aller Tumorrezidive manifestieren sich an der ventralen Brustwand oder im Sternum im Bereich des Lymphabflussgebietes der A. thoracica interna (Crowe et al. 1991). Über eine partielle oder komplette Sternumresektion en bloc mit Anteilen der ventralen Brustwand können diese Metastasen in No-touch-Technik mit ausreichenden Sicherheitsabständen reseziert werden. Aufgrund der Sicherheitsabstände entstehen große Brustwanddefekte. Durch eine sog. Sandwich-Plastik (Marlex – Methylacetat – Marlex) wird eine Rekonstruktion und somit Integrität der Brustwand erreicht. Durch die individuelle Modellierbarkeit wird eine hohe Stabilität mit Wiedererlangung der Schutzschildfunktion des Sternumersatzes bewirkt. Die Weichteilrekonstruktion der großen Defekte erfolgt dann in der Regel mit myokutanen Flaps oder freien myokutanen Lappen mit neuen Gefäßanschlüssen interdisziplinär mit plastischem Chirurgen.

17.1.7 Prognose und prognostische Faktoren

Patientinnen mit metastasierendem Mammakarzinom haben insgesamt eine schlechte Prognose, da die Metastasen an vielen Organen auftreten können. Patanaphan et al. (1988) beschrieben bei metastasierendem Mammakarzinom eine Metastasierung zu 51% in den Knochen, zu 17% in die Lunge, zu 16% im Gehirn und zu 6% in der Leber. Im diesem Stadium wurden unter palliativen Therapieansätzen ein mittleres Überleben von ca. 24 Monaten erreicht (Norton 1991). Doch neuere Untersuchungen konnten zeigen, dass unter Berücksichtigung von neuen multimodalen Theapieansätzen die 3-Jahres-Überlebensraten von 27% (1987–1993) auf 44% (1994–2000) verbessert werden konnten (Andre et al. 2004). Es konnte sogar gezeigt werden, dass sogar Patientinnen mit einem Tumorrezidiv oder Metastasierung von den optimierten Therapieansätzen profitieren. Hier konnten im rezidiviertem Stadium die 3-Jahresüberlebensraten von 15% (1974–1979) auf 61% (1995 bis 2000) bzw. die

5-Jahres-Überlebensraten von 10% (1974–1979) auf 40% (1995–2000) verbessert werden (Giordono et al. 2002).

Zur Etablierung von Empfehlungen und zur Ausarbeitung von Prognosefaktoren in der Lungenmetastasenchirurgie wurde 1991 die International Registry of Lung Metastases gegründet. Insgesamt konnten im Zeitraum von 1945–1995 insgesamt 5206 Patienten, die einer Lungenmetastasenchirurgie zugeführt wurden, in eine Datenbank aufgenommen werden. Aus dieser Datenbank konnten 467 Patientinnen mit metastasiertem Mammakarzinom untersucht werden. In der Auswertung von Friedel et al. (2002) betrugen die Überlebensraten 38% nach 5 Jahren, 22% nach 10 Jahren und 20% nach 15 Jahren. Damit konnte bewiesen werden, dass auch in diesem metastasierten Stadium des Mammakarzinoms durch die Metastasenchirurgie ein Langzeitüberleben erreicht werden kann.

Als prognostisch günstige Faktoren konnten das **krankheitsfreie Intervall** >36 Monate (5-Jahres-Überleben 45% vs. 28%, p=0,0001) und die **komplette Resektion** (5-Jahres-Überleben 38% vs. 18%, p=0,00009) bestimmt werden. Statistisch keinen Einfluss auf das Langzeitüberleben hatte die Anzahl der Metastasen (p=0,27). Es spielte keine Rolle, ob eine einseitige oder beidseitige Metastasierung vorlag (p=0,19). Auch die wiederholte Metastasenresektion ist mit keinem Überlebensnachteil vergesellschaftet (p=0,18).

Auch in der Metastasenchirurgie spielt der Rezeptorstatus eine Rolle (Welter et al. 2008). Die Positivität für den **HER2/neu-Rezeptorstatus** (5-Jahres-Überleben 74% vs. 22%, p=0,037) und **Östrogenrezeptorstatus** (5-Jahres-Überleben 77% vs. 12%, p=0,04) korreliert mit einem längeren Überleben.

Downey et al. (2000) konnten zeigen, dass eine synchrone Sternum-/Brustwandmetastasierung und Lungenmetastasierung keine prognostische Relevanz haben (p=0,12). Die 3-Jahres-Überlebensraten waren mit jeweils 42% identisch. Dabei konnte insgesamt eine 5-Jahresüberlebensrate von 18% erreicht werden.

Insgesamt scheint die Prognose bei Patienten mit **Lymphknotenbefall** im Mediastinum ungünstig zu sein. Nach Welter et al. (2008) konnte aber kein Unterschied zwischen Patientinnen mit und ohne Nachweis von thorakalen Lymphknotenmetastasen festgestellt werden (p=0,33). Der Lymphknotenbefall war sogar mit einem Überlebensvorteil assoziiert (5-Jahres-Überlebensrate 66% vs. 26%). In der Studie von Downey et al. (2000) hingegen war der Nachweis einer Lymphknotenmetastasierung ein negativer prognostischer Faktor sowohl für das Gesamtüberleben (p≤0,01) als auch für das Risiko eines lokalen Tumorrezidivs (p≤0,01). Die Bedeutung einer systematischen Lymphknotendissektion im Rahmen der Metastasenchirurgie kann im Augenblick für die Prognoseabschätzung noch nicht abschließend ermittelt werden.

Das Prognosekriterium, das der Chirurg als Einziges beeinflussen kann, ist die **komplette Metastasenresektion** einschließlich des Lymphknotenabstromgebietes. Dies war auch im eigenen Patientengut der einzige Prognosefaktor. Dabei spielte in der multivariaten Analyse die Anzahl der Metastasen, der Lymphknotenbefall, das krankheitsfreie Intervall und das Alter der Patientinnen keine Rolle (Schirren et al. 1994).

Prognostische Faktoren müssen in ihrer Wertigkeit/Bedeutung noch sehr vorsichtig interpretiert werden. Zum einen sind die bislang vorgestellten Patientenkollektive oft sehr klein, zum anderen kann es zwischen den einzelnen Behandlungszentren große Unterschiede hinsichtlich des onkologischen Patientengutes, der Operationsindikation sowie Resektionstechnik geben, was die Wertigkeit von multizentrischen Sammelstatistiken einschränkt. Deshalb lassen sich daraus derzeit keine international gültigen Prognosen oder daraus abgeleitete, allgemein gültige Behandlungsempfehlungen erstellen.

17.1.8 Zusammenfassung

Die chirurgische Behandlung von Lungenmetastasen im interdisziplinären onkologischen Konsens stellt heute ein anerkanntes Therapiekonzept dar. Die Suche nach prognoserelevanten Faktoren ist der Versuch, aus dem Gesamtkollektiv der an Lungenmetastasen erkrankten Patienten diejenigen herauszufinden, die einen maximalen Gewinn durch die Operation erzielen können. Ein Überleben von fünf Jahren bedeutet jedoch keineswegs immer Heilung. Tatsächlich verbringt eine Vielzahl von Patienten den Rest ihres Lebens unter rezidivierenden Therapiemaßnahmen. Die individuelle Therapieentscheidung muss unter Berücksichtigung prognoserelevanter Faktoren sowie der speziellen Problematik jedes einzelnen Patienten in enger interdisziplinärer Zusammenarbeit getroffen werden. Insbesondere bei einem neu diagnostizierten Lungenrundherd bei Patientinnen sollte an die Differenzialdiagnose eines Zweit- bzw. Lungenkarzinoms gedacht werden. Vor einer Therapieentscheidung sollte eine histologische Sicherung angestrebt werden.

Literatur

Andre F, Slimane K, Bachelot T, Dunant A, Namer M, Barrelier A, Kabbaj O, Spano JP, Marsiglia H, Rouzier R, Delaloge S, Spielmann M (2004) Breast cancer with synchronous metastases: trends in survival during a 14-year period. J Clin Oncol 22: 3302–3308

Branscheid D, Krysa S, Wollkopf G, Bulzebruck H, Probst G, Horn M, Schirren J, Vogt-Moykopf I (1992) Does ND-YAG laser extend the indications for resection of pulmonary metastases? Eur J Cardio-thorac Surg 6: 590

Cahan WG, Shah JP, Castro EB (1978) Benign solitary lung lesions in patients with cancer. Ann Surg 187: 241–244

Cerfolio RJ, McCarty T, Bryant AS (2009) Non-imaged pulmonary nodules discovered during thoracotomy for metastasectomy by lung palpation. Eur J Cardiothorac Surg 35: 786–791

Crowe JP Jr, Gordon NH, Antunez AR, Shenk RR, Hubay CA, Shuck JM, and Participating Investigators (1991) Local-regional bre-ast cancer recurrence following mastectomy. Arch Surg 126: 429–32

Downey RJ, Rusch VW, Hsu FI, Leon L, Venkatraman E, Linehan D, Bains M, van Zee K, Korst R, Ginsberg RJ (2000) Chest wall resec-tion for locally recurrent breast cancer: is it worthwhile? J Thorac Cardiovasc Surg 119: 420

Giordano SH, Buzdar AU, Kau SC, Hortobagyi GN (2002) Improve-ment in breast cancer survival: results from M.D. Anderson Cancer Center protocols from 1975-2000. Proc Am Soc Clin Oncol 21: 54a

Friedel G, Pastorino U, Ginsberg RJ, Goldstraw P, Johnston M, Pass H, Putnam JB, Toomes H (2002) Results of lung metastasectomy from breast cancer: prognostic criteria on the basis of 467 cases of the international registry of lung metastases. Eur J Cardiotho-rac Surg 22: 335

Harris JR, Morrow M, Bonnadonna G (1993) Cancer of the breast. In: De Vitta VT Jr, Hellman S, Rosenberg SA (eds) Cancer. Principles and Practice in Oncology, 4th ed). Lippincott, Philadelphia, pp 1264–1332

Norton L (1991) Metastatic breast cancer: Length and quality of life. N Engl J Med 325: 1370–1371

Pastorino U, Veronesi G, Landoni C, et al. (2003) Fazio FDG-PET im-proves preoperative staging of resectable lung metastasis. J Thorac Cardiovasc Surg 126: 1906–1910

Patanaphan V, Salazar OM, Risco R (1988) Breast cancer: metastatic patterns and their prognosis. South Med J 81: 1109–1112

Remy-Jardin M, Remy J, Giraud F, Marquette CH (1993) Pulmonary nodules: detection with thick-section spiral CT versus conventio-nal CT. Radiology 187: 513

Rosen EL, Eubank WB, Mankoff DA (2007) FDG PET, PET/CT, and breast cancer imaging. RadioGraphics 27: S215–S229

Schirren J, Muley T, Schneider P et al. (1998) Chirurgische Therapie der Lungenmetastasen. In: Drings P, Vogt-Moykopf I (Hrsg) Thoraxtu-moren. Springer, Berlin Heidelberg New York, pp 640–669

Schirren J, Muley T, Trainer S, Trainer C, Rick O, Vogt-Moykopf I (2006) Chirurgische Therapie von Lungenmetastasen. In: Schmoll, Höff-ken, Possinger (Hrsg) Kompendium Internistische Onkologie. Springer, Berlin Heidelberg New York, pp 958–993

Schirren J, Wassenberg D, Krysa S, Branscheid D, di Rienzo G, Drings P, Vogt-Moykopf I (1994) Surgery of lung metastasis – indications, results and prognostic factors as an interdisciplinary concept. Pneumologie 48(7): 469–74

Tanaka F, Li M, Hanaoka N, Bando T, Fukuse T, Hasegawa S, Wada H (2005) Surgery for Pulmonary Nodules in Breast Cancer Patients. Ann Thorac Surg 79: 1711–1714

Welter S, Jacobs J, Krbek T, Tötsch M, Stamatis G (2008) Pulmonary metastases of breast cancer. When is resection indicated? Eur J Cardiothorac Surg 34: 1228–1234

Vogt-Moykopf I, Krysa S, Bulzebruck H, Schirren J (1994) Surgery for pulmonary metastases. The Heidelberg experience. Chest Surg Clin N Am 4(1): 85–112

17.2   Lebermetastasen

Ludger Staib

17.2.1   Einleitung

Lebermetastasen lassen sich in drei große prognostische Gruppen einteilen:
- Kolorektale Lebermetastasen
- Lebermetastasen endokriner Tumoren
- Sonstige (nicht-kolorektale und nicht-endokrine) Le-bermetastasen, zu denen auch Lebermetastasen eines Mammakarzinoms zählen

Diese sind in der Regel ein Spätsymptom mit schlechter Prognose (Überlebenszeit 3–15 Monate) (Adam et al. 2006; Diamond et al. 2009; Pentheroudakis et al. 2006). Sie kommen in lediglich 5–18% der Fälle vor (Atalay et al. 2003; Perrone et al. 2004; Schneider et al. 2004). Der typische Metastasierungsweg verläuft über die Arteria hepatica (Eder u. Weiss 1991). Im Gegensatz zu kolorek-talen Lebermetastasen zeigen sich morphologische und tumorbiologische Unterschiede, nämlich ein nicht-an-giogenetisches Wachstumsmuster unter Beibehaltung der typischen Leberarchitektur und im MRT ein charakteris-tisches Vaskularisationsmuster (Braga et al. 2004).

Es existieren verschiedene Behandlungsansätze bei Lebermetastasen von Mammakarzinomen (▶ Übersicht), die kombiniert oder sequenziell zur Anwendung kom-men. Daher ist eine genaue diagnostische Abklärung für die sich daraus ergebende prognostische Einschätzung von großer Bedeutung, die im Folgenden erläutert wird.

Behandlungsoptionen bei Lebermetastasen eines Mammakarzinoms

- Leberresektion (Adam et al. 2006; Elias et al. 2006; Lang et al. 2007; Lermite et al. 2009; Lubrano et al. 2008)
- Lebertransplantation (Wilson et al. 2003)
- Lokale Destruktion (Radiofrequenzablation, Kryotherapie) (Meloni et al. 2009)
- Chemotherapie intravenös (Atalay et al. 2003; Paviot et al. 2009)
- Chemotherapie intraarteriell (meist kombiniert) (Elias et al. 2006; Link et al. 2001)
- Chemo-/Embolisation
- Antihormonelle Therapie
- Biologische Therapie

- Strahlentherapie/[90]Ittrium-Radioembolisation (Rubin et al. 2004)
- Palliative Drainage (Stent, perkutane transhepatische Cholangiodrainage, operativ)
- Supportive Therapie

17.2.2 Indikationsstellung, Diagnostik und Prognosefaktoren

Meist zeigen sich erst Spätsymptome wie Gewichtsverlust, Inappetenz, Ikterus und Schmerz. Pathologische Laborveränderungen finden sich maximal in der Hälfte der Fälle. Hohe Werte des Tumormarkers CA 15-3 (>300 U/l) weisen auf Leber- und/oder Knochen- bzw. Lungenmetastasen hin. Eine rationale und effiziente diagnostische Strategie hat zum Ziel, potenziell resektable Patienten zu identifizieren und bei disseminierter Metastasierung eine unnötige Resektion zu vermeiden (Caralt et al. 2008). Hierbei hat sich nachfolgende Diagnostik als hilfreich erwiesen (▶ Übersicht).

Diagnostik bei Lebermetastasen eines Mammakarzinoms

- Labor (s. Text)
- Oberbauchsonographie (ggf. mit Kontrastmittel)
- Spiralcomputertomographie (3-Phasen) der Leber, des Thorax und des Abdomen (alternativ Kernspintomographie)
- Positronenemissionstomographie (fakultativ)
- Ausschluss Lokalrezidiv der Mamma (bei metachroner Leberfilialisierung)

Vor geplanter Leberresektion sind folgende **Laboruntersuchungen** sinnvoll: Blutbild und Gerinnung, Transaminasen, Albumin, alkalische Phosphatase, Bilirubin, LDH, CA 15-3 (als Basiswert für Verlaufskontrollen). Leberfunktionstests sind aufgrund ihrer eingeschränkten Aussagekraft nicht mehr indiziert, obgleich eine deutlich eingeschränkte Leberfunktion eine relative Kontraindikation für eine Resektion darstellt, eine Chemotherapie in dieser Situation jedoch durchaus praktikabel ist.

Die **Abdomensonographie** (ggf. mit Kontrastmittel) sowie die hochauflösende **Spiralcomputertomographie** der Leber in drei Phasen sind indiziert zur Darstellung der lokalen Situation. Hierdurch lassen sich potenziell resektable Lebermetastasen gut darstellen. Differenzialdiagnostisch müssen Hämangiome, entzündliche Leberbefunde, Cholangiofibrome und Adenome von Metastasen abgegrenzt werden. Ein typisches Zeichen der Metastasen in der CT sind Einziehungen im Bereich der Metastasenzirkumferenz (Fennessy et al. 2004).

Ergänzend können bei besonderen Fragestellungen die **Kernspintomographie** und **Positronenemissionstomographie** (PET) zum Einsatz kommen. Lokalrezidive und extrahepatische Metastasen sollten vor geplanter Resektion sicher ausgeschlossen werden, entweder durch konventionelle Stagingverfahren oder durch Ganzkörper-FDG-PET-CT (Grassetto et al. 2009). Wie auch beim kolorektalen Karzinom konnte gezeigt werden, dass der Einsatz der PET-CT in 28% einen Strategiewechsel in der Behandlung der Lebermetastasen bewirkte und medizinisch sehr sinnvoll sein kann (Liu et al. 2009), obgleich sie im derzeitigen DRG-System nicht adäquat vergütet wird.

Über 100 **Prognosefaktoren** wurden für Lebermetastasen des Mammakarzinoms beschrieben. Folgende Faktoren besitzen eine praktisch-klinische Bedeutung (Beadle et al. 2004):

- Tumorkategorie
- Grading
- Lymphknotenkategorie
- Östrogen-/Progesteron- und HER-2-Rezeptorenstatus

Günstige Prognosefaktoren

- Positiver Rezeptorstatus (Elias et al. 2006)
- Fehlen extrahepatischer Metastasen
- Wenige und kleine Lebermetastasen
- Langes krankheitsfreies Intervall
- Langer stabiler Verlauf unter Chemotherapie (Wyld et al. 2003; D'Angelica et al. 2004)

Ungünstige Prognosefaktoren

- Derangierte Leberfunktion
- Aszites
- Grading ≥3 des Primärtumors
- Fortgeschrittenes Lebensalter
- Erniedrigter Albuminspiegel (Wyld et al. 2003)
- Vorausgegangenes Lokalrezidiv (Raab et al. 1996)

Eine **Kontraindikation** für eine Resektion ist gegeben bei nicht therapierbarer extrahepatischer Manifestation, hoher Komorbidität, Befall von mehr als 70% des Lebervolumens oder von mehr als 5 Lebersegmenten (Poston et al. 2004). Zur Erleichterung der Entscheidungsfindung bei unklaren Fällen, die immer im interdisziplinären Konsens (Tumorboard) getroffen werden sollte, wurden unlängst Web-site-Hilfen angeboten.

17.2.3 Chirurgische Therapie

Zur Resektion von Lebermetastasen beim Mammakarzinom existieren keine randomisierten Studien. Die bislang publizierten, überwiegend retrospektiven Daten zeigen jedoch, dass die Resektion bei richtiger Patientenselektion eine sichere und prognoseverbessernde Therapieoption sein kann (Friedrich et al. 2004). Leberresektionen sind in der Regel heute Teil einer umfassenden multimodalen Therapiestrategie.

 Cave
Das Ziel der Resektion sollte nicht ein »Debulking« sein, sondern die kurative R0-Resektion (Elias et al. 2006; Raab et al. 1996).

Im Mittel werden 4 Lebermetastasen entfernt (Elias et al. 2006), so dass ein Vorliegen mehrerer Metastasen bei prinzipieller Resektabilität keine Kontraindikation darstellt, insbesondere bei ansonsten günstigen Begleitumständen (junge Patientin, lymphknotennegativer Primärtumor, langes rezidivfreies Intervall). Die Resektion einer solitären Metastase weist jedoch die günstigste Prognose auf (Lamade et al. 2001; Raab et al. 1996).

Die **Komplikationsrate** nach Leberresektion wird zwischen 13 und 30% angegeben (Caralt et al. 2008; Elias et al. 2006; Lubrano et al. 2008; Raab et al. 1996) und umfasst Blutungen, Infektionen, Wunddehiszenzen und Galleleckagen. Galleleckagen können in der Regel interventionell therapiert werden und bedürfen nur noch selten einer operativen Reintervention. Das perioperative Management bei Leberresektionen wurde inzwischen so verbessert, dass die perioperative Letalität zwischen 0 und 3% liegt (Caralt et al. 2008; Elias et al. 2006; Lubrano et al. 2008; Raab et al. 1996; Vlastos et al. 2004).

17.2.4 Überlebensraten

Kann beim Vorliegen von Lebermetastasen eines Mammakarzinoms keine Leberresektion durchgeführt werden, so beträgt die mediane Überlebenszeit zwischen 1 und 4 Monaten (Raab et al. 1996; Selzner et al. 2000), mit Chemotherapie zwischen 5 und 13 Monaten (Elias et al. 2006; Pentheroudakis et al. 2006). In 2 randomisierten EORTC-Chemotherapiestudien (10923 and 10961) zeigte sich in einer Studie ein signifikanter Unterschied im Überleben bei Patientinnen mit isolierter Lebermetastasierung gegenüber Patientinnen mit disseminierter Metastasierung. Die mediane Überlebenszeit betrug 22,7 versus 14,2 Monate (Log-rank-Test, p=0,002) in der EORTC-10923-Studie und 27,1 versus 16,8 Monate (Log-rank-Test, p=0,19) in der EORTC-10961-Studie (Atalay

et al. 2003). Ist eine R0-Leberresektion durchführbar, so resultieren eine 5-Jahres-Überlebensrate von 22% und eine mediane Überlebenszeit von 41,5 Monaten (Raab et al. 1996). Andere Arbeitsgruppen beobachteten 5-Jahres-Überlebensraten von 30% (Lamade et al. 2001), 33% (Lubrano et al. 2008) und 61% mit einer medianen Überlebenszeit von 63 Monaten, teils in Kombination mit lokal ablativen Verfahren (Vlastos et al. 2004).

17.2.5 Operationstechnik und perioperatives Management

Patientinnen mit Mammakarzinom profitieren von den erheblichen Fortschritten, die in den letzten Jahren in der chirurgischen Technik und im perioperativen Management bei Leberresektionen erzielt wurden:
- Anatomisches Grundverständnis der Lebersegmenteinteilung nach Couinaud und der funktionellen Lebersektoren
- Pathophysiologische Erkenntnisse über Ischämiezeiten, Konditionierung und Reperfusionsvorgänge, die aus der Transplantationschirurgie stammen
- Optimierte (mitunter dreidimensionale) hochauflösende Bildgebung mit genauer präoperativer Kalkulation der funktionellen Leberreserve (in der Regel um 25% bei gesundem Leberparenchym)
- Verbesserte blutsparende Resektionstechniken (Ultraschallmesser, Wasserstrahldissektor)
- Einbindung neoadjuvanter Strategien einschließlich Pfortaderokklusion zur Konditionierung

Aus diesen Verbesserungen resultiert letztlich für die Patientinnen eine risikoärmere und effektivere Chirurgie mit verbessertem postoperativem Befinden, ergänzt durch patientenfreundliches Management von Narkoseführung und Analgesie (z. B. Epiduralkatheter). Es konnte gezeigt werden, dass sich durch Senkung des zentralen Venendrucks unter 3 cm H_2O und Verzicht auf die PEEP-Beatmung der intraoperative Blutverlust auf unter 500 ml senken lässt. Eine äußerst präzise und blutsparende Resektionstechnik durch bipolare Pinzette und Ultraschallmesser ohne Notwendigkeit der Drosselung des portalen Blutflusses wurde durch Tanaka und Yamaoka (Kyoto, Japan) in die Leberchirurgie eingeführt.

Operationsablauf. Operationstechnisch wird nach der intraoperativen Sonographie eine segment- oder sektororientierte Entfernung der Lebermetastase(n), bei Herden <4 cm auch als atypische, d. h. nicht an Segmentgrenzen orientierte, Resektion durch stumpfe Dissektion oder apparative Dissektionstechniken (z. B. Ultraschallmesser) durchgeführt. Resezierbare Lymphknotenmetastasen im Ligamentum hepatoduodenale stellen per se keine Kontraindikation zur Resektion der Lebermetastasen dar. Postoperativ erfolgt ein rascher Kostaufbau, die Entlassung nach 5–10 Tagen.

17.2.6 Kombinierte Therapieformen und Nachsorge

Ist die Leberresektion als Einzelmaßnahme nicht sinnvoll durchführbar, so kann sie dennoch kombiniert mit weiteren Maßnahmen eingesetzt werden. Hier ergeben sich in der Praxis zwei typische Situationen, die präoperative Tumorverkleinerung (Downstaging/Downsizing) und die Kombination mit einer lokal ablativen Maßnahme.

Downstaging und Downsizing. Sind Metastasen auf die Leber begrenzt und zunächst nicht resektabel, so sollte der Versuch eines Downstaging erwogen werden: Frühe Erfahrungen zeigten ein erfolgreiches Downstaging bei Lebermetastasen kolorektaler Karzinome (Link et al. 1999). Durch eine kombinierte Vorbehandlung mit hepatisch intraarterieller 5-FU Chemotherapie plus systemischer Chemotherapie (Irinotecan oder Oxaliplatin plus 5-FU/Folinsäure) konnte ein Ansprechen von 82% beobachtet werden, eine sekundäre Resektion war in 20% möglich (Leonard et al. 2004). Mit einer neoadjuvanten Hochdosis-Chemotherapie vor Resektion wurden 5-Jahresüberlebensraten von 22% beschrieben (Selzner et al. 2000). Mit einem ähnlichen neoadjuvanten Protokoll konnten 13% primär irresektable Patienten sekundär reseziert werden mit einer 5-Jahres-Überlebensrate von 36% und ohne eine erhöhte Morbidität im Vergleich zu primär resezierten Patienten (Adam et al. 2006).

Kombination mit lokal ablativen Verfahren. Sind Lebermetastasen aufgrund ihrer Lokalisation nur partiell durch eine Resektion kurativ resektabel, so besteht neuerdings die Möglichkeit, intraoperativ die Leberresektion mit einer Thermoablation zu kombinieren. Hierdurch kann das Operationstrauma verringert und dennoch eine R0-Situation erzielt werden.

Nach Resektion wurden sowohl adjuvante Chemotherapieprotokolle (Elias et al. 2006) als auch adjuvante Hormontherapieprotokolle beschrieben, mit denen sich mediane Überlebenszeiten zwischen 30 und 60 Monaten erzielen ließen. Eine an Lebermetastasen orientierte Tumornachsorge ist bislang nicht evidenzbasiert. Es konnte jedoch gezeigt werden, dass eine frühzeitige Detektion von Lebermetastasen eines Mammakarzinoms die Prognose günstig beeinflussen kann (Perrone et al. 2004). Daher bietet sich neben der kostengünstigen und nicht-invasiven

Oberbauchsonographie die Bestimmung des Tumormarkers CA 15-3 an, der einen positiv prädiktiven Wert um 80% und einen negativ prädiktiven Wert um 90% besitzt. Die Durchführung einer Computertomographie alle 6 Monate, in Abhängigkeit vom Primärtumor und nur bei klinischer Konsequenz, wurde ebenfalls empfohlen, ihr Vorteil gegenüber der Sonographie ist jedoch nicht belegt.

 Cave

– Da eine Resektion die Prognose von Patientinnen mit Lebermetastasen eines Mammakarzinoms deutlich verbessern kann und mit geringer Morbidität durchführbar ist, gilt es, durch ein exaktes Staging günstige Situationen für eine Resektion zu erkennen: Eine R0-Resektion sollte wahrscheinlich, ein extrahepatischer Progress unwahrscheinlich sein. Die Patientin sollte eine regelrechte Leberfunktion und eine geringe Komorbidität aufweisen. Weitere prognostische Faktoren sind zu beachten (s. oben).

– Neue multimodale Therapiemöglichkeiten erweitern den Indikationsbereich für eine Leberresektion durch Kombination mit lokalen (Radiofrequenzablation) und systemischen Maßnahmen.

– Standard ist der interdisziplinäre Konsens (»Tumorboard«) bei allen potenziell resektablen Patientinnen. Es zeichnet sich ein Trend zu funktionserhaltenden und organsparenden Behandlungsansätzen ab. Ziel muss es sein, unter Berücksichtigung des Patientenwunsches eine R0-Situation zu erzielen bei Vermeidung von Morbidität und unter Erhalt adäquater Lebensqualität.

Literatur

Adam R, Aloia T, Krissat J, Bralet MP, Paule B, Giachetti S, Delvart V, Azoulay D, Bismuth H, Catsaing D (2006) Is liver resection justified for patients with hepatic metastases from breast cancer? Ann Surg 244(6): 897–907

Atalay G, Biganzoli L, Renard F, Paridaens R, Cufer T, Coleman R, Calvert AH, Gamucci T, Minisini A, Therasse P, Piccart MJ (2003) Clinical outcome of breast cancer patients with liver metastases alone in the anthracycline-taxane era: a retrospective analysis of two prospective, randomised metastatic breast cancer trials. Eur J Cancer 39(17): 2439–2449

Beadle G, Francis G, Stein S, Pandeya N, Purdie D (2004) Correlation of standard histological features and biomarkers with overall survival in breast cancer. Proc Am Soc Clin Oncol 23: 876

Braga L, Semelka R-C, Pietrobon R, Martin D, De-Barros N, Guller U (2004) Does hypervascularity of liver metastases as detected on MRI predict disease progression in breast cancer patients? Am J Roentgenol 182(5): 1207–1213

Caralt M, Bilbao I, Cortés J, Escartín A, Lázaro JL, Dopazo C, Olsina JJ, Balsells J, Charco R (2008) Hepatic resection for liver resection as part of the »oncosurgical« treatment of metastatic breast cancer. Ann Surg Oncol 15(10): 2804–10

D'Angelica M, Fong Y (2004) The Liver. In: Townsend C, Beauchamp R, Evers B, Mattox K (eds) Sabiston textbook of surgery – The biological basis of modern surgical practice. Elsevier Saunders, Philadelphia, pp 1513–1573

Diamond JR, Finlayson CA, Borges VF (2009) Hepatic complications of breast cancer. Lancet Oncol 10(6): 615–21

Eder M, Weiss M (1991) Hämatoge Lebermetastasen – humanpathologische Grundlagen. Chirurg 62: 705–709

Elias D, Di Pietroantonio D (2006) Surgery for liver metastases from breast cancer. HPB (Oxford) 8(2): 97–9

Fennessy FM, Mortele KJ, Kluckert T, Gogate A, Ondategui-Parra S, Ros P, Silverman SG (2004) Hepatic capsular retraction in metastatic carcinoma of the breast occurring with increase or decrease in size of subjacent metastasis. Am J Roentgenol 18(3): 651–655

Friedrich M, Diesing D, Schroer A (2004) Hepatic metastasectomy as a cytoreductive strategy for the treatment of liver metastases in breast cancer: review of literature. Eur J Gynaecol Oncol 25(5): 555–558

Grassetto G, Fornasiero A, Bonciarelli G, Banti E, Rampin L, Marzola MC, Massaro A, Galeotti F, Del Favero G, Pasini F, Minicozzi AM, Al-Nahhas A, Cordiano C, Rubello D (2009) Additional value of FDG-PET/CT in management of »solitary« liver metastases: preliminary results of a prospective multicenter study. Mol Imaging Biol Jul 22 (Epub ahead of print)

Lamade W, Herfarth C (2001) Chirurgische Therapie von Lebermetastasen. In: Siewert J, Harder F, Rothmund M (Hrsg) Praxis der Viszeralchirurgie. Chirurgische Onkologie. Springer, Berlin Heidelberg New York, S 567

Lang H (2007) Liver resection: part II. Operative procedure. Chirurg 78(9): 849–63

Leonard G, Fong Y, Jarnagin W, Harris L, Schwartz L, D'angelica M, Paty P, Dematteo R, Blumgart LH, Kemeny N (2004) Liver resection after hepatic arterial infusion (HAI) plus sytemic oxaliplatin combinations in pretreated patients with extensive unresectable colorectal liver metastases. Proc Am Soc Clin Oncol 23: 256 (A)

Lermite E, Marzano E, Chéreau E, Rouzier R, Pesseaux P (2009) Surgial resection of liver metastases from breast cancer. Surg Oncol Jul 8 (Epub ahead of print)

Link KH, Pillasch J, Formentini A, Sunelaitis E, Leder G, Safi F, Kornmann M, Beger HG (1999) Downstaging by regional chemotherapy of non-resectable isolated colorectal liver metastases. Eur J Surg Oncol 25(4): 381–388

Link KH, Sunelaitis E, Kornmann M, Schatz M, Gansauge F, Leder G, Formentini A, Staib L, Pillasch J, Beger H (2001) Regional chemotherapy of nonresectable colorectal liver metastases with mitoxantrone, 5-fluorouracil, folinic acid, and mitomycin C may prolong survival. Cancer 92: 2746–2753

Liu MT, Huang WT, Wang AY, Huang CC, Huang CY, Chang TH, Pi CP, Yang HH (2009) Prediction of outcome of patients with metastatic breast cancer: evaluation with prognostic factors and Nottingham prognostic index. Support Care Cancer Nov 11 (Epub ahead of print)

Lubrano J, Roman H, Tarrab S, Resch B, Marpeau L, Scotté M (2008) Liver resection for breast cancer metastasis: does it improve survival? Surg Today 38(4): 293–9

Meloni MF, Andreano A, Laeseke PF, Livraghi T, Sironi S, Lee FT Jr. (2009) Breast cancer liver metastases: US-guided percutaneous radiofrequency ablation – intermediate and long-term survival rates. Radiology 253(3): 861–9

Paviot BT, Bachelot T, Clavreul G, Jacquin JP, Mille D, Rodrigues JM (2009) Impact of the chemotherapy protocols for metastatic breast cancer on the treatment cost and survival time of 371

patients treated in three hospitals of Rhone-Alpes region. Bull Cancer 96(10): 929–40

Pentheroudakis G, Fountzilas G, Bafaloukos D, Koutsoukou V, Pectasides D, Skarlos D, Samantas E, Kalofonos HP, Gogas H, Pavlidis N (2006) Metastatic breast cancer with liver metastases: a registry analysis of clinicopathologic, management and outcome characteristics of 500 women. Breast Cancer Res Treat 97(3): 237–44

Perrone M, Musolino A, Michiara M, Di Blasio B, Bella M, Franciosi V, Cocconi G, Camisa R, Todeschini R, Cascinu S (2004) Early detection of recurrences in the follow-up of primary breast cancer in an asymptomatic or symptomatic phase. Tumori 90(3): 276–279

Raab R, Nussbaum K, Werner U, Pichlmayr R (1996) Lebermetastasen bei Mammacarcinom – Ergebnisse der Leberteilresektion. Chirurg 67(3): 234–237

Rubin D, Nutting C, Jones B (2004) Metastatic breast cancer in a 54-year-old woman: integrative treatment with yttrium-90 radioembolization. Integr Cancer Ther 3(3): 262–267

Schneider C, Fehr M, Steiner R, Hagen U, Haller U, Fink D (2004) Frequency and distribution pattern of distant metastases in breast cancer patients at the time of primary presentation. Arch Gynecol Obstet 269(1): 9–12

Selzner M, Morse MA, Vredenburgh JJ, Meyers WC, Clavien PA (2000) Liver metastases from breast cancer: long-term survival after curative resection. Surgery 127(4): 383–9

Vlastos G, Smith D, Singletary S, Mirza N, Tuttle T, Popat R, Curley S, Ellis L, Roh M, Vauthey J (2004) Long-term survival after an aggressive surgical approach in patients with breast cancer hepatic metastases. Ann Surg Oncol 11(9): 869–874

Wilson JM, Carder P, Downey S, Davies MH, Wyatt JI, Brennan TG (2003) Treatment of metastatic breast cancer with liver transplantation. Breast J 9(2): 126–128

Wyld L, Gutteridge E, Pinder SE, James JJ, Chan SY, Cheung KL, Robertson JF, Evans AJ (2003) Prognostic factors for patients with hepatic metastases from breast cancer. Br J Cancer 89(2): 284–290

17.3   Skelettmetastasen

Michael Schulte

17.3.1   Einleitung

Karzinompatienten entwickeln zu etwa 50% klinisch manifeste Knochenmetastasen, 70% aller ossären Metastasen werden durch Mamma- oder Prostatakarzinome verursacht (Coleman 1997). Die Rate der autoptisch gesicherten Skelettdisseminierung beträgt beim Mammakarzinom über 70%.

Am Skelettsystem werden in absteigender Reihenfolge befallen:

- Wirbelkörper
- Proximales Femur
- Becken
- Rippen
- Sternum
- Proximaler Humerus

Die mediane Überlebenszeit des ausschließlich ossär metastasierten Mammakarzinoms liegt bei 2 Jahren (Coleman 1997), kann aber in Einzelfällen auch viele Jahre länger betragen (Harrington 1997).

Der vertebragene Metastasierungstyp findet sich bei 62% der Patienten mit ossärer Disseminierung. Metastasen des proximalen Femurs erfordern dagegen aufgrund früh einsetzender statischer Probleme am häufigsten eine chirurgische Intervention; 65% der operativ zu versorgenden pathologischen Frakturen sind am Femur lokalisiert. Eine Beteiligung der Schädelkalotte ist nicht untypisch bei ossär metastasierendem Mammakarzinom.

Wirbelsäulenmetastasen breiten sich überwiegend in der ventralen Säule sowie peridural aus, eine dorsale Lokalisation ist demgegenüber selten. Eine höhergradige Wirbelkörperdestruktion mit Beteiligung von Hinterwand und Bogenwurzeln führt zur Instabilität.

17.3.2 Klinik

 Cave
Leitsymptom einer ossären Disseminierung ist der Schmerz. Funktionseinschränkungen signalisieren den bereits fortgeschrittenen Befall eines Skelettabschnitts.

Pathologische Frakturen der langen Röhrenknochen führen zu weitgehenden Funktionseinbußen, an den unteren Extremitäten zum Verlust der Gehfähigkeit. Sie können zusätzlich durch äußerlich erkennbare Deformitäten charakterisiert sein. Im Bereich der Wirbelsäule kann es durch pathologische Frakturen zur Gibbusbildung kommen (◻ Abb. 17.1). Wegen der im Gegensatz zum thorakolumbalen Übergang geringeren mechanischen Belastung gehen Metastasen der HWS und der oberen BWS häufig mit einem weniger gravierenden

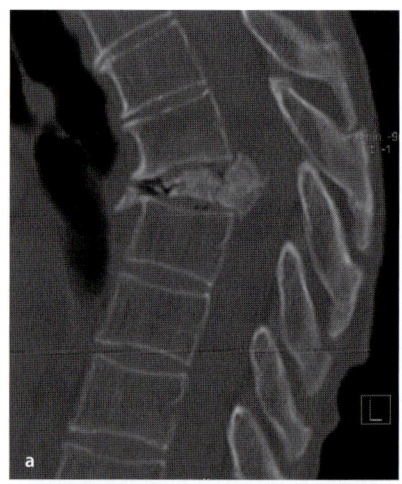
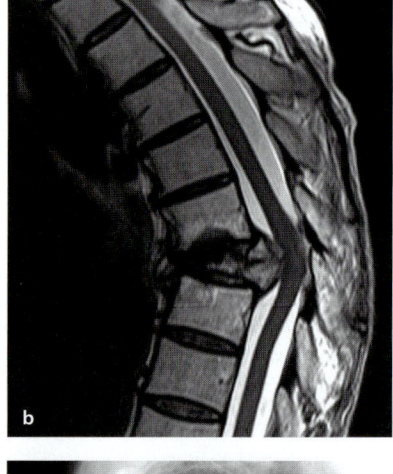
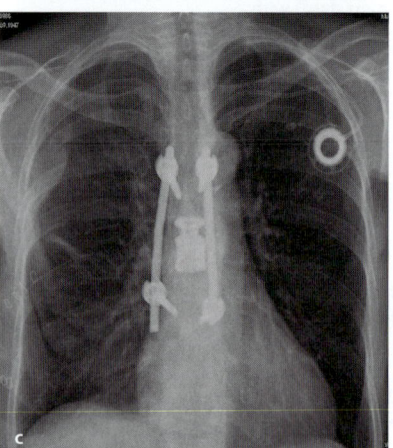
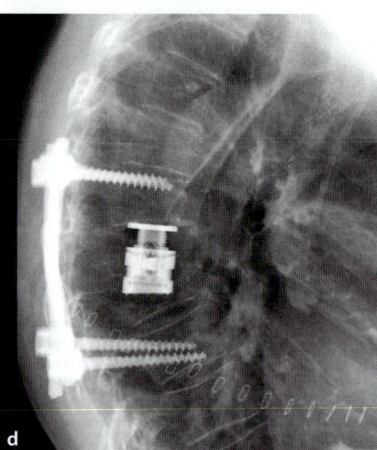

◻ **Abb. 17.1a–d** 62-jährige Patientin mit akut aufgetretener Paraparese (Frankel D). **a** Computertomographisch pathologische Fraktur BWK 7 mit kyphotischer Knickbildung und Spinalkanalstenose. **b** Magnetresonanztomographisch Verdrängung und Kompression des Myelons. **c** Postoperative Röntgenuntersuchung (ap) nach Thorakotomie, Corporektomie BWK 7, Implantation eines expandierbaren Wirbelkörperersatzes und dorsaler Spondylodese BWK 6-9 durch Fixateur interne. **d** Seitliche Röntgenuntersuchung

Beschwerdebild einher; oft stehen radikuläre Symptome im Vordergrund. Metastasen in den stärker belasteten Wirbelsäulenabschnitten führen dagegen nicht selten zu einer akut auftretenden Paraplegie. Bereits vor einer pathologischen Fraktur stellen sich bei 20–50% der Patientinnen Muskellähmungen, Sensibilitätsstörungen und Reflexabnormalitäten ein, in etwa 25% der Fälle sind Beeinträchtigungen des vegetativen Nervensystems nachweisbar.

17.3.3 Indikationen und Kontraindikationen

Die Chirurgie von Mammakarzinommetastasen stellt prinzipiell eine Palliativmaßnahme dar, bei der mit dem am wenigsten belastenden Eingriff ein möglichst großer Effekt erzielt werden muss.

Indikationen zur Operation

Die Indikationsstellung für einen operativen Eingriff setzt die Berücksichtigung der Gesamtsituation, d. h. Alter, Allgemeinzustand, psychosoziale Situation sowie Erwartungen und Kooperation seitens der Patientin, voraus.

> **Absolute Operationsindikationen**
> - Dislozierte pathologische Frakturen des Femur, der Tibia und des Azetabulums
> - Instabile pathologische Wirbelfrakturen
> - Progrediente spinale oder radikuläre Kompressionen mit neurologischen Defiziten
>
> **Relative Operationsindikationen**
> - Pathologische Frakturen im Bereich der oberen Extremitäten
> - Drohende Frakturen des Femur, der Tibia, des Azetabulums oder eines Wirbelkörpers
> - Spinalkanalstenosen ohne neurologische Symptomatik
> - Metastasenprogredienz nach Strahlentherapie

Tumorbedingte Frakturen – gerade der belasteten Skelettabschnitte – heilen konservativ nicht aus und führen zu Fehlstellungen, statischen Funktionsstörungen und Instabilität; Schmerzen, Immobilität und die daraus resultierenden Sekundärkomplikationen nehmen zeitabhängig zu.

Neurologische Defizite basieren auf einer Kompression oder Distraktion der neuralen Strukturen sowie einer spinalen Zirkulationsstörung. Sie entstehen entweder direkt durch eine tumoröse Raumforderung oder indirekt durch eine metastasen- bzw. frakturbedingte kyphotische Fehlstellung.

> ❯ Pathologische Frakturen der unteren Extremitäten und akute spinale Kompressionssyndrome stellen eine Notfallsituation dar.

Da die Prognose für eine neurologische Erholung nach 24 h sehr ungünstig wird, sollte die operative Dekompression und Stabilisation bei eingetretenem Querschnittssyndrom möglichst frühzeitig erfolgen.

> **Indikatoren für eine Frakturgefährdung**
> - Persistierende Schmerzen trotz adäquater perkutaner Strahlentherapie
> - Kortikale Destruktionen am Femur >2,5 cm (Beals et al. 1971)
> - Kortikale Destruktionen am Femur >50% (Fidler 1981)
> - Axiale kortikale Destruktionen am Femur >3 cm (Van der Linden et al. 2004)
> - Osteolysen Calcar femoris, Trochanter minor, subtrochantär und suprakondylär
> - Permeativer Destruktionstyp

Die Frakturwahrscheinlichkeit am langen Röhrenknochen wurde von Mirels (1989) klassifiziert. Sie korreliert mit der Lokalisation, der klinischen Symptomatik, dem Metastasentyp und der Größe der Läsion (◻ Tab. 17.1). ◻ Abb. 17.2 zeigt eine unmittelbar frakturgefährdete osteolytische Metastase der Trochanterregion.

Ein Alter über 70 Jahre, eine zu erwartende Überlebenszeit von unter 6 Monaten, eine simultane viszerale Metastasierung und ein Karnofsky-Index unter 40% bedürfen einer kritischen Indikationsstellung.

Kontraindikationen einer Operation

Kontraindiziert sind operative Maßnahmen bei moribunden, nicht narkosefähigen Patienten sowie einer erwarteten Überlebenszeit von unter 4 Wochen. Ein metastatischer Befall komplexer Skelettabschnitte oder eine diffuse ossäre Disseminierung, wie sie gerade beim Mammakarzinom nicht selten sind, kann die notwendige Implantatverankerung technisch erschweren oder unmöglich machen (◻ Abb. 17.3).

 Cave
Am Achsenskelett sollten asymptomatische Herde ohne neurologischen Befund oder Stabilitätsgefährdung primär immer konservativen

◻ **Tab. 17.1** Mirels-Score zur Berechnung der Wahrscheinlichkeit des Eintretens einer metastasenbedingten pathologischen Fraktur. Die Größe ist definiert als die prozentuale Tumorausdehnung bezogen auf den Querdurchmesser eines Röhrenknochens. Die mögliche Gesamtpunktzahl liegt zwischen 4 und 12. Oberhalb von 7 Punkten steigt das relative Frakturrisiko exponentiell an und erreicht bei 11 Punkten annähernd 100%

Punktwert	1	2	3
Lokalisation	Obere Extremität	Untere Extremität	Peritrochantär
Beschwerden	Gering	Mäßig	Funktionseinschränkung
Morphologie	Osteoplastisch	Gemischt	Osteolytisch
Größe [%]	<33%	33-66%	>66%

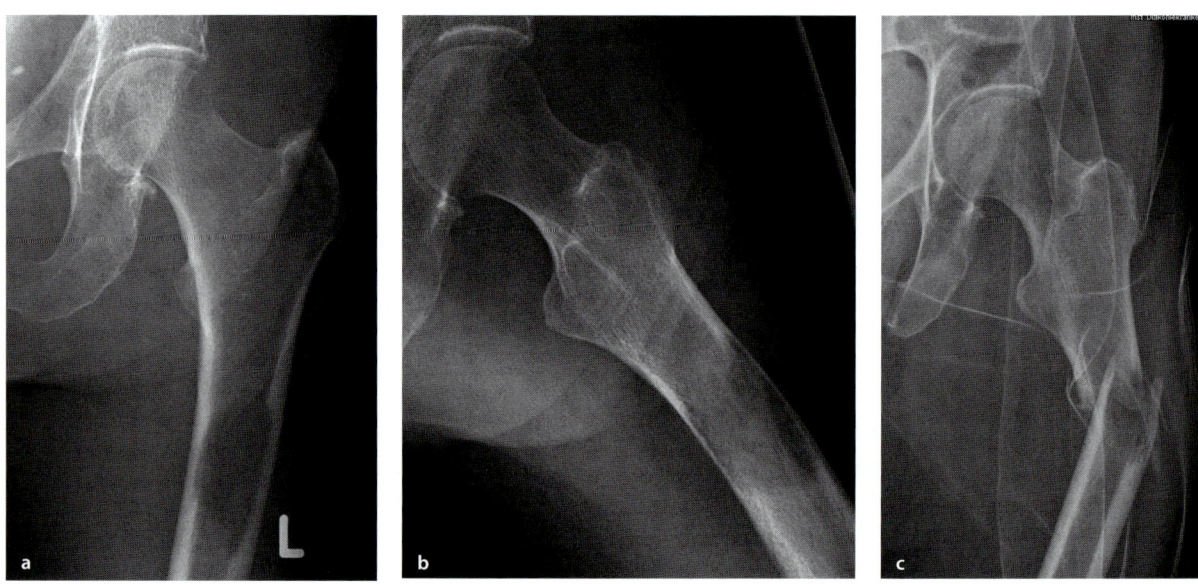

◻ **Abb. 17.2a–c** 66-jährige Patientin mit stark schmerzhafter subtrochantärer Osteolyse (Mirels-Score 11 Punkte). **a** AP-Projektion. **b** Laterale Projektion **c** Pathologische Fraktur nach Einleitung einer Strahlentherapie

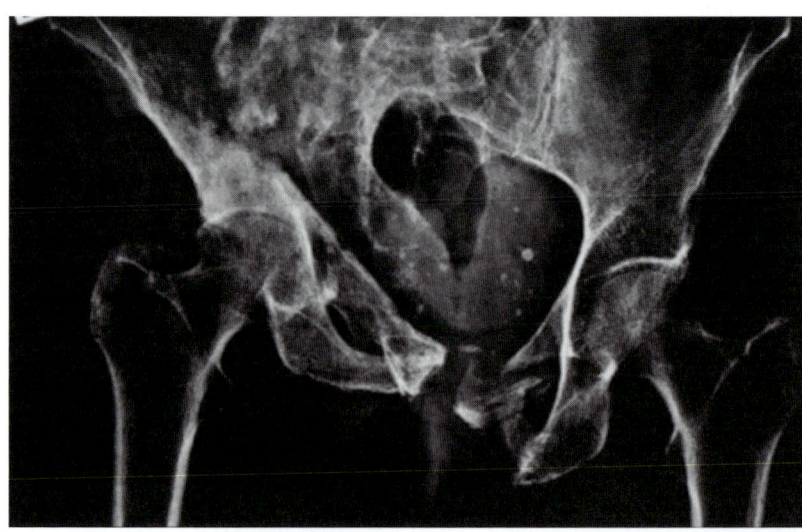

◻ **Abb. 17.3** 69-jährige Patientin mit pathologischer vorderer und hinterer Beckenringfraktur sowie Vertikalverschiebung der rechten Beckenhälfte bei gemischt osteolytisch-osteoplastischer Metastasierung. Es besteht eine technische Inoperabilität

Behandlungsschritten wie Strahlen-, Chemo- und Hormontherapie zugeführt werden; eine zeitlich nicht befristete Bisphosphonattherapie sollte stets Bestandteil multimodaler Behandlungsmaßnahmen sein (Michaelson u. Smith 2005).

Auch ein bereits über 24 h bestehendes komplettes Transversalsyndrom stellt eine Kontraindikation für ein operatives Vorgehen dar.

17.3.4 Diagnostik

Die **Ganzkörper-Skelettszintigraphie** mit Technetium-^{99}m-MDP dient der Beurteilung des ossären Metastasierungsausmaßes und kann im Rahmen des Primärstagings sowie der Tumornachsorge Grundlage für den Einsatz weiterer bildgebender Verfahren sein. Ähnlich der Situation beim Plasmozytom müssen Skelettmetastasen eines Mammakarzinoms allerdings nicht zwingend eine erhöhte Aufnahme von Technetium-MDP aufweisen.

Als Alternativen mit höherer Sensitivität stehen hier grundsätzlich die **Magnetresonanztomographie mit STIR-Sequenzen** (Flickinger u. Sanal 1994, Hamaoka et al. 2004) und die **Ganzkörper-PET-CT-Untersuchung mit 18-FDG** (Ohta et al. 2001) oder **18-F** (Schirrmeister et al. 1999) zur Verfügung. Letztgenannte Untersuchungen sind dabei kostspieliger und bislang weniger verfügbar, sollten aber gerade dann zum Einsatz kommen, wenn ausnahmsweise eine extraläsionale Metastasenresektion unter kurativem Therapieansatz bei vermuteter solitärer Knochenläsion zur Diskussion steht.

Zur präoperativen Diagnostik gehört die **übersichtsradiographische** Darstellung des betroffenen Skelettabschnittes in 2 Ebenen. Im Bereich des Beckens und der Extremitäten ermöglicht die farbkodierte **Duplexsonographie** eine Darstellung der Weichteilinfiltration sowie eine Beurteilung der Tumorvaskularität. Letzteres kann Grundlage für eine präoperative selektive Tumorembolisation zur Senkung des Operationsrisikos sein. Bei Wirbelsäulenbefall bilden Schnittbildverfahren wie CT und MRT einen integralen Bestandteil der Therapieplanung; sie erlauben die exakte Darstellung der ossären Destruktion, die Beurteilung der Nachbarsegmente sowie den Nachweis einer Tumorausbreitung in den Spinalkanal bzw. in die paravertebralen Weichteile und damit die Festlegung des operativen Zugangsweges.

Ausnahmsweise kann ein **Myelo-CT** bei multifokalem Befall mit nicht eindeutig zuzuordnenden neurologischen Defiziten und vorliegender MRT-Kontraindikation (Herzschrittmacher) erforderlich sein. Die **digitale Sub-**traktionsangiographie (DSA) ermöglicht die Darstellung der tumoralen Gefäßversorgung und ist Bestandteil einer präoperativen selektiven Tumorembolisation.

17.3.5 **Operationstechnik**

Metastasenresektion

Bestandteil der operativen Stabilisation von Skelettmetastasen ist mehrheitlich eine marginale oder intraläsionale Tumorresektion.

Eine weite oder kompartmentgerechte (R0-)Resektion im Sinne von Enneking ist bei palliativer Therapiestrategie wegen der Größe des dafür erforderlichen Eingriffs häufig nicht sinnvoll und bei Wirbelmetastasen aufgrund der anatomischen Beziehung zum Rückenmark darüber hinaus in vielen Fällen nicht möglich.

Das Mammakarzinom stellt diesbezüglich eine Besonderheit dar: Einerseits ist die Strahlensensibilität von Skelettmetastasen dieses Primärtumors mit einer guten Remineralisierungsrate (Rieden 1988) als hoch einzuschätzen, und es bestehen gute Chancen auf eine systemische Tumorkontrolle durch eine antihormonelle bzw. antineoplastische Therapie; dies spricht für eine weniger radikale operative Therapie. Andererseits haben gerade Patientinnen mit rezeptorpositivem Tumor und ausschließlich ossärer Disseminierung (Low-risk-Metastasierung) eine relativ günstige Prognose, sodass bei inadäquater Lokaltherapie ein lokales Metastasenrezidiv entstehen und einen erneuten Eingriff erforderlich machen kann. Dies ist eher ein Argument für eine erweiterte chirurgische Maßnahme.

Neben der Metastasenresektion mit unterschiedlichen Margins kommen in der operativen Behandlung von manifesten oder drohenden pathologischen Frakturen auch allein stabilisierende Maßnahmen ohne Tumorreduktion in Betracht. Bei der Auswahl des angemessenen Verfahrens hinsichtlich der Radikalität sollten

- das Intervall zur Erstdiagnose,
- Grading und Rezeptorstatus des Primärtumors,
- die Anzahl der ossären Herde,
- das simultane Vorliegen einer viszeralen Metastasierung und
- die individuellen Chancen auf eine systemische Tumorkontrolle

berücksichtigt werden.

> **Eine »radikale« Tumorentfernung unter kurativer Zielsetzung kann nur als Ausnahmeindikation bei einer solitären Knochenmetastase und relativ langem Intervall zwischen Primärtumorbehandlung und Metastasenmanifestation in Betracht kommen.**

Rekonstruktionsverfahren

Bezüglich der Rekonstruktion der tumorbedingten oder operativ verursachten Knochendefekte kommen Verbundosteosynthesen, d. h. die Kombination von Osteosynthesematerial und Knochenzement, Standardendoprothesen und (Mega-)Tumorprothesen in Betracht. Im Bereich der Wirbelsäule werden Wirbelkörper durch Spezialimplantate ersetzt und durch eine Spondylodese mit den Nachbarsegmenten stabilisiert. Während die Verbundosteosynthese mit Polymethylmetacrylat (PMMA) eine intraläsionale Tumorresektion impliziert, erlaubt der Einsatz von Tumorendoprothesen prinzipiell eine Metastasenresektion mit einem definierten Sicherheitsabstand.

Neben den onkologischen Gesichtspunkten müssen technische Aspekte bei der Auswahl des Rekonstruktionsverfahrens Berücksichtigung finden. Diaphysäre Metastasen lassen sich einfacher durch einen Verbund stabilisieren, während gelenknahe Läsionen überwiegend einen endoprothetischen Ersatz erforderlich machen. Längerstreckige Destruktionen von langen Röhrenknochen erfordern alternativ den Einsatz von modularen Tumorprothesen oder eine intramedulläre Stabilisation durch Verriegelungsmarknagel. Analog kommen bei bifokalen Läsionen sowohl eine intramedulläre Stabilisation oder eine Tumorprothese zur Anwendung, bei diffusem Befall eines Skelettabschnitts kann ausnahmsweise der Totalersatz von Femur oder Humerus einschließlich der benachbarten Gelenke in Betracht gezogen werden.

Dekompression neuraler Strukturen

Bei Wirbelmetastasen sind die Ziele der operativen Intervention die Dekompression von Myelon, Kauda und Nervenwurzeln, was direkt durch Tumorresektion, indirekt durch Aufrichtung der Deformität geschieht, sowie die Beseitigung der tumor- und zugangsbedingten Instabilität, was durch Wirbelkörperersatz und differenzierte Stabilisationsverfahren realisiert wird. Eine Dekompression der neuralen Strukturen ist prinzipiell sowohl über eine **Laminektomie** als auch über eine **Korporektomie** mit Entfernung der angrenzenden Bandscheiben möglich. Da die alleinige Laminektomie einen weiteren Stabilitätsverlust bedeutet, ist – besonders zervikal und am thorakolumbalen Übergang – eine zusätzliche **dorsale Spondylodese** erforderlich. Aufgrund des geringeren Funktionsverlustes sollte jede Spondylodese kurzstreckig in Form einer Fusion über 2–3 Segmente erfolgen, Belastungsstabilität muss wegen der Notwendigkeit einer raschen Patientenmobilisation gegeben sein.

Da Wirbelmetastasen überwiegend Wirbelkörper und Bogenwurzeln befallen, ist der **ventrale Zugang** grundsätzlich als das geeignetere Verfahren anzusehen (Harrington 1997). In die Entscheidung über den optimalen Zugangsweg müssen allerdings neben der Metastasenlokalisation auch Alter und Allgemeinzustand der Patientin, Risikobewertung hinsichtlich der Grunderkrankung sowie das ossäre Metastasierungsmuster mit einbezogen werden. Ein kombiniertes ventrodorsales Vorgehen kommt im Falle einer tumorbedingten Instabilität der ventralen und dorsalen Wirbelstrukturen bei Patientinnen mit gutem Allgemeinzustand und relativ günstiger Prognose infrage (Sundaresan 1996).

17.3.6 Implantate

Intramedulläre Stabilisation. Die Stabilisation einer pathologischen Fraktur ohne Metastasenresektion macht eine intramedulläre Schienung sinnvoll, die an den unteren Extremitäten und am Humerus als Verriegelungsmarknagelung erfolgt (Harrington 1997). Am Femur kann ein zusätzlicher Stabilitätsgewinn durch die Implantation eines Gammanagels, bei dem Schenkelhals und Femurkopf einbezogen sind, erzielt werden. Durch diese Maßnahme lässt sich i. d. R. eine ausreichende Primärstabilität erreichen, die auch eine Belastung zulässt. Bei entsprechender Prognose muss die alleinige Marknagelung allerdings mit einer Strahlentherapie kombiniert werden (Krempien 1995): Einerseits ist bei persistierender oder zunehmender Osteodestruktion eine sekundäre Stabilitätsgefährdung durch Auslockerung des Implantats zu erwarten, andererseits muss davon ausgegangen werden, dass durch das Verfahren eine Tumorzellverschleppung in die gesamte Markhöhle erfolgt ist. ◘ Abb. 17.4 zeigt eine intramedulläre Stabilisation bei einer bifokalen Humerusmetastasierung.

Extramedulläre Stabilisation. Verbundosteosynthesen bzw. Verbundspondylodesen kombinieren ein Metallimplantat, überwiegend eine Platte, mit Knochenzement und erreichen dadurch eine hohe Primärstabilität, die eine sofortige Vollbelastung erlaubt. Der Vorteil von Polymethylmetacrylat (PMMA) ist die bei der Polymerisation entstehende exotherme Reaktion, die eine lokale Tumorzellnekrose induziert sowie blutstillende Wirkung hat.

Da eine Verbundosteosynthese mit oder ohne Nachbestrahlung nicht zur Knochenheilung führt, ist bei Patientinnen mit Überlebenszeiten von mehr als 2 Jahren auch ohne Auftreten eines klinisch manifesten Metastasenrezidivs mit einer Auslockerung der Montage zu rechnen (Harrington 1997).

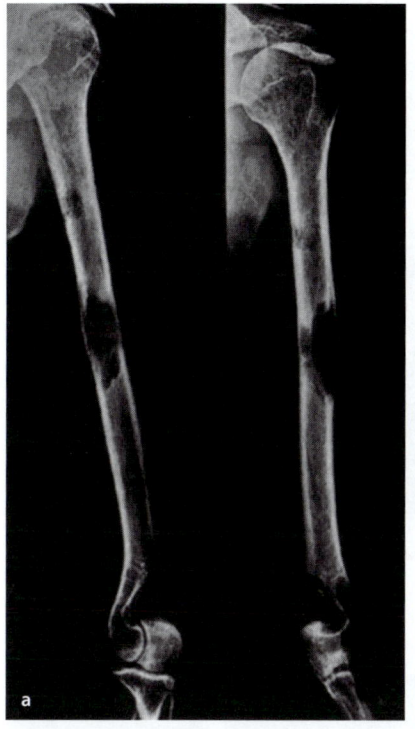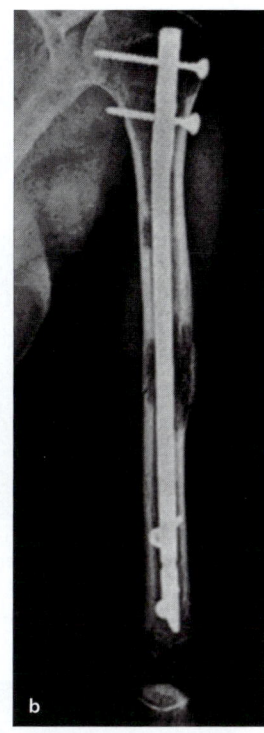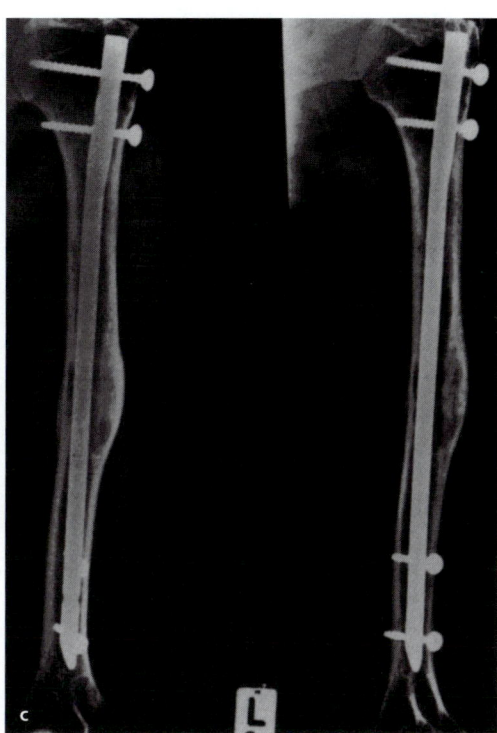

□ **Abb. 17.4a–c** 54-jährige Patientin mit multiplen ossären Metastasen (Low-risk-Metastasierung) und bifokaler osteolytischer Destruktion des Humerus mit nicht dislozierter Fraktur der distalen Läsion (**a**). Intramedulläre Schienung durch unaufgebohrten Verriegelungsmarknagel (**b**). Nach 10 Monaten knöcherne Konsolidierung beider Osteolysen durch Remineralisierung infolge postoperativer Strahlentherapie mit 28 Gy (**c**)

Tumorendoprothesen. Während Osteolysen und pathologische Frakturen am koxalen Femurende i. d. R. durch eine Standardendoprothese zu versorgen sind (□ Abb. 17.5), macht ein längerstreckiger metastatischer Befall – zumal wenn unter onkologischen Aspekten kein makroskopischer Tumorrest verbleiben soll – den Einsatz von modularen Tumorprothesen notwendig. □ Abb. 17.6 zeigt eine Tumorprothese am proximalen Femur, □ Abb. 17.7 am proximalen Humerus.

Stabilisierung der Wirbelsäule. Für die Stabilisierung der verschiedenen Wirbelsäulenabschnitte stehen zahlreiche Implantate zur Verfügung. Als Wirbelkörperersatz können neben dem Titannetzzylinder nach Harms monosegmental oder mehrsegmental einsetzbare expandierbare modulare Titanimplantate (□ Abb. 17.1, □ Abb. 17.8) verwendet werden.

Nach dorsaler Dekompression erfolgt die Stabilisation durch transpedikulär eingebrachte Platten- oder Fixateur-interne-Systeme, beim ventralen Zugang kommen ebenfalls winkelstabile Montagen zur Anwendung (□ Abb. 17.8). Für Patientinnen mit eingeschränkter Operabilität stehen, gerade bei multifokalem Wirbelsäulenbefall mit Wirbelkörperkollaps und therapiere-

fraktärer Schmerzsymptomatik, die Vertebroplastie bzw. Ballonkatheterkyphoplastie als interventionelle Stabilisationsverfahren zur Verfügung (Chow et al. 2004, □ Abb. 17.9).

17.3.7 Ergebnisse

Im eigenen Krankengut wurden zwischen 1974 und 1999 bei 240 Patientinnen und 4 Patienten mit Mammakarzinom im Alter von 26–83 Jahren insgesamt 304 Primäreingriffe zur Resektion von Skelettmetastasen bzw. Stabilisation von pathologischen Frakturen durchgeführt; dabei mussten sich zahlreiche Patientinnen – oft im Verlauf mehrerer Jahre – Operationen an verschiedenen Skelettabschnitten unterziehen.

Metastasenrezidivhäufigkeit

Im Rahmen der Tumornachsorge wurden bis 1999 bei 13 Patientinnen Metastasenrezidive diagnostiziert; vorausgegangen waren bei 11 Patientinnen eine intraläsionale und bei 2 Frauen eine marginale Metastasenresektion. Diese Patientinnen hatten ausnahmslos eine Low-risk-Metastasierung. Bei 12 weder vor- noch nachbestrahlten

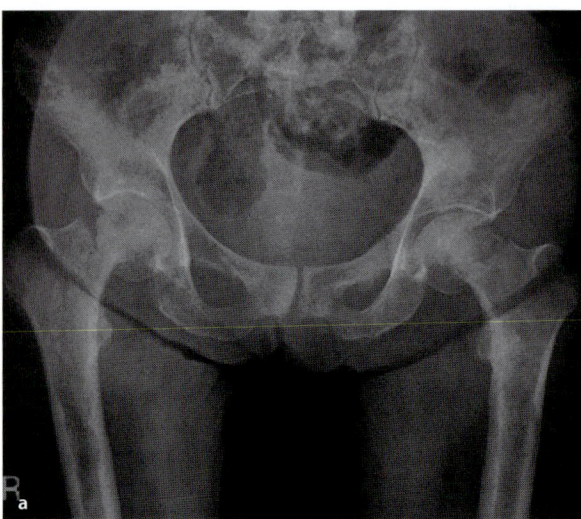
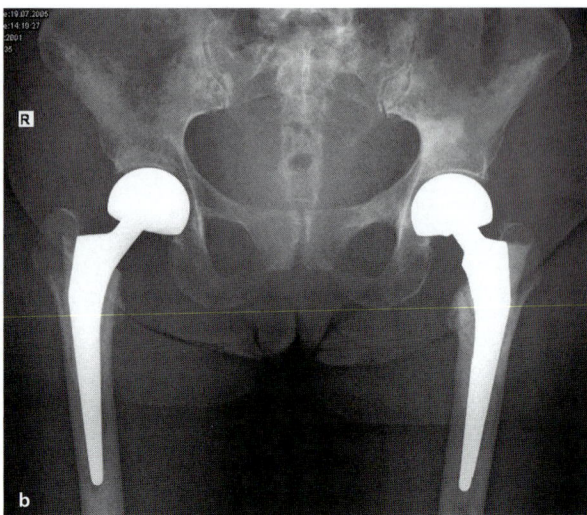

🔲 **Abb. 17.5a,b** **a** 68-jährige Patientin mit pathologischer medialer Schenkelhalsfraktur beiderseits bei diffuser Skelettmetastasierung. **b** Versorgung durch zementierte Duokopfprothesen

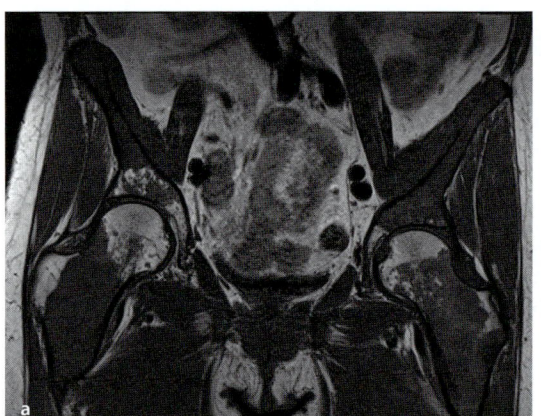
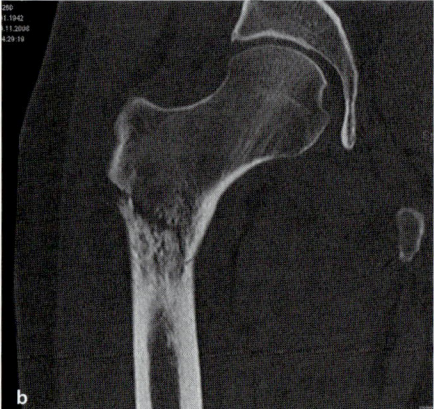
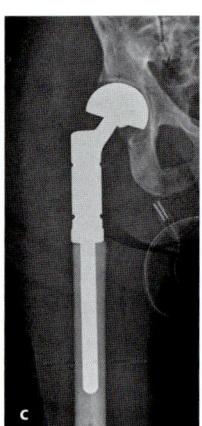

🔲 **Abb. 17.6a–c** 66-jährige Patientin mit ausgedehnter symptomatischer Skelettmetastasierung. **a** Magnetresonanztomographische Darstellung des ossären Befalls am Becken und an den proximalen Femora, Strahlentherapie mit 40 Gy. **b** Computertomographischer Nachweis einer pathologischen subtrochantären Femurfraktur. **c** Postoperative Röntgenuntersuchung nach proximaler Femurresektion und Implantation einer MUTARS-Tumorprothese mit Duokopf. Die Refixation der pelvitrochantären Muskulatur erfolgt durch einen Anbindungsschlauch

Metastasen kam es nach einem Intervall von 8–36 Monaten zur klinischen Rezidivmanifestation. Eine Patientin mit postoperativer Radiatio nach Verbundspondylodese entwickelte 36 Monate nach dem Eingriff ein operationspflichtiges Metastasenrezidiv. Bei 4 Frauen mit Tumorrezidiv am proximalen Femur bzw. Humerus und drohendem Stabilitätsverlust bei liegender Tumorprothese konnte eine Reintervention durch den Einsatz der Strahlentherapie abgewendet werden.

Die genannten Zahlen unterstreichen die Notwendigkeit einer präoperativen Risikobewertung bei Skelett-metastasen eines Mammakarzinoms. Im Falle einer Low-risk-Metastasierung sollte eine R0-Resektion angestrebt werden (Windhager et al. 1989). Bei mikroskopischem oder makroskopischem Tumorrest erscheint eine postoperative Radiatio zur Prävention von Sekundärkomplikationen sinnvoll (Townsend et al. 1995). Bei Patientinnen mit High-risk-Metastasierung sollte demgegenüber das Operationsverfahren gewählt werden, mit dem der frakturierte oder frakturgefährdete Skelettabschnitt ohne Rücksicht auf das Ausmaß der Tumorentfernung am zuverlässigsten restabilisiert werden kann.

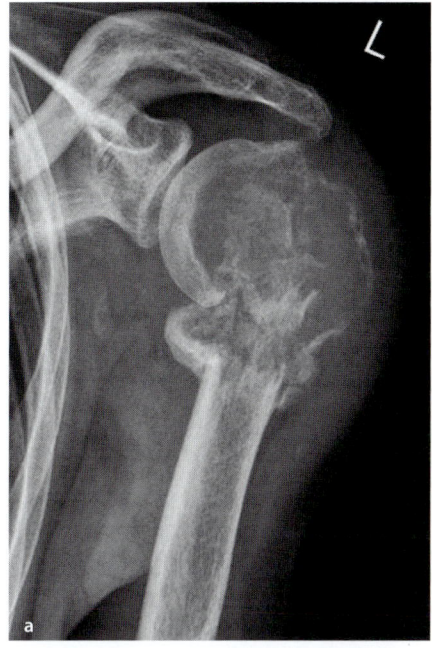
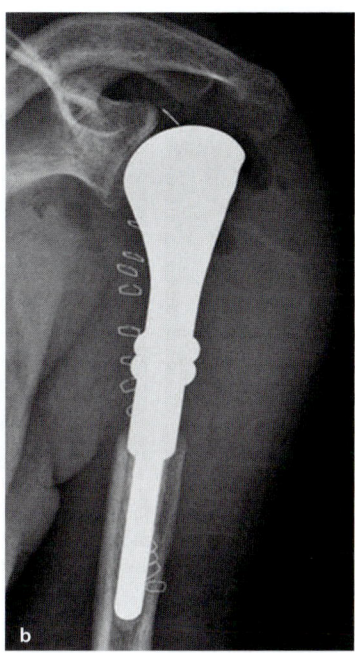

◘ **Abb. 17.7a,b** **a** 54-jährige Patientin mit osteolytischer Destruktion des proximalen Humerus und pathologischer Fraktur. **b** Implantation einer MUTARS-Tumorprothese. Die Refixation von Rotatorenmanschette, M. deltoideus und M. pectoralis erfolgt durch einen Anbindungsschlauch

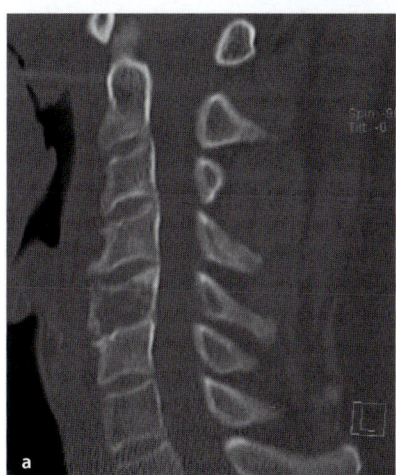
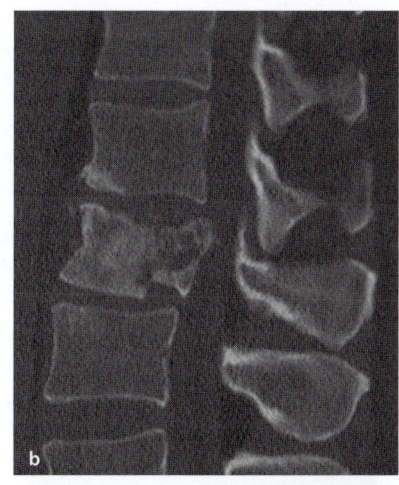
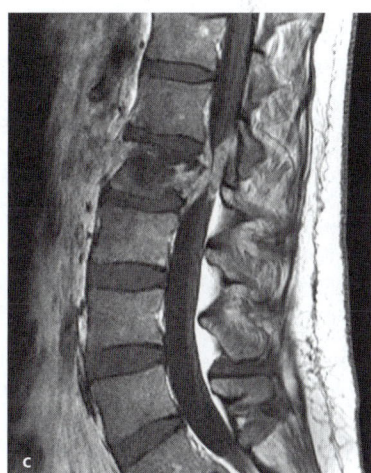

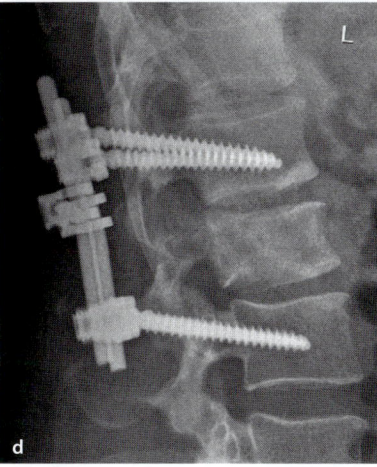
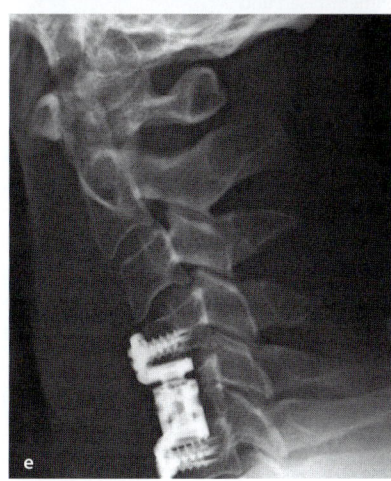

◘ **Abb. 17.8a–e** 46-jährige Patientin mit frakturgefährdeter symptomatischer Osteolyse HWK 5 und pathologischer Fraktur LWK 2. Computertomographische Darstellung der zervikalen (**a**) und der lumbalen (**b**) Läsion. Magnetresonanztomographisch Kompression des Conus medullaris (**c**). Postoperative Röntgenkontrollen nach Korporektomie HWK 5, Implantation eines expandierbaren Wirbelkörperersatzes mit integrierter Platte sowie ventraler Spondylodese HWK 4–6 (**d**) und nach Laminektomie sowie dorsaler Spondylodese LWK 1–3 mittels Fixateur interne (**e**)

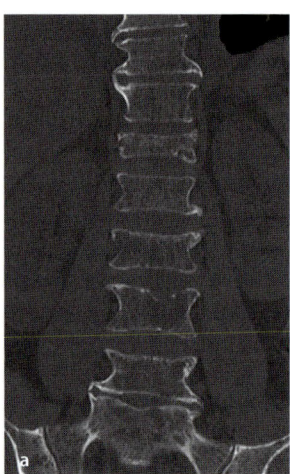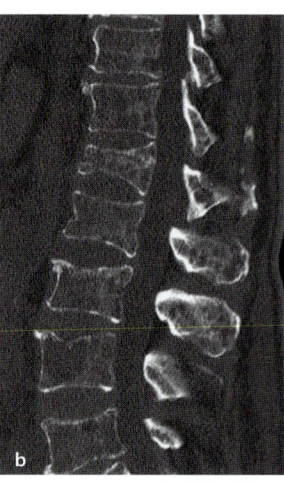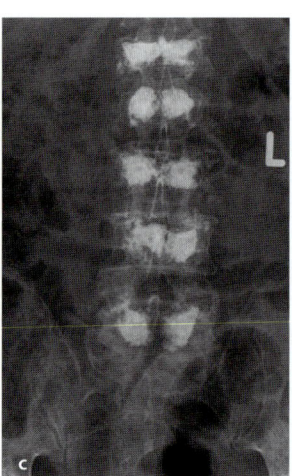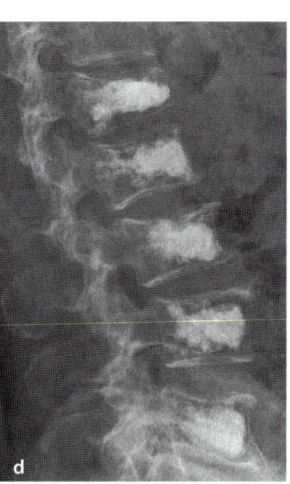

■ **Abb. 17.9a–d** 72-jährige Patientin mit diffuser Skelettmetastasierung und massiver lumbaler Schmerzsymptomatik. Computertomographische Darstellung von pathologischen Frakturen sowie stabilitätsgefährdenden Osteolysen im Bereich der LWS, koronal (**a**) und sagittal (**b**). Postoperative Röntgenuntersuchung nach Stabilisation aller Lumbalsegmente durch Ballonkatheterkyphoplastie, a.p. Projektion (**c**) und seitliche Projektion (**d**)

Literatur

Chow E, Holden L, Danjoux C, Yee A, Vidmar M, Connolly R, Finkelstein J, Chung G (2004) Successful salvage using percutaneous vertebroplasty in cancer patients with painful spinal metastases or osteoporotic compression fractures. Radiother Oncol 70: 265–267

Coleman RE (1997) Skeletal complications of malignancy. Cancer 80 (Suppl 8): 1588–1594

Flickinger FW, Sanal SM (1994) Bone marrow MRI: techniques and accuracy for detecting breast cancer metastases. Magn Reson Imaging 12: 829–835

Hamaoka T, Madewell JE, Podoloff DA, Hortobagyi GN, Ueno NT (2004) Bone imaging in metastatic breast cancer. J Clin Oncol 22: 2942–2953

Harrington KD (1997) Orthopedic surgical management of skeletal complications of malignancy. Cancer 80: 1614–1627

Krempien B (1995) Zur Pathogenese von Knochenmetastasen und Tumorosteopathien. Radiologe 35: 1–7

Michaelson MD, Smith MR (2005) Bisphosphonates for treatment and prevention of bone metastases. J Clin Oncol 23: 8219–8224

Mirels H (1989) Metastatic disease in long bones: a proposed scoring system for diagnosing impending pathologic fractures. Clin Orthop Relat Res 249: 256–264

Ohta M, Tokuda Y, Suzuki Y, Kubota M, Makuuchi H, Tajima T, Nasu S, Suzuki Y, Yasuda S, Shohtsu A (2001) Whole body PET for the evaluation of bony metastases in patients with breast cancer: comparison with 99Tcm-MDP bone scintigraphy. Nucl Med Commun 22: 875–879

Rieden K (1988) Knochenmetastasen. Radiologische Diagnostik, Therapie und Nachsorge. Springer, Berlin Heidelberg New York Tokio

Schirrmeister H, Guhlmann A, Kotzerke J et al. (1999) Early detection and accurate description of extent of metastatic bone disease in breast cancer with fluoride ion and positron emission tomography. J Clin Oncol 17: 2381–2389

Sundaresan N, Steinberger AA, Moore F, Sachdev VP, Krol G, Hough L, Kelliher K (1996) Indications and results of combined anterior-posterior approaches for spine tumor surgery. J Neurosurg 85: 438–446

Townsend PW, Smalley SR, Cozad SC, Rosenthal HG, Hassanein RE (1995) Role of postoperative radiation therapy after stabilization of fractures caused by metastatic disease. Int J Radiat Oncol Biol Phys 31: 43–49

Van der Linden Y, Dijkstra PD, Kroon HM, Lok JJ, Noordijk EM, Leer JW, Marijnen CAM (2004) Comparative analysis of risk factors for pathological fracture with femoral metastases. J Bone Joint Surg Br 86: 566–573

Windhager R, Ritschl P, Rokus U, Kickinger W, Braun O, Kotz R (1989) Die Rezidivhäufigkeit von intra- und extraläsional operierten Metastasen langer Röhrenknochen. Z Orthop 127: 402–405

17

Strahlentherapie des fortgeschrittenen Mammakarzinoms

Rolf-Peter Müller, Rudolf Bongartz

18.1 Bedeutung der Strahlentherapie beim lokalen und lokoregionären Rezidiv

18.1.1 Strahlentherapie des lokalen Rezidivs nach brusterhaltender Therapie

Lokalrezidive in der vorbehandelten Brust werden zu etwa 70% in den ersten 5 Jahren diagnostiziert, als »echte« oder »marginale« Rezidive; die Prognose für ein 5-Jahres-Überleben beträgt 50–70% auf. Spätrezidive entstehen vermehrt auch in anderen Quadranten (Differenzialdiagnose Zweitkarzinom) und haben eine bessere Prognose (Anderson et al. 2009; Buchholz et al. 2008; Hammer et al. 2009; Veronesi et al. 2002).

In einer noch nicht bestrahlten Brust wird das Rezidiv wie ein primäres Mammakarzinom, wenn möglich, brusterhaltend operiert und bestrahlt. Wurde die Brust bereits im Rahmen der Primärtherapie bestrahlt, gilt die Mastektomie meist als Standardtherapie (Dunst et al. 2002; Hammer et al. 2009); zunehmend werden heute jedoch brusterhaltende Operationen eingesetzt, wobei nach alleiniger Exzision die Re-Rezidivrate bis zu 30% beträgt (Komoike et al. 2005; Sauer et al. 2008). Diese kann durch eine erneute kleinvolumige Bestrahlung deutlich gesenkt werden, die mit moderner Technik je nach Situation perkutan, interstitiell oder intraoperativ durchführbar ist und akzeptable kosmetische Ergebnisse erzielt (Buchholz et al. 2008; Kurtz 1989; Maulard 1995; Polgar et al. 2009).
Trotz relativ hoher lokaler Kontrollraten haben Patientinnen mit Lokalrezidiv aber insgesamt eine ungünstigere Prognose: Verschlechternd wirken sich neben dem frühen Zeitpunkt eine diffuse Ausbreitung, ein Befall der Lymphknoten und ein höheres primäres Tumorstadium aus.

18.1.2 Strahlentherapie des lokoregionären Rezidivs nach Mastektomie

Lokalrezidiv
Häufigkeiten, Prognose. Die Häufigkeit der Rezidive nach Mastektomie hat durch die verbesserte Primärtherapie, insbesondere den konsequenten Einsatz der Bestrahlung, abgenommen. Etwa 60% aller Rezidive betreffen nur die Thoraxwand, weitere 15% die regionären Lymphknoten und die Thoraxwand. Im Gegensatz zu kleinen Narbenrezidiven weisen ausgedehnte Thoraxwand- und Lymphknotenrezidive eine wesentlich ernstere Prognose auf, insbesondere in den ersten 2 Jahren nach Primärtherapie. In größeren Studien wurden 5 Jahre nach Thorax-

wandrezidiv bei 75% der Patientinnen Fernmetastasen diagnostiziert (Buchholz et al. 2008; de Bock et al. 2009).

Therapie. Trotzdem ist eine lokale Tumorkontrolle essenziell, da erstens unkontrollierte Rezidive die Patientinnen massiv beeinträchtigen und zweitens bei einem Teil der Patientinnen doch noch eine kurative Situation vorliegen kann. Die alleinige Resektion ist außer bei kleinen Narbenrezidiven mit hohen Re-Rezidivraten belastet und sollte deshalb mit einer postoperativen Bestrahlung kombiniert werden, wenn diese noch nicht während der Primärtherapie erfolgt ist (Buchholz et al. 2008; Sauer et al. 2009). Es wird großvolumig die ganze Thoraxwand mit 50 Gy bestrahlt, eventuell unter Einschluss des Lymphabflusses; zu knappe Bestrahlungsfelder führten in vergleichenden Untersuchungen zu Rezidivraten von bis zu 75% im Vergleich zu 36% nach großzügiger Bestrahlung (Bedwinek et al. 1994; Halverson et al. 1992). Mikroskopische oder makroskopische Tumorreste sollten kleinvolumig bis 60–70 Gy bestrahlt werden (Buchholz et al. 2009; Dunst et al. 2002).

Bei inoperablen Tumoren kann eine kombinierte **Radiochemotherapie** erwogen werden, auch in Abstimmung mit erforderlichen systemischen Behandlung; hierüber liegen jedoch keine randomisierten Untersuchungen vor (Borner et al. 1994; Plasswilm et al. 1995). Auch wenn in der Primärtherapie bereits eine Thoraxwandbestrahlung erfolgt ist, kann bei eindeutiger Indikation (z. B. R1-Resektion) eine erneute sorgfältig geplante umschriebene Bestrahlung mit reduzierter Dosis erfolgen, ggf. verstärkt durch eine simultane Chemotherapie (Renner et al. 1994; Sauer et al. 2009).

Auch die **Hyperthermie** wurde als weitere adjuvante Therapiemodalität zur Radiotherapie bei oberflächlichen Lokalrezidiven eingesetzt, in randomisierten sowie in nicht randomisierten Studien (Feyerabend et al. 1996). Die lokale Kontrolle war befriedigend, aber die Schwierigkeiten der exakten Temperaturmessung sowie der hohe Aufwand behindern die breite Anwendung dieser Methode.

Insgesamt liegen auch bei optimaler lokaler Therapie die Re-Rezidivraten bei 25–50% (Buchholz et al. 2008; Halverson et al. 1990); außerdem wird die Gesamtprognose durch die häufige Fernmetastasierung getrübt. Trotz fehlender größerer randomisierter Studien werden deshalb heute vermehrt zusätzlich systemische Therapien eingesetzt.

Lymphknotenrezidiv
Eine Beteiligung der regionären Lymphknoten liegt je nach Untersuchung in 15–35% aller Rezidive vor; meist sind die axillären und supraklavikulären Lymphknoten betroffen, gelegentlich in Kombination mit der Thoraxwand (Dunst et al. 2002; Fowble et al. 1989).

Therapie. Über die optimale Therapie gibt es wenig suffiziente Daten oder konkrete Empfehlungen, sie muss jeweils individuell unter Berücksichtigung der oft ungünstigen Gesamtprognose und der systemischen Behandlungsoptionen interdisziplinär abgestimmt werden. Bei axillären Lymphknotenrezidiven sollte primär eine Operation erfolgen, die Indikation zur primären Strahlenbehandlung besteht nur bei Inoperabilität.

Supraklavikuläre Lymphknotenrezidive werden üblicherweise nur biopsiert und anschließend bestrahlt; zwar sind so lokale Kontrollraten von 75% zu erreichen, aber häufig liegen zeitgleich bereits Fernmetastasen vor, die systemische Maßnahmen erfordern (Fowble et al. 1992; Kircuta et al. 1994). Die selteneren **parasternalen Lymphknotenrezidive** sind meist einer Operation nicht zugänglich und werden ausschließlich bestrahlt, was mit moderner Technik durchführbar ist.

Prinzipiell werden in allen Lymphknotenregionen 45–50 Gy appliziert, bei makroskopischen Resten bis 60 Gy. Es sind sorgfältige dreidimensionale Planungen notwendig, um unnötige Toxizitäten an Gefäßen und Nerven zu vermeiden. Wenn möglich sind die Bestrahlungsfelder großzügig zu wählen, ggf. unter Einschluss der Thoraxwand (Bedwinek et al. 1994; Halverson et al. 1992). Vorbestrahlungen müssen beachtet werden, um ungewollte Feldüberschneidungen zu verhindern. Re-Bestrahlungen sind bei Inoperabilität in Einzelfällen möglich (Buchholz et al. 2008; Kim et al. 2009; Sauer et al. 2009).

 Cave

Zusammengefasst sind die Kontrollraten bei lokoregionären Lymphknotenrezidiven besser, wenn eine umfassende chirurgische Entfernung mit konsekutiver Bestrahlung durchgeführt wird, integriert in ein onkologisches Gesamtkonzept. Falls eine Operation jedoch nicht sinnvoll möglich ist, so ist auch mit einer alleinigen Bestrahlung oft ein guter palliativer Effekt zu erzielen.

Literatur

Anderson SJ, Wapnir I, Dignam JJ et el. (2009) Prognosis after ipsilateral breast tumor recurrence and loco regional recurrences in patients treated by breast-conserving therapy in five NSABP protocols of node-negative breast cancer. J Clin Oncol 27: 2466–2473

Bedwinek J (1994) Natural history and management of isolated local-regional recurrence following mastectomy. Sem Radiat Oncol 4: 260

Borner M, Bacchi A, Goldhirsch R et al. (1994) First isolated loco regional recurrence following mastectomy for breast cancer: Results of a phase III multicentre study comparing systemic treatment with observation after excision and radiation. J Clin Oncol 12: 2071

Buchholz TA, Haffty BG (2008) Breast cancer: Locally advanced and recurrent disease, postmastectomy radiation, and systemic therapies. In: Halperin C, Perez CA, Brady LW (eds.) Perez and Brady's principles and practice of radiation oncology. 5th ed. Lippincott, Williams & Wilkins, Philadelphia, pp 1292-1317

De Bock GH, Putter H, Bonnema J et al. (2009) The impact of loco-regional recurrences on metastatic progression in early-stage breast cancer : a multistate model. Breast Cancer Res Treat 117: 401–408

Dunst J, Eiermann W, Rauschecker HF et al. (2002) Das lokale Rezidiv beim Mammakarzinom. Onkologe 8: 867–873

Feyerabend T, Steeves R, Wiedemann GJ et al. (1996) Local hyperthermia, radiation and chemotherapy in locally advanced malignancies. Oncology 53: 214

Fowble B, Schwaibold F (1992) Local-regional recurrence following definitive treatment for operable breast cancer. In: Fowble B, Goodman RL, Glick JH, Rosato EF (eds) Breast cancer Treatment. Mosby Year Book, St. Louis, p 373

Fowble B, Solin LJ, Schultz DJ et al. (1989) Frequency, site of relapse and outcome of regional nodal failures following conservative surgery and radiation for early breast cancer. Int J Radiat Oncol Biol Phys 17: 703

Halverson K, Perez C, Kuske R et al. (1992) Survival following local-regional recurrence of breast cancer: A univariate and multivariate analysis. Int J Radiat Oncol Biol Phys 23: 285

Hammer J, Track C, Seewald DH et al. (2009) Local relapse after breast-conserving surgery and radiotherapy. Strahlenther Onkol 185: 431–437

Kiricuta IC, Willner J, Koelbl O et al. (1994) The prognostic significance of the supraclavicular lymph node metastasis in breast cancer. Int J Radiat Oncol Biol Phys 30: 387

Kim K, Chie EK, Han W et al. (2009) Prognostic factors affecting the outcome of salvage radiotherapy for isolated locoregional recurrence after mastectomy. Am J Clin Oncol Aug 21 (Epub ahead of print)

Kurtz JM, Amalric R, Brandone H et al. (1989) Local recurrence after breast-conserving surgery and radiotherapy. Frequency, time course and prognosis. Cancer 65: 1912

Kurtz JM, Spitalier J, Amalric R et al. (1990) The prognostic significance of late local recurrence after breast conserving therapy. Int J Radiat Oncol Biol Phys 18: 87

Lukens JN, Vapiwala N, Hwang WT et al. (2009) Regional nodal recurrence after breast conservation treatment with radiotherapy for women with early-stage breast carcinoma. Int J Radiat Oncol Biol Phys 73 : 1475–1481

Maulard C, Housset M, Brunel P et al. (1995) Use of perioperative or split-course interstitial brachytherapy techniques for salvage irradiation of isolated local recurrences after conservative management of breast cancer. Am J Clin Oncol 18: 348

Plasswilm L, Sauer R (1995) Simultane Radiochemotherapie beim rezidivierten und metastasierten Mammakarzinom. Strahlenther Onkol 171: 689

Polgár C, Major T (2009) Current status and perspectives of brachytherapy for breast cancer. Int J Clin Oncol 14: 7–24

Renner H, van Kampen M (1994) Simultane Radiochemotherapie beim lokoregional rezidivierenden Mammakarzinom nach Mastektomie. Strahlenther Onkol 170: 441

Sauer R, Sauer G (2009) Mamma. In: Bamberg M, Molls M, Sack H (Hrsg) Radioonkologie: Band 2, Klinik, 2. Auflage, 647–689

Veronesi U, Marubini E, Mariani L et al. (2002) Twenty-year follow-up of a randomised study comparing breast conserving surgery with radical mastectomy for early breast cancer. N Engl J Med 347: 1227–1232

18.2 Palliative Strahlentherapie des metastasierten Mammakarzinoms

18.2.1 Einleitung

Zielsetzung. Ziel der palliativen Strahlenbehandlung einer inkurablen Tumorpatientin ist es, die Lebensqualität zu verbessern oder zumindest zu erhalten. Eine Lebensverlängerung ist nicht primäres Ziel (Müller et al. 1991). Die Strahlentherapie bietet äußerst effektive Möglichkeiten, bei Patientinnen mit metastasiertem Mammakarzinom sinnvoll palliativ einzugreifen (Adamietz et al. 2009; Kagan et al. 1994).

Die häufigsten Indikationen

- Schmerzen
- Stabilitätsgefährdung/Spontanfraktur (Knochenmetastasen)
- Rückenmarkskompressionssyndrom/akuter Querschnitt
- Hirndruck/neurologische Symptomatik (Hirnmetastasen)
- Aderhautmetastasen
- Lymphknotenmetastasen, (Weichteilmetastasen)
- (Atelektase)

Einige Faktoren beeinflussen die Indikationen zur palliativen Bestrahlung:

- die zu erwartende Überlebenszeit der Patientin
- Ausmaß und Dauer therapiebedingter Toxizitäten
- Operative oder medikamentöse Therapiealternativen
- Notwendige Hospitalaufenthalte
- Zahl der Bestrahlungen
- Länge der Transportwege

Tipp

Ein nicht zu unterschätzender Faktor ist in vielen Fällen der Therapiewunsch der Patientin und deren Motivation (Müller et al. 1991).

Indikationsstellung. Noch vor wenigen Jahren war die Radiotherapie die primäre palliative Therapiemaßnahme. Heute werden Patientinnen überwiegend nach ausgiebiger Vorbehandlung mit Chemo-, Immun- oder Hormontherapie vorgestellt, bedingt durch Vorbehandlungen liegt meist eine Suppression des Knochenmarks vor. Die Strahlenbehandlung muss deshalb im Hinblick auf das Bestrahlungsvolumen, die Gesamtdosis sowie die Einzeldosis häufig eingeschränkt und adaptiert werden.

Zusätzlich sind die Organtoxizitäten der einzelnen zytostatischen Substanzen zu berücksichtigen ebenso wie die oft noch schwer abzuschätzenden Nebenwirkungen der neuen biologischen Therapeutika.

Interdisziplinäres Vorgehen. Die palliative Strahlenbehandlung muss immer in ein interdisziplinäres Gesamtkonzept eingebunden werden. Alle Möglichkeiten der Chirurgie, der Immun-, Chemo- oder Hormontherapie, der allgemeinen medikamentösen Behandlung einschließlich Schmerztherapie, der Rehabilitation und der psychosozialen Betreuung müssen bedacht werden. Insbesondere muss vor Beginn der Strahlentherapie das Behandlungsziel eindeutig definiert werden: So sollte z. B. eine Patientin mit einer isolierten Metastase nach langem erscheinungsfreiem Intervall noch in »kurativer« Intention (d. h. mit einer höheren Strahlendosis) behandelt werden, da »Langzeitüberleber« erwartet werden können (Hartsel et al. 2008; Kocher et al. 1995), während multiple Organ- oder Knochenmetastasen nach kurzem erscheinungsfreiem Intervall nur eine kurzzeitige Palliation erwarten lassen (Adamietz et al. 2008; Müller et al. 1991).

18.2.2 Allgemeine radioonkologische Prinzipien

Wahl des Therapieverfahrens. Eine palliative Strahlentherapie muss mit der gleichen Sorgfalt erfolgen wie eine kurative Behandlung, ggf. auch mit moderner dreidimensionaler Bestrahlungsplanung, um eine möglichst geringe Toxizität zu verursachen. Die Therapie erfolgt meist am Linearbeschleuniger, in ausgewählten Fällen kann auch die interstitielle Brachytherapie indiziert sein. Hyperthermie wird, zusammen mit perkutaner oder interstitieller Radiotherapie, nur an wenigen Zentren eingesetzt.

Dosierung. Palliative Behandlungsziele (z. B. Analgesie) erfordern geringere Dosen als ein kurativer Ansatz. Diese sollten gerade in fortgeschrittenen Stadien mit stark eingeschränkter Lebenserwartung in möglichst kurzer Gesamtbehandlungszeit appliziert werden, d. h. in höheren Einzelfraktionen. Hierbei entsprechen z. B. 12 Fraktionen à 3 Gy/Tag biologisch einer Dosis von 46 Gy in 2 Gy Einzeldosis (der konventionellen »kurativen« Einzeldosis). In ausgewählten Fällen sind auch 5×4 Gy oder 1×8 Gy, in »kurativer« Intention aber auch 25×2 Gy möglich.

Vorbereitung der Patientin. Patientinnen, die zur palliativen Strahlenbehandlung überwiesen werden, haben schon einen längeren Leidensweg mit belastenden Therapieschritten hinter sich und haben häufig große Vorbehalte gegen die Bestrahlung. Der Radioonkologe muss der Patientin daher das Therapieziel sowie die Wirkung und die möglichen Nebenwirkungen der geplanten Strahlenbehandlung verständlich und einfühlsam erläutern. Wichtig ist hierbei auch eine sorgfältige Anamnese, insbesondere über evtl. Vorbestrahlungen. Zwar sind in Einzelfällen Re-Bestrahlungen derselben Regionen möglich, besonders aber an der Wirbelsäule sind Feldüberschneidungen unbedingt zu vermeiden, um keine radiogenen Rückenmarkstoxizitäten zu erzeugen.

Entscheidung gegen die Bestrahlung. Andererseits kann es in einigen sehr fortgeschrittenen Fällen auch sinnvoller sein, nicht zu bestrahlen; eine schwierige Entscheidung, die sehr sorgfältig abzuwägen und ausführlich mit der Patientin zu besprechen ist.

18.2.3 Spezielle Indikationen

Knochenmetastasen

Knochenmetastasen sind mit ca. 60% die häufigste palliative Bestrahlungsindikation bei Patientinnen mit Mammakarzinom. Da sie einerseits die Lebensqualität der Patientinnen stark einschränken können, diese aber eine verhältnismäßig günstige Prognose haben, erfordern sie ein besonders vorausschauendes interdisziplinäres Konzept.

Symptomatik. 70% der Patientinnen mit Knochenmetastasen leiden unter Schmerzen, die teilweise lokal umschrieben zuzuordnen, teilweise diffus sind. Neben den Schmerzen sind es Mobilitäts- und Funktionseinschränkungen, die die Frauen beeinträchtigen oder eine Stabilitätsgefährdung bzw. eine schon eingetretenen pathologischen Fraktur. Metastasen sind häufig im Stammskelett und in den proximalen Anteilen der Extremitäten lokalisiert. Es handelt sich mehrheitlich um osteolytische Herde, rein osteoplastische Manifestationen sind seltener, eher tritt dann eine gemischte Form auf.

Diagnostik. Wichtig ist eine abgestufte Diagnostik, die sich am Beschwerdebild der Patientin orientiert Außer dem Knochenszintigramm und der konventionellen Röntgenaufnahme, ist häufig ein CT sinnvoll, um das Ausmaß der Osteolysen und ggf. die Frakturgefahr besser beurteilen zu können. Im Bereich der Wirbelsäule ist eine kernspintomographische Untersuchung besonders aussagefähig, auch um Weichteiltumoren und insbesondere die Beziehung zum Myelon optimal zu erkennen.

Zielsetzung. Wesentliche Behandlungsziele sind Schmerzlinderung, Remineralisierung osteolytischer Metastasen zur Vermeidung pathologischer Frakturen und die Rückbildung von komprimierenden Weichteiltumoren (◘ Abb. 18.1).

Analgetische Wirkung. Die Schmerzbestrahlung ist bei Knochen- und Weichteilmetastasen eine höchst effiziente lokale Therapiemaßnahme. 85% der Patientinnen geben an, dass sich die Schmerzen sehr gut oder gut zurückbilden, ca. 55% berichten über eine komplette lokale

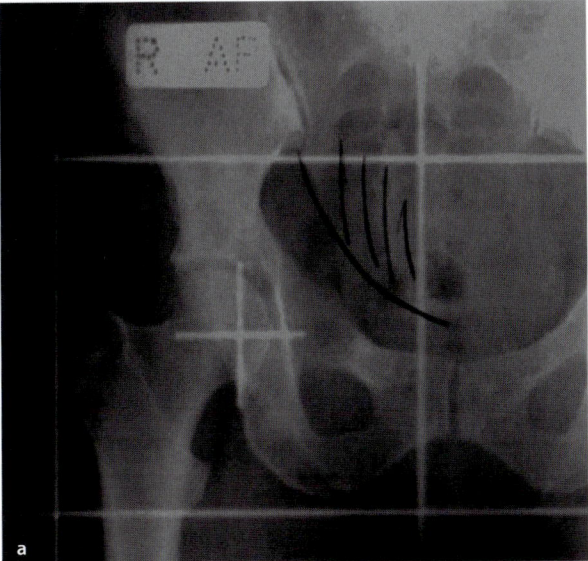
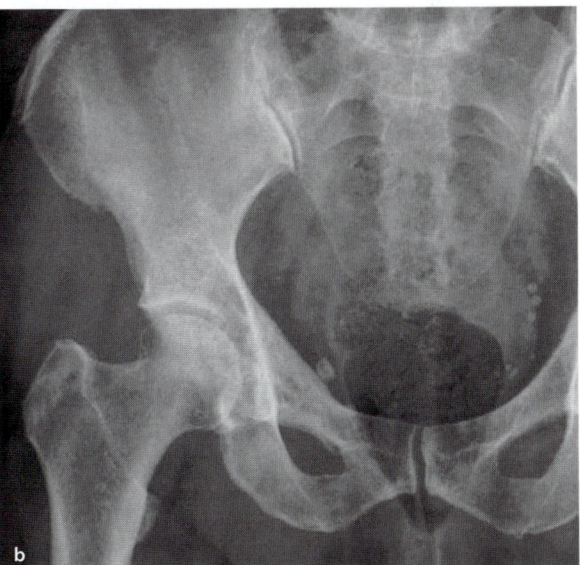

◘ **Abb. 18.1a,b** Osteolyse des Os pubis bei Mammakarzinom. **a** Zustand vor Bestrahlung. **b** Reossifikation nach Bestrahlung mit 44 Gy

Schmerzfreiheit, nur in 15% der Fälle ist der analgetische Effekt minimal oder tritt überhaupt nicht ein.

Da die Schmerzlinderung erst im Laufe der Bestrahlungsserie eintritt, muss zu Beginn der Bestrahlung auf eine optimale analgetische Medikation geachtet werden, die oft bereits im Verlauf der Bestrahlungen reduziert werden kann. Es muss immer wieder betont werden, dass es sich bei der Schmerzbestrahlung um eine lokale Therapiemaßnahme ohne systemische Begleiterscheinungen handelt. Bei den meisten Patientinnen ist eine ambulante Durchführung der Bestrahlungen möglich. Die Therapie mit Bisphosphonaten, die im Gesamtbehandlungskonzept des Mammakarzinoms einen steigenden Stellenwert einnimmt, kann die lokale Bestrahlung nicht ersetzen, da meist keine ausreichende Schmerzlinderung und Tumormassenreduktion erreicht werden. Bisphosphonate sollten parallel zur Bestrahlung eingesetzt werden, da sie anscheinend die radiogene Rekalzifizierung verstärken (Hillner et al. 2003; Kwok et al. 2008; Powles et al. 2002).

> **Faktoren, die eine erfolgreiche Bestrahlung von Knochenmetastasen erwarten lassen:**
> - Läsionen mittels bildgebender Verfahren eindeutig nachweisbar
> - Umschriebener, lokalisierter Schmerz
> - Nicht bettlägeriger Patient
> - Keine Hyperkaliämie
> - Keine Anämie

Stabilisierung. Insbesondere bei stabilitätsgefährdeten Osteolysen sollte die Strahlenbehandlung frühzeitig eingeleitet werden, da der reossifizierende Effekt mit Verzögerung eintritt und eine Stabilisierung erst nach mehreren Wochen erreicht werden kann, was mit der Patientin deutlich besprochen werden muss. Eine Remineralisierung ist je nach Metastasenlokalisation in bis zu 70% der Fälle zu erzielen (Adamietz et al. 2009; Bremer et al. 2004; Kwok et al. 2008).

 Cave
Bei allen stabilitätsgefährdeten Osteolysen (z. B. Osteolyse >3 cm, größerer Kortikalisdefekt) muss zunächst die Möglichkeit einer operativen Stabilisierung geprüft werden. Die Indikation zur palliativen Chirurgie wird heute großzügiger gestellt; häufig erspart man der Patientin dadurch eine längere entkräftende Immobilisierung. In den meisten Fällen ist nach operativer Stabilisierung eine postoperative Bestrahlung notwendig.

Fraktionierung. Die Fraktionierung wird, je nach therapeutischer Zielsetzung, unterschiedlich gewählt: Mit 36 Gy in 12 Fraktionen kann sowohl ein anhaltender analgetischer als auch rekalzifizierender Effekt erreicht werden. Bei größeren Bestrahlungsvolumina, sehr sensiblen Umgebungsstrukturen und erwarteter Langzeitpalliation sind 44 Gy in 22 Fraktionen vorzuziehen, bei größeren Weichteiltumoren in Einzelfällen auch 50 Gy. Demgegenüber sollten bei schlechtem Allgemeinzustand und reduzierter Lebenserwartung 5×4 Gy oder evtl. 1×8 Gy appliziert werden. In großen Studien wurde gezeigt, dass die analgetische Wirkung bei allen diesen Schemata vergleichbar ist; allerdings trat die Rekalzifizierung nach hohen Einzeldosen seltener ein, und es wurden häufiger Re-Bestrahlungen notwendig (Kwok et al. 2008; Wu et al. 2003).

Rückenmarkskompressionssyndrom

Das Rückenmarkkompressionssyndrom tritt bei ca. 5% der Patientinnen mit metastasiertem Mammakarzinom auf, bei >85% als epidurale Raumforderung. Intramedulläre Manifestationen sind sehr selten. Die Ausdehnung erstreckt sich meist über mehrere Segmente, die MRT ist die sensitivste bildgebende Methode.

Klinisch imponieren lokale Schmerzen sowie sensible (radikuläre) und motorische Ausfälle. Entscheidend ist die Frühdiagnose, da die Besserung der neurologischen Störungen entscheidend von der Dauer der Symptome abhängig ist (Adamietz et al. 2009; Souchon et al. 2009).

 Cave
Patientinnen mit progredienten Wirbelsäulenbeschwerden sollten regelmäßig sorgfältig klinisch und ggf. bildgebend untersucht werden, um beginnende neurologische Ausfälle früh zu erkennen und die Ursache rasch, aber zuverlässig abzuklären. Bei Myelonkompression sind eine zügige antiödematöse Kortisonmedikation und eine zeitnahe Lokaltherapie einzuleiten (Helweg-Larsen et al. 2000; Rades et al. 2007).

Bei akut auftretender neurologischer Symptomatik ist, bei gutem Allgemeinzustand, die Operationsindikation zu überprüfen. In geeigneten Fällen kann z. B. durch Laminektomie und Tumorteilentfernung eine Dekompression erreicht werden. Eine postoperative Strahlenbehandlung muss sich kurzfristig anschließen. Durch eine aktuelle Bildgebung muss gesichert sein, dass evtl. bestehende paravertebrale Weichteilanteile in das Bestrahlungsvolumen einbezogen werden. Sollte eine Operation nicht sinnvoll möglich sein, ist die primäre Strahlenbehandlung unter simultaner Kortisongabe unverzüglich einzuleiten.

Rechtzeitiger Therapiebeginn. Erfolgt bei beginnendem Querschnitt die Therapie, sei es Operation oder Bestrahlung, innerhalb von ca. 8–16 h, kann in der Mehrzahl der Fälle mit einer weitgehenden Remission der neurologischen Störungen gerechnet werden.

Dosierung der Strahlentherapie. Bei akut aufgetretener Symptomatik kann unter hoch dosierter Kortisonmedikation mit höheren Einzeldosen (z. B. 3×4 Gy) begonnen werden, da sich dann ein dekompressiver Effekt rascher einstellt. Die weitere Dosierung ist von der klinischen Situation der Patientin abhängig; zur Schonung des vorgeschädigten Myelons werden meist hohe Einzeldosen vermieden. Gesamtdosen über 30 Gy bringen anscheinend keine akute Funktionsverbesserung, sind jedoch zur längerfristigen Tumorkontrolle und bei Weichteiltumoren notwendig (Souchon et al. 2009).

Re-Bestrahlungen. Ein schwieriges Problem stellen Patientinnen dar, die bereits früher im jetzt befallenen Wirbelsäulenabschnitt vorbestrahlt wurden. Eine erneute Bestrahlung beinhaltet zwar immer das Risiko eines radiogenen Querschnitts, sie sollte aber bei entsprechender Klinik nie »reflexartig« ausgeschlossen werden: mit sorgfältiger Planung und moderner Technik ist heute gelegentlich doch noch die Gabe einer Erfolg versprechenden Dosis möglich, wenn operative Alternativen fehlen (Jereczek-Fossa et al. 2008; Nieder et al. 2006).

> **Tipp**
>
> Die für die Patientinnen so belastende Querschnittsymptomatik könnte gelegentlich vermieden werden, wenn bei progredienten Wirbelmetastasen neben der notwendigen Analgetika- und Bisphosphonat Gabe früher an eine lokale Bestrahlung oder Operation gedacht würde.

Meningeosis carcinomatosa. Werden die neurologischen Ausfälle durch eine Meningeosis carcinomatosa verursacht, sind die therapeutischen Möglichkeiten eingeschränkt. Die Bestrahlung des gesamten Liquorraums (sog kraniospinale Achse) ist bei Erwachsenen wegen der Toxizität nur selten durchführbar. In Einzelfällen können – eventuell parallel zur intrathekalen Chemotherapie – größere gut abgrenzbare Tumoren bestrahlt werden. Insgesamt ist die Prognose infaust.

Hirnmetastasen

Hirnmetastasen werden bei 6–25% Patientinnen mit Mammakarzinom in diagnostiziert, in 80% der Fälle liegen multiple Herde vor. Bei symptomatischen Hirn-

metastasen liegt die Überlebenszeit unter alleiniger Steroidtherapie bei etwa 2 Monaten; durch die Ganzhirnbestrahlung sind Überlebenszeiten von 6–9 Monaten zu erreichen, bei isolierten Herden und aggressiver Therapie von mehreren Jahren.

Operation und »Radiochirurgie«. Wenn in der MRT nur eine isolierte Hirnmetastase erkennbar ist, sollte eine offene Operation durchgeführt werden; in Ausnahmefällen wird auch bei mehreren Hirnmetastasen operiert, z. B. zur Druckentlastung oder wenn an der Histologie der Metastase Zweifel bestehen. Allerdings sind etwa 50% der isolierten Metastasen aus den unterschiedlichsten Gründen (tief intrazerebrale Lokalisation, Allgemeinzustand, ubiquitäre Metastasierung) nicht sinnvoll operabel.

Eine effektive, gleichwertige Alternative zur offenen Neurochirurgie für Solitärmetastasen (oder bis zu 3 intrakraniellen Herden) ist die in einigen radioonkologischen Zentren durchgeführte **stereotaktische Konvergenzbestrahlung** (sog. »Radiochirurgie«). Sie ist ein spezielles strahlentherapeutisches Verfahren, mit dem man hoch präzise, sehr umschrieben und ohne belastende Nebenwirkungen einzelne Hirnmetastasen, gleich welcher Lokalisation, erreichen kann (Kocher et al. 2004).

Postoperative Ganzhirnbestrahlung. Nach alleiniger Operation von Hirnmetastasen muss in ca. 80% der Fälle mit einem intrakraniellen Rezidiv gerechnet werden, eine postoperative Ganzhirnbestrahlung kann diese Rate deutlich absenken. In retrospektiven Analysen war auch das mediane Überleben nach postoperativer Ganzhirnbestrahlung mit 21 Monaten deutlich besser als nach alleiniger Operation mit 11 Monaten (Kocher et al. 1995). In großen randomisierten Studien waren die Ergebnisse differenzierter: Die Anzahl »neurologischer Rezidive« wurde durch die zusätzliche Ganzhirnbestrahlung signifikant gesenkt, das krankheitsfreie Überleben verbessert; bei Patienten in gutem Allgemeinzustand und kontrollierter extrakranieller Metastasierung verlängerte sich auch das Gesamtüberleben (Aoyama et al. 2006; Hartsell et al. 2009; Kocher et al. 2009, pers. Mitteilung).

 Cave
Patientinnen in gutem Allgemeinzustand sollten eine postoperative Ganzhirnbestrahlung erhalten; es werden Überlebenszeiten von bis zu 5 Jahren beschrieben. Die mediane Überlebenszeit liegt bei 21 Monaten.

Alleinige Ganzhirnbestrahlung. In der Mehrzahl der Fälle ist wegen multipler Metastasen eine alleinige Ganzhirnbestrahlung indiziert. Bei multiplen Metastasen und relativ schlechtem Allgemeinzustand können mit 30 (–36) Gy in Fraktionen à 3 Gy in der Regel die häufig quälenden Kopfschmerzen und der Hirndruck suffizient beeinflusst werden. Wird aber bei nur wenigen Herden eine »Langzeitpalliation« angestrebt, sollten etwa 44 Gy in 2-Gy-Einzelfraktionen eingestrahlt werden, evtl. mit umschriebener Dosiserhöhung auf den größten Herd (Kocher et al. 1995). Es ist wichtig, sofort nach Diagnose und parallel zur Bestrahlung Kortison zu verabreichen. Dies hat einen rasch einsetzenden dehydrierenden Effekt und senkt den Hirndruck: die Patientinnen fühlen sich subjektiv deutlich besser, Parsen sind oft rückläufig.

> ❗ **Cave**
> **Patientinnen mit isolierten Hirnmetastasen und gutem Allgemeinzustand sollten vor der Ganz-hirn-bestrahlung nach Möglichkeit eine Operation oder Radiochirurgie erhalten. Dies wurde für diese Patientengruppe in zwei randomisierten Studien gezeigt (Astner et al. 2008).**

Inwieweit eine simultane Radiochemotherapie das Gesamtüberleben verbessern kann, ist derzeit ebenso Gegenstand von Studien wie der eventuelle Einfluss der neuen »biologischen« Therapeutika (Kocher et al. 2004; Korfel et al. 2008).

Intraokulare Metastasen

Häufigkeit. Aus Autopsieserien ist bekannt, dass intra-okulare Metastasen beim metastasierenden Mammakarzinom in 40–55% aller Patientinnen zu erwarten sind, klinisch werden sie in ca. 25% der Fälle evident, davon in einem Viertel bilateral (McCormick et al. 1996).

Effektivität der Strahlentherapie. Die Strahlenbehandlung ist die Methode der Wahl; mit 30 Gy Gesamtdosis (2 Gy Einzeldosis) ist in 75% der Patientinnen eine objektivierbare Befundbesserung zu erreichen. Von den meisten Frauen wird eine Besserung des Visus schon nach 4–6 Bestrahlungen angegeben. Nebenwirkungen sind kaum zu erwarten, eine spätere, radiogen induzierte Linsentrübung wird meist nicht erlebt, oder wird durch eine Kunstlinse korrigiert (Wiegel et al. 2002).

18.2.4 Zusammenfassung

Die palliative Strahlenbehandlung bei Patientinnen mit metastasiertem Mammakarzinom ist für den Radioonkologen nicht nur eine wichtige, sondern auch eine sehr dankbare Aufgabe, kann er doch in der Mehrzahl der Fälle einen zufrieden stellenden Behandlungserfolg erzielen und die Lebensqualität der Frauen erheblich bessern. Die

überwiegend ambulant durchgeführte Strahlentherapie hat ein kalkulierbares, geringes Toxizitätsprofil, andere palliative Therapiemaßnahmen werden meist nicht ver-/behindert. Es handelt sich immer um individuelle Therapieentscheidungen für die einzelnen Patientinnen, und keinesfalls dürfen mögliche Nebenwirkungen die eigentlichen Beschwerden der Frauen überwiegen.

> **Tipp**
> Bei nur geringer Tumorsymptomatik sollte die Strahlenbehandlung aufgeschoben oder verzögert werden (dies gilt nicht für Wirbelsäulenmetastasen). Auch kann es manchmal sinnvoll sein, nicht zu bestrahlen.

Die notwendige Strahlendosis ist dem Behandlungsziel individuell anzupassen, sei es eine rein symptomatische (analgetische) Indikation oder eine »Langzeitpalliation« wie bei isolierten Knochen- oder Hirnmetastasen.

Literatur

Adamietz IA, Feyer P (2009) Palliative Radiotherapie. In: Bamberg M, Molls M, Sack H (Hrsg.) Radioonkologie: Band 2, Klinik, 2. Auflage, Zuckschwerdt, München, S. 1065–1106

Aoyama H, Shirato H, Tago MK et al. (2006) Stereotactic radiosurgery plus whole-brain radiation therapy versus stereotactic radiosurgery alone for treatment of brain metastases. JAMA 295: 2483–2491

Astner ST, Nieder C, Grosu AL et al. (2008) Strahlentherapie intrazerebraler Metastasen. Onkologe 14: 246–254

Bremer M, Tunn P-U, Peest D, Karstens JH (2004) Aktuelle Entwicklungen in der Therapie von Knochenmetastasen. Onkologe 10: 492–503

Freilich RJ, Foley KM (1996) Epidural metastasis. In: Harris JR, Lippman ME, Morrow M, Hellman S (eds) Diseases of the breast. Lippincott-Raven, Philadelphia New York, p 779

Hartsell WF, Yajnik S (2008) Palliation of brain and spinal cord metastases. In: Halperin C, Perez CA, Brady LW (eds Perez and Brady's principles and practice of radiation oncology. 5th ed. Lippincott, Williams & Wilkins, Philadelphia, pp 1974–1985

Helweg-Larsen S, Sorensen PS, Kreiner S (2000) Prognostic factors in metastatic spinal cord compression: A prospective study using multivariate analysis of variables influencing survival and gait function in 153 patients. Int J Radiat Oncol Biol Phys 46: 1163–1169

Hillner BE, Ingle JN, Chlebowski RT et al. (2003) American Society of Clinical Oncology 2003 update on the role of bisphosphonates and bone health issues in women with breast cancer. J Clin Oncol 21: 4042–4057

Jereczek-Fossa BA, Kowalczyk A, D'Onofrio A et al. (2008) Tree-dimensional conformal or stereotactic reirridiation of recurrent, metastatic or new primary tumors. Strahlenther Onkol 184: 36–40

Kagan AR (1994) Radiation therapy in the management of distant breast cancer metastases. Sem Radiat Oncol 4: 283

Kocher M, Müller RP, Staar S, Degroot D (1995) Long-term survival after brain metastases in breast cancer. Strahlenther Onkol 171: 290

Kocher M, Voges J, Mueller RP et al. (1998) LINAC radiosurgery for patients with a limited number of brain metastases. J Radiosurgery 1: 9–15

Kocher M, Eich HT, Semrau R et al. (2005) Phase I/II trial of simultaneous whole brain irradiation and dose escalating topotecan for brain metastases. Strahlenther Onkol 181: 20–25

Kocher M, Maarouf M, Bendel M et al. (2004) Linac radiosurgery versus whole brain radiotherapy for brain metastases. Strahlenther Onkol 180: 263–267

Korfel A, Höcht S, Thiel E (2008) Kombinierte und sequentielle systemische Chemotherapie und Strahlentherapie bei Hirnmetastasen. Onkologe 14: 255–259

Kwok Y, Patchell RA, Regine WF (2008) Palliation of bone metastases. In: Halperin C, Perez CA, Brady LW (eds) Perez and Brady's principles and practice of radiation oncology. 5th ed. Lippincott, Williams & Wilkins, Philadelphia, pp 1986–1999

McCormick B (1996) Ocular metastases from breast cancer. In: Harris JR, Lippman ME, Morrow M, Hellman S (eds) Diseases of the breast. Lippincott-Raven, Philadelphia New York, p 808

Müller RP (1991) Palliative Strahlentherapie. In: Pichlmaier H (Hrsg) Palliative Krebstherapie. Springer, Berlin Heidelberg New York Tokio, S 115

Nieder C, Grosu AL, Andratschke NH et al. (2006) Update of human spine cord reirridiation tolerance based on additional data from 38 patients. Int J Radiat Oncol Biol Phys 66:1446–1449

Powles TJ, Paterson S, Kanis JA et al. (2002) Randomized, placebo-controlled trial of clondronate in patients with primary operable breast cancer. J Clin Oncol 20: 3219–3224

Rades D, Fehlauer F, Veninga T et al. (2007) Functional outcome and survival after radiotherapy of metastatic spinal cord compression in patients with cancer of unknown primary. Int J Radiat Oncol Biol Phys 67: 532–537

Souchon R, Wenz F, Sedlmayer, F et al. (2009) DEGRO practice guidelines for palliative radiotherapy of metastatic breast cancer. Strahlenther Onkol 185: 417–424

Voges J, Treuer H, Erdmann J et al. (1994) Linac radiosurgery in brain metastases. Acta Neurochir [Suppl] 62: 72

Wiegel T, Bottke D, Kreusel KM et al. (2002) External beam radiotherapy of choroidal metastases – final results of a prospective study of the German Cancer Society (ARO 95-08). Radiother Oncol 64: 13–18

Wu JS, Wong R, Johnston M et al. (2003) Meta-analysis of dose-fractionation radiotherapy trials for the palliation of painful bone metastases. Int J Radiat Oncol Biol Phys 55: 594–605

Systemische Therapie des metastasierten Mammakarzinoms

Hans-Joachiam Lück

19.1   Einleitung

Das metastasierte Mammakarzinom ist im Allgemeinen nicht kurabel. Ungefähr ein Drittel aller Frauen, die an einem Mammakarzinom erkranken, erleben im weiteren Verlauf der Erkrankung eine Fernmetastasierung. Die mittlere Überlebensdauer nach Auftreten von Metastasen wird mit 18–24 Monaten angegeben. In Abhängigkeit von klinischen Faktoren wie dem krankheitsfreien Intervall nach Primärtherapie und Art und Ausdehnung des Organbefalls kann die mediane Überlebenszeit jedoch stark variieren.

Diese Angaben beruhen auf großen multizentrischen Untersuchungen aus den 1980er-Jahren. An einzelnen Kliniken können durchaus bessere Ergebnisse erreicht werden. Beispielsweise stieg die 5-Jahres-Überlebensrate metastasierter Patientinnen von 10% in den Jahren 1974–1979 auf 40% in den Jahren 1995–2000 (Giordano et al. 2002).

Es stellt sich daher die Frage, ob es überhaupt noch gerechtfertigt ist, beim Erstauftreten einer Fernmetastasierung von einer palliativen Situation zu sprechen. Der Ausdruck »chronische Form der Erkrankung« trifft die derzeitige Situation besser. Dabei ist zu beobachten, dass hierbei die Erfahrung des gynäkologischen Onkologen und seine Fähigkeit zur Interdisziplinarität eine Hauptvoraussetzung für ein gutes Therapieergebnis ist. Hierbei ist die Teilnahme an Studien sicher einer der Qualitätsindikatoren.

19.2   Prognostische und prädiktive Faktoren

> **Die wichtigsten Prognose- und prädiktive Faktoren beim metastasierten Mammakarzinom**
> - Allgemeinzustand
> - Krankheitsfreies Intervall
> - Vortherapien
> - Prädiktive Faktoren (Steroidrezeptorstatus, HER2-Status, Wachstumsfraktion)
> - Metastasenlokalisationen
> - Anzahl der befallenen Organe

Der Stellenwert dieser Faktoren für den Verlauf einer metastasierten Erkrankung wurde in der Zeit von 1969 bis 1998 (Hortobaghy et al. 1983; Swenerton et al. 1979; Yamamoto et al. 1998) nur vereinzelt untersucht. Insbesondere wurden die Wechselwirkungen der verschiedenen Faktoren untereinander nicht analysiert.

19.2.1   Allgemeinzustand

Der Allgemeinzustand ist abhängig von der Metastasenlokalisation, von der Anzahl der Metastasen, von Komorbiditäten und vom biologischen Alter der Frau. Ein reduzierter Allgemeinzustand schließt eine systemische Therapie nicht aus. Er verlangt aber eine adäquate Anpassung der Therapie. Eine ausgedehnte Knochenmetastasierung reduziert den Allgemeinzustand durch Schmerzen. Eine alleinige Schmerztherapie kann das Problem nicht lösen. Nach einem mehr oder weniger langen Zeitraum muss aufgrund der Tumorprogression eine erneute Anpassung der Schmerztherapie erfolgen. Diese wiederum wird die Lebensqualität der Patientin zunehmend einengen. Zur Besserung des Allgemeinzustandes muss die Patientin eine suffiziente Schmerztherapie erhalten. Parallel dazu muss eine wirksame spezifische onkologische Therapie eingeleitet werden.

19.2.2   Krankheitsfreies Intervall und Vortherapie

Da diese beiden Faktoren miteinander eng verbunden sind, sollen sie gemeinsam behandelt werden. In den letzten Jahren hat sich bei Patientinnen, die bereits zum Zeitpunkt der Erstdiagnose eine High-risk-Situation aufwiesen, eine anthrazyklinhaltige Chemotherapie als adjuvante Therapieform etabliert. Patientinnen, die ein niedrigeres Risikoprofil aufwiesen, werden eher mit einer adjuvanten antiöstrogenen Therapie behandelt. Anthrazykline als aktivste Einzelsubstanzen stehen dann beim metastasierten Karzinom nicht mehr oder nur in reduzierter Dosis (Kardiotoxizität) zur Verfügung.

Patientinnen, die »nur« eine adjuvante antiöstrogene Therapie erhalten haben und die nach 2–3 Jahren eine Fernmetastasierung entwickeln, steht dann ein deutlich größeres Behandlungsspektrum zur Verfügung.

19.2.3   Steroidrezeptor- und HER2-Status

Sowohl der Steroidhormonrezeptor als auch der HER2-Rezeptor stellen prädiktive Marker für das Ansprechen einer Therapie dar. Es kann bei Patientinnen, deren Primärtumor hormonempfindlich war mit einer 50- bis 80%-igen Wahrscheinlichkeit davon ausgegangen werden, dass auch im Falle einer Metastasierung ein klinischer Benefit durch eine Umstellung/Einleitung einer antiöstrogenen Therapie zu erreichen ist.

Dies gilt in ähnlicher Weise für Tumoren, die den HER2-Rezeptor exprimieren. In der metastasierten Situation wird die Einleitung einer alleinigen Therapie mit Trastuzumab (Herceptin), oder in Kombination mit einem Zytostatikum zu einem klinischen Benefit führen.

> **Bei Abwesenheit der jeweiligen prädiktiven Faktoren ist eine Therapie mit den entsprechenden Substanzen unsinnig [Early Breast Cancer Trialist's Group (EBCTCG) 2005; Vogel et al. 2002].**

19.3 Therapie des frührezidivierenden Mammakarzinoms

> ┌─ **Definition** ─────────────────────────
> Frührezidiv: Rezidiv innerhalb von 12 Monaten nach Abschluss der adjuvanten Therapie.

Da heute die Mehrzahl der Patientinnen eine adjuvante Therapie erhält, stellen die Frührezidive eine besondere Herausforderung dar. Hierbei spielen klinische Faktoren wie schlechter Allgemeinzustand, Anzahl der Metastasenlokalisationen, insbesondere der Befall von Viszeralorganen eine bedeutende Rolle (Falkson et al. 1991; Hortobaghi et al. 1983; Perez et al. 2001; Swenerton et al. 1979; Valagussa et al. 1986). In Abhängigkeit vom Befall und der Zahl der betroffenen Organe versucht man, nicht-kreuzresistente Therapien (im Vergleich zur adjuvanten Situation) einzusetzen.

19.4 Therapie des rezeptorpositiven Rezidivs

Das Ansprechen auf eine antiöstrogene Therapie ist abhängig vom jeweiligen Steroidhormonrezeptorstatus (McGuire 1973; ◘ Tab. 19.1).

◘ **Tab. 19.1** Ansprechen einer antiöstrogenen Therapie in Abhängigkeit von Steroidhormonrezeptorstatus		
Östrogenrezeptor	**Progesteronrezeptor**	**Ansprechen**
Positiv	Positiv	50–75%
Positiv	Negativ	20–30%
Negativ	Positiv	30–50%
Negativ	Negativ	<10%

Diese Ansprechzahlen beziehen sich auf die Wirksamkeit von Tamoxifen. Aromatasehemmer zeigen ein differentes Verhalten. Retrospektive Untersuchungen des ATAC-Trials sowie Daten aus einer Studie, in der Anastrozol primär systemisch gegeben wurde, zeigen, dass sich bei der Gabe von Aromatasehemmer die Ansprechraten von Tumoren mit dem Rezeptorstatus positiv/positiv nicht von denen mit dem Status positiv/negativ unterscheiden (ATAC Trialist's 2005; Dowsett et al. 1996).

19.5 Therapie des rezeptornegativen Rezidivs

> ┌─ **Definition** ─────────────────────────
> Remissionsdruck: Ausmaß der Symptomatik, die von der Tumorprogression hervorgerufen wird.

Bei antiöstrogen ausbehandelten Patientinnen oder bei rezeptornegativen Tumoren stellt die Chemotherapie die Option der Wahl dar. Die Entscheidung, ob eine Monotherapie oder eine Kombinationstherapie eingesetzt wird, ist abhängig vom Remmissionsdruck. Die Auswahl der Substanz/en ist abhängig von der erfolgten Vortherapie. Da sich in Abhängigkeit von der Anzahl der Progressionen der Allgemeinzustand der Patientinnen zunehmend verschlechtert, sollten, je weiter die Erkrankung fortgeschritten ist, eher Monotherapien der Vorzug gegeben werden.

19.6 Behandlungsalgorithmen

In Abhängigkeit von den klinischen und tumorbiologischen Gegebenheiten sollte ein strukturierter Behandlungsplan erarbeitet werden. Beispielhaft dafür sei hier der Algorithmus aus der S3-Leitlinie 2004 gezeigt (◘ Abb. 19.1).

19.7 Kombinierte Therapiemodalitäten

> **Cave**
> **Im Allgemeinen sollten systemische Therapieoptionen erst nach notwendigen lokalen Therapien (Operation, Strahlentherapie) zum Einsatz gebracht werden.**

Beim geplanten Einsatz einer antiöstrogenen Therapie mit Tamoxifen muss bedacht werden, dass diese Substanz ein bestehendes Thromboserisiko (z. B. nach Operationen) zusätzlich erhöht. Es liegen keine Daten dafür vor, dass die heute bevorzugt eingesetzten Aromatasehemmer ebenfalls zu einer Erhöhung des Thromboserisikos beitragen.

Der Beginn einer Chemotherapie sollte 2–3 Wochen nach einer Operation erfolgen, da sonst Wundheilungsstörungen nicht ausgeschlossen werden können.

> **Im Falle einer Strahlentherapie muss daran gedacht werden, dass eine Vielzahl von Zytostatika (Anthrazykline, Taxane, Platin, Gemcitabin und Flouropyramidine) die Wirkung dieser Therapie deutlich verstärken kann.**

Monitoring der Therapie. In Anbetracht der Tatsache, dass eine kurative Therapie nicht möglich ist, sollte die Effektivität der eingesetzten Therapie regelmäßig kontrolliert werden. In der Regel sollte nach jedem zweiten Zyklus ein Restaging erfolgen. Nur so kann vermieden werden, dass unwirksame Therapien unnötig lange appliziert werden. Allerdings ist zu bedenken, dass es mit fortschreitender Erkrankung immer schwieriger wird, objektive Parameter für das Ansprechen einer Therapie zu erhalten. Hier sollten die sich verändernden Beschwerden Richtschnur für die Fortsetzung oder die Umstellung einer Therapie sein.

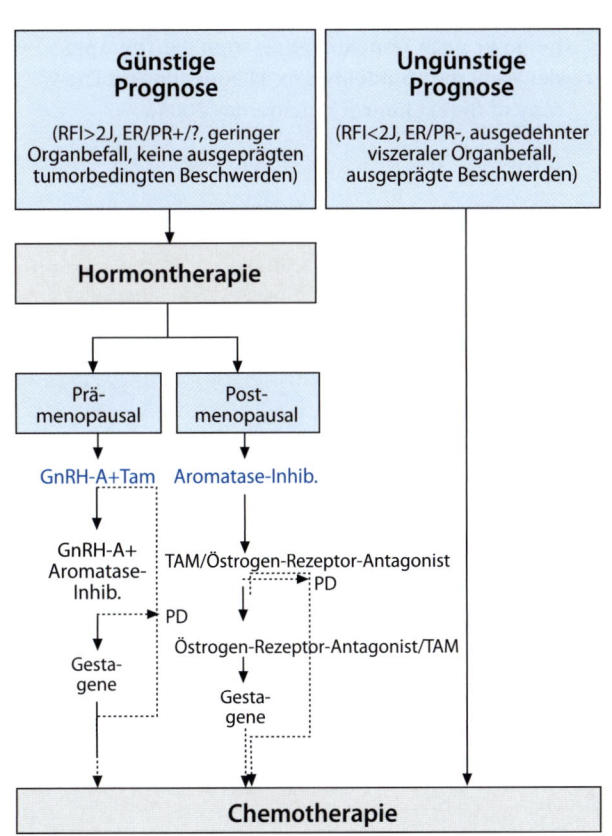

Abb. 19.1 Algorithmus aus der S3-Leitlinie 2004

19.8 Antiöstrogene Therapie

Neben Tamoxifen haben sich in den letzten Jahren weitere antiöstrogen wirkende Substanzen ihren Platz in der Therapie des metastasierten Mammkarzinoms erobert. In vier randomisierten Studien waren die **Aromatasehemmer** in mindestens einem Effektivitätsparameter (z. B. DFS) Tamoxifen überlegen (Bonneterre et al. 2000; Howell et al. 2005; Kaufmann et al. 2000; Nabholtz et al. 2003). Diese Überlegenheit wurde noch deutlicher, wenn der Tumor sicher rezeptorpositiv war.

Neben den Aromatasehemmern stellt die Substanz **Fulvestrant** eine weitere antiöstrogene Behandlungsoption dar. Andere selektive Östrogenrezeptor-modulierende Substanzen (SERM), wie Toremifin oder ähnliche Substanzen haben nur eine geringe Bedeutung bei der Behandlung des metastasierten Mammakarzinoms. Für Raloxifen liegen keine Effektivitätsdaten vor.

19.8.1 Tamoxifen

Tamoxifen ist ein nichtsteroidales Triphenylethylenpräparat, das 1966 synthetisiert wurde. In den 1970er-Jahren wurde seine Wirksamkeit beim Mammakarzinom nachgewiesen (Tormey et al. 1976). Im metastasierten Stadium werden Ansprechraten bis zu 75% (McGuire 1973) erreicht. In einer Metaanalyse von Fossati et al. (1998) wurden Ansprechraten von 43% ermittelt. Die Überlebensdaten waren mit denen anderer antiöstrogener Therapien vergleichbar.

19.8.2 Aromatasehemmer der 3. Generation

First-line-Therapie

Neben den Ovarien findet eine Bildung von Östrogenen auch in nichtovariellem Gewebe und in der Tumorzelle selbst statt. Die Aromatase ist in der Lage, aus androgenen Precursorsubstanzen (Testosteron, Androstendion) Östrogene zu generieren. Insbesondere das periphere Fettgewebe, Muskelgewebe und das Gehirn sind offenbar dazu in der Lage (Dowsett et al. 2005; Masamura et al. 1997; Santner et al. 1997). Die Aromatase ist ein Enzymkomplex, bestehend aus P450-Cytochrom, P450arom, Flavoprotein, NADPH und Cytochrom-P450-Reduktase. Die Bindungsstelle für die androgenen Präkursor stellt ein Hämkomplex dar, an dem die C19-Gruppe bindet. Die heute zur Verfügung stehenden Aromatasehemmer blockieren nur den letzten Schritt der Östrogenproduktion, sodass eine Reduktion der Bildung von Kortikoid- und Mineralkortikoiden unterbleibt (Brodie et al. 1998).

Zurzeit stehen drei Aromatasehemmer für die Erstlinientherapie des metastasierten Mammakarzinoms zur Verfügung: **Anastrozol, Examestan** und **Letrozol** (◘ Abb. 19.1). Alle drei Substanzen wurden in randomisierten Phase-III- bzw. Phase-II-Studien (Exemestan) gegen Tamoxifen geprüft (◘ Tab. 19.2).

Ergebnisse. Von den sechs randomisierten Studien konnte sowohl für Anastrozol und Letrozol als auch für Examestan eine Steigerung des klinischen Benefits gegenüber Tamoxifen gezeigt werden. Auch in der kleineren randomisierten Phase-II-Studie mit Examestan war dies nachweisbar, doch war der Unterschied aufgrund der Größe der Studie nicht signifikant.

Bisher sind nur vorläufige Überlebensdaten publiziert. Hierbei zeigen zwei Studien einen Vorteil für den Aromatasehemmer sowohl bei der Ansprechrate als auch bei dem Intervall bis zur erneuten Progression. In einer Metaanalyse aller fünf Studien konnte eine signifikante Verbesserung des 1-Jahres-krankheitsfreien Überlebens gezeigt werden (Practice Guideline Report 2003).

Nebenwirkungen. Hinsichtlich der Rate an schweren Nebenwirkungen gibt es zwischen Tamoxifen und den Aromatasehemmern keine Unterschiede. Allerdings ist das Spektrum der Nebenwirkungen unterschiedlich. So zeichnen sich alle Aromatasehemmer durch eine geringere Rate an thromboembolischen Komplikationen und eine geringere Rate an Endometriumkarzinomen aus. Unter Aromatasehemmern werden mehr muskulär-skelettale Komplikationen sowie mentale Störungen (Gedächtnisstörungen) und eine Zunahme der Wechseljahrssymptome beobachtet.

Lebensqualität. Daten aus diesen Studien stehen nur in sehr begrenzten Umfang zur Verfügung und lassen keine definitive Aussage zu. Aufgrund der publizierten Effektivitätsdaten zeigt keiner der zugelassenen Aromatasehemmer einen Vorteil gegenüber den anderen.

Second-line-Therapie

In randomisierten Studien nach Tamoxifen-Versagen zeigten sich alle drei Aromatasehemmer der Vergleichssubstanz Megestrolacetat oder dem Aminogluthetimid überlegen. In einer Metaanalyse von Messori et al. (2000) konnte ein verlängertes Überleben in der Gruppe der Patientinnen, die mit einem Aromatasehemmer behandelt wurden, im Vergleich zu denen mit einer Megestrol-Therapie nachgewiesen werden. Die Hazard Ratio, am Karzinom zu versterben, betrug 0,79 (95% CI: 0,69–0,91; p=0,0011).

 Cave

Aufgrund dieser Daten stellen die Aromatasehemmer nach Tamoxifen-Versagen die Therapie der Wahl dar (Guidelines for Diagnostic and Therapy of Breast Cancer Carcinomas 2005).

◘ **Tab. 19.2** Ergebnisse randomisierter Studien in der First-line-Therapie beim fortgeschrittenen Mammakarzinom

Autor	Anzahl Patienten	Behandlung	Dosis [mg]	HR-Status nicht bekannt [%]	Adjuvante Antiöstrogen-therapie	Adjuvante Anti-östrogen [%]	Adjuvante Chemo-therapie [%]	Chemo-therapie für metastasierte Erkrankung
Bonneterre et al. 2000	668	Anastrozol Tamoxifen	1 20	55	Kein Tam <12 Monate	11	23	Nicht erlaubt
Nabholtz et al. 2001	353	Anastrozol Tamoxifen	1 20	11	Tam <12 Monate	20	27	Nicht erlaubt
Milla-Santos et al. 2003	238	Anastrozol Tamoxifen	1 40	0	Nicht erlaubt	0	NR	Nicht erlaubt
Mouridsen et al. 2003	907	Letrozol Tamoxifen	2,5 20	34	Kein Rezidiv oder >12 Monate	16	>22	≤1 Kurs
Paridaens et al. 2003 ASCO 2004	371	Examestan Tamoxifen	25 20	13	Erlaubt	21	33	Erlaubt
Paridaens et al. 2003	122	Examestan Tamoxifen	25 20	NR	Erlaubt	NR	NR	≤1 Kurs

NR nicht berichtet; Tam Tamoxifen

Fulvestrant

In den letzten Jahren hat eine weitere Substanz Bedeutung in der Second-line-Therapie erlangt. Fulvestrant bindet mit einer hohen Affinität an den Östrogenrezeptor und verhindert damit die Dimerisierung. Außerdem kommt es zu einem erhöhten Protein-Turnover, der in einer Abnahme des zytoplasmatischen und nukleären Rezeptorgehalts resultiert.

In zwei randomisierten Studien nach Versagen einer antiöstrogenen Therapie mit Tamoxifen wurde Fulvestrant mit Anastrozol verglichen (Howell et al. 2004; Osborne et al. 2002). In beiden Studien war Fulvestrant der Anastrozol-Therapie nicht unterlegen. In der kombinierten Auswertung beider Studien zeigt sich die Substanz bezüglich der Ansprechrate und des Überlebens gleichwertig. In einer dritten randomisierten Studie wurde Fulvestrant in der First-line-Situation mit Tamoxifen verglichen (Howell et al. 2004). Auch in dieser Studie war Fulvestrant dem Tamoxifen nicht unterlegen. Daten für die Anwendung der Substanz bei prämenopausalen Frauen liegen nicht vor.

Fulvestrant wird alle 4 Wochen intramuskulär appliziert. Eine Beeinträchtigung der Lebensqualität durch die i.m. Gabe konnte nicht beobachtet werden (Howell et al. 2004; Osborne et al. 2002).

19.8.3 Antiöstrogene Therapie in der Prämenopause

Die Kombination eines GnRH-Analogons mit Tamoxifen führt zu einer deutlichen Verlängerung des Gesamtüberlebens. So führte eine alleinige Therapie mit einem GnRH-Analogon zu einem medianen Überleben von 2,5 Jahren. Die alleinige Gabe von Tamoxifen ging mit einem medianen Gesamtüberleben von 2,9 Jahren einher, und die Kombination von GnRH-Analogon und Tamoxifen erreichte ein medianes Gesamtüberleben von 3,7 Jahren. Die Ergebnisse dieser Studie werden durch eine Metaanalyse von Klijn et al. (2001) unterstützt.

> **Tipp**
>
> Für die meisten der prämenopausalen Frauen, die noch keine antiöstrogene Therapie hatten, stellt die Gabe von Tamoxifen in Kombination mit einer Ausschaltung der Ovarialfunktion ein optimales Therapieregime dar.

Für den Einsatz von Aromatasehemmer in Kombination mit einem GnRH-Analogon liegen bisher nur limitierte Daten vor, sodass diese Therapie zurzeit nicht empfohlen werden kann.

19.8.4 Antiöstrogene Therapie bei Patientinnen mit hohem Remissionsdruck

Patientinnen, deren Primärtumor hormonempfindlich war, die aber eine Metastasierung aufweisen, die eine ausgeprägte Symptomatik verursacht, sollten zunächst eine Kombinationschemotherapie erhalten. Die eingesetzten Therapieschemata sollten denen beim hormonrezeptornegativen Mammakarzinom entsprechen.

19.9 Chemotherapie

Das Mammakarzinom gehört zu den chemosensiblen Tumoren. Ansprechraten von mehr als 20% wurden für eine Vielzahl von Substanzen gezeigt. Hierzu gehören neben den Anthrazyklinen alkylierende Substanzen, Antimetabolite, Vinkaalkaloide und die Taxane. Hochdosistherapien konnten keinen Überlebensvorteil für Frauen mit einem metastasierten Mammakarzinom zeigen (Stadtmauer et al. 2000).

In der S3-Leitlinie der Deutschen Krebsgesellschaft findet sich ein Algorithmus zum chemotherapeutischen Vorgehen beim metastasierten Mammakarzinom (◘ Abb. 19.2).

Nicht überlappende Mechanismen für Wirkung, Nebenwirkung und Resistenz zu nutzen, ist das Prinzip der Kombinationstherapie. Es gibt einige randomisierte Phase-III-Studien, in denen Kombinationstherapien mit einer Monotherapie (Heidemann et al. 2002; Joensuu et al. 1998; Sledge et al. 2003; ◘ Abb. 19.3) verglichen werden. In diesen Studien waren die Ansprechraten und die Zeit bis zum ersten Progress bei der Kombinationstherapie besser als bei der Monotherapie. Hinsichtlich des Gesamtüberlebens konnten aber keine Unterschiede gezeigt werden. Die Toxizitäten waren in den Kombinationstherapien ausgeprägter.

In der Metaanalyse von Fossati et al. (1998) beträgt der relative Benefit 18% zugunsten einer Kombinationstherapie. Dies entspricht einer absoluten Verbesserung der 1-Jahres-Überlebensrate von 9%, der 2-Jahres-Rate von 5% und der 3-Jahres-Rate von 3%.

In den letzten Jahren wurden Ergebnisse randomisierter Studien publiziert, in denen Kombinationstherapien mit Monotherapien verglichen wurden, die neben einer höheren Remissionsrate und einer verlängerten Zeit bis zur Progression auch einen Überlebensvorteil zeigen konnten (Albain et al. 2004; O'Shaughnessy et al. 2002; ◘ Abb. 19.4 und ◘ Abb. 19.5). In beiden Studien wurde allerdings kein strukturiertes Cross-over-Design durchgeführt, sodass eine Vielzahl von Second-line-Therapien möglich war. In der Capecitabin/Docetaxel- vs. Docetaxel-Studie haben im Docetaxel-Arm nur 17% der Patientinnen Capecitabin

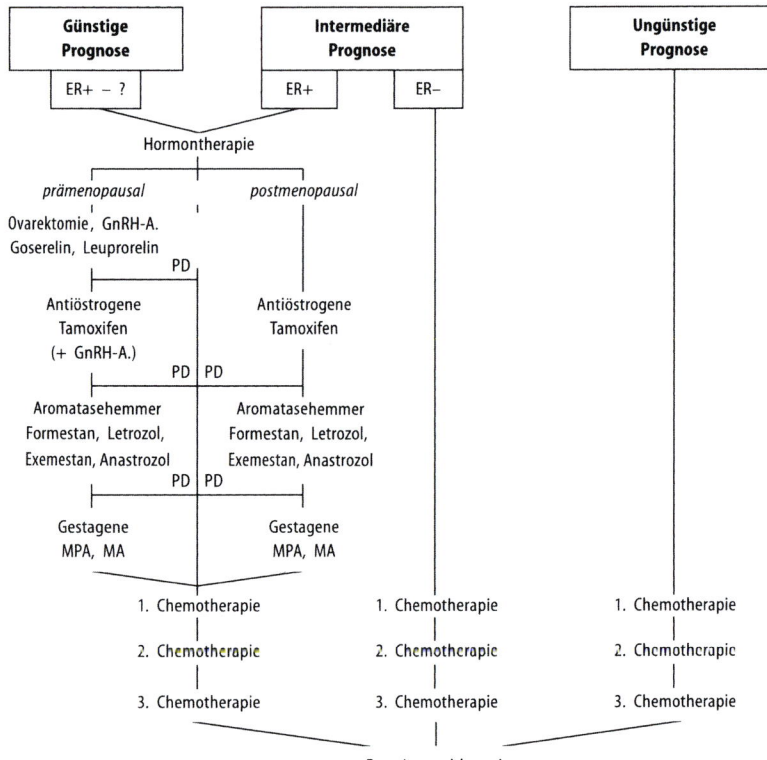

■ **Abb. 19.2** Kombinations- oder Monotherapie

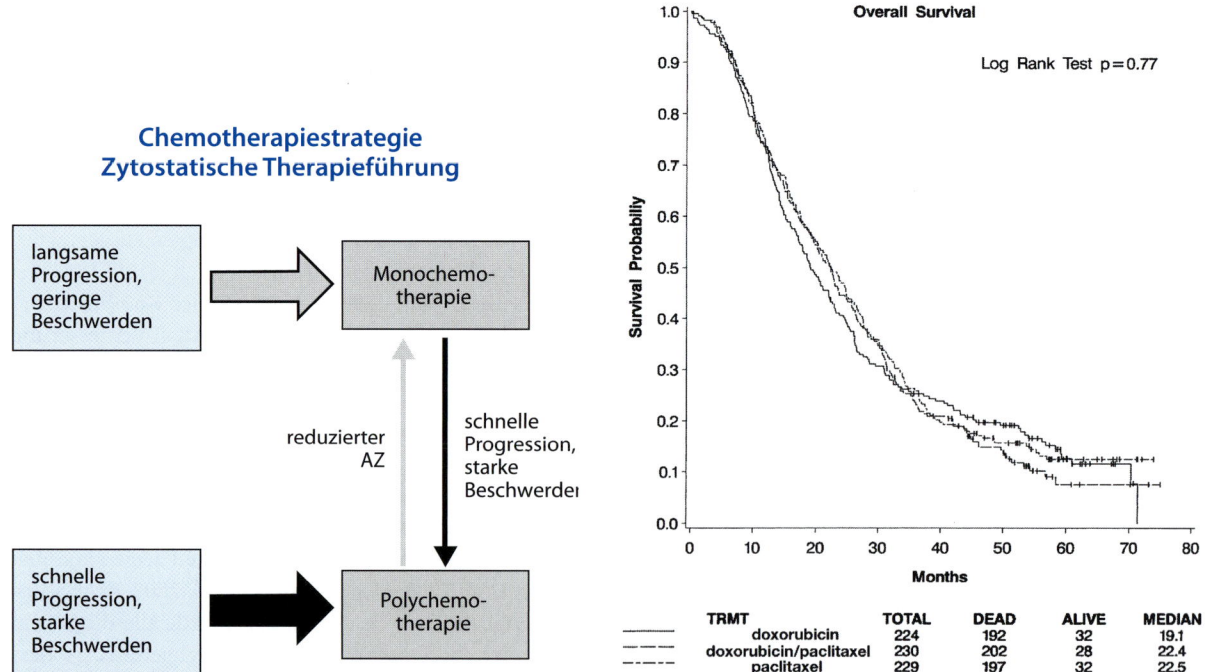

■ **Abb. 19.3** Gesamtüberleben Doxorubicin/Paclitaxel vs. Doxorubi-cin vs Paclitaxel

■ **Abb. 19.4** Gesamtüberlebensdaten Capecitabine/Docetaxel vs. Docetaxel

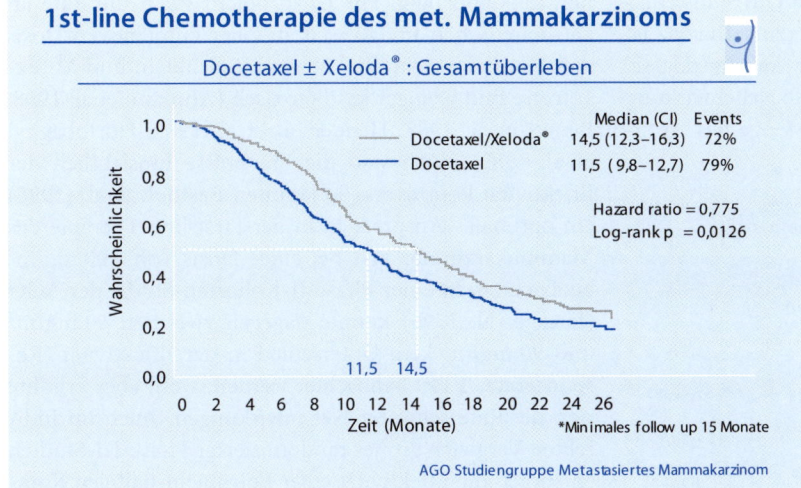

1st-line Chemotherapie des met. Mammakarzinoms

Docetaxel ± Xeloda® : Gesamtüberleben

AGO Studiengruppe Metastasiertes Mammakarzinom

☐ **Abb. 19.5** Gesamtüberlebensdaten Gemcitabin/Paclitaxel vs. Paclitaxel

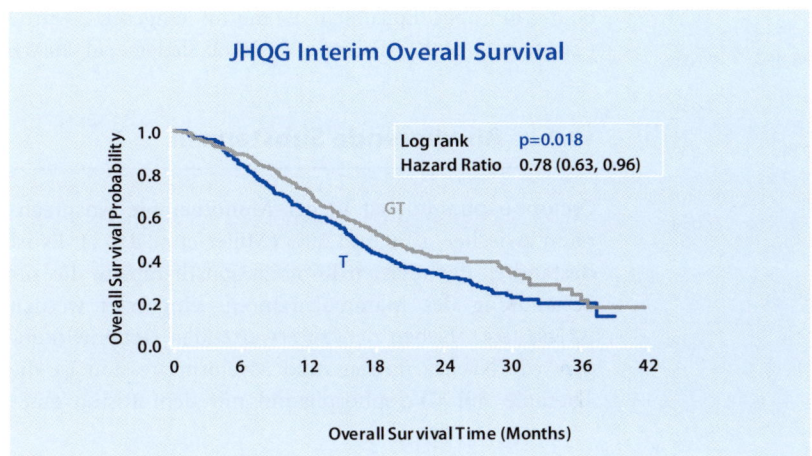

JHQG Interim Overall Survival

Overall Survival Time (Months)

☐ **Abb. 19.6** Algorithmus zur Chemotherapie des metastsierten Mammakarzinoms

erhalten. In der Studie von Albain wurden lediglich 14% der Patientinnen, die nur Paclitaxel erhalten hatten, mit Gemcitabin behandelt (Albain et al. 2004).

Die strukturierte Darstellung der in Betracht kommenden Substanzen ist in ☐ Abb. 19.6 (S3-Leitlinie der Deutschen Krebsgesellschaft 2004) dargestellt. Die im Rahmen randomisierter Studien evaluierten Dosierungen für die verschiedenen Substanzen bzw. Substanzkombinationen ist in ☐ Tab. 19.3 und ☐ Tab. 19.4 zu ersehen.

❗ **Cave**
In Fällen einer langsamen Progression sollte einer Monotherapie der Vorzug gegeben werden. In Fällen mit einer ausgeprägten Symptomatik stellt eine Kombinationstherapie die beste Behandlungsoption dar.

19.9.1   Anthrazykline

Vor Beginn der Taxan-Ära waren die Anthrazykline die aktivste Substanzgruppe, die zur Behandlung des metastasierten Mammakarzinoms zur Verfügung stand. Für unbehandelte Patientinnen wurden für diese Substanzen in der Monotherapie Ansprechraten zwischen 35% und 50% berichtet (Ahmann et al. 1998; Benett et al. 1988; Henderson et al. 1989; Hortobaghyi et al. 1989).

Zu den häufig beobachteten Toxizitäten der Anthrazykline gehören die Alopezie, Nausea und Emesis sowie die Myelosuppression. Daneben werden regelmäßig Stomatitis und Mukositis beobachtet. Insbesondere die nichthämatologischen Nebenwirkungen sind beim Epirubicin und Mitoxantron geringer ausgeprägt als beim Doxorubicin.

Die **kardiologischen Nebenwirkungen** im Sinne eines Myokardschadens mit resultierender Herzinsuffizienz ist eine der Hauptnebenwirkungen dieser Substanzklasse. Dabei ist die Wahrscheinlichkeit für diese Nebenwirkung direkt von der kumulativ applizierten Menge des Anth-razyklins abhängig. Für Doxorubicin steigt die Rate an kardiotoxischen Ereignissen ab einer kumulativen Dosis von mehr als 450 mg/m^2 steil an. Epirubicin und Mitox-antrone sind weniger kardiotoxisch (Ahmann et al. 1998; Benett et al. 1988; Henderson et al. 1989; Hortobaghyi et al. 1989), doch sind die Ergebnisse hinsichtlich der Effektivität kontrovers. So konnten Bastholt et al. (1996) ein optimales Ansprechen in der First-line-Therapie des Mammakarzinoms erst bei einer Dosis von ≥90 mg/m^2 beobachten. In einer Phase-II-Kohorten-Studie der AGO (Luck et al. 1996) konnte dagegen zwischen 60 mg/m^2 und 90 mg/m^2 kein Unterschied in der Effektivität (Re-sponserate, TTP) beobachtet werden, wohl aber erhöhte sich die Rate schwerer Nebenwirkungen. Auch im indi-rekten Vergleich großer randomisierter Phase-III-Studien entsprach die Effektivität einer Epirubicin-haltigen Kom-bination mit einer 60 mg/m^2 Dosis (Lück et al. 2000) denen anderer Studien, in denen entweder Doxorubicin 60 mg/m^2 oder Epirubicin 90 mg/m^2 eingesetzt wurde (Conte et al. 1996; Mackey et al. 2002; Sledge et al. 2003).

19.9.2   Alkylierende Substanzen

Cyclophosphamid hat in der Monotherapie Ansprech-raten zwischen 10% und 50% (Miller et al. 1971). Es ist Bestandteil der meisten Kombinationstherapien, die zur Behandlung des Mammakarzinoms eingesetzt werden (◘ Tab. 19.4). Neben den zu erwartenden **Nebenwirkun-gen** wie Nausea, Emesis und Myelosuppression ist die Therapie mit Cyclophosphamid mit dem Risiko einer

◘ Tab. 19.3 Dosisempfehlungen für die Monotherapie

Substanzgruppe	Substanz	Dosierung (mg/m^2)	Zyklus
Anthrazykline	Adriamycin	20	q1w
	Adriamycin	60	q3w
	Epirubicin	30	q1w
	Epirubicin	90	q3w
Taxane	Docetaxel	35	q1w
	Docetaxel	100	q3w
	Paclitaxel	80–90	q1w
	Paclitaxel	175	q3w
Vinkalakaloide, Antimetabolite	Capecitabin	1250 bid Tag 1–14	q3w
	Gemcitabin	1250 Tag 1+2	q3w
	Vinorelbine	25–30 Tag 1	q1w
Liposomales Doxorubicin	Myocet	75	q3w
	Caelyx	50	q3w

◘ Tab. 19.4 Dosisempfehlungen für die Kombinationstherapie

Schema	Substanz I	Dosierung [mg/m^2]	Substanz II	Dosierung [mg/m^2]	Zyklus
AC	Adriamycin	60 (Tag 1)	Cyclophosphamid	600 (Tag 1)	q3w
AT	Adriamycin	50 (Tag 1)	Paclitaxel	220 (Tag 2)	q3w
		60 (Tag 1)		175 (Tag 1)	q3w
AD	Adriamycin	60 (Tag 1)	Docetaxel	75 (Tag 1)	q3w
CT	Capocitabin	1000 bid (Tag 1–14)	Paclitaxel	175 (Tag 1)	q3w
		1250 bid (Tag 1–14)			q3w
CD	Capocitabin	1250 bid (Tag 1–14)	Docetaxel	75 (Tag 1)	q3w
EC	Epirubicin	60–75 (Tag 1)	Cyclophosphamid	600 (Tag 1)	q3w
ET	Epirubicin	60–75 (Tag 1)	Paclitaxel	175 (Tag 1)	q3w
ED	Epirubicin	60–75 (Tag 1)	Docetaxel	75 (Tag 1)	q3w
GT	Gemcitabin	1000 (Tag 1+2)	Paclitaxel	175	q3w

hämorraghischen Zystitis verbunden. Diese Nebenwirkung kann durch die prophylaktische Gabe von Mesna weitestgehend vermieden werden. Ein weiteres Risiko bei der Behandlung mit Alkylanzien ist das Entstehen von sekundären Leukämien. Das Ereignis ist abhängig von der Substanz und der kumulativen Dosis. Für Cyclophosphamid ist davon auszugehen, dass das Risiko um den Faktor 3 erhöht wird. Beträgt die kumulative Dosis weniger als 20g/m^2, ist von einer geringeren Rate auszugehen. In Kombination mit Anthrazyklinen wird eine erhöhte Rate beobachtet (Levine et al. 1998).

Platinderivate haben zurzeit keinen Stellenwert in der Behandlung des metastasierten Mammakarzinoms. Im Zuge der Entwicklung Trastuzumab-haltiger Kombinationen ist zu erwarten, dass Platinderivaten aufgrund ihrer synergistischen Eigenschaften eine bedeutende Rolle zukommen wird. Darauf wird im Rahmen der Therapie mit Trastuzumab noch ausführlicher eingegangen (▶ Abschn. 19.10). Mehrere Phase-II-Studien haben den Stellenwert der Substanzgruppe in Kombination mit Platin und Paclitaxel (Perez 2004; Rowland et al. 2003) geprüft. Hierbei konnten viel versprechende Ergebnisse erzielt werden, die allerdings erst noch in randomisierten Phase-III-Studien überprüft werden müssen.

19.9.3 Antimetabolite

Antimetabolite gehören wie die Alkylanzien zu den fundamentalen Bausteinen der Therapie des metastasierten Mammakarzinoms. Zu den Antimetaboliten zählen neben dem **Methotrexat** (Mtx), **5-Fluorouracil** (5-FU), **UFT** und **Capecitabin**.

Methotrexat und 5-FU sind Bestandteile des **CMF-Schemas**. CMF kann klassisch als »orales« Regime mit oralem Cyclophosphamid (100 mg/m^2 Tag 1–14 und i.v. Mtx 40 mg/m^2 Tag 1+8 sowie 5-FU 600 mg/m^2 Tag 1+8 (Doroshaw et al. 1989) gegeben werden. In Deutschland und Europa hat sich aber das rein v. Schema mit i.v. Cyclophosphamid 600 mg/m^2 – Mtx 40 mg/m^2 – 5-FU 600 mg/m^2 Tag 1+8 alle 4 Wochen etabliert. Hierbei ist zu bedenken, dass nur 86% des klassischen oralen Schemas (s. oben) an Cyclophosphamid gegeben werden, sodass bereits eine geringe Therapieverschiebung oder Dosisreduktion die Wirksamkeit der Therapie in Frage stellen kann.

Bei der i.v. Gabe von 5-FU wurden Ansprechraten von 20–40% beobachtet. Es ist dabei aber in Betracht zu ziehen, dass die Patientinnen, die in diesen Studien behandelt wurden, in vielen Fällen zuvor bereits 5-FU-haltige Therapien erhalten hatten. Die für orale Fluoropyrimidine angegebenen Responseraten schwanken zwischen 20

und 35%. Auch in diesen Studien war die Mehrzahl der Patientinnen zuvor bereits mit 5-FU-haltigen Therapien vorbehandelt, sodass Daten von 5-FU-naiven Patientinnen nicht zur Verfügung stehen.

Nebenwirkungen. Das Nebenwirkungsspektrum dieser Substanzgruppe unterscheidet sich deutlich von dem der Anthrazykline und Alkylanzien. Die häufigsten Nebenwirkungen sind das **Hand-Fuß-Syndrom**, gastroenterale Beschwerden sowie Mukositis und Stomatitis. Ein schweres Hand-Fuß-Syndrom kann bei bis zu 20% der behandelten Patientinnen beobachtet werden. Die Ursache dafür ist unklar. Es steht aber im Zusammenhang mit der »Peak-Dosis« und einer verlängerten Exposition der Substanz. Eine Reduktion der Tagesdosis bzw. eine Reduktion der Expositionstage kann dazu beitragen, die Schwere des Syndroms zu reduzieren. Darüber hinaus hat sich eine regelmäßige Anwendung von hautpflegenden Cremes als vorteilhaft erwiesen. Für das Capecitabin konnten O'Shaughnessey et al. (2002) zeigen, dass die Reduktion der Tagesdosis bei Auftreten eines Hand-Fuß-Syndroms nicht mit einer Reduktion der Effektivität einherging.

Seltene, aber potenziell lebensbedrohliche Nebenwirkungen der Antimetabolite sind das Auftreten von zerebellären Toxizitäten sowie von Angina pectoris oder einer Insuffizienz der Koronararterien (Frickhofen et al. 2002; Koenig u. Patel 1970; Wacker et al. 2003).

19.9.4 Taxane

Bei den Taxanen handelt es sich um Substanzen, die zu einer Stabilisierung des Mikrotubuliapparats führen. Diese führt zu einem Arrest der G2-Phase des Zyklus (Rowinsky et al. 1990). Die Mitglieder dieser Substanzgruppe wurden zunächst aus der Borke (**Paclitaxel**) oder den Nadeln (**Docetaxel**) der pazifischen Eibe extrahiert. Inzwischen existieren ausgereifte semisynthetische Verfahren für beide Substanzen.

Beide Substanzen sind extrem lipophil, sodass Lösungsvermittler (Cremorphor EL, Triton) notwendig sind, um die Substanz in eine infundierbares Medium zu bekommen. Dabei treten gehäuft Hypersensitivitätsreaktionen auf. Diese machen eine **kortikosteroidhaltige Prämedikation** notwendig. Für Paclitaxel hat sich die einmalige Gabe von 20 mg Dexamethason 30 min vor der Paclitaxel-Gabe beim 3-wöchigen Therapieintervall etabliert. Für die wöchentliche Gabe werden 4 mg Dexamethason eingesetzt. Für Docetaxel ist eine Gabe von 8 mg Dexamethason an 3 Tagen beginnend mit dem Tag der Therapie notwendig. Die Gabe von Kortikosteroiden muss durch die Gabe von H1- und H2-Blockern

(z. B. 50 mg i.v. Ranitidin und 2 mg i.v. Clemastin) ergänzt werden, um die Rate akzeptabel niedrig (2–4%) zu halten.

Ergebnisse. Die Taxane wurden mit viel Enthusiasmus aufgenommen, da sie eine hohe Effektivität bei anthrazyklinnaiven als auch anthrazyklinrefraktären Tumoren zeigten. Für Paclitaxel wurden Monoaktivitäten von 20–55% beobachtet. Für Docetaxel konnte in vergleichbaren Patientinnenkollektiven Monoaktivitäten von 30–60% beobachtet werden.

Bisher konnte für Paclitaxel eine optimale Dosierung und ein optimales Schedule nicht etabliert werden. Bei 3-wöchiger Gabe hat sich eine Dosis von 175 mg/m² als 3-Stunden-Infusion etabliert. In der Monotherapie wird die Substanz häufig als wöchentliche Therapie in einer Dosierung von 80–90 mg/m² (Luck u. Roche 2002; Perez et al. 2001) gegeben. Prospektiv randomisierte Studien, die eine wöchentliche mit der 3-wöchigen Therapie vergleicht, stehen noch aus. In der Studie von Jones et al. (2005) war Docetaxel im direkten Vergleich sowohl bezüglich der Zeit bis zur Progression als auch für das Gesamtüberleben signifikant überlegen. Einen signifikanten Unterschied im Ansprechen konnte nicht nachgewiesen werden. Auffallend in dieser Studie ist der relativ große Anteil an Patientinnen, der im Docetaxel-Arm nicht in die Untersuchung mit einging. Die Diskussion über den Stellenwert der beiden Taxane sollte so lange ausgesetzt werden, bis die Daten der vierarmigen amerikanischen Studie vorliegen, in der beide Substanzen mit dem 3-wöchigen und dem wöchentlichen Schedule miteinander verglichen werden (Sparano et al. 2005).

Nebenwirkungen. Das Nebenwirkungsspektrum der Taxane ist gut vorhersehbar und in der Regel tolerabel. Nausea und Emesis treten sehr selten auf, aber die **Alopezie** stellt sich insbesondere bei 3-wöchiger Gabe in fast allen Fällen ein. **Myalgien** und **Arthralgien** werden in 5–15% der Fälle beobachtet, wobei mittelstarke Analgetika (Tramadol) notwendig werden können. Die Beschwerden beginnen üblicherweise 24–72 h nach der Taxan-Infusion und halten für 2–4 Tage an. Gaben von Gabapentin (bis 3-mal 600 mg/Tag) können dazu beitragen, die Schmerzsymptomatik zu reduzieren. Schwere periphere **Neuropathien** (CTC-Grad 3/4) werden bei beiden Taxanen in bis zu 15% der Fälle beobachtet, jedoch scheinen Sensibilitätsstörungen bei Paclitaxel häufiger aufzutreten.

Beide Taxane zeichnen sich durch eine ausgeprägte **Hämatotoxizität** im Sinne ausgeprägter Leuko- und Neutropenien aus. Insbesondere beim Docetaxel sind diese Nebenwirkungen mit dem Auftreten von febrilen Neu-

tropenien verbunden, die die prophylaktische Gabe von Antibiotika und/oder G-CSF notwendig macht. In der wöchentlichen Applikationsform treten die hämatologischen Veränderungen deutlich in den Hintergrund.

Beide Substanzen werden im Wesentlichen hepatisch eliminiert. Dies ist von Bedeutung, wenn Patientinnen mit Leberfunktionsstörungen behandelt werden müssen. In diesen Fällen bietet sich eine, der Leberfunktion angepasste, wöchentliche Therapie – z. B. Paclitaxel 40–60 mg/m² oder Docetaxel 20–25 mg/m² – an. Bei Besserung der Leberfunktion kann diese Dosierung zunehmend an die wöchentliche Standarddosierung angepasst werden.

Unter Docetaxel kommt es zu einer Nebenwirkung, die vom Paclitaxel nicht bekannt ist, dem **Fluid-Retention-Syndrom**. Hierunter wird das Auftreten von peripheren Ödemen und Pleuraergüssen verstanden. In den frühen Phase-II-Studien war dies die dosislimitierende Toxizität (Ravidin u. Valero 1995), die bei bis zu 95% der behandelten Patientinnen beobachtet wurde. Der Einsatz einer Prämedikation mit Kortikosteroiden über 3–5 Tage hat diese Problematik mildern können. Da eine Voraussetzung für das Auftreten die kumulativ applizierte Docetaxel-Menge zu sein scheint, muss auch unter der empfohlenen Prämedikation mit dem Auftreten therapierefraktärer peripherer Ödeme und Pleuraergüssen gerechnet werden (Piccart et al. 1997, Ravidin u. Valero 1995). Unter der wöchentlichen Gabe kommt es sehr viel seltener zu dieser Nebenwirkung, sie ist aber auch hier möglich.

Eine weitere nichthämatologische Toxizität, die unter Docetaxel deutlich häufiger beobachtet wird als unter Paclitaxel, sind Haut-, vor allem aber Nagelveränderungen. Bei einer 3-wöchigen Applikationsform von Paclitaxel ist diese Nebenwirkung eine Rarität. Bei einer wöchentlichen Therapie werden häufiger Braunverfärbungen der Nägel beobachtet. Beim Docetaxel scheint diese Erscheinung von der »Peak-Dosis«, aber auch von der kumulativen Dosis abhängig zu sein. Die Ursachen sind aber nicht geklärt (Obermair et al. 1998).

19.9.5 Albumin-gebundenes Paclitaxel

Neben Paclitaxel und Docetaxel steht auch ein lösungsvermittlerfreies Taxan zur Verfügung. Im direkten Vergleich mit Paclitaxel 175 mg/m² alle 3 Wochen (Gradishar et al. 2005) war **Nab-Paclitaxel** (260 mg/m² alle 3 Wochen) hinsichtlich der Anprechrate und des progressionsfreien Intervalls signifikant besser. Patientinnen, die mit Nab-Paclitaxel behandelt wurden entwickelten häufiger eine sensorische Neuropathie. Die Therapie mit Nab-Paclitaxel bedarf keiner Prämedikation mit Dexamethason und H1/H2-Blocker

19.9.6   Taxanhaltige Kombinationen

Da keine vollständige Kreuzresistenz zwischen Anthrazyklinen und Taxanen besteht, war es nahe liegend, die beiden Substanzen miteinander zu kombinieren. In Phase-II-Studien wurden mit der Kombination von Doxorubicin/Paclitaxel klinisch relevante kardiale Nebenwirkungen bei bis zu 20% der behandelten Frauen beobachtet (Gianni et al. 1995; Holmes 1996; Hortobagyi u. Holmes 1997). Kombinationen von Epirubicin/Paclitaxel wiesen eine deutliche geringere Rate an kardialen Nebenwirkungen auf (Conte et al. 1996; Luck et al. 1996). Unter Docetaxel wurde in den publizierten Phase-II- und -III-Studien über keine erhöhten Raten an kardialen Nebenwirkungen berichtet. Dies steht im Gegensatz zu den Ergebnissen einer Untersuchung an Myokardbiopsien, an denen relevante myokardiale Veränderungen sowohl für die Kombination von Doxorubicin/Paclitaxel als auch für Doxorubicin/Docetaxel (Minotti et al. 2001) berichtet wurde.

Die Kombination von Anthrazyklin und Taxan war in allen publizierten Studien bezogen auf die Ansprechrate und/oder der Zeit bis zur Progression einer A/C- oder E/C-Kombination überlegen (Luck et al. 1996; Mackey et al. 2002; Sledge et al. 2003). Hinsichtlich des Gesamtüberlebens konnte nur die Studie von Jassem et al. (2001) eine Verbesserung nachweisen. In den Anthrazyklin-haltigen Kombinationen unterschieden sich die schweren myelotoxischen Nebenwirkungen besonders deutlich. Während in den Kombinationen von Epirubicin/Paclitaxel die Rate der febrilen Neutropenien deutlich unter 5% lag, betrug sie für Doxorubicin/Docetaxel trotz prophylaktischer Gabe von Antibiotika nahezu 30%. Triplets mit Cyclophosphamid (Mackey et al. 2002) haben im indirekten Vergleich keine besseren Ergebnisse als Zweierkombinationen erreicht.

Die Evaluierung Anthrazyklin-Taxan-haltiger Kombinationen im metastasierten Stadium wurde im Wesentlichen mit der Intention der Weiterentwicklung in der adjuvanten Therapie durchgeführt. Anthrazyklin-haltige Kombinationen stellen heute den State of the Art in der adjuvanten Therapie des Mammakarzinoms dar. Daraus ergibt sich zwangsläufig die Verpflichtung nach Alternativen für die Anthrazyklin-haltigen Therapien im metastasierten Stadium zu suchen, da ein erneuter Einsatz der Anthrazykline aufgrund ihrer kumulativen Kardiotoxizität häufig nicht mehr möglich ist.

O'Shaughnessey et al. (2002) stellten die Ergebnisse einer randomisierten Studie vor, in der eine Anthrazyklin-freie Kombination (Capecitabine/Docetaxel) im metastasierten Stadium gegen eine Docetaxel-Monotherapie geprüft wurde. Die Kombination war in allen Effektivitätsparametern (Responserate, Zeit bis zur Progression und Gesamtüberleben) der Monotherapie überlegen. Allerdings musste dieses Ergebnis mit einer relativ hohen Nebenwirkungsrate erkauft werden (20% febrile Neutropenien), sodass der Einsatz einer solchen Therapie im metastasierten Stadium nur bedingt empfohlen werden kenn.

Phase-II-Studien für die Kombination Capecitabin/Paclitaxel lassen ein günstigeres Toxizitätsspektrum erwarten. Daten hierzu wird es erst durch die abgeschlossene Studie der AGO (Mamma-3) geben. In dieser Studie wurde die Kombination Capecitabin 2-mal 1000 mg/m^2 Tag 1–14 q21d und Paclitaxel 175 mg/m^2 Tag 1 q21d mit dem AGO-Standard Epirubicin 60 mg/m^2/Paclitaxel 175 mg/m^2 Tag1 q21d verglichen (◘ Abb. 19.7). Mit den ersten Ergebnissen dieser Studie wird Ende 2006 zu rechnen sein. In dieser Studie konnte mit der anthrazyklinfreien Kombination eine identische Effektivität (Ansprechrate, progressionsfreies Überleben) erreicht werden, wie mit der anthrazyklin-haltigen (Lueck et al. 2006).

Interessanterweise geht das Auftreten der häufigsten Nebenwirkung von Capecitabin, das Hand-Fuß-Syndrom, mit der Wahrscheinlichkeit eines Therapieansprechens einher. Um den Effekt zeigen zu können, muss es nicht zu einer höhergradiger Toxizität kommen.

> **Tipp**
>
> Die Dosierung von Capecitabin sollte so gewählt werden, dass eine Grad-1-Toxizität zu beobachten ist.

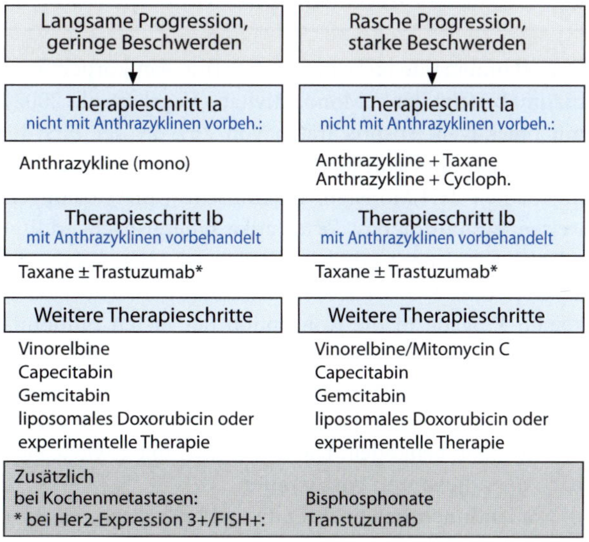

Langsame Progression, geringe Beschwerden	Rasche Progression, starke Beschwerden
Therapieschritt Ia nicht mit Anthrazyklinen vorbeh.:	**Therapieschritt Ia** nicht mit Anthrazyklinen vorbeh.:
Anthrazykline (mono)	Anthrazykline + Taxane Anthrazykline + Cycloph.
Therapieschritt Ib mit Anthrazyklinen vorbehandelt	**Therapieschritt Ib** mit Anthrazyklinen vorbehandelt
Taxane ± Trastuzumab*	Taxane ± Trastuzumab*
Weitere Therapieschritte	**Weitere Therapieschritte**
Vinorelbine Capecitabin Gemcitabin liposomales Doxorubicin oder experimentelle Therapie	Vinorelbine/Mitomycin C Capecitabin Gemcitabin liposomales Doxorubicin oder experimentelle Therapie
Zusätzlich bei Kochenmetastasen: * bei Her2-Expression 3+/FISH+:	Bisphosphonate Transtuzumab

◘ **Abb. 19.7** AGO-Mamma-3-Studie

Neben den Fluoropyramidinen wurde auch **Gemcitabin** als Kombinationspartner der Taxane geprüft. Hierzu wurden von Albain et al. (2004) Daten für die Kombination Gemcitabin 1250 mg/m^2 Tag 1+8 q21d und Paclitaxel 175 mg/m^2 Tag 1 q21d vorgestellt. Auch in dieser Studie war die Kombination in allen Effektivitätskriterien der Monotherapie überlegen. Die febrile Neutropenierate betrug für die Kombination in diesem Fall nur 5% und wies auch darüber hinaus ein relativ günstiges Toxizitätsprofil auf.

19.9.7   Gemcitabine

Als Monotherapie wird Gemcitabin in einer Dosierung von 1000–1250 mg/m^2 Tag 1+8 alle 3 Wochen eingesetzt. Die Responseraten liegen zwischen 15% und 40% in Abhängigkeit von der Vortherapie (Qu u. Perez 2002). Die Nebenwirkungen sind insgesamt mild. Eine Alopezie tritt nicht auf. In Anhängigkeit von der Vorbehandlung (Radiatio, Taxane) und in Kombinationen muss allerdings mit einer ausgeprägten Myelosuppression gerechnet werden (Locker et al. 2001). Beschrieben wird auch eine nicht vorhersehbare idiopathische pulmonale Toxizität, die durchaus problematisch sein kann. Diese Nebenwirkung ist allerdings selten, wobei sie häufiger bei Patientinnen nach Strahlentherapie und/oder taxanhaltiger Vortherapie beobachtet wird (Barton-Burke 1999; Sauer-Heilbron et al. 1999).

Neben den taxanhaltigen Kombinationen scheint die Kombination mit Cis- oder Carboplatin ein interessanter therapeutischer Ansatz zu sein (Heinemann 2003).

19.10   Therapie des HER2-positiven metastasierten Mammakarzinoms

Der rekombinante humanisierte murine Antikörper **Trastuzumab** zeigt eine Monoaktivität (Vogel et al. 2002) mit objektiven Ansprechraten von 26% in der First-line-Therapie und einem progressionsfreien Intervall von im Median 24,4 Monaten. Präklinische Untersuchungen weisen darauf hin, dass Zytostatika synergistisch, additiv oder antagonistisch mit dem Antikörper agieren konnten (Pegram et al. 1997). Diese Erkenntnisse hatten aber noch keinen Eingang in die Konzeption der ersten randomisierten Studie gefunden. In dieser Studie wurden beim Auftreten einer Metastasierung, deren Tumor eine Überexpression an HER2 zeigten, mit einer Chemotherapie ± Trastuzumab behandelt. Die Chemotherapie richtete sich nach der **adjuvanten Vortherapie**:

— Patientinnen mit einer Anthrazyklin-haltigen adjuvanten Therapie erhielten **Paclitaxel** 175 mg/m^2 Tag 1 q21d.

— Frauen, die nicht mit Anthrazyklinen vorbehandelt waren, erhielten eine Kombination aus **Doxorubicin und Cyclophosphamid** (Slamon et al. 2001).

 Cave
Die Kombination von Chemotherapie und Trastuzumab war in allen Effektivitätsparametern der alleinigen Chemotherapie überlegen (◻ Tab. 19.5).

Patientinnen, die im AC-Arm behandelt wurden, entwickelten in 27% der Fälle kardiotoxische Nebenwirkungen. In 16% der Fälle trat eine symptomatische kongestive kardiale Dysfunktion auf (CHF). Auch in der Gruppe der Frauen, die mit **Paclitaxel/Trastuzumab** behandelt wurden, betrug die Inzidenz einer kardialen Dysfunktion 12%, allerdings entwickelten nur 2% der Frauen eine CHF. Die Ergebnisse machten aber das potenzielle kardiale Risiko für die Anwendung von Anthrazyklinen und Trastuzumab deutlich. Auch in einer Phase-I-Studie von Untch et al. (2004) konnte für die Kombination **Epirubicin/Cyclophosphamid/Trastuzumab** dieses Risiko dargestellt werden, wenn auch nicht in der Größenordnung wie beim Doxorubicin.

Neben der Kombination mit Paclitaxel wurden auch die Kombinationen **Docetaxel/Trastuzumab** in einer Reihe von Phase-II-Studien geprüft (Kuzu et al. 2000; Uber et al. 2001). Dabei wurden sowohl 3-wöchentliche als auch wöchentliche Gaben untersucht. Die Responseraten lagen, in Abhängigkeit von der Vorbehandlung und des Anteils an 3+-Tumoren zwischen 45% und 73%. Kardiale Komplikationen waren selten, und die Tolerabilität der Kombination kann insgesamt als gut angegeben werden. Marty et al. (2005) konnten in einer randomisierten Phase-II-Studie die Überlegenheit der

◻ **Tab. 19.5** Trastuzumab in der First-line-Therapie des metastasierten Mammakarzinoms – Ergebnisse der Phase-III-Studie

	RR (%)	TTP (Monate)	OS (Monate)
Chemortherape vs.	32	4,6	20,3
Chemortherape + Trastuzumab	50	7,4	24,1
p	<0,001	<0,001	0,025
Paclitaxel vs.	15%	3,0	18,4
Paciltaxel + Trastuzumab	42	6,9	22,1
p	<0,001	<0,001	ns

RR Remissionsrate, *TTP* time to progression, *OS* Gesamtüberleben

Kombination von Docetaxel und Trastuzumab vs. Docetaxel nachweisen. Allerdings war auch hier die Rate an febriler Neutropenierate mit 23% beachtenswert hoch. Klinisch relevante kardiale Nebenwirkungen wurden nicht beobachtet.

Darüber hinaus gehende Nebenwirkungen des Trastuzumab sind selten. Insbesondere bei der ersten Gabe werden Schüttelfrost, leichte Tachykardien und leichte Dyspnoen angegeben. In der absoluten Majorität der Fälle treten diese Symptome bei weiteren Gaben der Substanz nicht mehr auf. Allergieähnliche Symptome treten selten auf, können aber durchaus einen schweren Verlauf haben.

Auf der Suche nach Kombinationspartner ohne Kardiotoxizität wurde versucht, die Erkenntnisse der präklinischen Untersuchungen in die Klinik umzusetzen. Pegram et al. (1997) konnten insbesondere für die Platinderivate und Vinkaalkaloide synergistische Effekte in der Kombination mit Trastuzumab zeigen (Pegram et al. 1997; ◻ Tab. 19.6).

In einer Phase-II-Studie (Loesch et al. 2002) konnte für die Kombination **Carboplatin/Paclitaxel** Tag 1 q21d mit einer Ansprechrate von 62% und einer medianen Dauer der Response von 13,3 Monaten eine hohe Effektivität nachgewiesen werden. Die NCCTG (Rowland et al. 2003) stellte auf dem ASCO 2003 erste Ergebnisse einer randomisierten Phase-II-Studie vor, in der eine 3-wöchentliche Therapie mit Carboplatin AUC 6-Paclitaxel 200 mg/m^2 und Trastuzumab d1 q21d, mit einer wöchentlichen Gabe von Carboplatin AUC2 Paclitaxel 80 mg/m^2 und Trastuzumab verglichen wurde. Hierbei zeigte sich die wöchentliche Therapie hinsichtlich Effektivität der 3-wöchentlichen signifikant überlegen (◻ Tab. 19.7).

Neben dieser Studie wurde von Robert et al. (2006) über die ersten Ergebnisse einer randomisierten Phase-III-Studie berichtet, in der die Kombination Paclitaxel/Trastuzumab mit der Kombination **Carboplatin AUC6/ Paclitaxel 175 mg/m^2/Trastuzumab** verglichen wurde. Hinsichtlich der Ansprechrate und der Zeit bis zur Progression war die Carboplatin-haltige Kombination eindeutig überlegen. In den bisher publizierten Phase-II-Studien, in denen Platinderivate in Kombination mit Docetaxel und Trastuzumab (Nabholtz et al. 2001) geprüft wurden, konnten ebenfalls hohe Effektivitätsdaten erreicht werden.

Für die Kombination **Vinorelbin/Trastuzumab** wurden ebenfalls mehrere Phase-II-Studien (Burstein et al. 2001; Winer u. Burstein 2001) durchgeführt. Vinorelbin wurde wöchentlich mit 25 mg/m^2 in Kombination mit Trastuzumab 2 mg/kg/Woche gegeben. Dabei konnten Remissionsraten von bis zu 80% erreicht werden. Keine der behandelten Patientinnen entwickelte eine klinisch relevante Kardiotoxizität.

◻ **Tab. 19.6** Interaktionen von verschiedenen Zytostatika und Trastuzumab

Interaktion	Substanz
Synergistisch	Cisplatin Carboplatin Docetaxel Vinirelbin Etoposid Thiotepa Strahlentherapie
Additive	Paclitaxel Doxorubicin Vinblastin Methotrexat
Antagonistisch	5-FU

◻ **Tab. 19.7** Effektivitätsdaten Carboplatin/Paclitaxel – Trastuzumab 3-wöchentlich vs. wöchentlich

	q3w	q1w
RR	50%	78%
CR	11%	17%
PR	39%	61%
Medianes PFS	8,8 Monate	13,4 Monate
1-Jahr-PFS	27%	56%
1-Jahres-OS	89%	100%
2-Jahres-OS	50%	81%

RR Remissionsrate, *CR* Komplettremissionsrate, *PR* partielle Remissionsrate, *PFS* progressionsfreies Intervall, *OS* Gesamtüberleben

19.11 Therapie des HER2-positiven Mammakarzinoms nach Vorbehandlung mit Trastuzumab

Für das progrediente HER2-positive metastasierte Mammakarzinom stehen zwei Behandlungsstrategien zur Verfügung:

- In einer randomisierten Studie (von Minckwitz et al. 2009) konnte gezeigt werden, dass bei Einleitung einer Chemotherapie mit **Capecitabin** die Fortführung einer bestehenden Therapie mit Trastuzumab zu besseren Ergebnissen (Remissionsrate, progressionsfreies Überleben) führt.
- Mit der Substanz **Lapatinib**, einem Tyrosinkinasehemmer, besteht eine wirksame Therapie (Geyer et al. 2006).

Die Kombination von Lapatinib und Capecitabin war einer alleinigen Capecitabin-Therapie signifikant in der Ansprechrate und im progressionsfreien Überleben überlegen. Eine Verbesserung des Gesamtüberlebens konnte nicht beobachtet werden. Unter dieser Therapie entwickelten Patientinnen, die mit der Kombination behandelt wurden, seltener eine Hirnmetastasierung. Das Nebenwirkungsspektrum dieser Kombination ist geprägt von Haut- und gastrointestinaler Toxizität. Darüber hinaus werden unter Lapatinib Transaminasenerhöhungen beobachtet, welche zu einem Aussetzen der Therapie zwingen können.

Neben den dargestellten Optionen werden in den kommenden Jahre weitere hinzukommen. Vielversprechend sind Entwicklungen wie der irreversibel bindenden multi-HER-Inhibitor Neratinib, das Trastuzumab-Zytostatika-Konjugat T-DM1 oder weitere Antikörper wie Pertuzumab (Bukelja 2010; Baselga et al. 2009).

19.12 Anti-Neoangiogenese

Die Entwicklung von Blutgefäßen ist eine Grundvoraussetzung dafür, dass sich Metastasen über eine Größe von mehr als 2–3 mm entwickeln können. Um dies zu erreichen sind Tumorzellen in der Lage, angiogenetische Faktoren zu sezernieren. Einer der häufigsten nachgewiesenen Faktor ist VEGF. Der humanisierte Antikörper Bevacizumab bindet VEGF und kann ihn damit inaktivieren. Der Einsatz des Antikörpers in Kombination mit Capecitabin in der Second/third-line-Therapie hatte zu einer Verbesserung der Ansprechrate, aber nicht zu einer Verbesserung des Überlebens geführt (Miller et al. 2005). Eine weitere Studie von Miller et al. (2007), die bei Patientinnen mit der First-line-Therapie des metastasierten Mammakarzinoms durchgeführt wurde, verglich eine wöchentliche Paclitaxel-Therapie mit der Kombination Bevacizumab und wöchentlich Paclitaxel. In dieser Studie konnte eine signifikanter Vorteil der Kombination für die Ansprechrate und das progressionsfreie Überlegen gezeigt werden. Verglichen mit der alleinigen Paclitaxeltherapie konnte eine Verdoppelung des progressionsfreien Überlebens gezeigt werden.

Inzwischen konnte in großen randomisierten, placebokontrollierten Studie gezeigt werden, dass auch Docetaxel, Nab-Paclitaxel, Anthrazyklin-haltige Kombinationen, Capecitabin und Gemcitabin sicher mit Bevacizumab kombiniert werden können. Bei allen Kombinationen kam es zu einer Steigerung der Effektivität gegenüber einer Monotherapie des Zytostatikums (Miles et al. 2009; Brufsky et al. 2009).

Nebenwirkungen. Die Nebenwirkungen von Bevacizumab werden bestimmt durch das Auftreten einer Hypertonie bzw. durch deren Verschlechterung. Deutlich seltener kommt es zu einer Proteinurie oder zu venösen oder arteriellen Thrombosen. Gastrointestinale Perforationen, wie sie in der Behandlung des kolorektalen Karzinoms oder des Ovarialkarzinoms beobachtet wurden, waren in den Mammakarzinomstudien eine Rarität.

Ein anderer Ansatz wird mit dem Einsatz von Tyrosinkinasehemmern verfolgt, die multifunktional mehrere an der Neo-Angiogenese beteiligte Rezeptoren hemmen. Ziele sind hierbei vorallem die Inhibition der VEGF-Rezeptoren sowie die Hemmung des PDGF-Rezeptors und anderer an dem Prozess beteiligter Rezeptoren. Bisher haben sich bei der Behandlung des metastasierten Mammakarzinoms die erhoften Erfolge nicht eingestellt. Entweder waren die Substanzen wenig wirksam, oder die Toxizitäten (insbesondere Hauttoxizität) waren so stark ausgeprägt, dass es schwierig sein dürfte, einen günstigen therapeutischen Index zu erreichen.

19.13 Zusammenfassung

Die Entwicklung neuer Therapieformen und Kombinationen hat in den letzten Jahrzehnten zu einem Anstieg der 5-Jahres-Überlebensraten geführt. Viele Patientinnen erreichen unter den zur Verfügung stehenden Therapien eine exzellente Kontrolle der tumorbedingten Beschwerden und eine Verlängerung ihres Lebens mit akzeptabeler Lebensqualität.

Die Behandlung mit Trastuzumab eröffnet eine neue Option in der Behandlung des Mammakarzinoms. Ebenfalls vielversprechend ist der Einsatz von Antikörpern, die die Angiogenese hemmen. Auf dem ASCO 2005 stellten Miller et al. erste Ergebnisse einer randomisierten Studie vor, in der eine Paclitaxel-Therapie mit der einer Kombination von Paclitaxel und Bevacizumab verglichen wurde. Die Kombination war effektiver, indem sie eine höhere Remissionsrate, eine längeres progressionsfreies Intervall und ein längeres Gesamtüberleben erzielte. Die Ergebnisse sind in ◻ Abb. 19.8 dargestellt.

Der Einsatz von Tyrosinkinasehemmern zur Blockade der Neo-Angiogenese ist schwieruger als erwartet. Insbesondere die regelmäßig damit verbundene Hauttoxizität stellt ein Problem dar.

Nicht alle der in Präklinik oder in Phase-I-Studien evaluierten Substanzen werden erfolgreich sein. Um die Erfolgsaussichten von Therapieentwicklungen zu verbessern, müssten konsequenter als bisher diese Studien mit wissenschaftlichen Begleitprogrammen versehen werden, die es eventuell ermöglichen herauszufinden, warum eine Substanz wirkt und warum nicht.

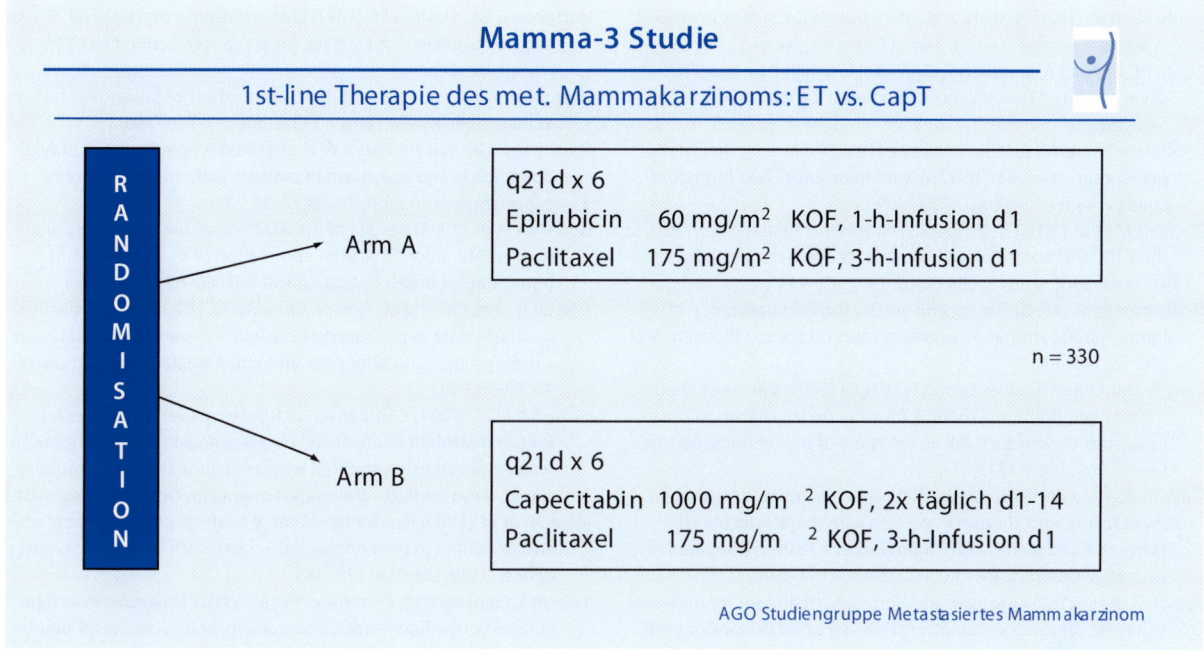

Mamma-3 Studie

1st-line Therapie des met. Mammakarzinoms: ET vs. CapT

R A N D O M I S A T I O N

Arm A

q21d x 6
Epirubicin   60 mg/m²   KOF, 1-h-Infusion d1
Paclitaxel   175 mg/m²   KOF, 3-h-Infusion d1

n = 330

Arm B

q21d x 6
Capecitabin 1000 mg/m ² KOF, 2x täglich d1-14
Paclitaxel   175 mg/m ² KOF, 3-h-Infusion d1

AGO Studiengruppe Metastasiertes Mammakarzinom

◘ **Abb. 19.8** Überlebensdaten der E2100

Literatur

Breast Cancer Disease Site Group (2003) The role of aromatase inhibitors in the treatment of postmenopausal women with metastatic breast cancer. Practice guideline report; no. 1–5. Cancer Care Ontario (CCO), Toronto (ON)

Esteva FJ, Valero V, Booser D (2002) Phase II study of weekly docetaxel and trastuzumab for patients with HER2 overexpressing metastatic breast cancer. J Clin Oncol 20: 1800–1808

Guidelines for diagnostic and therapy of breast carcinomas (2005) http://www.cancercare.on.ca/pdf/pebc1-18f.pdf

Ahmann DL, Schaid DJ, Bisel HF, Hahn RG, Edmonson JH, Ingle JN (1998) The effect on survival of initial chemotherapy in advanced breast cancer: polychemotherapy versus single drug. J Clin Oncol 5: 1928–1932

Albain KS, Nag S, Calderillo-Ruiz G et al. (2004) Global phase III study of gemcitabine plus paclitaxel (GT) vs. paclitaxel (T) as frontline therapy for metastatic breast cancer (MBC): First report of overall survival. J Clin Oncol 22: 510 (Abstract)

ATAC Trialists' Group (2005) Results of the ATAC (Arimidex, Tamoxifen, alone or in Combination) trial after completion of 5 years' adjuvant treatment for breast cancer. Lancet 365: 60–62

Barton-Burke M (1999) Gemcitabine – a pharmalogic and clinical overview. Cancer Nurs 22: 176

Baselga J, Cortes J, Fumoleau P, Petrella T, Gelmon K, Verma S, Pivot X, Ross G, Szado T, Gianni L (2009) Pertuzumab and trastuzumab: re-responses to 2 biological agents in patients with HER2-positive breast cancer which had previously progressed during therapy with each agent given separately: a new biological and clinical observation. Cancer Res 69(24 Suppl): Abstract 5114

Bastholt L, Dalmark M, Gjedde SB et al. (1996) Dose-response relationship of epirubicin in the treatment of postmenopausal patients with metastatic breast cancer: a randomized study of epirubicin at four different dose levels performed by the Danish Breast Cancer Cooperative Group. J Clin Oncol 14: 1146–1155

Bennett JM, Muss HB, Doroshow JH, Wolff S, Krementz ET, Cartwright K, Dukart G, Reisman A, Schoch I (1988) A randomized multicenter trial comparing mitoxantrone, cyclophosphamide, and fluorouracil with doxorubicin, cyclophosphamide, and fluorouracil in the therapy of metastatic breast carcinoma. J Clin Oncol 6: 1611–1620

Bonneterre J et al. (2000) Anastrozole versus tamoxifen as first-line therapy for advanced breast cancer in 668 postmenopausal women: Results of the Tamoxifen or Arimidex Randomized Group Efficacy and Tolerability Study. J Clin Oncol 18: 3748–3757

Brodie AM, Njar VC (1998) Aromatase inhibitors in advanced breast cancer: mechanism of action and clinical implications. J Steroid Biochem Mol Biol 66: 1–10

Brufsky A, Bondarenko IN, Smirnov V, Hurvitz S, Perez E, Ponomarova O, Vynnychenko I, Swamy R, Mu H, Rivera R (2009) RIBBON-2: A Randomized, Double-Blind, Placebo-Controlled, Phase III Trial Evaluating the Efficacy and Safety of Bevacizumab in Combination with Chemotherapy for Second-Line Treatment of HER2-Negative Metastatic Breast Cancer. SABCS, Abstract 42

Buchanan RB et al. (1986) A randomized comparison of tamoxifen with surgical oophorectomy in premenopausal patients with advanced breast cancer. J Clin Oncol 4: 1326–1330

Burstein H, Kuter I, Campos SM et al. (2001) Clinical activity of trastuzumab and vinorelbine in women with HER2-overexpressing metastatic breast cancer. J Clin Oncol 19: 2722–2730

Burstein HJ, Vukelja S, Rugo H, Vogel C, Borson R, Tan-Chiu E, Birkner M, Holden SN, Klencke B, O'Shaughnessy J, Burris HA (2010) A phase II study of trastuzumab-DM1, a first-in-class HER2 antibody-drug conjugate, in patients with HER2+ metastatic breast cancer. JCO (in press)

Conte PF et al. (1996) Activity and safety of epirubicin plus paclitaxel in advanced breast cancer. Semin Oncol 23 [Suppl 1]: 28–32

Conte PF, Gennari A, Landucci E, Orlandini C (2000) Role of epirubicin in advanced breast cancer. Clin Breast Cancer 1 [Suppl 1]: S46–S51

Doroshaw JH, Leong L, Morolin K et al. (1989) Refractory metastatic breast cancer: salvage therapy with fluorouracil and high dose continuous leucovorine. JCO 7: 439

Dowsett M et al. (2005) Retrospective analysis of time to recurrence in the ATAC trial according to hormone receptor status: an hypothesis-generating study. J Clin Oncol 23: 7512–7517

Dowsett M et al. (1996) The control and biological importance of intratumoural aromatase in breast cancer. J Steroid Biochem Mol Biol 56: 145–150

Early Breast Cancer Trialists' Group (EBCTCG) (2005) Effects of chemotherapy and hormonal therapy for early breast cancer on recurrence and 15-year survival: an overview of the randomised trials. Lancet 365: 1687–1717

Falkson G et al. (1991) Factors predicting for response, time to treatment failure, and survival in women with metastatic breast cancer treated with DAVTH: a prospective Eastern Cooperative Oncology Group study.« J Clin Oncol 9: 2153–2161

Fossati R et al. (1998) Cytotoxic and hormonal treatment for metastatic breast cancer: a systematic review of published randomized trials involving 31,510 women. J Clin Oncol 16: 3439–3460

Frickhofen N, Beck FJ, Jung H-G, Fuhr H, Andrasch H, Siegmund M (2002) Capecitabine can induce acute coronary syndrome similar to 5-fluorouracil. Ann Oncol 13: 797

Geyer CE, Forster J, Lindquist D, Chan S, Romieu CG, Pienkowski T, Jagiello-Gruszfeld A, Crown J, Chan A, Kaufman B, Skarlos D, Campone M, Davidson N, Berger M, Oliva C, Rubin SD, Stein S, Cameron D (2006) Lapatinib plus capecitabine for HER2-positive advanced breast cancer. N Engl J Med 355(26): 2733–43

Gianni L et al. (1995) Paclitaxel by 3-hour infusion in combination with bolus doxorubicin in women with untreated metastatic breast cancer: high antitumor efficacy and cardiac effects in a dose-finding and sequence-finding study. J Clin Oncol 13: 2688–2699

Giordano SH, Budzdar, AU, Kau, S-W, Hortobagyi GN (2002) Improvement in breast cancer survival: results from MD Anderson Cancer Center protocols from 1975–2000. Proc Am Soc Oncol 21: 212 (Abstract)

Gradishar WJ, Tjulandin S, Davidson N, Shaw H, Desai N, Bhar P, Hawkins M, O'Shaughnessy J (2005) Phase III trial of nanoparticle albumin-bound paclitaxel compared with polyethylated castor oil-based paclitaxel in women with breast cancer. J Clin Oncol 23(31): 7794–803

Heidemann E et al. (2002) Is first-line single-agent mitoxantrone in the treatment of high-risk metastatic breast cancer patients as effective as combination chemotherapy? No difference in survival but higher quality of life were found in a multicenter randomized trial. Ann Oncol 13: 1717–1729

Heinemann V (2003) Role of gemcitabine in the treatment of advanced and metastatic breast cancer. Oncology 64: 191

Henderson IC, Allegra JC, Woodcock T, Wolff S, Bryan S, Cartwright K, Dukart G, Henry D (1989) Randomized clinical trial comparing mitoxantrone with doxorubicin in previously treated patients with metastatic breast cancer. J Clin Oncol 7: 560–571

Holdaway IM, Bowditch JV (1983) Variation in receptor status between primary and metastatic breast cancer. Cancer 52: 479–485

Holmes FA (1996) Paclitaxel combination therapy in the treatment of metastatic breast cancer. Semin.Oncol. 23 [Suppl 12]: 29–39

Hortobagyi GN, Holmes FA (1997) Optimal dosing of paclitaxel and doxorubicin in metastatic breast cancer. Semin Oncol 24 [Suppl 3]: S4–S7

Hortobagyi GN et al. (1983) Multivariate analysis of prognostic factors in metastatic breast cancer. J Clin Oncol 1: 776–786

Hortobagyi GN, Yap HY, Kau S-W et al. (1989) A comparative study of doxorubicin and epirubicin in patients with metastatic breast cancer. American J Clin Oncol 12: 57

Howell A et al. (2005) Results of the ATAC (arimidex, tamoxifen, alone or in combination) trial after completion of 5 years' adjuvant treatment for breast cancer. Lancet 365: 60–62

Howell A et al. (2002) Fulvestrant, formerly ICI 182,780, is as effective as anastrozole in postmenopausal women with advanced breast cancer progressing after prior endocrine treatment. J Clin Oncol 20: 3396–3403

Howell A et al. (2004) Comparison of fulvestrant versus tamoxifen for the treatment of advanced breast cancer in postmenopausal women previously untreated with endocrine therapy: a multinational, double-blind, randomized trial. J Clin Oncol 22: 1605–1613

Ingle JN et al. (1986) Randomized trial of bilateral oophorectomy versus tamoxifen in premenopausal women with metastatic breast cancer. J Clin Oncol 4: 178–185

Jassem J, Pienkowski T, Pluzanska A et al. (2001) Doxorubicin and paclitaxel versus fluorouracil, doxorubicin, and cyclophosphamide as first-line therapy for women with metastatic breast cancer: final results of a randomized phase III multicenter trial. JCO 15: 1707–1715

Joensuu H, Holli K, Heikkinen M, Suonio E, Aro AR, Hietanen P, Huovinen R (1998) Combination chemotherapy versus single-agent therapy as first- and second-line treatment in metastatic breast cancer: a prospective randomized trial. J Clin Oncol 16: 3720–3730

Jones SE et al. (2005) Randomized phase III study of docetaxel compared with paclitaxel in metastatic breast cancer. J Clin Oncol 23: 5542–5551

Kaufmann M et al. (2000) Exemestane is superior to megestrol acetate after tamoxifen failure in postmenopausal women with advanced breast cancer: results of a phase III randomized double-blind trial. The Exemestane Study Group. J Clin Oncol 18: 1399–1411

Klijn JGM, Blamey RW, Boccardo F, Tominaga T, Duchateau L, Sylvester R (2001) Combined tamoxifen and luteinizing hormone-releasing hormone (LHRH) agonist versus lhrh agonist alone in premenopausal advanced breast cancer: a meta-analysis of four randomized trials. J Clin Oncol 19: 343–353

Koenig H, Patel A (1970) The acute cerebellar syndrom in 5-flourouracil chemotherapy: a manifestation of fluoroacetat intoxication. Neurology 20: 416

Kreienberg, R, Kopp I, Lorenz W et al. (2004) Diagnostik, Therapie und Nachsorge des Mammakarzinoms der Frau. Interdisziplinäre Leitlinie der Deutschen Krebsgesellschaft und der beteiligten medizinisch-wissenschaftlichen Fachgesellschaften. Eine nationale S3-Leitlinie

Kuzu ME, Albain KS, Huntington MO et al. (2000) A phase II trial of docetaxel and Herceptin in metastatic breast cancer patients overexpressing HER2. Proc Am Soc Oncol 19: 131a

Levine MN et al. (1998) Randomized trial of intensive cyclophosphamide, epirubicin, and fluorouracil chemotherapy compared with cyclophosphamide, methotrexate, and fluorouracil in premenopausal women with node-positive breast cancer. National Cancer Institute of Canada Clinical Trials Group. J Clin Oncol 16: 2651–2658

Locker GJ, Wenzel C, Schmiedinger M et al. (2001) Unexpected severe myelotoxicity of gemcitabine in pretreated breast cancer patients. Anticancer Drugs 12: 209

Loesch D, Robert N, Asmar L et al. (2002) Phase II multicenter trial of a weekly paclitaxel and carboplatin regimen in patients with advanced breast cancer. J Clin Oncol 15: 3857–3864

Lück HJ, Roche H (2002) Weekly paclitaxel: an effective and well-tolerated treatment in patients with advanced breast cancer. Crit Rev Oncol Hematol 44 [Suppl]: S15–S30

Lück HJ, Thomssen C, du Bois A et al. (1996) Interim analysis of a phase II study of epirubicin and paclitaxel as first-line therapy in patients with metastatic breast cancer. Sem Oncology 23 [Suppl 1]: 33–36

Lück HJ, Thomssen C, Untch M et al. (2000) Multicentric phase III study in first line treatment of advanced metastatic breast cancer (ABC). Epirubicin/Paclitaxel (ET) vs Epirubicin/Cyclophosphamide (EC). A study of the Ago Breast Cancer Group. Proc Am Soc Oncol 19: 2000 (Abstract 280)

Lück H, Minckwitz GV, Du Bois A, Schrader I, Huober J, Heilmann V, Beckmann M, Stähle A, Jackisch C, Marth C, Richter B (2006) Epirubicin/paclitaxel (EP) vs. capecitabine/paclitaxel (XP) in first-line metastatic breast cancer (MBC): A prospective, randomized multicentre phase III study of the AGO breast cancer study group. ASCO Annual Meeting Proceedings. J Clin Oncol 24: 517

Mackey JR, Paterson AG, Dirix L, Dewar J et al. (2002) Final results of the phase III randomized trial comparing docetaxel (T), doxorubicin (A) and cyclophosphamide (C) to FAC as first line chemotherapy (CT) for patients (pts) with metastatic breast cancer (MBC). Proc Am Soc Oncol 21 (Abstract 35a)

Marty M, Cognetti F, Maraninchi D et al. (2005) Randomized phase II trial of the efficacy and safety of trastuzumab combined with docetaxel in patients with human epidermal growth factor receptor 2-positive metastatic breast cancer administered as first-line treatment: The M77001 Study Group. J Clin Oncol 23: 4265–4274

Masamura S et al. (1997) Mechanism for maintenance of high breast tumor estradiol concentrations in the absence of ovarian function: Role of very high affinity tissue uptake. Breast Cancer Res Treat 42: 215–226

McGuire WL (1973) Estrogen receptors in human breast cancer. J Clin Invest 52: 73–77

Messori A, Cattel F, Trippoli S, Vaiani M (2000) Survival in patients with metastatic breast cancer: analysis of randomized studies comparing oral aromatase inhibitors versus megestrol. Anticancer Drugs 11: 701–706

Miles DW, Chan A, Romieu G, Dirix L, Cortes J, Pivot X, Tomczak P, Juozaityte E, Harbeck N, Steger G, The BO17708 Study Group (2009) Final overall Survival (OS) Results from the Randomised, Double-Blind, Placebo-Controlled, Phase III AVADO Study of Bevacizumab (BV) Plus Docetaxel (D) Compared with Placebo (PL) Plus D for the First-Line Treatment of Locally Recurrent (LR) or Metastatic Breast Cancer (mBC). SABCS 2009, Abstract 41

Milla-Santos A, Milla MD, Lidon MD et al. (2003) Anastrozole versus tamoxifen as first-line therapy in postmenopausal patients with hormone-dependent advanced breast cancer: a prospective, randomized, phase III study. Am J Clin Oncol 26: 317–322

Miller JJ III, Williams GF, Leissring JC (1971) Multiple late complications of therapy with cyclophosphamide. Ann Intern Med. 50: 530

Miller KD, Chap LI, Holmes FA, Cobleigh MA, Marcom PK, Fehrenbacher L, Dickler M, Overmoyer BA, Reimann JD, Sing AP, Langmuir V, Rugo HS (2005) Randomized phase III trial of capecitabine compared with bevacizumab plus capecitabine in patients with previously treated metastatic breast cancer. J Clin Oncol 23(4): 792–9

Miller KD, Wang M, Gralow J et al. (2005) A randomized phase III trial of paclitaxel versus paclitaxel plus bevacizumab as first-line therapy for locally recurrent or metastatic breast cancer: a trial coordinated by the Eastern Cooperative Oncology Group (E2100). Breast Cancer Res Treat 94 [Suppl 1]: 792–799

Miller KD, Wang M, Gralow J, Dickler M, Cobleigh M, Perez EA, Shenkier T, Cella D, Davidson NE (2007) Paclitaxel plus bevacizumab versus paclitaxel alone for metastatic breast cancer.N Engl J Med 357(26): 2666–76

Minotti G, Saponiero A, Livata S, Menna P, Calafiore AM, Teodori G, Gianni L (2001) Paclitaxel and Docetaxel enhance the metabolism of doxorubicin to toxic species in human myocardium. Clin Cancer Res 7: 1511–1515

Mouridsen H et al. (2003) Phase III study of letrozole versus tamoxifen as first-line therapy of advanced breast cancer in postmenopausal women: analysis of survival and update of efficacy from the International Letrozole Breast Cancer Group. J Clin Oncol 21: 2101–2109

Nabholtz JM et al. (2003) Anastrozole (ArimidexTM) versus tamoxifen as first-line therapy for advanced breast cancer in postmenopausal women: survival analysis and updated safety results. Eur J Cancer 39: 1684–1689

Nabholtz JM, Pienkowski T, Northfelt D et al. (2001) Results of two open label multicentre phase II pilot studies with Herceptin in combination with docetaxel and platinum salts (cis or carboplatin) (TCH) as therapy for advanced breast cancer (ABC) in women with tumors overexpressing the HER2-neu protooncogene. Eur J Cancer 37 [Suppl 6] : 190 (Abstract)

Obermair A, Binder M, Barrada M et al. (1998) Oncholysis in patients treated with docetaxel [letter]. Ann Oncol 9 : 230

O'Shaughnessy J et al. (2002) Superior survival with capecitabine plus docetaxel combination therapy in anthracycline-pretreated patients with advanced breast cancer: phase iii trial results. J Clin Oncol 20: 2812–2823

Osborne CK et al. (2002) Double-blind, randomized trial comparing the efficacy and tolerability of fulvestrant versus anastrozole in postmenopausal women with advanced breast cancer progressing on prior endocrine therapy: results of a North American trial. J Clin Oncol 20: 3386–3395

Paridaens R et al. (2003) Mature results of a randomized phase II multicenter study of exemestane versus tamoxifen as first-line hormone therapy for postmenopausal women with metastatic breast cancer. Ann Oncol 14: 1391–1398

Pegram M, Lipton A, Hayes D et al. (1998) Phase II study of receptor enhanced chemosensitivity using recombinant huminized anti-p185HER2/neu monoclonal antibody plus cisplatin in patients with HER-2(neu overexpressing metastatic breast cancer. J Clin Oncol 16: 2671

Pegram MD et al. The effect of HER-2/neu overexpression on chemotherapeutic drug sensitivity in human breast and ovarian cancer cells. Oncogene 15: 537–547

Perez EA (2004) Carboplatin in combination therapy for metastatic breast cancer. Oncologist 9: 518–527

Perez EA et al. Multicenter phase II trial of weekly paclitaxel in women with metastatic breast cancer. J Clin Oncol 19: 4216–4223

Perez JE, Machiavelli M, Leone BA et al. (1990) Bone-only vs. visceral-only metastatic pattern in breast cancer: analysis of 150 patients.A GOCS Study: Grupo Oncologico Cooperativo del Sur. Am J Clin Oncol 13: 294

Piccart MJ, Klijn J, Paridaens R et al. (1997) Corticosteroids significantly delay the onset of docetaxel-induced fluid retentions: final results of a randomized study of the European Organization for Research and Treatment of Cancer Investigational Drug Brunch of Breast Cancer. JCO 15: 3149

Qu G, Perez E (2002) Gemcitabine and targeted therapy in metastatic breast cancer. Sem Oncol 29: 44

Ravidin PM, Valero V (1995) Review of docetaxel (Taxotere), a highly active new agent for the treatment of metastatic breast cancer. Semin Oncol 22 [Suppl 4]: 17–21

Robert N, Leyland-Jones B, Asmar L et al. (2006) Randomized phase III study of trastuzumab, paclitaxel, and carboplatin compared with trastuzumab and paclitaxel in women with HER-2–overexpressing metastatic breast cancer. J Clin Oncol 24: 2786

Rowinsky EK, Cazenave LA, Donehower RC et al. (1990) Taxol: a novel investigational antimicrotubule agent. J Nat Cancer Inst 82: 1247

Rowland KM, Suman VJ, Ingle JN et al. (2003) NCCTG 98-32-52: Randomized phase II trial of weekly versus 3-week administration of paclitaxel, carboplatin and trastuzumab in women with HER2 positive metastatic breast cancer (MBC). Proc Am Soc Oncol 22: 31 (Abstract)

Santner SJ et al. (1997) Aromatase activity and expression in breast cancer and benign breast tissue stromal cells. J Clin Endocrinol Metab 82: 200–208

Sauer-Heilbron A, Kath R, Schneider CR et al. (1999) Severe non-hematological toxicity after treatment with gemcitabine. Cancer Res Clin Oncol 125: 637

Slamon DJ, Clark GM (1988) Amplification of c-erbB-2 and aggressive human breast tumors? Science 240: 1795–1798

Slamon DJ et al. (2001) Use of chemotherapy plus a monoclonal antibody against HER2 for metastatic breast cancer that overexpresses HER2. N Engl J Med 344: 783–792

Sledge GW et al. (2003) Phase III trial of doxorubicin, paclitaxel, and the combination of doxorubicin and paclitaxel as front-line chemotherapy for metastatic breast cancer: an intergroup trial (E1193). J Clin Oncol 21: 588–592

Sparano JA, Wang M, Martino S et al. (2005) Phase III study of doxorubicin-cyclophosphamide followed by paclitaxel or docetaxel given every 3 weeks or weekly in patients with axillary node-positive or high-risk node-negative breast cancer: results of North American Breast Cancer Intergroup Trial E1199. Program and abstracts of the 28th Annual San Antonio Breast Cancer Symposium. Abstract #48

Swenerton KD et al. (1979) Prognostic factors in metastatic breast cancer treated with combination chemotherapy. Cancer Res 39: 1552–1562

Tormey DC, Simon RM, Lippman ME (1976) Evaluation of tamoxifen dose in advanced breast cancer: a progess report. Cancer Treat Rep 60: 1451

Tripathy D (2002) Gemcitabine in breast cancer: future directions. Clin Breast Cancer 3 [Suppl 1]: 45

Uber KA, Nicholson BP, Thor AD et al. (2001) A phase II trial of weekly docetaxel (D) and Herceptin (H) as first or second line treatment in HER2 overexpressing metastatic breast cancer. Proc Am Soc Oncol 19: 50b

Untch M, Eidtmann H, du Bois A et al. (2004) Cardiac safty of trastuzumab in combination with epirubicin and cyclophosphamide in women with metastatic breast cancer: results of a phase I study. Eur J Cancer 40: 988

Valagussa P, Tancini G, Bonadonna G (1986) Salvage treatment of patients suffering relapse after adjuvant CMF chemotherapy. Cancer 58: 1411

Vogel CL et al. (2002) Efficacy and safety of trastuzumab as a single agent in first-line treatment of HER2-overexpressing metastatic breast cancer. J Clin Oncol 20: 719–726

von Minckwitz G, du Bois A, Schmidt M, Maass N, Cufer T, de Jongh FE, Maartense E, Zielinski C, Kaufmann M, Bauer W, Baumann KH, Clemens MR, Duerr R, Uleer C, Andersson M, Stein RC, Nekljudova V, Loibl S (2009) Trastuzumab beyond progression in human epidermal growth factor receptor 2-positive advanced breast cancer: a german breast group 26/breast international group 03-05 study.J Clin Oncol 27(12):1999–2006

Wacker A, Lersch CH, Scherpinski U, Reindl L, Seyfarth L (2003) High incidence of angina pectoris in patients treated with 5-fluorouracil. Oncology 65: 108–112

Ward WHC (1973) Anti oestrogen therapy for breast cancer: a trial of tamoxifen of two dose levels. BMJ 1: 13

Winer E, Burstein H (2001) New combinations with herceptin in metastatic breast cancer. Oncology 61 [Suppl 2]: 50–57

Yamamoto N et al. (1998) Construction and validation of a practical prognostic index for patients with metastatic breast cancer. J Clin Oncol 16: 2401–2408

Mammakarzinom in der Schwangerschaft und Stillzeit

Sibylle Loibl

20.1   Epidemiologie

Das Mammakarzinom ist bei Frauen unter 35 Jahren die häufigste Krebserkrankung und macht ca. ein Drittel aller Malignome aus (Abb. 20.1), nach Berry et al. 1999. Das Mammakarzinom ist eine der häufigsten Krebserkrankungen während einer Schwangerschaft, wenn nicht gar die häufigste mit einer Inzidenz von ca. 1:3000. Ca. 2–3% aller Mammakarzinome werden während einer Schwangerschaft diagnostiziert. Da das Alter der Gebärenden steigt, wird in der Zukunft das Mammakarzinom in der Schwangerschaft noch häufiger werden.

> **Definition**
>
> Von einem schwangerschaftsassoziierten Karzinom spricht man, wenn das Karzinom in der Schwangerschaft oder in der Stillzeit bis zu einem Jahr nach der Entbindung diagnostiziert wird.

20.2   Diagnostik

Mehr als 90% der Mammakarzinome werden in der Schwangerschaft durch die Patientin selbst entdeckt. Durch die physiologischen Veränderrungen der Brust während der Schwangerschaft werden Karzinome häufig übersehen (Garcia-Manero et al. 2009). Die Zeitspanne vom ersten Verdacht bis zur endgültigen Diagnose der Erkrankung ist während der Schwangerschaft deutlich länger. Eine Verzögerung der Diagnose um einen Monat bedeutet aber einen Anstieg in der Wahrscheinlichkeit des Lymphknotenbefalls um 0,9% (Nettleton et al. 1996).

> ❗ **Cave**
>
> **Zur Durchführung einer Mammographie bestehen auch während der Schwangerschaft keine Kontraindikationen, daher sollten unklare Befunde auch in der Schwangerschaft mammographisch und sonographisch weiter abgeklärt werden.**

Die Aufnahme sollte mit einer **Bleischürze** erfolgen, so dass das Risiko für den Föten/Embryo mit 50 mrad als gering angesehen werden kann. Die **Grenzdosis** für das ungeborene Kind liegt bei 10 rad (100 mGy; ❑ Tab. 20.1). Jedoch kann aufgrund der Parenchymveränderungen die Mammographie in ihrer Aussagekraft verringert sein. Zu der Kernspintomographie während der Schwangerschaft gibt es bisher noch keine wissenschaftlichen Untersuchungen. Eine Untersuchung ohne Kontrastmittel ist weniger aussagekräftig, Gadolinum ist jedoch plazentagängig und es wurden hohe fötale Konzentrationen beschrieben (Bellin et al. 2005).

Besteht der Verdacht einer malignen Veränderung, sollte neben der Bildgebung eine **histologische Abklärung** bevorzugt durch eine Stanzbiopsie erfolgen. Das Problem einer eventuellen Milchfistel nach einer Stanzbiopsie wird überschätzt (Petrek et al. 1991).

Folgende Vorgehensweise sollte gewählt werden:

- Die Untersuchung der Brust sollte Bestandteil der ersten Schwangerschaftsvorsorgeuntersuchung sein.
- Vor Beginn einer Sterilitätsbehandlung sollte ebenfalls eine Brustuntersuchung in Kombination mit einer Mammographie und ggf. einer Ultraschalluntersuchung erfolgen, da diese Frauen in der Regel älter sind und damit ein höheres Risiko tragen.

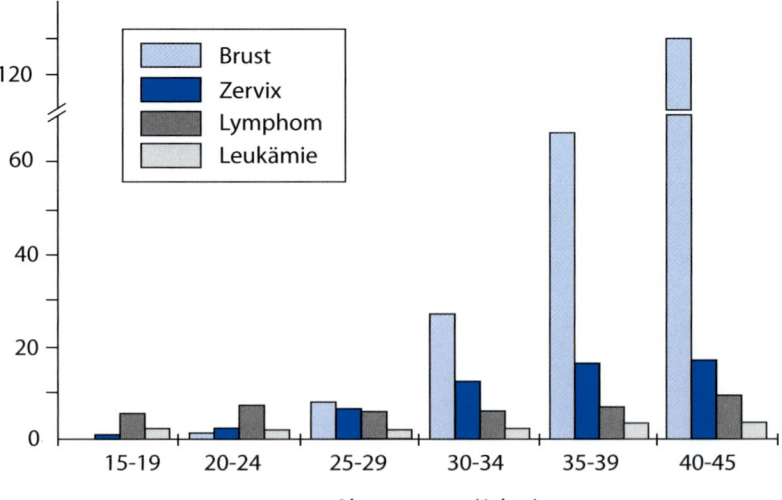

❑ **Abb. 20.1** Altersverteilung der Karzinome.

- Jede verdächtige Veränderung an der Brust, die länger als einen Monat besteht, sollte weiter abgeklärt werden.
- Es sollte eine Ultraschalluntersuchung durchgeführt werden.
- Bei gesichertem Karzinom sollte eine **beidseitige** in zwei Ebenen durchgeführte Mammographie mit einer Bleischürze erfolgen, um multizentrische und kontralaterale Karzinome zu erkennen.
- Bei Malignitätsverdacht muss eine histologische Sicherung mittels Stanzbiopsie erfolgen.

- Nach histologischer Bestätigung des Mammakarzinoms sollte ein komplettes Staging durchgeführt werden mit Ultraschall der Leber, Röntgen der Lunge mit entsprechendem Schutz und eine Kernspinntomographie ohne Kontrastmittel der Wirbelsäule zum Ausschluss von Knochenmetastasen. Das Knochenszintigramm kann dann nach der Entbindung durchgeführt werden.

Aufgrund der verzögerten Diagnose eines Karzinoms in der Schwangerschaft befinden sich die meisten Schwangeren bereits in einem fortgeschrittenen Stadium der Erkrankung zum Zeitpunkt der Diagnosestellung. Daher besteht ein ca. 2,5-fach erhöhtes Risiko einer **Fernmetastasierung** bei Primärdiagnose. Ca. 70–80% der Frauen mit einem Mammakarzinom während der Schwangerschaft sind bereits nodal-positiv. Die Mehrheit der Karzinome ist Hormonrezeptor-negativ und ca. 1/3 HER2/neu-positiv. Insgesamt unterscheiden sich die Tumorcharakteristika der schwangeren und nichtschwangeren Patientin nicht wesentlich voneinander (◻ Tab. 20.2; Middleton et al. 2003).

◻ **Tab. 20.1** Maximale Strahlendosis des Feten in Abhängigkeit von der Gestationswoche

Zeit nach Konzeption in Wochen	Geschätzte maximale Dosis des Feten	Geschätzte Dosis des Feten mit adäquater Abschirmung
8 Wochen	0,03 Gy	0,03 Gy
24 Wochen	0,28 Gy	0,16 Gy
36 Wochen	1,43 Gy	0,2 Gy

◻ **Tab. 20.2** Histopathologische Kriterien bei Patientinnen mit einem schwangerschaftsassoziierten Mammakarzinom im Vergleich zu nicht schwangeren Mammakarzinompatientinnen

Author	Studien Design	Patientenzahl	Histologie	Grading	ER und PR	HER2/neu
Ishida et al.	Fall-Kontroll-Studie	72 schwanger; 120 stillend; 191 Kontrollen	Kein Unterschied	Nicht durchgeführt	Weniger ER(+) schwangere Patientinnen; weniger ER(+) und PR(+) schwangere und stillende Patientinnen	Nicht durchgeführt
Elledge et al.	Fall-Kontroll-Studie	15 schwanger; 411 Kontrollen	Nicht durchgeführt	Nicht durchgeführt	Kein Unterschied bei ER(+) und PR(+)	58% der Fälle HER2/neu(+) vs. 16% der Kontrollen
Tobon u. Horowitz	Retrospektive Fallserie	14 Patientinnen	93% duktal invasives Karzinom	Nicht durchgeführt	ER(−) oder niedrig bei 50%; PR(−) in 64%	Nicht durchgeführt
Bonnier et al.	Fall-Kontroll-Studie	154 Patientinnen PABC; 308 Kontrollen	Kein Unterschied	Kein Unterschied	Schwangere weniger ER(+) oder PR(+)	Nicht durchgeführt
Shousha	Fall-Kontroll-Studie	14 Patientinnen PABC; 13 Kontrollen	Invasiv duktal: 71% PABC vs. 69% Kontrollen	Entdifferenziert: 80% PABC vs. 33% Kontrollen	ER(−): 50% PABC vs. 9% Kontrolle PR(−): 70% PABC vs. 36% Kontrolle	HER2/neu(+): 44% PABC vs. 18% Kontrollen
Middleton et al.	Prospektive Fallserie	38 schwanger; 1 PABC	100% invasiv duktales Karzinom	Entdifferenziert: 84%	ER(−): 72% PR(−): 76%	HER2/neu(+): 28%
Reed et al.	Retrospektive Fallserie	122 PABC (20 schwanger)	82% invasiv duktales Karzinom	95% G2–3	ER(−): 66% PR(−): 72%	HER2/neu(+): 44%

PABC schwangerschaftsassoziiertes Mammakarzinom (»pregnancy associated breast cancer«); *ER* Östrogenrezeptor; *PR* Progesteronrezeptor

Tab. 20.3 Ausgewählte Studien zum Vergleich der Prognose bei Patientinnen mit Schwangerschaftsassoziiertem Mammakarzinom und nicht schwangeren Kontrollen

Autor	Patientenzahl	Überleben	Untergruppe	Überleben PABC (%)	Überleben Nicht-PABC (%)	P-Wert
Nugent	19 PABC 157 Kontrollen	5-Jahre-OAS	Alle	56	56	n.s.
Petrek	63 PABC	5-Jahre-OAS 10-Jahre-OAS	All N0 N+ Alle N0 N+	61 82 47 45 77 25	73 82 59 62 75 41	n.s. n.s. n.s. n.s. n.s. n.s.
Ishida	192 PABC 191 Kontrollen	10-Jahre-OAS	Alle N0 N+	55 85 37	79 93 62	0.001 0.05 0,01
Zemlickis	118/102 PABC 269 Kontrollen	10-Jahre-OAS	Alle	40	48	0,6
Chang	21 PABC 199 Kontrollen	5-Jahre-OAS	Alle	57	70	n.s.
Guinee	26 schwanger (66 PABC)	5-Jahre-OAS	All	40	70	<0,0001
Anderson	22 PABC 205 Kontrolle	10-Jahre-OAS	I–IIA IIB–IIIA	73 17	74 47	n.s.
Bonnier	154 PABC (62 schwanger) 308 Kontrolle	5-Jahre-RFS 5-Jahre-MFS 5-Jahre-OAS	Alle Alle N0 N+ Alle	69 45 63 31 61	81 68 77 63 75	0,01 0,0009 n.s. 0,0001 0,001

PABC schwangerschaftsassoziiertes Mammakarzinom (»pregnancy associated breast cancer«); *OAS* Gesamtüberleben; *RFS* rezidivfreies Überleben; *MFS* metastasenfreies Überleben; *N0* nodal-negativ; *N+* nodal-positiv

Obwohl das Mammakarzinom in der Schwangerschaft im Allgemeinen in fortgeschritteneren Stadien diagnostiziert wird, hat es, vergleicht man die Patientinnen bezüglich Alter und Stadium, keine schlechtere **Prognose**. Die 5-Jahres-Überlebensrate nodal-negativer Patientinnen (schwanger und nicht-schwanger) beträgt 82%, mit Lymphknotenbefall liegt die 5-Jahres-Überlebensrate bei 59% (**Tab. 20.3**).

20.3 Therapie

! **Cave**

Die Therapie des Mammakarzinoms in der Schwangerschaft sollte sich so nah wie möglich an den Therapieempfehlungen Nicht-Schwange- **rer orientieren (Petrek et al. 1991). Generell gilt, so viel wie nötig und so wenig wie möglich, um weder die Mutter noch das Kind zu gefährden.**

Stadium, Alter und biologische Eigenschaften bestimmen die Vorgehensweise. In **Abb. 20.2** sind Therapieempfehlungen vorgestellt. Diese Empfehlungen schließen ein individuelles Vorgehen in Abhängigkeit von der Schwangerschaftswoche bei Erstvorstellung, dem Erkrankungsstadium, dem Kinderwunsch sowie den Wünschen der Patientin/ des Paares nicht aus. Die Patientin und deren Familie sind über die Therapiemöglichkeiten, die Risiken für Mutter und Kind, die Möglichkeit einer Erfüllung des Kinderwunsches nach der Brustkrebserkrankung aufzuklären.

Eine **neoadjuvante Chemotherapie** kann auch während der Schwangerschaft indiziert sein (**Abb. 20.2**).

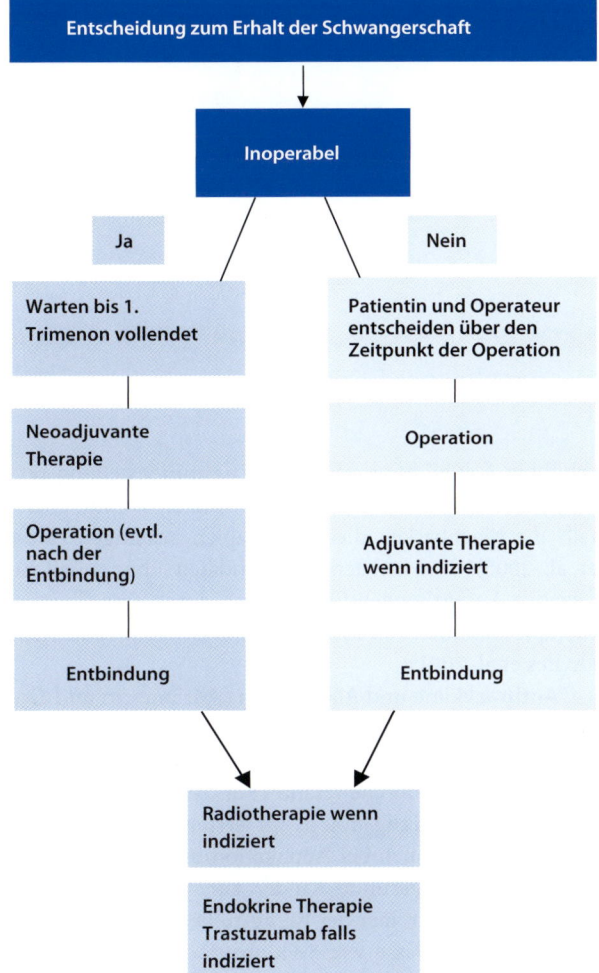

<12.-14- SSW zum Zeitpunkt der Diagnosesicherung

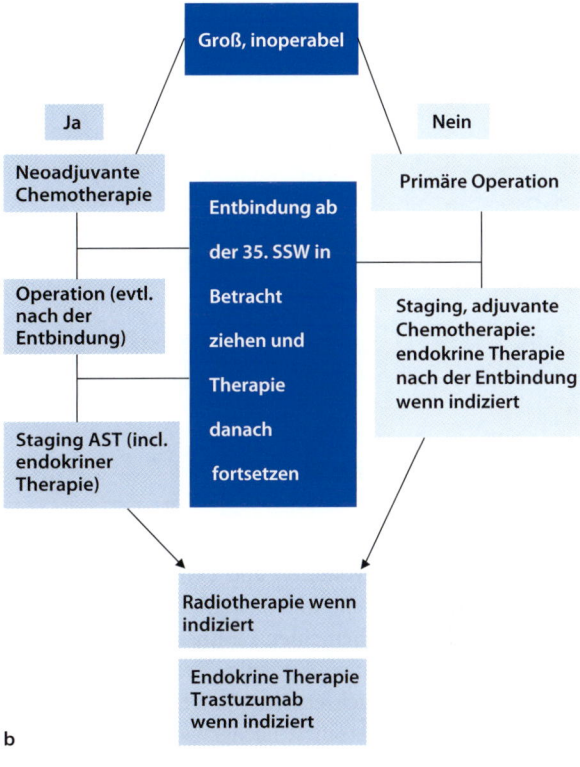

12. -34. SSW bei Diagnosesicherung

☐ **Abb. 20.2** Therapierichtlinien. **a** <12.–14. Schwangerschaftswoche zum Zeitpunkt der Diagnosesicherung. **b** 12.–34. Schwangerschaftswoche bei Diagnosesicherung. Nach der 34. Schwangerschaftswoche muss im Falle eines inflammatorischen oder hochaggressiven Karzinoms eine sofortige Entbindung erfolgen. In allen anderen Fällen kann die Reife des Kindes abgewartet werden, um nach der Entbindung die Therapie zu beginnen

20.3.1 Lokale Therapie

Die **Operation** kann auch während der Schwangerschaft sicher und ohne Komplikationen für das Ungeborene durchgeführt werden (Berry et al. 1999). Die Indikationen zur Ablatio ist in Abhängigkeit vom Stadium der Erkrankung zu stellen. Die Schwangerschaft per se ist keine Indikation zur Ablatio. Statt einer axillären Lymphonodektomie kann auch in der Schwangerschaft bei klinisch negativer Axilla eine Sentinel-node-Biopsie nach Tracermarkierung mit Technetium für den Föten gefahrlos erfolgen, da die maximal zu erwartende Strahlenbelastung nur bei 4,3 mGy liegt (Gentilini et al. 2004; Mondi et al. 2007). Zur Farbmarkierung gibt es keine Daten, jedoch sind schwere anaphylaktische Reaktionen beschrieben worden, daher ist diese Markierungsmethode in der Schwangerschaft nicht zu empfehlen (Crivellaro et al. 2003).

Eine **lokoregionäre Bestrahlung** kann auch während der Schwangerschaft durchgeführt werden, wenn diese absolut keinen Aufschub duldet und die Gefahr eines Lokalrezidivs zu hoch erscheint. In den meisten Fällen ist die Bestrahlung in der Schwangerschaft nicht indiziert, da im Anschluss oder noch vor der Operation die Chemotherapie durchgeführt wird. Eine Verzögerung der Radiatio um bis zu 6 Monaten ist nicht mit einem höheren Rezidivrisiko verbunden und daher möglich (Kal u. Struikmans 2005; Janni et al. 2006; Hebert-Croteau et al. 2004; ☐ Tab. 20.1 und ☐ Tab. 20.4).

◻ **Tab. 20.4** Risiko der Bestrahlung während der Schwangerschaft. (Nach Kal et al. 2005)

Zeit nach Konzeption in Wochen	Effekt	Grenzwert	Risiko pro 0,1 Gy	Spontane Häufigkeit
0–2	Abort	Unbekannt	0,1	0,3-0,6
3–8	Fehlbildung	0,1–0,2	0,05	0,06
8–15	Mentale Retardierung IQ-Abfall	0,1 0,1	0,04	0,005
16–25	Mentale Retardierung IQ-Abfall	0,3 0,1	0,01	0,005
0–38	Leukämie oder solide Tumoren in der Kindheit	Kein Grenzwert	0,02–0,03	0,002–0,003

20.3.2 Systemische Therapie

Physiologische Veränderungen in der Schwangerschaft, wie ein erhöhtes Blutvolumen und extrazelluläres Volumen, veränderte Nieren- und Leberfunktion sowie eine Hypoalbuminämie haben einen Einfluss auf die **Pharmakokinetik** der Zytostatika. Für einige Zytostatika konnten sowohl erhöhte als auch erniedrigte Plasmakonzentrationen in der Schwangerschaft nachgewiesen werden. Die Dosierung der Zytostatika sind beizubehalten.

> **Tipp**
>
> Zur Berechnung der Körperoberfläche ist das aktuelle Gewicht heranzuziehen, um eine Unterdosierung zu vermeiden.

In den meisten Fällen ist eine Chemotherapie indiziert, die dann auch orientiert an den Protokollen außerhalb der Schwangerschaft durchgeführt werden sollte. Grundsätzlich hängt das Schädigungspotenzial von der Substanz und dem Zeitpunkt der Applikation ab.

❯ **Während des ersten Trimesters ist die Chemotherapie nicht indiziert, da in dieser Phase der Fötus sehr vulnerabel ist und es neben Fehlbildungen zu einem Abort kommen kann.**

Unter einer Chemotherapie sind Wachstumsverzögerungen und Blutbildveränderungen bei Kindern beschrieben worden. Nach Abschluss der Organogenese (nach der 14. SSchwangerschaftswoche) kann eine Chemotherapie durchgeführt werden.

Die größte prospektive Fallserie mit 58 Patientinnen stammt aus dem MD Anderson Cancer Center. Die Gabe von 5-Fluorouracil, Adriamycin und Cyclophosphamid (**FAC**) während der Schwangerschaft führte nicht zu einer erhöhten Fehlbildungsrate. Eine Zusammenstellung retrospektiver Daten aus Londoner Kliniken konnte ebenfalls die Machbarkeit dieser Therapien bestätigen (Ring et al. 2005). Die meisten Langzeitdaten über mögliche negative Auswirkungen für das Kind durch eine Chemotherapie stammen von Lymphom und Leukämiepatienten (Aviles et al. 2001).

Anthrazykline und **Alkylanzien** (Adriamycin und Cyclophosphamid) können jenseits des 1. Trimenon verabreicht werden, in der Regel ohne nachteilige Auswirkungen auf das Ungeborene (Hahn et al. 2006). **Methotrexat** kann zu Fehlbildungen v. a. im ersten Trimenon führen, wenngleich auch bei Applikation im ersten Schwangerschaftsdrittel gesunde Kinder zur Welt kamen. Die Grenzdosis scheint hier bei 10 mg zu liegen. Andere Substanzen dieser Klasse wie **5-Fluorouracil** scheinen keine Fehlbildungen zu verursachen.

Zahlreiche Fallberichte deuten darauf hin, dass auch die **Taxane** in der Schwangerschaft ohne nachteilige Folgen für das Kind appliziert werden können (Mir et al. 2009). Dies ist umso wichtiger, da Taxane einen wichtigen Bestandteil der (neo-)adjuvanten Chemotherapie bilden, nicht nur bei nodal-positivem, sondern auch bei nodalnegativem Hochrisiko-Mammakarzinom. Die Plazenta verfügt über potente Mechanismen, um Medikamente wieder auszuschleusen, u. a. das P-Glykoprotein oder das BCRP. Tubulin-bindende Zytostatika wie Taxane und Vinkaalkaloide gehen wahrscheinlich in relativ geringer Menge auf das Kind über (Smit et al. 1999).

❯ **Eine endokrine Therapie mit Tamoxifen ist kontraindiziert, da hierunter Fehlbildungssyndrome wie das sog. Goldenhar-Syndrom, bei dem es zu Gesichtsfehlbildungen kommt, oder Fehlbildungen des Genitale beschrieben wurden (Berger u. Clericuzio 2008).**

Trastuzumab kann im Primatenmodel die Plazentaschranke passieren; es konnten keine Veränderungen der Affen beobachtet werden. Daher ist es offiziell als Kategorie-B-Medikament in den vereinigten Staaten eingestuft worden. Es ist jedoch in jedem Falle in der Schwangerschaft kontraindiziert, da zahlreiche Fallberichte publiziert worden, bei denen eine adjuvante oder palliative Behandlung während der Schwangerschaft erfolgte und darunter ein Todesfall infolge einer Frühgeburtlichkeit sowie mehrerer Fälle von Oligohydramnion bis hin zum Anhydramnion beschrieben sind (Loibl 2008; ◻ Tab. 20.5). Trastuzumab kann die VEGF-Expression hemmen, daher ist es möglich, dass auf diesem Weg, die Bildung des Fruchtwassers verhindert wird (Pant et al. 2008). **Lapatinib** wurde bei einer Patientin bis zur 11. Schwangerschaftswoche ohne negative Folgen für das Kind verabreicht (Kelly et al. 2006). Da dies jedoch auch außerhalb der Schwangerschaft keinen Standard in der adjuvanten Therapie darstellt, ist es nicht indiziert.

Antiangiogenetisch wirkende Substanzen wie **Bevacizumab**, das beim metastasierten Mammakarzinom bereits zugelassen ist und in (neo-)adjuvanten Studien geprüft wird, müssen unter allen Umständen vermieden werden, da hier mit Fehlbildungen gerechnet werden muss. Dies hat die Erfahrung mit Thalidomid gelehrt, das in erster Linie antiangiogenetisch wirkt und mit Erfolg in der Antitumortherapie eingesetzt wird (Aebi u. Loibl 2008).

20.3.3 Supportive Therapie

Die sog. supportive Therapie zur Vermeidung von chemotherapiebedingten Nebenwirkungen – in erster Linie Übelkeit und Erbrechen – sollte und kann genauso erfolgen wie ohne gleichzeitige Schwangerschaft. Die Gabe des 5-HT3-Antagonisten **Ondansetron** ist auch im ersten Trimenon sicher, während in dieser Zeit die Gabe der Kortikosteroide mit einer erhöhten Rate an Gaumenspalten in Verbindung gebracht wird. Dagegen wird **Tropisetron** aufgrund von Fehlbildungen im Tiermodel als Klasse-C-Medikament eingestuft und sollte daher sicherheitshalber in der Schwangerschaft nicht verabreicht werden.

Kortikosteroide sind, wenn sie nicht als Dauertherapei eingesetzt werden, gefahrlos ab dem 2. Trimenon zu verwenden. Zu diskutieren ist lediglich, ob statt Dexamethason (Methyl-)Prednisolon verwendet werden sollte.

Granulozyten stimulierende Wachstumsfaktoren (GCS-F) wie **Filgrastim** oder **Pegfilgrastim** können die Plazentaschranke passieren. Im Tiermodel sind Aborte und Fehlbildungen beobachtet worden. In der Literatur sind nur eine handvoll Fälle publiziert, jedoch ohne negative Folgen für das Kind.

Die **Bisphosphonate**, obwohl in zwei Studien als erfolgreiche Therapie zur Rezidivprophylaxe beschrieben, sind bisher nicht zur adjuvanten Therapie zugelassen (Diel et al. 1998). Eine geringe Anzahl von Fallberichten beschreibt keine negativen Effekte auf das Kind. Jedoch können Bisphosphonate eine Hypokalzämie bewirken, die zu vorzeitigen Uteruskontraktionen führen können. Da Bisphosphonate die Plazentaschranke passieren, ist eine Osteoklastenhemmung beim Fötus denkbar.

20.3.4 Was gilt es sonst noch zu beachten

Die Patientin und ihr Ungeborenes sollten in einem Zentrum betreut werden, an dem sowohl die Mutter mit ihrer Karzinomerkrankung als auch das Kind pränatal und geburtshilflich bestens versorgt sind. Durch einen frühen Ultraschall sollte das Schwangerschaftsalter exakt bestimmt worden sein. Vor Beginn der Therapie und vor jedem Zyklus sollte eine Wachstumskontrolle erfolgen. Im Falle von Abnormalitäten wie Oligohydramnion, Wachstumsretardierung, ausgedehnter Anämie der Mutter sollten weitergehende Untersuchungen wie Doppleruntersuchungen der Nabelschnurgefäße und der kindlichen Gefäße erfolgen. Schwangerschaftsbedingte Erkrankungen (z. B. Präeklampsie) sollten nach Standard behandelt werden.

20.3.5 Planung der Entbindung

Die Entbindung sollte mit der laufenden Therapie koordiniert werden. Gegen eine vaginale Entbindung spricht in der Regel nichts, vielmehr sollte ihr aufgrund der geringeren Morbidität der Vorzug gegeben werden, vor allem dann, wenn eine Fortsetzung der Chemotherapie nach der Entbindung geplant ist. Ideal ist ein Abstand zur Chemotherapie sowohl vor als auch nach der Entbindung von 10–14 Tagen. Manche Empfehlungen gehen auch bis 21 Tage, um das Infektionsrisiko von Kind und Mutter so gering wie möglich zu halten. Grundsätzlich sollte der Entbindungsmodus unabhängig vom Mammakarzinom nach den Wünschen der Patientin und den geburtshilflichen Notwendigkeiten gewählt werden.

> ❯ **Ist die Fortsetzung der Chemotherapie nach der Entbindung geplant, sollte abgestillt werden, da einige Zytostatika v. a die Taxane lipophile Eigenschaften haben und sich daher in der Muttermilch in erhöhter Konzentration wieder finden.**

Insgesamt ist eine Metastasierung in die Plazenta sehr selten, wurde aber bei fortgeschrittenen Mammakarzi-

Tab. 20.5 Übersicht über Patientinnen mit Mammakarzinom in der Schwangerschaft, die mit Trastuzumab und Lapatinib behandelt wurden. (Nach Loibl 2008)

Autor	Alter	Therapie	Exposition (Gestationswoche)	Geburt (SSW)	Mammakarzinom	Schwangerschaftskomplikationen	Geburtsgewicht (g)	Neugeborenenstatus	Outcome des Kindes
Fanale 2005	26	Vinorelbin 25 mg/m² + Trastuzumab wöchentlich, 1 Zyklus postpartal	27–34,5 (1 Zyklus)	34+5 Vaginal	Lebermetastasen	Oligohydramnion Gelegentliche fetale kardiale Dezelerationen	2270	Männlich APGAR 9/9/–	Gesund mit 6 Monaten
Watson 2005	28	Trastuzumab 580 mg 3-wöchentlich über 5 Monate, danach Therapieende	0–23 (7 Zyklen)	37+3 Vaginal	Primär	Reversibles Anhydramnion in der 23. SSW	2960	Weiblich APGAR 8/9/–	Gesund mit 6 Monaten
Waterston u. Graham 2006	30	Trastuzumab 736 mg loading dose, 2 Zyklen 523 mg, danach Therapieende	Vor Konzeption Nach 2 Zyklen Trastuzumab schwanger	Geburtswoche nicht angegeben Vaginal	Primär	Keine	Nicht angegeben	Weiblich APGAR nicht angegeben	Nicht angegeben
Kelly 2006	44	Lapatinib 750 mg/Tag, Therapieende in der 14. SSW	0–11	36. SSW	Metastasen	Keine	2600	Weiblich APGAR 8/9/–	Gesund mit 18 Monaten
Bader 2007	38	Paclitaxel 175 mg/m² + Trastuzumab, Therapieende nach 2 Zyklen	25+6–26 (2 Zyklen)	32+1 Sectio	Metastasen Spinalkanalkompression	Oligo-Anhydramnion Fetale Wachstumsretardierung Fetales Nierenversagen in SSW 31+6	1460	Männlich Bakterielle Sepsis Hypotension Transientes Nieren- und Lungenversagen	Gesund mit 12 Wochen
Sekar 2007	28	Docetaxel 190 mg + Trastuzumab 2 Zyklen	23–30	36+2 Wochen Elektive Sectio	Lungenmetastasen (20. SSW)	Reversibles Anhydramnion in der 30. SSW Fetale Wachstumsretardierung (5. Perzentile)	2230	Männlich Keine Spätschäden APGAR 7/9/5	Nicht angegeben
Shrim 2007	32	Trastuzumab 400 mg, 3-wöchentlich, Therapieende in der 24. SSW	0–24	37 Elektive Sectio	Metastasiertes Mammakarzinom	Herzversagender Mutter, nach Unterbrechung der Trastuzumab-Therapie langsam reversibel	2600	Weiblich APGAR 9/10/n.a.	Gesund mit 2 Monaten Größe und Gewicht 25. Perzentile
Witzel 2007	29	First-line-Therapie: 24 Zyklen Vinorelbine 25 mg/m² + Trastuzumab 2 mg/kg wöchentlich Trastuzumab 6 mg/kg alle 3 Wochen, 25 Zyklen; Gesamtdosis 56 mg/kg	0–25 Diagnose in der 23. SSW	27 Sectio	Invasive duktale Lungenmetastasen Hirnmetastasen unter Trastuzumab-Monotherapie	Oligohydramnion Vaginale Blutung	1015	Weiblich APGAR 8/7/6 pH des Nabelschnurblutes 7,48 Lungenversagen	Verstorben 21 Wochen nach der Geburt aufgrund eines schweren Capillary-leak-Syndrom, Multiorganversagen, persistierende Infektionen und nekrotisierende Enterokolitis
Pant 2008	30	Trastuzumab-Monotherapie	0–32	33 Vaginal	Lungenmetastasen	Oligohydramnion	1810	Weiblich APGAR normal	Gesund mit 5 Jahren

20

nomerkrankungen beobachtet. Die postpartale histologische Untersuchung der Plazenta ist daher obligat (Didy et al. 1989).

20.4 Ausblick

Aufgrund der Fortschritte und der Erfahrungen im Umgang mit schwangeren Karzinompatientinnen ist eine Abruptio wegen eines Mammakarzinoms nicht notwendig. Eine Beratung und Betreuung dieser Patientinnen sollte in jedem Falle in einem ausgewiesenen Zentrum erfolgen.

Um mehr über diese seltene Koinzidenz zu erfahren, wurde eine Registerstudie der German Breast Group (GBG-29) in Zusammenarbeit mit der Universitätsfrauenklinik Frankfurt ins Leben gerufen. Frauen, die während der Schwangerschaft an einem Mammakarzinom erkranken, sollten in diesem Register aufgenommen werden. Weitere Informationen hierzu sind im Internet unter folgender Adresse www.germanbreastgroup.de/pregnancy zu erhalten.

Literatur

Aebi S, Loibl S (2008) Breast cancer during pregnancy. Recent Results Cancer Res 178: 45–55

Anderson BO, Petrek JA, Byrd DR, Senie RT, Borgen PI (1996) Pregnancy influences breast cancer stage at diagnosis in women 30 years of age and younger. Am J Obstet Gynecol 3: 204–211

Aviles A, Neri N (2001) Hematological malignancies and pregnancy: a final report of 84 children who received chemotherapy in utero. Clin Lymphoma 2: 173–177

Bader AA, Schlembach D, Tamussino KF, Pristauz G, Petru E (2007) Anhydramnios associated with administration of trastuzumab and paclitaxel for metastatic breast cancer during pregnancy. Lancet Oncol 8: 79-81

Bellin MF, Webb JA, Van Der Molen AJ, Thomsen HS, Morcos SK (2005) Safety of MR liver specific contrast media. Eur Radiol 15 (8): 1607–1614

Berger JC, Clericuzio CL (2008) Pierre Robin sequence associated with first trimester fetal tamoxifen exposure. Am J Med Genet A 146A (16): 2141–2144

Berry DL, Theriault RL, Holmes FA, et al. (1999) Management of breast cancer during pregnancy using a standardized protocol. J Clin Oncol 17: 855–861

Bonnier P, Romain S, Dilhuydy JM, et al. (1997) Influence of pregnancy on the outcome of breast cancer: a case control study. Int J Cancer 72: 720–727

Chang YT, Loong CC, Wang HC, Jwo SC, Lui WY (1994) Breast cancer and pregnancy. Zhonghua Yi Xue Za Zhi 54: 223–229

Crivellaro M, Senna G, Dama A, Bonadonna P, Passalacqua G (2003) Anaphylaxis due to patent blue dye during lymphography, with negative skin prick test. J Investig Allergol Clin Immunol 13: 71–72

Diel IJ, Solomayer EF, Costa SD et al. (1998) Reduction in new metastases in breast cancer with adjuvant clodronate treatment. N Engl J Med 339: 357–363

Dildy GA 3rd, Moise KJ Jr, Carpenter RJ Jr, Klima T et al. (1989) Maternal malignancy metastatic to the product of conception: a review. Obstet Gynecol Surv 44: 535–540

Elledge RM,Ciocca DR, Langone G, McGuire WL (9193) Estrogen receptor, progesterone receptor, and HER-2/neu protein in breast cancers from pregnant patients. Cancer 71: 2499–2506

Fanale MA, Uyei AR, Theriault RL, Adam K, Thompson RA (2005) Treatment of metastatic breast cancer with trastuzumab and vinorelbine during pregnancy. Clin Breast Cancer 6: 354–356

Garcia-Manero M, Royo MP, Espinos J, Pina L, Alcazar JL, Lopez G (2009) Pregnancy associated breast cancer. Eur J Surg Oncol 35 (2): 215–218

Gentilini O, Cremonesi M, Trifiro G, Ferrari M, Baio SM, Caracciolo M, Rossi A, Smeets A, Galimberti V, Luini A, Tosi G, Paganelli G (2004) Safety of sentinel node biopsy in pregnant patients with breast cancer. Ann Oncol 15:1348–1351

Guinee VF, Olsson H, Moller T, et al. (1994) Effect of pregnancy on prognosis for young women with breast cancer. Lancet 343: 1587–1589

Hahn KM, Johnson PH, Gordon N et al. (2006) Treatment of pregnant breast cancer patients and outcomes of children exposed to chemotherapy in utero. Cancer 107: 1219–1226

Hebert-Croteau N, Freeman CR, Latreille J, Rivard M, Brisson J (2004) A population-based study of the impact of delaying radiotherapy after conservative surgery for breast cancer. Breast Cancer Res Treat 88: 187–196

Ishida T, Yokoe T, Kasmu F, et al. (1992) Clinicopathologic characteristics and prognosis of breast cancer patients associated with pregnancy and lactation: analysis of case-control study in Japan. Jpn J Cancer Res 83: 1143–1149

Janni W, Rack B, Gerber B, et al. (2006) Pregnancy-associated breast cancer – special features in diagnosis and treatment. Onkologie 29:107–12

Kal HB, Struikmans H (2005) Radiotherapy during pregnancy: fact and fiction. Lancet Oncol 6:328–33.

Kelly H Kelly H, Graham M, Humes E, Dorflinger LJ, Boggess KA, O'Neil BH, Harris J, Spector NL,Dees EC (2006) Delivery of a healthy baby after first trimester maternal exposure to lapatinib. Clin Breast Cancer 7: 339–41

Loibl S, von Minckwitz G, Gwyn K, et al. (2006) Breast carcinoma during pregnancy. Recommendations from an International Expert Meeting. Cancer 106: 237–46

Loibl S (2008) New therapeutic options for breast cancer during pregnancy. Breast Care 3: 171–6

Middleton LP, Amin M, Gwyn K, Theriault R, Sahin A (2003) Breast carcinoma in pregnant women: assessment of clinicopathologic and immunohistochemical features. Cancer 98 (5): 1055–1060, doi:10.1002/cncr.11614 [doi]

Mir O, Berveiller P, Goffinet F, Treluyer JM, Serreau R, Goldwasser F, Rouzier R (2009) Ann Oncol [Epub ahead of print]

Mondi MM, Cuenca RE, Ollila DW, Stewart JH, Levine EA (2007) Sentinel lymph node biopsy during pregnancy: initial clinical experience. Ann Surg Oncol 14: 218–221

Nettleton J, Long J, Kuban D, Wu R, Shaefffer J, El Mahdi A (1996) Breast cancer during pregnancy: quantifying the risk of treatment delay. Obstet Gynecol 87 (3): 414–418

Nugent P, O'Connell TX (1985) Breast cancer and pregnancy. Arch Surg 120: 1221–1224

Pant S, Landon MB, Blumenfeld M, Farrar W, Shapiro CL (2008) Treatment of breast cancer with trastuzumab during pregnancy. J Clin Oncol 26: 1567–69

Petrek JA, Dukoff R, Rogatko A (1991) Prognosis of pregnancy associated breast cancer. Cancer 67: 869–872

Reed W, Sandstad B, Holm R, Nesland JM (2003) The prognostic impact of hormone receptors and c-erbB-2 in pregnancy-associated breast cancer and their correlation with BRCA1 and cell cycle motor. Int J Surg Pathol 11: 65–74

Ring AE, Smith IE, Jones A et al. (2005) Chemotherapy for breast cancer during pregnancy: an 18-year experience from five London teaching hospitals. J Clin Oncol 23: 4192–4197

Sekar R, Stone PR (2007) Trastuzumab use for metastatic breast cancer in pregnancy. Obstet Gynecol 110: 507–510

Shrim A, Garcia-Bournissen F, Maxwell C, Farine D, Koren G (2007) Favorable pregnancy outcome following Trastuzumab (Herceptin) use during pregnancy – Case report and updated literature review. Reprod Toxicol 23: 611–613

Shousha S (2000) Breast carcinoma presenting during or shortly after pregnancy and lactation. Arch Pathol Lab Med 124: 1053–1060

Smit JW, Huisman MT, van TO, Wiltshire HR, Schinkel AH (1999) Absence or pharmacological blocking of placental P-glycoprotein profoundly increases fetal drug exposure. J Clin Invest 104: 1441–1447

Tobon H, Horowitz LF (1993) Breast cancer during pregnancy Breast Dis 6: 127–134

Waterston AM, Graham J (2006) Effect of adjuvant trastuzumab on pregnancy. J Clin Oncol 24: 321–322

Watson WJ (2005) Herceptin (trastuzumab) therapy during pregnancy: association with reversible anhydramnios. Obstet Gynecol 105: 642–643

Witzel ID, Muller V, Harps E, Janicke F, Dewit M (2008) Trastuzumab in pregnancy associated with poor fetal outcome. Ann Oncol 19: 191–192

Zemlickis D, Lishner M, Degendorfer P, et al. (1992) Maternal and fetal outcome after breast cancer in pregnancy. Am J Obstet Gynecol 166: 781–787

Sexualsteroide nach Mammakarzinom

Cosima Brucker

21.1 Hormonelle Kontrazeption nach Mammakarzinom

Im Zustand nach Mammakarzinom sind hormonelle Kontrazeptiva kontraindiziert. Dies betrifft sowohl die oralen Kombinationspräparate als auch die Gestagen-haltigen Kontrazeptiva (Minipille, Hormonimplantat, Hormonspirale). Diese Empfehlung basiert nicht auf Studiendaten, da solche nicht existieren. Sie ist jedoch abgeleitet von der Tatsache, dass die Mehrheit der Mammakarzinome ein hormonabhängiges Wachstum aufweist.

Es gibt einige Hinweise für ein erhöhtes Mammakarzinom-Risiko nach Anwendung oraler Kontrazeptiva. Die Metaanalyse der Collaborative Group on Hormonal Factors in Breast Cancer von 1996 hat ergeben, dass während der Einnahme oraler Kontrazeptiva und 10 Jahre danach ein leicht erhöhtes Diagnoserisiko für Brustkrebs vorliegt. Des weiteren wurde in einer neueren durch das National Cancer Institute unterstützten Untersuchung das Brustkrebsrisiko jüngerer Frauen (20–34 Jahre) mit dem älterer Frauen (35–54 Jahre) verglichen. Die Studie zeigte, dass das Brustkrebsrisiko am höchsten für Frauen war, die innerhalb der letzten 5 Jahre orale Kontrazeptiva angewandt hatten, besonders bei der Gruppe jüngerer Frauen.

Im Gegensatz dazu konnte in einer anderen ebenfalls neueren Studie kein Zusammenhang zwischen der Einnahme oraler Kontrazeptiva und Brustkrebsrisiko gezeigt werden. Hier wurde das Brustkrebsrisiko von Frauen im Alter von 35–64 Jahren untersucht, die zuvor die Pille genommen hatten. Das relative Risiko (RR) für Frauen, die derzeit orale hormonale Kontrazeptiva einnahmen, betrug RR 1,0 (0,8–1,3) und RR 0,9 (0,8–1,0) für Frauen, die sie früher eingenommen hatten. In dieser Studie stieg das relative Risiko mit längerer Einnahmedauer bzw. höherer Östrogendosis nicht an (Marchbanks et al. 2002).

 Cave
Aufgrund der unsicheren Datenlage und der Hormonabhängigkeit der Erkrankung sollte für Patientinnen nach Mammakarzinom grundsätzlich eine Alternative zur hormonellen Kontrazeption gefunden werden (◘ Tab. 21.1). Hier kommen klassische Intrauterinpessare wie das Kupfer-IUP oder Barrieremethoden in Frage, bei abgeschlossener Familienplanung auch die Sterilisation.

21.2 Hormonsubstitution nach Mammakarzinom

 Eine Hormonsubstitution mit Sexualsteroiden ist im Zustand nach Mammakarzinom kontraindiziert.

Die aktuelle Leitlinie zur Hormontherapie in Peri- und Postmenopause (2009) trifft hierzu folgende klare Aussage:

- Statement: »Eine HT [Hormontherapie] steigert das Risiko für ein Rezidiv nach behandeltem Mammakarzinom. (LoE 2b)«.
- Empfehlung: »Eine HT nach behandeltem Mammakarzinom ist kontraindiziert. (A)«

Bereits 2002 gab auch die Deutsche Gesellschaft für Senologie eine ähnliche, jedoch insgesamt weniger drastische Empfehlung: »Frauen mit behandeltem Mammakarzinom, die eine Hormonersatztherapie (HRT) wünschen oder bei denen Folgeerscheinungen eines Östrogenmangels zu befürchten sind, sollten die heute verfügbaren anderen Behandlungsmöglichkeiten empfohlen werden. Nur bei einer gravierenden Beeinträchtigung der Lebensqualität durch klimakterische Symptome, die durch

◘ Tab. 21.1 Mammakarzinomrisiko und Sexualsteroide – allgemeine Richtlinien	
Orale Antikonzeptiva und Mammakarzinomrisiko	Fragliche geringe Erhöhung des Brustkrebsrisikos unter Anwendung einer hormonellen Kontrazeption; Datenlage unklar
	Keine Anwendungsbeschränkungen bei Frauen mit positiver Familienanamnese
Hormonelle Antikonzeptiva nach Brustkrebserkrankung	Kontraindiziert
Postmenopausale Hormonsubstitution und Mammakarzinomrisiko	Erhöhtes Brustkrebsrisiko unter Anwendung einer postmenopausalen kombinierten Hormontherapie. Risikoerhöhung durch Östrogen-Monotherapie geringer
	Kein genereller Verzicht auf Hormontherapie bei Frauen mit positiver Familienanamnese
Postmenopausale Hormonsubstitution nach Brustkrebserkrankung	Alternative Behandlungsmöglichkeiten klimakterischer Beschwerden vorrangig
	Hormontherapie kontraindiziert

◻ **Tab. 21.2** Empfehlungen zu Alternativen einer Hormontherapie bei Zustand nach Mammakarzinom (Deutsche Gesellschaft für Senologie 2002)

Östrogenmangelsymptomatik	Alternativen zur systemischen Östrogengabe
Hitzewallungen, Schlafstörungen	Venlafaxin
Vaginale Trockenheit	Gleitmittel
Urogenitale Atrophie	Lokale Östriolanwendung, Östradiolvaginalring[a]
Osteoporoseprävention	Diät, körperliche Betätigung Suffiziente Vitamin-D- und Kalziumsubstitution
Bestehende Osteoporose	Bisphosphonate
Prävention kardiovaskulärer Erkrankungen	Änderung des Lebensstils (gesunde Ernährung, körperliche Aktivität, Nikotinverzicht)
Vorliegen kardiovaskulärer Risikofaktoren	Antihypertensiva, Azetylsalizylsäure, Statine

[a] Eine mögliche systemische Wirkung kann nicht mit Sicherheit ausgeschlossen werden

andere Behandlungsstrategien inkl. Modifikation der Lebensführung nicht beherrscht werden, kann eine HRT erwogen werden. Vorher muss die Patientin umfassend über die individuelle Nutzen- und Risikokonstellation bei Einleitung einer HRT aufgeklärt werden und gegebenenfalls Rücksprache mit der/dem behandelnden onkologischen Spezialistin/en erfolgen. Diese Aufklärung muss dokumentiert werden. Eine HRT bei Mammakarzinom-Patientinnen sollte in der geringstmöglichen Dosierung durchgeführt und so bald wie möglich wieder abgesetzt werden.«

Aufgrund der seitdem sich weiter festigenden Datenlage zur Risikoerhöhung für die Diagnose eines Mammakarzinoms durch die Hormontherapie, insbesondere durch die Kombinationstherapie mit Östrogenen und Gestagenen, sind die früher noch etwas großzügiger gehandhabten Empfehlungen, bei entsprechend starken Beschwerden doch eine Hormontherapie durchzuführen, weiter zurückgenommen worden.

Die großen Metaanalysen zur Hormontherapie nach behandeltem Mammakarzinom kommen zwar zu dem Ergebnis, dass das Rezidivrisiko in den meisten Beobachtungsstudien nicht erhöht ist (Col et al. 2005; Baber et al. 2005; Antoine et al. 2006). Allerdings weisen die meisten Studien Mängel auf, so dass ein erhöhtes Risiko nicht auszuschließen ist.

Die aktuelle randomisierte HABITS-Studie kam zu dem Ergebnis, dass Frauen im Zustand nach Mammakarzinom, die eine Hormontherapie anwendeten, signifikant häufiger ein Rezidiv erlitten als Frauen ohne Hormontherapie (Holmberg et al. 2008). Die Hazard Ratio war mit 2,4 (95% CI = 1,3–4,2) deutlich erhöht. Die kumulative Inzidenz betrug 22,2% in der Hormontherapie-Gruppe

und 8,0% in der Kontrollgruppe, die lediglich symptomatisch behandelt wurde. Einschränkend ist die relativ kleine Fallzahl der Studie. Weitere Hinweise, dass das Rezidivrisiko unter Hormontherapie für Patientinnen mit behandeltem Mammakarzinom erhöht ist, ergeben sich aus der Tatsache, dass einige Studien vorzeitig abgebrochen wurden, eben weil ein erhöhtes Risiko in der Gruppe der Patientinnen mit Hormontherapie beobachtet wurde.

Tipp

Patientinnen nach Mammakarzinom sollten eine symptomorientierte Beratung und Behandlung erhalten. Hierzu gehören die Beratung zu Modifikationen der Lebensführung und die Auswahl geeigneter Alternativen bei Notwendigkeit einer medikamentösen Therapie (◻ Tab. 21.2).

Literatur

Althuis MD, Brogan DD, Coates RJ, et al. (2003) Breast cancers among very young premenopausal women (United States). Cancer causes and control 14(2): 151–160

Antoine C., Liebens F, Carly B, et al. (2007) Safety of hormone therapy after breast cancer: a qualitative systematic review. Hum Reprod 22(2):616–622

Baber R, Hickey M, Kwik M (2005) Therapy for menopausal symptoms during and after treatment for breast cancer: safety considerations. Drug Saf 28(12):1085–1100

Col NF, Kim JA, Chlebowski RT (2005) Menopausal hormone therapy after breast cancer: a meta-analysis and critical appraisal of the evidence. Breast Cancer Res 7(4):R535–540

Collaborative Group on Hormonal Factors in Breast Cancer (1996) Breast cancer and hormonal contraceptives: Collaborative reanalysis of individual data on 53,297 women with breast cancer and

21

100,239 women without breast cancer from 54 epidemiological studies. Lancet 347:1713–1727

Emons G (2002) Hormonsubstitution nach Mammakarzinom – eine Konsensusempfehlung. Gynäkologie 35:1114–1116

Holmberg L, Iversen OE, Rudenstam CM, et al. (2008) HABITS Study Group. Increased risk of recurrence after hormone replacement therapy in breast cancer survivors. J Natl Cancer Inst 100(7):475–482

Hormontherapie in Peri- und Postmenopause (HT). Interdisziplinäre S3-Leitlinie. AWMF 015/062.

Marchbanks PA, McDonald JA, Wilson HG, et al. (2002) Oral contraceptives and the risk of breast cancer. New England Journal of Medicine 346(26):2025–2032

Teil VI   Medizinische Nachsorge

Nachsorge mit Rezidiv- und Metastasensuche und Therapiebegleitung

Matthias W. Beckmann, Laura Kahmann, Peter A. Fasching

22.1 Einleitung

22.1.1 Epidemiologie und Grundlagen

Das Mammakarzinom ist die häufigste Krebserkrankung der Frau und insgesamt für mehr als 27% aller Krebserkrankungsfälle bei Frauen verantwortlich. Insgesamt wird also jede achte Frau im Laufe ihres Lebens diesem schicksalhaften Einschnitt gegenüber stehen, welcher sowohl sie als Individuum als auch ihre Umgebung betrifft.

Derzeit erkranken in der Bundesrepublik Deutschland jährlich 57.230 Frauen an Brustkrebs. 17.592 Patientinnen sind im Jahr 2008 am Mammakarzinom verstorben. Insgesamt befinden sich etwa 385.000 Frauen im Stadium der abgeschlossen, primär-lokalen Therapie bzw. der adjuvanten Langzeittherapie ohne Metastasen und 60.000 Patientinnen sind in der metastasierten Situation (www.destatis.de). Der größte Teil der Frauen mit einem Mammakarzinom befindet sich also in der Phase, die Langzeitbetreuung und -begleitung nach Primärtherapie erfordert.

Die Einteilung einer Karzinomerkrankung erfolgt allgemein in unterschiedliche Phasen der Erkrankung, die sich teilweise überlappen. Die Zeitdauer der einzelnen Phasen ist individuell sehr unterschiedlich und von mehreren Faktoren, insbesondere aber dem Alter, dem primären Tumorstadium bzw. der Tumorbiologie und der Art der erfolgten Behandlung abhängig.

> **Die 5 Phasen der Karzinomerkrankungen**
> - Phase I: Von der Diagnose zur Therapieplanung
> - Phase II: Durchführung der Therapie
> - Phase III: Onkologische Nachsorge /Rehabilitation
> - Phase IV: Rezidiv/Metastasierung
> - Phase V: Palliation/Lebensende

Für einen Großteil der Mammakarzinompatientinnen gibt es jedoch keine scharfe Trennung mehr zwischen Phase II, d. h. der eigentlichen Primärtherapie und dem Beginn der Nachsorge (Phase III). Dies ist vor allem darauf zurückzuführen, dass sich die Primärtherapie in den letzten Jahren enorm weiterentwickelt und daher in einigen Bereichen eine neue Orientierung erfahren hat. Es bedarf daher auch einer Anpassung der eigentlichen Nachsorge, die nun in vielen Teilen zusätzlich als Therapiebegleitung angesehen werden muss:

An dieser Stelle seien hierfür 3 Beispiele genannt:
- Ungefähr 70% der Mammakarzinome exprimieren Steroidhormonrezeptoren. Für diese Patientinnen mit hormonrezeptorpositivem Mammakarzinom kommt eine frühe, und in einigen Fällen auch eine erweiterte **adjuvante, endokrine Therapie** in Betracht.
- Ähnliches gilt für ca. 20% der Patientinnen, deren Tumoren eine Überexpression des membranständigen HER2/neu-Rezeptors zeigen. Hier schließt die Behandlung eine adjuvante **Antikörpertherapie mit Trastuzumab** über ein Jahr ein.
- Zunehmend wird die 6-monatige **Bisphosphonattherapie** über einen Zeitraum von 3 Jahren fortgeführt, zum einen als präventive Komedikation im Rahmen der endokrinen Therapie mit einem Aromatasehemmer, zum anderen aber auch als adjuvante Therapie prämenopausaler Patientinnen (analog der ABCSG-12-Studie) als Bestandteil der Behandlung.

Die adjuvante Therapie kann sich also unter Umständen über 10 oder mehr Jahre erstrecken. Dementsprechend befindet sich die größte Zahl der Patientinnen während der ehemals definierten Phase der Nachsorge noch unter Therapie, die häufig einer intensiven Begleitung bedarf.

 Cave
Somit hat die zunehmende Überlappung der verschiedenen Bereiche die ehemalige Nachsorge in ein Konzept der Behandlung, der Betreuung und der Begleitung, verändert. Hierzu gehören psychosoziale Aspekte und Psychoonkologie, die Supportivtherapie, die Rehabilitation, die Palliativmedizin und die Nachsorge im engeren Sinne als: Nachsorge mit Rezidiv- und Metastasendiagnostik und Therapiebegleitung.

Im Gegensatz zur ehemaligen Definition beginnt die Nachsorge mit der abgeschlossenen lokalen Primärbehandlung und umfasst damit die späteren Zeiträume sowohl zur Therapiebegleitung aber auch zur Reintegration in das »normale Leben«.

22.1.2 Ziele der Nachsorge

Die Nachsorge der Patientin mit Mammakarzinom ist nicht nur als Verlaufskontrolle oder Nachbeobachtung der Erkrankung zu verstehen, sondern sie soll die physischen und psychischen Genesung, sowie die soziale Rehabilitation unterstützen. Sie umfasst daher die frühe Erkennung von lokoregionären Rezidiven und kontralateralen Mammakarzinomen, die gezielte Suche nach Metastasen (bei vorhandenen Beschwerden oder begründetem Verdacht), die Durchführung der Langzeittherapie und die Behandlung von Therapiefolgen und Langzeittoxizitäten. Nicht zuletzt soll sie der Verlaufskontrolle und Überprüfung der Primärtherapie dienen.

Die Patientin sollte nach und auch während der Behandlung und Begleitung wieder ihr »normales Leben« leben können (◘ Abb. 22.1).

Die Zusammenstellung von Nachsorgeschemata stößt aufgrund der Abwesenheit eindeutiger Evidenz auf Schwierigkeiten und ist dementsprechend zu einem Großteil auf Expertenmeinungen und auf den Konsensus von Fachgesellschaften in Form von Leit- oder Richtlinien angewiesen (Beckmann et al. 2009). Die einzigen prospektiv, randomisiert erhobenen Daten stammen aus den 1990er Jahren. Bis dahin war die Nachsorge nach einem starren, apparativen und technisch orientierten Schema ausgerichtet. 2005 wurden diese Daten im Rahmen einer Cochrane-Metaanalyse systematisch untersucht. Eingeschlossen wurden 4 prospektiv randomisierte Studien mit insgesamt 3055 Frauen mit kurativ behandeltem Mammakarzinom. Zwei dieser Studien mit insgesamt 2563 Frauen verglichen den zusätzlichen Einsatz von bildgebenden und laborchemischen Untersuchungen gegenüber einer klinischen Untersuchung und Mammographie in der Nachsorge.

Dabei zeigte sich in allen Studien kein Vorteil hinsichtlich der Überlebensprognose durch die zusätzlich durchgeführten Untersuchungen. Die Diagnosestellung der Metastasen erfolgte zu einem früheren Zeitpunkt. Die Patientinnen waren früher mit der Metastasierung konfrontiert und demzufolge einer größeren psychischen Belastung ausgesetzt (Rojas et al. 2005).

Die Übertragung dieser, vor nahezu 20 Jahren erhobenen Daten in die heutige Praxis im Jahr 2010 fällt jedoch schwer, denn die Weiterentwicklung der Therapieoptionen der metastasierten Situation beim Mammakarzinom hat in den letzten Jahren enorme Fortschritte gemacht. Zunehmend stehen neue Chemotherapeutika (wie z. B. die Taxane und Vinkaalkaloide), endokrine Therapien (Einsatz der Aromatasehemmer) und besonders der Einsatz der «zielgerichteten Therapien« (Antikörpertherapien, »small molecules«) in der metastasierten Situation zur Verfügung. Dies hat dazu geführt, dass die 5-Jahres-Überlebensrate für Frauen mit metastasiertem Mammakarzinom (abhängig von Lokalisation und Ausdehnung der Metastasen) mit 27% enorm angestiegen ist (Schrauder et al. 2009).

Es stellt sich also weiterhin die zentrale Frage nach dem sinnvollsten Nachsorgeschema, das derzeit nur auf Expertenmeinungen beruht und zukünftig nur durch neue, prospektiv randomisierte Studien zu definieren ist.

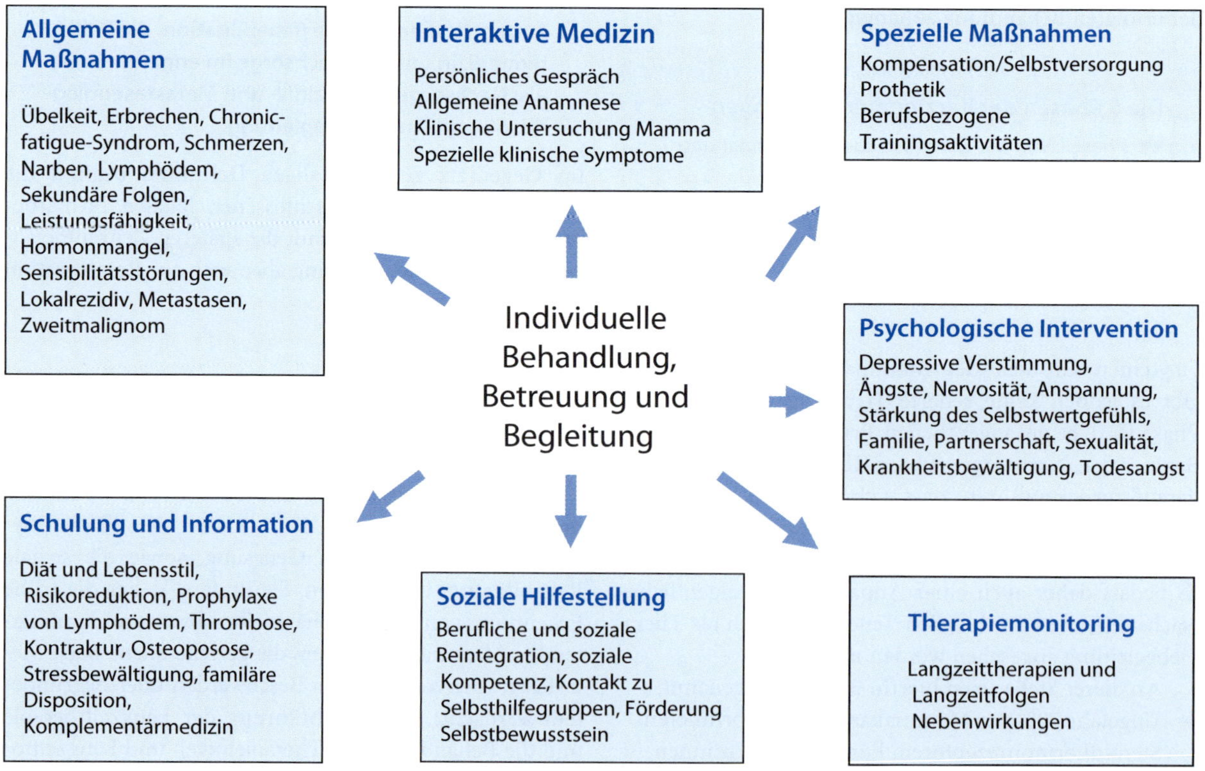

Allgemeine Maßnahmen

Übelkeit, Erbrechen, Chronic-fatigue-Syndrom, Schmerzen, Narben, Lymphödem, Sekundäre Folgen, Leistungsfähigkeit, Hormonmangel, Sensibilitätsstörungen, Lokalrezidiv, Metastasen, Zweitmalignom

Interaktive Medizin

Persönliches Gespräch
Allgemeine Anamnese
Klinische Untersuchung Mamma
Spezielle klinische Symptome

Spezielle Maßnahmen
Kompensation/Selbstversorgung
Prothetik
Berufsbezogene
Trainingsaktivitäten

Individuelle Behandlung, Betreuung und Begleitung

Psychologische Intervention
Depressive Verstimmung,
Ängste, Nervosität, Anspannung,
Stärkung des Selbstwertgefühls,
Familie, Partnerschaft, Sexualität,
Krankheitsbewältigung, Todesangst

Schulung und Information
Diät und Lebensstil,
Risikoreduktion, Prophylaxe
von Lymphödem, Thrombose,
Kontraktur, Osteoposose,
Stressbewältigung, familäre
Disposition,
Komplementärmedizin

Soziale Hilfestellung
Berufliche und soziale
Reintegration, soziale
Kompetenz, Kontakt zu
Selbsthilfegruppen, Förderung
Selbstbewusstsein

Therapiemonitoring

Langzeittherapien und
Langzeitfolgen
Nebenwirkungen

◘ **Abb. 22.1** Das »normale Leben nach Krebs« – Behandlung, Betreuung, Begleitung (BBB)

⊡ Tab. 22.1 Zeitplan der Nachsorgeuntersuchungen

Untersuchung		Nachsorge		Früherkennung*
Jahre nach primärer Lokaltherapie		1 bis 3	4 und 5	>6
Anamnese Körperliche Untersuchung Information/Aufklärung		Alle 3 Monate	Alle 6 Monate	Alle 12 Monate
Selbstuntersuchung (Mammae, Thorax, Axillae		Monatlich		
Laboruntersuchungen Untersuchungen mit bildgebenden Verfahren		Nur bei klinischem Verdacht auf Rezidiv und/oder Metastasen		
Mammographie	Brusterhaltung (ipsilateral)	Mindestens alle 12 Monate		Alle 12 Monate (ggf. 24 Monate)
	Mastektomie (kontralateral)	Alle 12 Monate (ggf. 24 Monate)		

Fortsetzung jährlich bei weitergeführter adjuvanter Therapie

22.2 Struktur der Nachsorge

Die Nachsorge ist nach wie vor eines der größten Diskussionsthemen zwischen Arzt und Patient. In einer Zeit, in der auch in allen medizinischen Bereichen der Kostendruck zunehmend wächst und die Integration der aktuellen Daten (»evidence based medicine«) mit Recht eingefordert wird, stehen die Patientinnen mit ihren Wünschen, Ängsten und häufig anderen Vorstellungen auf der anderen Seite.

Umfragen zufolge wünschen betroffene Frauen eine individuelle, spezialisierte und moderne (neuster Stand der medizinischen Forschung) Behandlung, Betreuung und Begleitung, bei maximalem Erhalt der Lebensqualität während und nach der Therapie. Viele dieser Ansprüche sind auch als Ziele der behandelnden Ärzte anzusehen. Allerdings stellt sich sehr häufig die Frage nach der Realisierbarkeit in der täglichen Praxis (Lux et al. 2008).

Insgesamt sollte die Nachsorge individuell, risiko- (Tumor und Patientinnenrisiko) und erkrankungsadaptiert – falls möglich – immer von demselben Arzt erfolgen. Nur so besteht die Möglichkeit, ein angemessenes Vertrauensverhältnis aufzubauen, um die Ansprüche und Wünsche einer jeden Patientin kennen zu lernen und somit eine adäquate (Langzeit-)Behandlung und Betreuung aufzubauen. Die Nachsorge sollte immer ein persönliches und für beide Seiten informatives Gespräch und eine gezielte Anamneseerhebung beinhalten. Die Dokumentation einer Visite im Rahmen der Nachsorge sollte in jedem Fall sorgfältig und für andere, an der Betreuung der Patientin Beteiligte (Allgemeinmediziner, Psychoonkologen, Strahlentherapeuten, Physiotherapeuten etc.) und auch die Patientin, verständlich erfolgen (z. B. in Form eines Nachsorgepasses).

Als Konsequenz aus den wenigen, prospektiv-randomisierten Studien und den aktuellen Einflussfaktoren hat sich ein multimodales, klinisch-orientiertes, strukturiertes Nachsorgekonzept nach potenziell kurativer Primärtherapie entwickelt (▶ Übersicht; ⊡ Tab. 22.1). Das hier empfohlene Nachsorgeschema umfasst die Untersuchungsfrequenz mit den jeweiligen Inhalten und berücksichtigt die spezifischen Symptome der Patientin. Dies ist eine Zusammenstellung der in den S3-Leitlinien der Deutschen Krebsgesellschaft (DKG), der Deutschen Gesellschaft für Senologie (DGS) und der Deutschen Gesellschaft für Gynäkologie und Geburtshilfe (DGGG).

Nachsorgeschema Mammakarzinom
- **Anamnese:** allgemeine und tumorspezifische Anamnese, Rötung, Atembeschwerden, Husten, Knochenschmerzen, vaginale Blutungen, Gewichtsverlust, allgemeine Abgeschlagenheit, Therapiespätfolgen (Einschränkung der Armbeweglichkeit, Entwicklung eines Lymphödems, Radiodermatitis, klimakterische Beschwerden, Osteoporose, kardiale Symptome, psychokognitive Störungen u. a.)
- **Selbstuntersuchung:** lokal (Operationsgebiet), axillär, Thorax
- **Klinische Untersuchung:** Inspektion, Palpation und Beurteilung der lokalen und lokoregionären Situation
- **Gynäkologische Untersuchung:** bimanuelle rektovaginale Untersuchung, Entnahme von Zervix-

zytologieabstrichen (PAP), Untersuchung der ingui-
nalen Lymphknoten beidseits, Vaginalultraschall
- **Mammadiagnostik:** Mammographie, Mammasonographie, evtl. Mamma-MRT
- **Tumormarker:** CEA und Ca 15-3 im Serum (nur
  falls bei Primärdiagnose erhöht bzw. bei Verdacht
  auf Rezidiv/Metastasen
- **Sonstige bildgebende Untersuchungen:** Röntgen Thorax, Oberbauchsonographie, Skelettszintigraphie, CT, MRT, PET-CT nur bei Verdacht

Im Vordergrund stehen die individuelle Ausrichtung mit
einem informativen Gespräch, einer klinischen Untersuchung und der Bildgebung der Mammae. Nur bei
klinischen Hinweisen oder Symptomen besteht die Notwendigkeit einer weitergehenden apparativen Diagnostik.
Der Begriff »sprechende Medizin« mit persönlicher Betreuung tritt mehr in den Vordergrund und wird als Aspekt der professionellen ärztlichen Tätigkeit anerkannt.

 Cave
Handlungsmaxime sind die Verbesserung der
Heilungschancen und die Verlängerung des
Lebens, unter maximalem Erhalt der Lebensquali-
tät (hoher therapeutischer Index).

22.3 Langzeitfolgen und Toxizitäten der Langzeittherapie

Die zunehmend kurative Behandlung der Patientinnen
mit Mammakarzinom und die Zahl der Langzeitüberle-
benden ist vor allem auf die in den letzten Jahrzehnten
rasante Entwicklung neuer Therapieschemata und neuer
Substanzklassen zurückzuführen. Auf der anderen Seite
haben alle neuen Substanzklassen auch, zum Teil neue,
nicht bekannte Toxizitäten und Langzeitfolgen mit sich
gebracht. Die Behandlung und Vorbeugung dieser Spätfolgen nimmt im Rahmen der Nachsorge einen wichtigen
Stellenwert ein. Die Therapie sollte immer unter dem
Aspekt eines möglichst günstigen therapeutischen Index
erfolgen.

Insgesamt können die Toxizitäten und Langzeitfolgen
in drei Teilbereiche gegliedert werden, wobei die klini-
schen Symptome nicht immer eindeutig zuzuordnen sind
(◘ Abb. 22.2):
- Folgen der zytostatischen bzw. zytotoxischen
  Therapie
- Folgen der endokrinen Therapie
- Psychosozialer Bereich

Patientinnen, die eine **endokrine Therapie** erhalten, bedürfen einer besonderen, zusätzlichen Therapieüber-
wachung und zunehmend auch einer sehr detaillierten
Aufklärung. Nach der Erweiterung der zur Verfügung
stehenden Medikamente um die Aromatasehemmer der
dritten Generation hat sich ein neues Nebenwirkungsspektrum ergeben, daher ist häufig auch eine adäquate
Anpassung der Therapie (z. B. bei einer sequenziellen
endokrinen Therapie) notwendig (Kreis et al. 2005).

Weiterhin haben aktuelle Daten ergeben, dass die
Wirksamkeit des Tamoxifens insbesondere davon abhängt, inwieweit es in der Leber zu einem Umbau zu
den wirksamen Metaboliten 4-Hydroxytamoxifen und
Endoxifen kommt. Dieser Umbau wir durch polymorphe Cytochrome P450 2D6 (CYP2D6) katalysiert. Zwei
funktionelle Allele des CYP2D6 sind daher mit einem
deutlich besseren klinischen Outcome assoziiert (Schroth
et al. 2009). Welche klinischen Konsequenzen daraus
folgen, ist derzeit noch unklar. Letztendlich sind aber
besonders die jüngeren, prämenopausalen und daher mit
Tamoxifen zu behandelnden Patientinnen sehr gut über
diese aktuellen Daten informiert, was den Bedarf an
zusätzlicher Aufklärung wachsen lässt und neben der Berücksichtigung möglicher Interaktionen des Tamoxifens
mit der Komedikation wichtige Anforderungen an den
Nachsorgearzt stellt.

Erweitert sich das Therapiespektrum in der Adjuvanz
möglicherweise um den Einsatz einer Antikörpertherapie
mit Trastuzumab, einem Bisphosphonat (analog der AB-
CSG-12-Studie) oder aber den neuen »small molecules«
(z. B. Lapatinib) wie bereits in (neo-)adjuvanten Studien
überprüft wird, müssen die Therapieüberwachungen und
ggf. entstehende Toxizitäten in der Nachsorge mitberück-
sichtigt werden.

Bei der Vielzahl der Nebenwirkungen stehen nach
einer **zytostatischen/zytotoxischen Therapie** insbesondere die Kardiotoxizität, die Zweitkarzinome und seit
dem Einsatz der Taxane im adjuvanten Setting auch
zunehmend peripheren Neuropathien der Extremitäten
im Vordergrund, während bei der endokrinen Therapie
mehr das sekundäre Endometriumkarzinom, die Throm-
bembolien, das klimakterische Syndrom, Myo-/Athralgi-
en und die Osteoposose zu beachten sind.

Mit steigender Zahl an Patientinnen, die im Rahmen einer (neo-)adjuvanten Chemotherapie und unter
Umständen mit **Trastuzumab** behandelt werden, werden mehr Patientinnen kardiotoxische Nebenwirkungen erleben. Unterschieden werden hier die akute bzw.
die subakute, dosisabhängige Frühform, die chronische
Form, welche innerhalb eines Jahres nach der anthrazyklinhaltigen zytostatischen Therapie und die »Late-
onset-Kardiotoxizität«, die bei Patientinnen auftritt, bei

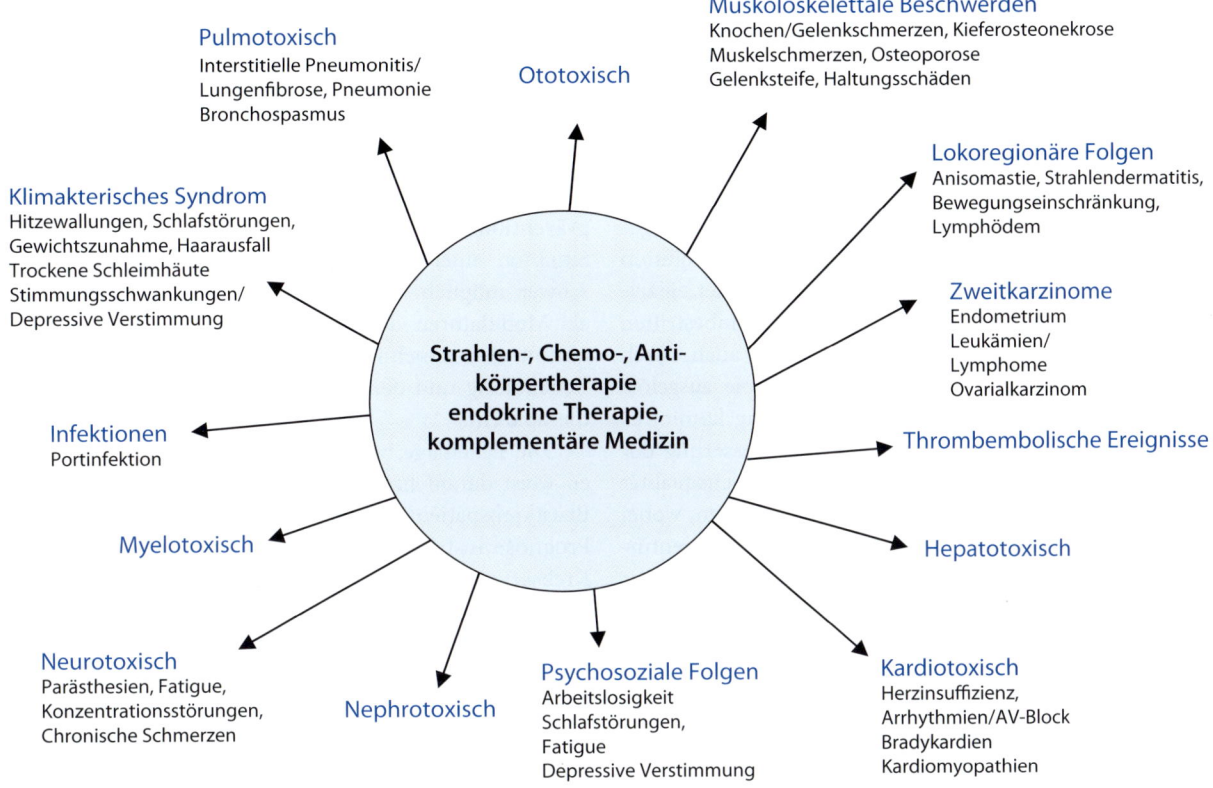

Muskoloskelettale Beschwerden
Knochen/Gelenkschmerzen, Kieferosteonekrose
Muskelschmerzen, Osteoporose
Gelenksteife, Haltungsschäden

Pulmotoxisch
Interstitielle Pneumonitis/
Lungenfibrose, Pneumonie
Bronchospasmus

Ototoxisch

Lokoregionäre Folgen
Anisomastie, Strahlendermatitis,
Bewegungseinschränkung,
Lymphödem

Klimakterisches Syndrom
Hitzewallungen, Schlafstörungen,
Gewichtszunahme, Haarausfall
Trockene Schleimhäute
Stimmungsschwankungen/
Depressive Verstimmung

Zweitkarzinome
Endometrium
Leukämien/
Lymphome
Ovarialkarzinom

**Strahlen-, Chemo-, Anti-
körpertherapie
endokrine Therapie,
komplementäre Medizin**

Infektionen
Portinfektion

Thrombembolische Ereignisse

Myelotoxisch

Hepatotoxisch

Neurotoxisch
Parästhesien, Fatigue,
Konzentrationsstörungen,
Chronische Schmerzen

Nephrotoxisch

Psychosoziale Folgen
Arbeitslosigkeit
Schlafstörungen,
Fatigue
Depressive Verstimmung

Kardiotoxisch
Herzinsuffizienz,
Arrhythmien/AV-Block
Bradykardien
Kardiomyopathien

◘ **Abb. 22.2** Langzeitfolgen und Toxizitäten

denen die Therapie mehr als ein Jahr zurückliegt. Diese spät auftretende Form ist außerordentlich selten, aber lebensbedrohlich. Jede dieser hier aufgeführten Formen äußert sich im Grunde als zunehmende Herzinsuffizienz. Die Therapie unterscheidet sich nicht von der Therapie anderer Formen der Herzinsuffizienz, bleibt also mangels kausaler Therapieoptionen konservativ mittels ACE-Hemmern, Betablockern, Diuretika und Digitalis. Die Behandlung sollte möglichst interdisziplinär unter konsiliarischer Hinzunahme eines Kardiologen erfolgen. Zu beachten bleiben insbesondere beim Einsatz von Betablockern die Wechselwirkungen mit der antihormonellen Therapie (z. B. ebenfalls Metabolisierung über das CYP2D6-System).

Das häufigste therapieinduzierte **Zweitmalignom**, insbesondere nach anthrazyklinhaltiger Chemotherapie, ist die Leukämie. Das höchste Risiko besteht dabei in den ersten 10 Jahren (S3-Leitlinien 2008).

Die chemotherapieinduzierte **Neuropathie** ist eine häufige und oft dosislimitierende Toxizität, in der Behandlung des Mammakarzinoms vornehmlich unter Taxantherapie. Sie äußern sich als Sensibilitätsstörungen, die die Koordinationsfähigkeit einschränken und zu

neuropathischen Schmerzen führen können (Vass et al. 2009). Die eindeutigen Ursachen sind ungeklärt; daher ist auch hier keine kausale Therapie möglich. Typischerweise erfolgt die symptomorientierte Therapie mit Magnesium/Kalzium-Infusionen oder oraler Vitamin-B$_{12}$-Substitution, in schweren Fällen auch mittels trizyklischen Antidepressiva, Opioiden, Gabapentin oder Carbamazepin.

Wie oben bereits erwähnt, ergibt sich durch den »Upfront-Einsatz« eines Aromatasehemmers bei Mammakarzinompatientinnen in der Postmenopause zusätzlich zu den bekannten Nebenwirkungen ein neues Toxizitätsspektrum. Während die Hauptnebenwirkungen beim Tamoxifen im Auftreten von Hitzewallungen, Fluor vaginalis, vaginalen Blutungen und venösen thrombembolischen Ereignissen liegt, so verschiebt es sich nun zunehmend in Richtung **Myo- und Athralgien**. Hinzu kommt ein erhöhtes Risiko zur Entwicklung einer **Osteoporose**. Daher sollte bei Patientinnen, die einen Aromatasehemmer einnehmen, aufgrund des Osteoporoserisikos auf den Nutzen körperlicher Betätigung und entsprechender Diät sowie auf die Möglichkeit einer oralen Substitution von Vitamin D und Kalzium hingewiesen werden. Vor und auch im Verlauf der Therapie sollte eine Knochendichtemessung erfolgen (DXA-Scan) und bereits bei Anzeichen einer Osteopenie eine Bisphosphonattherapie diskutiert werden.

Das klimakterische Syndrom schließt einige der oben genannten Symptome ein. Es umfasst das vegetative (Hitzewallungen, Schweißausbrüche, Schwindel und Tachykardien), das psychologische (Schlaflosigkeit, Nervosität, Anhedonie, Konzentrationsschwäche etc.) und das organische klimakterische Syndrom (z. B. Organinvolution von Ovar und Mammae) ein. Das Empfinden der einzelnen Symptome ist sehr subjektiv und wird unbestritten durch eine Chemotherapie, vor allem aber auch durch die langfristige adjuvante endokrine Therapie ausgelöst und unter Umständen verschlechtert. Häufig kommt es nach einer »Eingewöhnungsperiode« zur Besserung der Symptome. Bei starker Einschränkung der Lebensqualität sollte eine symptomorientierte Therapie erfolgen, wobei die Hormonsubstitution bei Mammakarzinompatientinnen weiterhin kontraindiziert ist und nur unter größter Einschränkung der Lebensqualität und nach deutlicher Nutzen-Risiko-Abwägung im Einzelfall geschehen sollte (S3-Leitlinien 2008). Weitere, ergänzende Möglichkeiten sind Sport, Entspannungstechniken oder Akupunktur. Mögliche Alternativen, jedoch bisher ohne klare Datenlage stellen Phytotherapeutika wie z. B. Cimifuga dar. Eine medikamentöse Therapie der Hitzewallungen kann nach Versagen der konservativen Methoden auch zentral wirksamen Substanzen wie z. B. Venlafaxin, Gabapentin oder Clonidin erfolgen (Cella et al. 2008).

Da insbesondere das klimakterische Syndrom häufig zu enormen Einschränkungen der Lebensqualität führt, sollten die typischen Symptome immer im Rahmen der allgemeinen und spezifischen Anamnese erfragt und interaktiv Behandlungsmöglichkeiten erarbeitet werden. Nur so ist die mit bis zu 40% immer noch häufige »Noncompliance« in Bezug auf die endokrine Therapie zu beherrschen (Chan et al. 2009).

22.4 Einfluss von Lifestylefaktoren

Der Beitrag einer gesunden Lebensweise zur Förderung der Gesundheit ist unbestritten. Die Einflüsse einzelner Faktoren in die Entstehung und den Verlauf verschiedener Erkrankungen werden zunehmend besser verstanden. Insbesondere das Körpergewicht (BMI), eine gesunde Ernährung und ein ausreichendes Maß an physischer Aktivität scheinen von vornehmlicher Wichtigkeit zu sein.

Den Einfluss dieser modifizierbaren Lifestylefaktoren als unabhängige Risikofaktoren wurden auch für die Entstehung von Brustkrebs in zahlreichen Studien gezeigt. Die Ausprägung des Einflusses scheint dabei jedoch auch

von nicht modifizierbaren Faktoren, wie z. B. der positiven Familienanamnese, des Erkrankungsalters/Menopausenstatus oder dem Hormonrezeptorstatus des Karzinoms abhängig zu sein (Carpenter et al. 2003; Schmidt et al. 2009). Allerdings sollten sie, im Sinne der primären Prävention bei allen Frauen Beachtung finden.

Die Übertragung der Daten, im Sinne der Sekundärprävention bzw. einer therapeutischen Intention auf die Situation einer Tumorpatientin erweist sich allerdings schwer möglich. Die Bedeutung von Lifestylefaktoren, als Modulatoren der Prognose bei Tumorpatientinnen nimmt aber zunehmend auch einen wichtigen Teil der Behandlung und der Begleitung nach kurativer Primärtherapie ein.

Die Datenlage, vornehmlich aus Beobachtungsstudien weist darauf hin, dass das Sterberisiko bei adipösen Brustkrebspatientinnen erhöht ist. Hierbei scheint die Prognose insbesondere bei Gewichtszunahme nach der Krebserkrankung zu steigen (Calle et al. 2003; Chlebowski et al. 2006).

Auf dem SABCS 2009 wurden die aktuellen Daten aus zwei Studien zum Einfluss von Adipositas und Alkoholkonsum auf das rückfallfreie Überleben und die Sterblichkeitsrate vorgestellt. Kwan et al. untersuchten im Rahmen der LACE-Studie (Life After Cancer Epidemiology) prospektiv an einer Kohorte von 1898 Brustkrebspatientinnen den Einfluss von Alkoholkonsum auf das krankheitsfreie Überleben und die Gesamtmortalität. Es zeigte sich eine signifikant erhöhte rückfall- (HR 1,34, p=0,05) und krebsassoziierte Sterblichkeitsrate (HR 1,58, p=0,03) bei Patientinnen, die >6 g Alkohol/Tag zu sich nahmen.

Den Einfluss von Übergewicht/Adipositas untersuchten Ewertz et al. (2009) an einer Gruppe von 18.967 Mammakarzinompatientinnen. Auch hier zeigte sich ein signifikanter Einfluss von Übergewicht auf die Entstehung von Fernmetastasen und das krebsassoziierte Sterblichkeitsrisiko. Patientinnen mit einem BMI ≥25 hatten ein 42–46% erhöhtes Risiko zur Entstehung von Fernmetastasen und ein 26–38% erhöhtes Sterblichkeitsrisiko innerhalb von 10 Jahren.

> **Tipp**
>
> Diese aktuellen Daten zeigt sehr deutlich, dass nicht nur zur Primärprävention, sondern insbesondere auch zur Sekundärprävention im Rahmen der Nachsorge ein besonderes Augenmerk auf die Lifestylefaktoren gelegt werden sollte.

Dies beinhaltet die genaue Anamneseerhebung, Diskussion und Aufklärung zu be-/entstehenden Risikofaktoren mit jeder Patientin sowie eine möglicherweise interdisziplinäre Beratung zur Reduktion bestehender Risikofaktoren, z. B. durch eine Ernährungsberatung. Insgesamt sind eine ausreichende physische Aktivität, eine angestrebtes Zielgewicht mit einem BMI <25 und eine ausgewogene, insbesondere pflanzliche Rohstoffe enthaltende Ernährung zu empfehlen (Fasching et al. 2009).

❗ Cave

Das strukturierte Nachsorgekonzept nach potenztiell kurativer Primärtherapie ist klinisch-symptomorientiert. Es sollte eine individuelle, interaktive Ausrichtung mit einem informativen Gespräch, einer ausführlichen Anamneseerhebung und einer klinischen, symptomorientierten Untersuchung und der bildgebenden Diagnostik der Mammae enthalten, psychoonkologische und soziale Hilfestellung sowie die Information und Möglichkeit zur Änderung von bestehenden, ggf. prognostisch ungünstigen Lifestylefaktoren bieten.

Literatur

AG Bevölkerungsbezogener Krebsregister in Deutschland. Krebs in Deutschland 2003–2004. Häufigkeiten und Trends. Eine gemeinsame Veröffentlichung des Robert Koch-Instituts und der Gesellschaft der epidemiologischen Krebsregister in Deutschland e.V. 6. überarbeitete Auflage, 2008

Beckmann MW, Jud SM (2009) Standards, Leitlinien und Richtlinien- und das tägliche medizinische Handeln. Frauenheilkunde up to date 3: 243

Calle EE, Rodriguez C, Walker-Thurmond K, Thun MJ (2003) Overweight, obesity and mortality from cancer in a prospectively studied cohort of U.S. adults. N Engl J Med 348(17): 1625–38

Carpenter CL, Ross PK, Paganini-Hill A, Bernstein L (2003) Effect of family history, obesity and exercise on breast cancer risk among postmenopausal women. Int J Cancer 106(1): 96–102

Cella D, Fallowfield LJ (2008) Recognition and management of treatment-related side effects for breast cancer patients receiving adjuvant endocrine therapy. Breast Cancer Res Treat 107(2): 167–80

Chan A, Speers C, O'RReilly S, Pickering R, Chia SK (2009) Adherence of adjuvant hormonal therapies in post-menopausal hormone receptor positive (HR+) early stage breast cancer: a population based study from British Columbia. Cancer Res 69(Suppl.)

Chlebowski RT, Blackburn GL, Thomson CA, Nixon DW, Shapiro A, Hoy MK, Goodman MT, Giuliano AE, Karanja N, Mc Andrew P, Hudis C, Butler J, Merkel D, Kristal A, Caan B, Michaelson R, Vinciguerra V, Del Prete S, Winkler M, Hall R, Simon M, Winters BL, Elashoff R (2006) Dietary fat reduction and breast cancer outcome: interim efficacy results from the Women's Intervention Nutrition Study. J Natl Cancer Inst 98(24): 1767–76

Deutsche Krebsgesellschaft e.V. Interdisziplinäre S3-Leitlinie für die Diagnostik, Therapie und Nachsorge des Mammakarzinoms 2008

Ewertz M, Jensen M-B, Gunnarsdottir K, Cold S (2009) Effect of obesity on prognosis after early breast cancer. Cancer Res 69(Suppl.): 24

Fasching PA, Hübner J., Kleeberg UR (2009) Körperliche Bewegung und Sorpt zur Prävention und Behandlung von Krebserkrankungen. Der Onkologe 15(7): 696–701

Kreis H, Lux MP, Fasching PA, Beckmann MW (2005) Langzeitfolgen und Toxizitäten der Behandlung bei Patientinnen mit Mammakarzinom in der Nachsorge. Senologie 65: R1–R84

Kwan ML, Kushi LH, Weltzien E, Castillo A, Caan BJ (2009) Alcohol and breast cancer survival in a prospective cohort study. Cancer Res 69(Suppl.): 24

Lux MP, Radosavac D, Tänzer TD, Schrauder M, Beckmann MW, Fasching PA (2008) Patientinnen mit MaCa und ihre Ärztinnen und Ärzte unterscheiden sich in der Beurteilung des notwendigen Benefits von Therapieoptionen – Ergebnisse der Gut Informieren – Gemeinsam Entscheiden!-Studie. Geburtshilfe und Frauenheilkunde 68: 106

Rojas MP, Telaro E, Russo A, Moschetti I, Coe L, Fossati R, Palli D, del Roselli TM, Liberati A (2005) Follow-up strategies for women treated for early breast cancer. Cochrane Database Syst Rev 25(1):CD001768

Schmidt M, Battista M, Nilges K, Teifke A, Kölbl H (2009) Nachsorge beim Mammakarzinom und gyäkologischen Karzinomen; Frauenheilkunde up to date 4: 251–272

Schrauder MG, Hein A., Löhberg CR, Rauh C, Beckmann MW (2009) Metastasiertes Mammakarzinom: Diagnose und Therapie – State of the Art. Pharma Fokus Onkologie 6: Nr. 1

Schroth W, Goetz MP, Hamann U, Fasching PA, Schmidt M, Winter S, Fritz P, Simon W, Suman VJ, Ames MM, Safgren SL, Kuffel MJ, Ulmer HU, Boländer J, Strick R, Beckmann MW, Koelbl H, Weinshilboum RM, Ingle JN, Eichelbaum M, Schwab M, Brauch H (2009) Association between CYP2D6 polymorphisms and outcomes among women with early stage breast cancer treated with tamoxifen. JAMA 302(13):1429–36

Statistisches Bundesamt (2007) Todesursachen in Deutschland – Fachserie 12, Reihe 4 – 2007. Sterbefälle nach ausgewählten Todesursachen, Altersgruppen und Geschlecht; Gestorbene in Deutschland [online] www.destatis.de

Vass A, Grisold W (2009) Chemotherapieinduzierte Neuropathien (CIN) Journal für Neurologie Neurochirurgie und Psychiatrie 10(2): 44–47

Rehabilitation

Michael Specht, Mechthild Hahn

23.1 Definition

Die Rehabilitation an einem Mammakarzinom erkrankter Frauen umfasst in ihrer Gesamtheit folgende Bereiche:
- Körper
- Psyche
- Soziale Aspekte

 Cave
Ziel rehabilitativer Bemühungen ist es, die Patientin in die Lage zu versetzen, in größtmöglicher Selbstbestimmung die ihr individuell mögliche Lebensform und -stellung im Alltag, in der Gemeinschaft und im Beruf zu finden bzw. wiederzuerlangen. Dabei ist die Motivation zur Eigenverantwortung und Selbsthilfe besonders zu unterstützen.

Ziele der Rehabilitation mammakarzinomkranker Frauen sind in den Determinanten des jeweiligen Krankheitsverlaufs:
- **Physisch:** Die Wiederherstellung und Erhaltung von Wohlbefinden, Funktionsfähigkeit, Beschwerde- und Schmerzfreiheit bzw. bei bereits eingetretener Pflegeabhängigkeit das höchstmögliche Ausmaß an subjektiver, selbstbestimmter Lebensqualität.
- **Psychisch:** Die Wiedererlangung und Erhaltung von Selbstsicherheit und Wertgefühl, die Befähigung zur Bewältigung der aus der Krankheit resultierenden Ängste, Konflikte sowie emotionalen und sonstigen Belastungen.
- **Sozial:** Die Wiedererlangung, Erhaltung oder nötigenfalls Veränderung von Rollensicherheit in den vorgefundenen Beziehungssystemen von Familie, Beruf und Umfeld einschließlich materieller Absicherung bzw. bei bereits eingetretener Pflegeabhängigkeit die Erhaltung einer selbstbestimmten, menschenwürdigen Lebensführung.

23.2 Rolle des Arztes

In der Phase der Rehabilitation hat der Arzt, vor allem der für die Nachsorge der Mammakarzinompatientin hauptverantwortliche Arzt, eine Schlüsselstellung, obwohl an diesem kontinuierlichen Prozess zumeist mehrere Einrichtungen und Berufsgruppen spezifischer Zuständigkeit und Funktion beteiligt sind.

Die zentrale Rolle des Arztes beruht einerseits in dem besonderen Vertrauensverhältnis zwischen Arzt und Patientin, das ihn zum unmittelbar einflussnehmenden Berater – auch in allen rehabilitativen Fragen und Problemen – macht, andererseits darin, dass sozialrechtlich ge-

botene Maßnahmen und Hilfen zur Rehabilitation seiner ärztlichen Verordnung bzw. gutachterlichen Stellungnahme gegenüber den Kostenträgern bedürfen.

Die Doppelrolle des Arztes als subjektiv engagierter Berater und zugleich objektiv beurteilender medizinischer Gutachter setzt voraus, dass er über präzise und ständig aktualisierte Sachkenntnis des sozialgesetzlichen Systems verfügt. Ebenso muss er über die im Umfeld jeweils vorhandene Infrastruktur direkter und persönlicher Mitbetreuung von Mammakarzinompatientinnen informiert sein, z. B. über Sozialstationen und sonstige ambulante Pflegedienste, Hospizinitiativen, psychosoziale Beratungsstellen, Selbsthilfegruppen u. a.

23.3 Maßnahmen der Rehabilitation

Individuelle Auswahl geeigneter Maßnahmen. Um Rehabilitation im oben beschriebenen Sinne zu ermöglichen bzw. zu erleichtern, sieht das System rechtlicher Sicherung und gesundheitlicher Versorgung in vielfältiger Form medizinische, berufliche und soziale Maßnahmen und Hilfen vor. Welche Maßnahmen zur Wiedereingliederung von Mammakarzinompatientinnen im Einzelfall als notwendig und nützlich zu erachten sind, entscheidet oder beurteilt vornehmlich der nachsorgende Arzt nach den individuellen Gegebenheiten des jeweiligen Heilungs- bzw. Krankheitsverlaufs.

23.3.1 Medizinische Rehabilitation

Maßnahmen der medizinischen Rehabilitation zielen darauf ab, den durch die Krankheit und die Behandlungsfolgen beeinträchtigten körperlichen Zustand von Mammakarzinompatientinnen zu bessern, die Funktions- und Leistungsfähigkeit wiederherzustellen bzw. während des Fortschreitens der Erkrankung noch größtmögliches Wohlbefinden sowie Schmerzfreiheit zu erhalten. Dabei soll in einem psychosomatisch orientierten Medizinverständnis immer auch die reaktive Wechselwirkung zwischen physischem Zustand und psychosozialem Befinden besonders beachtet werden.

Hilfsmittel

Bei Zustand nach Mammaablatio ist nach Abschluss des Wundheilungsprozesses die Ausstattung der Patientin mit einer vom nachsorgenden Arzt verordneten und vom medizinischen Fachhandel angepassten **Brustprothese** mit 2 Prothesenbüstenhaltern (letztere jährlich erneut zu rezeptieren) notwendig. Die Kosten für die Prothese werden von der Krankenkasse im Rahmen der Festbetragsregelung übernommen. **Prothesengerechte Bekleidungsstücke** werden ebenfalls bezuschusst. Dazu zählt auch ein ärztlich verordneter Prothesenbadeanzug. Über diese Standardversorgung hinausgehende Mehrfachausstattungen oder Spezialanfertigungen können im Einzelfall, ärztlich begründet, bewilligt werden.

Physiotherapie

Physiotherapeutische Maßnahmen, speziell Krankengymnastik und manuelle Lymphdrainage, sind nach der Primärbehandlung regelmäßig zu verordnen. Abhängig von Zustand und Verlauf ist nicht selten die wiederholte Verordnung auch über längere Zeiträume notwendig.

Sport

In fast allen Bundesländern bietet der jeweilige Behindertensportverband (www.dbs-npc.de) bzw. Landessportbund (http://www.dosb.de/de/organisation/mitgliedsorganisationen/landessportbuende/) regional organisiert fachlich geleitete und ärztlich begleitete Gruppen »Sport für Frauen in der Krebsnachsorge«, speziell für Mammakarzinompatientinnen, an. Die Krankenkassen informieren über solche Sportgruppen und übernehmen nach ärztlicher Verordnung von Rehabilitationssport einen Gebührenzuschuss (in der Regel für 50 Übungseinheiten innerhalb von 18 Monaten).

Anleitung zur gesundheitsbewussten Lebensführung

In den Kontext rehabilitationsmedizinischer Beratung durch den nachsorgenden Arzt gehören bei Mammakarzinompatientinnen auch vernünftig begründete Hinweise und Anleitungen zur gesundheitsbewussten Lebensführung, Ernährung und Psychohygiene. Viele Patientinnen sind häufig durch die bleibende ängstigende Zukunftsungewissheit in ihrer bisher gewohnten Lebensweise diffus verunsichert und dadurch für fragwürdige Außenseitermethoden und -ratschläge anfällig.

Um das ärztliche Gespräch in all diesen Fragen nachdrücklich zu ergänzen, sind den Patientinnen die (im Anhang mit einem wichtigen Adressenverzeichnis versehen) Broschüren »Brustkrebs«, »Bewegung und Sport bei Krebs« und »Ernährung bei Krebs« zu empfehlen bzw. auszuhändigen (kostenlos zu beziehen bei: Deutsche Krebshilfe e. V., Buschstr. 32, 53113 Bonn, Tel.: 0228-729900, Fax: 0228-7299011, Email: deutsche@krebshilfe.de, Internet: www.krebshilfe.de).

Psychotherapie

In ca. 30% aller Erkrankungsfälle ist die Rehabilitation von Mammakarzinompatientinnen durch eine psychische Verarbeitungsproblematik, beispielsweise Reaktionen auf schwere Belastungen und Anpassungsstörungen, depressive Episoden, Partnerschafts- oder familiendynamische Konflikte, derart erschwert, dass die Notwendigkeit psychotherapeutischer Mitbehandlung besteht. Die Motivation und Überweisung der Patientin an einen psychoonkologisch versierten Psychotherapeuten (mit Kassenzulassung) bzw. eine psychoonkologische Beratungsstelle sollte in diesen Fällen durch den nachsorgenden Arzt erfolgen.

Stationäre Rehabilitation

Nutzung eines spezialisierten Teams. Stationäre Rehabilitationsmaßnahmen werden auf Antrag von den Kranken- und Rentenversicherungsträgern (bei Nichtversicherten vom Sozialamt) entweder als **Anschlussheilbehandlung** (= AHB, noch durch das Krankenhaus zu veranlassen) oder als **Nach- und Festigungskuren** gewährt und in onkologisch qualifizierten Fachkliniken für die Dauer von in der Regel 3 Wochen durchgeführt. Der Vorteil stationärer Rehabilitation besteht in der Therapiedichte, mit der alle erforderlichen Maßnahmen (Physio-, Psycho-, Ergotherapie, Gesundheitstraining) örtlich, zeitlich und personell gebündelt in multiprofessioneller Kooperation eines spezialisierten Teams abgestimmt und effektiv genutzt werden können, während die Patientinnen gleichzeitig von ihren Rollenpflichten in Familien- und Haushaltsführung vorübergehend entlastet sind.

Der Anspruch auf eine Nach- und Festigungskur besteht innerhalb der Frist eines Jahres nach Abschluss der Primärbehandlung. Bei fortdauernden erheblichen Funktionseinschränkungen ist ein Antrag auf wiederholte Nach- und Festigungskur auch innerhalb von 24 Monaten nach Beendigung der Primärbehandlung aussichtsreich. Bei Rezidiv oder Metastasierung des Mammakarzinoms kann eine Nach- und Festigungskur erneut in Anspruch genommen werden.

Alternativen zur Rehabilitationsklinik. Bevorzugt die Mammakarzinompatientin anstelle einer stationären Rehabilitationsmaßnahme einen stationären Aufenthalt in einem zur Nachbehandlung von Tumorkranken ausgewiesenen Fachkrankenhaus (= staatlich konzessionierte Privatkrankenanstalt) z. B. anthroposophischer oder naturheilkundlicher Konzeption, so ist mit zuvor eingeholter Kostenzusage nach Einzelprüfung seitens der Krankenkasse die Einweisung durch den nachsorgenden Arzt möglich. Ebenso übernehmen die Krankenkassen bei Patientinnen mit chronischem erheblichem Lymphödem auf Antrag die Kosten für eine mehrwöchige, auch wiederholte stationäre Spezialbehandlung in einer **Fachklinik für Lymphologie**.

23.3.2 Berufliche Rehabilitation

Problematik der beruflichen Wiedereingliederung

Im gesellschaftlichen Wandel des weiblichen Rollenbildes hat Berufstätigkeit für Frauen nicht nur materiell als Erwerbsquelle, sondern auch ideell als Wirkungskreis persönlicher Entfaltung und Selbstbestätigung deutlich an Stellenwert gewonnen. Trotzdem stößt die berufliche Rehabilitation mammakarzinomkranker Patientinnen erfahrungsgemäß vielfach auf Widerstände und Schwierigkeiten. Diese resultieren einerseits aus therapiebedingten, objektivierbaren körperlichen Funktionsbeeinträchtigungen (im Schulter-Arm-Bereich oder in Form eines Lymphödems), die insbesondere bei betroffenen Frauen mit niedriger beruflicher Qualifikation in vorwiegend manuellen Tätigkeiten dauerhaft die Wiedereingliederung ins Erwerbsleben erschweren. Andererseits hemmt die krankheitsbedingte Resignationsbereitschaft selbst (bei in der Arbeitswelt zunehmendem Leistungsdruck) oft zusätzlich subjektiv den beruflichen Wiedereinstieg.

Bereits während noch bestehender Arbeitsunfähigkeit, die aufgrund unterschiedlicher Modalitäten der Primärbehandlung des Mammakarzinoms zwischen mehreren Wochen und mehreren Monaten andauern kann, sollte der Patientin geraten werden, einen Antrag nach dem Schwerbehindertenrecht beim zuständigen Versorgungsamt zu stellen. Die Anerkennung nach dem Schwerbehindertenrecht begründet einen besonderen Kündigungsschutz am Arbeitsplatz (außer bei vertragsmäßig befristetem Beschäftigungsverhältnis oder Erkrankung in der Probezeit), der zugleich den Arbeitgeber zur angemessenen Wiedereingliederung verpflichtet.

Daraus ergibt sich u. U. die Notwendigkeit einer innerbetrieblichen Umsetzung an einen anderen, dem verbliebenen Leistungsvermögen der Patientin angepassten Arbeitsplatz, wobei an der Entscheidung des Arbeitgebers ggf. auch der Personalrat, die betriebliche Vertrauensperson für Schwerbehinderte und der Betriebsarzt beteiligt sind. Diese Regelung sollte vorsorglich im direkten Kontakt der Patientin mit ihrem Arbeitgeber schon eingeleitet bzw. getroffen werden, während sie noch arbeitsunfähig ist. In manchen Fällen ist eine direkte Intervention des nachsorgenden Arztes, z. B. eine schriftliche Empfehlung oder eine telefonische Rücksprache mit dem betriebsärztlichen Kollegen, angebracht.

> ❗ **Cave**
> Grundsätzlich kann der berufliche Wiedereinstieg der Patientin durch die »stufenweise Wiedereingliederung ins Erwerbsleben« erleichtert werden. Dies bedeutet, dass die Patientin auf Empfehlung des nachsorgenden Arztes in Vereinbarung mit der Krankenkasse und dem Arbeitgeber bei noch fortdauernder Arbeitsunfähigkeit zunächst befristet etwa für 2–4 Monate ihre berufliche Tätigkeit mit reduzierter Stundenzahl wieder aufnimmt. Dabei bezieht sie weiterhin Krankengeld.

Berufliche Umorientierung. Falls jedoch die Weiterbeschäftigung im bisherigen Arbeitsverhältnis tatsächlich nicht mehr möglich – eine rechtswirksame Kündigung seitens des Arbeitgebers bedarf bei vorliegender Schwerbehinderung der Zustimmung durch das Integrationsamt! – bzw. die Patientin arbeitslos ist, ist die Agentur für Arbeit (Abteilung Rehabilitation) für ihre Beratung zuständig. Bei der Vermittlung an einen geeigneten Arbeitsplatz können ggf. Eingliederungshilfen für Behinderte, d. h. übergangsweise finanzielle Zuschüsse an den Arbeitgeber, gewährt oder z. B. die Kosten für berufliche Qualifizierungskurse der Patientin übernommen werden.

23.4 Sozialrecht in der Rehabilitation

Auf den Wissens- und Anwendungsbereich von niedergelassenen nachsorgenden Ärzten hin orientiert werden im Folgenden die sozialgesetzlichen Grundlagen der Rehabilitation in verkürzter Form aufgelistet (beamtenrechtliche Bestimmungen und vertragsrechtliche Regelungen privater Kranken- und Lebensversicherungen sind dabei nicht berücksichtigt).

23.4.1 Leistungen der Kranken- und Rentenversicherung nach dem Sozialgesetzbuch (SGB) V und VI

Krankengeld

Versicherte haben Anspruch auf Krankengeld, wenn die Krankheit sie arbeitsunfähig macht oder sie auf Kosten der Krankenkasse stationär in einem Krankenhaus, einer Vorsorge- oder Rehabilitationseinrichtung behandelt werden.

- **Dauer:** Krankengeld wird bei Arbeitsunfähigkeit wegen derselben Krankheit für höchstens 78 Wochen (einschließlich Lohnfortzahlung) innerhalb von 3 Jahren, gerechnet vom Tag des Beginns der Arbeitsunfähigkeit an, gewährt.
- **Höhe des Krankengeldes:** Das Krankengeld beträgt 70% des erzielten regelmäßigen (Brutto-) Arbeitseinkommens, soweit es der Beitragsberechnung unterliegt, darf jedoch 90% des entgangenen Nettoeinkommens nicht übersteigen. Während des

Krankengeldbezugs wird die Hälfte der Renten- und Arbeitslosenversicherungsbeiträge von der Krankenkasse abgeführt, die andere Hälfte dem Versicherten vom Krankengeld abgezogen. Die Zeiten des Krankengeldbezugs zählen als Pflichtbeitragszeit in der Rentenversicherung.

Versicherten, deren Erwerbsfähigkeit nach ärztlichem Gutachten erheblich gefährdet oder gemindert ist, kann die Krankenkasse eine Frist von 10 Wochen setzen, innerhalb der sie einen Antrag auf Maßnahmen zur Rehabilitation zu stellen haben. Stellen Versicherte innerhalb der Frist den Antrag nicht, entfällt der Anspruch auf Krankengeld mit Ablauf der Frist. Wird der Antrag später gestellt, lebt der Anspruch auf Krankengeld mit dem Tag der Antragstellung wieder auf.

Häusliche Krankenpflege

Versicherte erhalten in ihrem Haushalt oder ihrer Familie neben der ärztlichen Behandlung häusliche Krankenpflege durch geeignete Pflegekräfte, wenn Krankenhausbehandlung geboten, aber nicht ausführbar ist oder wenn diese durch die häusliche Krankenpflege vermieden oder verkürzt wird. Nach Satzung der jeweiligen Krankenkasse kann häusliche Krankenpflege auch dann erbracht werden, wenn sie zur Sicherung des Ziels der ärztlichen Behandlung erforderlich ist.

- Umfang: Häusliche Krankenpflege umfasst die im Einzelfall erforderliche Grund- und Behandlungspflege (z. B. Waschen, Lagern, Verbandwechsel, Spritzen etc.) sowie die hauswirtschaftliche Versorgung (z. B. Einkaufen, Kochen, Putzen etc.);
- Dauer: maximal 4 Wochen, in Ausnahmefällen mit Befürwortung des medizinischen Dienstes auch länger.

 Cave
Der Anspruch auf häusliche Krankenpflege besteht nur, wenn eine im Haushalt lebende Person den Kranken in erforderlichem Umfang nicht pflegen und versorgen kann.

Haushaltshilfe

Versicherte erhalten Haushaltshilfe, wenn ihnen wegen Krankenhausbehandlung, ambulanter Chemo- oder Strahlentherapie, Kur oder Anschlussheilbehandlung die Weiterführung des Haushalts nicht möglich ist.

- Voraussetzungen: Im Haushalt lebt ein Kind unter 12 Jahren oder ein behindertes Kind, das auf Hilfe angewiesen ist. Im Haushalt lebt keine andere Person, die in der Lage ist, den Haushalt weiterzuführen.
- Zuzahlung: 10% der Kosten, mindestens 5,- €, höchstens 10,- € je Kalendertag

Heil- und Hilfsmittel

Versicherte haben Anspruch auf Versorgung mit Heilmitteln. Unter Heilmitteln versteht man medizinische Verrichtungen wie Massagen, Krankengymnastik, Lymphdrainage etc. An den Kosten aller Heilmittel muss sich der Patient mit 10%, zuzüglich 10 € pro Verordnung beteiligen.

Versicherte haben Anspruch auf Versorgung mit Prothesen, orthopädischen und anderen Hilfsmitteln, die im Einzelfall erforderlich sind, um den Erfolg der Krankenhausbehandlung zu sichern oder eine Behinderung auszugleichen, soweit die Hilfsmittel nicht als allgemeine Gebrauchsgegenstände des täglichen Lebens anzusehen sind. Zu den Hilfsmitteln zählen z. B. Brustprothesen (mit Halterungen), prothesengerechte Badeanzüge, Kosten für eine Perücke bei chemotherapiebedingtem Haarausfall etc.

Vom Arzt verordnete Hilfsmittel müssen vor der Beschaffung von der Krankenkasse genehmigt werden, die auch über preisgünstige Versorgungsmöglichkeiten und Leistungserbringer informiert.

Fahrtkosten

Die Krankenkasse übernimmt die Kosten für Fahrten einschließlich der Transporte, wenn sie im Zusammenhang mit einer Leistung der Krankenkasse notwendig sind. An den entstehenden Fahrtkosten (z. B. bei Taxitransport) zur stationären Krankenhausbehandlung hat sich der Versicherte mit 10%, höchstens 10 € pro Fahrt zu beteiligen. Auch bei ambulanter »Serienbehandlung«, wie Chemo- oder Strahlentherapie, ist die Zuzahlung des Patienten auf 10%, maximal jedoch 10 € je Fahrt beschränkt.

Eigenbeteiligung der Versicherten

Versicherte haben zu Krankenkassenleistungen (z. B. Arzneimittel, Heil- und Hilfsmittel, stationärer Krankenhausaufenthalt) einen Eigenanteil von in der Regel 10%, höchstens 10 € zu übernehmen. Bei Erreichen der Belastungsgrenze (= für chronisch Kranke 1% des Bruttojahreseinkommens) wird der Versicherte bis zum Ende des Kalenderjahres von der Zuzahlungspflicht befreit.

Medizinische Leistungen zur Rehabilitation

Medizinische Rehabilitationsmaßnahmen, d. h. Anschlussheilbehandlungen oder Nach- und Festigungskuren, werden in der Regel von den Rentenversicherungsträgern, vereinzelt von den Krankenkassen, bei Nichtversicherten vom Sozialamt auf Antrag gewährt. Anschlussheilbehandlungen müssen noch während des Krankenhausaufenthaltes bzw. auch während ambulanter Bestrahlungen beantragt bzw. vom Krankenhaus direkt eingeleitet werden. Eine Nach- und Festigungskur kann innerhalb eines Jahres nach Abschluss der Primärbehandlung beantragt werden. Darüber hinaus ist ein Antrag auf Wiederholungskur nur bei schwerwiegenden körperlichen Funktionsstörungen bzw. psychischen Belastungen aussichtsreich.

 Cave
Wird die Krebserkrankung aufgrund eines Rezidivs oder wegen Metastasen zu einem späteren Zeitpunkt wiederum behandlungsbedürftig, so besteht der Anspruch auf Nach- und Festigungskuren bzw. Anschlussheilbehandlung erneut.

Diese Maßnahmen werden auch nicht selbstversicherten Angehörigen, d. h. Ehefrauen von Versicherten sowie Rentenempfängern bewilligt. Medizinische Voraussetzung für eine Anschlussheilbehandlung ist die Frühmobilisierung der Patientin. Für eine Nach- und Festigungskur besteht die Bedingung, dass die Patientin nicht bereits bettlägerig pflegebedürftig ist.

Stufenweise Wiedereingliederung in das Erwerbsleben

Um Versicherten nach einer schweren Erkrankung den Einstieg in ihr Arbeitsleben zu erleichtern, gibt es die Möglichkeit der stufenweisen Wiedereingliederung. Dies bedeutet, dass mit dem Arbeitgeber zunächst für einen befristeten Zeitraum von einigen Wochen oder Monaten eine reduzierte Arbeitszeit (z. B. beginnend mit 3–4 h an 3–5 Arbeitstagen in der Woche) vereinbart wird. Innerhalb dieses Zeitraums steigert sich die Arbeitszeit allmählich bis zur vollen Wiedereingliederung in den Arbeitsprozess.

Finanzierung. Die Dauer dieser Leistung ist von der Dauer des Krankengeldbezugs abhängig. In der Zeit der stufenweisen Wiedereingliederung bleibt der Versicherte weiter arbeitsunfähig krankgeschrieben. Die Wiedereingliederungszeit wird auf den für 78 Wochen gültigen Krankengeldanspruch angerechnet. Die Krankenkasse zahlt weiterhin Krankengeld, ein evt. zusätzlich erzieltes Arbeitsentgelt wird darauf angerechnet. Der Arbeitgeber ist jedoch zur (finanziellen) Beteiligung nicht verpflichtet.

Rente wegen verminderter Erwerbsfähigkeit

Erwerbsminderungsrente erhält, unabhängig vom Lebensalter, jeder Versicherte, der
- voll oder teilweise erwerbsgemindert ist,
- die Wartezeit von mindestens 60 Monaten Beitragszahlungen in die Rentenversicherung (bzw. entsprechende Ersatzzeiten) erfüllt hat und

- in den letzten 5 Jahren vor Eintritt der Erwerbsminderung mindestens 3 Jahre Pflichtbeiträge geleistet hat.

Teilweise erwerbsgemindert sind Versicherte, die wegen Krankheit oder Behinderung auf nicht absehbare Zeit außerstande sind, unter den üblichen Bedingungen des allgemeinen Arbeitsmarktes mindestens sechs Stunden täglich erwerbstätig zu sein. Dabei ist die jeweilige Arbeitsmarktlage zu berücksichtigen.

Voll erwerbsgemindert sind Versicherte, die wegen Krankheit oder Behinderung auf nicht absehbare Zeit außerstande sind, unter den üblichen Bedingungen des allgemeinen Arbeitsmarktes mindestens drei Stunden täglich erwerbstätig zu sein.

Inwieweit die Leistungsfähigkeit des Versicherten durch die Erkrankung eingeschränkt ist, wird durch eine **medizinische Begutachtung** festgestellt. Ein Richtmaß, ob volle oder teilweise Erwerbsminderung vorliegt, ist auch die aktuelle Situation und Vermittelbarkeit des Versicherten auf dem allgemeinen Arbeitsmarkt.

Wartezeit. Erwerbsminderungsrente kann nur gewährt werden, wenn eine Wartezeit von mindestens 60 Kalendermonaten Versicherungszeit erfüllt ist. Hierzu zählen:
- Zeiten, in denen eigene Beiträge zur Rentenversicherung gezahlt wurden
- Ersatzzeiten
- Kindererziehungszeiten
- Zeiten, die sich über den Versorgungsausgleich bei Ehescheidungen ergeben
- Zeiten der nicht erwerbsmäßigen häuslichen Pflege, für die Beiträge von der Pflegekasse entrichtet wurden

Beschäftigung vor Eintritt der Erwerbsminderung. Der Versicherte muss in den letzten 5 Jahren vor **Eintritt der Erwerbsminderung** mindestens 3 Jahre eine versicherungspflichtige Tätigkeit ausgeübt haben oder Zeiten nachweisen können, die als Pflichtversicherungszeiten gelten (z. B. Kindererziehungszeiten) oder regelmäßig weiterhin freiwillige Rentenversicherungsbeiträge entrichtet haben.

Rente auf Zeit. Erwerbsminderungsrente wird in der Regel auf Zeit (2–3 Jahre, Verlängerung möglich) gewährt. Vor der **Entscheidung über den Rentenantrag** kann der Rentenversicherungsträger den Versicherten auffordern, Leistungen zur Rehabilitation (stationäre Heilmaßnahme) zu beantragen, wenn dadurch die Erwerbsfähigkeit gebessert oder wiederhergestellt werden kann.

23

23.4.2 Leistungen der Pflegeversicherung nach dem Sozialgesetzbuch (SGB) XI

Nach dem 1995 in Kraft getretenen »Gesetz zur sozialen Absicherung des Risikos der Pflegebedürftigkeit« sind Personen pflegebedürftig, die wegen einer körperlichen, geistigen oder seelischen Krankheit oder Behinderung für die gewöhnlichen und regelmäßig wiederkehrenden Verrichtungen im Ablauf des täglichen Lebens auf Dauer, voraussichtlich für mindestens 6 Monate, in erheblichem oder höherem Maße der Hilfe bedürfen.

Häusliche Pflege. Pflegebedürftige Personen werden durch den medizinischen Dienst der Krankenversicherung entsprechend der Häufigkeit ihres Hilfebedarfs in drei Pflegestufen eingeteilt:
- **Pflegestufe I:** Erheblich pflegebedürftige Personen, die mindestens einmal täglich bei wenigstens zwei Verrichtungen aus den Bereichen Körperpflege, Ernährung oder Mobilität der Hilfe bedürfen und zusätzlich mehrmals pro Woche Hilfe bei der hauswirtschaftlichen Versorgung benötigen. Insgesamt muss der Zeitaufwand, den ein Familienangehöriger oder eine andere nicht als Pflegekraft ausgebildete Pflegeperson für die erforderlichen Leistungen der Grundpflege und hauswirtschaftlichen Versorgung benötigt, im Tagesdurchschnitt mindestens 90 min (davon mehr als 45 min an pflegerischer Hilfe) betragen.
- **Pflegestufe II:** Schwerpflegebedürftige Personen, die mindestens 3-mal täglich zu verschiedenen Zeiten der Hilfe bedürfen (im Tagesdurchschnitt mindestens 3 h, davon mindestens 2 h pflegerische Hilfe).
- **Pflegestufe III:** Schwerst pflegebedürftige Personen, die rund um die Uhr der Hilfe bedürfen (im Tagesdurchschnitt mindestens 5 h, davon mindestens 4 h pflegerische Hilfe).

Die Leistungen sind den Pflegestufen entsprechend gestaffelt. Sie können entweder als Sachleistung (Pflegeeinsätze von Sozialstationen oder anderen ambulanten Pflegediensten), als Geldleistung (Pflegegeld bei Betreuung durch Angehörige oder selbstbeschaffte Pflegekraft) oder in Kombination von Sach- und Geldleistung gewährt werden.

Die Pflegekasse stellt außerdem erforderliche Pflegehilfsmittel, z. B. Pflegebetten, zur Verfügung. Für pflegende Angehörige und andere ehrenamtlich Pflegende werden von der Pflegekasse Beitragszahlungen zur Renten- und Unfallversicherung, je nach dem Schweregrad der Pflegebedürftigkeit und dem wöchentlich in Stunden veranschlagten Pflegeaufwand, geleistet.

23.4.3 Schwerbehindertenrecht: »Rehabilitation und Teilhabe behinderter Menschen« nach dem Sozialgesetzbuch (SGB) IX

Einstufung und Dauer der Schwerbehinderteneigenschaft

 Cave

Bei Krebserkrankungen wird die Schwerbehinderteneigenschaft mit einem GdB (Grad der Behinderung) von 50 für die Dauer von 5 Jahren anerkannt. Zusätzlich werden Organ- und Gliedmaßenschäden berücksichtigt und führen im Einzelfall zu einer Erhöhung bis zu einem GdB von 100.

Nach der 5-jährigen sog. **Heilungsbewährung** ist eine Herabsetzung des GdB vorgesehen, wenn ein tumorfreier Befund besteht bzw. zwischenzeitlich kein Rezidiv und keine Metastasen aufgetreten sind. Die Beurteilung des GdB erfolgt durch den ärztlichen Dienst des Versorgungsamtes als der zuständigen Behörde.

Erleichterungen und Nachteilsausgleiche für Schwerbehinderte

Erleichterungen und Vergünstigungen, auf die Schwerbehinderte Anspruch haben
- Steuerliche Vergünstigungen (nach GdB gestaffelte pauschalierte Freibeträge in der Lohn- und Einkommenssteuer)
- Besonderer Kündigungsschutz am Arbeitsplatz. Hierbei können Personen mit einem Grad der Behinderung von 30 oder 40 auf Antrag schwerbehinderten Menschen gleichgestellt werden, wenn sie infolge ihrer Behinderung ohne die Gleichstellung einen geeigneten Arbeitsplatz nicht erlangen oder nicht behalten können. Die Gleichstellung erfolgt auf Antrag (unter Vorlage des Feststellungsbescheides des Versorgungsamtes oder eines anderen Bescheides über die Minderung der Erwerbsfähigkeit) durch die für den Wohnort zuständige Agentur für Arbeit.
- Zusatzurlaub (1 Kalenderwoche Zusatzurlaub je Kalenderjahr)
- Eintrittsermäßigungen bei Veranstaltungen
- Wohngeld: Hier gelten für schwerbehinderte Menschen ab einem GdB von 80 oder für pflegebedürftige Menschen ab einem GdB von 50 Sonderregelungen (Auskünfte erteilen die Wohngeldstellen der Gemeinden).

- Altersrente: Bei Rentenbeginn bis Ende 2011 ist die Altersrente für Schwerbehinderte ab dem vollendeten 63. Lebensjahr ohne Abschläge möglich (bzw. auch schon ab dem vollendeten 60. Lebensjahr mit 10,8% Abschlag) – bei versicherungsrechtlich erfüllten Voraussetzungen. Ab 2012 erfolgt eine stufenweise Anhebung der Altersgrenzen auf das vollendete 65. Lebensjahr (ohne Abschläge) bzw. 62. Lebensjahr (mit Abschlägen in Höhe von 10,8%).

Tipp

Auskunft zu Fragen der Rehabilitation von Tumorkranken allgemein bzw. über regional erreichbare psychosoziale Beratungsstellen für Tumorkranke erteilen:

- Deutsche Krebshilfe e. V., Buschstr. 32, 53113 Bonn, Tel.: 0228/729900, Fax: 0228/7299011, Email: deutsche@krebshilfe.de, Internet: www.krebshilfe.de
- Krebsinformationsdienst (KID) des Deutschen Krebsforschungszentrums, Im Neuenheimer Feld 280, 69120 Heidelberg, Tel.: 0800/4203040, Email: krebsinformationsdienst@dkfz.de, Internet: www.krebsinformationsdienst.de
- Frauenselbsthilfe nach Krebs e. V., »Haus der Krebs-Selbsthilfe«, Thomas-Mann-Straße 40, 53111 Bonn, Tel.: 0228/33889-400, Fax: 0228/33889-401, Email: kontakt@frauenselbsthilfe.de, Internet: www.frauenselbsthilfe.de

Literatur

Alt D, Weiss G (Hrsg) (1991) Im Leben bleiben. Psychosoziale Aspekte der Nachsorge brustkrebskranker Frauen. Springer, Berlin Heidelberg New York Tokio

Bundesarbeitsgemeinschaft für Rehabilitation (1993) Arbeitshilfe für die Rehabilitation Krebskranker. Heft 7/1993, Frankfurt/M

Deutsche Krebshilfe (2008) Wegweiser zu Sozialleistungen. Schriftenreihe, Heft 40, Bonn

Frauenselbsthilfe nach Krebs (2009) Soziale Informationen 2009, Schriftenreihe, 33. überarbeitete Auflage, Bonn

Hahn M (1994) Rehabilitation bei Mammakarzinom. In: Beck T, Knapstein PG, Kreienberg R (Hrsg) Das Mammakarzinom — interdisziplinäre Diagnostik, Therapie und Nachsorge. Enke, Stuttgart

Heckl U (1996) Gesunde Kranke, kranke Gesunde — der Umgang mit einer Tumorerkrankung im beruflichen Umfeld. Lang, Frankfurt/M

Tumorzentrum Heidelberg-Mannheim/Psychosoziale Nachsorgeeinrichtung und Fortbildungsseminar an der Chirurgischen Universitätsklinik Heidelberg (2001) Das Sozialrecht in der medizinischen und sozialen Rehabilitation von Krebskranken. Schriftenreihe, 6. überarbeitete Auflage, Heidelberg

Physikalische Therapie

E. Földi

24.1   Einleitung

> **Definition**
>
> Die Ziele der physikalischen Therapie in der onkologischen Nachsorge sind zum einen, die Auswirkungen der Krebserkrankung, zum anderen die Nebenwirkungen ihrer Therapie zu lindern, dauerhafter körperlicher Beeinträchtigung vorzubeugen und die Lebensqualität der Patienten zu verbessern.

Sie beginnen bereits postoperativ mit mobilisierenden Maßnahmen und werden im späteren Verlauf zielgerichtet angewandt. Die fachgebundene und zielgerichtete Physiotherapie erfordert ein hochspezialisiertes Personal. Neben guten Kenntnissen in der physikalischen Therapie ist die Vertrautheit mit verschiedenen onkologischen Behandlungsmethoden und ihren Auswirkungen unerlässlich.

24.2   Postoperative physikalische Therapie nach der chirurgischen Brustkrebsbehandlung

Sie richtet sich in erster Linie nach der Radikalität der axillären Lymphonodektomie und ist unabhängig davon, ob die Brust abladiert oder brusterhaltend operiert wurde. Physikalische Therapiemaßnahmen (◘ Tab. 24.1) müssen schon in der Akutbehandlung des Brustkrebses ein-

geleitet werden. Erfahrungsgemäß können sie jedoch nur ansatzweise zur Wirkung kommen, zumal die Liegezeiten in den Akutkliniken sich deutlich verkürzt haben.

Atemübungen. Schmerzbedingt wird die Atmung flacher. Unter krankengymnastischer Anleitung sollten Atemübungen mit Kontrolle der Brustkorbbeweglichkeit eingeleitet werden.

Haltungskorrektur. Häufig wird das Schultergelenk auf der operierten Seite nach oben und nach vorne gezogen,
- weil der Spannungsschmerz auf diese Weise nachlässt;
- weil die vordere Brustkorbwand unbewusst vor Stößen geschützt wird;
- aus psychologischen Gründen, um das Fehlen der Brust möglichst zu verbergen.

Zur Vorbeugung chronischer Schmerzen im Schultergürtel sollten die Patienten auf eine aufrechte Körperhaltung ohne Muskelverspannung achten. Bei Muskelverspannung sind die bekannten Entspannungs- und Muskeltonus-regulierenden Techniken indiziert.

Aktive Muskelarbeit mit Pumpübungen sowie Effleurage. In den afferenten Lymphgefäßen der entfernten Lymphknoten kann es zu einer Lymphgefäßthrombose kommen. Diese thrombotisch verschlossenen Lymphgefäße lassen sich am Oberarm oder am gesamten Arm als feine Stränge tasten. Der Arm wird als schwer emp-

◘ **Tab. 24.1** Physikalische Therapie nach Brustkrebsbehandlung

Postoperative physikalische Therapie nach der chirurgischen Brustkrebsbehandlung		Behandlung von Spätkomplikationen	
Indikationen	**Therapie**	**Indikationen**	**Therapie**
Schmerzbedingte Störung der Atmung	Atemgymnastik	Präventive Entstauungstherapie bei Lymphödemrisikofaktoren	Serienweise manuelle Lymphdrainagen, bei körperlicher Belastung Kompressionsarmstrumpf
Fehlhaltung des Schultergelenks an der Operationsseite	Haltungskorrektur	Chronisches Lymphödem	Phase I der Therapie, nachfolgend Phase II
Beschwerden infolge Lymphgefäßthrombosen	Pumpübungen zur Betätigung der Muskel- und Gelenkpumpe, Effleurage	Körpergewichtsgewinn	Adäquate körperliche Aktivität/Sport
Ab dem 10. postoperativen Tag bei Wirbelsäulen- und Gelenkschmerzen, auch unabhängig von der Operation	Gelenksmobilisationstechniken, Massagen, Krankengymnastik je nach Indikation	Additive physikalische Therapie zur Behandlung orthopädischer und neurologischer Erkrankungen, unabhängig vom Brustkarzinom	Hydro-, Thermo-, Elektrotherapie; spezielle manuelle Techniken, Krankengymnastik

funden, und es treten dumpfe, ziehende Schmerzen auf. Als Therapiemaßnahmen bewähren sich mehrmals täglich durchgeführte Bewegungsübungen ohne forcierte Dehnung und Pumpübungen mit der Faust und darauf folgender Ausstreichung. Nach einer brusterhaltenden Operation sollte die Brust mit Ausstreichungen mitbehandelt werden.

Gelenksmobilisationstechniken, Massagen und Krankengymnastik. In den ersten 7 postoperativen Tagen sollten keine Dehnungsübungen zur Schultermobilisation durchgeführt werden.

Prospektive klinische Studien haben nämlich gezeigt, dass bei Patientinnen, bei denen vom ersten postoperativen Tag an Dehnungsübungen durchgeführt wurden, signifikant häufiger Wundheilungsstörungen und Serombildungen auftraten als bei denjenigen, deren Schulter in den ersten 7 Tagen immobilisiert wurde; Wundheilungsstörungen und Serombildung beeinträchtigen die Lymphgefäßregeneration, sie sind Lymphödemrisikofaktoren.

Die bereits präoperativ vorhandenen Gelenks- und Muskelschmerzen können durch verschiedene Faktoren (Chemotherapie, Radiatio) aggraviert werden und die Wiederaufnahme der Aktivitäten des täglichen Lebens erschweren. Die individuelle und adäquate Physiotherapie wirkt sich analgetisch aus und hat positive psychologische Effekte.

> **Tipp**
>
> Während einer Strahlentherapie oder einer adjuvanten Chemotherapie sollte die Indikation zu einer physikalischen Therapie jedoch zurückhaltend gestellt werden, um die Patientinnen nicht zusätzlich zu belasten. Atemübungen sowie leichte kreislaufindifferente Krankengymnastik können von Nutzen sein, körperliches Training sollte vermieden werden.

24.3 Physikalische Therapie von Spätkomplikationen der Brustkrebsbehandlung

24.3.1 Lymphologische Spätkomplikationen

Die häufigste Komplikation der operativen und strahlentherapeutischen Brustkrebsbehandlung ist das Lymphödem. Göltner et al. (1985) haben gezeigt, dass der Rückgang der Radikalität chirurgischer Maßnahmen die Häufigkeit des Lymphödems nicht wesentlich reduziert hat, lediglich dessen Schweregrad. Das Tributargebiet der axillären Lymphknoten umfasst den ipsilateralen Arm

und den ipsilateralen oberen Rumpfquadranten. Es ist selbstverständlich, dass es infolge der axillären Lymphadenektomie in Kombination mit brusterhaltenden Operationen neben dem Armlymphödem auch zu einem Brustlymphödem kommen kann. Pecking (1996) hat gezeigt, dass – unabhängig davon, ob die Brust amputiert oder brusterhaltend operiert wurde – bei Entfernung von 13 axillären Lymphknoten 3 Jahre nach dem Eingriff der Lymphabfluss in 96% der Fälle gestört ist. Von diesen 96% zeigten 20% ein manifestes Lymphödem, die anderen Patientinnen befanden sich im Latenzstadium des Lymphödems. (Während des Latenzstadiums ist klinisch noch kein Ödem nachweisbar, die Funktion der Lymphgefäße ist jedoch bereits erheblich beeinträchtigt.)

24.3.2 Lymphödemrisikofaktoren

Individuelle Variabilität des Lymphgefäß- und Lymphknotensystems. Im Falle von in der Anzahl wenigen, im Durchmesser größeren Lymphkollektoren kommt es verständlicherweise häufiger zur Armanschwellung, da die Anzahl der zurückgebliebenen, zur Kompensation fähigen Lymphgefäßen niedriger ist. Eine ausschlaggebende Rolle spielt natürlich auch die Radikalität der Axillarevision, in Abhängigkeit vom Tumorstadium. Postoperative Komplikationen wie Serombildung oder Entzündung beeinträchtigen die Lymphgefäßregeneration und sind ebenfalls Lymphödemrisikofaktoren.

Mit Kapillaropathie (gestörte Blutkapillarpermeabilität) einhergehende Erkrankungen. Sie stellen ebenfalls Lymphödemrisikofaktoren dar, indem sie die zu transportierende Lymphmenge erhöhen. Extralymphvaskuläre Risikofaktoren sind:
- Hormondysbalancen (Schilddrüse, Ovarien)
- Diabetes mellitus Typ II
- Autoimmunerkrankungen
- Medikamentennebenwirkungen (Taxotere, Tamoxifen, Betablocker usw.)
- Chronisch-entzündliche Hauterkrankungen

Bei Vorliegen von Lymphödemrisikofaktoren nach Axilladissektion ist eine prophylaktische physikalische Entstauungstherapie in Serien indiziert.

24.4 Therapie des Lymphödems nach Brustkrebsbehandlung

Die Therapie erfolgt mittels der komplexen physikalischen Entstauungstherapie (KPE). Diese besteht aus:

- Manuellen Lymphdrainagen
- Kompression mittels Kompressionsbandagen bzw. Kompressionsarmstrümpfen
- Krankengymnastik zur bestmöglichen Funktion der Muskel- und Gelenkpumpen
- Hautpflege

Ihre Zielsetzung ist es, das chronische Lymphödem in das Latenzstadium zurückzuführen.

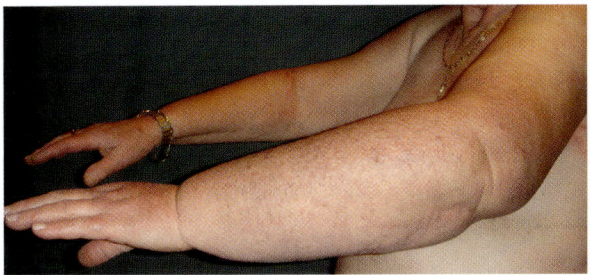

Abb. 24.1 Sekundäres Armlymphödem

Manuelle Lymphdrainage (ML). Diese Massageform besteht aus einer leichten Dehnung der Haut und des Unterhautgewebes unter Berücksichtigung der Anatomie der Lymphgefäße. Die schonend durchgeführte Dehnung wirkt sich positiv auf den Lymphabfluss aus, indem die Pulsation der Lymphangiome verstärkt wird und sich infolgedessen das Lymphzeitvolumen erhöht. Im Bereich lymphostatischer fibrosklerotischer Gewebeverhärtungen wendet man sog. Ödemlockerungsgriffe mit einem etwas erhöhten Massagedruck an. Die Wirksamkeit der ML hängt von der fachkundigen Mischung verschiedener manueller Techniken ab.

Kompressionstherapie. Die Kompression bildet einen unabdingbaren Teil der KPE. Sie erfolgt entweder mit speziellen lymphologischen Kompressionsbandagen oder mit nach Maß angefertigten Kompressionsarmstrümpfen und Kompressionshandschuhen. Es ist darauf zu achten, dass hierdurch die Armbeweglichkeit nicht eingeschränkt wird. Beim Tragen der lymphologischen Kompressionsbandagen oder der medizinischen Kompressionsstrümpfe dürfen keine Schmerzen auftreten.

Krankengymnastik. Sie wird je nach Bedarf entweder im Sinne einer Muskelkräftigung oder in Kombination mit Gelenkmobilisation durchgeführt. Die Anleitung der Patientinnen zur Krankengymnastik muss stets individuell erfolgen. Die krankengymnastischen Übungen sollten auf Dauer beibehalten und möglichst in Kompression durchgeführt werden.

Hautpflege. Mit ihrer Hilfe sollten Erysipele verhindert und die oberflächigen kollateralen Lymphgefäße geschont werden. Sie reicht von einfacher Fett- und Feuchtigkeitszufuhr bis hin zu Sofortmaßnahmen bei Verletzungen und Insektenstichen.

2 Phasen der KPE. Die KPE wird mit der sog. Phase I begonnen. Während dieser Phase I sind täglich ML-Behandlungen indiziert. Die Kompression erfolgt mit Kompressionsbandagen, die täglich 12–22 h getragen werden müssen, ergänzt durch tägliche Krankengymnastik und

Hautpflege. Nach Erreichen des bestmöglichen Entstauungseffektes geht die Phase I nahtlos in die Phase II der KPE über mit der Zielsetzung, den erreichten Therapieerfolg zu erhalten bzw. noch zu optimieren. Die Basis der Behandlung in dieser Phase besteht in der Kompression mittels nach Maß angefertigter medizinischer Kompressionsstrümpfe. Ergänzend können ambulant vorgenommene ML-Behandlungen erforderlich sein. Hautpflege und krankengymnastische Übungen werden von der Patientin selbst durchgeführt. Berücksichtigt man die derzeit gültigen Verordnungsrichtlinien von Heilmitteln, so ist folgende Vorgehensweise zu empfehlen:

- Armlymphödeme Stadium I–II (Abb. 24.1): LYII (Gesamtverordnungsmenge des Regelfalls: Bis zu 30 Therapieeinheiten; Verordnung außer des Regelfalls ist möglich).
- Armlymphödeme Stadium II–III (Abb. 24.1): LYIII (Gesamtverordnungsmenge des Regelfalls: Bis zu 50 Therapieeinheiten; Verordnung außer des Regelfalls ist möglich). Im Falle von operativer und/oder strahlentherapeutischer Behandlung von Krebsrezidiven ist die Vorgehensweise ähnlich wie nach der Erstbehandlung des Mammakarzinoms.

Additive physikalische Maßnahmen. Hierunter verstehen wir in erster Linie die sachkundige Behandlung neurologischer und/oder orthopädischer Krankheitsbilder. Die größte Bedeutung hat die nichtmedikamentöse **Schmerztherapie.** Bei der Anwendung balneotherapeutischer und thermotherapeutischer (Kryotherapie, Thermotherapie) Maßnahmen ist eine große berufliche Erfahrung erforderlich, damit die Schmerzlinderung nicht mit einer Ödemverschlechterung erkauft wird. Die Anwendung elektro- und ultraschalltherapeutischer Maßnahmen sollte in den Händen lymphologisch versierter Ärzte liegen.

Spätkomplikationen durch **Strahlenschädigungen** kommen heute äußerst selten vor. Radioderme, ossäre Radionekrosen und radiogene Armplexusschädigungen treten in erster Linie bei Nachbestrahlungen wegen lokoregionaler Rezidive auf. Innervierende krankengymnastische Übungen, ohne Dehnungen im Bereich der Schulter, können bei Plexopathien bescheidene Therapieerfolge erzielen.

> ❯ **Im Falle strahlenbedingter Gelenkbeweglichkeitseinschränkungen sind Mobilisationstechniken kontraindiziert.**

Bekanntermaßen kommt es zu einem **Körpergewichtsgewinn** nach Brustkrebsbehandlung insbesondere bei prämenopausalen Frauen. Empfehlenswert ist eine körpergewichtsregulierende körperliche Aktivität (Sport), auch als Gruppentherapie.

Literatur

Földi E (2004) Lymphologische Nachsorge nach Brustkrebsbehandlung. Ist sie heute noch aktuell? Vortrag 24. Jahrestagung der Deutschen Gesellschaft für Senologie, 02.–04.09.2004, Freiburg

Földi E, Baumeister RGH, Bräutigam P, Tiedjen KU (1998) Zur Diagnostik und Therapie des Lymphödems. Dt. Ärzteblatt, Sonderdruck, 13: A-740–747; B-610–614; C-561–565

Göltner E, Fischbach JU, Mönter B, Kraus A, Vorherr H (1985) Objektivierung des Lymphödems nach Mastektomie. Dtsch Med Wochenschr 24: 949–952

Heilmittel-Richtlinien. Sonderdruck der Kassenärztlichen Vereinigung in Deutschland

Leitlinien der Gesellschaft Deutschsprachiger Lymphologen: Diagnostik und Therapie der Lymphödeme, www.leitlinien.net (AWMF)

Pecking A (1996) Le lymphologue: fréquence du lymphoedème. Vortrag beim Kongress der UNESCO: Cancer – Sida et qualité de vie. 15.–17.1.1996

Schmerztherapie

Gerhard Hege-Scheuing

25.1   Einleitung

Bedeutung der Schmerzen. Schmerzen sind ein häufiges Symptom einer fortschreitenden Mammakarzinom-Erkrankung. Negative Auswirkungen auf das Wohlbefinden und die Lebensqualität können erheblich sein. Schmerzlinderung ist daher ein wichtiges Ziel eines guten palliativen Symptommanagements. Anhaltende Schmerzen können überdies mit depressiver Verstimmung und/oder Ängsten vergesellschaftet sein.

»By mouth, by the clock, by the ladder« ist das wesentliche Prinzip der modernen medikamentösen Therapie tumorbedingter Schmerzen (Twycross 1988). Die Kenntnis und Anwendung des WHO-Stufenschemas sowie der zugehörigen Regeln (World Health Organisation 1986; Arzneimittelkommission der Deutschen Ärzteschaft 2007) gehört heutzutage zum grundlegenden Handwerkszeug jedes onkologisch tätigen Arztes. Ziel ist, in 80–90% der Fälle eine gute Schmerzkontrolle zu erreichen. Nur eine Minderheit der Betroffenen benötigt invasive Verfahren wie Schmerzpumpen oder Katheter. Nach wie vor spielen jedoch Barrieren, die eine adäquate Versorgung behindern, eine erhebliche Rolle (Sorge 1996).

> **»Morphin-Mythos« – inadäquate Ängste und Befürchtungen von Patientinnen und Behandlern**
> - »Man kann mir nicht mehr helfen, es gibt nur noch Morphin«.
> - Todesmedikament – erst in der letzten Phase der Krankheit erlaubt.
> - Macht abhängig/süchtig.
> - Ist wegen Atemdepression gefährlich.
> - Zu früh eingesetzt ist es womöglich nicht mehr wirksam, wenn es wirklich gebraucht wird.
> - Beschleunigt das Krebswachstum/das Sterben.
> - »Ich muss den Schmerz spüren, um zu wissen, dass mein Körper gegen den Krebs kämpft«.

25.2   Epidemiologie und Schmerzmechanismen

Epidemiologie. Nach einer etwas älteren Übersicht von Bonica (1982) leiden 56–94% aller Mammakarzinom-Patientinnen im Lauf ihrer Erkrankung unter Schmerzen. Überwiegend handelt es sich dabei um tumorbedingte Schmerzen, wobei mindestens jede fünfte Patientin mehr als eine Schmerzlokalisation aufweist (Radbruch et al. 1992). Daneben spielen behandlungsbedingte Schmerzen – Wundschmerzen nach Operationen oder chemotherapiebedingte

neuropathische Schmerzen – eine wichtige Rolle. Auch tumorassoziierte Schmerzen – z. B. Stauungsschmerzen bei Lymphödem – sind zu erwarten. In Einzelfällen leiden Mammakarzinom-Patientinnen andererseits unter chronischen Schmerzen ohne jeden Bezug zum Tumor oder zur Tumortherapie – wie z. B. Arthroseschmerzen oder Rückenschmerzen – die ggf. einer anderen Therapie bedürfen.

> **Schmerzätiologie bei Mammakarzinom (nach Radbruch et al. 1992)**
> - Tumorbedingt: 88%
> - Tumorassoziiert: 13%
> - Therapiebedingt: 13%
> - Ohne Bezug zu Tumor oder Therapie: 8%

Als **häufigster Schmerzmechanismus** tumorbedingter Schmerzen ist die ossäre Metastasierung zu erwarten. Dies wird gefolgt von neuropathischen Schmerzen, insbesondere im Bereich des Plexus axillaris, sowie von Schmerzen bei Weichteilinfiltration. Viszerale Schmerzen, beispielsweise bei einer Leberfilialisierung, sowie Kopfschmerzen durch Hirndruck sind seltener.

> **Mechanismen tumorbedingter Schmerzen bei Mammakarzinom (nach Radbruch et al. 1992)**
> - Knochenschmerz: 73%
> - Neuropathischer Schmerz: 32%
> - Weichteilschmerz: 25%
> - Viszeraler Schmerz: 8%
> - Hirndruck: 1%

25.3   Schmerzassessment und Diagnostik

Eine sorgfältiges Schmerzassessment – die genaue Erhebung der Beschwerdeangaben und deren Dokumentation – ist eine wichtige Voraussetzung einer erfolgreichen Schmerztherapie. Es gibt geeignete Kurzfragebögen für Tumorschmerzpatientinnen. Insbesondere die deutsche Version des **Brief Pain Inventory** (BPI) ist zu empfehlen (Radbruch et al 1999).

> **Zu erfassende Angaben**
> - Lokalisation (»wo«)
> - Beginn und Dauer der Schmerzen (»seit wann« bzw. »wie lange«)

Eigenschaften des Schmerzes (»wie fühlt er sich an«)
- Stärke der Schmerzen: momentan sowie maximal in den letzten 24 h (»wie stark«)
- Gibt es Auslöser für Schmerzen bzw. Schmerzattacken sowie Schmerzverstärker (»wodurch ausgelöst« bzw. »wodurch stärker«)?
- Gibt es Linderungsfaktoren (»wodurch besser«)?

Zu beantwortende wichtige Fragen
- Liegen mehrere Schmerzlokalisationen vor? Mit unterschiedlicher Qualität bzw. Stärke?
- Handelt es sich um brennend-elektrisierende Beschwerden, die als Hinweis für neuropathische Schmerzen verstanden werden können?
- Liegen Dauerschmerzen oder lediglich Schmerzepisoden vor?
- Leidet die Patientin unter Durchbruchschmerzen bzw. Schmerzattacken, die auf einen Dauerschmerz aufgesetzt sind?

Analogskalen. Die konsequente Verwendung von Analogskalen zur Erfassung der Schmerzstärke und des Erfolges einer Schmerztherapie wird grundsätzlich empfohlen. Grenzen der Anwendbarkeit von Analogskalen können jedoch bei Patientinnen mit magelnden Sprachkenntnissen sowie kognitiven Einschränkungen erreicht werden.

Als einfachstes Instrument ist eine 5-stufige verbale Analogskala verwendbar. Sehr gebräuchlich ist die 11-stufige numerische Ratingskala (NRS) von 0 (= kein Schmerz) bis 10 (= stärkster vorstellbarer Schmerz). Graphisch ansprechend gestaltete Skalen (z. B. Gesichterskala) werden von Patientinnen gerne angenommen, müssen jedoch am jeweiligen Einsatzort greifbar sein.

Verbale Analogskala
- Keine Schmerzen
- Leichte Schmerzen
- Mäßige bis mittelstarke Schmerzen
- Starke Schmerzen
- Die stärksten vorstellbaren Schmerzen

Numerische Analogskala
- 0 = keine Schmerzen bis 10 = stärkster vorstellbarer Schmerz

Körperliche Untersuchung sowie apparative Diagnostik. Eine körperliche Untersuchung sollte beschwer-

debezogen erfolgen. Sie liefert Hinweise und Begründung für weitere, gezielte Diagnostik.
- Neurologische Diagnostik, insbesondere bei Sensibilitätsstörungen sowie Paresen
- Röntgen knöcherner Strukturen bei Verdacht auf Fraktur oder Frakturgefährdung
- Schnittbildverfahren (Computertomographie, Kernspintomographie)
  - Bei Beeinträchtigung bzw. Gefährdung des Rückenmarks
  - Bei Kopfschmerzen mit Verdacht auf Hirnmetastasierung
- Labordiagnostik
  - Ausschluss einer Hyperkalzämie bei Knochenmetastasen
  - Kreatininwert vor dem Einsatz nichtsteroidaler Antiphlogistika prüfen
  - Blutbild sowie Leberwerte beim Einsatz von Metamizol, Antiepileptika sowie Antidepressiva kontrollieren

Tipp

Auch beim Tumorschmerz kann die Korrelation zwischen dem Ausmaß des Tumorbefalls und der Stärke der Schmerzen sehr variabel sein. Vergleichsweise kleine Filiae können u. U. massive Schmerzen auslösen, während in einem anderen Fall ein sehr ausgedehnter Befall nur mit geringen Schmerzen einhergeht. Immer die Stärke des subjektiven Schmerzes und nicht die objektive Größe einer Metastase im Röntgenbild behandeln!

25.4 Ziele der Schmerztherapie

Eine frühzeitige und realistische Zielformulierung der Schmerztherapie sollte gemeinsam mit der Patientin erfolgen. Sie wird im Folgenden regelmäßig überprüft und der Dynamik der Krankheitsentwicklung jedes einzelnen Falles angepasst. Auch Angehörige und das in die Versorgung eingebundene Pflegepersonal sind in die Zielbestimmung einzubeziehen.

 Cave
Eine konsequente Schmerztherapie dient dem Ziel der Erhaltung der Lebensqualität.

Die Schmerzstärke sollte unter Therapie nur noch als »leicht«, höchstens »mäßig stark« empfunden werden. Auf der Analogskala lautet ein akzeptierter Grenzwert »NRS 4«. Höhere Werte sind Anlass zur Überprüfung der Medikation. In der Regel ist als Konsequenz eine deutliche Dosiserhöhung des verordneten Opioids empfehlenswert (Faustregel: Steigerung der Tagesdosis um 30–50%).

Weitere Ziele können die Kontrolle der unerwünschten Medikamentenwirkungen (insbesondere opioidbedingte Übelkeit sowie Obstipation), die Mobilisierungsfähigkeit oder die Linderung schmerzbedingter Schlafstörungen sein.

Hauptziele

- Schmerzlinderung auf ein akzeptables Maß (NRS <4)
- Erhaltung der Lebensqualität

Nebenziele

- Kontrolle unerwünschter Analgetikawirkungen (insbesondere Übelkeit/Obstipation)
- Mobilisierungsfähig
- Linderung schmerzbedingter Durchschlafstörungen

Palliation. Strahlentherapie, Operation oder Chemotherapie als kausale palliative Maßnahmen zur Schmerzlinderung sollten immer angestrebt werden, wenn sie mit genügend Aussicht auf Erfolg und mit vertretbarem Aufwand durchgeführt werden können.

25.5   WHO-Stufenschema zu Tumorschmerztherapie und allgemeine Regeln

Das Stufenschema der Weltgesundheitsorganisation von 1986 stellt nach wie vor die Grundlage des therapeutischen Vorgehens dar (◻ Abb. 25.1).

Das wesentliche Prinzip des Stufenschemas ist eine der Stärke des Schmerzes angepasste Analgetikagabe nach einem festen Zeitschema (zeitkontingent) unter Bevorzugung der oralen bzw. transdermalen Zufuhrroute. Es soll ein möglichst gleichmäßiger Wirkspiegel der Analgetika erreicht werden. Auf Stufe 2 und 3 erfolgt die kombinierte Gabe von Nichtopioidanalgetika und Opioiden (Ziel: synergistische Wirkung der Analgetika). Zusätzlich werden häufig Adjuvanzien und Koanalgetika verordnet.

> ❗ **Cave**
> Bei von Anfang an starken Schmerzen oder einer sprungförmig sich deutlich verstärkenden Schmerzproblematik müssen u. U. Behandlungsstufen übersprungen und ggf. gleich nach WHO- Stufe 3 behandelt werden.

Die wichtigsten Regeln im Umgang mit dem WHO-Stufenschema

- Orale/transdermale Zufuhr ermöglicht Selbstständigkeit und Unabhängigkeit
- Fixe Dosierungsintervalle nach Wirkdauer der Medikamente
- Retardpräparate bevorzugen
- Monopräparate verwenden
- Mischungen von retardierten Opioiden vermeiden
- Opioiddosis individuell gegen den Schmerz titrieren
- Bei Durchbruchsschmerzen bzw. Schmerzattacken ein zusätzliches rasch wirksames Bedarfsmedikament verordnen
- Die Dosis des zusätzlichen Bedarfsmedikaments muss ebenfalls individuell bestimmt werden
- Nebenwirkungen rechtzeitig erkennen und behandeln
- Regelmäßige Schmerzdokumentation (wo? wie? wie stark?)
- Bei Neueinstellung Kontrolle nach wenigen Tagen
- Schriftlichen Behandlungsplan mit Stundenangabe sowie ggf. einer Dosissteigerung bei Schmerzzunahme mitgeben
- Ängste vor Opioiden im Gespräch aktiv ansprechen

25.6   Medikamente

25.6.1   Nichtopioid-Analgetika

Es kann eine Beschränkung auf wenige Wirkstoffe erfolgen: ein nicht-steroidales Antirheumatikum (NSAR), Metamizol sowie als Reservesubstanz Paracetamol. Schwerpunkt des Einsatzes der NSAR sind Knochenschmerzen bei ossärer Filialisierung, der mit Abstand häufigsten Schmerzursache beim Mammakarzinom.

Risiken der nicht-steroidalen Antirheumatika

- Beachte bestehende kardiovaskuläre Risiken
- Nierenfunktionsbeeinträchtigung: bei deutlich erhöhten Kreatininwerten kein NSAR verwenden
- Gastrointestinalen Toxizität: Prophylaxe mit einem Protonenpumpeninhibitor oder Misoprostol (als Kombination in Arthotec). Bei manifester Gastritis bzw. Ulkuserkrankung kein NSAR, sondern Metamizol oder Paracetamol

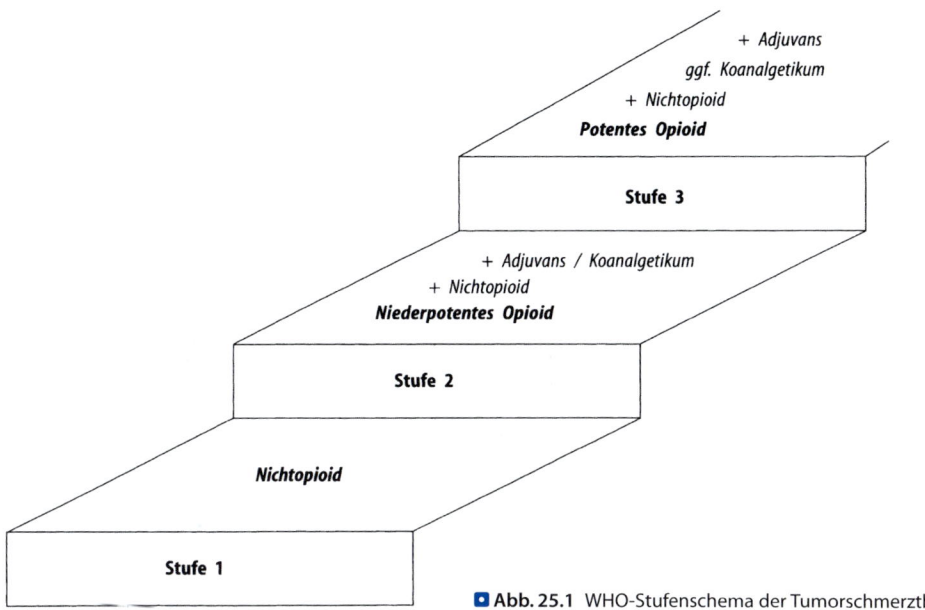

● **Abb. 25.1** WHO-Stufenschema der Tumorschmerztherapie

COX-2-Hemmer wie Celecoxib oder Etoricoxib haben eine etwas geringere gastrointestinale Toxizität bei einer vergleichbaren Analgesie. Die Warnhinweise zum kardiovaskulären Risikoprofil sind zu beachten.

Metamizol (z. B. Novalgin) hat eine relativ gute analgetische Wirksamkeit bei vergleichsweise wenig unerwünschten Wirkungen auf Magenschleimhaut und Nierenperfusion.

> **Nebenwirkungen und Risiken von Metamizol**
> ▬ Relativ häufig: Schweißausbrüche bei älteren Patienten sowie Übelkeit
> ▬ Gefahr einer anaphylaktoiden Reaktion bei parenteraler Applikation
> ▬ Agranulozytose

Paracetamol wird als Ausweichmedikation verwendet, wenn weder NSAR noch Metamizol in Frage kommen. Die mögliche Lebertoxizität ist zu beachten.

Dosierungshinweise und Handelsnamen sind in ● Tab. 25.1 zusammengefasst.

25.6.2 Opioide

Bei der Auswahl eines Opioids (● Tab. 25.2 und ● Tab. 25.3) sollte das für die jeweilige Patientin individuell günstigste Opioid mit dem besten Wirkungs- und Nebenwirkungs-

profil gefunden werden. Unter Umständen muss dafür die Substanz bzw. der Applikationsweg (oral/transdermal) mehrfach gewechselt werden (Opioidrotation).

Aus der Gruppe der **schwachen Opioide**, zugehörig zu Stufe 2 des WHO-Schemas, empfiehlt sich vor allem Tramadol (z. B. Tramal). Alternativ kommt Tilidin/Naloxon (z. B. Valoron N) in Frage.

Bei **starken bis stärksten Schmerzen** wird nach wie vor orales Morphin in Retardgalenik (z. B. MST) als Referenzsubstanz angesehen. Mit Morphin kann mit gutem Erfolg Tumorschmerztherapie durchgeführt werden; es muss nicht immer ein »Schmerzpflaster« sein.

In der Versorgungsrealität hingegen haben allerdings **transdermale therapeutische Systeme** (TTS) mit Fentanyl (z. B. Durogesic) oder Buprenorphin (Transtec bzw. Norspan) eine hohe Akzeptanz bei Patientinnen und Verordnern. Sie sind insbesondere bei stabiler Schmerzsituation ohne raschen Intensitätswechsel einsetzbar. Der Vorteil liegt im Anwendungskomfort, selteneren Einnahmefehlern sowie der geringeren Obstipation. Ein relativer Nachteil liegt in der Trägheit der Systeme: Anschlagszeit bei Aufbringen bzw. Abklingzeit nach Entfernung beträgt jeweils 18–24 h.

Auch Oxycodon (z. B. Oxygesic) und Hydromorphon (Palladon, Jurnista) sind in einer oralen Retardgalenik verfügbar und für die Tumorschmerztherapie geeignet. Eine Neuerung stellt die feste Kombination von Oxycodon mit Naloxon zur Obstipationsprophylaxe dar (Targin). Levomethadon (L-Polamidon) ist eine Reservesubstanz. Beschrieben sind Einzelfälle mit besserer Analgesie.

Tab. 25.1 Nichtopioidanalgetika zur Tumorschmerztherapie

Wirkstoff	Darreichungsform	Dosierung	Maximale Tagesdosis [mg]	Wichtige unerwünschte Wirkungen
Metamizol (z. B. Novalgin, Baralgin, Novaminsulfon)	Tropfen, Tabletten, Suppositorien, Ampullen	20–40 Trpf. (500–1000 mg) alle 4–6 h	6000	Schwitzen, allergische Reaktionen, Blutbildstörungen (selten)
Diclofenac (Voltaren, Generika)	Tabletten, Dragées, Suppositorien, Ampullen (i.m.)	50 mg alle 8 h bzw. 75–100 mg retardiert alle 12 h	200	Gastrointestinale Störungen, Störung der Nierenfunktion (Ulkusprophylaxe: Protonenpumpenhemmer oder Fixkombination mit Misoprostol in Arthotec)
Paracetamol (Ben-u-ron, Enelfa, Generika)	Tabletten, Saft, Suppositorien	Dosierung: 2 Tbl. (1000 mg) alle 6 h	4000	Leberfunktionsstörung; schwaches Analgetikum
Alternative NSAR				
Ibuprofen	Tabletten, Dragées, Granulat, Saft, Suppositorien	200 mg alle 6 h	1200–1800	Wie Diclofenac
Cox-2-Hemmer				
Celecoxib (z. B. Celebrex)	Hartkapseln	100 mg alle 12 h	400	Störung der Nierenfunktion, Ödembildung. Bei kardialen Risken sorgfältig abwägen. Weniger gastrointestinale Störungen wie NSAR
Etoricoxib (Arcoxia)	Tabletten	60 mg einmal täglich	120	Wie Celecoxib, Hypertonie

Tab. 25.2 Niederpotente Opioide zur Tumorschmerztherapie (Stufe 2, ohne BTM-Rezeptpflicht)

Wirkstoff	Darreichungsform	Dosierung	Maximale Tagesdosis [mg]	Wichtige unerwünschte Wirkungen
Tramadol (Tramal, Generika)	Tropfen, Retardtabletten, Suppositorien, Ampullen	20–40 Trpf. (50–100 mg) alle 4–6 h; Retardtbl.: 1 Tbl. (100 mg) alle 12 h	600	Übelkeit, Erbrechen, Obstipation
Tilidin/Naloxon (Valoron N, Generika)	Tropfen, Kapseln, Retardtabletten	20–40 Trpf. (50–100 mg) alle 4–6 h; Retardtbl.: 1 Tbl. (100 mg) alle 12 h	600	Wie Tramadol
Dihydrocodein (DHC, Paracodin retard, Tiamon mono Retardkapseln)	Tabletten, Kapseln	60 mg alle 12 h	240	Wie Tramadol, stärkere Obstipation

Dosierungshinweise und weiterführende Angaben zu den einzelnen Substanzen sind in ◘ Tab. 25.2 und ◘ Tab. 25.3 zusammengefasst.

Individuelle Dosierung. Grundregel ist, dass die Dosis des Opioids gegen den Schmerz individuell titriert wird. Bei gleichem Schmerzmechanismus kann bei einer Patientin eine Tagesäquivalentdosis von 30 mg Morphin vollkommen ausreichend sein, bei einer anderen Patientin sind dagegen 300 mg erforderlich.

Durchbruchschmerzen bzw. Schmerzattacken. Für die nicht seltenen Durchbruchschmerzen bzw. belastungsabhängig aufgesetzten Schmerzattacken sollte eine

◻ Tab. 25.3 Potente Opioide zur Tumorschmerztherapie (Stufe 3, BTM-Rezeptpflicht)

Wirkstoff	Darreichungsform	Dosierung	Maximale Tagesdosis	Wichtige unerwünschte Wirkungen
Morphin unretardiert (Sevredol, MSR, Morphin Merck, MSI)	Tabletten, Lösung, Suppositorien, Ampullen	Alle 4 h	Theoretisch unbegrenzt	Übelkeit, Erbrechen, Obstipation, Müdigkeit, Juckreiz, Verwirrtheit
Morphin retardiert (MST, MST Continus, Capros, Kapanol, M-long, Mogetic, Onkomorphin u. a.)	Retardtabletten, Kapseln, Granulat	Alle 12 h (MST Continus alle 24 h); Anfangsdosis: 10 mg, gegen den Schmerz titrieren	Theoretisch unbegrenzt	Wie Morphin unretardiert
Fentanyl-TTS (Durogesic SMAT, Generika)	Transdermales System	Anfangsdosierung: 25 µg alle 3 Tage	Theoretisch unbegrenzt, verfügbare Hautfläche	Wie Morphin, jedoch weniger Obstipation; Beachte: träges System (Zeitdauer bis zur vollen Wirkstärke sowie Abklingzeit nach Entfernen 18–24 h)
Fentanyl oral/nasal (Abstral, Actiq, Effentora, Instanyl)	Zur Therapie von Durchbruchsschmerzen	Wirksame Dosis titrieren: Beginn mit 100 µg		Nur zur Behandlung von Schmerzattacken bzw. Durchbruchschmerzen
Buprenorphin (Temgesic, Transtec Norspan)	Sublingualtabletten, Ampullen; transdermales System	Anfangsdosierung: 1 Tbl. sublingual alle 8 h; Transtec: 35 µg/h alle 3 Tage, Norspan alle 7 Tage	Nach Tierversuchen 4–5 mg/Tag, möglicherweise höher	Agonist-Antagonist, daher besser nicht mit anderen Opioiden mischen!
Hydromorphon (Palladon, Jurnista)	Kapseln, Ampullen	Anfangsdosierung:4 mg alle 12 h; Jurnista alle 24 h	Theoretisch unbegrenzt	Wie Morphin, keine harnpflichtigen aktiven Metabolite
Oxycodon (Oxygesic Targin)	Tabletten	Anfangsdosierung:10 mg alle 12 h	Targin: max. 80 mg Oxycodon/40 mg Naloxon pro Tag	Wie Morphin, weniger Übelkeit
Levomethadon (L-Polamidon)	Lösung, Ampullen	Circa 7 Tage eindosieren, d. h. gegen den Schmerz titrieren (10–20 Trpf. bei Schmerzanstieg), dann alle 12 h	Theoretisch unbegrenzt	Wie Morphin; erhöhtes Kumulationsrisiko, Long-QT-Syndom bei höheren Tagesmengen möglich

unretardierte, rasch wirksame Zusatzdosis eines Opioids verordnet werden. Hierfür sind in den letzten Jahren eine Reihe von relativ schnell anflutenden Fentanylpräparaten (Abstral, Actiq, Effentora, Instanyl) entwickelt worden. Die erforderliche Zusatzdosis ist ebenfalls individuell zu bestimmen. Die frühere Faustregel zur Dosisfindung (»1/6 der Tagesdosis«) gilt mittlerweile als überholt.

Erwünschte Opioidwirkungen

- Analgesie
- Unter Umständen Euphorie
- Gegebenenfalls Sedierung
- Dämpfung Atemnot

Häufige unerwünschte Wirkungen (in der Regel zusätzliche medikamentöse Therapie erforderlich)

- Obstipation
- Übelkeit/Erbrechen

Relevante Atemdepressionen werden bei sorgfältigem Umgang mit den Substanzen selten beobachtet. Als sensitivster Parameter, der zugleich sehr einfach zu erheben ist, gilt die Atemfrequenz: Eine Frequenz von 8 Atemzügen pro Minute kann als unterer Grenzwert akzeptiert werden.

Körperliche Entzugssymptome können nach mehrwöchiger Opioidtherapie auftreten. Die Patientinnen sollten hierauf hingewiesen werden und die Verhaltensmaßregel erhalten, im gegebenen Fall das Opioid nur unter ärztlicher Aufsicht schrittweise abzusetzen. Als Reduktionsschema hat sich eine Kürzung um 30% alle 3 Tage bewährt, um ausgeprägte Entzugssymptome zu vermeiden.

Problematisch können unter Umständen **neuropsychiatrische Nebenwirkungen** von Opioiden sein: Albträume, Dysphorie, sogar Agitiertheit und Halluzinationen treten bei ca. 10% vor allem älterer Patientinnen auf. Am sinnvollsten ist es in solchen Fällen, einen Wechsel des Opioids vorzunehmen. Andere Ursachen für diese Störung sollten ausgeschlossen werden. Ein völliger Verzicht auf eine Opioidgabe wird dagegen selten möglich sein.

25.6.3   Adjuvanzien und Koanalgetika

Neben dem Einsatz der Schmerzmedikamente ist häufig die zusätzliche Gabe weiterer Präparate zur Behandlung unerwünschter Wirkungen (Adjuvanzien) oder zur Optimierung des analgetischen Effekts (Koanalgetika) erforderlich (Tab. 25.4).

Zur **Prophylaxe opioidbedingter Obstipation** wird häufig Laktulose verordnet, das allerdings unangenehme Blähungen verursachen kann. Macrogol-haltige Abführmittel (z. B. Movicol) als Quellmittel stellen daher eine wichtige Alternative dar. Bei unzureichender Wirkung kann zusätzlich mit gleitverbessernden Substanzen (paraffinhaltigen Lösungen, z. B. Obstinol) gearbeitet werden.

Sekretagog wirkende Laxanzien wie Natriumpicosulfat (z. B. Agiolax) oder Bisacodyl (z. B. Laxbene), Klysmen und darüber hinausgehende energische Abführmaßnahmen sollten Reserveoptionen für eine sehr hartnäckige Obstipation bleiben. Subcutanes Methylnaltrexon (Relistor) ist neu für diese Indikation zugelassen. Abführmittel dürfen in Deutschland weiterhin zu Lasten der gesetzlichen Krankenkasse verordnet werden, wenn dies aufgrund einer Tumorerkrankung oder einer Opioidtherapie erforderlich ist.

Eine **antiemetische Therapie** ist bei einer Opioidgabe oft erforderlich. Sie kann zunächst mit Metoclopramid begonnen werden. Bei stärkerer opioidinduzierter Übelkeit ist auch ein niedrig dosiertes Neuroleptikum, wie beispielsweise Haloperidol, gut wirksam.

Antiepileptika sind bei unzureichender Schmerzkontrolle trotz adäquater Dosiseskalation des Opioids dann indiziert, wenn ein **neuropathischer Schmerz** vorliegt. Geeignet ist Carbamazepin (z. B. Tegretal), zu dem es neuerdings mit Oxcarbazepin (z. B. Trileptal) eine Alternative mit einem etwas günstigeren Nebenwirkungsprofil gibt. Gabapentin (z. B. Neurontin) bzw. Pregabalin (Lyrica) sind ebenfalls als relativ gut verträgliche Antiepileptika zum Einsatz bei neuropathischen Schmerzen zugelassen. Antiepileptika werden schrittweise über Tage eindosiert bis ein ausreichender klinischer Effekt erreicht ist. Laborkontrollen sollten insbesondere bei Carbamazepin erfolgen.

Zur Behandlung einer depressiven Verstimmung im Kontext mit Tumorschmerzen können **Antidepressiva** dann eingesetzt werden, wenn der euphorisierende Effekt des Opioids alleine nicht ausreicht. In diesen Fällen wird man zunächst eine Substanz aus der Gruppe der Serotonin-Wiederaufnahmehemmer wählen. Soll hingegen ein Antidepressivum zur Therapie neuropathischer Schmerzen verwendet werden, so werden nach Studienlage primär klassische tri- bzw. tetrazyklischen Antidepressiva trotz der höheren Nebenwirkungsquote empfohlen. Neuere Studien zeigen auch für kombinierte Noradrenalin-/Serotoninwiederaufnahmehemmer wie Venlafaxin (Trevilor) Wirkung bei neuropathischen Schmerzen. Antidepressiva werden wie Antiepileptika schrittweise eindosiert, die Bewertung erfolgt klinisch.

Neuroleptika haben beim Menschen keinen eindeutig belegten analgetischen Effekt und sollten daher nicht zur Opioideinsparung verwendet werden (angebliche »Schmerzdistanzierung«). Ihre Indikation in der Tumorschmerztherapie beschränkt sich auf die antiemetische Wirkung sowie die Sedierung.

Kortikoide wie beispielsweise Dexamethason (z. B. Fortecortin) werden in der Tumorschmerztherapie vorwiegend wegen ihres abschwellenden Effekts eingesetzt:

Tab. 25.4 Adjuvanzien und Koanalgetika

Medikament	Dosierung	Bemerkungen
Laxanzien (obligat bei potenten Opioiden)		
Laktulose (Generika)	15–45 ml/Tag	Blähungen
Macrogol (z. B. in Movicol)	1–3 Beutel/Tag	Alternative zu Laktulose; weniger blähend
Paraffin (z. B. Obstinol)	15–45 ml/Tag	
Bisacodyl (Dulcolax), Natriumpicosulfat (Laxoberal)	Bisacodyl: 5–10 mg; Natriumpicosulfat: 5–10 mg	Kurzfristige Anwendung; Bauchschmerzen, Bauchkrämpfe
Klystier (z. B. Klysma salinisch)	Bei Koprostase	
Methylnaltrexon (Relistor)	8–12 mg s.c. jeden 2. Tag	Lokaler Injektions-Schmerz, Bauchschmerzen
Antiemetika bei opioidbedingter Übelkeit/Erbrechen		
Metoclopramid (z. B. Paspertin)	10 mg (30 Trpf.) alle 4–8 h	
Haloperidol (z. B. Haldol)	0,5 mg (5 Trpf.) alle 8 h	
Antiepileptika bei neuropathischen Schmerzen		
Carbamazepin (z. B. Tegretal, Timonil),	150–200 mg Retardtbl. alle 12 h;	Spiegelkontrolle als Talspiegel nach einigen Tagen; Blutbild, γ-GT-Kontrolle erforderlich, kutane Allergien relativ häufig
Oxcabazepin (z. B. Trileptal)	150–300 mg Retardtbl. alle 12 h, maximal 900 mg/Tag	Blutbild, Leberwertkontrollen
Gabapentin (z. B. Neurontin, Generika)	Eindosierung: 3-mal 100 mg, alle 2–3 Tage steigern; Zieldosis: 600–1800 mg (maximal 3600 mg), je nach klinischer Wirkung	Müdigkeit, Ödeme
Pregabalin (Lyrica)	Eindosierung: 2-mal 75 mg, langsam steigern; maximal 600 mg /Tag	Müdigkeit, Ödeme
Antidepressiva (depressive Verstimmung oder neuropathische Schmerzen)		
Amitriptylin (z. B Amineurin, Saroten, Generika)	Einschleichend 25–50 mg, Zieldosis: 75 mg/Tag	Gabe abends, da sedierend; Mundtrockenheit, langsamer Wirkeintritt
Clomipramin (z. B. Anafranil)	Einschleichend 25–50 mg, Zieldosis: 75 mg/Tag	Leicht antriebssteigernd, daher keine abendliche Gabe
Venlafaxin (Trevilor)	37,5–75 mg, maximal 225 mg/Tag	Unter anderem Magen-Darmbeschwerden, Leberwerterhöhungen

bei Kopfschmerzen wegen Hirndruck durch Metastasen, bei Leberkapseldehnungsschmerzen sowie bei radikulären Schmerzen z. B. bei spinalem Einwachsen einer Wirbelsäulenmetastase. Nach initial hoher Dosis (12–24 mg/Tag) erfolgt ein graduelles Ausschleichen bis zum Wirkungseintritt anderer Therapieansätze wie beispielsweise einer Strahlentherapie.

Tranquilizer sind ggf. zur Therapie von Angst sowie von Schlafstörungen erforderlich, falls der sedierende Effekt des Opioids nicht ausreicht.

> In der Phase der Neueinstellung auf ein Opioid sollte aufgrund der möglichen Verstärkung von Sedierung sowie Atemdepression nicht gleichzeitig neu auf ein Benzodiazepin eingestellt werden.

Bisphosphonate wie Pamidronat (z. B. Aredia) oder Zoledronsäure (z. B. Zometa) sollten bei Knochenmetastasen nicht vergessen werden. Sie sind nicht nur analgetisch wirksam, sondern senken auch die Rate typischer Komplikationen, insbesondere Frakturen. Die parenterale

Applikationsweise als 4-wöchentliche Kurzinfusion wird bevorzugt; bei einer oralen Bisphosphonatgabe werden häufig Oberbauchbeschwerden geklagt.

25.7 Invasive Schmerztherapie

Therapieverfahren, die nicht auf dem Prinzip der oralen bzw. transdermalen, zeitkontingenten Zufuhr nach dem WHO-Stufenschema beruhen, werden unter dem Begriff »invasive Verfahren« zusammengefasst:

- Subkutane oder intravenöse Morphininfusion (externe Pumpe)
- Epidurale oder intrathekale Opioidgabe (Katheter, externe Pumpe)
- Chemische oder thermische Neurolyse
- Chordotomie und andere neuroablative Verfahren

Sie kommen bei den 10–20% der Patientinnen zum Einsatz, bei denen es trotz einer kompetenten Anwendung des medikamentösen Stufenschemas zu keiner befriedigenden Schmerzkontrolle oder zu inakzeptablen Nebenwirkungen kommt. Ein Nachteil liegt im Aufwand, der sowohl für die Anlage als auch für die weitere ambulante Betreuung zu Hause bei einigen der Verfahren geleistet werden muss. Hier werden künftig die Teams der spezialisierten ambulanten Palliativversorgung (SAPV) eine wertvolle Hilfe darstellen können.

Als relativ einfach zu etablierendes Verfahren – z. B. für die Versorgung einer schluckgestörten Patientin in der Sterbephase zu Hause – hat in den letzten Jahren die **subkutane Opioidapplikation** einen zunehmend höheren Stellenwert erlangt. Vorhandene zentralvenöse Katheter (z. B. Hickman-Katheter, venöse Ports) können gegebenenfalls für eine **intravenöse Opioidgabe** benutzt werden. Eine ausreichende Flussrate der Pumpe oder eine parallele Infusion sollte gewährleistet sein, um eine Okklusion des Katheters zu verhindern. Als Opioid wird sowohl subkutan als auch intravenös meist Morphin verwendet. In problematischen Fällen wird zur Wirkverstärkung gelegentlich Ketamin (z. B. Ketanest S) in niedriger Dosierung von 50–150 mg/Tag eingesetzt.

Eine **rückenmarknahe Opioidapplikation** über einen epiduralen oder intrathekalen Katheter kommt aufgrund der segmentalen spinalen Wirkung vor allem bei Schmerzen im Abdomen, Becken sowie in den unteren Extremitäten in Frage. Der analgetische Effekt kann unter Umständen deutlich besser sein als bei anderen Zufuhrrouten. Die Rate unerwünschter Wirkungen ist allerdings vergleichbar.

Zu den **neurodestruktiven Verfahren** zählen u. a. chemische Neurolysen mit Alkohol oder thermische Neuro-

lysen durch Vereisung (Kryoläsion) bzw. Radiofrequenzthermoablation. Sie können beispielsweise als Neurolyse mehrerer Interkostalnerven bei segmentalem Befall der Thoraxwand oder als intrathekale Neurolyse einzelner Wurzel durchgeführt werden. Die Effektstärke neurolytischer Maßnahmen sollte jedoch nicht überschätzt werden. Meist ist dennoch eine Opioidtherapie erforderlich, auch ist die Wirkungsdauer auf einige Wochen bis wenige Monate begrenzt.

In Einzelfällen können als **neurochirurgische Therapieoptionen** DREZ-Läsionen (»dorsal root entry zone«) – gezielte Veödungen der Hinterwurzeleintrittszonen im zervikalen Rückenmark –, eine Chordotomie oder die direkte Opioidgabe in die Seitenventrikel des Gehirns eingesetzt werden.

Wichtige begleitende Maßnahmen. Der Stellenwert begleitender und u. U. auch ganz einfacher Maßnahmen sollte in ihrer Wirkung auf den Schmerz nicht unterschätzt werden. Die Möglichkeiten der physikalischen Therapie, insbesondere qualifizierter Krankengymnastik und Lymphdrainage, sollten ebenso beachtet werden wie die Notwendigkeit einer guten Pflege. Eine optimale Lagerung sowie ein den Krankheitsumständen angepasstes Bett können manchmal eine deutlich bessere Wirkung erzielen als eine Dosiserhöhung von Morphin.

Zeit zum Gespräch, Offenheit und Wahrhaftigkeit am Krankenbett sowie Mitgefühl mit schwer kranken Patientinnen sollte das Handeln prägen. Auch eine spezialisierte psychologische Schmerztherapie kann in Einzelfällen indiziert sein. Neben der Vermittlung von Entspannungstechniken kann das ganze Spektrum der psychotherapeutischen Medizin mit Schwerpunkt auf Erkrankungsbewältigung und Verbesserung des Coping zum Einsatz kommen.

25.8 Betäubungsmittelrechtliche Vorschriften

Hürden der BTM-Verordnung. Leider gehören in der Bundesrepublik Deutschland die betäubungsmittelrechtlichen (BTM-)Vorschriften nach wie vor zu den Barrieren, die eine optimale Versorgung der Tumorschmerzpatienten behindern.

Verordnungsvorgaben, Höchstmengen. Hinweise zu den wesentlichen Vorschriften und Höchstmengen sind beispielsweise der Roten Liste© zu entnehmen. Rezeptanforderungen können an das Bundesinstitut für Arzneimittel und Medizinprodukte, Bundesopiumstelle, Kurt-Georg-Kiesinger-Allee 3, 53175 Bonn (Tel. 0228/207-30) gerichtet werden.

Literatur

Arzneimittelkommission der deutschen Ärzteschaft (Hrsg) (2007) Empfehlungen zur Therapie von Tumorschmerzen. Arzneiverordnung in der Praxis, Band 34 Sonderheft 1 (Therapieempfehlungen) 3. Auflage. Download möglich unter: http://www.akdae.de/35/10/66-Tumorschmerzen-2007-3Auflage.pdf

Bonica JJ (1982) Management of cancer pain. Acta Anaesthesiol Scand Suppl 74: 75–82

Hankemeier U, Schüle-Hein K, Krizanits F (2004) Tumorschmerztherapie. Springer, Berlin Heidelberg New York Tokio

Larbig W, Fallert B, Maddalena H (2002) Tumorschmerz. Schattauer, Stuttgart

Radbruch L, Zech D, Grond S, Jung H (1992) Symptomatische Schmerztherapie beim fortgeschrittenen Mammakarzinom. Geburtshilfe Frauenheilkd 52: 404–411

Radbruch L, Loick G, Kiencke P, Lindena G, Sabatowski R, Grond S, Lehmann KA, Cleeland CS (1999) Validation of the German version of the Brief Pain Inventory. J Pain Symptom Manage 18:180–7. Download möglich unter: http://www.palliativmedizin.ukaachen.de oder http://www.drk-schmerz-zentrum.de/documents/infos/pdf/BPI.PDF

Sorge J, Lüders B, Werry C, Pichelmayr I (1996) Die Versorgung von ambulanten Tumorpatienten mit Opioidanalgetika. Der Schmerz 10: 283–291

Twycross RG (1988) Opioid analgesics in cancer pain: current practice and controversies. Cancer Surv 7: 29–53

World Health Organization (1986) Cancer pain relief. World Health Organization, Genf

Zenz M, Donner B (2002) Schmerz bei Tumorerkrankungen. Wissenschaftliche Verlagsgesellschaft, Stuttgart

Komplementärmedizinische Behandlungsmethoden

Josef Beuth

26.1   Einleitung

Die Anwendung komplementärmedizinischer Diagnostik- und Therapieverfahren ist bei Mammakarzinompatientinnen weit verbreitet. Sie resultiert meist aus dem verständlichen Wunsch, nichts unversucht zu lassen, um Heilung zu erzielen oder die Lebensqualität zu erhalten bzw. zu verbessern. Die überwiegende Mehrzahl komplementärmedizinischer Therapieverfahren erzielt ihre (angebliche!) Wirkung über unspezifische Immunmodulation/Immunstimulation, antioxidative- oder Zellmembran-/Genom-stabilisierende Aktivitäten. Randomisierte kontrollierte klinische Studien zur Unbedenklichkeit und Wirksamkeit fehlen für die meisten Verfahren.

26.2   Evidenzbasierte komplementär-medizinische Maßnahmen

Therapeutische Maßnahmen, die komplementär zur konsensierten Standardtherapie empfohlen werden, erheben den Anspruch, diese optimieren zu können. Für definierte komplementäre Therapiemaßnahmen (Behandlungsintensität und -dauer in Abhängigkeit von Tumorart, -stadium bzw. individuellen Risiko-/Prognosefaktoren) liegen Daten aus Wirksamkeitsnachweis relevanter klinischer Studien der EBM-Evidenzgrade I oder II vor. Sie belegen deren Wertigkeit, erkennbar am Benefit der Patientinnen – insbesondere verbesserte Lebensqualität durch Reduktion tumor- bzw. therapieinduzierter Symptome/Auswirkungen (Beuth 2009). Alle nachfolgend genannten Therapieansätze sind indikationsbezogen evidenzbasiert und werden in randomisierten kontrollierten klinischen Studien weiter evaluiert, da Unbedenklichkeits-/Wirksamkeitsnachweise für einzelne Tumorarten und -stadien zu führen sind (Beuth 2007). Um weitere komplementärmedizinische Therapiemaßnahmen in die wissenschaftlich-begründete Onkologie integrieren zu können, muss deren Unbedenklichkeit und Wirksamkeit zunächst in relevanten klinischen Studien der EBM-Grade I (randomisierte kontrollierte Studie) oder II (epidemiologische Kohortenstudie) belegt werden.

26.2.1   Diätetik/Ernährungsoptimierung

Alle verfügbaren Untersuchungen deuten darauf hin, dass nicht ausgewogene sowie übermäßige Ernährung (u. a. zu wenig Obst, Gemüse, Getreideprodukte, Ballaststoffe; zu viel tierisches Fett, Fleisch, Alkohol) wesentliche Ursachen für die Entstehung von (Mamma-)

Karzinomerkrankungen sind. Änderungen der Ernährung bzw. ernährungsbedingter Gewohnheiten könnten die Mammakarzinomhäufigkeit um ca. 30–40% senken (Prasad et al. 1998). Somit scheint die allgemeine Ernährungsberatung/-optimierung, u. a. nach den Richtlinien der Deutschen Gesellschaft für Ernährung (DGE) zur Prävention sinnvoll zu sein.

Die ernährungsmedizinische Betreuung von (Mamma-)Karzinompatienten/innen ist ein zentraler Bestandteil im multimodalen onkologischen Therapiekonzept, da eine adäquate Ernährung im Verlauf einer (fortschreitenden) Krebserkrankung eine wesentliche Voraussetzung zur Aufrechterhaltung des Allgemeinzustandes und der Lebensqualität ist. Darüber hinaus hat der Ernährungszustand von Patienten wesentlichen Einfluss auf eine Vielzahl klinischer Parameter, u. a. Morbidität, Therapietoleranz, Nebenwirkungsrate sowie Immunität. Auch wenn eine ernährungsmedizinische Betreuung bei (Mamma-) Karzinompatienten/innen alleine keine Heilung bzw. Beeinflussung von Tumorwachstum bewirken kann, können bei rechtzeitigem Einsatz und konsequenter Umsetzung eine Verschlechterung des Ernährungszustandes und die sich daraus ergebenden klinischen Folgen wesentlich beeinflusst werden. Ebenso könnte die individuelle Ausgangssituation (u. a. Compliance; Einhaltung optimaler Zeit-/Dosierungsschemata der indizierten Standardtherapien) verbessert und Therapienebenwirkungen reduziert werden (Zürcher 2001).

26.2.2   Körperliche Aktivierung (Sport)

Bewegungsmangel ist neben Fehlernährung ein gesundheitspolitisch und ökonomisch ernstzunehmendes Problem unserer Gesellschaft und mit verantwortlich für diverse Zivilisationskrankheiten, u. a. das (Mamma-)Karzinom.

Dem Sport, d. h. der individuellen Situation angepasste körperliche Aktivität, kommen als wichtigste Aufgaben zu:

- **Prävention:** Moderates Ausdauertraining kann das Krebsrisiko signifikant senken, u. a. für das Mammakarzinom.
- **Rehabilitation:** Wiederherstellen von Körperfunktionen, Beweglichkeit, Kraft, Ausdauer; individuell angepasstes, moderates Ausdauertraining kann nach abgeschlossener Therapie u. a.
  - das Immun-, Hormon-, Herz-Kreislauf-System stabilisieren/aktivieren,
  - das therapieinduzierte Fatigue-Syndrom mildern,
  - die psychische Befindlichkeit/Lebensqualität verbessern,

- die psychosoziale Integration erleichtern bzw. verbessern,
- das Selbstwertgefühl wiederherstellen bzw. stabilisieren (Landessportbund NRW 2005; Liesen 1997).

Die derzeitige Studienlage bezüglich Prävention und Rehabilitation des Mammakarzinoms durch Sport belegt den Wert von **moderatem Ausdauertraining** (Schüle 2001; Landessportbund NRW 2005).

Erste Pilotstudien (Baumann et al. 2009) zur Wertigkeit von körperlicher Aktivierung (Sport) bei Mammakarzinompatientinnen waren vielversprechend (Reduktion des Fatigue-Syndroms; Stabilisierung der Lebensqualität) und sollen in derzeit laufenden randomisierten kontrollierten Studien bestätigt werden.

> **Tipp**
>
> Sportliche Aktivitäten sollen in Anlehnung an Empfehlungen der Deutschen Landessportbünde zur Erhaltung bzw. Verbesserung der physischen, psychischen und sozialen Leistungsfähigkeit beitragen. Diesbezüglich sollte moderates Ausdauertraining ausschließlich im aeroben Bereich erfolgen. Orientierend entspricht dies dem Erreichen einer Herzfrequenz von 180 Schlägen pro Minute minus Lebensalter für die Dauer der Belastung. Trainingseinheiten unter 20 Minuten sind nicht effektiv.

26.2.3 Psychoonkologische Betreuung

Zum Zeitpunkt der Diagnosestellung und -Diagnosemitteilung erleiden (Brust-)Krebspatienten/innen eine Vielzahl psychischer Traumen/Beschwerden. Psychoonkologie ist die professionelle Begleitung und Behandlung psychischer Beschwerden während und nach einer Krebserkrankung (Tschuschke 2005). Die in der Praxis angewandten psychoonkologischen Verfahren/Methoden sind hinsichtlich ihrer Wirksamkeit (Reduktion von individuellen Beschwerden im körperlichen, seelischen und geistigen Bereich) noch nicht definitiv belegt. Es fehlen bislang wissenschaftlich-fundierte klinische Studien der EBM-Level I oder II, die den Wirksamkeitsnachweis der psychoonkologischen Begleitung von Krebspatienten/innen aufzeigen. Pilotstudien und Kasuistiken legen allerdings die Vermutung nahe, dass eine psychoonkologische Behandlung viel versprechende Effekte zeitigen kann, insbesondere für Mammakarzinompatientinnen (Rehse 2001; Spiegel et al. 2000), u. a.

- Verbesserte psychosoziale Kompetenz
- Vermehrtes eigenverantwortliches Handeln
- Verlängerte rezidivfreie- bzw. Überlebenszeit

> **Definition**
>
> Laut Kassenärztlicher Vereinigung Nordrhein (KV Nordrhein 2004) soll unter einer psychoonkologischen Betreuung »die Wiederbefähigung der Betroffenen zur Teilnahme am beruflichen und sozialen Leben« verstanden werden.

Die psychoonkologische Betreuung sollte für alle Krebspatienten/innen gewährleistet sein und insbesondere die patientenorientierte (empathische) Begleitung während des gesamten Versorgungsablaufes umfassen.

Die Aufnahme einer psychoonkologischen Behandlung ist angezeigt, wenn Patienten den Wunsch nach Begleitung/Behandlung äußern bzw. wenn körperliche/psychische Störungen im Rahmen einer (Mamma-)Karzinomerkrankung aufgetreten sind. Der Beginn einer psychoonkologischen Behandlung sollte möglichst zeitnah zur Diagnosestellung erfolgen, bei Bedarf aber auch nach Abschluss aller Therapiemaßnahmen (Angenendt 2003). Dies setzt voraus, dass Patientinnen über psychoonkologische Behandlungsmöglichkeiten informiert werden, was im Rahmen des »Disease-Management-Programms Mammakarzinom« in NRW konsequent umgesetzt wird.

26.2.4 Selentherapie

Die Erforschung der Basismechanismen und klinischen Relevanz des essenziellen Spurenelementes Selen (insbesondere in Form des Natriumselenits; Na-Selenit) wird international auf höchstem Niveau betrieben und hat Anwendungsgrundlagen für die Onkologie aufgezeigt, z. B. als komplementärmedizinische Maßnahme während Chemo- und Strahlentherapie. Insbesondere der Nachweis, dass die antioxidative Wirkung von Na-Selenit

- die therapeutische Wirksamkeit definierter Chemotherapien bzw. der Strahlentherapie verstärken kann sowie
- die tumordestruktive Wirksamkeit von Chemo- und Strahlentherapie nicht reduziert (Hehr et al. 1999; Roth et al. 1999)

hat die studienmäßige Testung dieser komplementärmedizinischen Maßnahme forciert (Buentzel et al. 2002; Beuth 2007; Mücke 2009). Hauptzielkriterium der randomisierten, kontrollierten klinischen Studien ist die **Reduktion Chemo-/Strahlentherapie-induzierter Nebenwirkungen** und die damit einhergehende Verbesserung der Lebensqualität. Dies würde eine Optimierung (hinsichtlich zeitlicher Abfolge und Dosierung) der konsensierten Standardtherapien ermöglichen und den kurativen Ansatz unterstützen.

Die Grundlage der Verabreichung von Na-Selenit unter Chemo-/Strahlentherapie beruht im Wesentlichen auf der Kenntnis

- der weitverbreiteten Selenmangelversorgung durch die Ernährung,
- der erhöhten Bedarfes an Selen in definierten Lebens-/Erkrankungsphasen,
- des dokumentierten Selenmangels bei Patienten mit definierten Tumoren (Biesalski 1997; Prasad et al. 2001).

Studienlage/EBM-Bewertung. Die krebspräventive Wirkung konnte in Studien der EBM-Grade I/II aufgezeigt werden. Nachgewiesene Selenmangelzustände sollten durch indikationsbezogene Selengaben ausgeglichen werden. Experimentelle/präklinische Daten zeigen, dass Na-Selenit die Wirksamkeit der Chemo-/Strahlentherapie verstärken kann. Zur Na-Selenit-Therapie als komplementärmedizinische Maßnahme während Chemo-/Strahlentherapie liegen Studien der EBM-Evidenzgrade I/II vor, die den Wirksamkeitsnachweis (u. a. bei gynäkologischen- und Kopf-Hals-Karzinomen) belegen.

26.2.5 Enzymtherapie

Für definierte proteolytische Enzyme bzw. Enzymgemische wurden experimentelle/präklinische Wirkungen/Wirksamkeit nachgewiesen, u. a. immunologische, antiinfektiöse, antitumorale und antimetastatische Aktivitäten. Ferner liegen gut dokumentierte Anwendungsbeobachtungen (AWB) für standardisierte Monoenzyme/Enzymgemische vor, die einen Einfluss der Therapie auf Immunitätslage und Lebensqualität (u. a. Reduktion von Nebenwirkungen tumordestruktiver Chemo-/Strahlentherapien) dokumentieren. Diese AWB fanden wissenschaftliche Bestätigung in GEP (Good Epidemiological Practice-)konformen Kohortenstudien (EBM-Evidenzgrad II), die von der Europäischen Zulassungsbehörde EUMEA als Unbedenklichkeits- und Wirksamkeitsnachweis akzeptiert werden. Die komplementäre Therapie mit einem standardisierten Enzymgemisch (Papain, Trypsin, Chymotrypsin) zeigte in einer Studie mit Mammakarzinompatientinnen u. a. eine signifikant verbesserte Lebensqualität während der Chemo-/Strahlentherapie durch Reduktion von Nebenwirkungen (Beuth et al. 2001, 2009a).

Aktuelle Untersuchungen deuten auf einen Nutzen der komplementärmedizinischen Anwendung einer Kombination aus Na-Selenit, proteolytischen Enzymen (Bromelain und Papain) und Lens culinaris Lektin bei Brustkrebspatientinnen hin, die sich einer adjuvanten Chemo- und Strahlentherapie unterzogen. Erkrankungen des Gastrointestinaltrakts wie Übelkeit, Erbrechen, Schleimhautentzündungen, trockene Schleimhäute und arthrotische Schmerzen waren in der komplementär behandelten Patientinnengruppe weniger ausgeprägt (Beuth 2009b). Eine randomisierte kontrollierte Studie, die diese initialen Ergebnisse bestätigt, ist erforderlich, um die komplementärmedizinische Behandlung mit Na-Selenit, proteolytischen Enzymen und Lens culinaris Lektin in die evidenzbasierte Medizin integrieren zu können.

Studienlage/EBM-Bewertung. Zur komplementären, die Chemo-/Strahlentherapie begleitenden Gabe eines standardisierten proteolytischen Enzymgemisches aus Papain, Trypsin, Chymotrypsin liegt eine GEP-konforme Kohortenstudie (EBM-Evidenzlevel II) vor, die die Unbedenklichkeit und Wirksamkeit (Reduktion von Nebenwirkungen der onkologischen Standardtherapie) beim Mammakarzinom belegt.

Zur Therapie mit proteolytischen Monoenzymen (z. B. Bromelain) bzw. mit anderen Enzymgemischen (z. B. Bromelain, Trypsin, Chymotrypsin, Pankreatin) als komplementär-onkologische Maßnahme liegen bislang keine validen Daten vor, die den Wirksamkeitsnachweis belegen.

26.2.6 Misteltherapie

Die Misteltherapie ist in Deutschland die am häufigsten angewandte komplementärmedizinische Maßnahme in der Onkologie. Sie erfolgt mit standardisierten Extrakten der anthroposophischen Therapierichtung oder mit phytotherapeutischen (Mistellektin-I/ML-I normierten) Extrakten. Unter Berücksichtigung der Anforderungen der wissenschaftlich-begründeten Medizin kann zusammengefasst werden, dass die experimentelle/präklinische Erforschung von anthroposophischen und phytotherapeutischen (ML-I normierten) Mistelextrakten bzw. von Mistelextraktkomponenten (u. a. natives ML-I; ML-II; ML-III; rekombinantes ML) weit fortgeschritten ist (Kienle et al. 2003; Büssing 2000).

Klinische Studien der EBM-Evidenzlevel I/II zeigten tumorart- und tumorstadiumabhängig Reduktionen von Nebenwirkungen der onkologischen Standardtherapie, damit einhergehende Steigerung der Lebensqualität sowie reproduzierbare Immunrestauration/Immunstimulation unter standardisierter Mistelextrakttherapie, u. a. bei Mammakarzinompatientinnen (◘ Tab. 26.1).

Studienlage/EBM-Bewertung. Die Relevanz der Studienlage zur standardisierten/normierten Mistelextrakttherapie schlägt sich u. a. in deren Listung durch den Gemeinsamen Bundesausschuss (G-BA) über die Verordnung von

▫ **Tab. 26.1** EBM-relevante Studien zur Therapie des Mammakarzinoms mit phytotherapeutischen (ML-I-normierten) und anthroposophischen Mistelextrakten

Studie	Tumor	Mistelpräparat	IM	QoL	EBM	Literatur
Prospektiv, randomisiert Multizentrisch Plazebokontrolliert	Mammakarzinom	Phytotherapeutisch	+	+	Ib	(Semiglasov et al. 2004, 2006)
Epidemiologisch Kohorte	Mammakarzinom	Phytotherapeutisch		+	IIb	(Schumacher et al. 2003)
Prospektiv, randomisiert Multizentrisch	Mammakarzinom	Anthroposophisch	+	+	Ib	(Piao et al. 2004)
Epidemiologisch Kohorte	Mammakarzinom	Anthroposophisch	+	+	IIb	(Bock et al. 2005)

IM Immunmodulation; *QoL* quality of life/Lebensqualität; *EBM* + verbessert

Arzneimitteln in der vertragsärztlichen Versorgung (Arzneimittel-Richtlinien/AMR) nieder. Offizielle Bekanntmachung im BAnz. 11, S. 155 (2004) sowie im Deutschen Ärzteblatt 101, S. 14 (2004) B798: »Es liegen Studien für die Verbesserung der Lebensqualität unter Misteltherapie vor, die bei phytotherapeutischen Zubereitungen eine für eine positive Bewertung ausreichende Evidenz aufweisen.«

Dementsprechend sind phytotherapeutische, auf ML-I normierte Mistelextraktpräparate nach Ziffer 16.4 AMR in der palliativen Therapie von malignen Tumoren zur Verbesserung der Lebensqualität verordnungsfähig. Mistelextrakte der anthroposophischen Therapierichtung können nach Ziffer 16.5 AMR bei der Indikation »maligne Tumore« entsprechend ihrer Zulassung gemäß dem Therapiestandard in dieser »besonderen Therapierichtung« verordnet werden.

Eine Cochrane-Analyse (Horneber et al. 2008) konstatiert: »There is some evidence that mistletoe extracts may offer benefits on measures of QOL during chemotherapy for breast cancer, but these results need replication«.

26.3 Nicht-evidenzbasierte komplementärmedizinische Maßnahmen

26.3.1 Orthomolekulare Medizin: bilanzierte Vitamine/Spurenelementgemische

Selbsternannte Fachgesellschaften empfehlen bilanzierte Vitamin- und Spurenelementgemische komplementär zur Krebsstandardtherapie, um deren reduzierte Aufnahme bzw. vermehrten Verlust durch Appetitmangel, Durchfall, Erbrechen, Schwitzen auszugleichen.

Einnahme von Mikronährstoffen (Vitamin-/Spurenelementgemischen) mit unkontrollierten Zusammensetzungen und Dosierungen sollten vermieden werden, da
- Krebsstandardtherapien in der Wirksamkeit reduziert werden können.
- Definierte Substanzen nicht enthalten sein sollten, insbesondere Eisen.

Bilanzierte Vitamin-/Spurenelementgemische sollten nur auf Indikation oral und über den Tag verteilt mit ausreichen Flüssigkeit eingenommen werden (Gröber 2003).

Studienlage/EBM-Bewertung. Die bedarfsangepasste Gabe von bilanzierten Vitamin-/Spurenelementgemischen zur Verhinderung von Mangelzuständen kann in einzelnen Phasen der Mammakarzinomerkrankung/-therapie als komplementäre Maßnahme sinnvoll sein. Eine (Brust-)Krebsprävention ist durch Substitution von Vitamin- und Spurenelementgemischen nicht möglich (Bjelakovic 2007; Meyer 2009), daher sollte davon abgeraten werden.

26.3.2 Thymus-, Leber-Milz-Peptid/-Extrakttherapie

Thymus- oder Leber-Milz-Peptid-Extrakte sollen laut Fürsprecher u. a. Nebenwirkungen von Chemo-/Strahlentherapien reduzieren und somit die Lebensqualität erhalten und das Immunsystem aktivieren.

Studienlage/EBM-Bewertung. Zur komplementäronkologischen Therapie mit Thymus-, Leber-Milz-Peptid-Extrakten liegen keine validen Daten vor (Beuth 2007, 2009), die deren Unbedenklichkeits-/Wirksamkeitsnachweis belegen (Studien der EBM-Evidenzgrade I/II).

26.3.3 Hyperthermie

Die Behandlung von Krebserkrankungen durch Wärme (Hyperthermie) ist bereits seit Hippokrates bekannt, wird seitdem auch angewandt und kontrovers diskutiert. Aufgrund unzureichender bzw. nicht evaluierter Erhitzungsmethoden entwickelte sich die Hyperthermie bislang nicht zu einer etablierten Behandlungsmethode. Seit Ende der 1960er Jahre wird versucht, die Hyperthermietechniken zu verbessern, z. B. durch Verwendung von Kurzwellen, Mikrowellen und auch Infrarotstrahlen. Aber auch heute besteht noch ein erheblicher Forschungsbedarf, um Qualität, Unbedenklichkeit und Wirksamkeit der Hyperthermie in der Onkologie zu belegen (Beuth 2007; 2009).

Studienlage/EBM-Bewertung. Zur komplementäronkologischen Anwendung der Hyperthermie liegen derzeit keine validen Daten vor, die den Unbedenklichkeits-/Wirksamkeitsnachweis belegen (Studien der EBM-Evidenzgrade I/II). Eine Vielzahl an Anwendungsbeobachtungen sowie klinische Studien des EBM-Evidenzgrades III deuten auf therapeutische Effekte der Hyperthermie hin, ohne deren Unbedenklichkeit und Wirksamkeit definitiv aufzuzeigen.

26.3.4 Außenseiterverfahren

> Ausdrücklich zu warnen ist vor diversen, nicht auf Qualität, Unbedenklichkeit und Wirksamkeit geprüften Diagnostik- und Therapieverfahren, die zuweilen fälschlich mit der Komplementärmedizin assoziiert werden (Münstedt 2005; Beuth 2002, 2007).

Die Verfahren werden aggressiv beworben und geben vor, dass bei Anwendung Früherkennung möglich sei, Krebswachstum und Tumormasse reduziert sowie Rezidiv- und Metastasenbildung verhindert würden, die Notwendigkeit von Chemo-/Strahlentherapie verzögert und die Wirksamkeit von Chemo-/Strahlentherapie verzögert werde und dass die Behandlung auch dann noch wirksam sei, wenn alle anderen Behandlungen versagt haben.

Auf der Grundlage wissenschaftlicher Untersuchungen sind derartige Diagnostikverfahren (z. B. Bioresonanz, Dunkelfeldmikroskopie, Messung freier Radikale, Redox-Serum-Analyse, optischer Erythrozytentest) und Therapieverfahren (z. B. autologe Tumortherapie nach Dr. Klehr, bioelektrische Therapie, Kolonhydrotherapie, Dr. Rath Zellularmedizin, Galavit, Imusan, Juice Plus, Magnetfeldtherapie, Megamin, Neue Medizin nach Dr. Hamer, Ney Tumorin, Noni Saft, Nosoden-Therapie, Ozontherapie, PC-SPES/SPES, Recancostat, Schlangenreintoxine, Spirulina, Ukrain, Vitamin-B_{17}/Laetrile) nicht belegt und können für Patienten lebensgefährlich sein.

Literatur

Angenendt G (2003) Entwicklung eines Beratungs- und Therapiemanuals zur Begleitung der Selbsthilfe Broschüre »Neue Wege aus dem Trauma«. Inaugural Dissertation, Universität zu Köln

Baumann F, Böttcher K et al. (2009) Mit Leib und Seele leben, Krebsgesellschaft NRW

Beuth J, Ost B, Pakdaman A et al. (2001) Impact of complementary oral enzyme application on the postoperative treatment results of breast cancer patients. Results of an epidemiological multicenter cohort study. Cancer Chemother Pharmacol 47 [Suppl]: 38–44

Beuth J (2002) Grundlagen der Komplementäronkologie. Theorie und Praxis. Hippokrates, Stuttgart

Beuth J (2007) Krebs ganzheitlich behandeln. TRIAS, Stuttgart

Beuth J (2009) Komplementäre Behandlungsmethoden bei Krebserkrankungen. Krebsgesellschaft NRW.

Beuth J (2009a) Proteolytic enzyme therapy in evidence-based oncology. Fact or fiction? Integrative Cancer Therapies 7: 311--316

Beuth J (2009b) Evidence-based complementary medicine in breast cancer therapy. Breast Care 4: 8–12

Biesalski HK (1997) Kenntnisstand Selen. Ergebnisse des Hohenheimer Konsensusmeetings. Akt Ernähr Med 22: 224–231

Bjelakovic G, Nikolova D, Gluud LL et al. (2007) Mortality in randomized trials of antioxidant supplements for primary and secondary prevention: Systematic review and meta-analysis. JAMA 297: 842–857

Bock PR, Friedel WE, Hanisch J et al. (2004) Wirksamkeit und Sicherheit der komplementären Langzeitbehandlung mit einem standardisierten Extrakt aus Europäischer Mistel (Viscum album L.) zusätzlich zur konventionellen onkologischen Therapie bei primärem, nicht metastasiertem Mammakarzinom. Arzneimittelforschung/Drug Res 54: 456–466

Buentzel J, Weinaug R, Glatzel M et al. (2002) Sodium selenite in the treatment of interstitial post-irradiation edema of the head and neck area. Trace Elements Electrolytes 19: 33–37

Buessing A (2000) Mistletoe. The genus Viscum. Harwood Academic Publishers, Singapore

Burger AM, Mengs U, Kelter G et al. (2003) No evidence of stimulation of human tumor cell proliferation by standardized aqueous mistletoe extract in vitro. Anticancer Res 23: 3801–3806

Groeber U (2003) Vitamine und andere Nährstoffe in der modernen Komplementäronkologie. Dtsch Z Onkol 35: 180–185

Hehr T, Bamberg M, Rodemann HP (1999) Präklinische und klinische Relevanz der radioprotektiven Wirkung von Natriumselenit. InFo Onkol Suppl 2: 25–29

Horneber MA, Bueschel G, Huber R et al. (2008) Mistletoe therapy in oncology. Cochrane Report

Kienle H, Kiene GS (2003) Die Mistel in der Onkologie. Schattauer, Stuttgart

Krege S, Hinke A, Otto T et al. (2002) Bewertung des Komplementärtherapeutikums FAKTOR AF2 als Supportivum in der Behandlung des fortgeschrittenen Urothelkarzinoms. Urologe A 41: 164–168

Landessportbund NRW (2005) Sport in der Krebsnachsorge. Landessportbund NRW, Duisburg

Leipner J, Saller R (2000) Systemic enzyme therapy. Drugs 59: 769–780

Liesen H, Baum M (1997) Sport und Immunsystem. Hippokrates, Stuttgart

Meyer R (2009) Das Ende aller Hoffnung: Vitamine schützen nicht vor Krebs. D Ärzteblatt 106: 18-20

Muecke R, Schomburg L, Glatzel M (2010) Multicenter, phase III trial comparing selenium supplementation with observation in gynecologic radiation oncology. Int J Radiation Oncol (in press); epub 3.2.2010

Muenstedt K (2005) Ratgeber unkonventionelle Maßnahmen. Ecomed, Landsberg

Piao BK, Wang YX, Xie GR et al. (2004) Impact of complementary mistletoe extract treatment on quality of life in breast, ovarian and non-small cell lung cancer patients. A prospective randomized controlled clinical trial. Anticancer Res 24: 303–310

Prasad KN, Cole W (1998) Cancer and nutrition. IOS Press, Amsterdam

Prasad KN, Cole WC, Kumar B et al. (2001) Scientific rationale for using high dose multiple micronutrients as an adjunct to standard and experimental cancer therapies. J Am Coll Nutr 20: 450–463

Rehse B (2001) Metaanalytische Untersuchungen zur Lebensqualität adjuvant psychoonkologisch betreuter Krebsbetroffener. Shaker, Aachen

Roth T, Fiebig HH (1999) Cytotoxic profile of sodium selenite (Selenase) and sodium selenite in combination with clinically used chemotherapeutic agents in human tumor models. InFo Onkol Suppl 2: 30–39

Schuele K (2001) Bewegung und Sport in der Krebsnachsorge. Forum DKG 2: 39–41

Schumacher K, Schneider B, Reich G et al. (2003) Influence of postoperative complementary treatment with lectin-standardized mistletoe extract on breast cancer patients. A controlled epidemiological multicentric retrolective cohort study. Anticancer Res 23: 5081–5088

Semiglasov VF, Stepula VV, Dudov A et al. (2004) The standardized mistletoe extract PS76A2 improves QoL in patients with breast cancer receiving adjuvant CMF chemotherapy. A randomised, placebo-controlled, double-blind multicentre clinical trial. Anticancer Res 24: 1293–1302

Semigalsov VF, Stepula VV, Dudov A et al. (2006) Quality of life is improved in breast cancer patients by standardized mistletoe extract PS76A2 during chemotherapy and follow up: A randomized, placebo-controlled, double-blind, multicentre clinical trial. Anticancer Research 26:1519-1529

Spiegel D, Classen C (2000) Group therapy for cancer patients. Basic behavoial science. Basic Books Publishers, New York

Tschuschke V (2005) Psychoonkologie. Schattauer, Stuttgart

Zuercher G (2001) Tumoren. In: Kluthe R (Hrsg) Ernährungsmedizin in der Praxis: Aktuelles Handbuch zur Prophylaxe und Therapie ernährungsabhängiger Erkrankungen. Loseblattsammlung Spitta, Balingen

Teil VII   Praxistipps

Therapieprotokolle

Stephanie Gossmann, Ziad Atassi, Rolf Kreienberg

27.1 Systemische Therapie

Grundsätze einer zytostatischen Behandlung

- Eine Therapie bekannter Effizienz kann weniger wirksam sein, wenn bereits zuvor eine zytostatische Therapie erfolgt ist.
- Eine Therapie bekannter Toxizität nimmt an Toxizität zu, wenn bereits zuvor eine zytostatische Therapie erfolgt ist.
- Die Wirksamkeit und die Toxizität einer Monotherapie ist geringer als die einer Kombinationschemotherapie.
- Eine sequenzielle, dosisdichte Chemotherapie kann wirksamer sein als eine Kombinationstherapie bei vergleichbarer Toxizität.
- Bei starker Toxizität sind Intervallverlängerungen grundsätzlich besser als Dosisreduktionen. Falls jedoch eine Intervallverlängerung um 3 Wochen nicht ausreicht, muss eine Dosisreduktion beim nächsten Zyklus durchgeführt werden oder – bei kurativer Intention – die Gabe von Wachstumsfaktoren, z. B. G-CSF oder Erythropoetin erfolgen.
- Eine Therapie sollte nicht durchgeführt werden, wenn die Leukozyten 2,0 Giga/l und die Thrombozyten 50 Giga/l unterschreiten (Ausnahme: Knochenmarkskarzinose). Leukozytenwerte zwischen 2,0 und 3,0, Thrombozytenwerte zwischen 50 und 100 Giga/l und Neutrophile Granulozyten $\geq$1,5 stellen eine relative Kontraindikation dar.
- Der Hb-Wert sollte über 10 g/dl liegen; eine Chemotherapie bei Hb<8,0 g/dl ist kontraindiziert (Transfusionen oder Erythropoetin).
- Die Dauer des progressionsfreien Überlebens bei einer Komplettremission ist höher als bei einer partiellen Remission.
- Eine »stable disease« kann unter klinischen Gesichtspunkten in der palliativen Situation ein Therapieerfolg sein.
- Applikation der Chemotherapien möglichst im Rahmen von Studien.

27.1.1 Vorbereitung der Chemotherapie

Vor Therapiebeginn

- Patientinnenaufklärung über die Behandlung, deren Chancen und Risiken, Nebenwirkungen und Alternativen, adäquate Kontrazeption

- Schriftliche Therapie-Einverständniserklärung der Patientin und Compliance
- Informationsunterlagen zu Chemotherapie, Strahlentherapie, Ernährung, supportive und komplementäre Therapien und Ambulanzmanagement aushändigen
- Abklärung einer ausreichenden hämotologischen, renalen und hepatischen Funktion
- Ausschluss schwerer psychischer oder internistischer Erkrankung, Gravidität und Stillzeit
- Komplettes Staging; Karnowsky-Index >80%, ECOG <2
- Labordiagnostik
  - Blutbild; für Studien grundsätzlich Differenzialblutbild
  - CRP
  - Nierenfunktion, bei Einschränkung: Clearance
  - Leberenzyme, Bilirubin, LDH
  - Blutzucker
  - Harnsäure
  - Gegebenenfalls Tumormarker
- Erfassung von Körpergewicht/-größe, Berechnung der Körperoberfläche (KOF [m^2])
- Zusatzuntersuchungen je nach Medikation – Neurologie, HNO, Kardiologie u. a.
- Rezepte
  - Rezepte und Supportiva
  - Gegebenenfalls Perücke

Unter Therapie

- Labordiagnostik
  - Wöchentlich: Blutbild
  - Bei Chemotherapien nach AUC: Kreatinin und Blutbild am Vortag der Chemotherapie
  - Bei Neutropenie: Differenzialblutbild alle 2 Tage
  - Vor jedem Zyklus: Bilirubin gesamt + Leberenzyme
  - Vor jedem Zyklus: Kreatinin
  - Bei großer Tumorlast: Harnsäure in den ersten 3 Wochen
  - Gegebenenfalls Tumormarker
  - Weitere Untersuchungen je nach Zytostatikum
- Vor jedem Zyklus
  - Anamnese und klinische Untersuchung
  - Toxizitäts-Dokumentation
  - Lebensqualität
  - Gewichtsveränderungen
  - Labor der Tage 8, 15, (22) kontrollieren

Beratungsgespräch vor dem ersten Therapiezyklus

- Aufklärung über Ablauf der Infusionstherapie (venöser Zugang, Antiemese, Zytostatika)
- Information über ausgewogene Ernährung, Genußmittel (Nikotin, Alkohol), eigenmächtige Medikation (keine Azetylsalizylsäure) und ausreichende Trinkmenge
- Information über die orale antiemetische Therapie in den Tagen nach der Chemotherapie
- Abklärung, ob Verschreiben von Physiotherapie oder Lymphdrainage notwendig ist
- Abklärung, ob der Sozialdienst eingeschaltet ist (Kur, Schwerbehindertenausweis)
- Information über Selbsthilfegruppen und psychoonkologische Betreuung
- Vorbereiten des Perückenrezeptes (falls noch nicht erfolgt)
- Aushändigen von Informationsmaterial über die Tumorerkrankung und -therapie
- Information über Nebenwirkungen und Prophylaxen (Mundpflege, Stuhllaxanzien)
- Mitteilung der Telefonnummern für den Notfall
- Aufforderung zu regelmäßigen Blutbildkontrollen durch den Haus- oder Facharzt
- Vorbereitung der Arbeitsunfähigkeitsbescheinigung

27.1.2   Adjuvante Chemotherapieprotokolle

(◘ Tab. 27.1 bis ◘ Tab. 27.10)

◘ Tab. 27.1 FEC nach Bonneterre (modifiziert)

Dosierung	– Epirubicin 100 mg/m² – Cyclophosphamid 500 mg/m² – 5-Fluorouracil 500 mg/m²
Zyklen	6
Intervall	q21d
Protokoll	Antiemese nach Protokollstufe 5b (◘ Tab. 27.36)
	Blasenschutz: Uromitexan 400 mg als i.v. Bolus
	Zytostatika – Epirubicin als Bolus oder p.i. (15 min) – Cyclophosphamid p.i. (30–60 min) – 5-Fluorouracil als i.v. Bolus
	Orale Medikation am Abend: Uromitexan 400 mg p.o.
	Orale Medikation Tag 2 und 3: nach Protokollstufe 5b (◘ Tab. 27.36)
Besonderheiten	– Kardiotoxizität, deshalb Echokardiographie vor 1. und 4. Zyklus – Kumulative Dosis Epirubicin 1000 mg/m² – Hohes Nekrosepotenzial von Epirubicin bei Paravasat

◘ Tab. 27.2 FEC-Docetaxel

Dosierung	– Epirubicin 100 mg/m² – Cyclophosphamid 500 mg/m² – 5-Fluorouracil 500 mg/m² – Docetaxel 100 mg/m²
Zyklen	3×FEC, 3×Docetaxel
Intervall	q21d
Protokoll Zyklus 1–3	Siehe FEC nach Bonneterre (◘ Tab. 27.1)
Protokoll Zyklus 4–6	Allergieprophylaxe am Vorabend der Chemotherapie: Dexamethason 8 mg p.o.
	Antiemese nach Protokollstufe 2 (◘ Tab. 27.36)
	Zytostatikum: Docetaxel p.i. (1 h)

◘ Tab. 27.3 EC-Paclitaxel

Dosierung	– Epirubicin 90 mg/m² – Cyclophosphamid 600 mg/m² – Paclitaxel 80 mg/m²
Zyklen	4×EC, 12×Paclitaxel wöchentlich
Intervall	EC q21d, Paclitaxel q7d
Protokoll Zyklus 1–4	Siehe FEC nach Bonneterre (◘ Tab. 27.1)
Protokoll Zyklus 5–16	Allergieprophylaxe am Vorabend der Chemotherapie: Dexamethason 8 mg p.o.
	Antiemese nach Protokollstufe 2 (◘ Tab. 27.36)
	Allergieprophylaxe 30 min vor Paclitaxel, je 1 Amp. Dimetinden und Ranitidin i.v.
	Zytostatikum: Paclitaxel p.i. über Filter (1 h)
Besonderheiten	– Kardiotoxizität, deshalb Echokardiographie vor 1. und 4. Zyklus – Allergische Reaktionen, Polyneuropathie, Herzrhythmusstörungen – Kumulative Dosis Epirubicin 1000 mg/m² – Hohes Nekrosepotenzial von Epirubicin bei Paravasat

◘ Tab. 27.4 Docetaxel-Cyclophosphamid-Doxorubicin »TAC«

Dosierung	– Doxorubicin 50 mg/m² – Docetaxel 75 mg/m² – Cyclophosphamid 500 mg/m²
Zyklen	6
Intervall ▼	q21d

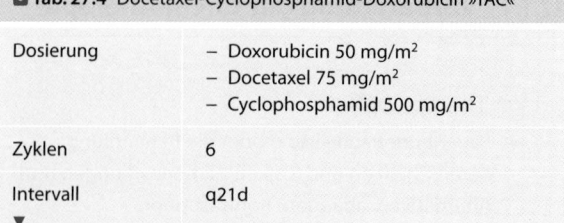

◘ Tab. 27.4 *Fortsetzung*

Protokoll	Allergieprophylaxe am Vorabend der Chemotherapie: Dexamethason 8 mg p.o.
	Antiemese nach Protokollstufe 5b (◘ Tab. 27.36)
	Blasenschutz: Uromitexan 400 mg als i.v. Bolus
	Zytostatika – Doxorubicin als Bolus oder p.i. (15 min) – Cyclophosphamid p.i. (30–60 min) – Docetaxel p.i. (60 min)
	Orale Medikation am Abend: Uromitexan 400 mg p.o.
	Orale Medikation Tag 2 und 3: nach Protokollstufe 5b (◘ Tab. 27.36)
	Neutropenieprophylaxe – Neulasta 6 mg s.c. an Tag 2/Zyklus – Ciprofloxacin 500 mg p.o. (1–0–1) Tag 5–14)
Bsonderheiten	– Hohes Nekrosepotenzial von Doxorubicin bei Paravasat – Starke Hämatotoxizität

◘ Tab. 27.5 *ETC nach Citron (sequenziell dosisdicht)*

Dosierung	– Epirubicin 90 mg/m^2 – Paclitaxel 175 mg/m^2 – Cyclophosphamid 600 mg/m^2
Zyklen	4×Epirubicin, 4×Paclitaxel, 4×Cyclophosphamid
Intervall	q14d
Protokoll Epirubicin	Antiemese nach Protokollstufe 4b v
	Zytostatikum: Epirubicin als Bolus oder p.i. (15 min)
	Orale Medikation Tag 2 und 3: nach Protokollstufe 4b (◘ Tab. 27.36)
	Neutropenieprophylaxe: Neulasta 6 mg s.c. an Tag 2/Zyklus
Protokoll Paclitaxel	Allergieprophylaxe am Vorabend der Chemotherapie: Dexamethason 8 mg p.o.
	Antiemese nach Protokollstufe 3 (◘ Tab. 27.36)
	Allergieprophylaxe 30 min vor Paclitaxel: je 1 Amp. Dimetinden und Ranitidin i.v.
	Zytostatikum: Paclitaxel p.i. über Filter (3 h)
▼	Neutropenieprophylaxe: Neulasta 6 mg s.c. an Tag 2/Zyklus

◘ Tab. 27.5 *Fortsetzung*

Protokoll Cyclophosphamid	Antiemese nach Protokollstufe 3 (◘ Tab. 27.36)
	Blasenschutz: Uromitexan 400 mg als i.v. Bolus
	Zytostatikum: Cyclophosphamid p.i. (30–60 min)
	Orale Medikation am Abend: Uromitexan 400 mg p.o.
	Neutropenieprophylaxe: Neulasta 6 mg s.c. an Tag 2/Zyklus
Besonderheiten	– Kardiotoxizität, deshalb Echokardiographie vor 1. und 4. Zyklus – Allergische Reaktionen, Polyneuropathie, Herzrhythmusstörungen – Kumulative Dosis Epirubicin 1000 mg/m^2 – Hohes Nekrosepotenzial von Epirubicin bei Paravasat

◘ Tab. 27.6 *ETC – Ulmer Schema (dosisdicht dosisintensiviert)*

Dosierung	– Epirubicin 150 mg/m^2 – Paclitaxel 225 mg/m^2 – Cyclophosphamid 2000 mg/m^2
Zyklen	3×Epirubicin, 3×Paclitaxel, 3×Cyclophosphamid
Intervall	q14d
Protokoll Epirubicin	Antiemese nach Protokollstufe 4b (◘ Tab. 27.36)
	Zytostatikum: Epirubicin als Bolus oder p.i. (15 min)
	Orale Medikation Tag 2 und 3 nach Protokollstufe 4b (◘ Tab. 27.36)
	Neutropenieprophylaxe: Neulasta 6 mg s.c. an Tag 2/Zyklus
Protokoll Paclitaxel	Allergieprophylaxe am Vorabend der Chemotherapie: Dexamethason 8 mg p.o.
	Antiemese nach Protokollstufe 3 (◘ Tab. 27.36)
	Allergieprophylaxe 30 min vor Paclitaxel: je 1 Amp. Dimetinden und Ranitidin i.v.
	Zytostatikum: Paclitaxel p.i. über Filter (3 h)
▼	Neutropenieprophylaxe: Neulasta 6 mg s.c. an Tag 2/Zyklus

▫ Tab. 27.6 *Fortsetzung*

Protokoll Cyclophosphamid	Antiemese nach Protokollstufe 3 (▫ Tab. 27.36)
	Blasenschutz: Uromitexan – 20% der Cyclophosphamid-Dosis als i.v. Bolus
	Zytostatikum: Cyclophosphamid p.i. (30–60 min)
	Orale Medikation am Abend: Uromitexan 40% der Cyclophosphamid-Dosis p.o. nach 4 h und 8 h
	Neutropenieprophylaxe – Neulasta 6 mg s.c. an Tag 2/Zyklus – Ciprofloxacin 500 mg 1–0–1 Tag 5–12
Besonderheiten	– Kardiotoxizität, deshalb Echokardiographie vor 1. und 4. Zyklus – Allergische Reaktionen, Polyneuropathie, Herzrhythmusstörungen – Kumulative Dosis Epirubicin 1000 mg/m^2 – Hohes Nekrosepotenzial von Epirubicin bei Paravasat

❯ **Applikation von Epirubicin in dieser Dosierung nur über Zentralvenenkatheter oder zentralvenöses Portsystem!**

▫ Tab. 27.7 Docetaxel–Cyclophosphamid

Dosierung	– Docetaxel 75 mg/m^2 – Cyclophosphamid 600 mg/m^2
Zyklen	4
Intervall	q21d
Protokoll	Allergieprophylaxe am Vorabend der Chemotherapie: Dexamethason 8 mg p.o.
	Antiemese nach Protokollstufe 4b (▫ Tab. 27.36)
	Blasenschutz: Uromitexan 400 mg als i.v. Bolus
	Zytostatika – Cyclophosphamid p.i. (30–60 min) – Docetaxel p.i. (1 h)
	Orale Medikation am Abend: Uromitexan 400 mg p.o.
	Orale Medikation Tag 2 und 3: nach Protokollstufe 4b (▫ Tab. 27.36)

▫ Tab. 27.8 Docetaxel–Carboplatin–Herceptin

Dosierung	– Docetaxel 75 mg/m^2 – Carboplatin AUC 6 – Herceptin 6 mg/kg KG
Zyklen	6
Intervall	q21d (Herceptin über 1 Jahr)
Protokoll	Allergieprophylaxe am Vorabend der Chemotherapie: Dexamethason 8 mg p.o.
	Antiemese nach Protokollstufe 4b (▫ Tab. 27.36)
	Zytostatika – Herceptin p.i. (30 min) – Docetaxel p.i. (1 h) – Carboplatin p.i. (1 h)
	Orale Medikation Tag 2 und 3: nach Protokollstufe 4b (▫ Tab. 27.36)
Besonderheiten	– Herceptin loading-dose 8 mg/kg KG im ersten Zyklus, über 90 min und 1 h Nachbeobachtung – Kardiotoxizität, daher vor 1. Zyklus und alle 8–12 Wochen: Echokardiogramm – Infusionsbedingte Symptome v. a. im Rahmen der Erstgabe (Fieber, Schüttelfrost, Nausea/Emesis, Diarrhö, Dyspnoe, Hypotonie, Exanthem) – Kreatininclearance, aktuelles Serumkreatinin vor jedem Zyklus

▫ Tab. 27.9 CMF

Dosierung	– Cyclophosphamid 600 mg/m^2 – Methotrexat 40 mg/m^2 – 5-Fluorouracil 600 mg/m^2
Zyklen	6
Intervall	d1+8 q28d Strahlentherapie nach dem 6. Zyklus
Protokoll	Antiemese nach Protokollstufe 4b (▫ Tab. 27.36)
	Blasenschutz: Uromitexan 400 mg als i.v. Bolus
	Zytostatika – Cyclophosphamid p.i. (30–60 min) – Methotrexat als i.v. Bolus – 5-Fluorouracil als i.v. Bolus
	Orale Medikation am Abend: Uromitexan 400 mg p.o.
	Orale Medikation Tag 2 und 3: nach Protokollstufe 4b (▫ Tab. 27.36)
Besonderheiten	Selten Methotrexat-induzierte Mukositis (▶ Abschn. 27.2.2)

◻ Tab. 27.10 Herceptin

Dosierung	Initial (»loading-dose«) 4 mg/kg KG über 90 min Alle folgenden Zyklen 2 mg/kg KG über 30 min
Intervall	q7d
Alternativ	
Dosierung	Initial (»loading-dose«) 8 mg/kg KG über 90 min Alle folgenden Zyklen 6 mg/kg KG über 30 min
Intervall	q21d
Besonderheiten	– 1 h Beobachtung nach Erstgabe – Kardiotoxizität (insbesondere nach Anthrazyklin-Vorbehandlung), daher vor 1. Zyklus und alle 8–12 Wochen: Echokardiogramm – Infusionsbedingte Symptome v. a. im Rahmen der Erstgabe (Fieber, Schüttelfrost, Nausea/Emesis, Diarrhö, Dyspnoe, Hypotonie, Exanthem)

27.1.3   Palliative Chemotherapie

(◻ Tab. 27.11 bis ◻ Tab. 27.27)

◻ Tab. 27.11 Epirubicin–Paclitaxel

Dosierung	– Epirubicin 90 mg/m^2 – Paclitaxel 175 mg/m^2
Zyklen	6
Intervall	q21d
Protokoll	Allergieprophylaxe am Vorabend der Chemotherapie: Dexamethason 8 mg p.o.
	Antiemese nach Protokollstufe 4b (◻ Tab. 27.36)
	Allergieprophylaxe 30 min vor Paclitaxel: je 1 Amp. Dimetinden und Ranitidin i.v.
	Zytostatika – Epirubicin als Bolus oder p.i. (15 min) – Paclitaxel p.i. über Filter (3 h)
	Orale Medikation Tag 2 und 3: nach Protokollstufe 4b (◻ Tab. 27.36)
Besonderheiten	– Kardiotoxizität, deshalb Echokardiographie vor 1. und 4. Zyklus – Allergische Reaktionen, Polyneuropathie, Herzrhythmusstörungen – Kumulative Dosis Epirubicin 1000 mg/m^2

◻ Tab. 27.12 Paclitaxel–Capecitabine

Dosierung	– Paclitaxel: 175 mg/m^2, d1 – Capecitabine 2000 mg/m^2 verteilt auf 2 Tagesdosen p.o. im 12-h-Intervall, d1–14
Zyklen	Nach Ansprechen der Therapie
Intervall	q21d
Protokoll	Allergieprophylaxe am Vorabend der Chemotherapie: Dexamethason 8 mg p.o.
	Antiemese nach Protokollstufe 3 (◻ Tab. 27.36)
	Allergieprophylaxe 30 min vor Paclitaxel: je 1 Amp. Dimetinden und Ranitidin i.v.
	Zytostatikum: Paclitaxel p.i. über Filter (3 h)
Besonderheiten	– Allergische Reaktionen, Polyneuropathie, Herzrhythmusstörungen – Hand-Fuß-Syndrom, Diarrhö

◻ Tab. 27.13 Paclitaxel–Gemcitabin

Dosierung	– Paclitaxel 175 mg/m^2, d1 – Gemcitabin 1250 mg/m^2, d1+8
Zyklen	Nach Ansprechen der Therapie
Intervall	q21d
Protokoll	Allergieprophylaxe am Vorabend der Chemotherapie: Dexamethason 8 mg p.o.
	Antiemese nach Protokollstufe 3 (◻ Tab. 27.36)
	Allergieprophylaxe 30 min vor Paclitaxel: je 1 Amp. Dimetinden und Ranitidin i.v.
	Zytostatikum – Paclitaxel p.i. über Filter (3 h) – Gemcitabin p.i. (30 min)
Besonderheiten	Allergische Reaktionen, Polyneuropathie, Herzrhythmusstörungen

◻ Tab. 27.14 Vinorelbin–Capecitabine

Dosierung	– Vinorelbin 25 mg/m^2, d1+8 – Capecitabine 2000 mg/m^2 verteilt auf 2 Tagesdosen p.o. im 12-h-Intervall, d1–14
Zyklen	Nach Ansprechen der Therapie
Intervall	q21d
▼	

◘ **Tab. 27.14** *Fortsetzung*

Protokoll	Antiemese nach Protokollstufe 1 (◘ Tab. 27.36)
	Zytostatikum: Vinorelbin p.i. (maximal 10 min)
Besonderheiten	– Phlebitiden bei langsamer Vinorelbin-Infusion – Hand-Fuß-Syndrom, Diarrhö

◘ **Tab. 27.15** Docetaxel–Capecitabine

Dosierung	– Docetaxel 75 mg/m², d1 – Capecitabine 2000 mg/m² verteilt auf 2 Tagesdosen p.o. im 12-h-Intervall, d1–14
Zyklen	Nach Ansprechen der Therapie
Intervall	q21d
Protokoll	Allergieprophylaxe am Vorabend der Chemotherapie: Dexamethason 8 mg p.o.
	Antiemese nach Protokollstufe 2 (◘ Tab. 27.36)
	Zytostatikum: Docetaxel p.i. (1 h)
Besonderheiten	– Hämatotoxizität – Hand-Fuß-Syndrom, Diarrhö

◘ **Tab. 27.16** Epirubicin-Monotherapie

Dosierung	Epirubicin 30 mg/m²
Zyklen	Nach Ansprechen der Therapie, maximal bis zur Grenzdosis (1000 mg/m²)
Intervall	q7d
Protokoll	Antiemese nach Protokollstufe 3 (◘ Tab. 27.36)
	Zytostatikum: Epirubicin als Bolus oder p.i. (15 min)
Besonderheiten	– Kardiotoxizität, deshalb Echo-kardiographie vor Beginn und alle 6–9 Wochen – Kumulative Dosis Epirubicin 1000 mg/m²

◘ **Tab. 27.17** Paclitaxel (Taxol)

Dosierung	Paclitaxel 175 mg/m², alternativ Paclitaxel 80–100 mg/m² wöchentlich
Zyklen	Nach Ansprechen der Therapie
Intervall	q21d bzw. q7d
Protokoll	Allergieprophylaxe am Vorabend der Chemotherapie: Dexamethason 8 mg p.o.
	Antiemese nach Protokollstufe 3 (◘ Tab. 27.36) bzw. Stufe 2 (wöchentliches Schema)
	Allergieprophylaxe 30 min vor Paclitaxel: je 1 Amp. Dimetinden und Ranitidin i.v.
	Zytostatikum: Paclitaxel p.i. über Filter (3 h) (1 h bei wöchentlichem Schema)
Besonderheiten	Allergische Reaktionen, Polyneuropathie, Herzrhythmusstörungen

◘ **Tab. 27.18** Docetaxel (Taxotere)

Dosierung	Docetaxel 100 mg/m², alternativ Docetaxel 25–40 mg/m² wöchentlich
Zyklen	Nach Ansprechen der Therapie
Intervall	q21d bzw. q7d
Protokoll	Allergieprophylaxe am Vorabend der Che-motherapie: Dexamethason 8 mg p.o.
	Antiemese nach Protokollstufe 2 (◘ Tab. 27.36)
	Zytostatikum: Docetaxel p.i. (1 h)
Besonderheiten	Hämatotoxizität

◘ **Tab. 27.19** PEG-Liposomales Doxorubicin (Caelyx)

Dosierung	Caelyx 40–50 mg/m²
Zyklen	Nach Ansprechen der Therapie
Intervall	q28d
Protokoll	Antiemese nach Protokollstufe 2 (◘ Tab. 27.36)
	Zytostatikum: Caelyx p.i. (60 min)
Besonderheiten	– Kardiotoxizität, nach Anthrazyklinvor-behandlung kardiales Monitoring ab kumulativer Anthrazyklin-Dosis von 450 mg/m² – Hand-Fuß-Syndrom – Zur Reduktion des Auftretens allergi-scher Reaktionen Gabe der Initialdosis mit einer Rate von maximal 1 mg/min

◘ Tab. 27.20 Liposomales Doxorubicin (Myocet)

Dosierung	Myocet 60–75 mg/m², alternativ Myocet 20 mg/m² wöchentlich
Zyklen	Nach Ansprechen der Therapie
Intervall	q21d bzw. q7d
Protokoll	Antiemese nach Protokollstufe 2 (◘ Tab. 27.36)
	Zytostatikum: Myocet p.i. (30–60 min)
Besonderheiten	– Kardiotoxizität – Bei schneller Infusion können Hitzegefühl, Dyspnoe, Fieber, Gesichtsschwellungen auftreten

◘ Tab. 27.21 Capecitabine (Xeloda)

Dosierung	Capecitabine 2000–2500 mg/m² verteilt auf 2 Tagesdosen p.o. im 12-h-Intervall, d1–14
Zyklen	Nach Ansprechen der Therapie
Intervall	q21d
Protokoll	Antiemese nach Protokollstufe 1 (◘ Tab. 27.36)
Besonderheiten	Hand-Fuß-Syndrom, Diarrhö

◘ Tab. 27.22 Vinorelbin (Navelbine)

Dosierung	Vinorelbin 25–30 mg/m², alternativ Vinorelbin oral 60–80 mg/m²
Zyklen	Nach Ansprechen der Therapie
Intervall	q7d
Protokoll	Antiemese nach Protokollstufe 1 (◘ Tab. 27.36)
	Zytostatikum: Vinorelbin p.i. (maximal 10 min)

◘ Tab. 27.23 Gemcitabin (Gemzar)

Dosierung	Gemcitabin 1000 mg/m², d1+8+15
Zyklen	Nach Ansprechen der Therapie
Intervall	q28d
Protokoll	Antiemese nach Protokollstufe 2 (◘ Tab. 27.36)
	Zytostatikum: Gemcitabin p.i. (30 min)
Besonderheiten	Grippe-ähnliche Symptome

◘ Tab. 27.24 Capecitabine–Lapatinib

Dosierung	– Capecitabine 2000 mg/m² verteilt auf 2 Tagesdosen p.o. im 12-h-Intervall, d1–14 – Lapatinib 1250 mg, d1–21
Zyklen	Nach Ansprechen der Therapie
Intervall	q21d
Protokoll	Antiemese nach Protokollstufe 2 (◘ Tab. 27.36)
Besonderheiten	Hand-Fuß-Syndrom, Diarrhö Echokardiographie vor Beginn und alle 8–12 Wochen

◘ Tab. 27.25 Bevacizumab–Paclitaxel

Dosierung	– Avastin 10 mg/kg KG, q14d
	– alternativ
	  Avastin 15 mg/kg KG, q21d
	– Paclitaxel 175 mg/m², q21d
	– alternativ
	  Paclitaxel 80–100 mg/m², q7d

Zyklen	Nach Ansprechen der Therapie
Intervall	s.o.
Protokoll	Allergieprophylaxe am Vorabend der Chemotherapie: Dexamethason 8 mg p.o.
	Antiemese nach Protokollstufe 3 (◘ Tab. 27.36) bzw. Stufe 2 (wöchentliches Schema)
	Allergieprophylaxe 30 min vor Paclitaxel: je 1 Amp. Dimetinden und Ranitidin i.v.
	Zytostatikum – Avastin p.i. (30–90 min) – Paclitaxel p.i. über Filter (3 h) (1 h bei wöchentlichem Schema)
Besonderheiten	Nach Beendigung der Chemotherapie Avastin-Monotherapie weiter
	Die Infusion der ersten Avastin-Dosis soll im Anschluss an die Chemotherapie erfolgen. Alle folgenden Dosen können vor oder nach der Chemotherapie appliziert werden. Infusionsdauer: – 1. Gabe: 90 min, wenn gut vertragen – 2. Gabe: 60 min, wenn gut vertragen – 3. Gabe: 30 min
	– Allergische Reaktionen, Polyneuropathie, Herzrhythmusstörungen – Arterielle Hypertonie (Blutdruckkontrolle vor jedem Zyklus), Proteinurie (U-Stix vor jedem Zyklus), arterielle thromboembolische Ereignisse, Wundheilungsstörungen

◻ Tab. 27.26 Bevacizumab–Docetaxel

Dosierung	– Avastin 15 mg/kg KG, q21d – Docetaxel 100 mg/m², q21d
Zyklen	Nach Ansprechen der Therapie
Intervall	s.o.
Protokoll	Allergieprophylaxe am Vorabend der Chemotherapie: Dexamethason 8 mg p.o.
	Antiemese nach Protokollstufe 2 (◻ Tab. 27.36)
	Zytostatikum – Avastin p.i. (30–90 min) – Docetaxel p.i. (1 h)
Besonderheiten	Nach Beendigung der Chemotherapie Avastin-Monotherapie weiter
	Die Infusion der ersten Avastin-Dosis soll im Anschluss an die Chemotherapie erfolgen. Alle folgenden Dosen können vor oder nach der Chemotherapie appliziert werden. Infusionsdauer: – 1. Gabe: 90 min, wenn gut vertragen – 2. Gabe: 60 min, wenn gut vertragen – 3. Gabe: 30 min
	– Hämatotoxizität – Arterielle Hypertonie (Blutdruckkontrolle vor jedem Zyklus), Proteinurie (U-Stix vor jedem Zyklus), arterielle thromboembolische Ereignisse, Wundheilungsstörungen

◻ Tab. 27.27 Bevacizumab–Capecitabine

Dosierung	– Avastin 10 mg/kg KG, q14d – alternativ Avastin 15 mg/kg KG, q21d – Capecitabine 2000–2500 mg/m² verteilt auf 2 Tagesdosen p.o. im 12-h-Intervall, d1–14
Zyklen	Nach Ansprechen der Therapie
Intervall	s.o.
Protokoll	Antiemese nach Protokollstufe 1 (◻ Tab. 27.36)
	Zytostatikum: Avastin p.i. (30–90 min)
Besonderheiten	Nach Beendiging der Chemotherapie Avastin-Monotherapie weiter
	– Hand-Fuß-Syndrom, Diarrhö – Arterielle Hypertonie (Blutdruckkontrolle vor jedem Zyklus), Proteinurie (U-Stix vor jedem Zyklus), arterielle thromboembolische Ereignisse, Wundheilungsstörungen

27.1.4 Hormontherapie

(◻ Tab. 27.28 bis ◻ Tab. 27.32)

◻ Tab. 27.28 Tamoxifen

Indikation	Adjuvant, palliativ, DCIS
Dosierung	Tamoxifen 20 mg/Tag p.o., palliativ bis 50 mg
Besonderheiten	Erhöhtes Endometriumkarzinom- und Thromboserisiko

◻ Tab. 27.29 Aromatasehemmer

Indikation	Adjuvant, palliativ
Dosierung	– Letrozol (Femara) 2,5 mg/Tag p.o. – Anastrozol (Arimidex) 1 mg/Tag p.o. – Exemestan (Aromasin) 25 mg/Tag p.o.
Besonderheiten	Erhöhtes Osteoporose-Risiko

◻ Tab. 27.30 GnRH-Agonisten

Indikation	Adjuvant/palliativ bei prämenopausalen Frauen, entweder allein oder in Kombination mit TAM/AI
Dosierung	– Goserelin (Zoladex) 3,6 mg s.c. q28d oder 10,8 mg s.c. q12w – Leuprorelinacetat (Enantone Gyn) 3,75 mg s.c. q28d oder (Trenantone) 11,25 mg s.c. q12w
Besonderheiten	Gewichtszunahme, Migräne, klimakterische Beschwerden, Depression

◻ Tab. 27.31 Fulvestrant (Faslodex)

Indikation	Palliativ
Dosierung	Fulvestrant 250–500 mg i.m. q28d

◻ Tab. 27.32 Hochdosierte Gestagene

Indikation	Palliativ
Dosierung	Medroxyprogesteronacetat (Farlutal) 2–4×250 mg/Tag p.o.
Besonderheiten	Gewichtszunahme, Migräne, Nausea, Obstipation, Depression, erhöhtes Thrombose-Risiko

27.2   Supportive Therapie

27.2.1   Gastrointestinale Symptome

Emesis und Nausea (◘ Tab. 27.33 bis ◘ Tab. 27.36)

Grundsätze der Antiemese

— Die Prophylaxe ist grundsätzlich wirksamer als die Therapie der bereits bestehenden Symptomatik.
— Die kausale Therapie der zugrunde liegenden Ursache ist vorrangig.
— Emetische Reize (auch unterschiedlichen Urspungs) sind additiv.
— Suffiziente Antiemese bereits beim 1. Chemotherapie-Zyklus verhindert Reflexbahnung.

◘ **Tab. 27.33** Genese von Nausea und Emesis

Gastrointestinaltrakt	Zentralnervensystem	Sonstige Ursachen
Gastritis, Ulzera, Refluxsymptomatik → Endoskopie	Sensorische Reize	Hyperkalzämie → Laboruntersuchungen (Kalzium!, Kreatinin, Kalium, Bilirubin)
Strahlentherapie	Antizipation, Angst	Urämie → Laboruntersuchungen (Kalzium!, Kreatinin, Kalium, Bilirubin)
Schleimhauttoxizität (Zytostatika, NSAR, Opioide)	Schmerz – Schmerzanamnese	Paraneoplastische Symptome → Laboruntersuchungen (Kalzium! Kreatinin, Kalium, Bilirubin)
Hepatomegalie (Lebermetastasen) → Palpation	Zentral wirksame Medikamente (Zytostatika, Opioide) → Medikamentenanamnese	
Obstipation → Magen-Darm-Passage, Abdomenübersicht, Palpation	Meningeosis carcinomatosa → Schädel-CT, Liqourpunktion	
Obstruierende Tumoren → Inspektion des Erbrochenen	Hirndruck (ZNS-Metastasen) → Schädel-CT	

◘ **Tab. 27.34** Antiemetika

Substanzgruppe	Medikament (Beispiel)	Dosis	Applikationsintervall [h]	Applikationsart
Propulsiva	Metoclopramid (MCP)	20–40 mg	6–8	Trpf., Tbl., Supp. oder Amp. s.c., i.v.
	Alizaprid (Vergentan)	50–100 mg	4–8	Tbl., Amp. i.v., s.c.
Antihistaminika	Dimenhydrinat (Vomex)	100–150 mg	8	Drg., Supp., Amp. s.c., i.m., i.v.
5-HT$_3$-Antagonisten	Ondansetron (Zofran)	4–8 mg	12	i.v., p.o.
	Topisetron (Navoban)	5 mg	12–24	i.v., p.o.
	Granisetron (Kevatril)	1 mg/3 mg i.v. 2 mg p.o	8–12 12–24	
	Dolasetron (Anemet)	100 mg i.v., 200 mg p.o.	12–24	
	Palonosetron (Aloxi)	0,25 mg	24	i.v.
NK1-Antagonisten	Aprepitant (Emend)	125 mg Tag 1, 80 mg Tag 2+3		p.o.
Neuroleptika	Promethazin (Atosil)	25 mg	6	p.o., i.v.
	Haloperidol (Haldol)	1–2 mg	8–12	p.o., i.v., s.c., i.m.
Benzodiazepine	Lorazepam (Tavor)	0,5–2 mg	12	p.o., i.v.
Kortikosteroide	Dexamethason (Fortecortin)	4–8 mg	6–12	i.v., p.o.
	Prednison (Decortin-H)	40–120 mg	8	i.v., p.o.

Klinische Formen

- Akute Nausea und Emesis
  - Auftreten innerhalb von 24 h nach Beginn der Chemotherapie
  - Wichtigster Mediator: Serotonin aus enterochromaffinen Zellen
- Verzögerte Nausea und Emesis
  - Auftreten an den Tagen 2–5 nach Chemotherapie, u. U. noch länger
  - Typisch für bestimmte Zytostatika (v. a. Cisplatin)
  - Mediatorsystem: Substanz P
- Antizipatorische Nausea und Emesis
  - Auftreten erst nach erfolgter Chemotherapie möglich
  - Folge klassischer Konditionierung nach vorausgegangener Übelkeit und Erbrechen

◻ Tab. 27.35 Emetogenes Potenzial der Zytostatika

Häufigkeit Zytostatikum	>90% Stufe 5	60–90% Stufe 4	30–60% Stufe 3	10–30% Stufe 2	<10% Stufe 1
Bleomycin					✓
Carboplatin		>AUC 2		AUC 2	
Capecitabin					✓
Cisplatin	>50 mg/m²	≤50 mg/m²			
Cyclophosphamid	>1500 mg/m²	750–1500 mg/m²	<750 mg/m², p.o		
Dacarbazin	>500 mg/m²	<500 mg/m²			
Dactinomycin		>1,5 mg/m²	<1,5 mg/m²		
Docetaxel				✓	
Doxorubicin		>60 mg/m²	20–60 mg/m²		
Epirubicin		≥90 mg/m²	<90 mg/m²		
Etoposid				✓	
5-Fluorouracil			>1000 mg/m²	<1000 mg/m²	
Gemcitabin				✓	
Ifosfamid		✓			
Liposomales Doxorubicin				✓	
Methotrexat		>1000 mg/m²	250–1000 mg/m²	50–250 mg/m²	<50 mg/m²
Mitomycin C				✓	
Mitoxantron		15 mg/m²	<15 mg/m²		
Paclitaxel				✓	
Topotecan			✓		
Trastuzumab				✓	
Vinblastin/-relbin/-cristin					✓

◘ Tab. 27.36 Stufenadaptierte antiemetische Prophylaxe

Stufe 5a: Cisplatin ≥50 mg/m2 bzw. Cisplatinkombinationen

Tag 1	– 125 mg Aprepitant p.o. 1 h vor Chemotherapie – 8 mg Dexamethason i.v. 15 min vor Chemotherapie – 5-HT$_3$-Antagonist i.v. 15 min vor Chemotherapie[1]
Tag 2 und 3	– 80 mg Aprepitant p.o. – 1×8 mg Dexamethason p.o. – Bei Bedarf 3×30 mg Metoclopramid
Tag 4 (und ggf. 5)	– 1×8 mg Dexamethason p.o. – Bei Bedarf 3×30 mg Metoclopramid

Stufe 5b: Alle anderen bzw. Kombination Anthrazyklin + Cyclophosphamid

Tag 1	– 125 mg Aprepitant p.o. 1 h vor Chemotherapie – 8 mg Dexamethason i.v. 15 min vor Chemotherapie – 5-HT$_3$-Antagonist i.v. 15 min vor Chemotherapie[1]
Tag 2 und 3	– 80 mg Aprepitant p.o. – 1×8 mg Dexamethason p.o.* – Bei Bedarf 3×30 mg Metoclopramid

Stufe 4a: Cisplatin bis 50 mg/m^2

Tag 1	– 8 mg Dexamethason i.v. 15 min vor Chemotherapie – 5-HT$_3$-Antagonist i.v. 15 min vor Chemotherapie[1]
Tag 2–4	– 2×4 mg Dexamethason p.o. – Bei Bedarf 3×30 mg Metoclopramid

Stufe 4b: alle anderen bzw. Kombinationen

Tag 1	– 8 mg Dexamethason i.v. 15 min vor Chemotherapie – 5-HT$_3$-Antagonist i.v. 15 min vor Chemotherapie[1]
Tag 2–3	– 2×4 mg Dexamethason p.o. – Bei Bedarf 3×30 mg Metoclopramid
Bei Therapieversagen	◘ Stufe 5b

Stufe 3

Tag 1	– 8 mg Dexamethason i.v. 15 min vor Chemotherapie – 5-HT$_3$-Antagonist i.v. 15 min vor Chemotherapie[1]
Bei Therapieversagen	◘ Stufe 4b

Stufe 2

Tag 1	– 8 mg Dexamethason i.v./p.o. 15 min vor Chemotherapie
Bei Therapieversagen	◘ Stufe 3

Stufe 1

	– Keine antiemetische Prophylaxe notwendig
Bei Therapieversagen	◘ Stufe 2

Ausweichmedikation bei Durchbrucherbrechen

Zusätzliche Gabe eines Antiemetikums aus einer anderen Wirkstoffklasse	– Propulsiva – Neuroleptika – Benzodiazepine

Therapie bei antizipatorischem Erbrechen

	– Psycho- bzw. verhaltenstherapeutische Ansätze mit systematischer Desensibilisierung – Lorazepam am Vorabend der Therapie und ggf. erneut an jedemTherapietag

*bei Kombination Anthrazyklin + Cyclophosphamid nicht erforderlich
[1]5-HT$_3$-Antagonist:
5 mg Tropisetron (Navoban) i.v. oder
8 mg Ondansetron (Zofran) i.v. oder
1 mg Granisetron (Kevatril) i.v. oder
100 mg Dolasetron (Anemet) i.v. oder
0,25 mg Palonosetron (Aloxi) i.v.

27.2.2 Stomatitis (◘ Tab. 27.37)

Ursachen

- Chemotherapie (v. a. Methotrexat, 5-FU, Anthrazykline, Etoposid): 5–7 Tage nach Beginn, indirekte Schäden (als Folge einer Neutropenie) zwischen 10. und 21. Tag
- Infektionen
  - Pilze: Hauptkeim Candida albicans
  - Bakterien: eher gramnegatives Spektrum
  - Viren: Herpes simplex, Zytomegalie, Varizellen, EBV
- Bestrahlung: 3–5 Wochen nach der Radiatio
- Immunsuppression
- Behandlung mit Kortikoiden, Antibiotika
- Mangelernährung

Differenzialdiagnose der Stomatitis

- Neutropenische Ulzerationen: scharf begrenzt, gelblich belegt, leicht zu lösen, sehr schmerzhaft
- Pilzbeläge: weißlich gelbe Plaques, Entfernung führt oft zu Blutungen
- Bakterielle Veränderungen: Parodontose, kleine Ulzerationen, Zahnfleischbluten, Abszesse
- Virale Veränderungen: sehr schmerzhafte, gelblich-weiße Beläge, Lippenbläschen, Fieber
- Nach Radiatio und Chemotherapie: Erythem, Pseudomembranen, großflächige Ulzerationen

❗ Cave

Vor einer spezifischen Therapie (antimykotisch, -viral, bakteriell) werden initial mikrobiologische Abstriche von der Mundschleimhaut entnommen.

◘ Tab. 27.37 Klinische Schädigungsgrade der Stomatitis

Grad 1	Klinik
I	Schleimhautrötung, -schwellung, schmerzlose Ulzera
II	Vereinzelte schmerzhafte kleine Ulzerationen, Erytheme oder weiße Flecken, ohne Probleme beim Essen oder Trinken
III	Konfluierende Ulzerationen, Erytheme oder weiße Flecken >25% der Mundschleimhaut, nur noch Trinken möglich
IV	Blutende Ulzerationen >50% der Mundschleimhaut, Essen und Trinken ist unmöglich

Therapie der Stomatitis

- Analgetisch lokal: Mukositis-Spüllösung (Pantocain 2,0 – Hydrocortisonacetat 1,0 – Propylenglykol 30,0 – Azulon liquid 4,0 – Panthenol 5% 40,0 – Blenda-med fluid 8,0 – Aqua dest. Ad 200 ml) mehrmals täglich 5 ml
- Desinfizierend/entzündungshemmend
  - Salbeitee, Salviathymol
  - Betaisodona-Mundantiseptikum
  - Hexetidin
- **Antimykotisch lokal:** Ampho-Moronal Suspension
- **Antiviral lokal:** Herviros Lösung
- Teebaumöl (10 ml Panthenol-Lösung + 5 Tropfen Teebaumöl) wirkt antibakteriell, antimykotisch und schmerzlindernd

Prophylaxe der Stomatitis

- Zähneputzen mit weicher Zahnbürste
- Eiswürfellutschen während der Chemotherapie mit 5-FU (Ananassaft besonders geeignet)
- Mundspülungen mehrmals täglich mit:
  - Panthenol-Lösung 5%
  - Salbeitee/Salviathymol
  - Kamillentee/Kamillosan Konzentrat
- Bei Methotrexat-Therapie: Leucovorin-Mundgel (frühestens 24 h nach Ende der Methotrexat-Infusion) alle 4–6 h
- Kein Einsatz von Antiseptika zur Prophylaxe!

27.2.3 Diarrhö (◘ Tab. 27.38 und ◘ Tab. 27.39)

Definition

Diarrhö bezeichnet eine Steigerung der Stuhlfrequenz auf mehr als 3-mal pro Tag und/oder die Abnahme der Stuhlkonsistenz durch erhöhten Wassergehalt.

Ursachen der Diarrhö

- Medikamente: Laxanzien, Antibiotika, Zytostatika, Tyrosinkinaseinhibitoren, NSAR, Eisen, orale Antidiabetika, Diuretika, Antazida
- Abdominale Tumoren
- Malabsorption: Ileumresektion, enterokolische Fistel, Verschlussikterus

- Therapiefolge: Strahlenenteritis, -kolitis, Chemotherapie, Antibiotika
- Infektionen: Bakterien, Viren, Parasiten
- Andere Erkrankungen: Diabetes mellitus, Hyperthyreose

Erstmaßnahmen bei Diarrhö

- Vorübergehende Diät:
  - Reichlich flüssige Kost (Tee, Brühe, >2 l/Tag)
  - Kohlenhydrate (Zwieback, Toastbrot, Reis)
  - Vermeidung von Milchprodukten, Fett, Proteinen
  - Häufige, kleine Mahlzeiten
- Vermeidung von Medikamenten wie Laxanzien, Motilitätsförderer
- Orale Hydrierung (z. B. Tee, keine kohlensäurehaltigen Getränke oder Kaffee)
- Häufiger kleine leichte Mahlzeiten

❗ Cave

Die Diarrhö nach Applikation der Chemotherapie ist zumeist durch die Toxizität der Zytostatika selbst zu erklären; es sollten jedoch differenzialdiagnostisch andere Ursachen abgeklärt werden. Nur in wenigen Fällen reicht die symptomatische Behandlung, d. h. der Ausgleich der Flüssigkeits- und der Elektrolytverluste, nicht aus, so dass eine medikamentöse Therapie nötig wird.

27.2.4 Obstipation

Definition

Obstipation äußert sich durch eine Verminderung der normalen Stuhlfrequenz auf weniger als 3-mal pro Woche, durch zu harten Stuhl, Schwierigkeiten bei der Entleerung, geringe Stuhlmengen und Schmerzen bei der Defäkation. Sie ist unter der Begleitmedikation von Chemotherapien und bei fortgeschrittenen Tumorerkrankungen ein häufiges Symptom.

Ursachen der Obstipation

- Medikamente: Opiate, Antiemetika, Zytostatika, Diuretika, Antazida, Anticholinergika, Antihypertensiva, Eisen, Tranquilizer
- Abdominale Tumoren
- Krankheitsbedingt: mangelnde Mobilität, Schwäche, Depression
- Nutritiv: Dehydratation, ballaststoffarme Kost, Übelkeit/Erbrechen
- Metabolisch: Hyperkalzämie, Hypokaliämie, Hypothyreose

◻ Tab. 27.38 Rationelles Vorgehen bei Diarrhö

Loperamid 4 mg p.o. initial, dann 2 mg p.o. 4-stündlich (je nach Verlauf, maximal 12 mg/Tag)		
Reevaluation nach 12–24 h		
Diarrhö gebessert	**Mäßige Diarrhö persistierend**	**Schwere Diarrhö persistierend**
– Diät weiterführen – Kostaufbau – Loperamid absetzen	– Loperamid alle 2h p.o.	– Stationäre Aufnahme – Flüssigkeit und Elektrolyte i.v. – Octreotid 100–150µg s.c 3×/Tag – Stuhldiagnostik, Blutbild, Elektolyte
Reevaluation nach 12–24 h		
– Diät weiterführen – Kostaufbau – Loperamid absetzen	– Ambulante Abklärung – Stuhldiagnostik – Octreotid 100–150µg s.c 3×/Tag	– Stationäre Aufnahme – Flüssigkeit und Elektrolyte i.v. – Octreotid 100–150 µg s.c 3×/Tag – Stuhldiagnostik, Blutbild, Elektolyte

◻ Tab. 27.39 Medikamentöse symptomatische Therapie der Diarrhö

Adsorbanzien	Absorbanzien
– Carbo medicinalis (Kohlepulver 20 g) – Kaolin/Pektin (Kaopromt H Suspension) – Al-Mg-Silikathydrat (Gelusil Btl.)	– Loperamid (Imodium) p.o.; maximal 6 Kps./Tag – Codein (Codiprontsaft) bis 200 mg/Tag – Morphin i.v. (Morphin Merck) 3×5 mg/Tag – Tinktura opii (Opiumtinktur) 3×15 Trpf./Tag – Butylscopolamin (Buscopan) s.c., i.v., p.o., Supp.; 50–100 mg 8-stündlich

Therapie der Obstipation

- Allgemein: Ballaststoffreiche Ernährung, höhere Flüssigkeitszufuhr, körperliche Bewegung
- Medikamentös: Laxanzien (◘ Tab. 27.40)
- Malabsorption: Ileumresektion, enterokolische Fistel, Verschlussikterus
- Therapiefolge: Strahlenenteritis, -kolitis, Chemotherapie, Antibiotika
- Infektionen: Bakterien, Viren, Parasiten
- Andere Erkrankungen: Diabetes mellitus, Hyperthyreose

27.2.5 Anorexie/Kachexie

75% aller Karzinompatienten leiden an Anorexie. Die Folgen sind ein verändertes Körperbild, soziale Isolation, vermindertes Selbstwertgefühl, Schwäche. Anorexie kann mit Kachexie einhergehen. Appetitlosigkeit und Schwäche gehören zum Sterbeprozess!

Ursachen der Anorexie

- Krankheitsbedingt: Tumortoxine, Schmerzen, Stomatitis, Übelkeit/Erbrechen, Diarrhö, Obstipation, Ileus, Verlust des Geschmacksempfindens etc.
- Therapiebedingt: Chemotherapie, Strahlentherapie, Medikamente
- Psychisch: große psychische Belastung, Depression

◘ **Tab. 27.40** Substanzen zur Behandlung der Obstipation bei Tumorpatienten (Auswahl)

Substanzklasse	Präparat (Produktbeispiel)	Dosis	Wirklatenz	Applikation	Wirkungen/Nebenwirkungen
Quellmittel	Weizenkleie, Leinsamen	50–100 mg	Mehrere Tage	p.o.	Quellen durch Wasseraufnahme auf; nach der Mahlzeit mit viel Flüssigkeit einnehmen; nebenwirkungsarm
Osmotische Laxanzien	Macrogol (Movicol)	1–3 Btl.	2–3 Tage	p.o.	Retention von Flüssigkeit im Darmlumen; nebenwirkungsarm; 1. Wahl bei opioidbedingter Obstipation
	Sorbit (Mikroklist)	1 Klistier	15–60 min	Rektal	Retention von Flüssigkeit im Darmlumen
Stimulierende Laxanzien	Natriumpicosulfat (Laxoberal)	10–40 Tr.	6–12 h	p.o.	Antiabsorptiv, sekretagog
	Bisacodyl (Dulcolax)	10 mg	8–15–60 min	p.o.,	Antiabsorptiv, sekretagog; 1. Wahl bei opioidbedingter Obstipation
		1–2 Supp.	12 h	Rektal	
	Senna (Liquidepur)	5–20 ml	8–12 h	p.o.	Antiabsorptiv, sekretagog
Dopaminantagonisten	Metoclopramid (Paspertin)	30–90 Tr.		p.o., i.v.	Anregung der Magen-, Darmmotilität, cave: Dyskinesien
Gastrointestinal aktive Peptide	Ceruletid (Takus)	40–120 µg/Tag (2–6 Amp.)		i.v.	Erhöhung der Darmperistaltik; kontraindiziert bei Obstruktionsileus; Nebenwirkungen: orthostatische Dysregulation, epigastrische Schmerzen, Übelkeit
Parasympathomimetika	Neostigmin (Prostigmin)	1–3 mg/Tag (2–6 Amp.)		i.v.	Erhöhung der Darmperistaltik; kontraindiziert bei Obstruktionsileus
Andere	Amidotrizoesäure (Gastrografin)	30–100 ml		p.o.	Hyperosmolares Röntgenkontrastmittel; cave: hoher Jodgehalt
	Dexpanthenol Panthenol)	1000–4000 mg		i.v.	Weich machender Effekt auf Darminhalt; sinnvoll bei Darmatonie; kann mit Neostigmin oder Ceruletid in einer Infusion gemischt werden

Diagnostik der Anorexie

- Ernährungsanamnese (oft besteht das Gefühl, zu wenig zu essen, objektiv reicht es aber aus)
- Ernährungsstatus im Verlauf (als Kriterium der Mangelernährung kann ein Gewichtsverlust >10% in den letzten 6 Monaten angesehen werden)

Therapie der Anorexie

- Kausal
  - Antiemetika, Prokinetika
  - Antidepressiva, Tranquilizer
  - Therapie einer Stomatitis
  - Optimierung einer Schmerztherapie
- Begleitend
  - Aufklärendes Gespräch über den natürlicherweise zurückgehenden Kalorienbedarf bei fortgeschrittener Erkrankung, Aktivitätsminderung oder Bettruhe
  - Ernährungsberatung: mehrere kleine Mahlzeiten appetitlich angerichtet, Wunschkost, Essen in Gesellschaft, Aperitif
  - Ggf. Ernährungstherapie (adaptierte Kost, orale Nährstoffsubstitution, Sondenernährung, parenterale Ernährung
- Medikamentös
  - Glukokortikoide: Dexamethason (Fortecortin) 2–4 mg/Tag. Befristeter appetitsteigernder Effekt (2–4 Wochen). Die Nebenwirkungen nehmen mit der Dauer der Therapie zu.
  - Gestagene: Megesterol (Megestat) 160–800 mg/Tag. Sehr teuer. Erhöhte Thrombosegefahr.
  - Für Omega-3-Fettsäuren, Thalidomid und Melatonin wurde in Studien ebenfalls Wirkung gezeigt.

27.2.6 Hämatologische Symptome

❶ Cave
- Liegt unter Chemotherapie zu Beginn eines Zyklus eine Leukozytopenie <3000/µl und/oder eine Thrombozytopenie <100/nl vor, ist es günstiger, das Intervall bis zur nächsten Chemotherapie zu verlängern als die Zytostatikadosis zu reduzieren.
- Werte unter 1000 Leukozyten/µl und 70 Thrombozyten/nl machen engmaschige Kontrollen – täglich bis 2-tägig – notwendig.

- Bei lang anhaltender Trizytopenie muss immer an eine Knochenmarkskarzinose gedacht und ebenso ein autoimmunologisches Geschehen (Hämolyse) ausgeschlossen werden. Diagnostik: Knochenmarkspunktion.

Anämie

Eine Anämie tritt bei Tumorpatienten häufig auf. Blutungen, Hämolyse oder Tumorinfiltration des Knochenmarks und die maligne Erkrankung selbst können ebenso Ursache sein wie eine Chemo- oder Radiotherapie.

Merkmale der tumor- und therapiebedingten Anämie

- Normochrome, normozytäre Erythrozyten
- Retikulozytopenie
- Erhöhter Ferritinwert
- Niedriger Serumtransferrinspiegel
- Verminderte Eisenutilisation
- Reduzierte Empfindlichkeit der erythropoetischen Knochenmarkzellen gegenüber körpereigenem Erythropoetin
- Relativer Mangel an Erythropoetin
- Verkürzte Lebensdauer der Erythrozyten

Diagnostik der Anämie

- Labordiagnostik: Differenzialblutbild mit Retikulozyten, Serumeisen, Ferritin, Transferrinsättigung, Folsäurespiegel, Vitamin-B_{12}-Spiegel
- Gegebenenfalls Skelettszintigraphie (ossäre Metastasen? Knochenmarkinfiltration?)

Therapie der Anämie

- Kausal
  - Korrektur eines Eisen-, Folsäure-, Vitamin-B_{12}-Mangels
  - Bei Knochenmarkinfiltration antineoplastische Therapie
- Erythrozytenkonzentrate
  - Bei symptomatischer Anämie i. d. R. bei Hb <8 (–10) g/dl
  - »Großzügige« Indikationsstellung v. a. in der Palliativsituation
  - »Zurückhaltender« in adjuvanter Situation
- Erythropoetin
  - Bei chemotherapieinduzierter symptomatischer Anämie mit Hb-Werten von 9–11 g/dl

- In Abhängigkeit von bestimmten Risikofaktoren wie z. B. geplanter intensiver Chemotherapie können auch asymptomatische Patienten mit einem Hb-Wert <12 g/dl behandelt werden.
- Bei einem Hb-Wert <9 g/dl sollte eher die Gabe von Erythrozyten- konzentraten mit anschließender EPO-Gabe erwogen werden.
- Der Ziel-Hb-Wert von 12–13 g/dl sollte nicht überschritten werden.
- Die Hauptziele einer Therapie mit Erythropoese stimulierenden Faktoren sind die Verbesserung der Lebensqualität und die Vermeidung von Bluttransfusionen.

> **Außerhalb einer Chemotherapie besteht keine Indikation für den Einsatz Erythropoese-stimulierender Substanzen wegen des Risikos thromboembolischer Komplikationen!**

Erythropoese-stimulierende Substanzen. Erythropoetin ist ein Wachstumsfaktor der Erythropoese, der die Bildung von Erythrozyten stimuliert, indem determinierte Stammzellen der Hämatopoese im Knochenmark zu Proliferation und Differenzierung angeregt werden. In geringem Maße stimuliert Erythropoetin auch die Thrombozytopoese. Erythropoetin wird in den interstitiellen, peritubulären Nierenzellen gebildet.

Erythropoetin wird gentechnologisch hergestellt und in rekombinanter Form für die typische Form der renalen Anmie mit Erythropoetinmangel therapeutisch verwendet. Rekombinantes humanes Erythropoetin (r-HuEPO) stimuliert zudem die Erythrozytenbildung bei normaler Erythropoetin -Serumkonzentration.

Erythropoetin α (Erypo) und β (NeoRecormon)
- Wirkmechanismus: rekombinantes humanes Erythopoetin (rhEPO), Erythropoesesteigerung durch Verhinderung von Vorläuferzell-Apoptose und Differenzierung später Vorstufen der Erythropoese
- Applikation: i.v., s.c.
- Dosierung: Erythropoetin-α 40 000 I.E oder -β 30 000 I.E./Woche
- Toxizität: Allergie, lokale Hautreaktion

Darbepoetin alpha (Aranesp)
- Wirkmechanismus: gentechnologisch verändertes Erythropoetinmolekül, Stimulation der Erythropoese

- Applikation: 2,25 µg/kg i.v., s.c./Woche
- Dosierung: Aranesp 150 q7d, (Aranesp 300 q14d/ Aranesp 500 q21d)
- Toxizität: Allergie, lokale Hautreaktion

Effektivitätsbeurteilung
- Nach 4–6 Wochen Erythropoetintherapie: Blutbild mit Retikulozyten
- Hinweise für Therapieansprechen:
  - Retikulozyten >40 000/µl
  - Hb-Anstieg >1 g/dl im Vgl. zum Ausgangs-Hb
  - → Behandlung bis zum Ziel-Hb (12 g/dl) fortsetzen
- Kein Therapieansprechen:
  - Retikulozyten <40 000/µl
  - Hb-Anstieg <0,5–1 g/dl im Vergleich zum Ausgangs-Hb
  - → Absetzen der Behandlung
  - → Nur in Einzelfällen: Versuch mit doppelter Dosis für weitere 4 Wochen

Thrombozytopenie

Ursachen der Thrombozytopenie
- Knochenmarkinsuffizienz nach intensiver Chemotherapie
- Knochenmarkinfiltration

Therapie der Thrombozytopenie
- Indikationen
  - <10.000/µl: Behandlung indiziert
  - <20.000/µl: Behandlung indiziert bei starkem Thrombozytenabfall zu Beginn einer Chemotherapie, Infektionen, Fieber, plasmatischer Gerinnungsstörung
  - <50.000/µl: Behandlung indiziert bei schwerwiegender Blutung, chirurgischen Eingriffen, Lumbalpunktionen
- Pro 4- bis 8er-Pack steigen die Thrombozyten um 20–30 K/µl nach 1 h
- Kontrolle nach 1 h und 20–24 h
- Bei Refraktärität immunogener Genese müssen HLA/HPA-gematchte Präparate gesucht werden!
- Thrombozytenaggregation in EDTA-Blut → Kontrolle in Citratblut

> **Bei der heparininduzierten Thrombozytopenie Typ 2 sind Thrombozytenkonzentrate kontraindiziert!**

In den USA ist zur sekundären Prophylaxe der chemotherapieinduzierten Thrombozytopenie IL-11 (Oprelvekin/Neumega) zugelassen.

Granulozytopenie

> **Definition**
>
> Als Granulozytopenie wird die Reduktion der neutrophilen Granulozyten im Blut, meist durch eine chemotherapiebedingte Myelosuppression verstanden. Kommt es zusätzlich zu Fieber, spricht man von febriler Neutopenie.

Die Inzidenz der febrilen Neutopenie ist abhängig sowohl vom Chemotherapieregime als auch von individuellen Risikofaktoren (◘ Tab. 27.41). Zu den Zytostatikakombinationen mit einem febrilen Neutropenie-Risiko >20% gehören:

- Dosisdichte/dosisintensivierte Protokolle
- TAC

Bei Verabreichung dieser Kombinationen ist die Primärprophylaxe mit G-CSF indiziert (◘ Tab. 27.41).

Koloniestimulierende Faktoren

Medikamente dieser Substanzklassen (◘ Tab. 27.42) dienen der Therapie und Prophylaxe zytostatikabedingter Myelosuppressionen. Sie nehmen Einfluss auf die Stammzellaktivierung, die Zelldifferenzierung und Zellproliferation. Verzögerungen bei der Verabreichung des nächsten Chemotherapiezyklus oder Zytostatikadosisreduktionen infolge myelosuppressiver Blutbildveränderungen können verhindert sowie die Inzidenz, Dauer und Schweregrad febriler Neutropenien reduziert werden. Ein weiteres Einsatzgebiet dieser Wachstumsfaktoren ist die Gewinnung von Stammzellen vor einer Hochdosischemotherapie.

27.2.7 Alopezie

Die chemotherapieinduzierte Alopezie stellt für Patientinnen eine erhebliche Angst und Belastung dar. Sie ist jedoch meist reversibel; mit erneutem Haarwuchs ist 1–2 Monate nach Therapieende zu rechnen. Die Patientinnen müssen vor der Behandlung über den zu erwartenden Haarausfall, frühestens 2–4 Wochen nach Therapiebeginn, informiert sein. Bei niedrig dosierter Chemotherapie: langsamer und weniger stark.

Wie ausgeprägt das Kopfhaar ausfällt oder ob der Haarausfall auch Augenbrauen, Wimpern und Körperbehaarung mit einbezieht, hängt vom Chemotherapeutikum selbst, der gewählten Dosis und der Veranlagung der Patientinnen ab.

◘ **Tab. 27.41** Therapie der febrilen Neutropenie

Definition	Einmalig >38,5°C oder 2× >38,0°C innerhalb von 12 h bei – Standardrisiko: Neutropeniedauer 5–10 Tage + Granulozyten 100–500/μl – Hochrisiko: Neutropeniedauer >10 Tage + Granulozyten <100/μl
Diagnostik	– Fokussuche (z. B. Urogenital-, Gastrointestinal-, Respirationstrakt, Anorektum, Punktionsstellen) – Routinelabor, IL-8 Bestimmung nach Fieberbeginn – Versuch des Erregernachweises (mehrere Blutkulturen, Urinkultur, Sputumkultur) – Röntgenthorax nur bei Verdacht auf Pneumonie – Abstriche von allen klinisch suspekten Bezirken (keine »blinden« Abstriche!)
Empirische Initialtherapie	
– Hochrisiko	– Piperacillin + Sulbactam 3×4 g + 3×1 g i.v. * + Netilmicin (Certomycin) 1×450 mg i.v.
– Standardrisiko	– Levofloxacin (Tavanic) 1×500 mg p.o. + Amoxicillin-Clavulansäure (Augmentan) 2×1 g
Keine Entfieberung in 3 Tagen + kein Erregernachweis	
– Hochrisiko	– Piperacillin + Sulbactam (3×4 g + 3×1 g) i.v.*[1] + Amphotericin B 0,6 mg/kg
– Standardrisiko	– Piperacillin + Sulbactam (3×4 g + 3×1 g) i.v.*[1]
Schwere Sepsis unter Therapie	– Imipenem-Cilastatin (Zienam) 4×500 mg i.v. – Netilmicin (Certomycin) 1×450 mg i.v. – Vancomycin 2×1000 mg i.v. über 2 h
Bei Pneumonie Bei Aspergilloseverdacht	– CT-Thorax – Voriconazol

*bei Penicillinallergie oder als initiale Monotherapie Ceftazidim (Fortum) 3×2 g i.v.

27

▪ **Tab. 27.42** Granulozytenkolonienstimulierende Faktoren (G-CSF)	
Indikation	Bei zu erwartender febriler Neutropenierate ab 20% Bei <20% Risiko ist die Gabe nur bei folgenden Risikofaktoren indiziert: – Vorbestehende Neutropenie – Extensive vorangegangene Chemotherapien – Zustand nach Hochdosischemotherapie – Zustand nach febriler Neutropenie bei vorangegangenen Chemotherapieregimes ähnlicher Myelotoxizität – Bestehende Wundinfektion – Knochenmarksinfiltration – Schlechter Allgemeinzustand – Fortgeschrittene Krebserkrankung – Febrile Neutropenie beim 1. Zyklus
Dosierung	– G-CSF (Filgrastim, Neupogen) 5 µg/kg KG/Tag oder 30 Mio. I.E. (<75 kg)/48 Mio. I.E. (>75 kg) s.c. – Pegyliertes G-CSF (Pegfilgrastim, Neulasta) 6 mg/Zyklus s.c. am Tag 2 der Chemotherapie – G-CSF (Lenograstim, Granocyte) 150 µg/m² KOF s.c.
Therapiedauer	Von 24–72 h nach Chemotherapie bis neutrophile Granulozyten >500/µl an 2 aufeinanderfolgenden Tagen
Nebenwirkungen	Nicht dosislimitierende Toxizität: – Knochenschmerzen – Anstieg der Harnsäure – Erhöhung von Serum-AP und -LDH Dosislimitierende Toxizität: – Thrombopenie (selten) – Sweet-Syndrom (akute febrile neutrophile Dermatose)

Anders als bei vielen Tierarten sind die Zyklen der Haarfollikel nicht synchronisiert. Sobald die Wirkung der Chemotherapie wegfällt, setzt neues Haarwachstum ein. 4–8 Wochen nach Beendigung der Chemotherapie können sich neue Haare an der Kopfhaut zeigen. Es kommt jetzt zum synchronisierten Wiederwachstum aller Kopfhaare, so dass oft ein dichteres Haarkleid als vor der Chemotherapie entstehen kann. Gelegentlich erhält das Haar beim Wiederwachstum auch eine andere Textur und Farbe.

Ist ein Haarverlust bei der Patientin anzunehmen, sollte bereits vor Beginn der Behandlung ein Haarteil verschrieben werden, damit Haarstruktur und -farbe möglichst dem Naturhaar entsprechend ausgewählt wird. Die Kosten übernimmt die Krankenversicherung.

Generell ist eine Alopezie nach einer Polychemotherapie wahrscheinlicher als nach einer Monotherapie.

Es gibt keine akzeptablen wissenschaftlichen Daten, die einen positiven Effekt von Maßnahmen wie Kompression oder Unterkühlung der Kopfhaut zur Verhinderung des Haarausfalls oder zusätzliche medikamentöse Stimulation des Haarwachstums nach Haarausfall nachweisen.

27.2.8 Fatigue

> **Definition**
>
> Der Begriff tumorbedingte Fatigue bezeichnet eine »anhaltende und subjektive Empfindung von Erschöpfung in Zusammenhang mit der Krebserkrankung und/oder deren Behandlung, die das übliche Funktionsniveau im Alltag beeinträchtigt« (National Comprehensive Cancer Network; NCCN).

Bis zu 75% aller Patientinnen geben als wichtigstes Symptom bei onkologischen Erkrankungen die Fatigue an. Fatigue wird häufig nicht als behandlungsbedürftig wahrgenommen.

Ursachen der Fatigue
- Unmittelbar tumor- und therapiebedingte Ursachen: Anämie, Schmerzen, emotionale Belastung, Schlafstörungen
- Komorbidität: Infektion, kardiale Dysfunktion, Nierenfunktionsstörungen, Leberversagen, endokrine Dysfunktion
- Metabolische Ursachen: Gewichtsverlust, Elektrlytstörungen
- Physische Belastung: reduzierte körperliche Aktivität

Diagnosekriterien der Fatigue
- Müdigkeit, Antriebsschwäche, inadäquat erhöhtes Ruhebedürfnis
- subjektives Gefühl der generalisierten Schwäche
- Konzentrationsstörungen
- Motivationsverlust und mangelndes Interesse an Alltagsaktivitäten
- gestörtes Schlafmuster
- Schlaf wird als wenig erholsam empfunden
- emotionale Reaktion (z. B. Frustration, Reizbarkeit) auf den Erschöpfungszustand
▼

- Schwierigkeiten bei der Bewältigung des Alltags
- Gefühl, sich zu Aktivitäten zwingen zu müssen
- Störungen im Kurzzeitgedächtnis
- Langanhaltendes Unwohlsein nach körperlicher Belastung
- Ergänzung durch den Einsatz standardisierter Fragebögen

Therapie der Fatigue
- Mobilisierung, körperliches Training
- Behandlung zugrunde liegender Ursachen (Anämie, Schlafstörungen, Ernährungsdefizite etc.)
- Supportive Psychotherapie
- Einsatz von Antidepressiva und Psychostimulanzien noch nicht belegt

27.2.9 Gonadale Toxizität

Die Beratung der Patientinnen für eine spätere Familienplanung muss möglichst zeitnah zur Diagnosestellung erfolgen, um eine patientenspezifische Option des Fertilitätserhalts durchführen zu können. Neben der Dosis und der Art der Chemotherapie hängt die gonadotoxische Wirkung einer Chemotherapie erheblich vom Alter der Patientin ab.
- Chemotherapeutika mit hohem Risiko für eine vorzeitige Ovarialinsuffizienz: Cyclophosphamid
- Chemotherapeutika mit mittlerem Risiko für eine vorzeitige Ovarialinsuffizienz: Anthrazykline
- Chemotherapeutika mit unklarem Risiko für eine vorzeitige Ovarialinsuffizienz: Taxane, monoklonale Antikörper, Tyrosinkinaseinhibitoren
- Chemotherapeutika mit geringem Risiko für eine vorzeitige Ovarialinsuffizienz: 5-FU, Methotrexat

Prävention und Therapie der gonadalen Toxizität
- GnRH-Analoga zur Suppression der Keimzellproliferation im Sinne einer medikamentösen Ovarprotektion
- Kryokonservierung von Ovargewebe und Replantation nach Abschluss der Chemotherapie
- Kryokonservierung von unbefruchteten Oozyten
- Kryokonservierung von befruchteten Oozyten

Bis auf die herkömmliche künstliche Befruchtung mit Kryokonservierung befruchteter Eizellen gelten alle diese Verfahren als experimentell und sollten daher nur unter kontrollierten Bedingungen von Zentren de Netzwerks FertiPROTEKT (www.fertiprotekt.de) durchgeführt werden.

27.3 Bisphosphonate

Indikationen der Bisphosphonate
- Skelettmetastasen zur Prophylaxe skelettbezogener Ereignisse
- Tumorassoziierte Hyperkalzämie
- Primäre/sekundäre Osteoporose
- Prävention von Knochenmetastasen (»off-label use«)
- Prävention und Therapie von Tumortherapie-induziertem Knochenverlust/Osteoporose (off label use)

Wirkstoffe der Bisphosphonate
- Clodronat p.o. 1600 mg tgl.
- Ibandronat p.o. 50 mg tgl.
- Ibandronat i.v. 6 mg alle 3–4 Wochen
- Zoledronat i.v. 4 mg alle 3–4 Wochen
- Pamidronat i.v. 60–90 mg alle 3–4 Wochen

Besonderheiten/Toxizität der Bisphosphonate
- Orale Therapie
  - Sichere Resorption nur bei Einnahme auf nüchternen Magen: ≥2 h Abstand zu Mahlzeiten vor und 30 min nach Einnahme, Einnahme mit Leitungswasser (keinesfalls mit kalziumhaltigen Getränken!)
  - Gastrointestinale Beschwerden möglich
- Intravenöse Therapie
  - Akute-Phase-Reaktion: Knochenschmerzen, Myoarthalgien, »Flu-like-Syndrome«
  - Nephrotoxizität bei eingeschränkter Nierenfunktion
  - Selten Kieferosteonekrose (Pathogenese unbekannt). Prophylaktische Maßnahmen vor Initiierung einer Bisphosphonattherapie
    - Aufklärung des Patienten über sorgfältige Zahnhygiene unter Therapie
    - Zahnstatus-Abklärung durch den Zahnarzt und ggf. Zahnsanierung vor der Bisphosphonat-Therapie vornehmen und abschließen lassen
    - Regelmäßige Zahnarztkontrollen mindestens alle 6 Monate
    - Wenn möglich, während der Therapie invasive Eingriffe am Gebiss vermeiden

27.4   Management von Nebenwirkungen der »new drugs«

27.4.1   VEGF-Inhibitoren (z. B. Bevacizumab, ◘ Tab. 27.43)

◘ **Tab. 27.43** Nebenwirkungen von VEGF-Inhibitoren	
Indikationsgebiet	**Anmerkungen**
Wundheilungsstörungen	– VEGF-Inhibitoren sollten mindestens 6 Wochen vor großen Operationen abgesetzt und frühestens nach 4 Wochen wieder angesetzt werden. – Zu kleineren operativen Eingriffen ist derzeit eine klare Empfehlung nicht möglich.
Darmperforation	– Scheint bei Patientinnen mit Mammakarzinom keine Rolle zu spielen.
Hypertonie	– Die Häufigkeit einer Grad-III-Hypertonie unter der Therapie mit Bevacizumab liegt bei ca. 10–15%. Deshalb ist vor jeder Applikation eine Blutdruckmessung notwendig. – Die Therapie sollte nur bei Werten <150/100 mmHg durchgeführt werden. Bei höheren Werten ist eine Optimierung des Blutdrucks erforderlich. – Bei Auftreten einer Grad-IV-Hypertonie (symptomatische hypertensive Krise) sollte die Therapie beendet werden.
Proteinurie	– Höhergradige Proteinurien sind bei 1–5% der behandelten Patientinnen beschrieben. Deshalb ist vor jeder Applikation ein Urinstix notwendig. – Bei 2+ oder größer kann Bevacizumab verabreicht werden, es muss aber vor der weiteren Therapie ein 24-h-Sammelurin durchgeführt werden. – Bei einer Proteinurie <2 g/24 h kann die weitere Therapie durchgeführt werden. – Bei einer Proteinurie >2 g/24 h muss der folgende Zyklus ausgelassen werden. Die Therapie darf erst bei einem Rückgang der Proteinurie auf <2 g/24 h wieder aufgenommen werden.
Thrombosen/Hämorrhagien	– Bei Patientinnen mit thrombotischen oder hämorrhagischen Ereignissen sollten VEGF-Inhibitoren nur sehr zurückhaltend eingesetzt werden, da das Risiko für entsprechende Ereignisse erhöht zu sein scheint.

27.4.2   Tyrosinkinaseinhibitoren (z. B. Lapatinib, ◘ Tab. 27.44)

◘ **Tab. 27.44** Nebenwirkungen von Tyrosininhibitoren	
Indikationsgebiet	**Anmerkungen**
Diarrhö	– Inzidenz ca. 55% – Bei Diarrhö ≥Grad II Unterbrechung der zytotoxischen Therapie bis zur Besserung der Symptomatik – Bei erneutem Auftreten Dosisreduktion erwägen (z. B. Lapatinib 1250 mg/Tag → 1000 mg/Tag)
Akne	– Inzidenz ca. 30% – Diese Form der Akne ist »steril«; sie ist dosisabhängig und reversibel nach Absetzen der Therapie – Maßnahmen: topische Steroide, Sonnenexposition vermeiden – Bei Akne ≥Grad II Unterbrechung der zytotoxischen Therapie bis zur Besserung der Symptomatik – Bei erneutem Auftreten Dosisreduktion erwägen (z. B. Lapatinib 1250 mg/Tag → 1000 mg/Tag)
Hepatotoxizität	– Inzidenz bei der Kombination Lapatinib4Capecitabine ca. 40% – Maßnahmen bei schweren Leberfunktionsstörungen (≥Grad III): – Absetzen der Therapie – Ausschluss anderer Ursachen (Lebersonographie, Hepatitisserologie) – Kontrolle bis zur Normalisierung der Leberwerte – Kein Wiederaufnehmen der Behandlung!
Kardiotoxizität ▼	– Inzidenz einer meist asymptomatischen Verringerung der LVEF 1–2,5% – Vor Therapiebeginn LVEF-Bestimmung obligat; während der Behandlung alle 3 Monate Kontrolle – Maßnahmen bei kardialen Ereignissen – LVEF-Verringerung Grad III und Symptomatik: Absetzen der Therapie – LVEF-Verringerung unter den unteren Grenzwert: Absetzen der Therapie – Eine Wiederaufnahme der Therapie kann mit einer Dosisreduktion (s. o.) nach einer Mindestzeit von 2 Wochen erfolgen, wenn die LVEF wieder im Normbereich liegt und die Patientin asymptomatisch ist.

Tab. 27.44 *Fortsetzung*

Indikationsgebiet	Anmerkungen
Wechselwirkungen	– Die gemeinsame Gabe von Lapatinib mit starken CYP3A4-Inhibitoren und -Induktoren sollte vermieden werden. Beispiele: – Antibiotika: Clarithromycin, Erythromycin – Antikonvulsiva: Carbamazepin, Phenytoin – Antimykotika: Ketoconazol, Voriconazol – Kalziumkanalblocker: Verapamil, Diltiazem – Gastrointestinale Medikation: Cimetidin, Aprepitant – Grapefruitsaft – Johanniskraut

27.5 Paravasate

27.5.1 Allgemeines

Definition
Ein Paravasat ist definiert als die akzidentielle Verabreichung einer Chemotherapie in das Unterhautgewebe oder tiefere Gewebeschichten anstelle der gewünschten intravenösen Applikation. Die Folgen hängen von der lokalen Wirkung des Chemotherapeutikums ab.

Risikofaktoren von Paravasaten
- Schwierige Venenverhältnisse
- Gefäßerkrankungen
- Beeinträchtigung des Lymphflusses und venösen Flusses
- Alter (Kinder, ältere Patientinnen)
- Eingeschränkte Wahrnehmung der Paravasatsymptome (z. B. Polyneuropathie bei Diabetes)
- Motorische Unruhe
- Mangelnde Schulung und Erfahrung des Personals
- Zeitdruck bei der Verabreichung
- Nicht ausreichende Information der Patientin

Klinischer Verlauf von Paravasaten
- Sofort: Schmerzen, Brennen, Stechen, Schwellung, evtl. Rötung, sensorische und motorische Beeinträchtigung der Extremität
- Stunden später: Schmerz zunehmend, Schwellung abnehmend, Rötung, Entwicklung eines Ödems für mehrere Tage, häufig proximal der Injektionsstelle
- Tage später: braune Induration, Thrombosierung des Gefäßes, weiter Schmerzen, Rötung, Induration

- Wochen später: unter wechselnder Schmerzintensität Sklerosierung, Hautatrophie, Exulzerationen
- Monate später und chronischer Verlauf: Abheilen der Ulzera ggf. erst nach Monaten, Kontrakturen, Funktionseinschränkungen

> Das Ausmaß der Spätschäden lässt sich nicht aufgrund der Sofortreaktion abschätzen! Es ist im Zweifel immer von einem Paravasat auszugehen!

Nekrosepotenzial der einzelnen Substanzen
- Hohe Nekrosewahrscheinlichkeit: Cisplatin (>0,4 mg/ml), Mitomycin C, Dacarbacin, Mitoxantron, Dactinomycin, Oxaliplatin, Docetaxel, Paclitaxel, Doxorubicin, Treosulfan, Epirubicin, Vinorelbin
- Niedrige Nekrosewahrscheinlichkeit/gewebereizend: Carboplatin, liposomales Doxorubicin, Cisplatin (<0,4 mg/ml), Etoposid
- Geringe/keine lokale Toxizität: Bevacizumab, Ifosphamid, Bleomycin, Methotrexat, Cyclophosphamid, Topotecan, 5-FU, Trastuzumab, Gemcitabin

Empfehlungen zur Paravasatprävention
- Applikation und Überwachung nur durch qualifiziertes, geschultes Personal Injektion/Infusion sofort stoppen, i.v. Zugang zunächst belassen
- Sterile Handschuhe anziehen
- Aufklärung der Patientin über typische Symptome und Zeichen eines Paravasats
- Sicheres Legen des intravenösen Zugangs
  - Dicke Vene in Unterarmmitte bevorzugen

  - Möglichst keine Punktion an Handrücken und über Gelenken, da hier bei Paravasaten die funktionellen Folgeschäden ausgeprägter sind
  - Möglichst keine Mehrfachpunktionen, insbesondere nicht distal der vorangegangenen Punktion
  - Eher dünne i.v. Kanülen verwenden, da der Dauerverweilkatheter besser von Blut im Gefäß umspült wird
- Lagekontrolle: Blut fließt spontan aus Viggo – wenn nicht, lässt sich die Vene mühelos mit NaCl 0,9% spülen
- Applikation: Bei dosisintensiver Verabreichung von Anthrazyklinen ZVK, bei schlechten Venenerhältnissen, bei Langzeitinfusion und Dauertherapien Port legen, nicht gegen Widerstand injizieren, engmaschige klinische Kontrollen. Nachspülen nur mit der Trägerlösung des zuletzt applizierten Zytostatikums

Maßnahmen bei Paravasaten

- Basismaßnahmen
  - Injektion/Infusion sofort stoppen, i.v. Zugang zunächst belassen
  - Sterile Handschuhe anziehen
  - Vorsichtiges Aspirieren des Paravasats mittels 5-ml-Spritze aus dem noch liegenden Venenkatheters ohne Druck auf die Paravasatstelle
  - Venösen Zugang verschließen
  - Bei Blasenbildung der Haut: vorsichtiges Aspirieren mit feiner s.c. Kanüle (pro Blase neues Besteck)
- Substanzspezifische Maßnahmen
  - Wenn Maßnahmen empfohlen, entsprechend vorgehen (Tab. 27.45)
  - Venösen Zugang entfernen
- Zusätzliche Maßnahmen
  - Parvasatgebiet mit sterilen Kompressen abdecken und fixieren
  - Hochlagerung der Extremität (24–48 h), ggf. Ruhigstellung
  - Patientin über weiteres Vorgehen informieren
  - Paravasatgebiet beobachten (mindestens 6 Wochen)
  - Exakte Dokumentation
- Chirurgische Maßnahmen
  - Ggf. weite Exzision des infiltrierten Gewebes bzw. operative Nekrosenabtragung (chirurgisches Konsil)

▪ **Tab. 27.45** Substanzspezifische Maßnahmen

Substanz	Maßnahmen
Doxorubicin Epirubicin	Dexrazoxan (Savene) einmal täglich an 3 aufeinanderfolgenden Tagen – Tag 1: 1000 mg/m² (maximal 2000 mg), i.v. 1–2 h – Tag 2: 1000 mg/m² (maximal 2000 mg), i.v. 1–2 h – Tag 3: 500 mg/m² (maximal 1000 mg), i.v. 1–2 h Vor einer Dexrazoxan-Therapie muss eindeutig festgestellt werden, dass ein Anthrazyklin-Paravasat vorliegt. Neben der Rötung ist i. d. R. eine lokale Schwellung zu beobachten. Das Anthrazyklin muss als letzte Infusion vor dem Auftreten der Symptome verabreicht worden sein. Die Therapiekosten betragen ca. 10.000 € für 3 Tage. Infusion in eine große Vene einer anderen Extremität/Fläche als der vom Paravasat betroffenen. Die erste Infusion so bald wie möglich einleiten, unbedingt innerhalb 6 h nach dem Vorfall. Kühlmittel mindestens 15 min vorher entfernen, um einen ausreichenden Blutfluss zu gewährleisten. DMSO weglassen! An den folgenden Tagen zur gleichen Uhrzeit (±3 h)
Cisplatin Dactinomycin Mitomycin Mitoxantron	Lokale Kälte: 15 min Eispackung 6-stündlich, mindestens 3 Tage lang oder 24 h Abdeckung mit Eisbeuteln Lokale Applikation von Dimethylsulfoxid (DMSO) 99%; mit Watteträger 3- bis 4-stündlich mindestens 3 Tage (besser 14 Tage) auftragen und an der Luft trocknen lassen. Das Intervall kann ab Tag 4 auf 6 h verlängert werden.
Doxorubicin Liposomal	Lokale Kälte: 15 min Eispackung 6-stündlich, mindestens 3 Tage lang oder 24 h Abdeckung mit Eisbeuteln Achtung: kein DMSO
Vinorelbin	Lokale sternförmige (periläsionale) Unterspritzung mit Hyaluronidase, 6–10 Vials zu 150 I.E. Auflösen der Trockensubstanz mit 1,0 ml NaCl 0,9/Vial. Die großzügige Unterspritzung der Paravasatregion verursacht starke, brennende Schmerzen. Die Nutzenabwägung ist dennoch positiv. Empfohlen ist zusätzlich Analgesie, lokal mit 2–5 ml Mepivacain 1% Lokale milde trockene Wärme bis 24 h lang (Achtung: feuchte Wärme mazeriert das Gewebe und fördert die nekrotisierende Wirkung.)
Paclitaxel	Lokale sternförmige (periläsionale) Unterspritzung mit Hyaluronidase, 6–10 Vials zu 150 I.E. Auflösen der Trockensubstanz mit 1,0 ml NaCl 0,9/Vial. Die großzügige Unterspritzung der Paravasatregion verursacht starke, brennende Schmerzen. Die Nutzenabwägung ist dennoch positiv. Empfohlen ist zusätzlich Analgesie, lokal mit 2–5 ml Mepivacain 1%
Dacarbazin	Vorsicht, kein Sonnenlicht!
Oxaliplatin	Vorsicht, keine kalten Umschläge!

Teil VIII Therapiebegleitung

Diagnosemitteilung – ein Leitfaden

Karl Köhle, Reiner Obliers, Arnim Koerfer

28.1   Einleitung

> ❗ **Cave**
> Eine vertrauensvolle Zusammenarbeit zwischen
> Patientin und Arzt setzt präzise, individuelle und
> hilfreiche Information voraus. Die meisten Krebs-
> kranken wünschen, offen informiert zu werden
> (◻ Abb. 28.1), nach Meredith et al. 1996 ‚wie es auch
> den Forderungen der Standesethik und des ärztli-
> chen Berufsrechts entspricht.

In der durchschnittlichen Versorgung fühlen sich nur 2
von 3 Brustkrebskranken präoperativ ausreichend über
ihre Erkrankung und die verschiedenen Operationsmög-
lichkeiten informiert (◻ Abb. 28.2), nach AOK Nordrhein,
EMNID 2001. Zufriedenheit bzw. Unzufriedenheit mit
der ärztlichen Versorgung sind eng mit dem Erleben des
Informationsangebots verbunden. Unzufriedene Patien-

tinnen äußern vor allem den Wunsch nach mehr Zeit für
das Gespräch mit dem Arzt.

Wir haben einen Leitfaden entwickelt, der unserem
Grundverständnis von Patienteninformation entspricht:
Information ist das Ergebnis einer gemeinsamen Leistung
von Patientin und Arzt im Verlaufe eines kooperativen Be-
mühens um Verständigung. Dieser Leitfaden soll es Ihnen
erleichtern, Patientinnen individuell »aufzuklären«. Die
Schematisierung soll Ihnen anfangs helfen, Ihr Gesprächs-
verhalten zu strukturieren und so Sicherheit zu gewinnen.
Mit zunehmender Erfahrung werden Sie einen flexiblen
Gesprächsstil entwickeln, der eine individuelle »Passung«
zwischen Ihnen und Ihrer Patientin ermöglicht[1].

---

[1]   Das Manual »Ärztliche Gesprächsführung und Mitteilung
schwerwiegender Diagnosen« kann beim Autor bestellt werden:
manual@karl-koehle.de. siehe auch: www.karl-koehle.de

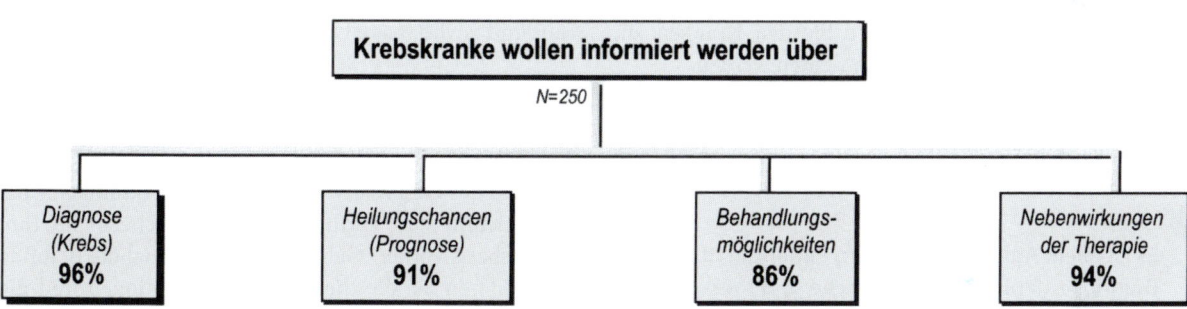

◻ **Abb. 28.1** Informationsbedürfnis von Patienten mit Krebserkrankung.

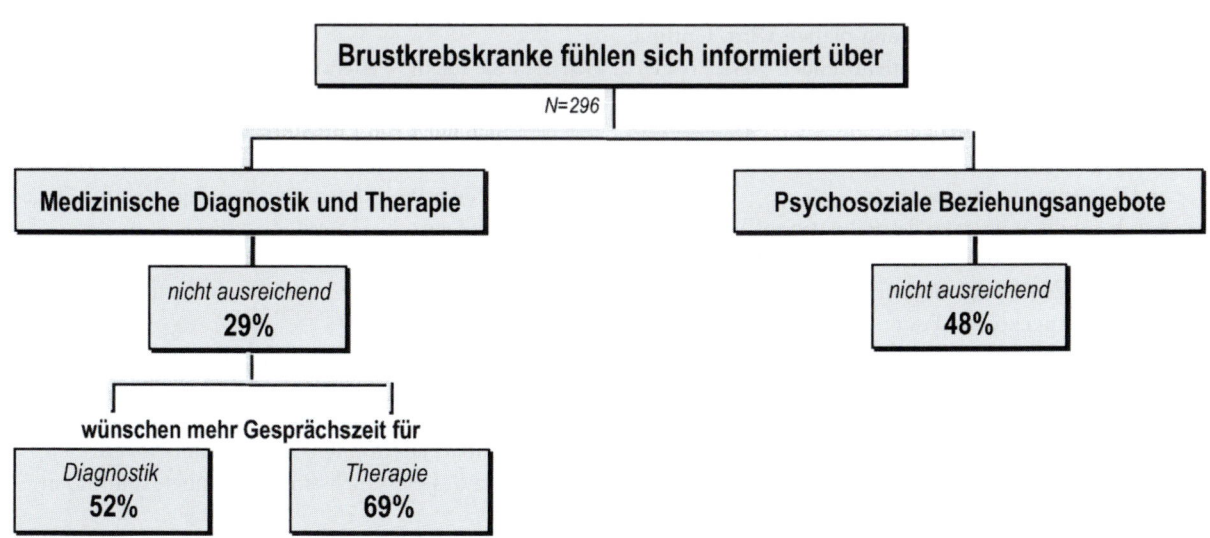

◻ **Abb. 28.2** Zufriedenheit Brustkrebskranker mit ärztlichem Informationsangebot

28.2   Gespräch vorbereiten

Nehmen Sie sich vor dem Gespräch etwas Zeit, um sich auf die Patientin einzustellen. Versetzen Sie sich in ihre Perspektive, fühlen Sie sich in ihre Situation ein. Gehen Sie davon aus, dass sie in ihrer individuellen Wirklichkeit »lebt«, dass sich ihre Bedürfnisse von Ihren eigenen unterscheiden könnten. Anfängliche Identifikation (»ich an Ihrer Stelle«) erleichtert die Einfühlung nur, wenn Sie diese Identifikation dann wieder zurücknehmen können und versuchen, die eigene Weltsicht der Patientin kennen zu lernen.

28.2.1   Konsens einholen

Orientieren Sie sich schon während des Erstgesprächs über das **Informationsbedürfnis** der Kranken. Fragen Sie etwa: »Wenn alle Befunde vorliegen, informieren wir gewöhnlich unsere Patientinnen offen. Sind Sie mit diesem Vorgehen einverstanden?« Klären Sie die Informationswünsche routinemäßig bei allen Patientinnen, unabhängig von der zu erwartenden Diagnose. Sichern Sie den Kranken zu, dass Sie sich nach ihren Wünschen richten werden.

28.2.2   Wer informiert?

 Cave
Es ist allein Aufgabe des Arztes, Patienten über Diagnose, geplante diagnostische und therapeutische Maßnahmen, mögliche Nebenwirkungen und die Prognose zu informieren.

Die Diagnose sollte derjenige Arzt mitteilen, der mit der Patientin die gesamte Behandlung planen wird. Optimal ist es, wenn dieser Arzt die Patientin auch weiter begleiten, sie bei der Verarbeitung der Information unterstützen kann. Klären Sie deshalb:

- Welcher Arzt kann beide Aufgaben – Information und Begleitung – übernehmen?
- Wer kann die Interessen der Patientin im Versorgungssystem am besten vertreten?
- Wer sollte zusätzlich am Aufklärungsgespräch teilnehmen (Angehörige, Teammitglieder)?

Insgesamt 63% der in der Studie der AOK Rheinland durch EMNID befragten Brustkrebskranken wünschten sich im Nachhinein, dass sie durch den niedergelassenen Gynäkologen über die Verdachtsdiagnose aufgeklärt worden wären. Bei 42% der Frauen sind Partner bzw. Familienangehörige in die Diagnostik einbezogen worden (bei den mit der Versorgung zufriedenen Frauen 44%, bei den eher unzufriede-

nen 33%). 42% der jüngeren Frauen, deren Partner/Familien nicht einbezogen wurden, hätten sich dies gewünscht!

 Die Diagnosemitteilung sollte erst nach Vorliegen aller Befunde, nicht schrittweise im Anschluss an einzelne diagnostische Maßnahmen erfolgen.

Formulieren Sie zunächst etwa: »Ich teile Ihrem Hausarzt (Gynäkologen, Stationsarzt) die Befunde mit, er wird Sie dann insgesamt und ausführlich informieren…«

Allerdings können sich vor einzelnen diagnostischen und therapeutischen Schritten Probleme ergeben, da für die Aufklärung über die Ziele, Wirkungen und Nebenwirkungen jeder Maßnahme derjenige Arzt (mit-)verantwortlich ist, der diese Maßnahme durchführt. Jeder Beteiligte sollte deshalb über das Vorwissen der Patientin informiert sein.

Nichtärztliche Mitarbeiter dürfen selbstverständlich Fragen der Patientin zu ihrer Erkrankung und zu medizinischen Maßnahmen beantworten, jedoch den Inhalt bereits erfolgter Aufklärung nicht verändern. Voraussetzung hierfür sind ausreichender Austausch im Stationsteam und zuverlässige Dokumentation.

28.2.3   Information vorbereiten

Während des Gesprächs sollte Ihre Aufmerksamkeit ganz der Patientin zur Verfügung stehen. Sichern Sie Ihre Wissensbasis vorher: Gehen Sie noch einmal die Befunde durch, klären Sie die therapeutischen Optionen und die damit verbundene Prognose.

28.2.4   Rahmen für Gespräch sichern

Schaffen Sie für die Patientin und sich selbst günstige Bedingungen für ein so schwieriges und wichtiges Gespräch:
- Nehmen Sie sich für die Diagnosemitteilung 10–20 min Zeit.
- Planen Sie während der nächsten Tage Zeit für Folgegespräche ein.
- Sorgen Sie dafür, dass
  - die räumlichen Verhältnisse ein vertrauliches Gespräch zulassen,
  - Sie während des Gesprächs nicht gestört werden und
  - bitten Sie Besucher und – wenn irgend möglich – Nachbarpatientinnen, das Zimmer zu verlassen, wenn das Gespräch am Krankenbett stattfinden muss.
- Setzen Sie sich zum Gespräch ans Bett der Patientin. Symmetrie der Positionen mindert das Erleben von

Ausgeliefertsein, fördert Eigenaktivität und Mitverantwortlichkeit.

■ Überbringen Sie schlechte Nachrichten stets persönlich. Teilen Sie die Diagnose nicht am Telefon und – nach diagnostischen Eingriffen – nicht im Aufwachraum mit.

■ Informieren Sie nicht im Verlaufe einzelner Untersuchungen – auch nicht implizit (Selbst- oder Lehrgespräche)!

■ Dokumentieren Sie das Gespräch (evtl. mit Angaben von Zeugen).

28.2.5 Zeitpunkt wählen

Prüfen Sie vor der Diagnosemitteilung, ob Ihre Patientin in der Lage ist, schlechte Nachrichten aufzunehmen. Sie sollte sich zu diesem Zeitpunkt nicht zu sehr durch Fieber, Schmerzen, Abgeschlagenheit oder andere Krankheitsfolgen beeinträchtigt fühlen und auch nicht zu stark sediert sein.

> **! Cave**
> **Kündigen Sie den Gesprächstermin an, um der Kranken zu erleichtern, sich darauf einzustellen. Wählen Sie den Termin so, dass ihr Zeit bleibt, das Mitgeteilte noch am selben Tag etwas zu verarbeiten: Informieren Sie am Vormittag oder am frühen Nachmittag – nie abends.**

Auch vor schwerwiegenderen diagnostischen oder therapeutischen Maßnahmen muss der Patientin angesichts des damit verbundenen Risikos ausreichend Zeit bleiben, Argumente für und gegen die Durchführung der Maßnahme abzuwägen.

28.3 Vorwissen klären

Alle Patientinnen entwickeln ein subjektives Verständniskonzept für ihr Leiden. Ihr Bemühen um Information wird dann effektiv, wenn Sie an Vorwissen, Vorverständnis und Schlussfolgerungsprozesse der Patientin anknüpfen, wenn Sie das Informieren als gemeinsame Leistung verstehen. Zielgröße ist nicht die Menge artikulierter Information, sondern das erreichte Verständnis der Patientin.

28.3.1 Aktiv zuhören – offen fragen

Informieren Sie sich über das Vorwissen der Patientin – schon während des Erstgesprächs. Beginnen Sie mit einer offenen Frage:

■ »Was haben Sie bisher erfahren?«

■ »Was haben Sie selbst gedacht, als Sie sich krank fühlten?«

■ »Sie sind jetzt schon einige Zeit krank, was haben Sie sich für Gedanken gemacht«?

28.3.2 Subjektives Verständnis erkunden

Klären Sie das Vorverständnis der Patientin, ihr subjektives Krankheitskonzept im Einzelnen, fragen Sie detailliert nach ihren Vorstellungen zu Krankheitsursachen, zum Krankheitsprozess im Körper, zu den Behandlungsmöglichkeiten und zur Prognose. Welche Anteile schreibt sie Umwelteinflüssen, welche eigenem Verhalten zu?

28.3.3 Antworten reflektieren

Versuchen Sie immer wieder, sich in die Sichtweise der Patientin zu versetzen:

■ Was hat sie bisher verstanden?

■ Welche Vorstellungen und Phantasien weichen von Ihrem Kenntnisstand als Arzt ab?

■ Welches Vokabular verwendet sie?

■ Welche Informationsquellen nutzt sie, hat sie Vorerfahrungen mit ihrer Erkrankung bei Anderen gemacht?

Gehen Sie davon aus, dass es kaum möglich ist, Patientinnen die Diagnose vorzuenthalten, sie »schonend zu betrügen«. Patientinnen entdecken ihre Diagnose auf Laborzetteln oder an Blutproben, sie lesen heimlich Krankenakten oder Arztbriefe.

Denken Sie daran, dass Patientinnen auch auf **nichtverbale Zeichen** reagieren, wenn nicht explizit mit ihnen kommuniziert wird. Dann allerdings bleiben Informationsquellen und Informationsverarbeitung meist verborgen.

Fallbeispiel. Eine an einem Mammakarzinom erkrankte Sozialwissenschaftlerin berichtet: »Die erste intensive emotionale Reaktion trat bei mir genau in dem Moment ein, als der Arzt bei der Untersuchung eines Knotens in meiner Brust innehielt und dann die Untersuchung fortsetzte.« (Harker 1972)

28.4 Wissensbedarf erkunden

Im wissenschaftlichen und klinischen Diskurs lautet die entscheidende Frage heute nicht mehr »whether to tell?«, sondern »how to tell?« oder besser im Sinne unseres Konzepts »how to share information?«.

Die überwiegende Mehrzahl der Patientinnen wünscht die **offene Kommunikation** über die Diagnose. Angemessen informierte Patienten betonen, dass es ihnen leichter falle, ihre Krankheit zu verstehen, sich aktiv an der Behandlung zu beteiligen, die Zukunft verantwortlich mitzugestalten und mit ihren Angehörigen und Freunden über ihre Krankheit zu sprechen. Auch im Rückblick, nach längerem Krankheitsverlauf, sprechen sich mindestens 90% aller Krebskranken für ein offenes Gespräch über die Diagnose aus.

28.5 An Patientenwünschen orientieren

Klären Sie noch einmal individuell die Bedürfnisse Ihrer Patientin. Knüpfen Sie dabei an frühere Äußerungen an, etwa:
- »Als ich Sie anfangs fragte, meinten Sie…« oder
- »Es gibt Patientinnen, die wollen alles wissen, andere jedoch nicht. Zu welcher Gruppe gehören Sie?«

Entnehmen Sie den Antworten, wie weit das Interesse der Patientin geht, welchen Details ihre Fragen gelten. Sie wird Ihnen auch Hinweise auf die Grenzen ihrer Belastbarkeit bzw. ihrer Verarbeitungsmöglichkeiten signalisieren. Patientinnen beschäftigen sich vor allem mit folgenden Fragen:
- Was habe ich?
- Welche Hilfe, welche Behandlungsmöglichkeiten gibt es?
- Was kann ich selbst tun?
- Wie werde ich leiden müssen?
- Wer wird mir beistehen?

Prüfen Sie etwaige Fragen nach der **Prognose** besonders sorgfältig. Patientinnen interessieren sich meist nicht für die Ergebnisse von Gruppenstatistiken. Sie haben Verständnis für die Unsicherheit individueller Prognosen. Ihre Fragen gelten meist mehr – anfangs evtl. verdeckt – dem zu erwartenden Leid – auch beim Sterben.

28.5.1 Die Patientin das Gespräch mitsteuern lassen

Lassen Sie sich vom Interesse der Patientin führen:
- Unterstützen Sie Erkundungsverhalten.
- Lassen Sie Pausen zum Nachdenken zu.
- Ermutigen Sie dazu, Fragen zu stellen sowie eigene Lösungsansätze vorzuschlagen.

Beachten Sie eigene Schlussfolgerungen der Patientin. Versuchen Sie, diese in ihrer Funktion (Schutz- und Abwehrvorgänge) zu verstehen und prüfen Sie, ob sie die Zusammenarbeit behindern. Erwarten Sie, dass Patientinnen auch irrationale Vorstellungen entwickeln. Versuchen Sie außerdem, geduldig korrigierend darauf einzugehen.

28.5.2 Das Ablehnen von Information akzeptieren

Akzeptieren Sie, wenn es eine Patientin ausdrücklich ablehnt, über Diagnose und Details ihrer Krankheit informiert zu werden. Bieten Sie an, dass Sie jederzeit bereit sind, Information zu vermitteln, wenn sie ihre Einstellung ändern sollte.

Eine kleine Gruppe von 3–5% Ihrer Patientinnen wird sich so verhalten. Es handelt sich dabei meist um eher einsame Menschen, die befürchten, Wissen über die Fakten könnte ihre **verleugnende Abwehr** gefährden. Sie bemühen sich – oft recht verzweifelt – ihr seelisches Gleichgewicht autark zu regulieren. Leider gilt: Nicht-Wissen schützt nicht, aber isoliert zusätzlich.

28.6 Wissen vermitteln

Gesprächsziel ankündigen. Knüpfen Sie an den im Erstgespräch eingeholten Konsens an: »Wir haben besprochen, dass ich Sie informiere, wenn wir die Befunde beisammen haben…«.

Patientin dort abholen, wo sie steht. Greifen Sie nach Möglichkeit eine frühere Äußerung der Patientin auf: »Sie haben damals befürchtet, dass…«.

Information schrittweise und verständlich anbieten. Erläutern Sie den Weg von Beschwerden und Befunden zur Diagnose, nennen Sie die Diagnose, beschreiben Sie das Krankheitsbild, dessen natürlichen Verlauf und informieren Sie über die Therapieziele, die Therapieverfahren, die möglichen Nebenwirkungen und Risiken in:
- kleinen Schritten,
- kurzen Sätzen und
- einfacher Sprache.

Vermeiden Sie dabei Fachtermini oder erläutern Sie diese sorgfältig.

Verständnis sichern. Geben Sie Ihrer Patientin nach jedem Schritt ausreichend Gelegenheit, Fragen zu stellen.

Prüfen Sie, ob sie Ihre Information aufnimmt und versteht. Wie viel Information sollten Sie in einem Gespräch anbieten? Die Fähigkeit von Patientinnen zur Aufnahme und Verarbeitung von Information ist individuell unterschiedlich begrenzt.

»Titrieren« Sie Information orientiert am Verständnis der Kranken. Ein möglichst umfassendes Informationsangebot hilft nicht gegen »späteres Vergessen« und Verleugnen. Patientinnen werden sich vielmehr gegen die Aufnahme von Information schützen, wenn diese ihre emotionalen Verarbeitungsmöglichkeiten überfordert.

Fortsetzung des Gesprächs anbieten. Aufnahme und Verarbeitung von Information erfordern Zeit – »Aufklärung« gelingt nur als Prozess. Setzen Sie das Gespräch mit Folgeterminen fort:
- Orientieren Sie sich: Was erinnert die Patientin? Wie hat sie die Information verarbeitet?
- Beurteilen Sie das reproduzierbare Wissen: Reicht es für die Zusammenarbeit aus?
- Bewerten Sie »Vergessen« und verleugnende Abwehr nicht nur negativ: Sie schützen das seelische Gleichgewicht, mindern Angst und stabilisieren das Selbstgefühl. Beobachten Sie diese Abwehrvorgänge.
- Unterstützen Sie Selbstgefühl und Krankheitsverarbeitung einfühlsam.
- Intervenieren Sie nur dann konfrontativ, wenn die Verleugnung eine wirksame Therapie gefährdet.

28.7 Emotionen aufnehmen

Es gehört zu den wichtigsten, aber auch schwierigsten Aufgaben des Arztes, Patientinnen auch bei der emotionalen Bewältigung der Konfrontation mit einer lebensbedrohlichen Erkrankung beizustehen. Emotionen dienen – zusammen mit Kognitionen – dazu, Gefahrensituationen rasch zu evaluieren, Bewältigungsverhalten zu aktivieren und Hilfsbedürfnis zu kommunizieren.

Emotionale Reaktionen erwarten. Erwarten Sie, dass die Mitteilung der Diagnose einer schweren bzw. unheilbaren Krankheit zumindest eine psychische Belastungsreaktion auslöst. Oft sind Patientinnen jedoch nicht gleich in der Lage, ihre Gefühle verbal zu äußern. Achten Sie auf Zeichen von Angst oder Schreck, von Depression oder Verzweiflung im Ausdrucksverhalten. Falls Sie keinerlei emotionale Reaktion beobachten, sollten Sie besonders aufmerksam werden.

Das Ausbleiben von Emotionen klären. Fragen Sie sich in einer solchen Situation:

- Ist die Angst so überwältigend, dass die Patientin die Bedrohung vollkommen verleugnen muss?
- Verstummt sie aus Scham oder Furcht?
- Fühlt sie sich in der Beziehung zu Ihnen ausreichend sicher?
- Könnten Sie Information überdosiert haben?

Empathisch auf Emotionen eingehen. Unterstützen Sie die Äußerung von Gefühlen:
- Lassen Sie zu, dass Kranke auf die Diagnosemitteilung mit Traurigkeit reagieren, evtl. weinen.
- Zeigen Sie Verständnis und signalisieren Sie, dass dafür Zeit ist.
- Bieten Sie Papiertaschentücher an.
- Respektieren Sie auch das Äußern »negativer Gefühle«: Enttäuschung, Verzweiflung, Wut.
- Lassen Sie sich nicht irritieren: Negative Gefühle gelten nicht Ihrer Person – auch wenn es manchmal so scheint –, sie entstehen in der Auseinandersetzung mit dem krankheitsbedingten Schicksal.
- Schenken Sie auch Suizidphantasien Gehör. Solche Phantasien sind häufig, das Gespräch darüber entlastet.
- Stärken Sie berechtigte Hoffnung.

Unterstützende Begleitung zusichern. Sichern Sie der Patientin realistische Unterstützung zu: Verdeutlichen Sie ihr immer wieder Ihre Bereitschaft, sie auch langfristig zu begleiten. Erläutern Sie ihr die wissenschaftliche Basis Ihrer Therapiekonzepte und bieten Sie ihr die Möglichkeit an, sich jederzeit eine 2. Meinung einholen zu können.

Insgesamt 21% der Frauen, die in der Studie der AOK Rheinland untersucht wurden, haben sich eine Zweitmeinung bezüglich der Verdachtsdiagnose eingeholt (27% bei Einbindung des Partners in die diagnostischen Entscheidungen, 16% wenn der Partner nicht beteiligt war). 20% der Frauen, die keine Zweitmeinung eingeholt haben, hätten das Bedürfnis dazu gehabt. Nur 12% aller befragten Frauen berichten, dass sie auf die Möglichkeit, eine Zweitmeinung einzuholen, von ihrem Arzt hingewiesen worden seien.

Informieren Sie in der Klinik die übrigen Mitarbeiter des Stationsteams über Ihr Gespräch mit der Patientin. Stimmen Sie Ihr Vorgehen im Team ab. Vielfach wenden sich die Patientinnen mit ihren Fragen und Klagen im weiteren Verlauf vor allem auch an Krankenschwestern und -pfleger.

Klären Sie Unterstützungsmöglichkeiten in der Familie und im sozialen Umfeld der Patientin, vermitteln Sie im Bedarfsfall professionelle Angebote (psychosoziale Dienste, Klinikseelsorger).

28.8   Vorgehen vereinbaren

Die Form der Beziehung zwischen Arzt und Patientin lässt sich modellhaft nach 3 Konzepten typisieren:
- Das traditionelle **paternalistische Modell** steht dem
- **Dienstleistungsmodell** (»informed choice«) gegenüber.
- Das **partnerschaftliche Kooperationsmodell** (»shared decision making«) entspricht unserem Verständnisansatz.

Diese Modelle unterscheiden sich hinsichtlich der Form der Informationsvermittlung, des Entscheidungsprozesses und dem Modus der Verantwortungsübernahme (◘ Abb. 28.3).

Die Realisierung dieser unterschiedlichen Beziehungsmodelle erfordert unterschiedliche Diskursformen (◘ Abb. 28.4). Während das Arzt-Patientin-Gespräch im Paternalismusmodell eher monologisch-linear verläuft, begegnen sich Patientin und Arzt im Kooperationsmodell im Sinne einer ergebnis-offenen Beratung als ungleiche aber gleichberechtigte Partner, die einen vernunftgerechten Konsens auszuhandeln suchen, die Entscheidung gemeinsam verantworten und die Konsequenzen gemeinsam tragen. Im Dienstleistungsmodell wiederum fragt die Patientin aus dem Angebot nach, welches der Arzt »nach den Regeln der Kunst« – und hierfür verantwortlich – erbringt. Die Verantwortung für die Durchführung der Maßnahmen übernimmt dagegen weitestgehend die Patientin. Der Arzt haftet vergleichbar mit wirtschaftsrechtlichen Schutz- und Garantiebestimmungen. Insbesondere

im Kooperationsmodell wird der komplexere Diskursverlauf durch die vielfältigen Möglichkeiten zu Fragen und Rückversicherungs- bzw. Aushandlungsschleifen bestimmt.

Die **Präferenz** der Patientinnen verteilt sich unterschiedlich über die Modelle. So wünschen ältere Mammakarzinompatientinnen und Patientinnen mit schlechterer Bildung eher ein paternalistisches Vorgehen, jüngere und besser ausgebildete Patientinnen intensivere Kooperation oder auch weitergehende Unabhängigkeit vom Arzt (◘ Abb. 28.5), nach Krupat et al. 1999.

Wir schlagen Ihnen folgendes Vorgehen vor:
- Konzept (evidenzbasiert) entwickeln: Klären Sie die therapeutischen Optionen. Gibt es gleichwertige Alternativen?
- Erwartungen klären:
  - Eruieren Sie sorgfältig die auf das therapeutische Vorgehen bezogenen Erwartungen Ihrer Patientin.
  - Klären Sie, welches Beziehungsmodell die Patientin bevorzugt.
  - Passen Sie Ihr Vorgehen flexibel den Patientenerwartungen an.
- Strategie vorschlagen:
  - Schlagen Sie Ihrer Patientin die evidenzbasierte(n) Behandlungsmöglichkeit(en) vor.
  - Erläutern Sie diese und mögliche Alternativen detailliert im Hinblick auf ihre Wirkung, mögliche (ggf. auch begrenzte) Nebenwirkungen und Risiken und ihre wahrscheinlichen Folgen für die Lebensqualität.

	Paternalismus	**Dienstleistung** (informed choice)	**Kooperation** (shared decision)
Information	Vermittlung	Angebot	Verbindung von Verständnis mit Wissen
Entscheidung	Instruktion	Angebot Nachfrage Kontrakt	Vorschlag mit Alternativen gemeinsame Evaluation Berücksichtigung v. Präferenzen Aushandlung
Verantwortung	Fremdkontrolle (bis Abhängigkeit)	Selbstkontrolle (bis Autarkie)	gemeinsame Kontrolle in gegenseitigem Vertrauen (Autonomie)

◘ Abb. 28.3 Charakteristika der 3 Beziehungsmodelle

- Reaktionen beachten:
  - Achten Sie auf die verbalen und averbalen Reaktionen der Patientin und darauf, ob sie Ihr Konzept verstanden hat.
  - Fördern Sie Rückfragen (s. o.)
- Konsens anstreben:
  - Fördern Sie einen Aushandlungsprozess (»shared decision making«).
  - Berücksichtigen Sie dabei Präferenzen der Patientin im Falle gleichwertiger therapeutischer Alternativen.

- Äußern Sie Ihre Bedenken gegenüber nicht gleichwertigen Alternativvorschlägen von Patientinnen detailliert.
- Beachten Sie, dass solche »Aushandlungsschleifen« neben der rationalen Klärung auch dem Abbau von Ängsten dienen können – »shared decision making« kann Zeit benötigen, wird aber die Compliance verbessern.
- Bitten Sie die Patientin, die ausgehandelte gemeinsame Entscheidung noch einmal zu ratifizieren.

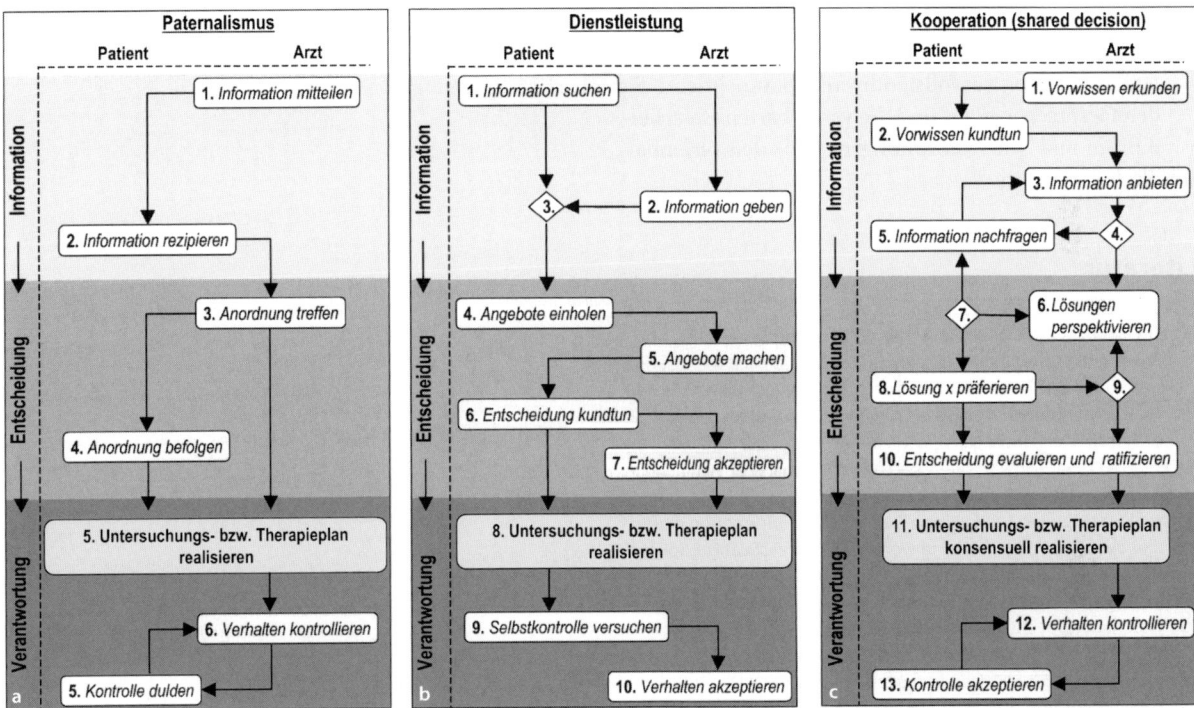

Abb. 28.4a–c Diskursverlauf in Beziehungsmodellkooperation. **a** Paternalistisches Modell. **b** Dienstleistungsmodell. **c** Kooperationsmodell

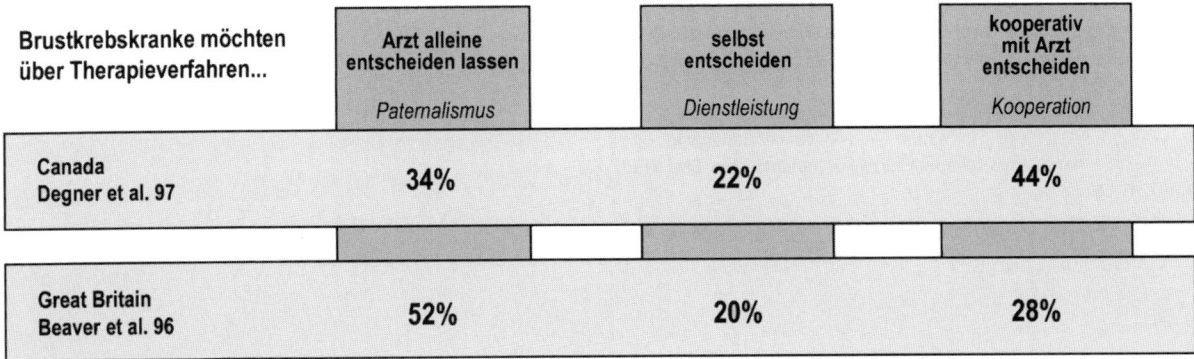

Abb. 28.5 Präferierte Entscheidungsformen Brustkrebskranker

- Besprechung zusammenfassen:
  - Fassen Sie das Gespräch und die getroffene Vereinbarung noch einmal kurz und verständlich zusammen.
  - Bieten Sie der Patientin an, ihr eine Kopie Ihrer Niederschrift bzw. Ihres Briefes an den Hausarzt zu überlassen.
- Unerledigte Probleme zulassen: Klären Sie abschließend noch eventuelle Fragen der Patientin (»Gibt es noch etwas, was wir besprechen sollten?«, »Haben Sie noch Fragen…?«).
- Terminabsprache treffen: Vereinbaren Sie einen Folgetermin. Sie vermitteln der Patientin so Sicherheit: Ihre gemeinsame Beziehung trägt sie mit in die Zukunft.
- Dokumentation vervollständigen: Dokumentieren Sie den Gesprächsverlauf und die vereinbarten Entscheidungen und evtl. Verordnungen sowie den vereinbarten Folgetermin.

Literatur

AOK Rheinland – EMNID (2001) Studie zur Versorgungssituation von Brustkrebs-Patientinnen der AOK Rheinland, Bericht, Manuskript

Beaver K, Luker KA, Owens RG, Leinster SJ, Degner LF, Sloan JA (1996) Treatment decision making in women newly diagnosed with breast cancer. Cancer Nursing 19: 8–19

Buckman R (1994) »How to break bad news«, A Guide for Health-Care Professionals. Pen Books, London

Degner LF, Kristjanson LJ, Bowman D et al. (1997) Information needs and decisional preferences in women with breast cancer. Journal of the American Medical Association 277: 1485–1492

Harker BL (1972) Cancer and Communication problems: a personal experience. Psychiatry Med 3: 163–171

Interdisziplinäres Tumorzentrum Tübingen (Wiesing U et al.), Bezirksärztekammer Südwürttemberg, Reutlingen (2000) Die Aufklärung von Tumorpatienten, Schriftenreihe »Therapieempfehlungen« des ITZ Tübingen, 2.Auflage

Köhle K (2010) Sprechen mit Krebskranken. In: Adler R, Herzog W, Joraschky P, Köhle K, Langewitz W, Söllner W, Wesiack W (Hrsg.) Psychosomatische Medizin, 7. Auflage. Elsevier, München

Krupat E, Irish JT, Karsten LE, Freund KM, Burns RB, Moskouitz MA, McKinlay JB (1999) Patient assertiveness and physician decision-making among older breast cancer patients. Social Science & Medicine 49: 4

Meredith C, Symonds P, Webster L, Lamont D, Pyper E, Gillis ChR, Fallowfield L (1996) Information needs of cancer patients in West-Scotland: cross sectional survey of patients' view. BMJ 313: 724–726

Medizinpsychologische Aspekte der Patientin mit Mammakarzinom

Ulrike Heckl, Joachim Weis

29.1   Einleitung

Das Mammakarzinom ist die häufigste bösartige Erkrankung der Frau in Westeuropa und in den USA. 57.000 Frauen erkranken jährlich in Deutschland an Brustkrebs, wobei das mittlere Erkrankungsalter bei 63 Jahren liegt und damit 6 Jahre unter dem mittleren Erkrankungsalter aller Krebserkrankungen. Inzwischen erkranken nicht mehr nur ältere oder alte Frauen an einem Mammakarzinom, sondern immer häufiger sind die Betroffenen auch jüngere Frauen. Etwa ein Drittel sind in einem Alter unter 60 Jahren (Robert-Koch-Institut 2008).

Da in unserer Kultur die weibliche Brust nicht nur eine biologische Funktion hat, sondern als sichtbares Symbol Weiblichkeit und Attraktivität repräsentiert, kann der Verlust einer oder beider Brüste als sehr bedrohlich erlebt werden und entscheidend zu einer Beeinträchtigung der weiblichen Identität und des Selbstwertgefühls beitragen.

29.2   Spezifische körperliche und psychosoziale Belastungen

29.2.1   Körperliche Belastungen infolge der Behandlung

Je nach Art des chirurgischen Eingriffs (brusterhaltende Operation versus Mastektomie) können die körperlichen wie auch psychischen Probleme sehr unterschiedlich ausgeprägt sein; insofern sind Mammakarzinompatientinnen keine einheitliche Patientinnengruppe (◘ Tab. 29.1; Dorn et al. 2007).

Ein Mammakarzinom bedeutet für viele Frauen das innere Gleichgewicht verloren zu haben, »...sich auf einem Boden aus dünnem Eis zu bewegen, das jederzeit einbrechen kann« (Zitat einer Patientin aus Berg 2009). Als Folgeprobleme der Erkrankung oder Therapie können psychosoziale Belastungen auftreten, die teilweise von den Betroffenen als noch schwerwiegender empfunden werden als die körperlichen Probleme (◘ Übersicht).

29.2.2   Psychosoziale Konsequenzen als Folge- und Nebenwirkungen der Diagnose und Behandlung

In Abhängigkeit von dem Stadium des Erkrankungsverlaufs werden Belastungen unterschiedlich wahrgenommen. Im ersten Jahr nach Diagnosestellung werden die Probleme belastender erlebt, während sich im Verlauf der Zeit das psychische Wohlbefinden und die gesund-

heitsbezogene Lebensqualität verbessern (Helgeson et al. 2005; Knobf 2007).

Psychosoziale Konsequenzen infolge der Diagnose und Behandlung

- Depressive Störungsbilder, Angststörungen und reaktive Belastungsreaktionen auf Diagnose, Erkrankung und Therapie
- Störung des Selbstwertgefühls und der weiblichen Identität
- Eingeschränkte psychische Leistungsfähigkeit
- Neuropsychologische Defizite
- Auswirkungen auf das Körperbild und die Selbstwahrnehmung
- Beeinträchtigung der Sexualität
- Veränderungen in Partnerschaft, Familie und im sozialen Leben

---

Nach ICD-10 sind die häufigsten psychischen Störungsbilder im Verlauf der Erkrankung (Tjemsland 1996; Kauschke et al. 2004):

- Angststörungen (F4)
- Depressive Störungen (F3)
- Reaktionen auf schwere Belastungen (F43), worunter akute Belastungsreaktionen, posttraumatische Belastungsstörungen und Anpassungsstörungen fallen

Eine krebsregisterbasierte Studie an Brustkrebspatientinnen zur Prävalenz psychischer Belastungen von Mehnert und Koch (2008) zeigt, dass bei 38% der Patientinnen eine Verdachtsdiagnose **Angststörung** und bei 22% eine Verdachtsdiagnose **Depression** festgestellt wurden. Das bedeutet, dass jede dritte bis vierte Brustkrebspatientin unabhängig vom Zeitpunkt der Diagnosestellung und vom Krankheitsverlauf psychisch belastet ist (Mehnert et al. 2009). Viele Patientinnen klagen über eine verminderte Lebensqualität und antizipieren schon früh einen Verlust ihrer Autonomie und ein qualvolles Sterben. Insgesamt zeigen die neueren Zahlen bei Mammakarzinompatientinnen eine Prävalenzrate psychischer Störungen von ca. 30% (Mehnert et al. 2009).

Die Erkenntnisse aus Studien zur Krankheitsverarbeitung zeigen jedoch, dass nicht jedes Gefühl der Niedergeschlagenheit oder Angst zwangsläufig auf eine psychopathologische Störung hinweisen muss, sondern auch Ausdruck der normalen Krankheitsverarbeitung sein kann. So kann beispielsweise Trauer, sei es über den Verlust der intakten Brust, den Verlust der Haare oder über die verloren gegangene Mobilität, eine normale situationsadäquate Reaktion darstellen.

Tab. 29.1 Körperbildveränderungen infolge der Behandlung	
Behandlung	**Körperliche Belastungen und Veränderungen des Körperbildes**
Chirurgischer Eingriff	
Brusterhaltende Operation	Einschränkungen der körperlichen Leistungsfähigkeit
Mastektomie	Unangenehme Fremdheitsgefühle Narbenschmerzen Spannungsgefühle
Mastektomie/Rekonstruktion	Schmerzhafte Missempfindungen Phantomschmerzen
Beidseitige Mastektomie	Gefühle der Asymmetrie
Axilladissektionen	Einschränkung der Armbeweglichkeit Lymphödeme
Chemotherapie	Übelkeit und Erbrechen Gewichtsverlust oder -zunahme Haarausfall Schmerzen Fatigue
Strahlentherapie	Rötungen Verhärtungen oder Schrumpfung des bestrahlten Gewebes Schmerzen Fatigue
Adjuvante endokrine Therapie	Vorzeitige Menopause, einhergehend mit trockenen Schleimhäuten, Libidoverlust, Schlafstörungen, Hitzewallungen, Schweißausbrüchen, depressiven Verstimmungen

! Cave
Die psychodiagnostische Abgrenzung zwischen psychopathologischen Störungen und normalen Verarbeitungsprozessen, die gleichwohl Behandlungsbedürftigkeit signalisieren können, ist eine der zentralen diagnostischen Aufgaben der Psychoonkologie, da auch niedrigschwellig belastete Patientinnen eine wichtige Zielgruppe psychoonkologischer Beratung und Behandlung sind.

Spezifische Probleme entstehen für diejenigen Mammakarzinompatientinnen, die ein genetisches Risiko für eine BRCA1/2-Genmutation haben und bei denen die Frage einer genetischen Testung zu klären ist. Da das Wissen für die Betroffenen selbst keine Konsequenzen hat, jedoch sehr stark in das Leben der übrigen Familienmitglieder eingreift, ist hier häufig eine umfangreiche Beratung erforderlich. Die Entscheidung für oder gegen eine Testung wird durch das Abwägen möglicher Konsequenzen für die Töchter und Schwestern, damit verbundener Schuldgefühle und die Fähigkeit Unsicherheit zu ertragen bestimmt (Keller et al. 2002; Mikkelsen et al. 2009).

29.2.3 Psychosoziale Konsequenzen einer Brustoperation

Frauen gehen höchst unterschiedlich mit der Entscheidung für oder gegen eine Mastektomie um. Es gibt diejenigen unter ihnen, die sich vehement für eine Mastektomie aussprechen aus Angst vor einem Wiederauftauchen des Tumors (»Es soll lieber alles herausgeschnitten werden. Dann ist er weg«). Es gibt andere, die die Vorstellung, eine Brust amputieren lassen zu müssen, nicht ertragen können und selbst mit dem Risiko eines Rezidivs und entgegen der Empfehlung der Ärzte auf einen solchen Eingriff verzichten. Zahlreiche Studien weisen darauf hin, dass mastektomierte Frauen häufiger unter Depressionen leiden als brusterhaltend operierte Frauen. Stärker betroffen sind dabei jüngere Frauen, für die Attraktivität sowie die Familienplanung einen wichtigen Stellenwert in ihrem Leben einnahmen (Baucom et al. 2005; Rubino et al. 2007).

Entscheiden sich Frauen für eine Brustrekonstruktion, scheint es für ihre psychische Befindlichkeit eine wichtige Rolle zu spielen, wann sie den Brustaufbau durchführen lassen. Mehrere Untersuchungen haben zeigen können, dass Frauen, die unmittelbar nach der Operation einen Aufbau hatten machen lassen, weniger depressive Verstimmungen zeigten, weniger unter mangelnder Weiblichkeit litten und Selbsteinschätzung sowie sexuelles Interesse stärker ausgeprägt waren im Vergleich zu denjenigen, die den Aufbau erst zu einem späteren Zeitpunkt durchführen ließen (Rowland u. Massie 1998; Al-Ghazal et al. 2000; Roth et al. 2005).

29.2.4 Körperbild

Das Auftreten von Störungen oder Veränderungen des Körperbildes ist unter anderem abhängig davon, ob brusterhaltend operiert wurde oder eine Mastektomie vorgenommen werden musste. Haben sich Frauen für eine Mastektomie entschieden, verläuft die seelische Ablösung von der verlorenen Brust ganz individuell und kann Wochen bis Monate andauern. Meist steht im Anschluss an die Operation das erlebte körperliche Defizit über lange Zeit im Mittelpunkt ihres Denkens und Fühlens. Trotz der Tendenz zu brusterhaltender Operation wird der operative Eingriff an ihrer Brust oder gar deren Verlust von vielen Frauen als vitale Bedrohung ihrer Identität und ihres Selbstwertgefühls erlebt. Dieses Erleben ist manchmal so ausgeprägt, dass die betroffenen Frauen ihr Defizitgefühl auf ihren gesamten Körper generalisieren und nicht mehr in der Lage sind, die gesunden und funktionsfähigen Anteile ihres Körpers wahrzunehmen (Berg 2009).

In einer älteren randomisierten Studie konnten Schain et al. (1994) zeigen, dass Patientinnen nach Mastektomie eine signifikant größere Belastung beim Betrachten ihres Körpers schilderten und auch noch nach 6 Monaten einen größeren Kontrollverlust über ihr Leben erfuhren als die nicht-amputierten Frauen. Dies konnte in einer neueren randomisierten Studie von Monteiro-Grillo et al. (2005) bestätigt werden. Die mastektomierten Patientinnen schilderten signifikant häufiger eine Veränderung der Wahrnehmung ihres Körperbildes, vermieden soziale Aktivitäten und zeigten mehr Zurückhaltung im Rahmen von Aktivitäten im Freundeskreis.

In einer älteren Studie von 2001 fanden jedoch Nissen und Mitarbeiter, dass das Körperbild von Frauen, die brusterhaltend operiert worden waren bzw. eine Mastektomie mit Brustrekonstruktion hatten durchführen lassen, nicht besser war als das von mastektomierten Frauen ohne einen Aufbau. Frauen mit einer Mastektomie und anschließender Brustrekonstruktion zeigten zudem größere Beeinträchtigungen in ihren Stimmungen und ein geringeres Wohlbefinden als Frauen, die nur eine Mastektomie hatten durchführen lassen.

29.2.5 Brustrekonstruktion

Dank schonender Operationstechniken und der Möglichkeit einer Brustrekonstruktion kann inzwischen die Angst, sich nach der Operation nicht mehr als »richtige Frau« zu fühlen, gemindert werden. Der Wunsch nach einer Brustrekonstruktion ist weitgehend vom Alter der Patientinnen unabhängig (Volm u. Kreienberg 2001). Es gibt Patientinnen, die keine Brustrekonstruktion wünschen und sich in ihrer Weiblichkeit nicht durch den Verlust ihrer Brust tangiert fühlen. Manche Frauen entschließen sich erst nach Jahren zu einer Rekonstruktion, da sie nach eigenen Angaben erst einmal »mit ihrem Überleben beschäftigt« waren oder sie die Zeit für den Entscheidungsprozess gebraucht haben.

Die Entscheidung für eine Brustrekonstruktion heißt auch eine Entscheidung für einen, meist jedoch für mehrere erneute operative Eingriffe. Unter Umständen muss die gesunde Brust verkleinert werden; die Brustwarze wird häufig erst in einem zweiten Eingriff modelliert. Psychosoziale Belastungen infolge einer Brustrekonstruktion stehen in Abhängigkeit von der Art der Operationstechnik, der Komplikationsrate und dem operativen Ergebnis.

29.2.6 Sexualität und Partnerschaft

Die Beeinträchtigung des Körperbildes und der Selbstwahrnehmung schlägt sich oft auf den Umgang mit Sexualität und Partnerschaft nieder (Fobair u. Spiegel 2009; Zettl u. Hartlapp 2008). Die sexuelle Unbefangenheit ist vielen Paaren verloren gegangen. Die Frauen hindern häufig die eigene Einschätzung, sexuell unattraktiv zu sein, und Schamgefühle an ihrem gewohnten Sexualleben. Auch in Folge der Therapien, wie z. B. der Antiöstrogentherapie, kann das Interesse an Sexualität sinken, wobei das Bedürfnis nach Zärtlichkeit und Zuwendung meist weiterhin bestehen bleibt (Zettl 2003). Das veränderte Interesse kann wiederum auf Seiten des Partners Unsicherheit und Angst erzeugen, etwas falsch zu machen bis hin zur Enttäuschung über das vermeintliche Desinteresse seiner Frau, was in letzter Konsequenz bei ihm auch zu Erregungsblockaden führen kann.

Nach einer Studie von Beckjord und Campas (2007) erlebten 60% der neu diagnostizierten Brustkrebspatientinnen mit der Diagnose eine Störung im qualitativen Erleben ihrer Sexualität. Unter ihnen waren diejenigen mehr betroffen, die jünger waren, eine chemotherapeutische Behandlung erhielten, sich in einem fortgeschrittenen Stadium der Erkrankung befanden, und solche, die mehr unter depressiven Symptomen litten oder eine Mastektomie hatten vornehmen lassen müssen. Es zeigte sich auch, dass eine geringe Lebensqualität im physischen Bereich, Chemotherapie und depressive Symptome eng verbunden waren mit einer geringen Lebensqualität im Erleben ihrer Sexualität.

Darüber hinaus weisen weitere Studienergebnisse darauf hin, dass die Zufriedenheit mit der Partnerschaft und dem sexuellen Umgang miteinander **vor der Erkrankung** sehr wichtige Prädiktoren für die sexuelle Zufriedenheit nach operativen Eingriffen sind (Zettl 2003). Insofern kann die Erkrankung auch zu einer positiven Herausforderung für eine Partnerschaft werden. Hierbei hat sich in einer älteren Studie von Shapiro et al. (2001) gezeigt, dass bei einer vertrauensvollen und zufriedenstellenden Beziehung vor Ausbruch der Erkrankung die Beziehung weniger störbar ist und manche Partnerschaften auch noch enger werden können.

29.3   Die psychische Verarbeitung der Erkrankung

Das heutige Verständnis der Krankheitsverarbeitung geht auf das transaktionale Theoriemodell von Lazarus und Folkman (1984) zurück, das in den beiden letzten Jahrzehnten ausdifferenziert und weiterentwickelt wurde (Folkman 1997; Heim 1998; Weis 2002). Als Grundannahme wird davon ausgegangen, dass die Krankheitsverarbeitung als ein kontinuierlicher und interaktionaler Prozess der Auseinandersetzung mit der Krankheit, ihren Belastungen und Folgen zu verstehen ist. Sie erfolgt auf den Ebenen des Denkens, Fühlens und Handelns und wird durch Bewertungsprozesse der betreffenden Person gesteuert, wobei personale Ressourcen sowie positiv affektive Zustände einen wichtigen Einfluss besitzen.

Die Coping-Forschung hat gezeigt, dass in der Auseinandersetzung mit einer Tumorerkrankung Verarbeitungsformen unterschiedlicher Qualität nebeneinander oder in engem zeitlichen Zusammenhang auftreten können. So können sich Hoffnung und Hoffnungs- und Hilflosigkeit im raschen Wechsel ablösen. Weitere Gefühle, die häufig auftauchen sind Wut über die eigene Krankheit (»Warum habe gerade ich ein Mammakarzinom bekommen?«) oder Neid auf alle gesunden Frauen und deren intakte Brust. In individuellen Varianten erleben Patientinnen Schuld- oder Bestrafungsphantasien, verbunden mit Vorwürfen sich selbst oder anderen gegenüber.

Meist hängen die Belastung durch die Erkrankung und die Strategien der Verarbeitung der Patientinnen eng mit ihren jeweiligen alterstypischen Lebensbedingungen zusammen. So wirft die Erkrankung für eine junge Frau

mit Kinderwunsch oder für eine Mutter kleiner Kinder andere Themen auf als für eine Frau, die ihre Familienphase bereits abgeschlossen hat. Welche Strategien eine Patientin wählt, ist zudem von ihrem individuellen Krankheitserleben abhängig. Viele Frauen empfinden ihre Erkrankung als eine wesentlich größere Belastung im Vergleich zu Krisen, die sie zuvor in ihrem Leben erlebt haben. Gewohnte und bislang bewährte Bewältigungsstrategien sind häufig in dieser Krisensituation nicht ausreichend. Die Betroffen sehen ihre Handlungsmöglichkeiten eingeschränkt, fühlen sich ihrer Krebserkrankung ausgeliefert und psychisch überfordert. Das Krebsgeschehen betrifft zudem nicht nur die Patientin, sondern ihr gesamtes Umfeld und so wirkt sich ihr Umgang mit der Erkrankung auch auf ihre Familie aus. Allerdings wird die Erkrankung nicht immer ausschließlich nur als Belastung und damit negativ erlebt. So berichten Patientinnen auch von positiv erlebten Veränderungen, wie beispielsweise intensiver oder reflexiver zu leben oder von einem Druck befreit zu sein.

Viele Studien zur Krankheitsverarbeitung haben sich auch mit der Frage beschäftigt, ob Verarbeitungsmodi Einfluss auf die Überlebenszeit nehmen. Während erste Untersuchungen einen positiven Einfluss einer aktiven kämpferischen Einstellung (»fighting spirit«) auf den Krankheitsverlauf belegten (Greer et al. 1992), zeigten methodisch verbesserte Studien zur psychischen Verarbeitung eines Mammakarzinoms widersprüchliche Ergebnisse (Dean u. Surtees 1989; Butow et al. 2000) oder keine direkten Zusammenhänge mit dem Verlauf der Erkrankung (Watson et al. 1999).

Neuere kontrollierte randomisierte Interventionsstudien sowie ein Cochrane-Review führen zu der Schlussfolgerung, dass der angenommene kausale Zusammenhang zwischen psychologischen Reaktionsmustern sowie Verarbeitungsstrategien und Überlebenszeit oder rezidivfreiem Intervall derzeit als ungeklärt angesehen werden muss (Goodwin et al. 2001; Kissane et al. 2004; Edwards et al. 2004).

 Cave
Demgegenüber zeigen relativ konstante Befunde, dass Hilflosigkeit, Hoffnungslosigkeit und Depression sich prognostisch ungünstig auf den klinischen Verlauf, insbesondere auf die Mortalitäts- und Rezidivrate auswirken (Satin et al. 2009).

29.4   Soziale Unterstützung

Für das psychische Wohlbefinden von Mammakarzinompatientinnen wie auch für andere Krebspatienten spielt das soziale Umfeld eine entscheidende Rolle. Soziale Unterstützung (»social support«) wichtiger Bezugspersonen sollte in seiner positiven Auswirkung auf den Genesungsprozess nicht unterschätzt werden. Soziale Bindungen, wie Familie, Freunde, aber auch ein Engagement in Gruppen, deren Interessen oder Zielsetzungen sinnvoll erscheinen, tragen dazu bei negative Stressreaktionen aufzufangen. Auch die medizinischen Behandler gehören zum Kreis der Unterstützer dazu. Von einer als ausreichend empfundenen sozialen Unterstützung berichten vor allem die Patientinnen, die sich aktiv ein Netzwerk mit Unterstützern unterschiedlicher Kompetenzen aufgebaut haben. Nosarti et al. (2002) zeigen an 87 Patientinnen, dass eine erfolgreiche Anpassung an die Erkrankungssituation innerhalb des ersten Jahres mit dem Vorhandensein von sozialer Unterstützung verbunden war.

Dass sozialer Unterstützung grundsätzlich eine Schlüsselfunktion hinsichtlich der emotionalen und physischen Stabilität der Patientinnen zukommt, belegen Studien, unter anderem von Koopmann et al. (1998) oder Hoskins et al. (1996). Sie betonen insbesondere die Rolle der Partner. Dies ist nicht erstaunlich, da die Sorge von ihrem Partner verlassen zu werden, insbesondere nach Mastektomie, viele Frauen beschäftigt. Die Ergebnisse zeigen, dass sich das Bedürfnis nach emotionaler Unterstützung durch die Partner über die Zeit der Erkrankung nicht veränderte. Allerdings nahm die Beziehung zwischen nicht ausreichender emotionaler Unterstützung und negativer emotionaler Befindlichkeit stetig in dem Jahr der Erhebung zu. Die Unzufriedenheit mit der unzureichenden Unterstützung des Partners zeigte sich als ein Prädiktor für negative Emotionen und mangelndes Wohlbefinden.

Die Wichtigkeit der Partnerbeziehung für das psychische Wohlbefinden sehen auch Pistrang und Barker (1995) bestätigt. Dabei stände eine zufriedenstellende Kommunikation im Vordergrund, die gekennzeichnet sei von Empathie und wenig sozialem Rückzug. Sie weisen zudem darauf hin, dass gute Beziehungen zu anderen Menschen nicht eine problematische Partnerbeziehung kompensieren können. Allerdings zeigt eine ältere Untersuchung von Roberts (1994), dass nicht verheiratete Frauen, die sich gut von Freunden unterstützt fühlen, ein vergleichbares psychisches Wohlbefinden äußern wie verheiratete Frauen, die von ihren Männern Unterstützung erfahren. Shapiro et al. (2001) machen in ihrer Übersichtsarbeit auf Untersuchungen aufmerksam, die zeigen, dass ein höheres Maß an sozialer Unterstützung mit einer längeren Überlebenszeit in Zusammenhang zu stehen scheint.

29.5 Psychosoziale Interventionen

29.5.1 Grundprinzipien und Bedarf

Entsprechend der S3-Leitlinie zur Behandlung von Patientinnen mit Mammakarzinom (Deutsche Krebsgesellschaft 2008) ist die Psychoonkologie ein integraler Bestandteil der onkologischen Diagnostik, Behandlung und Nachsorge des Mammakarzinoms. Die psychoonkologische Versorgung wird mittels eines interdisziplinären Ansatzes zwischen allen an der Behandlung beteiligten Berufsgruppen realisiert.

Die Erkrankung in das eigene Leben zu integrieren lernen, der Bedrohung und den Belastungen Stand zu halten, kann für die Patientinnen wie auch für ihre Angehörigen eine große Herausforderung bedeuten. Eine begleitende psychosoziale Versorgung bietet in dieser veränderten Lebenssituation eine Unterstützung in der Auseinandersetzung und Anpassung an die Erkrankung und kann für alle Beteiligten sehr hilfreich sein. Daher sollten psychoonkologische Interventionen immer am individuellen Bedarf der Patientinnen ausgerichtet und im Bedarfsfall frühestmöglich angeboten werden.

Psychoonkologische Interventionen sind als ergänzende supportive Maßnahmen zu verstehen. Sie finden ihren Einsatz mit unterschiedlichen Schwerpunkten in Akutkrankenhäusern, in Rehabilitationskliniken, im Verlauf der Nachsorge oder in der palliativen Versorgung. Ihre Zielbereiche lassen sich wie folgt benennen:

Zielbereiche psychoonkologischer Interventionen (entnommen der S3-Mammakarzinom-Leitlinie)
- Supportive Einzelgespräche
- Krisenintervention
- Patientenschulung, psychoedukative Gruppenintervention
- Symptomorientierte Verfahren (Entspannung, Imagination, Bewegung)
- Kreative Verfahren (Musik- und Kunsttherapie)
- Paar- und Familiengespräche
- Sterbebegleitung
- Anbahnung und Vermittlung der Nachsorge
- Sozialrechtliche Beratung

Sie umfassen einzel- und gruppentherapeutische Angebote, die sich auf verhaltenstherapeutische, psychoanalytische, gesprächspsychotherapeutische oder hypnotherapeutische Verfahren stützen und durch Entspannung, Imagination und Edukation ergänzt werden. Niederschwellige Angebote, wie Beratungen für umschriebene

Probleme, bieten Psychosoziale Beratungsstellen für Tumorerkrankte und ihre Angehörigen an. Die Gespräche verlaufen problemzentriert und lösungsorientiert, je nach Fragestellung auch als Paar- oder Familiengespräche.

In den vergangenen 20 Jahren wurden in der Entwicklung und Evaluation psychoonkologischer Interventionen große Fortschritte gemacht. Es liegen zahlreiche Studien insbesondere für die psychoonkologische Behandlung von Mammakarzinompatientinnen vor, die zeigen, dass psychische Symptome wie auch behandlungsbedingte Störungen signifikant reduziert werden können und die Lebensqualität dadurch verbessert werden kann (Spiegel et al. 1999; Sheard u. Maguire 1999; Helgeson et al. 2000; Andersen 2002; Schulz et al. 2001; NHMRC 1999; NHMRC 2003).

29.5.2 Einzeltherapeutische Angebote

Die psychologische Einzelbehandlung zielt darauf ab, individuelle Problemlösungen für die Krankheitsverarbeitung, den Umgang mit Folge- oder Nebenwirkungen der Therapie sowie Konflikte im persönlichen oder sozialen Umfeld zu bearbeiten und erstreckt sich meist über einen Zeitraum von mehren Monaten. Dabei kann die Vorgehensweise eher tiefenpsychologisch oder verhaltentherapeutisch ausgerichtet sein. Insgesamt hat sich jedoch für die individuelle psychotherapeutische Unterstützung die **ressourcenorientierte kognitive Verhaltenstherapie** als effektiv erwiesen.

Moorey und Greer (2007) konnten zeigen, dass auf der Basis verhaltenstherapeutischer Interventionen die emotionalen Beeinträchtigungen bei Tumorpatienten beträchtlich verringert werden konnten. Auch spezifische Belastungen, die sich im Verlauf der Erkrankung ergeben, lassen sich mit Hilfe von verhaltenstherapeutischen Interventionen reduzieren. Darum haben sie eine zentrale Bedeutung im Rahmen psychoonkologischer Begleitung von Tumorpatienten sowohl in der Zeit der Behandlung wie auch während der Rehabilitation und Nachsorge.

Verhaltenstherapeutische Selbstkontrollstrategien

- Kognitive Umstrukturierung
- Kontingenzmanagement
- Ablenkungsstrategien
- Progressive Muskelrelaxation
- Selbstinstruktionen (Gedankenstopp etc.)
- Realitätstestung
- Erarbeitung von alternativen Sichtweisen
- Gelenkte Imagination

Sowohl bei **Ängsten** wie auch bei **depressiven Verstimmungen** ist die wesentliche Zielrichtung, das Kontrollbewusstsein der Patientinnen zu stärken und ihnen Handlungsspielräume zu eröffnen. Hier können neben sachgerechter Information die Vermittlung von verhaltenstherapeutischen Selbstkontrollstrategien einen wichtigen Stellenwert einnehmen. Stimmungsschwankungen treten jedoch auch im Rahmen von intensiven Trauerprozessen auf, da eine Tumorerkrankung häufig mit Verlusterleben einhergeht. Hier bieten sich Ablenkungsstrategien und Selbstinstruktionen an, die auf effektive Weise eine Unterbrechung bewirken (Moorey u. Greer 2007; Markgraf u. Schneider 2008).

Bei den häufig auftretenden **Schlafstörungen,** seien sie therapiebedingt oder aufgrund von ausgeprägtem Grübeln, zeigen Entspannungsübungen (autogenes Training oder progressive Muskelrelaxation) gute Erfolge (Helgeson et al. 2001; Simeit u. Conta-Marx 2004).

Zur Reduzierung der **körperlichen Symptomatik** während Chemo- oder Radiotherapie haben sich der gezielte Einsatz von Entspannung und gelenkten Imaginationen als hilfreich erwiesen (Helgeson et al. 2001). In seltenen Fällen muss der Angst vor einer Chemotherapie mit einer systematischen Desensibilisierung begegnet werden. Manchmal kann auch die Korrektur eines ungünstigen Sprachgebrauchs (»Chemotherapie ist Gift«) zu einer Veränderung der psychischen Befindlichkeit und größerer Akzeptanz der Behandlung führen.

Bei **Schmerzen** bieten verhaltenstherapeutische Schmerzkontrollstrategien effektive Ergänzungen zur medikamentösen Schmerztherapie. Sie ermöglichen den Patientinnen, ihre Gefühle der Hilflosigkeit und des Ausgeliefertseins zu vermindern und ihre Selbstwirksamkeit zu steigern (Heckl u. Weis 1998; Fallert et al. 2002).

29.5.3 Entspannung und Imagination

Die bereits erwähnten Entspannungstechniken und Verfahren der gelenkten Imagination ergänzen als übende und funktionell ausgerichtete Verfahren das Spektrum psychoonkologischer Interventionen. Sie werden in Einzel- wie auch Gruppentherapien eingesetzt. Hier sind neben den wissenschaftlich überprüften Entspannungstechniken wie autogenes Training und progressive Muskelentspannung besonders die Verfahren der gelenkten Imagination zu nennen, die den Patientinnen Strategien an die Hand geben, Stresssituationen in Zusammenhang mit der Erkrankung, Diagnostik oder Behandlung besser bewältigen zu können (Spiegel u. Moore 1997). Die Arbeit mit inneren Bildern ist eine in der Psychotherapie etablierte Technik, die die kreativen Ressourcen der Patientinnen im Umgang mit verschiedenen Problemfeldern stärken kann (Petermann u. Vaitl 2004) und innerhalb der kognitiven Verhaltenstherapie einen festen Platz einnimmt.

29.5.4 Künstlerische Therapien

Mit dem Begriff »künstlerische Therapien« wird ein breites Spektrum verschiedener Therapierichtungen zusammengefasst, deren Gemeinsamkeit der Einsatz künstlerischer Medien darstellt: Die häufigsten Therapieformen sind die Maltherapie, Musik-, Tanz- und Bewegungstherapie, das therapeutische Plastizieren sowie die Poesie- und Bibliotherapie. Diese Therapierichtungen sind im weitesten Sinne als psychotherapeutische Verfahren zu verstehen und werden mit ähnlichen Zielsetzungen wie die psychoonkologische Einzeltherapie eingesetzt. Sie bieten Patientinnen eine Unterstützung bei ihrem inneren Heilungsprozess und können aufgrund des primär nonverbalen Zugangs neue Wege zur Krankheitsverarbeitung bahnen, insbesondere dann, wenn die emotionale Erschütterung noch sehr stark vorherrscht (Weis et al. 2002; Rose et al. 2004; Henn u. Gruber 2004; Mannheim u. Weis 2005).

29.5.5 Neuropsychologisches Training

Nach Bestrahlung oder Chemotherapie können bei Mammakarzinompatientinnen Störungen im Bereich der Aufmerksamkeit oder des Gedächtnisses auftreten, wie auch der Konzentration und Merkfähigkeit (Poppelreuter et al. 2006). Im Rahmen von neuropsychologischen Trainingsprogrammen haben Patientinnen die Möglichkeit, ihre Konzentrationsfähigkeit und Gedächtnisleistung zu trainieren und zu verbessern. Solche Trainingsprogramme werden sowohl in der stationären Rehabilitation wie auch ambulant in ergotherapeutischen Praxen angeboten (Poppelreuter et al. 2009).

29.5.6 Gruppentherapeutische Angebote

Gruppentherapeutische Angebote können unterschiedlichen Charakter haben und lassen sich entsprechend unterscheiden in Gruppenangebote mit einem supportiv-expressiven Ansatz oder mit einem psychoedukativen und informationsbasierten Ansatz (kognitiv-behavioral). Die **supportiv-expressive Psychotherapie** in der Tradition von Spiegel und Yalom zielt darauf ab, dass die Patientinnen ihre Gedanken und Gefühle ausdrücken und

über emotionale Unterstützung ihre Coping-Fertigkeiten verbessern lernen. Hierzu werden auch Entspannungsverfahren und Methoden des Schmerzmanagements vermittelt. Nachweislich reduzierten sich im Rahmen der Intervention sowohl bei Patientinnen mit neu diagnostiziertem Mammakarzinom (Spiegel et al. 1999) wie auch bei Patientinnen mit einem metastasierten Mammakarzinom (Goodwin et al. 2001) Angst, depressive Symptome, intrusive Gedanken sowie Schmerzen. Die vorliegenden systematischen Untersuchungen zu den Effekten supportiver Gruppentherapien mit metastasierten Mammakarzinompatientinnen ergaben, dass die Patientinnen der Interventionsgruppe signifikant weniger unter emotionalen Schwankungen litten, günstigere Coping-Strategien einsetzten, weniger phobische Reaktionen zeigten und einen größeren Wissensstand um ihre Erkrankung und Behandlung hatten als die Kontrollgruppe (Spiegel et al. 1981; Kissane et al. 2003).

Was die Auswirkungen im Hinblick auf Überlebenszeit oder die Rezidivrate anbelangt, so ist die wissenschaftliche Sachlage derzeit uneinheitlich; neuere Studien und Übersichtsarbeiten zeigten jedoch keine Überlebensvorteile durch die Teilnahme an derartigen Interventionen, sondern bestätigen den Benefit im Hinblick auf die Lebensqualität (Goodwin et al 2001, Cochrane 2008).

Gruppenangebote mit **psychoedukativem Charakter** haben primär zum Ziel, Patientinnen Informationen zu ihrer Erkrankung, wie auch zu Behandlungsmöglichkeiten zu vermitteln und Anregungen zu einem individuellen Selbsthilfekonzept zu geben. Sie beinhalten unter anderem die Vermittlung von relevanten Informationen, Problemlösestrategien und das Erlernen von Entspannungstechniken, meist gekoppelt an gelenkte Imaginationen. Das Programm soll dazu beitragen, Gefühle der Hilf- und Hoffnungslosigkeit zu reduzieren und stattdessen Gefühle der Kontrolle und der Sicherheit in die geplanten Maßnahmen bei den Patientinnen zu fördern. Dabei weisen McQuellon et al. (1998) darauf hin, dass diese Effekte auch erzielt werden, wenn Informationen mit bedrohlichen Inhalten den Patienten vermittelt werden.

Derartige Gruppen haben einen hohen Strukturierungsgrad und werden im Rahmen von ca. 6–12 Sitzungen angeboten. Insbesondre Fawzy und Fawzy (2000) hatten mit solchen strukturierten Gruppenangeboten – allerdings arbeiteten sie mit Melanompatienten – eindeutige Erfolge hinsichtlich der psychischen Befindlichkeit erzielt. Das interessante Nebenergebnis dieser Studie bestand in dem signifikanten Anstieg der Immunparameter nach Abschluss der Intervention. Strukturierte psychoedukative Gruppeninterventionen zeigen eindeutige Effekte hinsichtlich psychischer Belastung, Lebensqualität,

Selbstwertgefühl, Körperbild, Gesundheitsverhalten und auch Immunfaktoren (Andersen 2004; Rehse u. Pukrop 2003), wobei Programme, die die Selbstwirksamkeit förderten, besonders effektiv waren (Graves 2003).

Im deutschsprachigen Raum zeigten erste Studien deutliche **Verbesserungen der Lebensqualität** sowie eine Abnahme psychischer Belastungen durch derartige Gruppeninterventionen mit Mammakarzinompatientinnen (Neises et al. 2001; Wegberg et al. 2000). Eine erste randomisierte Interventionsstudie bei Mammakarzinompatientinnen konnte zeigen, dass insbesondere kurzfristige Effekte im Bereich der psychischen Befindlichkeit und Lebensqualität erreicht werden können (Weis et al. 2004, 2006).

29.5.7 Angebote für Angehörige

Auch die Partner der Patientinnen sind stark belastet, häufig stärker als die betroffenen Frauen. Psychosoziale Angebote für Angehörige möchten den Angehörigen – meist sind es die Partner – ein Forum bieten, in dem auch sie mit ihren Ängsten und Problemen wahrgenommen werden. Ziel ist es, ihre Ressourcen zu stärken und ihre Fähigkeiten zu fördern ihre kranken Frauen zu unterstützen (Petrie et al. 2001).

Bei ausgeprägten Problemen in der Partnerschaft kann eine Paartherapie sehr hilfreich sein. Häufig kommen, ausgelöst durch die Veränderungen, alte Themen wieder zum Tragen, die jetzt nicht mehr kompensiert werden können. Von der Krebserkrankung ist in der Regel außerdem die gesamte Familie betroffen und oft sind es die Kinder, die mit ausgeprägten Belastungsreaktionen auf die Situation reagieren. Im Rahmen von systemisch orientierten **familientherapeutischen Gesprächen** können alle Familienmitglieder sich aufeinander bezogen neu orientieren, was zu einer Stabilisierung des familiären Systems führt.

29.6 Ausblick

Der internationale Forschungsstand bestätigt, dass psychoonkologische Interventionen die psychische Symptomatik bei Frauen mit Mammakarzinom reduzieren, ihre psychische Befindlichkeit verbessern und in Folge auch ihre Lebensqualität steigern können. Die Relevanz psychoonkologischer Behandlung und Betreuung wird auch dadurch unterstrichen, dass sie explizit in der von der Deutschen Krebsgesellschaft vorgelegten S3-Leitlinie festgeschrieben wurde und damit als fester Bestandteil des medizinischen Versorgungssystems ausgewiesen wird. In

der Fortführung der Bemühungen um eine verbesserte psychosoziale Versorgung der Patientinnen wird heute im Rahmen der Zertifizierung von Brustzentren ein psychoonkologisches Beratungs- und Behandlungsangebot gefordert. Außerhalb von zertifizierten Zentren jedoch wird dies immer noch unzureichend vorgehalten.

Lücken bestehen weiterhin insbesondere in der nachstationären Betreuung und Nachsorge. Von dem im Jahre 2008 eingerichteten Förderschwerpunkt psychosoziale Krebsberatung durch die Deutsche Krebshilfe ist eine strukturelle Verbesserung der ambulanten psychosozialen Versorgung zu erwarten. Ebenso werden zunehmend auch niedergelassene Psychotherapeuten im Hinblick auf eine psychoonkologisch ausgerichtete Psychotherapie qualifiziert, deren Zielgruppe insbesondere Mammakarzinompatientinnen darstellen. Es sollte jedoch nicht vergessen werden, dass die psychoonkologische Versorgung von Brustkrebspatientinnen im weiteren Sinne auch eine interdisziplinäre Aufgabe darstellt, bei der die behandelnden Ärzte und das Pflegepersonal durch entsprechende Basiskompetenzen im Bereich der Gesprächsführung und psychosozialen Begleitung der Patientinnen einen wichtigen Beitrag zu einer patientenzentrierten Versorgung leisten können. Durch Schulungs- und Fortbildungsangebote der Fachgesellschaften (WPO e.V.) bestehen vielfältige Möglichkeiten diese Kompetenzen zu erwerben.

Die Einbeziehung einer psychoonkologischen Fachkraft und die gleichzeitige Förderung der interdisziplinären Zusammenarbeit können den Patientinnen einen umfassenden Versorgungsrahmen bieten, der sich auch positiv auf Compliance und Behandlungszufriedenheit niederschlagen wird. Im Nationalen Krebsplan des Bundesministeriums für Gesundheit (BMG 2009) zur Weiterentwicklung der Krebsfrüherkennung und Krebsbehandlung ist die psychosoziale Versorgung ein wesentlicher Baustein zur Verbesserung einer patientenorientierten Behandlung. Es bleibt abzuwarten, welche konkreten Umsetzungen sich daraus mittelfristig ergeben werden.

Literatur

Al-Ghazal SK, Sully L, Fallowfield L, Blamey RW (2000) The psychological impact of immediate rather than delayed breast reconstruction. Eur J Surg Oncol 26: 17–19

Andersen BL (2002) Biobehavioral outcomes following psychological interventions for cancer patients. Journal of Consulating and Clinical Oncology 22: 3570–3580

Andersen BL et al. (2004) Psychological, behavioural, and immune changes after a psychological intervention. A clinical trial. J Clin Oncol 22: 3570–3580

Baucom DH, Porter LS, Kirby JS, Gremore TM, Keefe FJ (2006) Psychosocial issues confronting young women with breast cancer. Breast Dis 23: 103–113

Beckjord E, Campas BE (2007) Sexual quality of life in women with newly diagnosed breast cancer. J Psychosoc Oncol 25 (2): 19–36

Berg L (2009) Brustkebs. Wissen gegen Angst. Das Handbuch. Goldman, München

BMG (2009) Nationale Krebsplan: Aktueller Stand und Perspektiven. Berlin www.bmg.bund.de

Butow PN, Coates AS, Dunn SM (2000) Psychosocial predictors of survival: metastatic breast cancer. Ann Oncol 11: 469–474

Dean C, Surtees PG (1989) Do psychological factors predict survival in breast cancer? J Psychosom Res 33 (5): 561–569

Deutsche Krebsgesellschaft (Hrsg) (2008) Interdisziplinäre S3-Leitlinie für die Diagnostik und Therapie des Mammakarzinoms der Frau. Zuckschwerdt, München

Dorn A, Wollenschein M, Rohde A (2007) Psychoonkologische Therapie bei Brustkrebs. Deutscher Ärzte-Verlag, Köln

Edwards A, Hailey S, Maxwell M (2004) Psychosocial support für women with metastatic breast cancer. Cochrane Database of Systematic Reviews 2, CD004253

Fallert B, Larbig W, de Maddalena H (2002) Tumorschmerz: Interdisziplinäre Therapiekonzepte. Stuttgart: Schattauer

Fawzy IF, Fawzy NW (2000) Psychoedukative Interventionen bei Krebspatienten. In: Larbig W. , Tschuschke V (Hrsg.) Psychoonkologische Interventionen. Therapeutisches Vorgehen und Ergebnisse. Ernst Reinhardt-Verlag, München

Fobair P, Spiegel D (2009) Concerns about sexuality after breast cancer. Cancer J 15 (1): 19–26

Folkman S (1997) Positive psychological states and coping with severe stress. Soc Sci Med 45 (8): 1207–1221

Ganz PA (2001) Impact of tamoxifen adjuvant therapy on symptoms, functioning, and quality of life. J Natl Cancer Inst Monographs 30: 130–134

Goodwin PJ, Leszcz M, Ennis M, Koopmans J, Vincent L, Guther H, Drysdale E, Hundleby M, Chochinov HM, Navarro M, Speca M, Hunter J (2001) The effect of group psychosocial support on survival in metastatic breast cancer. N Engl J Med 345: 1719–1726

Graves KD (2003) Social cognitive theory and cancer patients`qualitiy of life. A meta-analysis of psychosocial intervention components. Health Psychology 22: 210–219

Greer S, Moorey S, Baruch JD, Watson M, Robertson BM, Mason A, Rowden L, Law MG, Bliss JM (1992) Adjuvant psychological therapy for cancer patients with cancer: a prospective randomized trial. Br Med J 301: 675–680

Henn W, Gruber H (2004) Kunsttherapie in der Onkologie. Claus Richter Verlag, Köln

Heckl U , Weis J (1998) Psychologische Aspekte der Schmerzproblematik bei Krebspatienten: Psychodiagnostik und psychotherapeutische Behandlungsmethoden. In: Bartsch HH, Hornstein W Frhr v (Hrsg.) Interdisziplinäre Schmerztherapie bei Tumorpatienten. Karger, Basel

Heim E (1998) Coping –Erkenntnisstand der 90er Jahre. Psychotherapie. Psychosomatik. Medizinische Psychologie 48 (9/10): 321–337

Helgeson VS, Schulz R, Yasko J (2000) Group support interventions for women with breast cancer: who benefits from what? Health Psychol 19: 107–114

Helgeson VS, Schulz R, Yasko J (2001) Long-term effect of educational and peer discussion group intervention on adjustment to breast cancer. Health Psychol 20: 387–392

Helgeson VS, Tomich PL (2005) Surviving cancer: comparison of 5-year disease-free breast cancer survivors with healthy women. Psychooncology 14: 307–317

Hoskins CN, Baker S, Sherman D, Bohlander J, Bookbinder M, Ekstrom D, Knauer C, Maislin G (1996) Social support and patterns of adjustment to breast cancer. Scholarly Inquiry for Nursing Practice 10 (2): 99–121

Kauschke M, Krauß O, Schwarz R (2004) Psychische Begleiterkrankungen. Forum DKG 3: 30–32

Keller M, Jost R, Mastromarino Haunstetter C, Kienle P, Knaebel HP, Gebert J, Sutter Ch, v. Knebel-Doeberitz MF, Cremer F, Mazitschek U (2002) Comprehensive genetic counseling for families at risk for HNPCC: Impact on distress and perceptions. Genetic Testing 2002 6(4), 291–301

Kissane DW, Bloch S, Smith GC, Miach P, Clarke DM, Ikin J, Love A, Ranieri N, Mckenzie D (2003) Cognitive – existential group psychotherapy for women with primary breast cancer: a randomised controlled trial. Psycho-Oncology 12: 532–546

Kissane DW, Love A, Hatton A, Bloch S, Smith G, Clarke DM, Miach P, Ikin J, Ranieri N, Snyder RD (2004) Effect of cognitive-existential group therapy on survival in early-stage breast cancer. Journal of clinical Oncology 22: 4255–4260

Knobf MT (2007). Psychosocial responses in breast cancer survivors. Semin Oncol Nurs 23: 71–83

Koopman CH, Hermanson K, Diamond S, Angell K, Spiegel D (1998) Social support, life stress, pain and emotional adjustment to advanced breast cancer. Psycho-Oncology 7: 101–111

Lazarus RS, Folkman S (1984) Stress, appraisal and coping. Springer, Berlin Heidelberg New York

Mannheim EG, Weis J (2005) Tanztherapie mit Krebspatienten – Ergebnisse einer Pilotstudie. Musik-, Tanz- und Kunsttherapie16 (3): 121–128

Markgraf J, Schneider S (2008) Verhaltenstherapie 1: Grundlagen und Verfahren. Springer, Berlin Heidelberg New York

McQuellon RP, Wells M, Hoffmann S (1998) Reducing distress in cancer patients with an orientation program. Psychooncology 7: 207–217

Mehnert A, Koch U (2008) Psychological morbidity and health-related quality of life and its assication with awarness, utilization and need for psychosocial support in a cancer register based sample of long-term breast cancer survivors. Journal of Psychosomatic Research 64 (4): 383–391

Mehnert A, Berg P, Henrich G, Herschbach P (2009) Fear of cancer progression and cancer-related intrusive cognitions in breast cancer survivors. Psycho-Oncology DOI: 10, 1002/pon.1481

Mikkelsen EM, Sunde L, Johansen C, Johnsen SP (2009) Psychosocial consequences of genetic counselling: a population-based fallow-up study. Breast J 15 (1): 61–68

Monteiro-Grillo I, Marques-Vidal P, Jorge M (2005) Psychosocial effect of mastectomy versus conservative surgery in patients with early breast cancer. Clin Trans Oncol 7 (11): 499–503

Moorey S, Greer S (2007) Kognitive Verhaltenstherapie bei Krebspatienten: Ein praktisches Therapiemanual. Urban & Fischer, München

National Health and Medical Research Council (NHMRC) (1999) Psychosocial clinical practice guidelines: Information, support and counselling for women with breast cancer. Commonwealth of Australia, Canberra

National Health and Medical Research Council (NHMRC) (2003) Clinical practice guidelines for the psychosocial care of adults with cancer. Canberra, Australia

Neises M, Ditz S, Scheck T, Schiller A, Nebe CT (2001) Teilnehmerinnen und Ablehnerinnen einer Interventionsgruppe nach Mammakarzinom unterscheiden sich in Lebensqualität, Krankheitsbewältigung und immunologischen Funktionsuntersuchungen. Zentralbl Gynäkol 123: 27 – 36

Nissen MJ, Swenson KK, Ritz LJ, Farrell JB, Sladek ML, Lally RM (2001) Quality of life after breast carcinoma surgery. Cancer 91: 1238–1246

Nosarti Ch, Roberts JV, Crayford T, Mckenzie K, David AS (2002) Early psychological adjustment in breast cancer patients. A prospective study. J Psychosom Res 53: 1123–1130

Petermann F, Vaitl D (Hrsg) (2004) Entspannungsverfahren. Das Praxishandbuch. Beltz, Weinheim

Petrie W, Logan J, DeGrass C (2001) Research review of the support care needs spouses of women with breast cancer. Oncol Nurs forum 28 (10): 1601–1607

Pistrang N, Barker Ch (1995) The partner relationship in psychological response to breast cancer. Soc Sci Med 40 (6): 789–797

Poppelreuter M, Weis J, Schmid J, Bartsch HH (2006) Neuropsychologische Folgestörungen nach adjuvanter Therapie des Mammakarzinoms. Forschungsstand und Implikationen für die Praxis. Der Onkologe 12: 27–35

Poppelreuter M, Weis J, Bartsch HH (2009) Effects of specific neuropsychological training programs for breast cancer patients after adjuvant chemotherapy. Journal of Psychosocial Oncology 27: 274–29

Rhese B, Pukrop R (2003) Effects of psychosocial interventions on quality of life in adult cancer patients: meta-analysis of 37 published controled outcome studies. Patient Educationand Cousneling 50: 179–186

Robert Koch Institut (2008) www.ekr.med.uni-erlangen.de/GEKID/Doc/kid2008.pdf

Roberts CS (1994) A closer look at social support as a moderator of stress in breast cancer. Health & Social Work 19 (3): 157–164

Rose JP, Brand K, Weis J (2004) Musiktherapie in der Onkologie. Psychother Psychosom Med Psychol 54 (12): 457–470

Roth RS, Lowery JC, Davis J, Wilkins EG (2005) Quality of life and affective distress in women seeking immediate versus delayed breast reconstruction after mastectomy for breast cancer. Plast Reonstr Surg 116 (4): 993–1002

Rowland JH, Massie MJ (1998) Breast Cancer. In: Holland JC (eds) Psycho-oncology. Oxford University Press 380–401, New York

Rubino C, Figus A, Lorettu L, Sechi G (2007) Post-mastectomy reconstruction: a comparative analysis on psychosocial and psychopathological outcomes. J Plat Reconstr Aesthet Surg 60 (5): 509–518

Satin JR, Linden W, Philipps MJ (2009) Depression as a predictor of disease progression and mortality in cancer patients: a meta-analysis. Cancer 115 (22): 5349–5361

Schain WS, d'Angelo TM, Dunn ME, Lichter AS, Pierce LJ (1994) Mastectomy versus conservative surgery and radiation therapy. Psychological consequences. Cancer 73: 1221–1228

Schulz H, Winzer A, Stump S, Koch U (2001) Beeinflussung der Lebensqualität von Tumorpatienten durch psychoonkologische Interventionen. Onkologe 7: 157–166

Shapiro S, Lopez A M, Schwartz GE, Bootzin R, Figueredo AJ, Braden CJ, Kurker SF (2001) Quality of life and breast cancer: Relationship to psychosocial variables. J Clin Psychol 57: 501–519

Sheard T, Maguire P (1999) The effect of psychological interventions on anxiety and depression In cancer patients : results of two meta-analyses. British Journal of Cancer 80 (11): 1770–1780

Simeit R, Conta-Marx B (2004) Schlaftraining mit Krebspatienten. Therapiemanual für ein psychologisches Kurzzeitprogramm. Lippe-Verlag, Lage

Spiegel D, Bloom JR, Yalom MD (1981) Group support for cancer patients with metastatic cancer. Arch Gen Psychiatry 38: 527–533

Spiegel D, Bloom JR, Kraemer HC, Gottheil E (1989) Effect of psychosocial treatment on survival of patients with metastatic breast cancer. Lancet 2 (8668): 888–891

Spiegel D, Moore R (1997) Imagery and hypnosis in the treatment of cancer patients. Oncology 11: 1179–1189

Spiegel D, Morrow GR, Classen C, Raubertas R, Stott PhB, Mudaliar N, Pierce HI, Flynn PJ, Heard L, Riggs G (1999) Group psychotherapy for recently diagnosed breast cancer patients: a multicenter feasibility study. Psychooncology 8: 482–493

Tjmesland L, Soreide JA, Malt UF (1996) Traumatic distress symptoms in early breast cancer: acute response to diagnosis. Psycho-Oncology 5: 1–8

van Wegberg B, Lienhard A, Andrey M (2000) Does a psychosocial group intervention program alter the quality of life of cancer patients? Schweiz Med Wochenschr 130 (6): 177–185

Volm T, Kreienberg R (2001) Das Mammakarzinom der älteren Frau. In: FORUM DKG 5: 48–50

Watson M, Haviland JS, Greer S, Davidson J, Bliss JM (1999) Influence of psychological response on survival in breast cancer: a population-based cohort study. Lancet 354: 1331–1336

Weis J (2002) Leben nach dem Krebs. Belastungen und Krankheitsverarbeitung. Huber, Bern

Weis J, Seuthe-Witz S, Nagel GA (2002) Das Unbeschreibliche beschreiben, das Unsagbare sagen. Roderer Verlag, Regensburg

Weis J, Brocai D, Seuthe-Witz S, Heckl U (2004) Evaluation einer psychoonkologischen Gruppenintervention (EpoG) in der ambulanten Rehabilitation: eine randomisierte Multicenter Studie. DRV 52: 481–482

Weis J, Heckl U, Brocai D, Seuthe-Witz S (2006) Psychoedukation mit Krebspatienten. Therapiemanual für eine strukturierte Gruppenintervention. Schattauer, Stuttgart

Zettl St (2003) Wie bedeutsam ist für Krebspatienten das Thema Sexualität? FORUM DKG 3: 24–27

Zettl St, Hartlapp J (2008) Krebs und Sexualität. Weingärtner, St. Augustin

Pflege und Betreuung von Patientinnen mit Mammakarzinom

Rolf Bäumer

30.1   Einleitung   – 349

30.2   Gesundheitsförderung und -prävention   – 349

30.3   Aspekte der Diagnosemitteilung und Therapieentscheidung   – 349

30.4   Aufgabengebiete der onkologischen Fachpflegekraft in Zusammenarbeit mit der Breast Care Nurse   – 350
30.4.1   Rolle der Pflege in der Therapiebegleitung   – 350
30.4.2   Supportive Pflege   – 350
30.4.3   Palliative Pflege   – 351

30.5   Pflegerische Beratung   – 351
30.5.1   Die Rolle der Pflegenden in der Betreuung und Beratung   – 351

Literatur   – 352

30.1 Einleitung

Die Rolle der onkologischen Fachpflege ist einem Veränderungsprozess unterzogen, der u. a. in den veränderten Strukturen der Brustkrebszentren begründet liegt. Neben der onkologischen Fachpflegekompetenz erfordert die Pflege ein hohes Maß an Bedürfnisorientierung der Patienten und psychosoziale/kommunikative Kompetenz. Die Bewältigung dieser Aufgabe ist in Brustkrebszentren aus verschiedenen Gründen schwieriger denn je geworden. Auf der pflegerischen Ebene müssen daher sektorenübergreifende Konzepte entwickelt werden, die erprobt und evaluiert werden. Die **onkologische Fachpflegekraft** hat in Zentren immer mehr die Aufgabe der Koordination. Die **Breast Care Nurse** hat ihren Schwerpunkt in der Versorgung. Im Folgenden sollen auch die **Aufgabenfelder** intensiver betrachtet werden.

30.2 Gesundheitsförderung und -prävention

> **Definition**
> Gesundheitsförderung und -prävention umfasst Maßnahmen und Aktivitäten mit denen die Stärkung der Gesundheitspotenziale und -ressourcen der Betroffenen im Sinne eines Prozesses erreicht werden soll. Primär- und Sekundärprävention im Bereich Brustkrebs ist ein Aufgabenfeld, das Pflegende intensiver bearbeiten müssen.

Die **Handlungsstrategien** in der Gesundheitsförderung lassen sich zusammenfassend wie folgt benennen (WHO):
- **Anwaltschaftliches Eintreten für Gesundheit:** Die in der Gesundheitsförderung Tätigen treten aktiv für Gesundheit ein; im Sinne der Beeinflussung politischer, ökonomischer, sozialer, kultureller, biologischer sowie Umwelt- und Verhaltensfaktoren. Dies ist ein Feld, das in der Versorgung von Brustkrebspatienten noch nicht nachhaltig betrieben wird.
- **Befähigen und Ermöglichen:** Diese Handlungsstrategie zielt darauf ab, mit Konzepten wie z. B. Empowerment und Kompetenzförderung bestehende Unterschiede im Gesundheitszustand zu verringern und autonom das größtmögliche Gesundheitspotenzial der Menschen zu verwirklichen. Den Menschen soll der Zugang zu allen relevanten Informationen möglich gemacht werden. Diese Aufgabe obliegt der onkologischen Fachpflegekraft in Brustkrebszentren.
- **Vermitteln und Vernetzen:** Unter Vermittlung und Vernetzung versteht man die aktive und permanente Kooperation mit allen Akteuren innerhalb und

außerhalb des Gesundheitswesens. Die direkten und indirekten Bereiche in der Versorgung sollten miteinander vernetzt werden. Durch die Kürze der Verweilzeiten in den Kliniken sind solche Konzepte wichtiger denn je. In diesem Bereich müssen Fachpflegekräfte und Case Manager eng kooperieren.

Wendet man diese Handlungsstrategien in der pflegerischen Beratung und Betreuung von Brustkrebspatienten an, dann gewinnen folgende exemplarische Themengebiete auch im Sinne der Kohärenz an Bedeutung:
- Risikoassessment
- Einfluss der Therapie auf die individuelle Ebene der Betroffenen
- Beratung über die zukünftige Lebensführung
- Bedeutung der Noxen im persönlichen Umfeld (z. B. Nikotin, Alkohol usw.)
- Bedeutung der genetischen Beratung im therapeutischen Prozess.

Die **Sekundärprävention** von Brustkrebs umfasst auch die Selbstuntersuchung der Brust. Diese Anleitung für Patientinnen umfasst folgende Punkte:
- Betrachtung der Brust
- Palpation mit den Fingerkuppen
- Tasten mit den drei Mittelfingern (nach Harvey et al. 1997)

Ein weiteres Beratungsfeld im Rahmen der Sekundärprävention umfasst Bereiche des **Körperbildes** und der **Körperbildveränderungen** durch die Erkrankung. Auch Hautveränderungen im Rahmen der »targeted therapies« können einen erheblichen Einfluss auf die Körperwahrnehmung haben.

30.3 Aspekte der Diagnosemitteilung und Therapieentscheidung

Die Diagnosemitteilung und Therapieentscheidung liegt im Verantwortungsbereich des Arztes. Im Sinne eines »Informed-consent«-Verfahren, ist es sinnvoll, dass die onkologische Fachpflegekraft in dem Gespräch zugegen ist und die weitere Beratung in Krankheits- und Therapieverlauf übernimmt.

 Cave
Im Prozess des »shared decision making« (gemeinsame Entscheidungsfindung) ist es wichtig, dass die handelnden Personen, wie der behandelnde Arzt, die onkologische Fachpflegekraft und die betroffene Patientin gleichberechtigt zusammenarbeiten!

30.4 Aufgabengebiete der onkologischen Fachpflegekraft in Zusammenarbeit mit der Breast Care Nurse

In durch die Deutsche Krebsgesellschaft zertifizierten Zentren ist eine onkologische Fachpflegekraft gefordert. Diese hat in Kooperation mit einer fortgebildeten Breast Care Nurse verschiedene Aufgaben zu bewältigen. Die Fachpflegekraft hat in erster Linie eine koordinierende Aufgabe. Das heißt, dass sie die Verantwortung zur Erfüllung der Kriterien im pflegerischen Bereich in Brustzentren inne hat und die adäquate Versorgung in ihrem Bereich sicherstellen muss. Die Kriterien sind auf der Homepage der DKG entsprechend publiziert.

> **Aufgaben der onkologischen Fachpflegekraft und Breast Care Nurse**
> - Begleitung im Rahmen eines Coaching der Patienten durch den Krankheitsprozess
> - Information und Beratung der Patienten zu Lebensqualitätsfragen und psychosozialen Fragestellungen
> - Information und Beratung der Patienten zum Krankheits- und Therapieverlauf in Absprache mit der ärztlichen Ebene

30.4.1 Rolle der Pflege in der Therapiebegleitung

Die Anwendung von anerkannten und evidenzbasierten Standards in der pflegerischen Wundversorgung, der Vernetzung mit anderen therapeutischen Berufsgruppen (Physiotherapie, Sozialarbeitern, psychologischen Fachkräften und der Selbsthilfe) sind selbstverständlich und im Rahmen einer Verfahrensanweisung in den Kliniken oder den ambulanten Versorgungsorten hinterlegt.

Die Vorbereitung und Begleitung durch den ersten **Verbandswechsel** ist eine wichtige Aufgabe. Der Zeitpunkt und die Durchführung sollten von der Patientin mitbestimmt sein. Pflegekräfte können hier unterstützen, indem sie auf Wunsch die Narbe beschreiben und der Patientin Zeit lassen, sich mit ihrem veränderten Körperbild auseinanderzusetzen. Partner können auf Wunsch einbezogen werden.

Pflegerische Informationsgespräche über die **weiterführende Therapie** (i. d. R. Strahlen- und Chemotherapie) und die zu erwartenden Nebenwirkungen sollten schon frühzeitig geführt werden. Hierbei ist in dem Gespräch auf verständliche Formulierungen zu achten. Mittlerweile steht eine Fülle von guten Informationsbroschüren zur Verfügung. Interessierte Patientinnen bekommen hierüber zusätzliche Informationen und Anregungen. Auf Wunsch des Patienten kann eine Selbsthilfegruppe beratend hinzugezogen werden.

> ❯ **Es besteht aber die Gefahr, dass Patienten in der kurzen Zeit des stationären Aufenthaltes eine Überversorgung an Beratung durch die verschiedenen Institutionen bekommen.**

Ein wichtiger Bereich ist zunehmend die Beratung zu **sozialrechtlichen Hilfen**, die von einer Fachkraft übernommen werden muss. Eine zentrale Aufgabe der Pflegenden ist es auch, den **Kontakt zu anderen Berufsgruppen** herzustellen. In Abhängigkeit von den Patientenbedürfnissen können Sozialarbeiter, Seelsorger, Physiotherapeuten und Ernährungsberater in die Behandlung und die Betreuung der Patientinnen involviert werden. Die Unterstützung durch Psychologen sollte obligat sein.

30.4.2 Supportive Pflege

Supportive Pflege beinhaltet u. a. alle unterstützenden Maßnahmen, die aufgrund von Therapienebenwirkungen erforderlich werden. Hierbei stehen die durch Chemotherapie verursachten Nebenwirkungen im Vordergrund. Die häufigsten **Nebenwirkungen** der Chemotherapie sind:
- Fatigue (Müdigkeitssyndrom)
- Mukositis, Stomatitis
- Nausea und Emesis
- Neutropenie, Infektionen

Auch können Schmerzen und Ernährungsstörungen in unterschiedlicher Ausprägung auftreten. Da es keine erwiesenen prophylaktischen Maßnahmen zur Verhinderung des Haarverlustes (Alopezie) gibt, sollten die betroffenen Frauen frühzeitig (vor Beginn der ersten Chemotherapie) Informationen über Perücken bzw. Perückenspezialisten erhalten.

Die spezielle symptomorientierte Pflege sollte immer standardisiert sein und auf der Grundlage aktueller pflegewissenschaftlicher Erkenntnisse basieren. Hier kann die Kooperation mit Tumorzentren, Universitäten und Fachhochschulen mit pflegewissenschaftlichen Zweigen sowie Pflegefachgesellschaften unterstützen und nützlich sein.

Neben den erforderlichen spezifischen Pflegeinterventionen ist eine gezielte Patienteninformation und Beratung erforderlich. Die Patientinnen sind als gleichwertige Akteure in der Behandlung und Pflege zu verstehen. Sie sollten über alle pflegerischen Maßnahmen informiert werden. Das Einbeziehen der Angehörigen sollte auch bei der supportiven Pflege erfolgen. Angehörige bzw. Nahestehende können gerade in »schlechten« Phasen Unterstützungsarbeit leisten.

30.4.3 Palliative Pflege

> **Definition**
>
> Palliative Versorgung bedeutet: »... die aktive ganzheitliche Versorgung von Patientinnen, deren Krankheit auf eine kurative Behandlung nicht mehr anspricht. Im Vordergrund stehen dabei das Schmerz- und Symptommanagement sowie die Begegnung von psychischen, sozialen und spirituellen Problemen. Das Ziel von palliativer Versorgung ist die größtmögliche Lebensqualität für die Patientinnen und ihren Angehörigen« (Pleschberger et al. 2002).

Allgemein geht man in der stationären klinischen Versorgung von einem kurativen therapeutischen Ansatz aus. Besteht keine Aussicht auf Heilung, muss das gesamte multiprofessionelle Team über die Grundsätze von palliativer Versorgung und Betreuung informiert sein und die Philosophie von »palliative care« akzeptieren. Eine individuelle patientenorientierte Pflege steht hier im Vordergrund. Damit die Lebensqualität in der letzten Lebensphase verbessert bzw. erhalten werden kann, bedarf es einer differenzierten und professionellen »Haltung« und Auseinandersetzung mit Sterben, Tod und Trauer. Die bedürfnisorientierte Versorgung von palliativen Patientinnen erfordert ein hohes Maß an Fachkompetenz. Standardisierte pflegerische Maßnahmen müssen individuell umgesetzt bzw. angepasst werden.

In der Regel wünschen sich die meisten Patientinnen, ihre letzte Lebenszeit zu Hause zu verbringen. Schon frühzeitig müssen die Voraussetzungen und die organisatorischen Erfordernisse für eine häusliche Versorgung geprüft werden. Die onkologische Fachpflegekraft sollte hier im Sinne des »case management« tätig werden.

30.5 Pflegerische Beratung

Die pflegerische Beratung von Patientinnen mit Brustkrebs ist ein schwieriges Feld, in dem sich die Pflege immer wieder befindet. Um Betroffene gut beraten zu können, bedarf es kommunikativer und psychosozialer Kompetenzen, die immer wieder trainiert werden sollten, damit Pflegende dem Auftrag der Beratung auch gerecht werden können.

Die Aufgabe der Aufklärung über Diagnose und Therapie steht dem Arzt auch aus juristischen Gründen zu. Die weiterführende Beratung über die Konsequenzen der Therapie auf das weitere Leben ist die zentrale Aufgabe der onkologischen Fachpflegekraft in Kooperation mit einer Breast Care Nurse.

 Cave
Das Gesundheits- und Krankenpflegegesetz hat in § 3 Absatz 1 als Ziel formuliert: Beratung, Anleitung und Unterstützung von zu pflegenden Menschen und ihrer Bezugspersonen in der individuellen Auseinandersetzung mit Gesundheit und Krankheit zu vermitteln (http://bundesrecht.juris.de/krpflg_2004/__3.html).

Der Umfang dessen, was Pflegende den Patienten an Wissen vermitteln, darf jedoch nicht über die Informationen, die von ärztlicher Seite an die Patienten herangetragen wurden, hinausgehen oder diese in ihrem Sinn verändern (Luderer et al. 2005). Dieses ist natürlich in der Praxis eine Gratwanderung.

Daraus folgt, dass Aufklärungsgespräche grundsätzlich interprofessionell mit allen Beteiligten des Therapieprozesses geführt werden müssen. Auch aus diesem Grund ist die Teilnahme der onkologischen Fachpflegekraft im Tumorboard unabdingbar. Die Herausbildung kommunikativer Strukturen in den Abteilungen, die diesem Auftrag gerecht werden, ist wichtiger denn je für eine gute Versorgung von Patientinnen in den verschiedenen Netzwerken von Brustzentren. Solche Strukturen sollten einen formellen Charakter annehmen und entsprechende Verfahren müssen entwickelt und angewandt werden. Beratungsgespräche sollten nicht zwischen »Tür und Angel« geführt werden. Diese Arbeit muss in die pflegerische Dokumentation aufgenommen werden. Auch die monetäre Betrachtung dieser Tätigkeit ist prospektiv wichtig.

Da natürlich auch informelle Gesprächssituationen mit Patientinnen stattfinden, sind kommunikative und soziale Kompetenzen von großer Bedeutung.

Bei allen Beteiligten des Therapieprozesses ist eine Unsicherheit bezüglich des Informationsgrades der Patientinnen vorhanden. Luderer et al. (2005) schlagen als Lösung eine berufsgruppenübergreifende Dokumentation vor, aus der Informationen der Gespräche hervorgehen.

30.5.1 Die Rolle der Pflegenden in der Betreuung und Beratung

Die Pflegekraft muss nicht auf alle Fragen der Patientin eine Antwort parat haben. Dies wäre unrealistisch und würde jeden überfordern und nicht immer zur Problemlage der Patientin passen. Aber was ist an Rüstzeug für Beratungs- und Informationsgespräche für Pflegekräfte in diesem Feld nötig?

Erst einmal ist es ganz einfach:

- eine geklärte Beratungshaltung und ein flexibles Rollenverständnis, das auch Grenzen kennt,
- Kenntnisse über Beratungsgespräche und deren Phasen und
- ein adäquates Kommunikationsverhalten.

Aus ◘ Abb. 30.1 (nach Benien 2003) wird deutlich, was wir über Beratung in der Pflege aus kommunikationspsychologischer Perspektive wissen müssen.

Aktiv zuhören bedeutet ausreden lassen und die Ohren auf Empfang stellen, wohlwollend einfühlen in die Situation der Patientin, um sowohl Beweggründe als auch Inhalte zu verstehen. Um diese Aufgabe zu meistern, bedarf es Fragen, die auf das Problem und auf Lösungen sowie natürlich auch auf Maßnahmen abzielen. Diese Fragen sind individuell und müssen der jeweiligen Situation und der institutionellen Einrichtung angepasst sein. Für Betroffene ist es sehr wichtig, dass die eigene Resonanz der Pflegekraft auf das Thema Brustkrebs und der Situation, in der die Beratung stattfindet, benannt wird. Dadurch wird die Pflegekraft als Mensch für die Betroffene greifbar und fassbar.

Probleme in Beratungssituationen und Informationsgesprächen liegen sehr häufig darin begründet, dass die Pflegekraft nicht aus der Rolle der Ratgeberin herausgeht. Sie gibt gern Appelle und bewegt sich auf der Sachebene der Problematik. Die Selbstkundgabeseite und Beziehungsseite wird ausgespart. Eine professionelle Beratungshaltung und Kommunikationsverhalten in der Pflege wird den verschiedenen Seiten der Kommunikation (Schulz von Thun 2003) gerecht.

Phasen eines Beratungsgespräches

- Einstiegsphase
- Informationsphase
- Bearbeitungsphase
- Integrationsphase
- Abschlussphase

- In der **Einstiegsphase** wird die Situation, in der sich die Pflegekraft und die Patientin befinden, benannt, damit jedem Beteiligten klar ist, um was es geht.
- In der **Informationsphase** geht es darum, dass die Pflegekraft Informationen über die äußere Situation und die innere Situation, in der sich die Betroffene befindet, erhält. Dazu lassen sich Leitfäden für Gespräche erarbeiten.
- In der **Bearbeitungsphase** werden Zielvorstellungen und Lösungsschritte erarbeitet sowie Kompetenzen und Ressourcen der Betroffenen benannt.
- In der **Integrationsphase** werden nochmals die Lösungen kritisch betrachtet und gewürdigt. Dieses ist ein wichtiger Schritt, da ein Arbeitsergebnis für die Betroffene vorliegt und als Erfolg in einer sehr schwierigen Situation gesehen werden kann.
- In der **Abschlussphase** schauen sich die Beteiligten auf einer metakommunikativen Ebene das Gespräch und dessen Verlauf an. Ein Feedback zum Gespräch sollte von der Betroffenen eingefordert und auch selbst gegeben werden.

Diese Form der Gesprächshaltung ist im pflegerischen Prozess sehr wichtig, da diese die Professionalität der Pflegenden zum Ausdruck bringt und den Betroffenen eine Sicherheit geben kann.

Literatur

Bäumer R, Maiwald A (2008) Thiemes Onkologische Pflege. Thieme, Stuttgart

Benien K (2003) Schwierige Gespräche Führen. Modelle für Beratungs-, Kritik- und Konfliktgespräche im Berufsalltag. Rowohlt, Reinbeck bei Hamburg

Debong B, Andreas M, Bruns W (2003) Was bringt das neue Krankenpflegegesetz? Pflege- und Krankenhausrecht 6(3): 72–74

Eicher M, Marquard S (2008) Brustkrebs. Lehrbuch für Breast Care Nurses, Pflegende und Gesundheitsberufe. Hans Huber, Bern

Harvey B, Miller A, Baines C, Corey P (1997) Effect of breast self examination techniques on the risk of death from breast cancer. Can Med Assoc J 157: 1205–1212

Kellnhauser E, Schewior-Popp S, Sitzmann F et al. (2004) Thiemes Pflege. Thieme, Stuttgart, S 747–751

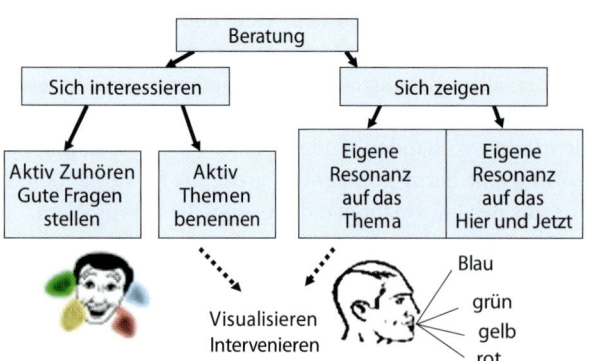

◘ **Abb. 30.1** Ablauf eines Beratungsgesprächs

Luderer C, Behrens J (2005) Aufklärungs- und Informationsgespräche im Krankenhaus. Pflege 18: 15–23

Margulies A, Fellinger K, Kroner T, Gaisser A (2002) Onkologische Krankenpflege. Springer, Berlin Heidelberg New York Tokio

Pleschberger S, Heimerl K, Wild M (2002) Palliativpflege. Facultas, Wien, S 13–28

Schulz von Thun F (2003) Miteinander Reden 1–3. Rowohlt, Reinbeck bei Hamburg

Krebs und Sexualität

Stefan Zettl

31.1 Einleitung

Die Konfrontation mit der Diagnose »Krebs« löst bei den Betroffenen und ihren Angehörigen in besonderer Weise Verunsicherung und Ängste aus. Gerdes (1984) spricht von einem »Sturz aus der Wirklichkeit«, der durch die Befundmitteilung ausgelöst wird. Daher ist die Frage gerechtfertigt: Können sexuelle Beeinträchtigungen wirklich von Bedeutung sein in einer Situation, in der die Betroffenen vollständig von der Bewältigung ihrer Krebserkrankung und der damit assoziierten Ängste beansprucht sind? Viele würden diese Frage sicher verneinen, und für die Mehrzahl ist diese Einschätzung für den Zeitraum der Ersterkrankung und ihrer stationären Therapie auch zutreffend: Das sexuelle Erleben und Verhalten wird durch die krankheitsbezogenen Ängste, damit verbundenen beunruhigenden Phantasien und Vorstellungen akut beeinträchtigt. Mit der Rückkehr in die »Normalität«, in den Lebensalltag werden jedoch auch diese Bedürfnisse wieder bedeutsam – sei es durch das Auftauchen eigener Wünsche und Phantasien, durch die Erwartungen des Partners oder die ständige Konfrontation mit dem Thema Sexualität in der Umwelt. Damit ergibt sich auch die Notwendigkeit des Angebots einer sexualmedizinischen Beratung, die von vielen onkologischen Patientinnen gewünscht wird.

31.2 Sexualität nach Mammakarzinom

Die Brust wird von der Mehrzahl der Frauen als Symbol ihrer Weiblichkeit, der eigenen Identität und erotischen Potenz sowie als eine Quelle körperlicher Lustempfindungen erlebt. Die meisten von Brustkrebs betroffenen Frauen fühlen sich daher sowohl durch die Erkrankung als auch durch den bevorstehenden Eingriff bedroht. »Es sind nicht nur die Blicke der Männer auf meinen Busen – er ist auch für mich selbst ein Symbol meiner Weiblichkeit und meiner körperlichen Attraktivität«, äußert dazu eine 42-jährige Frau.

Die Mehrzahl der Patientinnen erholt sich schrittweise in einem Zeitraum von 1–2 Jahren nach ihrer Ersterkrankung und erreicht eine zufriedenstellende Lebensqualität (Härtl et al. 2003; Meyerowitz et al. 1998). Die Sexualität bleibt jedoch trotz »erfolgreicher« Behandlung in vielen Fällen dauerhaft beeinträchtigt (Bukovic et al. 2005; Ganz et al. 1996; Meyerowitz et al. 1999; Schag et al. 1993). Sexualität ist ein somato-psychosomatisches Geschehen, bei dem sowohl körperliche als auch seelische Faktoren wirksam werden. Einschränkungen des sexuellen Erlebens und Verhaltens können daher durch körperliche und/oder seelische Ursachen bedingt werden:

> **Beispiele körperlicher Ursachen**
> - Allgemeine Verschlechterung des körperlichen Befindens durch die Krebserkrankung und deren Behandlung, z. B. das akute oder chronische Fatigue-Syndrom
> - Krebs- oder behandlungsbedingte unmittelbare anatomische Schädigung von Sexualorganen, z. B. durch eine Mammaablatio
> - Wundschmerzen nach operativen Eingriffen
> - Krebs- oder behandlungsbedingte Veränderungen sexueller Funktionen, z. B. mangelnde Lubrikation nach antihormoneller Therapie
> - Krebs- oder behandlungsbedingte Infertilität, z. B. nach Chemotherapie

Ebenso bedeutsam sind seelische und psychosoziale Faktoren, die mit der Erkrankung und ihren Folgen in enger Wechselwirkung stehen und die Sexualität beeinflussen:

> **Beispiele psychosozialer Ursachen**
> - Konfrontation mit der Diagnose Krebs und deren Auswirkungen auf das Selbsterleben und Selbstwertgefühl
> - Beeinträchtigung des Empfindens der eigenen Attraktivität, z. B. durch Gefühle von Scham oder Ekel durch Narbenkeloide
> - Krankheits- und therapiebedingte depressive Verstimmungen
> - Fehlvorstellungen und Wissensdefizite über die Sexualität
> - Sexuelle Versagensängste
> - Falsche Erwartungen, z. B. dass der Partner keinen sexuellen Verkehr mehr wünscht
> - Durch die Erkrankung krisenhaft ausgelöst, zuvor latente Partnerschaftskonflikte

In vielen Fällen kommt es zu einer sich ergänzenden Wechselwirkung zwischen körperlichen und seelischen Faktoren. Um eine bestehende Symptomatik differenzialdiagnostisch richtig einschätzen zu können, bedarf es deshalb sowohl einer organmedizinisch als auch einer psychosomatisch orientierten Befundabklärung. Ein Verständnis für die jeweiligen Hintergründe und Ursachenfaktoren einer sexuellen Störung ist für eine angemessene Beratung und therapeutische Hilfestellung unumgänglich. Dabei spielen auch lebensgeschichtlich erworbene und kulturelle Faktoren eine bedeutsame Rolle.

31.3   Auswirkungen des operativen Vorgehens

Die möglichen Auswirkungen des operativen Vorgehens auf die Sexualität steht in unmittelbarem Zusammenhang mit der erforderlichen Radikalität des Eingriffs.

Mastektomie versus brusterhaltende Operation. Negative Auswirkungen auf das Körperbild sind auch im Langzeitverlauf deutlich ausgeprägter nach einer Mastektomie als nach einem brusterhaltenden Eingriff (Al-Ghazal et al. 2000; Engel et al 2004). In einer Metaanalyse von 18 Studien über die Auswirkungen einer Mastektomie im Vergleich zu brusterhaltendem Vorgehen von Kiebert et al. (1991) finden die Autoren keinen substanziellen Unterschied in der Lebensqualität, den Einstellungen oder Ängsten der jeweiligen Frauen. Ein bedeutsamer Unterschied ergab sich dagegen bei der Zufriedenheit mit dem Körperbild und der Sexualität, die bei brusterhaltendem Vorgehen deutlich besser war.

Berührungen im Bereich der **Operationsnarbe** werden unabhängig von der Art des durchgeführten Eingriffs von vielen Frauen als unlustvoll erlebt (Meyerowitz et al. 1999). Manche Frauen befürchten, der Anblick ihrer Operationsnarbe könne sich negativ auf das Lustempfinden ihres Partners auswirken und vermeiden beim Koitus die »Frau-oben-Stellung«, da in dieser Position die fehlende Brust am deutlichsten sichtbar wird. Einige ziehen sich in ihrer Partnerschaft auf Dauer sexuell zurück. Die Qualität der Beziehung scheint hier von großer Bedeutung: In der Studie von Bukovic et al. (2005) empfanden die meisten Patientinnen die Einstellung ihres Partners als gleichbleibend (39%) oder sogar besser (32%) nach der Behandlung und sie beschrieben ihn als sehr unterstützend und zärtlich. Je mehr gegenseitiges Vertrauen und Zuneigung vorherrschen, desto besser gelingt die Anpassung an die krankheitsbedingten Veränderungen.

Operative Brustrekonstruktion versus Brustprothese. Die Mehrzahl der Betroffenen versucht den Defekt über eine operative Rekonstruktion oder das Tragen externer Brustprothesen zu beheben. Die Frauen zeigen nach operativer Rekonstruktion eine größere Zufriedenheit mit ihrer Sexualität als vor dem Eingriff bei gleichbleibender oder zunehmende Häufigkeit sexueller Aktivitäten (Rowland et al. 1993). Die Zufriedenheit der Frauen nach einer operativen Brustrekonstruktion ist allerdings nicht unbedingt wesentlich größer als bei Tragen einer konventionellen externen Brustprothese. Der Prozentsatz der zufriedenen und sehr zufriedenen Frauen betrug in einer Studie von Reaby u. Hort (1991) nach Operation 87%, bei Anwendung einer Prothese 77%. Neuere externe Brustprothesen haften direkt auf der Haut, ermöglichen es den Frauen, sich selbstsicher zu kleiden und zu bewegen und führen so zu einer größeren Selbstsicherheit im alltäglichen Umgang.

Zeitpunkt der Brustrekonstruktion. Mehrere Studien belegen die Vorteile einer sofortigen im Vergleich zu einer zeitlich späteren Brustrekonstruktion (Rosenqvist et al. 1996; Spauwea et al. 1998; Al-Ghazal et al. 2000). Die Patientinnen zeigen ein geringeres Ausmaß an Angst, Depression und Körperbildstörungen. Die subjektive Einschätzung der eigenen sexuellen Attraktivität erscheint besser, die einen bedeutsamen Prädiktor für die Wiederaufnahme sexueller Beziehungen nach der Operation darstellt (Stevens et al. 1984). Frauen entscheiden sich eher dann für eine Lumpektomie als eine Mastektomie, wenn sie eine postoperative Störung ihres Körperbildes fürchten, ihre Brüste als bedeutsam für ihr Selbstwertgefühl halten und glauben, größere Schwierigkeiten bei der Anpassung an das veränderte Körperbild zu haben (Margolis et al. 1989). Frauen, die über einen zusätzlichen operativen Eingriff besorgt sind, wegen des zu erwartenden kosmetischen Ergebnisses eher unsicher sind, oder denken, dass sie zu alt sind oder in einer befriedigenden Beziehung leben, entscheiden sich eher gegen einen rekonstruktiven Eingriff (Brown 1991). Bei Frauen, die durch den operativen Eingriff die Qualität ihrer sexuellen Beziehung zu ihrem Partner zu verbessern hoffen, besteht das Risiko einer Enttäuschung, insbesondere dann, wenn Beziehungsprobleme bereits vor der Mastektomie bestanden (Rowland et al. 1993).

Die vorliegende wissenschaftliche Literatur fokussiert vor allem auf mögliche negative Effekte des Eingriffs. Dabei bedeutet er nicht zwangsläufig einen Verlust an Lebensqualität – insbesondere dann, wenn die Betroffenen in den klinischen Entscheidungsfindungsprozess miteinbezogen werden. Die Mastektomie kann ebenso Entwicklungsprozesse anstoßen, die neue Lebensperspektiven, eine vermehrte Zufriedenheit mit der Partnerschaft und eine größere Lebenszufriedenheit bewirken. Einige Studien zeigen außerdem, dass eine Brustamputation nicht zwangsläufig zu einer Verschlechterung des sexuellen Verhaltens führen muss, sondern es sehr darauf ankommt, welche Unterstützung die Frauen bei ihrer Krankheitsbewältigung erfahren. Schover et al. (1995) vertreten die Auffassung, dass der allgemeine Gesundheitszustand, die Qualität der partnerschaftlichen Beziehung, ein schlechtes präoperatives Körperbild, ein niedriger Bildungsstand und das prämorbide Sexualleben viel bessere Prädiktoren für die spätere Sexualität sind als das Ausmaß des Eingriffs.

Durch die bei dem operativen Eingriff unvermeidliche Durchtrennung von Nervenbahnen treten in einer Reihe von Fällen postoperativ **Wund- und Narbenschmerzen** auf, oder es entsteht eine vorübergehende oder auch dauerhafte Taubheit oder Überempfindlichkeit von Hautbezirken. Sie kann über die Innenseite des Oberarms und die Brustwand bis in den Rücken reichen. Um diese Bereiche zu schonen, können sie während des sexuellen Verkehrs durch Kissen gestützt werden. Außerdem sollten Stellungen vermieden werden, bei denen das Gewicht des Partners auf dem Arm oder der Brustwand lastet. In seltenen Fällen kommt es sogar zu »Phantomschmerzen« der entfernten Brust, d. h., die Brust wird schmerzhaft wahrgenommen, obwohl sie nicht mehr vorhanden ist. Im Bereich der Operationsnarbe treten manchmal schmerzhafte Spannungszustände auf, die durch den Verlust mehr oder weniger großer Haut- und Muskelanteile verursacht werden. Außerdem ist die normalerweise vorhandene Verschieblichkeit der Haut auf der Unterhaut häufig durch Verklebungen eingeschränkt. Beides kann neben der oben beschriebenen örtlichen Taubheit bzw. Überempfindlichkeit bei Berührungen Missempfindungen auslösen. Regelmäßige gymnastische Übungen sowie krankengymnastische Behandlungen können diese Beschwerden schrittweise beseitigen.

31.4 Chemotherapie

Eine adjuvante Chemotherapie kann in Abhängigkeit von den zum Einsatz kommenden Substanzen und deren Dosierung zu einer vorübergehenden Amenorrhoe führen, die aber bei Frauen unter 40 Jahren in 50–60% der Fälle reversibel ist. Im Gegensatz zu einer alleinigen Hormon- und Strahlentherapie ist das Ausmaß sexueller Dysfunktionen (verminderte Appetenz, mangelnde vaginale Lubrikation, Dyspareunie, sexuelle Befriedigung) nach einer zusätzlichen Chemotherapie vorübergehend deutlich erhöht (Wilmoth 1997; Young-McCaughan 1996). Ein durch die Chemotherapie induzierter Gewichtsverlust und Fatigue können zusätzlich die Sexualität beeinträchtigen.

31.5 Strahlentherapie

Bei der Strahlentherapie kommt es neben akuten lokalen Auswirkungen (z. B. Rötung bis Blasenbildung) im bestrahlten Bereich gelegentlich zu einer nachfolgend vermehrten Hautpigmentierung, zu Erweiterungen der Blutgefäße sowie in etwa 6% der Fälle zu einer Strahlenfibrose mit Verhärtungen oder Schrumpfungen des Gewebes.

Neben diesen das Körperbild betreffenden Nebenwirkungen kann das akute oder chronische Fatigue-Syndrom die Sexualität beeinträchtigen.

Die operative und Strahlentherapie im Bereich der Axilla hat in einer Reihe von Fällen ein **Lymphödem** zur Folge. Die meisten Ödeme entwickeln sich in den ersten 2–5 Jahren nach der Primärtherapie; es können aber auch noch Jahre später neue, nicht krebsbedingte Ödeme entstehen. Die angegebenen Häufigkeiten schwanken zwischen 28% und 38% (Kissen et al. 1986; Woods et al. 1986). Die Häufigkeit des Auftretens ist abhängig von der Radikalität der Primärtherapie, von der Größe des Primärtumors und dem regionären Lymphknotenstatus. Die Einschränkung der Radikalität reduziert die Ödemhäufigkeit und verbessert die Lebensqualität. Bei bestehendem Armlymphödem lässt sich leider therapeutisch oft nur eine Reduzierung des Ödems erreichen. Im Vergleich zu davon nicht betroffenen Frauen beschreiben sich diejenigen mit Lymphödem als in ihrer Sexualität zusätzlich beeinträchtigt (Tobin et al. 1993). Daher erscheint eine frühzeitige Aufklärung über Möglichkeiten der Prävention bzw. symptomatischen Behandlung notwendig.

31.6 Hormontherapie

Die adjuvante Hormontherapie mit LH-RH-Analoga, Antiöstrogenen oder Aromatasehemmern führt zu für die Wechseljahre typischen Symptomen wie Hitzewallungen, Schwitzen, Trockenheit der Scheide, Fluor vaginalis und dadurch verursachte Schmerzen beim sexuellen Verkehr. Gelegentlich kommt es zu Schlafstörungen, Depressionen sowie einem teilweisen oder vollständigen Verlust des sexuellen Begehrens. Dabei fühlen sich prämenopausal erkrankte Frauen besonders häufig beeinträchtigt.

31.7 Wechselwirkungen unterschiedlicher Ursachen

In vielen Fällen kommt es zu einer sich ergänzenden Wechselwirkung zwischen körperlichen und seelischen Faktoren. Um eine bestehende Symptomatik differentialdiagnostisch richtig einschätzen zu können, bedarf es deshalb sowohl einer organmedizinisch als auch einer psychosomatisch orientierten Befundabklärung.

Ein Verständnis für die jeweiligen Hintergründe und Ursachenfaktoren einer sexuellen Störung ist jedoch für eine angemessene Beratung und therapeutische Hilfestellung unumgänglich. Dabei spielen auch lebensgeschichtlich erworbene und kulturelle Faktoren eine bedeutsame Rolle. Für viele Menschen ändert sich die Bedeutung der Sexualität in verschiedenen Lebensabschnitten und Phasen einer Partnerschaft. Befragungen zeigen, dass mit zunehmender Dauer einer Partnerschaft die Bedeutung der Sexualität in den Hintergrund tritt und andere Aspekte an Bedeutung gewinnen. Die gemeinsam geteilte Zärtlichkeit wird von vielen älteren Paaren als wichtiger eingeschätzt, als der möglichst häufige Vollzug des Beischlafs – auch wenn es natürlich eine große Spannbreite ganz unterschiedlicher individueller Erfahrungen gibt. Die Untersuchungen belegen jedoch auch, dass die meisten Menschen die eigene Körperlichkeit und Sexualität bis ins hohe Alter hinein als einen wichtigen Teil der eigenen Person ansehen. Die Sexualität bleibt auch für viele ältere Menschen bedeutsam – selbst wenn sie schon lange nicht mehr aktiv mit einem Partner geteilt wird.

Die unterschiedliche Bedeutung und das individuelle Erleben der eigenen Sexualität sind auch dafür verantwortlich, dass Frauen in ganz verschiedener Weise auf krankheitsbedingte Einschränkungen ihrer Sexualität reagieren. Während die eine unter ihrer sexuellen Beeinträchtigung in hohem Maß leidet, erlebt sie eine andere eher mit Gleichgültigkeit oder sogar mit Erleichterung: »Endlich habe ich einen Grund, um mich den Wünschen und Anforderungen meines Partners entziehen zu können« (Äußerung einer 54-jährigen Patientin). Die eigenen lebensgeschichtlichen Erfahrungen spielen dabei eine wichtige Rolle: Frauen, die in jüngeren Jahren Freude an sexueller Aktivität fanden, versuchen in einer solchen Situation eher, neue Formen von Zärtlichkeit und Körperkontakt zu entwickeln. Andere, die ihr Leben lang unter sexuellen Schuldgefühlen (»Sexualität ist etwas Schmutziges«), sexuellen Forderungen oder Gewalterfahrungen gelitten haben, sind eher froh, dass sie das Kapitel Sexualität für sich abschließen können.

31.8 Sexuelles Erleben vor der Krebserkrankung

Bei der Anamneseerhebung und dem Versuch einer differenzialdiagnostischen Einordnung der sexuellen Störung muss auch das sexuelle Erleben der Patientin vor der Krebserkrankung erfasst werden. Die Befunde dazu sind heterogen: Bei Bukovic et al. (2005) waren vor Therapiebeginn 72% der Patientinnen mit ihrer Sexualität zufrieden. In einer Studie von Meyerowitz et al. (1999) an 863 Patientinnen mit Brustkrebs war es dagegen bei 51% der Befragten in den letzten 5 Jahren vor der Operation zu keiner sexuellen Begegnung mehr mit einem Partner gekommen. Von den Frauen, die mit einem Partner zusammen lebten und sexuell inaktiv waren, bewerteten 60% das Thema Sexualität als nicht wichtig für ihr Leben. Es sollte

dabei auch nicht selbstverständlich davon ausgegangen werden, dass die Patientin heterosexuell orientiert ist.

Daneben ist bei vielen Frauen mit einer bereits **prämorbid bestehenden sexuellen Funktionsstörung** unterschiedlichster Ursache zu rechnen. Die Frauen klagen vor allem über Dyspareunie, Erregungs- und Orgasmusstörungen; neuere Befragungen zeigen eine deutliche Zunahme der Appetenzstörungen im Sinne eines verminderten sexuellen Verlangens.

 Cave
Werden bei der Befunderhebung prämorbide sexuelle Störungen genannt, müssen deren Ursachen mit berücksichtigt werden, um eine therapeutischen Erfolg erreichen zu können.

31.9 Begleitende psychische und psychosomatische Störungen

Das sexuelle Erleben und Verhalten eines Menschen können nicht losgelöst von seiner Gesamtpersönlichkeit gesehen werden. Eine adäquate Verarbeitung einer Krebserkrankung und ihrer Folgen kann z. B. durch das Vorliegen psychischer Störungen zusätzlich erschwert werden. Studien zur Prävalenz psychischer Erkrankungen bei Krankenhauspatienten zeigen, dass ein nicht unerheblicher Teil stationär behandelter Patienten psychische Auffälligkeiten im Sinne der ICD-10 aufweist.

So ergibt sich aus einer Metaanalyse von 12 Studien an chirurgischen und internistischen Krankenhauspatienten (Herzog u. Hartmann 1990) eine mittlere Prävalenzrate von 32% für psychische Störungen. Als häufigste Diagnosen werden depressive Störungen, Angststörungen und Suchtmittelabhängigkeit genannt. Dazu leiden Frauen häufiger unter den Folgen sexueller Gewalt, z. B. sexuellem Missbrauch in der Kindheit oder sexueller Nötigung und Vergewaltigung im Erwachsenenalter. Die Folgen dieser traumatischen Übergriffe auf das Selbsterleben, die Gesundheit und die Sexualität sind vielfältig. Auch wenn hierzu bisher kaum gezielte empirische Untersuchungen durchgeführt worden sind, ist zu vermuten, dass die Verarbeitung sexueller Einschränkungen erschwert wird, wenn zusätzlich psychische Beeinträchtigungen vorliegen.

31.10 Möglichkeiten, das sexuelle Erleben anzusprechen

Sexuelle Störungen werden bisher in unseren Krankenhäusern eher mit Stillschweigen »behandelt«, obwohl diese für die Betroffenen eine erhebliche Beeinträchtigung ihrer Lebensqualität bedeuten können. Balint (1980) äußerte im Zusammenhang mit der Arzt-Patient-Beziehung: »Nirgends sind die Schwierigkeiten, denen sich ein Arzt gegenübersieht, so groß wie auf sexuellem Gebiet. Sobald er mit irgendeinem damit in Beziehung stehenden Problem zu tun hat, kann er nicht umhin, seine eigenen Ansichten und Überzeugungen darüber zu enthüllen« (S. 306).

Voraussetzung für ein offenes Gespräch über Sexualität ist, eine von eigenen (Vor-)Urteilen freie Atmosphäre zu schaffen, damit die Betroffenen unbelastet ihre eigenen sexuellen Erfahrungen, Wünsche oder Konflikte offen legen können. Bei einer sexualmedizinischen Beratung ausländischer Patientinnen ist dabei darauf zu achten, dass in deren Herkunftsland vielleicht ganz andere Normen und Wertvorstellungen über Sexualität vorherrschen. Eine Auseinandersetzung mit der eigenen sexuellen Entwicklungsgeschichte, den bisherigen positiven und negativen Erfahrungen, Phantasien, Wünschen und vielleicht auch Ängsten erleichtert das Gespräch mit der Patientin.

Die **Rahmenbedingungen einer Klinik** haben natürlich nicht unerhebliche Auswirkungen auf Verlauf und Inhalte des Gesprächs. In einem 3-Bett-Zimmer ist es beispielsweise kaum möglich, mit einer Kranken über vertrauliche Themen wie deren Paarbeziehung und Sexualität zu sprechen. Immer kürzer werdenden Verweilzeiten in den Kliniken lassen kaum noch ein Vertrauensverhältnis zwischen Behandelnden und ihren Patientinnen entstehen. Der häufige Personalwechsel in vielen Kliniken und das damit verbundene immer wieder neue Einstellen auf einen fremden Menschen und das Erzählen-Müssen der eigenen Krankengeschichte wird von den Patientinnen als besonders belastend erlebt.

Auf die Frage, ob besser **ein Arzt oder eine Ärztin** mit der Patientin über das Thema Sexualität sprechen sollte, gibt es keine eindeutige Antwort. Die Qualität des Verstehens eines sexuellen Problems ist nicht primär geschlechtsgebunden: Eine Frau hat nicht selbstverständlich den besseren Zugang zu einer Frau, nur weil sie selbst eine Frau ist. Wenn sie möglicherweise durch Vorurteile oder eine gehemmte, ängstliche Haltung gegenüber ihrer eigenen Sexualität blockiert ist, wird sich dies natürlich auch auf das Gespräch mit der Patientin störend auswirken. Es kann für eine Patientin sogar hilfreich sein, die Erfahrung zu machen, dass sie mit einem Angehörigen des anderen Geschlechts über ein sexuelles Problem sprechen kann und Verständnis und Akzeptanz dafür findet. In manchen Fällen hilft es, unmittelbar danach zu fragen: »Vielleicht ist es Ihnen ungewohnt, mit einem Mann so offen zu sprechen über dieses Thema.« Dies eröffnet der Patientin den Freiraum, über ihre diesbezüglichen Ängste oder Schamgefühle zu sprechen.

In Gesprächen mit Ärzten werden immer wieder Hemmungen deutlich, das Sexuelle anzusprechen, der Kranken damit vielleicht zu nahe zu treten und aversive Reaktionen zu provozieren. Der Alltag zeigt, dass dies bei taktvollem Vorgehen jedoch ausgesprochen selten geschieht. Offene Fragen wie »Hat sich durch Ihre Erkrankung etwas in Ihrer Partnerschaft und Sexualität verändert?« lassen ebenso eine Abwehr zu (Patientin: »Nein, da ist alles normal!«) wie auch ein schrittweises Sich-Einlassen auf das Thema (Patientin: »Ja, aber es fällt mir schwer, darüber zu sprechen«). Dies gilt in gleicher Weise für den Einsatz von Fragebögen zur Erfassung der sexuellen Zufriedenheit im Rahmen von klinischen Studien. In einer von Stead et al. (1999) durchgeführten Befragung bewerteten die Frauen den Einsatz dieser Fragebögen eher als positiv. Der Partner sollte dabei so frühzeitig wie möglich mit einbezogen werden.

Die medizinische Ausbildung führt eher zu einer »symptomorientierten Sichtweise«, d. h., sie fragt nach Krankheiten, Symptombildungen oder Funktionsausfällen usw. Dieser Ansatz ist als Zugangsweg zum Thema Sexualität eher ungeeignet, da die Patientinnen ihre sexuellen Probleme häufig selbst als »Versagen« interpretieren.

> **Tipp**
>
> Es wirkt entlastend, nach der Zufriedenheit oder möglichen Veränderungen der Sexualität zu fragen.

Die problemorientierte Ausrichtung eines Gespräches verführt auch dazu, schnell nach einer »Lösung« zu suchen oder sie anzubieten. Das vorschnelle Angebot von Lösungen verhindert jedoch in einer Reihe von Fällen die zuvor notwendige Auseinandersetzung mit Gefühlen oder einer notwendigen Trauerarbeit über irreversible Verluste von sexuellen Funktionen.

31.11 Therapeutische Möglichkeiten

Viele ärztliche Kollegen halten sich schon alleine aufgrund ihrer unzureichenden sexualmedizinischen Ausbildung für diesen Problembereich nicht zuständig und versuchen ihre Patientinnen – wenn sexuelle Störungen überhaupt zur Sprache kommen – an einen niedergelassenen Psychiater oder Psychotherapeuten zu überweisen. Die klinische Erfahrung zeigt jedoch, dass solche Überweisungen häufig nicht »befolgt« werden. Die Ursache dafür ist sicher nicht nur an den immer noch weit verbreiteten sozialen Vorurteilen gegenüber den psychiatrischen Diensten zu sehen, sondern in dem besonderen Vertrauensverhältnis zwischen Arzt und Patientin. Viele ringen lange Zeit mit ihren Schamgefühlen, bis sie sich wagen, ein sexuelles Problem anzusprechen. Eine Überweisung wird dann häufig als Kränkung erlebt. Eine Patientin kommentierte das mit der Bemerkung: »Jetzt habe ich mich endlich getraut, das anzusprechen und dann schickt er mich damit wieder weg. Ihm gegenüber kann ich mir das gerade noch vorstellen, darüber zu sprechen – aber gegenüber jemand mir wildfremden? Auf keinen Fall!«

Sexualberatung sollte deshalb – soweit wie möglich – in der Hand des behandelnden Facharztes verbleiben. Sprechen über Sexualität bedeutet jedoch nicht automatisch eine sich über viele Stunden hinweg ziehende Auseinandersetzung mit unbewussten Konflikten der Patientin, die weder im Klinik- noch im Praxisalltag geleistet werden kann. Häufig geht es stattdessen um konkrete Informationen oder symptombezogene Behandlungsempfehlungen. Die Vermittlung von schriftlichem Informationsmaterial oder Büchern stellt eine weitere Möglichkeit der Unterstützung dar (z. B. Zettl u. Hartlapp 2008).

Bei sexuellen Problemen bedarf es nicht immer viele Stunden umfassende Gespräche. Nicht selten hat schon ein **kurzes Gespräch** eine therapeutische Wirkung. Dies wird beispielsweise schon dadurch erreichen, dass

- die Patientin erlebt, dass sie über ihr sexuelles Problem sprechen kann. Diese »Vorbildfunktion« ermöglicht es in der Folge vielleicht auch, dass sie zu Hause mit ihrem Partner darüber sprechen kann;
- sich die Patientin in ihren Empfindungen angenommen fühlt und nicht versucht wird, diese ihr auszureden (z. B. »Sie brauchen sich deshalb nicht zu schämen!«);
- der Arzt Empfindungen benennt, die die Patientin vielleicht selbst noch nicht ansprechen kann, und sie dadurch einer weiteren Bearbeitung zuführt;
- negative Emotionen wie Ängste, aversive Gefühle oder Befürchtungen geklärt und konkrete Hilfestellungen gegeben werden (z. B. »Wie vermeide ich Schamgefühle, wenn mich mein Partner unbekleidet sieht?«);
- der Patientin und ihren Partner dazu ermutigt werden, ihr sexuelles Verhaltensrepertoire zu erweitern und dadurch krankheitsbedingte Beeinträchtigungen zu reduzieren;
- sie auf mögliche verunsichernde oder ablehnende Reaktionen der Außenwelt vorbereitet wird und ihm dazu Bewältigungsmechanismen vermittelt werden (z. B. »Wie eröffne ich einem neuen Partner, dass ich eine Brustprothese trage?«);

Das Gespräch am Krankenbett ist oft bereits »Therapie«. In manchen Fällen ist es die erste Aussprache überhaupt über sexuelle Probleme und ermöglicht in der Folge eine erste gemeinsame Aussprache mit dem Partner. Der Arzt dient hier im Sinne eines »learning by doing« als Vermittler für die verbale Kommunikation über Sexualität.

Wenn seelische Ursachen eine zentrale Rolle bei der Auslösung oder Aufrechterhaltung einer sexuellen Störung spielen, muss an ein **psychotherapeutisches Vorgehen** gedacht werden.

Mögliche Indikationen einer Psychotherapie

- Die sexuelle Störung ist überwiegend seelisch verursacht.
- Die sexuelle Störung ist zwar körperlich bedingt, aber seelische Faktoren (z. B. neurotische Konflikte) sind dafür verantwortlich, dass eine adäquate Bewältigung misslingt.
- Das sexuelle Problem hat eine massive Selbstwertstörung zur Folge, die sich in zunehmendem Rückzug gegenüber dem Partner äußert.
- Die sexuelle Störung ist nicht ursächlich zu behandeln, und es gelingt der Patientin nicht, deren Folgen zu akzeptieren oder zu ertragen.
- Durch die Erkrankung und/oder ihre Behandlung werden bereits vorher bestehende Partnerschaftskonflikte aktualisiert, die sich störend auf die Sexualität auswirken.

Die Motivierung einer Patientin zu einer psychotherapeutischen oder sexualtherapeutischen Behandlung stellt eine wichtige Hilfestellung dar. Grundsätzlich ist zwischen einer Psychotherapie und einer Sexualtherapie zu unterscheiden, auch wenn die Grenzen zwischen beiden fließend verlaufen und gerade im Bereich der Sexualtherapien zunehmend begleitende seelische Konflikte und die Paardynamik mit einbezogen werden.

- Bei einer **Psychotherapie** geht es ganz allgemein um die Behandlung von seelischen Konflikten und Ängsten, die sich auch auf die Sexualität auswirken. Im Mittelpunkt steht aber nicht die gezielte Behandlung der sexuellen Störung.
- Im Gegensatz dazu legt die **Sexualtherapie** den Schwerpunkt auf die Behandlung der sexuellen Störung und berücksichtigt dabei die Gesamtpersönlichkeit der Patientin nur insoweit, wie es für die erfolgreiche Beseitigung des sexuellen Symptoms erforderlich ist.

Die Sexualtherapie stellt allerdings derzeit keine kassenärztliche Leistung dar; die Kosten müssen daher von den Patientinnen selbst getragen werden.

31.12 Fazit

Zu einer patientengerechten psychosozialen Betreuung gehört auch das Angebot einer sexualmedizinischen Beratung. Frühzeitige Informationen beugen dabei in vielen Fällen der Entstehung chronifizierter sexueller Störungen mit einer nur noch schwer zu unterbrechenden Eigendynamik (z. B. zunehmendes Vermeidungsverhalten) vor. Kommt es durch eine Krebserkrankung zu irreversiblen Funktionseinbußen, gilt ganz allgemein: Eine Frau mag durch die Krankheit oder Therapiefolgen in ihren Fähigkeiten eingeschränkt sein, den Geschlechtsakt zu vollziehen. Das heißt aber nicht, dass sie deshalb automatisch über keine Sexualität mehr verfügt. Gerade auch in diesen Fällen, in denen der Aufbau neuer Formen körperlicher Nähe und Befriedigung notwendig wird, ist eine Sexualberatung von Patientinnen und deren Partnern eine wichtige Aufgabe der gynäkologischen Onkologie.

Literatur

Al-Ghazal SK, Fallowfield L, Blamey RW (2000) Comparison of psychological aspects and patient satisfaction following breast conserving surgery, simple mastectomy and breast reconstruction. Eur J Cancer 36(15): 1938–1943

Al-Ghazal SK, Sully L, Fallowfield L, Blamey RW (2000) The psychological impact of immediate rather than delayed breast reconstruction. Eur J Surg Oncol 26: 17–19

Annon JS (1987) Einfache Verhaltenstherapie bei sexuellen Problemen. In: Swanson J, Forrest KA (Hrsg.) Die Sexualität des Mannes. Deutscher Ärzte Verlag, Köln

Annon JS, Robinson CH (1978) The use of vicarious learning in the treatment of sexual concerns. In: LoPiccolo JL (ed) Handbook of sex therapy. Plenum, New York

Arentewicz G, Schmidt G (1993) Sexuell gestörte Beziehungen. 3.Auflage. Springer, Heidelberg

Balint M (1980) Der Arzt, sein Patient und die Krankheit. Klett–Cotta, Stuttgart

Brown HG (1991) Patient issues in breast reconstruction. Cancer 5: 1167–1169

Bukovic D, Fajdic J, Hrgovic Z, Kaufmann M, Hojsak I, Stanceric T (2005) Sexual dysfunction in breast cancer survivors. Onkologie 28: 29–34

Curran D, van Dongen JP, Aaronson NK (1998) Quality of life of early-stage breast cancer patients treated with radical mastectomy or breast-conserving procedures: results of the EORTC Trial 10801. The European Organisation for Research and Treatment of Cancer (EORTC), Breast Cancer Co-operative Group (BCCG). Eur J Cancer 34: 307–314

Day R, Ganz PA, Costantino JP, Cronin WM, Wickerham DL, Fisher B (1999) Health-related quality of life and tamoxifen in breast cancer prevention: a report from the National Surgical Adjuvant Breast and Bowel Project P-1 study. J Clin Oncol 17: 2659–2669

Deutsches Krebsforschungszentrum (Hrsg.) (1997) Krebspatientin und Sexualität. Eigenverlag.

Engel J, Kerr J, Schlesinger-Raab A, Sauer H, Hölzel D (2004) Quality of Life Following Breast-Conserving Therapy or Mastectomy: Results of a 5-Year Prospective Study. The Breast J 10(3): 223–231

Ganz PA, Coscarelli A, Fred C (1996) Breast cancer survivors: Psychosocial concerns and quality of life. Breast Cancer Res Treat 38: 183–199

Gerdes, N. (1984) Der Sturz aus der normalen Wirklichkeit und die Suche nach dem Sinn. In: Deutsche Arbeitsgemeinschaft für Psychoonkologie (Hrsg), Ergebnisbericht der 2. Jahrestagung der Deutschen Arbeitsgemeinschaft für Psychoonkologie, Bad Herrenalb, 28–56

Herzog T, Hartmann A (1990) Psychiatrische, psychosomatische und medizinpsychologische Konsiliar- und Liaisontätigkeit in der Budesrepublik Deutschland. Nervenarzt 61: 281–293

Kiebert GM, deHaes JC, van de Velde CJ (1991) The impact of breast-conserving treatment and mastectomy on the quality of life of early-stage breast cancer patients: a review. J Clin Oncol 9: 1059

Kissen M, Querci Della Rovere G, Easton D, Westbury G (1986) Risk of lymphoedema following the treatment of breast cancer. Br J Surg 73: 580–584

Krebsinformationsdienst (1998) Krebspatientin und Sexualität.

Meyerowitz BE, Leedham B, Hart S (1998) Psychosocial considerations for breast cancer patients and their families. In Kavanagh JJ, Singletary SE, Einhorn N, DePetrillo AD (Eds.) Cancer in Women. Cambridge, Blackwell Science Publishers, 549–564

Meyerowitz B, Desmond K; Rowland JH, Wyatt GE, Ganz PA (1999) Sexuality following breast cancer. J of Sex & Marital Ther 25: 237–250

Mortimer JE, Boucher L, Baty J, Knapp DL, Ryan E, Rowland JJ (1999) Effect of Tamoxifen on Sexual Functioning in Patients With Breast Cancer. J Clin Oncol 17(5): 1488–1492

Reaby LL, Hort LK (1991) Postmastectomy Attitudes in Women Who Wear External Breast Protheses Compared to Those Who Have Undergone Breast Reconstructions. J Behav Med 18(1): 55–67

Rosenqvist S, Sandelin K, Wickman M (1996) Patients' psychological and cosmetic experience after immediate breast reconstruction. Eur J Surg Oncol 22: 262–266

Rowland JH, Holland JC, Chaglassian T, Kinne D (1993) Psychological Response to Breast Reconstruction. Psychosomatics 34: 241–250

Schag CAC, Ganz PA, Polinsky ML, Fred C, Hirji K, Petersen L (1993) Characteristics of women at risk for psychosocial distress in the year after breast cancer. J of Clin Oncol 11: 783–793

Schover LR, Yetman RJ, Tuason LJ, Meisler E, Esselstyn CB, Hermann RE, Grundfest-Broniatowski S, Dowden RV (1995) Partial mastectomy and breast reconstruction. A comparison of their effects on psychosocial adjustment, body image and sexuality. Cancer 75(1): 54–64

Spauwea P, Wobbes T, van der Sluis R (1998) Immediate breast reconstruction: the Nijmegen experience. Eur J Surg Oncol 24: 233 (abstract)

Stead ML, Crocombe WD, Fallowfield LJ (1999) Sexual activity questi-
onnaires in clinical trials: acceptability to patients with gynaeco-
logical disorders. Br J Obstet Gynaecol 106: 50–54

Stevens LA, McGrath MH, Druss RG, Kister SJ, Gump FE, Forde KA
(1984) The psychological impact of immediate breast reconstruction for women with early breast cancer. Plast Reconst Surg 73:
619–626

Tobin M, Mortimer PS, Meyer L, Lacey JH (1993) The psychological
morbidity of breast cancer related arm swelling. Cancer 72 (11)
3348–3352

Wilmoth MC, Ross JA (1997) Women's perspective: breast cancer
treatment and sexuality. Cancer Pract 5: 353–359

Woods M, Tobin M, Mortimer P (1995) The psychosocial morbidity of
breast cancer patients with lymphoedema. Cancer Nursing 18(6):
467–471

Young-McCaughan S (1996) Sexual functioning in women with breast
cancer after treatment with adjuvant therapy. Cancer Nurs 19:
308–319

Zettl S, Hartlapp J (2008) Krebs und Sexualität. Ein Ratgeber für Patienten und ihre Partner, 3. Auflage. Weingärtner, Berlin

Informationsbedürfnisse von Brustkrebspatientinnen und ihren Angehörigen

Andrea Gaisser

32.1 Einleitung

Krebspatienten brauchen und wünschen möglichst viel – und kontinuierlich – Information über die verschiedenen Aspekte ihrer Erkrankung, der Behandlung und der Auswirkungen auf ihr Leben, ihren Alltag (u. a. Jenkins et al. 2001; Jefford u. Tattersall 2002).

 Cave
Information ist eine Hilfe bei der gedanklichen und emotionalen Orientierung und kann einen wichtigen Beitrag zur Krankheitsbewältigung und zur Versorgungszufriedenheit leisten. Sie ist zudem eine wesentliche Voraussetzung für aktive Beteiligung im »Management« der Erkrankung und in medizinischen Entscheidungen.

Der Informationsaustausch zwischen Arzt und Patient ist ein wesentlicher Bestandteil und »Wirkfaktor« patientenzentrierter Kommunikation und der Arzt-Patient-Beziehung (Epstein u. Street 2007). Dabei kommt dem Prozess ebenso Bedeutung zu wie dem Inhalt.

32.2 Information für Krebspatienten – Bedeutung, Defizite, Anforderungen, Quellen

Krebspatienten, die sich ihren Bedürfnissen entsprechend informiert fühlen,

- sind zufriedener mit ihrer Behandlung und Versorgung und ihrer gesundheitlichen und psychosozialen Situation
- fühlen sich subjektiv besser und sicherer,
- sind weniger depressiv und ängstlich,
- neigen weniger zu »ungünstigen« Entscheidungen,
- zeigen bessere Therapietreue und
- haben realistischere Erwartungen.

So die Quintessenz zahlreicher Untersuchungen. Informationsmenge und -tiefe sind an den individuellen Bedarf anzupassen, der zwar nach Krankheitsstadium variieren und sich verändern kann, aber über den gesamten Krankheitsverlauf bestehen bleibt (u. a. Jenkins et al. 2001).

Die individuellen Präferenzen hinsichtlich der **Beteiligung an medizinischen Entscheidungen** bedürfen der Exploration (u. a. Jefford u. Tattersall 2002). Die meisten Patienten, insbesondere die jüngeren, und in besonderem Maße Brustkrebspatientinnen, wünschen sich diese Beteiligung zumindest in gewissem Umfang, aber Art und Grad der Einbindung treffen oft nicht die Bedürfnisse (z. B. Tariman et al. 2009). Ein hohes Beteiligungsinter-

esse zeigte sich auch in einer Nutzerbefragung des Krebsinformationsdienstes: Der Aussage »Ich möchte mich an medizinischen Entscheidungen beteiligen« stimmten 73% »voll und ganz«, 11% »teilweise« zu (Abb. 32.1).

»Beteiligung an Entscheidungen« kann dabei für Patienten auch schon die Zustimmung zu einer vorgeschlagenen Maßnahme nach ausführlicher – und verstandener – Information bedeuten.

Der **Informationsbedarf** betrifft neben der Art, Stadium und Schwere der Erkrankung, Therapieoptionen, Heilungsaussichten und Prognose sowie die Auswirkungen der Erkrankung auf das alltägliche Leben in Familie, Partnerschaft und Beruf. Ebenso was die Patienten selbst beitragen können und wie sie ihre Lebensführung mit und nach der Erkrankung gestalten sollen (nach Mills u. Sullivan 1999).

Nur wenige gesicherte Erkenntnisse liegen bisher zu den spezifischen Bedürfnissen von **Angehörigen** vor. Grundsätzlich suchen auch sie Informationen zur Erkrankung und zur Therapie, die ihnen Orientierung in der Situation und hinsichtlich des erwartbaren Verlaufs geben. Aber mehr noch scheinen sie Informationen zu benötigen, die ihnen ihre Rolle als Unterstützer erleichtern, besonders bei fortgeschrittener Erkrankung (Adams et al. 2009).

 Cave
Die Angehörigen sind für Patienten die wichtigste Quelle der Unterstützung.

32.2.1 Informationsdefizite

Objektive Informationsmängel und -defizite bei Patienten betreffen Untersuchungen zufolge vor allem die Einschätzung der eigenen Situation und der Therapieziele, speziell in der nichtkurativen Situation (u. a. Tattersall et al. 2002).

Aus Sicht der Patienten werden insbesondere mehr Informationen und Erklärungen zu den unterschiedlichen **Therapiemöglichkeiten** und zu **Nebenwirkungen** gewünscht sowie mehr Offenheit gegenüber der Anwendung und Empfehlung **komplementärmedizinischer Therapien**. Patienten bemängeln auch häufig widersprüchliche Informationen von unterschiedlichen Ärzten, zu wenig Zeit für Gespräche und Mangel an Kontinuität.

Diese Defizite traten auch – und besonders – in verschiedenen Befragungen von Brustkrebspatientinnen zu Tage (u. a. Kerr et al. 2003; Kleeberg et al. 2005, 2008; Oskay-Özcelik et al. 2007). Es wird deutlich, dass »Informationszufriedenheit« und gefühlte Unterstützung in enger Beziehung stehen. Auch gezielte Befragungen beim Krebsinformationsdienst des Deutschen Krebsforschungszentrums weisen darauf hin (Abb. 32.2).

»Ich möchte mich an medizinischen Entscheidungen beteiligen«

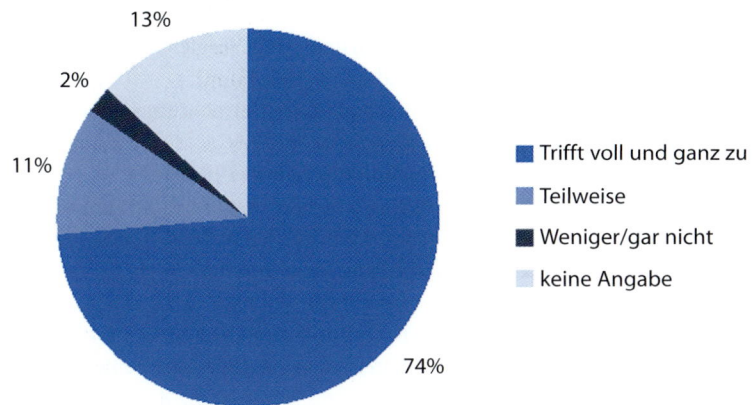

- Trifft voll und ganz zu
- Teilweise
- Weniger/gar nicht
- keine Angabe

□ **Abb. 32.1** Beteiligungsinteresse von Krebspatienten (KID-Nutzerbefragung 2005, n=1051)

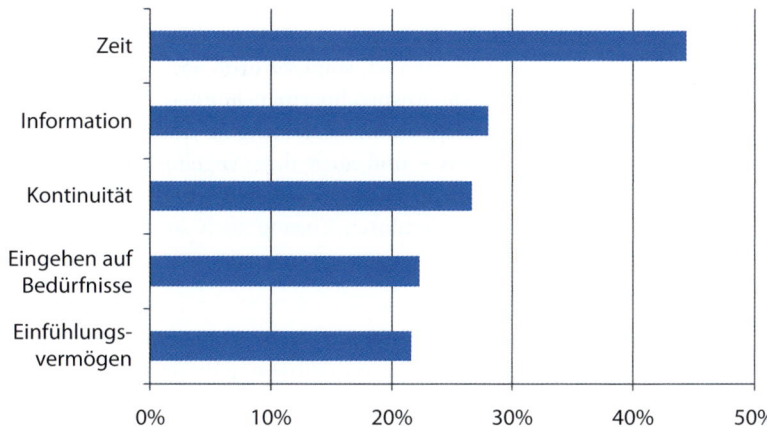

□ **Abb. 32.2** Empfundene Defizite in Arzt-Patient-Gesprächen: Was Brustkrebspatientinnen »sehr« vermissen (KID-Nutzerbefragung 2005, n=398)

32.2.2 Anforderungen an Information für Krebspatienten

Information wurde als **therapeutisches Werkzeug** beschrieben. »Gute« Information bedeutet Zuschnitt auf den individuellen Bedarf zum jeweiligen Zeitpunkt nach Inhalt, Form und Umfang, Kontinuität und Empathie in der Vermittlung (u. a. Schofield et al. 2003; Butow et al. 1997). Der Bedarf muss immer wieder neu ermittelt, Nachfragen sollten unterstützt und Fragen beantwortet werden. Für eine Beteiligung an medizinischen Entscheidungen benötigen Patienten die Darstellung

- der verfügbaren Optionen mit Nutzen und Risiken,
- von Unsicherheiten und Kontroversen,
- des wahrscheinlichen Verlaufs mit oder ohne bestimmte Maßnahmen/Behandlungen,

- von Konsequenzen und Auswirkungen geplanter bzw. vorgeschlagener Maßnahmen (nach General Medical Council 2008).

Kommunikation von Nutzen und Risiken

Die verständliche Information über Nutzen und Risiken medizinischer Maßnahmen ist von wesentlicher Bedeutung für die Befähigung von Patienten zur individuellen Nutzen-Schaden-Abwägung entsprechend ihren persönlichen Präferenzen. Die Darstellung von Wahrscheinlichkeiten ist, sofern verlässliche Zahlen vorliegen, wichtig und sinnvoll. Sind die Daten inkonsistent, sollte dies vermittelt und ggf. der Unsicherheitsbereich benannt werden. Hier bestehen nach wie vor große Defizite, sowohl in der Arzt-Patient-Kommunikation als auch in den Medien, in Informationsbroschüren und im Internet (Mühlhauser u. Steckelberg 2010).

Fehleinschätzungen, ggf. Fehlentscheidungen, letztlich Enttäuschungen, Therapie- und Versorgungsunzufriedenheit sowie geringere Therapietreue können die Folge sein, letzteres z. B. wenn Nebenwirkungen einer Behandlung aufgrund unzureichender Information unterschätzt wurden.

Erschwert wird die adäquate Risikokommunikation durch die Tatsache, dass weithin eine »Zahlenblindheit« besteht, insbesondere für die in der Fachliteratur allgemein üblichen und dann immer weiter bis in die Publikumsmedien und in Patienteninformationen kolportierten Präsentationen von Risiken (Gigerenzer u. Edwards 2003).

 Cave
Die Beschränkung auf die Angabe von relativen Risiken entzieht sich dem Verständnis, weil die Grundgrößen verloren gehen und die absolute Größenordnung eines Unterschieds verborgen bleibt.

Aus solchen Präsentationen ergeben sich »evidenzbasierte Missverständnisse« (Kürzl 2004) – bedingt durch ungeeignete Darstellung richtiger Zahlen. Gute Beispiele sind die Darstellungen zum Nutzen von Screeningmaßnahmen oder auch von Therapiemaßnahmen: Die Präsentation als relative Risikoreduktion ohne Anhaltspunkte zu den Grundgrößen führt nachweislich zu teilweise massiver Überschätzung des Nutzens (z. B. Gigerenzer et al. 2009). ◘ Tab. 32.1 verdeutlicht dies am Beispiel des Vergleichs zweier Therapien hinsichtlich der Senkung des Rezidivrisikos.

Das **Deutsche Netzwerk Evidenzbasierte Medizin** (DMeBM e.V.) hat in einem Eckpunktepapier »Gute Praxis Gesundheitsinformation« Kriterien und Anforderungen zur Risikokommunikation formuliert (Klemperer et al. 2009). Wesentliche Aspekte verständlicher und als Entscheidungsgrundlage geeigneter Vermittlung von Angaben zu Wahrscheinlichkeiten, Nutzen und Risiken sind:

- Vermeidung relativer Risikoangaben
- Bevorzugung natürlicher Zahlen mit Angabe der Bezugsgrößen
- Benennung von Grund- und Vergleichsrisiken (z. B. Risiko ohne und mit Behandlung)
- Angebot unterschiedlicher Betrachtungsweisen (nutzen- und risikobetont)
- Vergleich mit anderen (Alltags-)Risiken
- Angebot verschiedener Formate (absolutes und relatives Risiko, »number needed to treat«), evtl. Visualisierung (Graphiken, Strichmännchen etc.)
- Darstellung und »Framing« nicht nach erwünschtem Ergebnis der Kommunikation gestalten: Informationen so formulieren, dass sie nicht in eine bestimmte Richtung lenken

32.2.3 Informationsquellen

Obwohl Ärzte nicht nur »qua Amt« erste Informationsgeber für Patienten ist, sondern nach wie vor bevorzugte und wichtigste Ansprechpartner, können sie diesen Erwartungen nicht immer ausreichend entsprechen. Viele Krebspatienten – und auch ihre Angehörigen – nutzen daher zusätzliche Quellen. Unterstützt wird dies durch den heute problemlosen Zugang auch zu medizinischen Informationen.

 Cave
Die aktive Informationssuche ist besonders bei jüngeren Patienten und bei neu diagnostizierter Erkrankung ausgeprägt.

Bei den unter 65-Jährigen hat dabei als Quelle das Internet schriftliche Informationsmaterialien und die »alten« Medien teils weit überholt. Ältere Patienten favorisieren dagegen weiter schriftliche Informationen (National Cancer Institute 2007: HINTS 2005). In der Nutzerbefragung des Krebsinformationsdienstes nannten die rund 1200 beteiligten Krebspatienten als hauptsächliche Informati-

◘ **Tab. 32.1** Das Rezidivrisiko wird um ein Drittel gesenkt« – relative Risikoreduktion verschleiert die tatsächliche Größe eines Effekts

Vergleichstherapien	Rezidivhäufigkeit im Vergleich	Relative Risikoreduktion (RRR)	Absolute Risikoreduktion (ARR)	Number needed to treat (NNT)
Therapie A Therapie B	200 von 1000 300 von 1000	33%	10%	10
Therapie A Therapie B	20 von 1000 30 von 1000	33%	1%	100
Therapie A Therapie B	2 von 1000 3 von 1000	33%	0,1%	1000

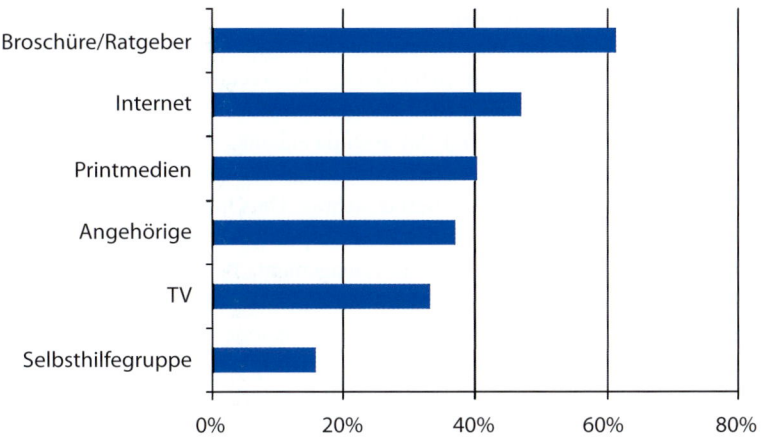

◻ Abb. 32.3 Neben Ärzten genutzte Informationsquellen von Krebspatienten (KID-Nutzerbefragung 2005, n=1170; unveröffentlichte Daten)

onsquellen neben ihren Ärzten in absteigender Reihenfolge Broschüren und Ratgeber, das Internet, Zeitungen und Familie (◻ Abb. 32.3). Auf die Frage nach der bevorzugten Form der Information stand dagegen bei 87% das persönliche Gespräch – mit dem (Fach-)Arzt – mit Abstand an erster Stelle. Bei den knapp 500 Brustkrebspatientinnen im Kollektiv stellte sich dies mehr oder weniger identisch dar.

Bei vielen medizinischen Themen – Brustkrebs zählt sicher dazu – ist heute weniger der Mangel an Information als vielmehr die Unüberschaubarkeit ein Problem. Angesichts der Fülle und qualitativen Heterogenität besteht **wachsender Bedarf an »Metainformation«**, Erklärungen, Wertung und Einordnung in den individuellen Kontext.

Internet – Information oder Irritation?

Das World Wide Web entwickelt sich zunehmend zur quantitativ führenden Quelle für Gesundheitsinformationen. 2009 waren rund 70% der Bundesbürger über 14 Jahren online. Etwa 60–80% der »Onliner« suchen im Netz auch Gesundheitsinformationen. Die Daten zur Online-Informationssuche von Krebspatienten variieren in verschiedenen Untersuchungen. Im HINT-Survey 2005 war das Internet bei der Suche nach Krebsinformation für mehr die Hälfte der Befragten die erste Informationsquelle, weit vor schriftlicher Information (National Cancer Institute 2007). Allerdings wurde auch hier als bei weitem bevorzugte Quelle der Arzt genannt. Angaben zur Internetnutzung von Brustkrebspatientinnen schwanken zwischen 10 und 50%.

Dass im Internet nach wie vor abgesicherte, verlässliche Informationen vielfach gleichrangig neben Informationen aus zweifelhaften Quellen stehen, erfordert kritischen Umgang mit dem Medium. Dabei deuten Umfragen darauf hin, dass ein großer Teil der Nutzer die Angebote und Informationen nicht oder nur manchmal auf Herkunft und Aktualität überprüft (Pew Internet & American Life Project 2006). Diese Angaben sind zudem oft nicht ohne weiteres ersichtlich oder fehlen. »Qualitätssiegel« verschiedener Organisationen wie z. B. die Health on the Net Foundation (HON) oder in Deutschland das Aktionsforum Gesundheitsinformationssystem (AFGIS) machen Seiten erkennbar, die formalen Transparenzkriterien genügen, sagen aber per se noch nichts über die inhaltliche Qualität und die Angemessenheit der Präsentation aus.

Das Arzt-Patient-Verhältnis bleibt von dieser Entwicklung der Informationslandschaft und des Informationsverhaltens nicht unberührt. Mehr als alle anderen Informationsquellen gibt ihnen das Internet das Gefühl, im Hinblick auf das Erlangen von Informationen autonom zu sein. Dennoch ist der Arzt nach wie vor die bevorzugte Quelle für medizinische Information, ihm vertrauen 60–80% der Informationssuchenden und Patienten »sehr«, während dies nur etwa 20% von Internetinformationen sagen (HINTS 2005). Bedenklich stimmt hier, dass einer 2008 durchgeführten Befragung im Rahmen von HINTS zufolge deutlich weniger Patienten als noch vor einigen Jahren – nämlich unter 30% – angaben, Informationen aus dem Internet mit ihrem Arzt zu besprechen (Beckjord 2009).

> **Tipp**
>
> Es könnte den Informationsaustausch in der therapeutischen Beziehung unterstützen, wenn Ärzte ihre Patienten aktiv darauf ansprechen, ob und welche Informationen sie aus welchen Quellen erhalten haben. Zudem kann es vertrauensfördernd sein, wenn sie ihren Patienten im Sinne einer »Informationsverschreibung« Empfehlungen zu seriösen, qualitätsgesicherten Informationsangeboten geben können.

32.3 Informationsbedarf von Brustkrebspatientinnen und ihren Angehörigen im Spiegel des Krebsinformationsdienstes

Der Krebsinformationsdienst KID wurde 1986 als unabhängiges und allen Bürgern zugängliches Angebot im Deutschen Krebsforschungszentrum etabliert. Der KID bietet:

- Aktuelle, qualitätsgesicherte, nach Inhalt und Form der Vermittlung auf den individuellen Bedarf zugeschnittene Informationen zu allen krebsbezogenen Themen
- Erklärung, Interpretation und Integration von Informationen aus anderen Quellen und eine »Wegweiserfunktion« in der onkologischen Versorgungslandschaft
- Zeit für ein Gespräch

Ziele sind die Stärkung der Patientensouveränität und Unterstützung der Beteiligung in medizinischen Entscheidungen durch individuell relevante Information und die Unterstützug der Arzt-Patient-Kommunikation.

Grundlage der vermittelten Information ist die beste verfügbare Evidenz zum jeweiligen Thema, aufbereitet von einem wissenschaftlichen Rechercheteam aus qualitätsgesicherten Quellen und dokumentiert in einer KID-eigenen Wissens- und Adressendatenbank. Bei der Aufarbeitung wird der spezifische Informationsbedarf von Krebspatienten besonders berücksichtigt. Die Qualität der Vermittlung hinsichtlich Inhalt und Gesprächsführung sichert ein konsequentes Qualitätsmanagement. Bei medizinischen Fragestellungen verdeutlicht ein obligater Disclaimer, dass die vom KID vermittelten Informationen nicht im Sinne einer individuellen ärztlichen Beratung zu verstehen sind.

Die Inanspruchnahme des Dienstes reflektiert den hohen Informationsbedarf von Krebspatienten und ihren Angehörigen. Im Jahr 2009 hat der KID rund 34.000 Anfragen – zu 45% bzw. 32% von Patienten und Angehörigen – telefonisch und per E-Mail individuell beantwortet. Rund zwei Drittel der Nutzer waren Frauen, ein über die Jahre konstanter Anteil.

Alle Anfragen werden anonymisiert elektronisch dokumentiert. Zusatzbefragungen liefern detailliertere Informationen zum Informations- und Kommunikationsbedarf und zu spezifischen Fragestellungen auch in Subgruppen.

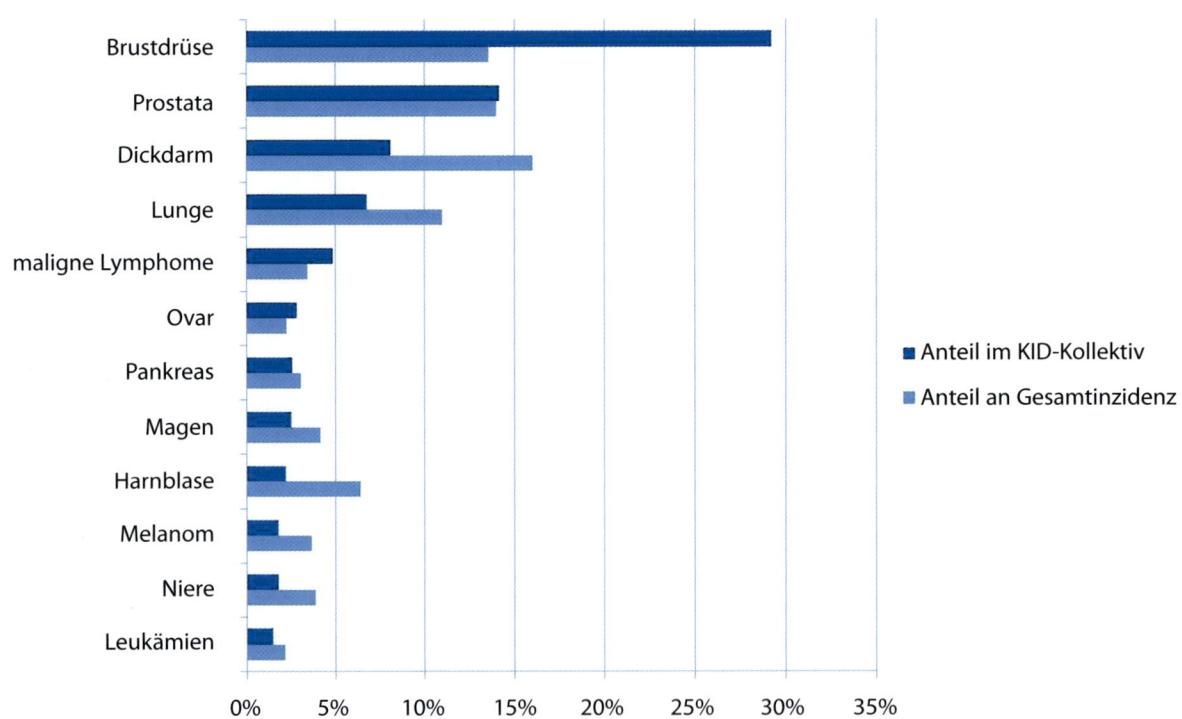

Abb. 32.4 Verteilung der Anfragen zu den verschiedenen Tumorlokalisationen beim KID (2009, n=25.888) und epidemiologisches Ranking in Deutschland (Angaben für 2006, RKI)

Cave
Rund 30% aller Anfragen zu konkreten Erkran-
kungsfällen – bei Männern und Frauen zusammen-
genommen – betreffen Brustkrebs, weit vor Darm-
krebs, Prostatakrebs und Lungenkrebs. Bezogen auf
Krebserkrankungen bei Frauen sind es sogar 50%.

Der Vergleich mit den Inzidenzangaben auf der Basis von
Krebsregisterdaten zeigt, dass die KID-Statistik nicht mit
dem epidemiologischen Ranking in Deutschland übereinstimmt. Besonders augenfällig ist dies beim Mammakarzinom (Abb. 32.4), Angaben für 2006, RKI. 2009 hat
der KID 7500 Anfragen zu Brustkrebs beantwortet – zu
drei Vierteln von Frauen in eigener Sache, zu rund 20%
von Angehörigen.

Die Erwartungen und der Bedarf an Information
sind bei den Patientinnen hoch. In der Nutzerbefragung
2005 gaben 92% der Frauen an, »alles« wissen zu wollen.
55% der Patientinnen, die sich an den KID wenden, sind
unter 60 Jahre alt. Die Altersschichtung im KID-Kollektiv
unterscheidet sich deutlich von der epidemiologischen
Realität (Abb. 32.5), nach RKI, Berechnungen für 2004.

32.3.1 Hoher und anhaltender Informationsbedarf

 Cave
Drei Viertel der Patientinnen wenden sich in der
Situation einer Primärerkrankung an den KID, fast
40% während der initialen Therapie.

Die aktive Informationssuche hat sich seit den 1990er
Jahren kontinuierlich vorverlagert – auch ein Zeichen des
sich wandelnden Informationsverhaltens und eines veränderten Selbstverständnisses von Patienten (Abb. 32.6).

Dass nur ein vergleichsweise kleiner Teil der Anfragen
– knapp 10% – **zwischen Diagnosestellung und Therapie-**
beginn erfolgt, kann nicht als fehlender Informationsbedarf
interpretiert werden. Unter dem unmittelbaren Eindruck
der Diagnose sind viele Betroffene kaum in der Lage, konkrete Fragen zu formulieren. Aber schon nach kurzer Zeit
haben sie durchaus das Bedürfnis nach Informationen zur
persönlichen Situation und den Optionen – auch im Sinne
der, wenn auch in unterschiedlichem Umfang, gewünschten Beteiligung an Therapieentscheidungen.

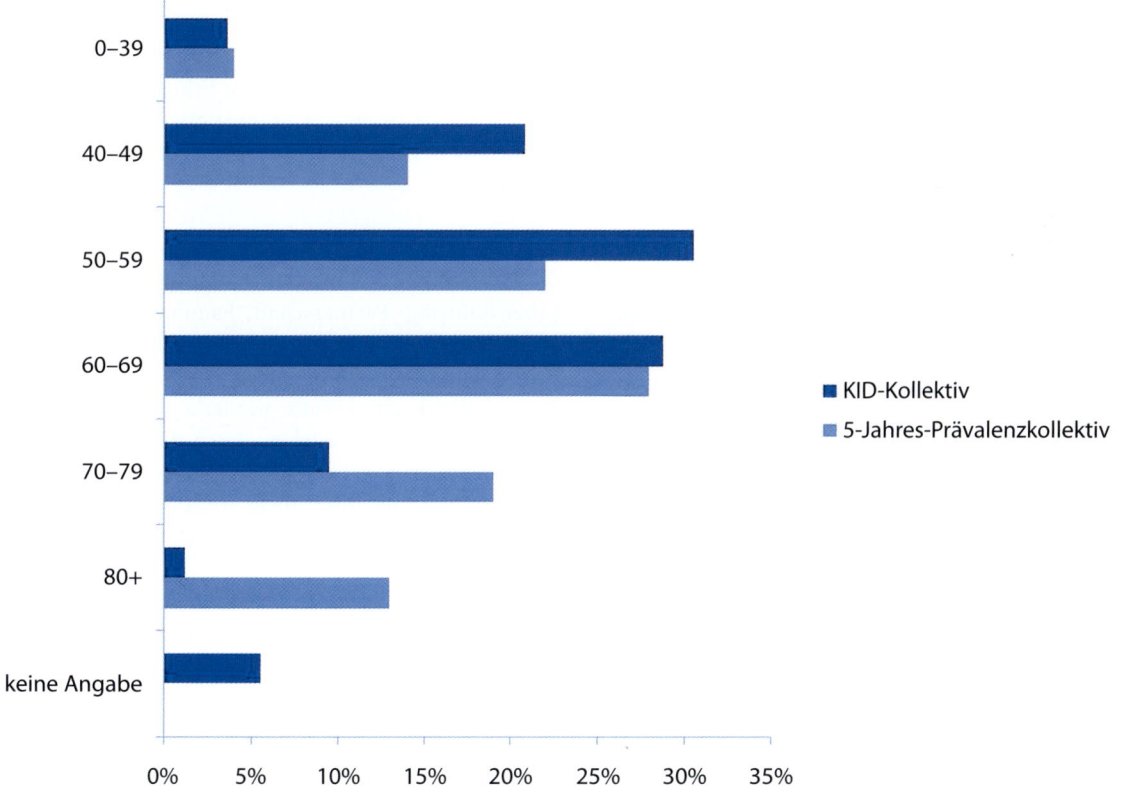

■ Abb. 32.5 Altersverteilung der Brustkrebspatientinnen im KID-Kollektiv (n=5646) vs. Altersverteilung im 5-Jahres-Prävalenzkollektiv

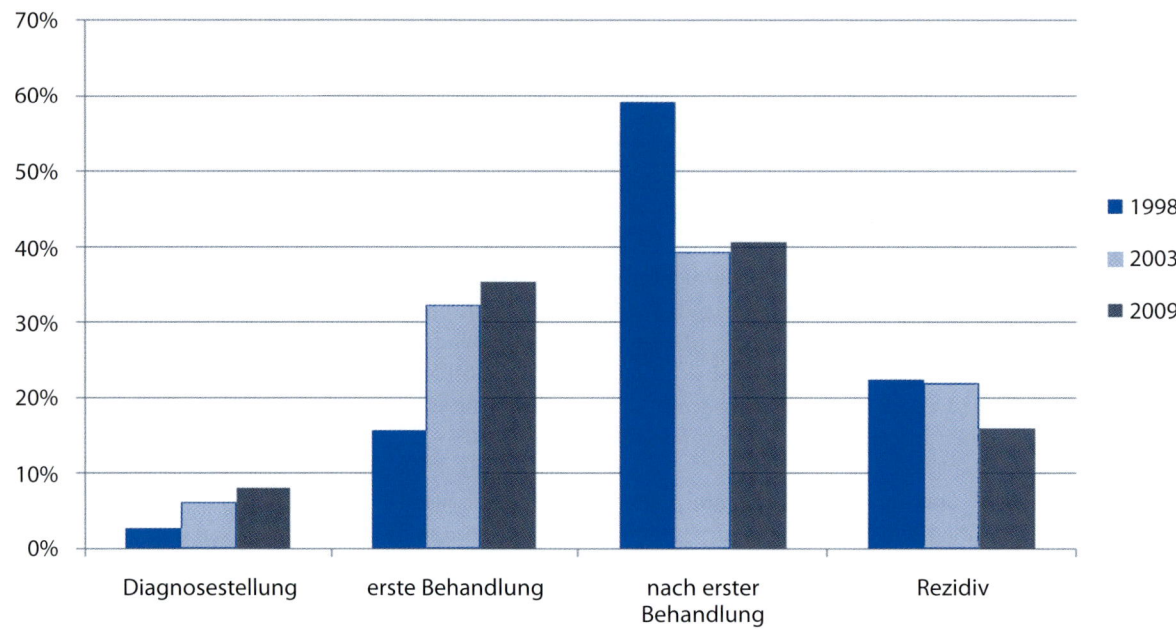

■ **Abb. 32.6** Phase der Erkrankung zum Zeitpunkt der Anfrage beim KID: 1998–2003–2009 im Vergleich

---

> **Tipp**
>
> Eine wichtige Information für die Frauen ist hier: Brustkrebs ist kein Notfall, es ist ausreichend Zeit, sich zu orientieren und zu informieren, sich über das Was, Wie und Wo klar zu werden!

Während des ersten Behandlungsblocks, definiert als Operation, Radiotherapie und ggf. Chemotherapie, geht es für die Patientin darum, sich über die Erkrankung und über die aktuellen Möglichkeiten zu orientieren – im Interesse der für die eigene Situation bestmöglichen Versorgung.

❗ Cave
Der größte Informationsbedarf besteht zur adjuvanten Therapie, zu ihrem erwartbaren Nutzen und vor allem zu ihren unerwünschten Wirkungen.

Nach Abschluss der Chemotherapie und Strahlentherapie besteht unvermindert weiter Informationsbedarf – die Patientinnen setzen sich nun eingehender mit der Situation auseinander – retrospektiv wie prospektiv:

▬ War die bisherige Behandlung für mich richtig und dem aktuellen Wissensstand entsprechend?
▬ Hätte es Alternativen gegeben?
▬ Wie geht es jetzt weiter?
▬ Gibt es zusätzliche Möglichkeiten, den Krankheitsverlauf günstig zu beeinflussen?

▬ Soll ich etwas, und was, an meiner Lebensführung ändern?
▬ Wie soll ich mich ernähren?
▬ Was kann man tun, wenn die Erkrankung wiederkommt, bestimmte Symptome oder Therapiefolgen sich nicht bessern, die aktuelle Therapie nicht mehr wirkt?

Eine Vielzahl weitere Fragen zum Leben mit oder nach der Erkrankung – hinsichtlich Bewältigung, Verhalten, Lebensführung, Partnerschaft, Familie und Beruf –, zu Perspektiven und auch zu möglichen Bedrohungen und Folgen kann sich im weiteren Verlauf ergeben. Denn Ängste, der Krebs könnte wiederkommen, bleiben bei vielen Patientinnen bestehen. Auch die Dauer der adjuvanten endokrinen Therapie, die ja der größte Teil der Frauen erhält, mit ihren nicht wegzuleugnenden Beeinträchtigungen trägt dazu bei, dass die Erkrankung präsent bleibt.

Angehörige suchen Information – und insbesondere auch das Gespräch – vor allem während der Behandlung und wesentlich häufiger als Patientinnen in der Situation einer fortgeschrittenen Erkrankung. Die Fragen betreffen Erklärungen zum Behandlungskonzept und zu den einzelnen Behandlungsverfahren, zu Kliniken und zu Abläufen von Diagnose und Therapie im Sinne einer Orientierung. In der **Rezidivsituation** geht es um die Suche nach weiteren Optionen und Unterstützung:

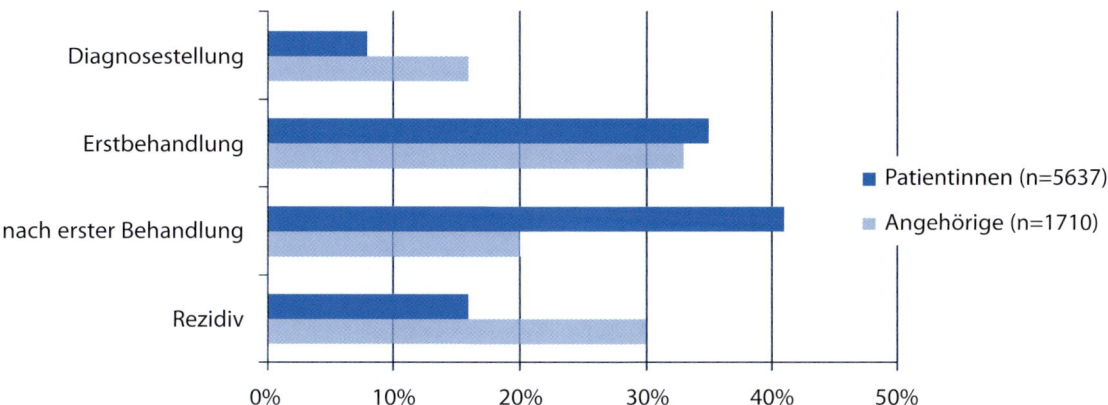

■ **Abb. 32.7** Krankheitssituation, auf die sich die Anfrage bezieht – Patientinnen und Angehörige im Vergleich (KID-Nutzerstatistik 2009)

- Was kann man jetzt noch tun?
- Neue oder experimentelle Therapien, die Erfolg versprechen?
- Eine Studie? Ein Spezialist? Angebote im Ausland?

In dieser Phase sind die Angehörigen oft stark belastet, der Gesprächsbedarf ist entsprechend hoch:

- Was muss man erwarten?
- Wie kann, wie soll man mit der Situation und mit der Patientin umgehen?
- Wie kann ich die Patientin unterstützen und wo erhalte ich selbst Unterstützung?

■ Abb. 32.7 zeigt, wie sich die Anfragen über die Phasen der Erkrankung verteilen.

32.3.2 Im Einzelnen – Fragen an den KID

Die führenden Themen der Anfragen sind bei Patientinnen wie Angehörigen die Behandlung und die Suche nach (qualitativ hochwertiger) Versorgung (■ Abb. 32.8).

Hauptthema: Behandlung

In rund einem Drittel der Fragen geht es um die gesamte Palette von Behandlungsmöglichkeiten mit ihren Implikationen für den weiteren Verlauf – Wirksamkeit, Nutzen, Nebenwirkungen und Folgen sowie supportive Maßnahmen. Fragen zu konventionellen und etablierten Therapien in der individuellen Situation überwiegen:

- Wie geht man in meinem speziellen Fall vor?
- Welche Behandlung ist in meinem Fall die beste?

Bei Patientinnen steht die **adjuvante endokrine Therapie** als Einzelthema an erster Stelle. Für Frauen,

die sich ansonsten gesund fühlen, ist die Akzeptanz von Nebenwirkungen, die aber nicht wegzuleugnen sind, geringer, bei zugleich oft mangelhafter Aufklärung über Nutzen und Risiken. Fragen im Zusammenhang mit der Hormontherapie sind beispielsweise:

- Was bringt die Behandlung?
- Wie wirkt sie genau?
- Kann ich früher aufhören?
- Bestehen Unterschiede zwischen verschiedenen Präparaten?
- Unterschiede bei den Nebenwirkungen?
- Kann man bei Nebenwirkungen pausieren oder das Präparat wechseln?
- Wirkt sich eine Unterbrechung aus?
- Sind Interaktionen mit anderen Medikamenten zu erwarten?
- Kann dieses oder jenes Symptom durch die Behandlung bedingt sein?
- Sind die Nebenwirkungen reversibel?
- Was kann man gegen die Wechseljahresbeschwerden tun?

Zweithäufigstes Einzelthema ist die – adjuvante und palliative – **zytostatische Therapie** in allen Facetten:

- Ist sie erforderlich?
- Was bringt sie?
- Ist die vorgeschlagene Therapie die richtige?
- Gibt es (bessere oder verträglichere) Alternativen?
- Welche Nebenwirkungen oder Folgen muss ich erwarten?
- Wie stark werden sie sein?
- Wie lange halten sie an?
- Was kann man dagegen tun?
- Wie wird es mir gehen?

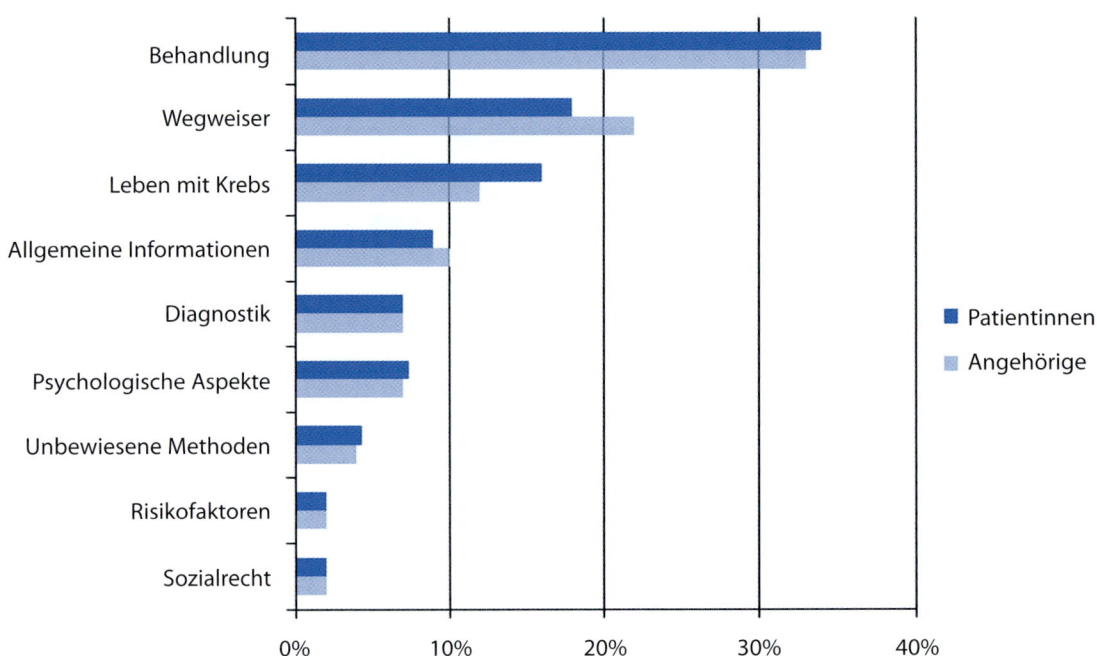

Abb. 32.8 Die häufigsten von Brustkrebspatientinnen und Angehörigen angesprochenen Themenbereiche im Vergleich (KID-Nutzerstatistik 2009)

Konkrete Fragen zu **Nebenwirkungen** der Therapie betreffen vor allem das Lymphödem, seine Prophylaxe und Behandlung, die Behandlung von menopausalen Beschwerden, Fatigue, Haarausfall sowie Nebenwirkungen und Folgen der Strahlentherapie.

Das Interesse an **neuen, experimentellen Methoden** wächst mit fortschreitender Erkrankung, besonders bei Angehörigen. Die angesprochenen Themen spiegeln häufig aktuelle Berichte in den Medien. »Neu« ist oft das Schlüsselwort, vielfach unabhängig vom Kontext. Neben dem Wunsch nach Erklärung und Einordnung des Stellenwerts im individuellen Kontext geht es um die Fragen:

▬ Wer wendet diese oder jene Therapie an?
▬ Wo kann man sie bekommen?
▬ Wo an einer Studie teilnehmen?

Komplementäre, alternative und unbewiesene Methoden

Bei den Fragen nach sog. »alternativen«, »unbewiesenen« oder »unkonventionellen« Methoden ist seit Anfang der 1990er Jahre ein kontinuierlicher Rückgang zu verzeichnen. Dennoch nutzen ein Drittel bis zu 80% aller Krebspatienten zusätzlich zur konventionellen medizinischen Therapie solche komplementären Verfahren unterschiedlichster Art, und insbesondere Brustkrebspatientinnen neigen dazu. Wichtig ist dabei auch der Aspekt der »Ganzheitlichkeit«. Allerdings werden diese Methoden in

den seltensten Fällen als Alternative zu konventionellen Therapien gesehen. Entsprechende Anfragen stehen vorwiegend im Kontext des »Lebens mit Krebs«. Die Patientinnen wollen selbst aktiv werden, nichts versäumen und alle Möglichkeiten ausschöpfen: Gibt es etwas, was ich zusätzlich zur »Schulmedizin« unterstützend tun kann?

Unter den konkret angesprochenen Methoden ist die **Misteltherapie** führend, gefolgt von allerlei **Nahrungsergänzungsmitteln** (◘ Tab. 32.2). Viel nachgefragt werden Adressen von Kliniken oder Ärzten, die »alternative« Therapien anbieten. Attraktiv erscheinen immer wieder Methoden, oft an einzelne Anbieter geknüpft, die angeblich auf neuesten immunologischen oder molekularbiologischen Forschungserkenntnissen beruhen, ohne allerdings nach den akzeptierten Methoden der wissenschaftlichen Prüfung untersucht worden zu sein. Oft sind Medienberichte Auslöser für die Anfrage. Entsprechend waren über die Jahre wechselnde »Moden« erkennbar.

Neben der Orientierung über die Möglichkeiten und Angebote ist der Wunsch nach objektiver Information, nach einer Einordnung und Bewertung der verschiedenen Verfahren ein wesentliches Anliegen der Anfragenden. Der KID verfügt hier über eine umfangreiche Dokumentation recherchierter Daten und Fakten zu einer Vielzahl, teils auch exotischer, Angebote und informiert zu postulierten Wirkungen wie auch zum Vorhandensein – oder Fehlen – wissenschaftlicher Belege. Ziel ist es, den

◼ **Tab. 32.2** Die beim KID am häufigsten nachgefragten alternativen, unkonventionellen Methoden (in absteigender Reihenfolge; Anfragen 2009)

Art der Methode (Klassifizierung in Anlehnung an Münstedt 2005)	Beispiele
Immunologische Therapien	Mistel, Thymuspräparate, pflanzliche Immunstimulanzien u. a., xenogene Peptide wie Faktor AF-2, unkonventionelle Krebsvakzinetherapien, Sauerstoff-/Ozontherapie
Entgiftung, orthomolekulare und eumetabolische Therapien	Vor allem diverse Nahrungsergänzungsmittel: Vitaminpräparate, Spurenelemente (v.a. Selen), orthomolekulare Therapie
Enzyme	Vor allem Wobe-Mugos
Diäten (explizit unkonventionell)	Diverse Ernährungsformen, Pilzdiäten, aktuell v. a. ketogene Diät

Anfragenden eine Einschätzung der Wertigkeit solcher Verfahren im Behandlungskonzept und ihrer Wirksamkeit gegen die Erkrankung zu ermöglichen. Viele Patientinnen beklagen die Ablehnung und »Vermeidung« seitens der Ärzte, sich mit diesen Themen auseinanderzusetzen und über komplementäre Therapien zu informieren. Es gilt jedoch, ihr Bemühen anzuerkennen und alles zu tun, was zu einem günstigen Krankheitsverlauf beitragen kann. Dennoch werden diese Methoden heute kritischer betrachtet. Gewünscht sind Einordnung und fundierte Informationen.

Wegweiser im Gesundheitswesen

Viel gefragt ist der KID als »Wegweiser« im Gesundheitswesen, als Vermittler von Adressen von »guten« Behandlungseinrichtungen, von Ansprechpartnern und Anlaufstellen für verschiedenste Fragen und Probleme rund um die Erkrankung und ihre Folgen:
- Wo finde ich ein qualifiziertes Behandlungszentrum?
- Wer ist »der Spezialist« für eine Erkrankung oder Behandlung?
- Wo erhalte ich die beste Behandlung?
- Wer bietet bestimmte Behandlungen – auch im unkonventionellen Bereich – oder diagnostische Verfahren an?
- Welche Rehaklinik kommt in Frage?
- Kann ich die Klinik auswählen?
- Wo finde ich einen niedergelassenen Onkologen?
- Wohin sich mit psychischen oder sozialen Problemen wenden?
- Wer informiert zu sozialrechtlichen Fragen, zu Fragen der beruflichen Rehabilitation oder der Berentung?

Bezüglich der Behandlung verweist der KID mittlerweile in erster Linie auf die **zertifizierten Brustzentren.** Wenn auch nach wie vor die Ergebnisqualität nicht transparent ist – und darum geht es den Anfragenden letztlich –, ist

dennoch eine Orientierung an nachvollziehbaren Kriterien möglich. Auch für alle übrigen Fragen und Probleme kann der KID bundesweit Ansprechpartner und Adressen benennen.

Leben mit Krebs

Unterstützende Maßnahmen, die Lebensführung, ob bestimmte Aktivitäten oder Verhaltensweisen zu- oder abträglich sind, aber auch die Lebensplanung und der Umgang mit körperlichen, psychischen und sozialen Belastungen durch die Erkrankung oder die Therapie sind hier die Themen. Große Bedeutung messen viele Frauen der **Ernährung** bei:
- Sollte man umstellen?
- Wie soll die Ernährung aussehen?
- Was sollte man bevorzugt essen, was vermeiden?
- Soll man Vitamine und Spurenelemente supplementieren?
- Was ist von bestimmten Ernährungsempfehlungen zu halten?

Fragen zur **Prognose**, zu dem was kommt, werden häufiger von Angehörigen angesprochen. Auch ohne Nennung konkreter Zahlen kann hier immer eine Einordnung der Gesamtsituation ermöglicht werden. Nachvollziehbare Erläuterungen, warum statistische Angaben für den Einzelfall nur begrenzt aussagekräftig sind, lassen nicht das Gefühl aufkommen, Information werde verweigert.

Das Thema **Schmerzen** und Möglichkeiten der Tumorschmerztherapie kommen eher selten zur Sprache.

Unterstützungsbedarf

Deutlich wird in vielen Anfragen der Bedarf nach Unterstützung bei der Krankheitsbewältigung. Der Informationsbedarf ist oft nicht vom Gesprächsbedarf zu trennen. Die mittlere Gesprächsdauer mit Brustkrebspatientinnen von fast 20 Minuten – und doppelt so lang wie das durchschnittliche Arzt-Patient-Gespräch – reflektiert dies.

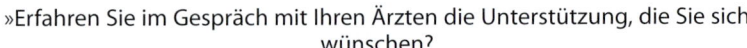

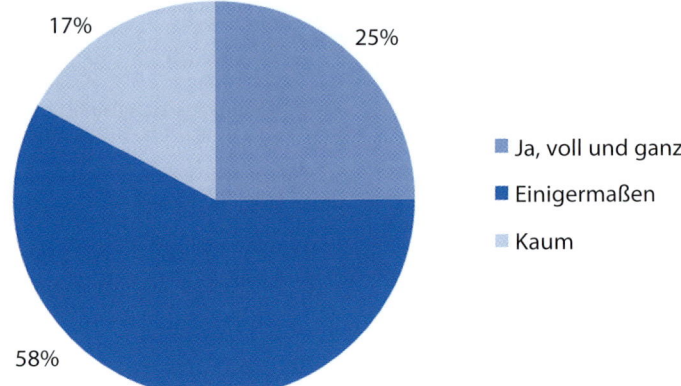

»Erfahren Sie im Gespräch mit Ihren Ärzten die Unterstützung, die Sie sich wünschen?

- Ja, voll und ganz
- Einigermaßen
- Kaum

◻ **Abb. 32.9** Empfundene Unterstützung in der Arzt-Patient-Kommunikation (KID-Nutzerbefragung 2005, Brustkrebspatientinnen, n=428; unveröffentlichte Daten)

Dass hier Defizite empfunden werden, zeigten auch verschiedene gezielte Erhebungen des KID. So beantworteten in der Nutzerbefragung 25% der beteiligten Brustkrebspatientinnen die Frage »Erfahren Sie in den Gesprächen mit Ihren Ärzten die Unterstützung, die Sie sich wünschen?« mit »kaum«, 17% mit »gar nicht« (◻ Abb. 32.9).

Bei explizit geäußertem oder von den Mitarbeitern wahrgenommenem Bedarf nach professioneller **psychologischer** oder **psychosozialer Unterstützung** und Beratung verweist der KID an entsprechende Einrichtungen oder Therapeuten mit entsprechender Zusatzqualifikation nach dem Curriculum der Weiterbildung Psychosoziale Onkologie (WPO), die bundesweit mit ihrem Angebot dokumentiert und über die KID-Website abrufbar sind (http://www.krebsinformationsdienst.de/wegweiser/adressen/wpo.php).

Risikofaktoren, Symptome und Diagnostik

Nur knapp 10% der Fragen betreffen diese Themenbereiche. Brustkrebspatientinnen und Angehörige machen sich viele Gedanken darüber, welche Einflüsse oder Umstände zur Erkrankung beigetragen haben, oder – häufiger – darüber, ob bestimmte Verhaltensweisen, Aktivitäten, medizinische Maßnahmen u. a. sich ungünstig auf den Krankheitsverlauf auswirken oder einen Rückfall begünstigen könnten:
- Medikamente zur Behandlung menopausaler Beschwerden?
- Massagen, Sauna und Lymphödemrisiko?
- Sport?
- Fernreisen? Impfungen?

Im Bereich der **Diagnostik** werden Erklärungen zu Untersuchungsverfahren und zur Durchführung gesucht:

- Wie funktioniert das?
- Wie lange dauert es?
- Ist es schmerzhaft? Schädlich?
- Wie hoch ist der Stellenwert und die diagnostische Sicherheit?
- Pro und Kontra verschiedener Methoden im Vergleich

Thema sind immer wieder in den Medien propagierte (neue oder experimentelle) Verfahren: Bieten sie mehr Sicherheit? Wo werden sie angeboten? Verunsicherung kann es auch schaffen, wenn Untersuchungen nicht von den Krankenkassen bezahlt werden.

In der Phase der **Nachsorge** möchten Patientinnen wissen:
- Wie können Rezidive oder Metastasen »früh« erkannt werden ?
- Welche Untersuchungen sind in welchen Abständen notwendig?
- Wie sicher sind sie? Reichen sie aus?
- Was ist mit Tumormarkern?
- Gibt es andere Tests?
- Ich habe von einer neuen Methode gelesen, gehört ....

Auch bei den Fragen nach **Symptomen** geht es weniger um die des Primärtumors als um Therapiefolgen oder mögliche Anzeichen eines Rezidivs.

32.3.3 Die Anliegen hinter den Fragen

Die einzelnen Sachfragen geben die eigentlichen Anliegen der Anfragenden nur bedingt wieder. In der Nutzerbefragung nannten rund 70% der Brustkrebspatientinnen

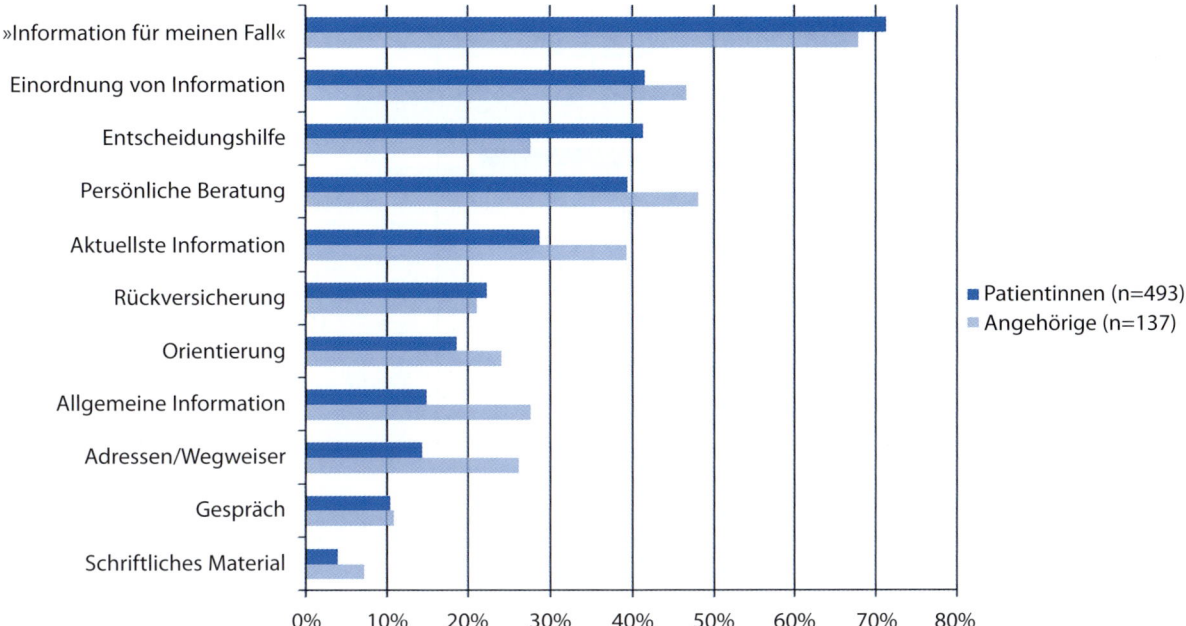

Abb. 32.10 Wesentliche Anliegen von Brustkrebspatientinnen und Angehörigen (KID-Nutzerbefragung 2005; unveröffentlichte Daten)

auf die Frage, was sie vor allem brauchten, als sie beim KID anriefen, »Information für meinen Fall«. Jeweils 40% suchten Entscheidungshilfe und explizit persönliche, individuelle Beratung – ein Anliegen, dem der KID als Informationsdienst in spezifisch medizinischen Fragen nur bedingt entsprechen kann.

Für rund 30% der Patientinnen war es besonders wichtig, die **aktuellsten verfügbaren Informationen** zu erhalten. 20% der Patientinnen suchten eine **Rückversicherung** hinsichtlich durchgeführter oder empfohlener medizinischer Maßnahmen. Dies zeigt deutlich das Bedürfnis nach Sicherheit und Orientierung mit dem zentralen Anliegen, die bestmögliche Behandlung und Versorgung zu erhalten: Bin ich in guten Händen? Entspricht die Behandlung dem aktuellen Stand des Wissens, und ist sie die beste für meinen Fall? Gäbe es Alternativen?

Verunsicherung durch widersprüchliche Empfehlungen verschiedener Ärzte kann ebenfalls Anlass für den Anruf bei KID sein: Was ist jetzt richtig und das beste für mich? Welche Entscheidung soll ich treffen und worauf diese Entscheidung gründen? Dass in einigen Situationen verschiedene Möglichkeiten bestehen, deren Vor- oder Nachteile im Vergleich noch offen sind, ist häufig nicht klar.

Ein Gespräch über **Lebensperspektiven** – einschließlich der Prognose –, und die Suche nach Orientierung in der neuen Lebenssituation waren ebenfalls häufige Motive für den Kontakt mit dem KID (20%). Rund 10%

der Patientinnen brauchten vor allem einen **Gesprächspartner** und ein »offenes Ohr«.

Die befragten **Angehörigen** suchten ebenfalls am häufigsten individuelle und aktuellste Informationen für den Fall »ihrer« Patientin, persönliche Beratung und Einordnung von Informationen in den individuellen Kontext. Ausgeprägter als bei Patientinnen zeigte sich der Bedarf nach Orientierung, allgemein und in der Versorgungslandschaft. ■ Abb. 32.10 zeigt die wesentlichen Anliegen von Patientinnen und Angehörigen an den KID im Überblick.

Diese hinter den Fragen liegenden Motive für den Kontakt mit dem KID sind Ausdruck von:
- Unsicherheit
- Defizite im Bereich von Kommunikation und Unterstützung
- Mangelnde Transparenz der Versorgungsqualität
- Wunsch nach Kontrolle, Beteiligung und »Regiekompetenz«

! **Cave**
Der KID entspricht den Anliegen durch bedarfsorientierte, individuelle Information und klientenzentrierte Kommunikation. Die Befragungen zur Nutzerzufriedenheit weisen darauf hin, dass Angebot und Leistung die Bedürfnisse treffen und eine komplementäre Qualität repräsentieren (■ Abb. 32.11).

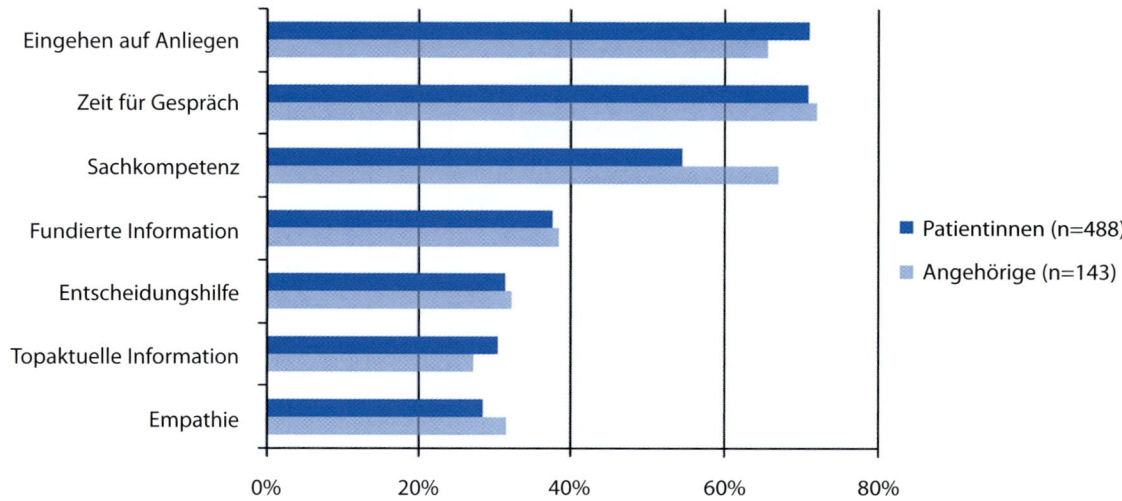

□ **Abb. 32.11** Was schätzten Brustkrebspatientinnen und Angehörige besonders am Gespräch mit dem KID? (Nutzerbefragung 2005; unveröffentlichte Daten)

Literatur

Adams E et al. (2009) The information needs of partners and family members of cancer patients: a systematic literature review. Patient Educ Couns 77(2):179-86

Beckjord E (2009) Introducing Internet Information into the Clinical Encounter:Trends Over Time and Effects on Quality of Care. HINTS Data Users Conference http://hints.cancer.gov/hints2009/beckjord.pdf

Butow PN, Maclean M, Dunn SM, Tattersall MH, Boyer MJ (1997) The dynamics of change: Cancer patients' preferences for information, involvement and support. Ann Oncol 8:857–863

Epstein RM, Street RL (2007) Patient-centered communication in cancer care: Promoting healing and reducing suffering. National Cancer Institute, NIH Publication 07-6225

General Medical Council (2008) Guidance für doctors. Consent: patients and doctors making decisions together. http://www.gmc-k.org/guidance/ethical_guidance/consent_guidance_contents.asp

Gigerenzer G et al. (2009) Public knowledge of benefits of breast and prostate cancer screening in Europe. J Natl Cancer Inst (101(17):1216-20

Gigerenzer G, Edwards A (2003) Simple tools for understanding risks: from innumeracy to insight. BMJ 327(7417):741–4

Jefford M, Tattersall HN (2002) Informing and involving cancer patients in their own care. Lancet Oncology 3:629–637

Jenkins V, Fallowfield L, Saul J (2001) Information needs of patients with newly diagnosed cancer: Results from a large study in UK cancer centres. Br J Cancer 84:48–51

Kerr J, Engel J, Schlesinger-Raab A, Sauer H, Hölzel D (2003) Communication, quality of life and age: Results of a 5-year prospective study in breast cancer patients. Ann Oncol 14:421–427

Kleeberg U et al. (2008) Patient satisfaction in outpatient cancer care: a prospective survey using The PASQOC questionnaire. Support Care Cancer 16(8):947-54

Kleeberg U et al. (2005) Patient satisfaction and quality of life in cancer outpatients: results of the PASQOC study. Support Care Cancer 13(5):303–10

Klemperer D et al. (2009) Gute Praxis Gesundheitsinformation. Deutsches Netzwerk Evidenzbasierte Medizin http://dnebm-patienteninformation.de

Kürzl R (2004) Evidenzbasierte Missverständnisse beim Mammakarzinom: Erkrankungsrisiko und Mortalitätsreduktion. Dtsch Arztebl 101(36): A-2387/B-2007/C-1935

Mills ME, Sullivan K (1999) The importance of information giving for patients with newly diagnosed cancer. J Clin Nurs 8:631–642

Mühlhauser I, Steckelberg A (2010) Evidenzbasierte Patienteninformation: Wünsche der Betroffenen. Deutsches Ärzteblatt, PP9:20

Münstedt K (2005) Ratgeber Unkonventionelle Krebstherapien, 2. überarbeitete und erweiterte Auflage. ECOMED

National Cancer Institute (2007) Cancer Communication – Health Information National Trends Survey 2003 and 2005. NIH Publication No. 07-621, http://hints.cancer.gov/docs/hints_report.pdf

(N)onliner Atlas 2009 http://www.initiatived21.de/wp-content/uploads/2009/06/NONLINER2009.pdf

Oskay-Ozcelik G (2007) Breast cancer patients' expectations in respect of the physician-patient relationship and treatment management results of a survey of 617 patients. Ann Oncol 18(3):479–84

Pew Internet & American Life Project (2006) Online Health Search 2006 http://www.pewinternet.org/Reports/2006/Online-Health-Search-2006.aspx

Robert-Koch-Institut – Dachdokumentation Krebs (2010) http://www.rki.de/gbe/krebs/krebs.htm

Schofield PE, Butow PN, Thompson JF, Tattersall MH, Beeney LJ, Dunn SM (2003) Psychological responses of patients receiving a diagnosis of cancer. Ann Oncol 14:48–56

Tariman JD et al. (2009) Preferred and actual participation roles during health care decision making in persons with cancer: a systematic review [Epub ahead of print]

Tattersall MH, Gattellari M, Voigt K, Butow PN (2002) When the treatment goal is not cure: Are patients informed adequately? Support Care Cancer 10:314–321

Selbsthilfegruppen – Kooperationspartner von Brustzentren

Hilde Schulte

33.1   Einleitung

Die Einrichtung und Zertifizierung von Brustzentren, das DMP Brustkrebs, die Er- und Überarbeitung der beiden S3-Leitlinien zum Mammakarzinom sowie der Zertifizierungsrichtlinien zeigen zum Einen, dass das Versorgungssystem vielschichtiger und differenzierter geworden ist und zum Anderen, dass sich die Versorgungsqualität bei Brustkrebs deutlich verbessert hat. Für Brustzentren, wie mittlerweile auch für andere Organkrebszentren, Onkologische Zentren und Comprehensive Cancer Centers, ist laut Erhebungsbogen die Kooperation mit Selbsthilfegruppen vorgeschrieben – eine Forderung, die mehr beinhaltet, als nur dem Trend der Politik zu mehr Patientenorientierung und -beteiligung zu folgen. Denn kaum eine andere Erkrankung ist mit so einschneidenden Veränderungen und Belastungen verbunden wie Brustkrebs. Betroffene Frauen spüren die Auswirkungen in allen Lebensbereichen: körperlich, seelisch, sozial, beruflich, finanziell. Die psychische Befindlichkeit und sozialen Belange der Patientinnen sollten in Brustzentren weitgehend berücksichtigt und die verschiedenen Unterstützungsangebote zu einem engmaschigen, tragfähigen Netzwerk verknüpft werden, damit die Patientin der Krankheit angemessen begegnen kann und die Chance hat, sie zu bewältigen.

33.2   Aufgaben und Grenzen der Selbsthilfegruppen

Die geforderte **Kooperation zwischen Brustzentren und Selbsthilfegruppen** beruht auf der Erkenntnis, dass Selbsthilfegruppen mit ihrer Arbeit einen Beitrag zu einer qualitativ hochwertigen Versorgung von Brustkrebspatientinnen leisten. Die Arbeit von Selbsthilfegruppen, sofern sie den klassischen Merkmalen der Selbsthilfe verpflichtet sind, beruht auf der erlebten Kompetenz und dem im Krankheitsverlauf angesammelten Erfahrungswissen der Mitglieder, die für ihr Wirken eine spezielle Schulung durchlaufen müssen. Diese Arbeit kann von keiner der an der Behandlung beteiligten Fachdisziplinen geleistet werden. Gespräche zwischen Gleichbetroffenen haben eine hohe Glaubwürdigkeit und eine Intensität, wie sie nur unter Betroffenen möglich ist. Die Grenzen von Selbsthilfearbeit zu beachten ist wesentlicher Bestandteil aller Kooperationen. Mögliche Schnittstellen zum professionellen System sind von beiden Seiten sorgsam zu bedenken und im Interesse der Patientinnen einvernehmlich zu regeln.

Die Arbeit von Selbsthilfegruppen ist in Abgrenzung zur therapeutisch orientierten Psychoonkologie im Bereich der **psychosozialen Versorgung** einzuordnen, so wie es auch im Nationalen Krebsplan erfolgt. Die Aktivitäten lassen sich z. B. mit dem Motto der Frauenselbsthilfe nach Krebs gut beschreiben:

- Auffangen nach dem Schock der Diagnose
- Informieren über Hilfen zur Krankheitsbewältigung
- Begleiten in ein Leben mit oder nach Krebs

Nach der Diagnose

Bereits nach der Diagnosemitteilung kann das Gespräch mit einer Gleichbetroffenen hilfreich sein. Was kann Selbsthilfe hier leisten? Sie kann

- zuhören,
- Verständnis und Nähe zeigen,
- Hoffnung und Zuversicht vermitteln,
- Denkanstöße geben,
- viele Fragen beantworten,
- ermutigen, dem Arzt Fragen zu stellen,
- patientenorientiertes schriftliches und digitales Informationsmaterial zur Verfügung stellen,
- dazu beitragen, dass gemeinsame Therapieentscheidungen (SDM) zwischen Arzt und Patientin möglich werden.

Im Krankheitsverlauf

Im weiteren Krankheitsverlauf können Mitglieder von Selbsthilfegruppen

- krebskranken Menschen zeigen, dass auch mit Brustkrebs ein erfülltes Leben möglich ist,
- fachlichen Unterstützungsbedarf erkennen und entsprechende Beratung empfehlen,
- Patientenrechte und ihre Bedeutung erläutern,
- Erfahrungsaustausch ermöglichen,
- Möglichkeiten aufzeigen und Mut machen, aktiv an der Gestaltung des Gesundungsprozesses mitzuwirken,
- Tipps geben zur Alltags- und Lebensgestaltung mit der Erkrankung (Umgang mit Hilfsmitteln und vorübergehenden oder bleibenden Einschränkungen/Verlusten),
- Wissen und Kenntnisse über Strukturen und Wege unseres Gesundheitssystems weitergeben,
- Veranstaltungen mit Experten aus allen Bereichen des Gesundheitswesens organisieren,
- einen geschützten Raum bieten, um sich auszuprobieren, Ängste auszusprechen, Gefühle zu zeigen, gehört zu werden und andere zu hören,
- Gemeinschaft, Stärke und Sicherheit vermitteln,
- zur Entlastung der Familie beitragen,
- eine Chance zur persönlichen Weiterentwicklung sein.

All dies kann zur Wiedererlangung und/oder Erhaltung der Lebensqualität einer Brustkrebspatientin beitragen.

Um das Selbstverständnis der Frauenselbsthilfe nach Krebs deutlich zu machen, möchte ich die **Grenzen der Selbsthilfe** darlegen und erläutern, was wir als Mitglieder der Frauenselbsthilfe nach Krebs nicht tun:

- Wir maßen uns nicht an, eine Diagnose zu stellen oder eine Diagnose in Frage zu stellen.
- Wir sprechen keine Therapieempfehlungen aus.
- Wir leisten keine Krisenintervention und keine professionelle (medizinische, soziale, rechtliche) Beratung.
- Wir nehmen der Patientin keine Entscheidung ab.
- Wir geben keine konkrete Empfehlung, sondern verweisen ggf. in der individuellen Situation an die professionelle Fachberatung.
- Wir empfehlen keinen bestimmten Arzt, sondern zeigen Kriterien auf, woran ein guter Arzt erkennbar ist.
- Wir empfehlen keine bestimmte Einrichtung, sondern erläutern, wo eine qualitätsgesicherte Behandlung erwartet werden kann.

Im Erhebungsbogen für Brustzentren sind Anforderungen festgehalten, um die Zusammenarbeit zwischen Brustzentren und Selbsthilfe zum Wohle von Brustkrebspatientinnen sicherzustellen. Die Selbsthilfegruppen sind zu benennen und **schriftliche Vereinbarungen** mit folgenden Punkten zu treffen:

- Benennung eines festen Ansprechpartners für die Selbsthilfe.
- Informationen über und Zugang zu Selbsthilfegruppen in allen Phasen der Therapie (Erstdiagnose, stationärer Aufenthalt, Chemotherapie, …).
- Bekanntgabe Kontaktdaten der Selbsthilfegruppen (z. B. in der Patientenbroschüre, HP des BZ).
- Möglichkeiten der Auslage der Informationsbroschüren der Selbsthilfegruppen.
- Regelhafte Bereitstellung von Räumlichkeiten am Brustzentrum für Patientengespräche.
- Qualitätszirkel unter Beteiligung von Vertretern aus Psychoonkologie, Selbsthilfegruppen, Sozialdienst, Seelsorge, Pflege, Medizin.
- Persönliche Gespräche zwischen Selbsthilfegruppen und dem Brustzentrum mit dem Ziel, Aktionen und Veranstaltungen gemeinsam zu veranstalten bzw. gegenseitig abzustimmen. Das Ergebnis des Gesprächs ist zu protokollieren.
- Mitwirkung ärztlicher Mitarbeiter bei Veranstaltungen der Selbsthilfegruppen.

! **Cave**
Selbsthilfe hat bei einer Brustkrebserkrankung ihren unverzichtbaren Platz bereits bei der Di-

agnosestellung, während der Therapie, in der Zeit der Rehabilitation und der Nachsorge, im rezidivierten und metastasierten Stadium sowie in der Palliativsituation.

Die vertraglich vereinbarte Zusammenarbeit zwischen Brustzentren und Selbsthilfegruppen ist vielerorts ausbau- und/oder verbesserungsfähig. Sie bedarf grundsätzlich der Aktualisierung und Weiterentwicklung gemäß den medizinischen und gesundheitspolitischen Veränderungen. Die Ressource Selbsthilfe als ehrenamtliche Ergänzung des professionellen Systems hat einen kaum zu überschätzenden Wert für alle Beteiligten im Gesundheitswesen.

Psychotherapeutische Betreuung und Begleitung von Todkranken und Sterbenden[1] – ein selbstpsychologischer Ansatz

Karl Köhle, Rainer Obliers

---

[1] *Gefördert vom Bundesministerium für Forschung und Technologie und von der Robert-Bosch-Stiftung*

34.1 Psychotherapie für Todkranke?

> **Definition**
>
> Psychotherapie ist eine Interaktion zwischen einem
> Patienten und einem Therapeuten (aufgrund einer
> standardisierten Ausbildung) zum Zwecke der Be-
> handlung von Verhaltensstörungen oder Leidenszu-
> ständen durch Kommunikation mit einer lehrbaren
> Technik, einem definierten Ziel auf der Basis einer
> Theorie des normalen und abnormalen Verhaltens
> (Strotzka 1984; leicht gekürzt).

Die Zielvorstellungen für die psychotherapeutische Begleitung Sterbender können an die WHO-Definition der
Palliativmedizin – Erhaltung oder Verbesserung der Lebensqualität – anknüpfen. »Lebensqualität« bezieht sich
dabei auf Leben und Sterben. Psychotherapeutische Begleitung soll dazu beitragen, dass Kranke so lange wie
möglich qualitätvoll in der Gemeinschaft leben können
und so gut wie möglich in ihrem Selbstgefühl unterstützt
werden, wenn sie diese Gemeinschaft verlassen müssen
(Obliers u. Köhle 2010; www.netmediaviewer.de).

Alle psychotherapeutischen Interventionen – durch
niedergelassene Ärzte, im Krankenhaus durch alle Teammitglieder und durch spezialisierte Psychotherapeuten
– sollen dazu beitragen, die dialektische Spannung zwischen 2 Teilzielen aufzuheben: Sie sollen die psychischen
Systeme, vor allem die Regulation des Selbstwertgefühls,
so unterstützen, dass sie auf möglichst hohem Niveau
bis zum Ende funktionsfähig bleiben. Negativ formuliert
soll Psychotherapie eine traumatische Überwältigung der
psychischen Funktionssysteme verhindern helfen.

> Das Erleben von Tod und Bedrohung, die Wahrnehmung
> körperlichen Verfalls, intensive Schmerzen, die Erfahrung
> von Hilflosigkeit und sozialer Isolation sollen nicht zu
> Zuständen mit panischer Angst, Schreck oder Erstarrung
> führen. Kurz: Psychotherapie soll dazu beitragen, dass
> dem körperlichen Tod nicht ein psychischer Tod voraus-
> geht.

Die klinische Erfahrung zeigt, dass es gelingen kann,
Sterben zu akzeptieren. Kranke können ihren Tod als
»angemessen« (»appropriate death«; Weisman 1974,
1976) erleben, wenn es ihnen gelingt, den Abschied in
Übereinstimmung mit dem Selbstverständnis und ihren
Idealen mitzugestalten. Noch auf dem Weg ins Sterben
kann es zu einer Intensivierung des Selbsterlebens, ja zur
»Selbstfindung« kommen. In einer Suche nach Vollen-
dung, im Bemühen um die Gültigkeit der eigenen Person
– angesichts der Gefahr, Fragment zu bleiben (Böckle,
unveröffentlichter Vortrag 1986) – kann eine »extension

of values« (gegenüber einer »extension of time«) gelingen. Auch Todkranke und Sterbende können – bei aller
gleichzeitigen Angst – ihre Gedanken auf Kommendes
richten (Meyer 1979) und eine Art Neugier aufrechter-
halten, von der Ernst Bloch im Abschnitt »Forschende
Reise in den Tod« in »Das Prinzip Hoffnung« (1959)
spricht.

Beispiel

Eine 58jährige Kollegin, die an einem metastasierenden Ko-
lonkarzinom leidet, spricht davon, wie sie einerseits erlebt,
dass ihr Körper nicht mehr warm wird, von Kälte, die die
Qualität von Schaudern hat und von den Beinen zum Rücken
hochkrieche. Sie berichtet aber auch, dass sie bei aller Angst
auch eine Art »Neugier auf den Tod«, auf das Geschehen im
Sterben, wahrnehme.

Die Erfahrung zeigt auch, dass Fachkompetenz und
günstige Rahmenbedingungen wesentlich dazu beitragen
können, Kranken das Sterben zu erleichtern. Allerdings
wird – zumindest in der Klinik außerhalb von Palliativ-
einheiten – eine solche Entwicklung oft durch den Konflikt zwischen kurativem und palliativem Ansatz, zwischen »cure« und »care«, erschwert (Köhle et al. 1996).
Außerhalb solcher spezialisierten Krankenstationen hört
man seltener Äußerungen von Sterbenden, Mitpatienten
oder Angehörigen wie »… wenn ich gewusst hätte, dass
Sterben so leicht sein kann…«, »… dass Sterben so schön
sein kann…« u. ä. m.

Andererseits spricht die klinische Erfahrung aber
auch dafür, dass wir unsere Erwartungen an die Fähigkeit Kranker, Sterben und Tod zu akzeptieren, nicht zu
hoch ansetzen sollten. Weisman (1976) kritisiert zu Recht
Vorstellungen, wie sie auch durch die Arbeit von Frau
Kübler-Ross induziert wurden, dass Patienten – würden
sie nur richtig auf den »Kreuzwegstationen« des entsprechenden Phasenschemas begleitet – ihren Tod heroisch
und mehr oder weniger bewusst »auf einer Art Kalvarien-
berg« annehmen können.

Im klinischen Alltag geht es oft eher darum, einen
»schlechten Tod« vermeiden zu helfen, die Kranken so
gut es geht dabei zu unterstützen, sich an die Entwicklung
anzupassen, in das nahe Ende einwilligen und Abschied
nehmen zu können. Hierzu kann psychotherapeutische
Intervention direkt oder indirekt über das Stationsteam
beitragen.

Beispiel

Krankenschwestern ärgern sich über das extreme Rückzugsverhalten eines 20-jährigen Leukämiekranken. Jeden Nähe-
rungsversuch weise er zurück, inzwischen rufe er bei ihnen
heftige Ablehnung hervor. Während einer Stationskonferenz

gelingt es, den Konflikt des Patienten zwischen spätadoleszenten Verselbständigungs- und krankheitsbedingten regressiven Versorgungswünschen zu verstehen. Nach der Besprechung wollte sich die Bezugsschwester für das Wochenende vom Patienten verabschieden. Der bis dahin schroff abweisende Kranke antwortete: »Da sehen wir uns nicht wieder.« Zur Überraschung der Schwester gab er ihr die Hand zum Abschied und bedankte sich für die gute Versorgung. Er verstarb am Wochenende.

34.2 Der selbstpsychologische Verständnisansatz – ein Konzept für die klinische Praxis

Soll die psychotherapeutische Begleitung vor allem die **Regulation des Selbstgefühls** – in der Fachterminologie das »narzisstische Regulationssystem« – unterstützen, so benötigen wir eine Modellvorstellung für dieses psychologische Konstrukt. Wir orientieren uns in der weiteren Darstellung an der von H. Kohut begründeten psychoanalytischen Selbstpsychologie in der von J. Lichtenberg (1989, 1992) entwickelten Systematisierung.

> **Definition**
> »Selbst« ist die Kurzbezeichnung für das Konstrukt eines autonomen, autoregulativen Zentrums, welches unsere Motivation und Erfahrung initiiert, organisiert und integriert. Unser Selbst-Erleben (Selbstgefühl) entspricht der Qualität der Regelung dieser Funktion (Lichtenberg 1989).

Das Selbstgefühl entsteht aus Erlebnisqualitäten wie Sicherheit, Wohlbefinden, »Vitalität« und Zufriedenheit. Positives Selbstgefühl hängt darüber hinaus mit dem Erleben zusammen, eine zu aktivem Handeln, zu Gegenseitigkeit im Austausch mit der Umwelt fähige Einheit zu sein, mit dem Erleben von Kontinuität (und Identität), Kohärenz und Integrität.

Kontinuität meint das Erleben, auch im Wandel eine Einheit zu bleiben und diese wahrzunehmen (»Identität«). **Kohärenz** bezeichnet das Erleben, dass Gedanken und Handeln kompatibel bleiben mit der Notwendigkeit von Austauschprozessen mit der Umwelt, mit der Abstimmung zwischen Eigenbedürfnissen und dem Entgegenkommen bzw. dem Widerstand der Umwelt. »Kohärenz« entspricht dem Erleben der Fähigkeit, die vorgegebenen Angebote der Umwelt so für sich zu organisieren, für sich »in Form zu bringen« (von Uexküll u. Wesiack 1998), dass sie zu einer »persönlichen ökologischen Nische« (Willi 1998) werden. Gelingt dies, so kann es in doppelter Weise zu einer positiven Auswirkung auf das Selbstgefühl

kommen: Durch die eigene Effektanz entwickelt sich ein Gefühl von »**Autonomie**« und **Zufriedenheit**. Durch die Austauschprozesse mit der Umwelt (»beantwortetes Wirken«; Willi 1998) steigt mit der Akzeptanz das Gefühl von Sicherheit. **Integrität** meint ein Erleben moralischer Wahrheit, bezogen auf das eigene Fühlen und Handeln.

Der Medizinpsychologe Antonovsky (1987) hat einen verwandten Ansatz entwickelt. Im Zentrum seiner Betrachtung steht analog zum Selbstgefühl ein sense of coherence, ein Kohärenzerleben. Dieses stellt sich mit der Entwicklung der Fähigkeit ein, dauerhaft und dynamisch darauf vertrauen zu können, dass

- im Verlaufe des Lebens innere und äußere Reize strukturiert, vorhersagbar und erklärbar sind (»comprehensibility«),
- Ressourcen für die Bewältigung der gestellten Anforderungen verfügbar sind (»manageability«) und
- diese Anforderungen eine sinnvolle Herausforderung darstellen, ein Engagement wert sind (»meaningfulness«).

Ein hoher Grad an »sense of coherence« fördert nach Antonovsky die Fähigkeit zur »Salutogenese«, zur Aufrechterhaltung bzw. Wiederherstellung von Gesundheit – sowohl in ihrer körperlichen als auch in ihrer psychischen Dimension.

Das Selbst organisiert sich von Anfang an bipolar (Kohut 1977): einerseits von der Wahrnehmung körperlicher Zustände, der eigenen Bedürfnisse, aber auch Talente und Fähigkeiten her, andererseits ausgehend von unserer Wirkung auf andere bzw. deren Reaktionen her. Im Rahmen dieser Prozesse entstehen zunächst Stimmungen und später Affekte, die für die weitere Regulation unseres Selbsterlebens und der Austauschprozesse mit der Umwelt von großer Bedeutung werden. Ihre Entwicklung ist eng mit der Entwicklung der Motivationssysteme, die diese Austauschprozesse mitorganisieren, verbunden.

Wollen wir die Regulation des Selbstsystems verstehen, ist ein Blick auf seine **Entwicklung** hilfreich. Der Säugling ist noch keine autoregulative Einheit: Kind und Mutter bilden zusammen ein im Wachstum befindliches System (Köhler 1990). Am Anfang des Lebens hat die Mutter an der Regulation dieses Systems großen Anteil, während der Entwicklung nimmt dieser Anteil ab und verändert sich qualitativ. Im frühen Stadium hängen Schwankungen des entstehenden Selbstgefühls entscheidend davon ab, ob die Mutter »gut genug« ist oder nicht. »Gut genug« ist sie dann, wenn sie die Bedürfnisse ihrer Kinder befriedigt und ihnen gleichzeitig auch ein erstes positives Erleben vom Gelingen ihrer aktiven Bemühungen zu vermitteln vermag. Beispielsweise kann sie versuchen, dem Kind ihre Brust genau dann anzubieten, wenn es hungrig geworden ist und es zu suchen beginnt. Sie kann dabei Kind und Brust so halten, dass es die Brust »selbst entdecken«, sie »finden« kann.

Gelingt es der Mutter, sich auf solche Weise genügend gut an ihr Kind anzupassen, ermöglicht sie ihm die »Illusion«, die Befriedigung »selbst« herbeigeführt, ja die Brust selbst »erschaffen« zu haben (Winnicott 1972). Das Kind erlebt, wie sein Bedarf zu einem in der Beziehung befriedigbaren Bedürfnis wird und kann einen Zusammenhang zwischen seiner Intention und deren Folgen erfahren. So entstehende Ansätze von Selbstgefühl werden durch den Affekt der Freude beim Kind und die gleichzeitige Anerkennung der Mutter weiter verstärkt. Winnicott spricht davon, dass sich über solche Verhaltenszyklen das Erleben einer »Kontinuität des Seins« entwickle, aus dem erste Inseln eines positiven Selbstgefühls entstehen. Eine Mutter, die auf diese Weise – vom Außenbetrachter »real« beobachtbar – die Regulation des Kindes unterstützt, vermittelt diesem subjektiv gesehen die Illusion gelingender Selbstregulation – bevor das Kind hierzu außerhalb des Systems »real« fähig ist. Das Erleben dieser Illusion ist zugleich Vorläufer aller positiven »**Selbst-Objekt-Erfahrungen**«.

Erfahrungen mit diesen Abstimmungs- und Regulationsprozessen hinterlassen Gedächtnisspuren. Aus ihnen bilden sich allmählich innere Bilder, Repräsentanzen. Diese Repräsentanzen enthalten Wahrnehmungen vom Aktionspol (»Selbst«), vom Umweltpol (»Objekt«), von den Beziehungen zwischen beiden Polen und von den hiermit verbundenen Affekten. Aus positiven Erinnerungsspuren von Zuständen des Selbst bildet sich allmählich eine innere Idealvorstellung, die Repräsentanz eines »**Ideal-Selbst**«. Das Ideal-Selbst bildet einen inneren Bezugspunkt für die Bewertung aktueller Selbstzustände.

Während der weiteren Entwicklung wird die regulierende Funktion der Mutter zunehmend **internalisiert**. Das Referenz- und Steuersystem wird nach innen verlegt, es entsteht die Fähigkeit zu innerem Dialog, Probehandeln und Phantasieren. Die psychischen Funktionsmöglichkeiten werden hierdurch erweitert, das Kind gewinnt an Autonomie. Dieser Autonomiegewinn ist jedoch nicht einfach gleichzusetzen mit »Unabhängigkeit« von der Unterstützung anderer. Autarkie ist ebensowenig Ziel gesunder Entwicklung wie Unabhängigkeit von Sauerstoff (Kohut 1977). Lediglich die Qualität der für die Regulation des Selbstgefühls bedeutsamen Beziehungserlebnisse wandelt sich: von archaischen Erlebnisformen – oft als symbiotisch bezeichnet – zum Erleben von Gegenseitigkeit in Wirkung und Antwort, in »bezogener Individualität«.

Auch Erwachsene benötigen – in selbst-psychoanalytischer Terminologie – Selbst-Objekte für die Regulation ihres Selbstgefühls. Präziser formuliert kann Personen, aber auch Ideen und Dingen (Besitz) die Funktion zukommen, einem Subjekt gute Selbst-Objekt-Erfahrungen, Unterstützung bei der Regulation des Selbstgefühls zu vermitteln.

Auch professionelle Helfer vermitteln »Selbst-Objekt-Erfahrungen« bzw. werden als »Selbst-Objekt« benutzt. Sie können dieses Benutztwerden je nach Ausmaß und Qualität auch als Belastung bis hin zum Gefühl des Missbrauchtwerdens erleben. Für die professionelle Tätigkeit ist es entscheidend, sich der Funktion bewusst zu werden, Selbst-Objekt für Patienten zu sein, diese Funktion differenziert wahrzunehmen und systematisch zu reflektieren. Wesensmerkmal psychotherapeutischer Tätigkeit ist es, sich vom Patienten als Selbst-Objekt benutzen zu lassen, diese Inanspruchnahme jedoch auf die Bedürfnisse des Patienten hin zu reflektieren und hieraus hilfreich Interventionen abzuleiten.

In der Autoregulation unseres Selbst spielen **Bewertungsprozesse** eine wichtige Rolle. Der aktuelle Zustand des Selbstgefühls wird intern mit dem aus früheren positiven Erfahrungen stammenden Ideal-Selbst, extern mit den wahrgenommenen bzw. unterstellten Erwartungen anderer bzw. mit sozialen Normen verglichen. Dieser punktuelle Vergleich wird ergänzt durch eine kumulative Bewertung: Aus dem Bedürfnis nach Kontinuität und Kohärenz organisieren wir eine Gestalt über die Zeit. Wir entwickeln eine Art Selbsterzählung, eine Geschichte unserer Erfahrungen und unserer Leistungen, eine Geschichte unseres Lebens (◘ Abb. 34.1). Sie bildet eine Art Hülle (**narrative Hülle**; Lichtenberg et al. 1992) für unser Selbst. In dieser Geschichte strukturieren und organisieren wir unser Leben so, dass es einen Sinn erhält. Diese sinngebende Funktion wird auch als zentrale Funktion unseres Selbst bezeichnet: »turning happenings into meanings« (Spence 1987).

Die **Konfrontation mit unheilbarer Krankheit und Tod** droht, unser Selbstgefühl zu erschüttern. Eine solche Erschütterung kann alle Komponenten des narzisstischen Regulationssystems betreffen, seine Kontinuität gefährden und zur Fragmentierung führen (◘ Abb. 34.2). Verlust körperlicher Integrität, Funktionseinbußen und Schmerzen beeinträchtigen unser Körpererleben und unser Wohlbefinden – oft schon, wenn sie für den weiteren Verlauf befürchtet werden. Zusammen mit den Einschränkungen der Möglichkeiten zur Bedürfnisbefriedigung löst dies negative Affekte aus und stimuliert weitergehende Ängste.

> Die Konfrontation mit dem Tod erschüttert unsere Basissicherheit – das Vertrauen, dass unsere Ressourcen ausreichen, alle Vorkommnisse zu bewältigen (Antonovsky 1987), unsere alltägliche Sicherheitsillusion des »Ich kann immer wieder« und des »Und so weiter« (Schütz u. Luckmann 1979).

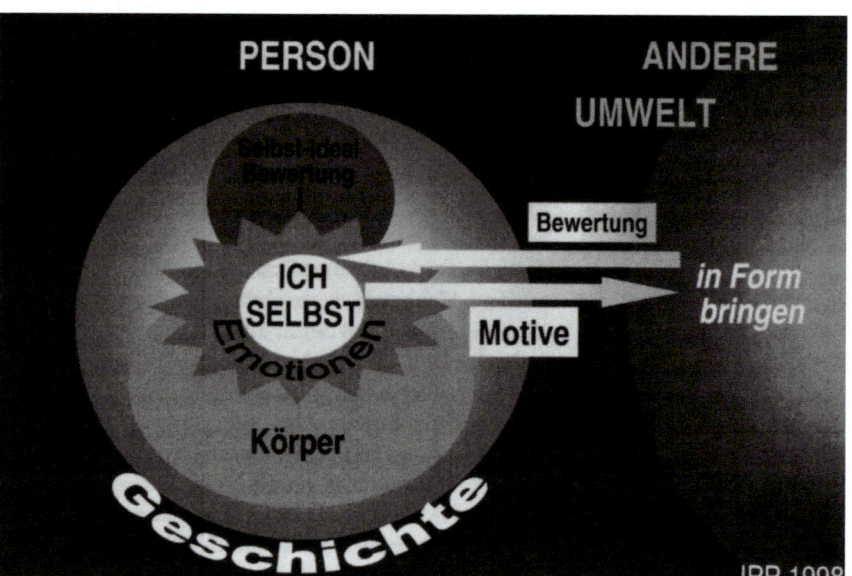

◘ **Abb. 34.1** Selbstpsychologisches Persönlichkeitskonzept in Beziehung zur Umwelt

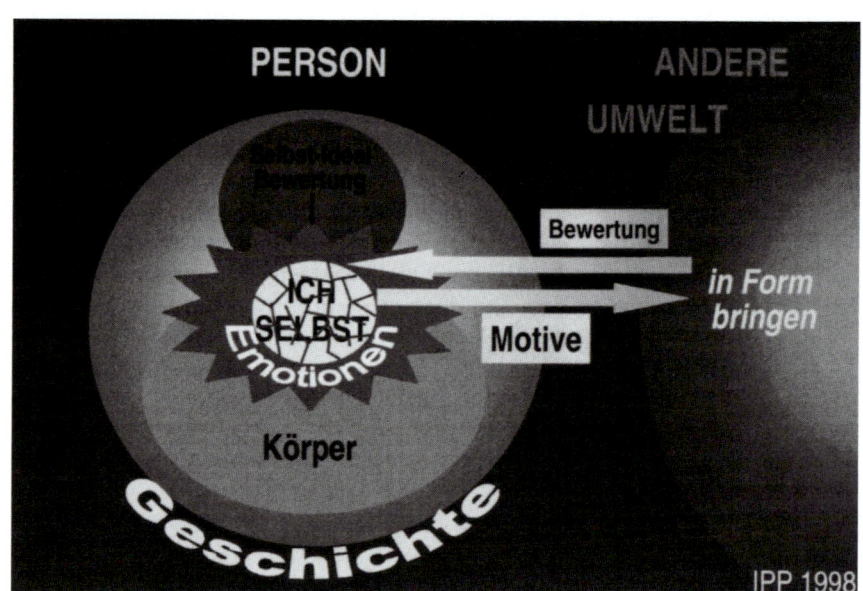

◘ **Abb. 34.2** Fragmentiertes Selbst

Von dieser Erschütterung kann die Funktion aller Motivationssysteme betroffen sein.

Die Intensität von »Belastungen« hängt zwar immer entscheidend von ihrer jeweiligen individuellen Bedeutung und unserer individuellen Fähigkeit zur psychischen Verarbeitung ab, die Konfrontation mit dem Tod als der »Grenzsituation« (Jaspers 1956) überfordert jedoch nicht selten auch »gesunde« psychische Anpassungs- und Abwehrfunktionen. Sie wird damit häufiger zu einer »traumatisierenden« Belastung, kurz: zu einem Trauma. Das **erschütterte Selbst,** das überlastete psychische System vermag nur mit Notmaßnahmen zu reagieren (»traumatische Reaktionen«), die biologisch (mit-)präformiert sind: panikartige Angstzustände und/oder massive kognitive, emotionale und psychophysiologische Störungen. Am häufigsten sind

- dissoziative Bewusstseinszustände (extreme Verleugnung, »Bewusstseinsspaltung«),
- emotionales Erstarren (»numbing«) mit einem Gefühl von Leere und
- psychophysiologische Daueraktiviät bzw. -erregung (u. a. extreme »Nervosität«, innere Unruhe, Schlafstörungen, Angst).

34.3   Ansätze zu psychotherapeutischer Intervention

Ziel aller psychotherapeutischen Interventionen ist die (Wieder-)Herstellung eines stabilen Selbstzustandes mit ausgeglichener bzw. positiver Affektlage. Interventionen können an verschiedenen Stellen des narzisstischen Regulationssystems wirken. Psychotherapeuten können versuchen,

- zur Verbesserung verbliebener Fähigkeiten beizutragen,
- Möglichkeiten zur Befriedigung von Bedürfnissen zu fördern,
- reale Beziehungen oder Selbst-Objekt-Beziehungen zu verbessern und
- Einfluss auf die Bewertung des eigenen Selbst zu nehmen.

Sie können die Verarbeitung negativer Aspekte fördern und einen Wandel in der Bewertung verbliebener Fähigkeiten und Lebensmöglichkeiten unterstützen und auch zu einer (Neu-)Organisation der erzählten Lebensgeschichte beitragen.

Im selbstpsychologischen Konzept konzentrieren wir uns auf die Dynamik der Motivationssysteme und der Beziehungen, auf die Regulation der Affekte und auf die Selbstbewertungsprozesse.

34.3.1   Ausrichtung von Interventionen auf die Motivationssysteme

Die menschlichen Motivationssysteme entwickeln sich um angeborene **Grundbedürfnisse** herum. Bereits in der Säuglingsperiode können erste Ansätze dieser Systeme beobachtet werden. Sie entfalten sich während des ganzen Lebens weiter. Lichtenberg (1989, 1992) hat in seinem Konzept die Ergebnisse der modernen empirischen Entwicklungspsychologie und die breite psychoanalytische Erfahrung zusammengeführt. Er gliedert das menschliche Motivationssystem in 5 »funktionelle«, miteinander vernetzte Subsysteme. Die Bedürfnisbefriedigung im Austausch mit der Umwelt und die Entwicklung bzw. Aufrechterhaltung eines positiven Selbstgefühls, eines »kohäsiven Selbst«, sind von Anfang an untrennbar verbunden Funktionsziele dieses Systems:

Subsysteme des menschlichen Motivationssystem nach Lichtenberg

- Bedürfnis nach psychischer Regulierung physiologischer Anforderungen
- Bindung und Zugehörigkeit
- Erkundung und Selbstbehauptung
- Aversiver Reaktion
- Sinnlichem Vergnügen und sexueller Erregung

Psychische Regulierung physiologischer Anforderungen

Die Mitwirkung der Mutter an der kindlichen (Selbst-)Regulation zu Beginn des Lebens gilt vor allem auch körperlichen Zuständen und Prozessen (Temperatur, Wasserhaushalt, Stoffwechsel) und damit zusammenhängenden Verhaltensweisen. Eng hiermit verbunden ist die Mitwirkung bei der Beseitigung unlustvoller Zustände, vor allem von Schmerzen. Für die Entwicklung des Selbstgefühls und der späteren Beziehungsfähigkeit ist die »Feinfühligkeit« der Mutter, ihre Fähigkeit zu empathischem Eingehen auf die physiologischen Bedürfnisse in Verbindung mit dem Bedürfnis nach Eigeninitiative und Selbstbehauptung (Subsystem 3) von entscheidender Bedeutung. Die optimale Förderung durch eine in diesem Sinne »genügend gute« Mutter bildet den positiven Pol des Möglichen. Ihm stehen 2 negative Pole gegenüber: eine durch Vernachlässigung deprivierende Mutter einerseits und eine Abhängigkeit fördernde, Eigeninitiative und Grenzen nicht berücksichtigende, einseitig dominierende, intrusive Mutter andererseits.

Bei Schwerkranken und Sterbenden ist die Fähigkeit zur autonomen Regulation physiologischer Bedürfnisse krankheitsbedingt häufig eingeschränkt. Sie werden wieder von der Unterstützung durch andere und/oder durch technische Hilfen abhängig. Vor allem Einschränkungen der Atemfunktion, starke Schmerzen, unzureichende Flüssigkeits- und Kalorienzufuhr und Störungen des Schlaf-Wach-Rhythmus beeinträchtigen Wohlbefinden und Sicherheitsgefühl oft massiv und schwächen damit auch das Selbstgefühl.

 Cave
Basis jeder Psychotherapie ist damit zunächst eine genügend gute ärztliche und pflegerische Grundversorgung. Für alle an dieser Grundversorgung Beteiligten ist es wichtig zu wissen, dass sie über die (Mit-)Regulation physiologischer Bedürfnisse auch zur Stabilisierung der psychischen Funktionssysteme beitragen können.

Dies gelingt ihnen vor allem dann, wenn sie ihre Versorgungsbemühungen feinfühlig auf die verbliebenen Fähigkeiten der Patienten abstimmen und jeden Ansatz zu eigener Initiative und Beteiligung berücksichtigen. Hat der Patient während der Versorgung in der kindlichen Entwicklung in diesem Sinne positive Erfahrungen machen können, wird sich das aktuelle Erleben mit der Erinnerung an früh erfahrene Selbstzustände verbinden können. Waren die Erfahrungen früher negativ, kann es bei der aktuellen Versorgung leichter zu Abstimmungsproblemen kommen, aber auch (manchmal erstmals) zu korrigierenden neuen Erfahrungen und Entwicklungen.

Die Planung ärztlicher Versorgung und pflegerischer Maßnahmen setzt damit Kenntnisse der Lebensgeschichte und des aktuellen Erlebens der Patienten voraus. Hierzu gehört auch das Wissen von Vorstellung und Phantasien (»subjektive Theorie«), die sich Patienten von den Ursachen ihrer Erkrankungen oder einzelner Beschwerden und auch vom Sterben selbst machen.

> Auch Routinepflegemaßnahmen wie Lagerung beim Betten und Waschen haben Einfluss auf das Selbstgefühl. Wird das Bedürfnis nach aktiver Beteiligung frustriert – auch wenn kleinste Ansätze oft nur die Illusion einer solchen Beteiligung aufrechterhalten –, so können aversive Reaktionen wie Aggressivität oder Rückzug auftreten:

Beispiel

Ein Patient wird gebettet, die Schwester begleitet ihre Handlung mit sanften Worten: »So, jetzt schütteln wir eben noch das Kissen, und die Bettflasche legen wir ihm unter die Füße – so, und dann ist alles recht.« Der Kranke, der – wie es schien – teilnahmslos im Bett gelegen hatte, setzte den Kommentar der Schwester ebenfalls in sanftem Tonfall fort: »Dann bringen wir ihm noch den Sarg.«

Die **Stimulierung der Haut** während der Pflege und die **Förderung der Propriozeption**, z. B. leichte gymnastische Übungen, fördern die Aufrechterhaltung eines geschlossenen Körperbildes. Gefühle von Hilflosigkeit und Verzweiflung, die in Suizidphantasien und auch Euthanasiewünsche münden können, sind meist die Folge einer Frustration bei der Befriedigung eigener Bedürfnisse, insbesondere der Frustration noch verbliebener Möglichkeiten zur **Eigeninitiative und -aktivität**. Suizidphantasien und Euthanasiewünsche sollen vor dem Gefühl hilflosen Ausgeliefertseins an Krankheitsverlauf und Tod schützen. Zumindest in der Phantasie versucht der Patient, sein Schicksal noch selbst zu bestimmen. Auch diese Phantasien haben damit die Funktion, das Selbst als psychisches Funktionssystem davor zu schützen, vor dem körperlichen Tod zu dekompensieren. Tritt Aggressivität oder psychischer Rückzug in der dargestellten Form auf, ist es wichtig, mögliche Frustration im Bereich der Bedürfnisbefriedigung detailliert zu klären, auch zurückhaltende Patienten zu ermutigen, ihre Bedürfnisse zu äußern und

über Schwierigkeiten bei der Befriedigung solcher Bedürfnisse zu sprechen. Kranken fällt dies gegenüber den Versorgenden oft auch deshalb schwer, weil sie sich von ihnen abhängig fühlen. Hinzugezogene Psychotherapeuten haben es dann leichter, die Situation zu klären und die Patienten zu neuer Aktivität zu ermutigen.

Die aktive Beteiligung bei der Dosierung der **Schmerztherapie** ist von analoger Bedeutung. Entspannungsverfahren können zur Schmerzkontrolle und zur Behandlung von Unruhezuständen und Schlafstörungen beitragen.

> Bei sedierender Medikation ist die Möglichkeit einer paradoxen Wirkung zu berücksichtigen: Mit der erwünschten, sedierenden Wirkung ist oft das Erleben verbunden, die eigenen Funktionen nicht mehr selbst kontrollieren zu können. Die Unruhe kann dann zunehmen, eine Erhöhung der Dosis ohne Besprechung der Situation könnte zu einer weiteren Eskalation führen.

Gespräche über Vorstellungen und Phantasien, die dem Sterben selbst gelten, vermindern Angst. Angloamerikanische Psychotherapeuten sprechen von »detoxifying dying« (Moorey u. Greer 1989; Spiegel 1993).

Bindung und Zugehörigkeit

Bindung an bedeutsame Andere ist das ganze Leben hindurch ein menschliches Grundbedürfnis. Die Selbstpsychologie unterscheidet dabei 2 Klassen von Beziehungs- und Bindungsformen:

- Andere können Partner sein, ihnen gelten dann Regungen zwischen den Polen Liebe und Hass. In dieser Beziehungsmodalität werden sie als abgegrenzte, selbstständige Personen gesehen, die ihrerseits an Partner Erwartungen richten. In der innerpsychischen Welt werden ihre Repräsentanten als »**Objekte**« bezeichnet, auf sie richtet sich – in der traditionellen Formulierung – »triebhaftes« Begehren.
- In der 2. Klasse von Beziehungen kommt anderen stärker eine Funktion im Rahmen der eigenen Selbstgefühlsregulation zu. Ihre empathische Antwortbereitschaft vermittelt dem Subjekt die Erfahrung eines vitalen und kohäsiven Selbst. Diese Erfahrung wird als »**Selbst-Objekt-Erfahrung**« (Lichtenberg et al. 1992) bezeichnet.

Todkranke und Sterbende sind vom vorzeitigen Verlust ihrer realen partnerschaftlichen Beziehungen bedroht: Angehörige und Freunde fühlen sich vom Krankheitsverlauf und seinen Folgen für die Beziehung oft so stark belastet, dass sie sich vom Patienten zurückziehen. Oft droht so der soziale Tod dem physischen Tod zuvorzukommen.

Andererseits fällt Kranken das Sterben, das Verlassen der Gemeinschaft manchmal auch dann besonders schwer, wenn Angehörige sie nicht »loslassen« können, sie für die Erfüllung eigener Erwartungen oder für die Stabilisierung des eigenen Gleichgewichtes (noch) benötigen.

> Für alle Teammitglieder ist es zunächst wichtig zu berücksichtigen, dass Todkranke und Sterbende in hohem Maße für das Beziehungsverhalten anderer sensibilisiert sind. Kleine Abweichungen vom üblichen, erwarteten Verhalten werden – oft zu Recht – bedeutungsvoll erlebt.

Beispiel

Ein Patient: »Als der Professor sich bei mir aufs Bett setzte, habe ich gewusst, jetzt muss ich sterben.« Eine jugendliche Leukämiekranke sagt, sie könne das Ergebnis der Knochenmarkpunktion aus dem Verhalten ihres Arztes vorhersagen: Bei einem guten Ergebnis trete er näher an ihr Bett, bei einem schlechteren Befund halte er größere Distanz.

Das Bindungsbedürfnis kann sich von den bisherigen Bezugspersonen auf Teammitglieder verlagern. Pflegepersonen und Ärzte erleben Patienten dann manchmal als »sich anklammernd«: Gespräche lassen sich schwer beenden; manchmal läuten Patienten nur zur Probe, ob jemand kommt; nachts soll die Zimmertür offenstehen.

Ein spezialisierter Psychotherapeut kann zur Klärung solcher Verhaltensweisen von Patienten und von Reaktionsformen von Teammitgliedern beitragen, oft lassen sich dann die Beziehungen ruhiger und offener gestalten. In der direkten Arbeit mit Patienten kann der Psychotherapeut zur Klärung und manchmal auch zur Entspannung familiärer Beziehungen beitragen. Je nach Situation wird er hierfür auch Paar- oder Familiengespräche anregen.

Neben der partnerschaftlichen Beziehungsebene haben Teammitglieder und Psychotherapeut in der Betreuung Todkranker und Sterbender auch die Funktion von Selbst-Objekten. Patienten richten an sie Selbst-Objekt-Bedürfnisse. Dabei fördert der Krankheitszustand oft regressive Vorgänge, so dass frühere, in der Kindheit übliche Formen von Selbst-Objekt-Bedürfnissen sich wiederbeleben können..

Bei **Störungen des Selbstgefühls** ist zunächst zu klären, inwieweit ein Mangelzustand, ein Fehlen ausreichender Selbst-Objekt-Erfahrungen vorliegt oder frühere Bezugspersonen »toxisch« erfahren wurden. Die krankheitsbedingte körperliche Schwächung, einzelne Aspekte der räumlichen und personellen Umgebung im Krankenhaus können solche negativen Erfahrungen mit früheren Bezugspersonen aktivieren. Beim Vorliegen eines Defizits können Teammitglieder und Psychotherapeut leichter (positive) Selbst-Objekt-Erfahrungen vermitteln. Im Fall

einer »toxisch« mitverursachten Störung des Selbstgefühls muss der Psychotherapeut eine Art Antidot, eine korrigierende Beziehungserfahrung anbieten.

Wie komplex die Dynamik von Beziehungsgestaltung und -erleben im Bemühen um die Stabilisierung des Selbstgefühls sein kann, soll folgendes Beispiel illustrieren:

Beispiel

Eine 40-Jährige an einem Bronchialkarzinom mit Wirbel- und Hirnmetastasen leidende Kranke befand sich bereits vor Auftreten des Malignoms wegen extremer Adipositas bei gleichzeitigem süchtigen Rauchen (80 Zigaretten pro Tag) bei mir in psychotherapeutischer Behandlung. Während eines längeren Gesprächs am Krankenbett hatte sie jetzt klar und ausführlich über die lebensgefährliche Bedrohung gesprochen. Ich hatte mich verabschiedet und war bereits an der Tür des Krankenzimmers, als sie mir nachrief: »Ich bin doch überhaupt nicht krank« und auf Bestätigung drängte. Während meiner Anwesenheit war es ihr offenbar möglich, die Bedrohung auszuhalten. Bei der Trennung fühlte sie sich der Bedrohung nicht mehr gewachsen, jetzt musste sie sie in einem Ausmaß verleugnen, das einer psychischen Dissoziation entspricht. Man kann diesen Vorgang als pathologische Notlösung sehen, aber auch als einen kreativen Akt auffassen, der die Patientin vor einer weitergehenden Dekompensation schützt. Auf der Station blieb ihr Verhalten weitgehend unauffällig. Wichtig zu wissen ist, dass sie Beziehungsmängel nach dem Rückzug von einer selbst übererregten, von ihr als toxisch empfundenen Mutter lebenslang ähnlich verarbeitet hat. Sie arbeitete als Regieassistentin beim Theater. Dort konnte sie für andere, wohl aber auch für sich selbst illusionäre Welten gestalten. Außerhalb dieses Berufsfeldes lebte sie einsam: Sie meinte, außerhalb der Berufstätigkeit könne und würde sie überhaupt nicht existieren. Allerdings hatte auch sie ein Bedürfnis nach Bindung und Kommunikation. Hierfür hatte sie eine Phantasiewelt und einen »Phantasie-Partner« erschaffen – einen Stoffhasen, der auch im Krankenhaus unter ihrem Kopfkissen lag. Wie Kinder einem Übergangsobjekt, vertraute sie seit Jahren nur dem Stoffhasen ihre persönlichsten Gedanken und Sorgen an, nicht wirklichen Bezugspersonen.

Während meiner realen Anwesenheit konnte sie mich offenbar über Spiegelung und Idealisierung für die Stabilisierung ihres Selbstgefühls nutzen. Trennungsbedingter Verlust bedroht das Selbsterleben so stark, dass nur eine dissoziative Störung des Bewusstseins, nur eine extreme Verleugnung ihr Selbst noch zu schützen vermag.

Gegen Ende des Lebens kann das Bedürfnis nach Nähe zunehmen und – analog zu archaischen Selbst-Objekt-Erlebnissen – in ein Bedürfnis übergehen, sich gleichsam in einer Art sublimierter Liebe eingehüllt zu fühlen, ohne dass Gegenleistungen erwartet werden (Eissler 1955). Eine derartige regressive Sehnsucht sucht vor allem die Sicherheit, nicht verlassen zu werden. Oft ist es hilfreich, dies immer wieder auch ausdrücklich zu bestätigen.

Das Bedürfnis nach Bindung, die Suche nach einem Selbst-Objekt ähnlicher Qualität kann auch in einer Wiederannäherung an eine religiöse Gemeinschaft enthalten sein.

Während des Sterbens können sich im Rahmen sog. »Todesnäheerlebnisse« in den psychischen Repräsentanzen gespeicherte Beziehungserinnerungen erlebnishaft, analog zu Halluzinationen aktualisieren. So berichten u. a. Reanimierte nicht nur von filmartigen Lebensrückblicken, sondern auch davon, »an der Grenze« von einer mütterlichen Person bzw. ihrer Mutter empfangen worden zu sein.

Beispiel

Waren Patienten bereits früher in Lebensgefahr, können wir aus ihren Berichten Hinweise auch auf künftiges Erleben erhalten. So verneinte ein 55-jähriger Patient nach einem grauenhaften Unfall, während der Bewusstlosigkeit derartiges erlebt zu haben. In ihm sei wie im Film ein Lebensrückblick abgelaufen. Ein Empfangenwerden könne er sich nicht vorstellen, weil es entsprechende Beziehungen bei ihm als Kind nicht gegeben habe. Schon von klein auf habe er umgekehrt seine depressive Mutter trösten und für jüngere Geschwister sorgen müssen.

Der Psychotherapeut kann manchmal in der Realität oder auf der Phantasieebene zugleich das Bedürfnis nach Zugehörigkeit und Abschiednehmen unterstützen. Ein 17-jähriger Lymphompatient im Finalstadium suchte beispielsweise Unterstützung bei der Planung eines Spanferkel-Abschiedessens mit seinen Freunden. Einmal möchte er noch erleben, mit ihnen als junger Mann »von gleich zu gleich« zu essen und zu trinken. Andere Patienten sprechen detailliert über ihr Testament, die Versorgung ihrer Kinder, die Planung von Abschiedsriten und Beerdigung.

Solche Gespräche stärken auch deshalb das Selbstgefühl, weil der Patient sich beim Verlassen der Gemeinschaft noch als ein Zentrum erleben kann, das aktiv in die Zukunft hinein wirkt und dabei Anerkennung findet. Manchmal ist es möglich, auch nach dem Verlust von Planungsmöglichkeiten in der Realität wenigstens noch in der Phantasie analoge Gestaltungsmöglichkeiten zu unterstützen.

Beispiel

Viele Patienten sprechen metaphernhaft vom Tod als von einer beabsichtigten Reise. Nachdem die reale Durchführ-

barkeit einer Reise für eine Patientin nicht mehr sicher war, erhielt sie von einem Freund eine Ansichtskarte, die einen Ausblick aufs Meer zeigte. Der Absender hatte ein Boot ins Meer eingezeichnet und schrieb der Patientin, er sende ihr dieses Boot, damit sie in der Phantasie einsteigen und es in einer von ihr zu bestimmenden Richtung steuern könne.

Erkundung und Selbstbehauptung

Der Wunsch, effektiv zu sein, der Wunsch, dass das eigene Tun wahrnehmbare Folgen in der Umwelt hat, ist ein weiteres menschliches Grundbedürfnis. Lichtenberg konzipierte deshalb ein eigenständiges Subsystem für Motive wie Neugier, Exploration und das Streben, Probleme zu lösen bzw. zu meistern, obwohl der Wunsch nach Effektivität in allen Motivationssystemen eine Rolle spielt.

Dieses Motivationssystem richtet sich gleichermaßen auf die Beeinflussung der Umwelt und eigener Selbstzustände. Freude und Steigerung von Lust resultieren aus dem Erleben, selbst Quelle der erwünschten Aktivität zu sein, etwas zu bewirken, ein Problem zu lösen, einen begehrten früheren Zustand bzw. eine erwünschte emotionale Erfahrung herbeiführen zu können.

> **Tipp**
>
> Ärzte und Pflegepersonal können das Selbstgefühl wirksam unterstützen, wenn sie bei allen Maßnahmen die Eigeninitiative des Patienten anerkennen, Eigenaktivität fördern und darauf achten, ihn als möglichst autonomen Partner zu behandeln. Auch in scheinbar verzweifelten Situationen kann es gelingen, in der Betreuung an verbliebene Fähigkeiten von Kranken anzuknüpfen.

Beispiel

Von Uexküll berichtet von einem Extrembeispiel: Eine querschnittsgelähmte junge Frau im Endstadium einer multiplen Sklerose konnte nur noch ihre Zunge bewegen. Ihr Selbstgefühl, ihr Autonomieerleben ließen sich dadurch verbessern, dass sie einen Schalter für das Fernsehgerät erhielt, den sie mit der Zunge bedienen konnte (mündliche Mitteilung).

Gelingt die Stabilisierung des Selbstgefühls, können Patienten sich selbst (wieder) positiv bewerten, kann sich ein Circulus benignus entwickeln: Die Kranken werden wieder fähig, ihre inneren Bewertungsschemata der neuen Situation entsprechend zu verändern (»**response shift**«; Güthlin 200; Obliers u. Köhle 2010). Es gelingt ihnen dann auch wieder, ein inneres Kohärenzerleben herzustellen. Verbliebene Befriedigungsmöglichkeiten erfahren eine Aufwertung, korrespondierende Angebote der Umwelt werden kostbarer erlebt.

In den Untersuchungen zur Lebensqualität von Krebskranken und auch von unheilbar Kranken wird ein solcher Wertewandel in der Regel nicht berücksichtigt. So kommt es, dass Malignomkranke auf Fragebögen ihre Lebensqualität ebenso positiv bewerten wie Gesunde – ein Befund, der im krassen Gegensatz zur Erwartung von Klinikern und zu Alltagserwartungen steht.

Der Fachpsychotherapeut kann in direkter Arbeit mit Patienten deren immer – bewusst und/oder unbewusst – vorhandenes Bemühen um Problemlösung und Meisterung erkennen, begleiten und unterstützen. Ein solches Konzept hat sich in der psychoanalytischen Praxis seit den Untersuchungen der Mount-Sinai-Forschungsgruppe (Weiss u. Sampson 1986) außerordentlich bewährt. Auch Todkranke und Sterbende lassen solche Ansätze erkennen, die Therapeuten entsprechend aufgreifen können.

Beispiel

Einen Leukämiekranken beschäftigte über lange Zeit ein Traum, in dem er Schach spielte. Seine Partner waren dabei sowohl die Ärzte als auch der Tod. Nachdem er mir diesen Traum berichtete, konnte er nach langem Zögern – und geduldigem Abwarten meinerseits – erstmals offen über seine Ängste sprechen, die er mit seinen Vorstellungen von Sterben und vom Tod verband. Dabei wurde dann wieder deutlich, wie ihn vor allem beunruhigte, dass er auf den weiteren Verlauf selbst so wenig Einfluss nehmen konnte.

Ein anderer Leukämiekranker versucht im Traum, seine real erlebte Ohnmacht zu kompensieren, indem er das Team oder den Chefarzt kontrolliert. Im Traum erhält er den Hauptgewinn im Lotto. Mit diesem Geld baut er eine riesige Spezialklinik mit einer Reihe neuartiger Behandlungsmöglichkeiten. Seinen Arzt bestellt er im Traum zum Chefarzt. Er selbst behält sich jedoch die Gesamtleitung der Klinik als Direktor vor.

Aversion

Aversion ist der Oberbegriff für antagonistisches (aggressives) Verhalten einerseits und Rückzugsverhalten andererseits. Aversives Verhalten wird durch negative Affekte in der Folge von Frustration, Verletzung, Kränkung oder Verlust ausgelöst. Beide Gruppen von Reaktionen dienen dem Selbstschutz, der Aufrechterhaltung eines kohäsiven Selbstgefühls. Die Verfügbarkeit auch aggressiver Reaktionen ist wesentlich für die Fähigkeit, ein vitales Selbstgefühl aufrechtzuerhalten. So vermittelt auch Wut ein Gefühl von eigener Stärke und kann zur (Wieder-) Aufrichtung des Selbstgefühls beitragen.

 Cave

Aversives Verhalten kann – verständlicherweise – Ärzte und Pflegepersonal erheblich irritieren. Wird es im Rahmen der Selbstgefühlsregulation

verstanden, lassen sich die Beziehungskrisen oft entschärfen. Ein solches Verständnis ermöglicht es, nach auslösenden Frustrationen zu suchen bzw. Brüche im empathischen Verstehen zu entdecken. Gelingt dies, kann der Patient sich auch in seinem aversiven Verhalten verstanden und akzeptiert fühlen, können gestörte Austauschprozesse sich wieder normalisieren.

Fachpsychotherapeutische Intervention ist vor allem dann hilfreich, wenn aggressive Spannung zwischen Patienten und Teammitgliedern eskalieren. Eine solche Dynamik entsteht nicht selten dann, wenn die Toleranz von Patienten für innere Ambivalenzspannung, für Spannungen zwischen »guten« und »bösen« eigenen Anteilen überfordert wird. Negative Selbstanteile werden dann auf die Objektrepräsentanz projiziert und zur weiteren Entlastung der innerpsychischen Dynamik externalisiert. Scheinbar plötzlich können dann Spannungen im Team auftreten, Konflikte zwischen »guten« und »bösen« Mitarbeitern. Die Situation entspannt sich wieder, wenn es gelingt, solche Teamkonflikte als durch im Patienten nicht mehr integrierbare antagonistische Impulse induziert zu verstehen. Das Team leistet Integrationsarbeit – zunächst stellvertretend für den Patienten.

Der Fachpsychotherapeut kann auch in direkter Arbeit mit Patienten das aversive Motivationssystem unterstützen und so zur Verbesserung bedeutsamer Beziehungen auch im Alltag beitragen.

Beispiel

Ein 52-jähriger Kranker mit chronisch-myeloblastischer Leukämie wirkte gegenüber seiner Ehefrau, aber auch auf der Station extrem zurückgezogen – er selbst sprach von einem »Bambusvorhang«. Erst im Verlauf zahlreicher Gespräche gelang es, das Rückzugsverhalten im Zusammenhang mit seiner Enttäuschung zu verstehen: Im bisherigen Leben habe er alle eigenen Interessen seiner Berufstätigkeit und seiner Familie, die Kinder waren 6 und 9 Jahre alt, geopfert. Womit habe er die Krankheit verdient? Erst als er erlebte, dass ich seine Enttäuschung verstehen und seine vorausgegangenen Leistungen anerkennen konnte, stabilisierte sich sein Selbstgefühl. Jetzt konnte er allmählich auch die Beziehung zu seiner Frau viel offener gestalten, mit ihr über seine Sorgen und Ängste sprechen. Schließlich plante er zusammen mit ihr die Versorgung der Familie nach seinem Tod. Nach vielen Bedenken und langem Zögern verstand er auch, dass eine angemessene Einbeziehung der Kinder in seine Auseinandersetzung mit Krankheit und Tod ein wertvoller Beitrag für ihre Entwicklung sein könnte. Er sorgte für ihre Ausbildung, bereitete sie aber auch behutsam auf die Trennung vor. Er beschrieb, wie sich während dieser Entwicklung sein Selbstgefühl besserte.

Sinnliches Vergnügen und Sexualität

Anregung für die Sinne und so entstehende Freude fördert das Selbstgefühl auch Todkranker – direkt und indirekt – über das Erleben von »Ich bin solches Bemühen noch wert«. Solche Anregung beginnt bei der Körperpflege, bei der Präsentation und der Gestaltung der Krankenzimmer. Künstlerische Angebote wie Musiktherapie und Beteiligung in der Gestaltungstherapie wirken gleichsinnig.

34.3.2 Äußerung von Emotionen

Konfrontation mit ungünstiger Prognose und Tod löst negative Emotionen aus: Vor allem Traurigkeit und depressive Reaktionen sind als situationsadäquat zu erwarten. Wie alle Emotionen haben sie auch kommunikative Funktion. Werden Patienten auch dann unterstützt, wenn sie depressiv reagieren, und erleben sie sich auch mit diesen – oft als irritierend erlebten – Gefühlen akzeptiert, kann dies ihr narzisstisches Gleichgewicht nachhaltig unterstützen. Anerkennung und Kommunikation erleichtern es, diese Gefühle integrierend zu verarbeiten. Trauer wird möglich, Depression kann sich eher zurückbilden.

34.3.3 Lebensbewertung im Rückblick

Die aktuelle »Lebensqualität« unheilbar Kranker und Sterbender wird durch die rückblickende Bewertung ihres eigenen Lebens (Obliers u. Köhle 2010; www.net-mediaviewer.de – hier auch Videobeispiele), die Bewertung ihrer »narrativen Hülle« wesentlich mitbestimmt. Erzählen uns Patienten aus ihrem Leben – manchmal mit Hilfe von Fotoalben –, haben sie oft das Anliegen, Hilfe für eine gültige, positive Bewertung auch schwieriger Lebensabschnitte zu finden. Sie versuchen auch auf diese Weise, ihr Selbstgefühl zu stabilisieren.

Interesse und Anerkennung wirken zunächst unspezifisch: Sie vermindern Scham und Selbstzweifel. Anerkennung wertet Lebensleistung auf und kann zu einer Ermäßigung überhöhter Selbstideale beitragen. Gelingt dies, steigt die Selbstakzeptanz.

Manchmal benötigen Kranke Hilfestellung angesichts »ungelöster Aufgaben« (»unfinished business«; Kübler-Ross 1969). Hier ist zu prüfen, ob es um die Bewertung, um Hilfestellung angesichts realer Beziehungsprobleme oder um andere zu lösende Aufgaben geht. Oft ist die Vermittlung zu Angehörigen erforderlich. Nicht immer können solche Aufgaben noch tatsächlich erledigt werden. Manchmal genügt die Absichtserklärung, die gemeinsame Planung einer Lösung, manchmal bleibt nur Trauer über das Nicht-mehr-erledigen-Können.

> **Cave**
> **Alle Teammitglieder können dazu beitragen, dass die entscheidende Bewertung des Lebens im Rückblick positiv ausfällt, und auf diese Weise das Kohärenzerleben fördern. Gelingt dies, so fällt es Kranken leichter, ins Sterben einzuwilligen, Abschied zu nehmen und angebotene Übergangsriten zu nutzen.**

34.4 Rolle des Psychotherapeuten im Stationsteam

Die Einbeziehung psychotherapeutischer Ansätze in die Arbeit von Krankenstationen nach dem Liaison-Konzept erfordert eine möglichst gute Integration eines Psychotherapeuten in das Team. Gegenseitige Vertrautheit entwickelt sich nur in konkreter Zusammenarbeit. Der Psychotherapeut sollte deshalb an Routineveranstaltungen wie Visiten, Stationskonferenzen und Übergabebesprechungen regelmäßig teilnehmen.

> **Tipp**
>
> Es bewährt sich, wenn die Arbeit des Psychotherapeuten von Anfang an zur Routineversorgung gehört. Er wird dann mit jedem neu aufgenommenen Kranken ein Erstgespräch führen. Treten Schwierigkeiten und Krisen auf, ist er dem Patienten bekannt und kann auf die vorhandene Beziehung zurückgreifen. Würde der Patient erst in einer Krise an einen Psychotherapeuten überwiesen, wäre die Ausgangssituation sehr viel ungünstiger.

Ist der Psychotherapeut als Mitglied des Teams auf der Station präsent, können die Kranken Umfang und Intensität seiner Inanspruchnahme mitsteuern. Frequenz und Dauer der Gespräche können je nach Befinden und Bedürfnissen variieren. Entscheidend ist, dass der Therapeut zuverlässig verfügbar ist – einmal aufgebaute Erwartungen dürfen nicht enttäuscht werden.

In Teamsitzungen kann der Psychotherapeut Verhaltens- und Beziehungsprobleme verstehen helfen und damit zur Entlastung von Teammitgliedern und Patienten beitragen. So kann ein Klima entstehen, welches spezifische Therapieformen ermöglicht.

34.5 Zusammenfassung

Psychotherapie kann auch und gerade bei Todkranken und Sterbenden Leid mindern helfen. Ziel psychotherapeutischer Intervention ist die Aufrechterhaltung oder Wiederherstellung eines ausreichend guten und stabilen Selbstgefühls angesichts der Gefahr einer traumatischen Überwältigung psychischer Funktionen.

Der Fachpsychotherapeut kann in der palliativen Medizin indirekt – über das Team – oder direkt – im Umgang mit dem Patienten – wirksam werden. Die Arbeit mit dem Team hilft über die Reflexion von Erleben, Einstellungen und Verhalten sowohl den Patienten als auch den Teammitgliedern, die durch Arbeit mit Sterbenden oft extrem emotional belastet werden.

Während früher die Möglichkeiten psychotherapeutischer Interventionen bei Todkranken und Sterbenden praktisch unberücksichtigt blieben, muss heute auch darauf hingewiesen werden, dass psychotherapeutische Interventionen sowohl hinsichtlich ihrer Wirksamkeit als auch hinsichtlich ihrer Spezifität bei Sterbenden Grenzen haben. Wichtig ist, dass alle Teammitglieder dazu beitragen, Kranken angesichts des Todes Sicherheit, Geborgenheit und Schutz verlässlich zu vermitteln. Analog zur Situation einer Mutter am Anfang des Lebens kann kein »Ideal« für professionelle Helfer beim Sterben formuliert werden. Sie können ihre die Selbstregulation der Kranken unterstützende Funktion, nur individuell jeweils »genügend gut« ausüben, sich um empathisches Einstimmen und Begleiten immer wieder bemühen. Die Berufsrolle unterstützt und sichert dieses persönliche Bemühen.

Literatur

Antonovsky A (1987) Unraveling the mystery of health. How people manage stress and stay well. Josey-Bass, San Francisco

Bloch E (1959) Forschende Reise in den Tod. In: Das Prinzip Hoffnung. Suhrkamp, Frankfurt am Main

Eissler KR (1955) The psychiatrist and the dying patient. Int Univ Press, New York 1955 (Deutsche Fassung: Der sterbende Patient: Zur Psychologie des Todes. Frommann-Holboog, Stuttgart 1978)

Fawzy FI, Fawzy NW, Arndt LA, Pasnau RO (1995) Critical review of psychosocial interventions in cancer care. Arch Gen Psychiatry 52

Greer S (2006) Descriptions and effectiveness of psychotherapy for cancer patients. In Herschbach P, Heußner P, Sellschopp A (Hrsg.) Psycho-Onkologie – Perspektiven heute, S. 152–162, Pabst Science Publishers, Lengerich, Berlin

Güthlin C (2004) Response Shift: alte Probleme der Veränderungsmessung, neu angewendet auf gesundheitsbezogene Lebensqualität. Zeitschrift für Medizinische Psychologie 13: 165–174

Jaspers K (1956) Philosophie. Springer, Berlin Heidelberg New York Tokyo

Köhle K, Simons C, Kubanek B (1996) Zum Umgang mit unheilbar Kranken. In: Adler RH, Hermann M, Köhle K, Schonecke OW, Uexküll T von, Wesiak W (Hrsg) Psychosomatische Medizin, 5. Aufl. Urban & Schwarzenberg, München Wien Balitimore, S 1224–1249

Köhler L (1990) Neuere Ergebnisse der Kleinkindforschung. Ihre Bedeutung für die Psychoanalyse. Forum Psychoanal 6: 32–51

Kohut H (1977) The restoration of the self. New York (Deutsche Fassung: Die Heilung des Selbst. Suhrkamp, Frankfurt am Main 1979)

Kübler-Ross E (1969) On death and dying. What the dying has to teach doctors, nurses, clergy, and their own families. McMillian, New York (Deutsche Fassung: Interviews mit Sterbenden. Kreuz Verlag, Stuttgart 1973)

Lichtenberg JD (1989) Psychoanalysis and Motivation. Analytic Press, Hillsdale, London

Lichtenberg JD, Lachmann FM, Fosshage JL (1992) Self and motivational systems. Toward a theory of psychoanalytic technique. Analytic Press, Hillsdale, London

Meyer JE (1979) Todesangst und das Todesbewußtsein der Gegenwart. Springer, Berlin Heidelberg New York Tokyo

Milch WE, Hartmann HP (1996) Zum gegenwärtigen Stand der psychoanalytischen Selbstpsychologie. Psychotherapeut 41: 1–12

Moorey S, Greer S (1989) Psychological theory for patients with cancer: a new approach. Heiniman Medical, Oxford London Singapore Nairobi Ibadan Kingstone

Obliers R, Köhle K (2010) Palliative Medizin. In: Adler RH, Herzog W, Joraschky P, Köhle K, Langewitz W, Söllner W & Wesiack W (Hrsg) Psychosomatische Medizin, 7. Aufl. Elsevier (Urban & Fischer), München

Papousek H (1977) Entwicklung der Lernfähigkeit im Säuglingsalter. In: Nissen G (Hrsg) Intelligenz, Lernen und Lernstörungen. Springer, Berlin Heidelberg New York Tokyo

Papousek H (1989) Frühe Phasen der Kind-Eltern-Beziehung. Prax Psychoth Psychosom 34: 109–122

Schütz A, Luckmann T (1979) Strukturen der Lebenswelt, Bd 1. Suhrkamp, Frankfurt

Spence DP (1987) Turning happenings into meanings: the central role of the self. In: Young-Eisendraht T, Hall JA (eds) The book of the self. University Press, New York London, pp 131–150

Spiegel D (1993) Living beyound limits: new help and hope for facing life-threatening illness. Times Books/Random House, New York

Strotzka H (1984) Psychotherapie und Tiefenpsychologie, 2. Aufl. Springer, Wien

Thomas W, Dierhold S, Behnke E, Köhle K (1955) Psychosoziale Rehabilitation onkologischer Patienten in der DW (1972) The basis for self in body. Int J stationären Akutversorgung: Belastungen, Bedarf, Lebensqualität, Krankheitsbewältigung (Abschlußbericht). Institut und Poliklinik für Psychosomatik und Psychotherapie der Universität zu Köln

Uexküll T von, Wesiack W (1998) Theorie der Humanmedizin. Grundlagen ärztlichen Denkens und Handelns. Urban & Schwarzenberg, München Wien Baltimore

Weisman AD (1974) The realization of death. Jason Aroson, New York London

Weisman AD (1976) Appropriate and appropriated death. In: Shneidman ES (ed) Death: current perspectives. Mayfield, Palo Alto, pp 502–506

Weiss J, Sampson H (1986) The psychoanalytic process. Guildford Press, New York London

Willi J (1998) Die ökologische Dimension der Psychotherapie. Ein aus der Paartherapie entwickeltes theoretisches Modell. Psychotherapeut 43: 69–79

Winnicott DW (1972) The basis for self in body. Int J Child Psychoth 1: 7–16

Internet: www.netmediaviewer.de (Klassifikation charakteristischer Probleme, Patientenbeispiele, z. T. von Schauspielern nachgespielt)

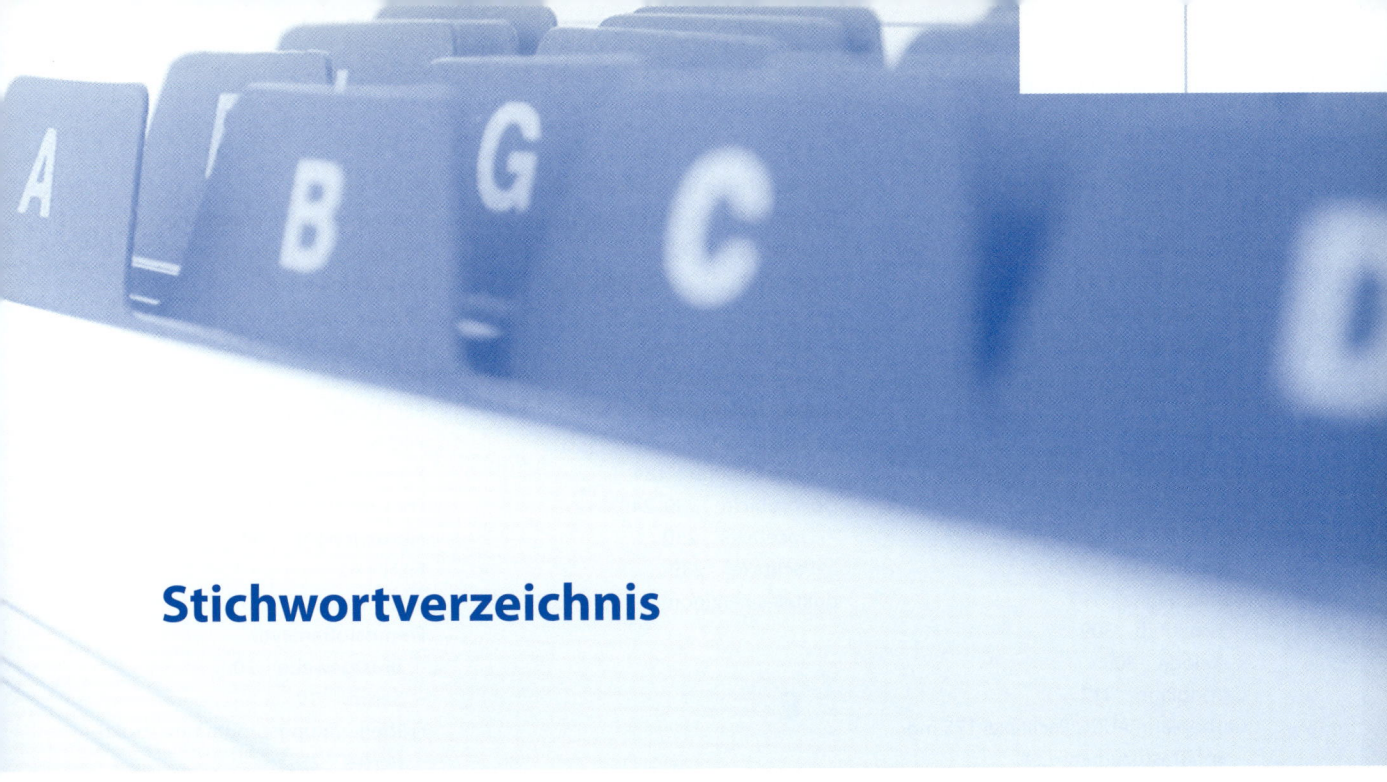

Stichwortverzeichnis

Gleitmittel 259
Gluteallappen, myokutaner 154
GnRH-Agonisten 310
GnRH-Analoga 189
Granisetron (Kevatril) 311
Granulozytenkolonienstimulierende
    Faktoren (G-CSF) 320
Granulozytopenie 319
GROCTA-02 190

HAA 18
HABITS-Studie 259
Halo 56
Haloperidol (Haldol) 311
Hämolyse 317
Hand-Fuß-Syndrom 308
HER2/neu 194
HERA 195
Herceptin 307
Heterozygotenwahrscheinlichkeit 33
Hitzewallungen 259
Hochrisikopatientinnen 62
Hormonelle Kontrazeption 28
Hormonersatztherapie 74
Hormonimplantat 258
Hormonrezeptorstatus 9, 105
Hormonspirale 258
Hormontherapie 259
Hormontherapie in der Postmenopause
    28

IBK 120
IES-Studie 193
Ifosfamid 312
IMPACT-Studie 187
Implantate 150
In-Brust-Rezidiv, niedriges Risiko 169
Indikatorläsion 126
in field 161
In-situ-Karzinome
– duktale (DCIS) 57
– lobuläre (CLIS) 57
In-situ-Karzinome (CIS) 57
Interdisziplinäre Brustkonferenz 120

Intraoperative Radiotherapie (IORT)
    170
Inzidenz 3, 4
IORT 170, 171, 172

Kachexie 316
Kardiotoxizität 195, 305, 306
Karzinogenese 26
Kerngrad 127
Kieferosteonekrose 321
Knochenmarkskarzinose 317
Kombinierte Therapiemodalitäten 230
Komplettremission 96
Kontrastmittel 63
Kontrazeption, hormonelle 74
Kontrazeptiva 258
Kontrolle nach Bestrahlung, lokale 163
Kontrollmammographie 167
Konzept, operatives 119
Krebsfrüherkennungsrichtlinie 75
Krebsinformationsdienst (KID) 368
Kupfer-IUP 258

L

Langzeitfolgen und Toxizitäten der
    Langzeittherapie 266
Lapatinib 178, 197, 322
Latissimus-dorsi-Lappen 150, 151,
    152
Lebensqualität 140, 258
Lebensstil 259
Leber-Milz-Peptid-Extrakte 298
Leitlinien 71
Letrozol 187
Leukozytopenie 317
Lifestylefaktoren 268, 269
LIN 79, 125
Linearbeschleuniger, mobile 170
Lipofilling 157
Lipome 60
Liponekrosen 57
Liposomales Doxorubicin 312
– Myocet 309
lobuläre Carcinoma in situ (LCIS) 125
LOH 49

Lokal- oder lokoregionäres Rezidiv 167
Lokalrezidiv 163, 166, 170
– hohe Rate von 161
Lorazepam (Tavor) 311
loss of heterozygosity 49
luminaler Subtyp A 49
luminaler Subtyp B 49
Lymph-Gefäßinvasion 88
Lymphknotenbestrahlung, post-
    operative 163
Lymphknotenmetastasen 66
Lymphknotenstatus, Mikrometastasen
    100
Lymphödem 280
Lymphoszintigraphie 146

MA-17-Studie 193
Magnetresonanzmammographie 54,
    62
Makroverkalkungen 57
Mamilla-Areola-Rekonstruktion 155
Mamilleneinziehung 56
Mamillensekretion 78
Mammadiagnostik
– Feinnadelaspirationszytologie 110
– komplementäre 110
– Stanzbiopsie 110
– Vakuumbiopsie 110
Mammae 167
Mammakarzinom 3
– familiäres 32
– frührezidivierendes 230
– in der Schwangerschaft und Stillzeit
    247
– inflammatorisches 167
– invasives lobuläres 56
– lobuläres 65
– männliches 35
– okkultes 79
Mammographie
– digitale 55
– kurative 55, 72
– Screening 72
Mammographie-Screening 59, 126,
    138
Markierung
– mammographische 138
– sonographische 138

N

O

P

U

V

W

X

Z